T0200026

Manual de
cuidados intensivos
en Nefrología

Resúmenes visuales creados por:

Edgar V. Lerma, MD
University of Illinois at Chicago/Advocate Christ Medical Center
Associates in Nephrology
Chicago, Illinois

Michelle G. A. Lim, MBChB
Royal Infirmary of Edinburgh
Edinburgh, United Kingdom

Sinead Stoneman, MB, BCh, BAO
Beaumont Hospital
Dublin, Ireland

Manual de cuidados intensivos en Nefrología

Jay L. Koyner, MD
Professor of Medicine
Medical Director, Acute Dialysis
Director, ICU Nephrology
Section of Nephrology
University of Chicago
Chicago, Illinois

Joel M. Topf, MD
Assitant Clinical Professor
William Beaumont School of Medicine
Oakland University
Rochester, Michigan

Edgar V. Lerma, MD, FACP, FASN, FPSN (Hon)
Clinical Professor of Medicine
Section of Nephrology
University of Illinois at Chicago College of Medicine/ Advocate Christ Medical Center
Oak Lawn, Illinois

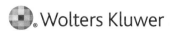. Wolters Kluwer

Philadelphia · Baltimore · New York · London
Buenos Aires · Hong Kong · Sydney · Tokyo

Av. Carrilet, 3, 9.ª planta, Edificio D
Ciutat de la Justícia
08902 L'Hospitalet de Llobregat
Barcelona (España)
Tel.: 93 344 47 18
Fax: 93 344 47 16
Correo electrónico: consultas@wolterskluwer.com

Revisión Científica:
Dr. Juan Carlos Ramírez Sandoval
Departamento de Nefrología y Metabolismo Mineral.
Miembro del Sistema Nacional de Investigadores (SNI 1).
Instituto Nacional de Ciencias Médicas y Nutrición Salvador Zubirán. Profesor de Asignatura.
División de Estudios Profesionales. Facultad de Medicina, UNAM.

Traducción:
Wolters Kluwer

Dirección editorial: Carlos Mendoza
Editor de desarrollo: María Teresa Zapata
Gerente de mercadotecnia: Simon Kears
Cuidado de la edición: Olga A. Sánchez Navarrete
Maquetación: Carácter Tipográfico/Eric Aguirre • Aarón León • Ernesto Aguirre
Adaptación de portada: Jesús Esteban Mendoza
Impresión: C&C Offset/Impreso en China

Hussain Aboud, MD
Assistant Professor
Critical Care and Pulmonology
    Department
Central Michigan University
Staff Intensivist
Critical Care and Pulmonology
    Department
Ascension St. Mary's Hospital
Saginaw, Michigan

Paul Mark Adams, MD
Fellow Physician
Nephrology, Bone and Mineral
    Metabolism
University of Kentucky Medical Center
Lexington, Kentucky

Waleed E. Ali, MD
Hypertension Fellow
Department of Medicine
University of Chicago
Chicago, Illinois

Mohammad Y. Alsawah, MD
Attending Nephrologist
Department of Nephrology
Detroit Medical Center
Detroit, Michigan

Tanima Arora, MBBS
Postdoctoral Researcher
Department of Internal Medicine
Yale University School of Medicine
New Haven, Connecticut

Bourne Lewis Auguste, MD, MSc
Assistant Professor
Department of Medicine
University of Toronto
Toronto, Ontario, Canada

**Sean M. Bagshaw, MD, MSc,
    FRCP(C)**
Chair and Professor
Department of Critical Care Medicine
University of Alberta
Edmonton, Alberta, Canada

George L. Bakris, MD
Professor of Medicine
Department of Medicine
University of Chicago
Chicago, Illinois

Andrew B. Barker, MD
Assistant Professor
Department of Anesthesiology
University of Alabama at Birmingham
Birmingham, Alabama

Anthony P. Basel, DO, MAJ
Assistant Professor
Department of Medicine
Uniformed Services University
Bethesda, Maryland
Director of Burn Intensive Care Unit
Department of Surgery
United States Army Institute for
    Surgical Research
Fort Sam Houston, Texas

Rajit K. Basu, MD, MS, FCCM
Associate Professor of Pediatrics
Emory School of Medicine
Children's Healthcare of Atlanta—
    Egleston Hospital
Atlanta, Georgia

Ayham Bataineh, MD
Renal Fellow
University of Pittsburgh School of
    Medicine
Pittsburgh, Pennsylvania

Garrett W. Britton, DO
Medical Intensivist
US Army Institute of Surgical Research
  Burn Center
JBSA-Fort Sam Houston
Houston, Texas

Winn Cashion, MD, PhD
Physician
Renal Electrolytes Division
University of Pittsburgh
Pittsburgh, Pennsylvania

Armando Cennamo, MD
Department of Critical Care
Guy's & St. Thomas' Hospital
London, United Kingdom

Kalyani Chandra, MD
Transplant Nephrology Fellow
University of California Davis School
  of Medicine
Sacramento, California

Huiwen Chen, MD
Renal Fellow
Renal-Electrolyte Division
Department of Medicine
University of Pittsburgh
Pittsburgh, Pennsylvania

Ling-Xin Chen, MD, MS
Assistant Professor
Division of Transplant Nephrology
University of California Davis School
  of Medicine
Sacramento, California

Kevin K. Chung, MD
Professor and Chair
Department of Medicine
Uniformed Services
University of the Health Sciences
Bethesda, Maryland

Nathan J. Clendenen, MD, MS
Assistant Professor
Department of Anesthesiology
University of Colorado Hospital
Aurora, Colorado

Steven Coca, DO, MS
Associate Professor of Medicine
Department of Medicine
Icahn School of Medicine at Mount
  Sinai
New York, New York

Camilo Cortesi, MD
Clinical Fellow
Division of Nephrology
University of California
  San Francisco
San Francisco, California

Wilfred Druml, MD
Professor
Division of Nephrology
Medical University of Vienna
Chief (Retired)
Department of Medicine III, Division
  of Nephrology
Vienna General Hospital
Vienna, Austria

Stephen Duff, MD, MCAI
Newman Fellow
School of Medicine
University College Dublin
Dublin, Ireland

Francois Durand, MD
Professor of Hepatology
Department of
  HepatoGastroenterology
University of Paris
Paris, France
Head of the Liver and Intensive
  Care Unit
Department of Hepatology and Liver
  Intensive Care
Hospital Beaujon
Clichy, France

Sarah Faubel, MD
Professor of Medicine
Division of General Internal
  Medicine
University of Colorado Denver—
  Anschutz Medical Campus
Aurora, Colorado

Lui G. Forni, BSc, MB, PhD
Intensive Care Physician, Critical Care
Royal Surrey County Hospital NHS
 Foundation Trust
Guildford, United Kingdom

Claire Francoz, MD, PhD
Physician
Department of Hepatology
Hospital Beaujon
Clichy, France

Anna Gaddy, MD
Assistant Professor
Department of Medicine
Medical College of Wisconsin
Faculty
Department of Medicine
Froedtert Hospital
Milwaukee, Wisconsin

Michael George, MD
Resident
Department of Medicine
University of Pittsburgh Medical Center
Pittsburgh, Pennsylvania

Jaime Glorioso, MD
Assistant Professor of Surgery
Department of Surgery
Thomas Jefferson University Hospital
Philadelphia, Pennsylvania

Fernando D. Goldenberg, MD
Associate Professor of Neurology and
 Surgery (Neurosurgery)
Department of Neurology
University of Chicago
Chicago, Illinois

Benjamin R. Griffin, MD
Assistant Professor
Department of Medicine
University of Iowa Hospitals and
 Clinics
Iowa City, Iowa

Gaurav Gulati, MD
Fellow
Division of Cardiology
Tufts Medical Center
Boston, Massachusetts

Ryan W. Haines, MBBS
Clinical Research Fellow
William Harvey Research Institute
Queen Mary University of London
London, United Kingdom

Michael Heung, MD, MS
Professor
Division of Nephrology
Department of Medicine
University of Michigan
Ann Arbor, Michigan

Michelle A. Hladunewich, MD
Professor
Department of Medicine
University of Toronto
Toronto, Ontario, Canada

**Luke E. Hodgson, MBBS, MRCP,
 FFICM, MD(Res)**
Intensive Care Physician
Department of Anaesthetics
Western Sussex Hospitals NHS
 Foundation Trust
West Sussex, United Kingdom

Soo Min Jang, PharmD
Assistant Professor, Pharmacy
 Practice
School of Pharmacy, Loma Linda
 University
Loma Linda, California

Aron Jansen, MD
PhD Candidate
Radboudumc Intensive Care
Nijmegen, The Netherlands

David N. Juurlink, MD, PhD
Professor
Department of Medicine
Faculty of Medicine, University of Toronto
Toronto, Ontario, Canada

Aalok K. Kacha, MD, PhD
Assistant Professor
Department of Anesthesiology and
 Critical Care
University of Chicago
Chicago, Illinois

Kamyar Kalantar-Zadeh, MD, MPH, PhD
Professor and Chief
Nephrologist Faculty
Nephrology, Hypertension and Kidney Transplantation
University of California Irvine Medical Center
Orange, California

Mina El Kateb, MD
Core Teaching Faculty
Department of Nephrology
Ascension St. John Hospital
Detroit, Michigan

John A. Kellum, MD
Professor
Department of Critical Care Medicine
University of Pittsburgh
Pittsburgh, Pennsylvania

John S. Kim, MD, MS
Assistant Professor of Pediatrics–Cardiology
Department of Pediatrics
University of Colorado School of Medicine
Cardiologist and Intensivisit
Cardiac Intensive Care Unit, Heart Institute
Children's Hospital Colorado
Aurora, Colorado

Elizabeth A. King, MD, PhD
Assistant Professor
Department of Surgery
Johns Hopkins University
Baltimore, Maryland

Neal R. Klauer, MD
Medical Instructor
Department of Internal Medicine
Duke University
Durham, North Carolina

Benjamin Ko, MD
Associate Professor
Section of Nephrology
Department of Medicine
University of Chicago
Chicago, Illinois

Ravi Kodali, MD
Instructor
Department of Internal Medicine
Yale University School of Medicine
New Haven, Connecticut

Andrew Kowalski, MD
Clinical Attending, Nephrology
MacNeal Hospital
Berwyn, Illinois

Christopher Kramer, MD
Assistant Professor
Department of Neurology
University of Chicago
Chicago, Illinois

Danielle Laufer, MD
Clinical Fellow
Department of Anesthesia and Perioperative Care
University of California San Francisco
San Francisco, California

Christos Lazaridis, MD, EDIC
Associate Professor
Department of Neurology and Neurosurgery
University of Chicago
Chicago, Illinois

Kathleen Liu, MD, PhD
Professor of Medicine
Division of Nephrology, Departments of Medicine and Anesthesia
University of California, San Francisco
San Francisco, CA

Sai Sudha Mannemuddhu, MD, FAAP
Assistant Professor
Department of Medicine
University of Tennessee
Nephrologist
Department of Pediatrics
East Tennessee Children's Hospital
Knoxville, Tennessee

David Mariuma, DO
Assistant Professor
Department of Medicine
Icahn School of Medicine at Mount Sinai
New York, New York

Blaithin A. McMahon, MD, PhD
Assistant Professor
Department of Medicine
College of Medicine
Medical University of South Carolina
Charleston, South Carolina

Gearoid M. McMahon, MB, BCh
Associate Physician
Department of Medicine
Brigham and Women's Hospital
Boston, Massachusetts

Priti Meena, MBBS, MD, DNB
Assistant Professor
Department of Nephrology
AIIMS, Bhubaneswar
Bhubaneswar, India

Alejandro Y. Meraz-Munoz, MD
Clinical Fellow
Division of Nephrology
University Health Network
Toronto, Ontario, Canada

Dennis G. Moledina, MD, PhD
Assistant Professor
Department of Internal Medicine
Yale University School of Medicine
New Haven, Connecticut

Alvin H. Moss, MD
Professor
Department of Medicine
Health Sciences Center
West Virginia University
Morgantown, West Virginia

Bruce A. Mueller, PharmD
Associate Dean of Academic Affairs
University of Michigan School of
    Pharmacy
Ann Arbor, Michigan

Kathleen M. Mullane, DO, PharmD, FIDSA, FAST
Professor
Section of Infectious Diseases
Department of Medicine
Section of Infectious Diseases
University of Chicago
Chicago, Illinois

Patrick T. Murray, MD, FASN, FRCPI, FJFICMI
Consultant nephrologist/clinical
    pharmacologist
Professor of Clinical Pharmacology
School of Medicine
University College Dublin
Dublin, Ireland

Mitra K. Nadim, MD, FASN
Professor of Clinical Medicine
Department of Medicine
Keck School of Medicine
University of Southern California
Los Angeles, California

Javier A. Neyra, MD
Assistant Professor
Nephrology, Bone and Mineral
    Metabolism
University of Kentucky
    Medical Center
Lexington, Kentucky

Michael F. O'Connor, MD, FCCM
Professor
Department of Anesthesia and Critical
    Care Medicine
University of Chicago
Chicago, Illinois

Marlies Ostermann, MD, PhD
Professor and Consultant
King's College
Department of Critical Care
Guy's & St. Thomas Hospital
London, United Kingdom

Paul M. Palevsky, MD
Chief, Renal Section
VA Pittsburgh Healthcare System
Pittsburgh, Pennsylvania

Neesh Pannu, MD, SM
Professor
Department of Medicine
University of Alberta School of
    Public Health
Edmonton, Alberta, Canada

Bhakti K. Patel, MD
Assistant Professor
Section of Pulmonary and Critical
　　Care Medicine
Department of Medicine
University of Chicago
Chicago, Illinois

Sharad Patel, MD
Assistant Professor
Intensivist
Department of Critical Care
Cooper-Rowan Medical School
Cooper Hospital
Camden, New Jersey

Steven D. Pearson, MD
Fellow
Section of Pulmonary and Critical
　　Care Medicine
Department of Medicine
University of Chicago
Chicago, Illinois

Mark A. Perazella, MD
Professor of Medicine
Department of Internal Medicine
Yale University School of Medicine
New Haven, Connecticut

Zane Perkins, MBBCh, PhD
Consultant Trauma Surgeon
Major Trauma Centre
Barts Health NHS Trust
London, United Kingdom

Alfredo Petrosino, MD
Critical Care
Guy's and Saint Thomas' NHS
　　Foundation Trust
London, United Kingdom

Peter Pickkers, MD, PhD
Full Professor
Radboudumc Intensive Care
Nijmegen, The Netherlands

Jason T. Poston, MD
Associate Professor
Section of Pulmonary and Critical
　　Care Medicine
Department of Medicine
University of Chicago
Chicago, Illinois

John R. Prowle, MD
Senior Lecturer in Intensive Care
　　Medicine
Barts and The London School of
　　Medicine and Dentistry
William Harvey Research
　　Institute
London, United Kingdom

Madhuri Ramakrishnan, MD
Fellow
Division of Nephrology
Washington University in
　　Saint Louis
St. Louis, Missouri

Nirali Ramani, MD
Resident, Internal Medicine
MacNeal Hospital
Berwyn, Illinois

Anis Abdul Rauf, DO, FASN
Associate Professor
Chicago College of Osteopathic
　　Medicine, Midwestern University
Hinsdale, Illinois

Nathaniel C. Reisinger, MD, FASN
Assistant Professor of
　　Medicine
Internal Medicine—Nephrology
Rowan University Cooper Medical
　　School
Camden, New Jersey

Claudia Rodriguez Rivera, MD
Fellow Physician
Department of Nephrology
University of Illinois in Chicago
Chicago, Illinois

Roger A. Rodby, MD
Professor of Medicine
Division of Nephrology
Rush University Medical Center
Chicago, Illinois

Bethany Roehm, MD
Fellow
Division of Nephrology
Tufts Medical Center
Boston, Massachusetts

Claudio Ronco, MD
Full Professor of Nephrology
Department of Medicine
Università degli Studi di Padova
Director
Department of Nephrology Dialysis
and Transplantation
San Bortolo Hospital
Vicenza, Italy

Alan J. Schurle, MD
Assistant Professor
Department of Anesthesia and Critical
Care Medicine
University of Chicago
Chicago, Illinois

**Nicholas Michael Selby, BMedSci,
BMBS, MRCP, DM**
Associate Professor of Nephrology
Centre for Kidney Research and
Innovation
University of Nottingham School of
Medicine
Derby, United Kingdom

Pratik B. Shah, MD, FASN, FACP
Nephrologist
US Department of Veterans Affairs
Mather, California

Gurkeerat Singh, MBBS, MD
Critical Care Specialist
Piedmont Columbus Regional Critical
Care
Columbus, Georgia

Krishna Sury, MD
Assistant Professor
Department of Internal Medicine
Yale University School of Medicine
New Haven, Connecticut

Jessica Sheehan Tangren, MD
Assistant Professor
Department of Medicine
Harvard University
Boston, Massachusetts

Anam Tariq, DO, MHS
Nephrology Fellow
Johns Hopkins School of Medicine
Baltimore, Maryland

Emily Temple-Woods, DO
Resident Physician
Family Medicine
Advocate Lutheran General Hospital
Park Ridge, Illinois

Kevin C. Thornton, MD
Clinical Professor
Department of Anesthesia and
Perioperative Care
University of California San Francisco
San Francisco, California

Maria Clarissa Tio, MD
Fellow
Department of Medicine
Brigham and Women's Hospital
Boston, Massachusetts

Ashita J. Tolwani, MD, MSc
Professor
Department of Medicine
University of Alabama at
Birmingham
Birmingham, Alabama

Joel M. Topf, MD
Assistant Clinical Professor
William Beaumont School of
Medicine, Oakland University
Rochester, Michigan

Anitha Vijayan, MD
Professor of Medicine
Division of Nephrology
Washington University in Saint Louis
St. Louis, Missouri

Ron Wald, MDCM, MPH, BSc
Staff Physician and Professor of
Medicine
Division of Nephrology
St. Michael's Hospital
Toronto, Ontario, Canada

Jacqueline Garonzik Wang, MD, PhD
Associate Professor
Department of Surgery
Johns Hopkins University School of
Medicine
Baltimore, Maryland

Daniel E. Weiner, MD, MS
Nephrologist
Division of Nephrology
Tufts Medical Center
Boston, Massachusetts

Steven D. Weisbord, MD, MSc
Staff Physician, Renal Section
VA Pittsburgh Healthcare System
Pittsburgh, Pennsylvania

Raphael Weiss, MD
Department of Anesthesiology,
    Intensive Care and Pain Medicine
University Hospital Münster
Münster, Germany

Francis Perry Wilson, MD, MSCE
Associate Professor of Medicine
Department of Internal Medicine
Yale University School of Medicine
New Haven, Connecticut

Hunter Witt, MD
Chief
Surgical Resident
Wellspan York Hospital
York, Pennsylvania

Krysta S. Wolfe, MD
Assistant Professor
Section of Pulmonary and Critical
    Care Medicine
Department of Medicine
University of Chicago
Chicago, Illinois

Awais Zaka, MD, FACP
Hospitalist
Department of Internal Medicine
Henry Ford Macomb Hospital
Clinton Township, Michigan

Alexander Zarbock, MD
Chair and Professor,
Department of Anesthesiology,
    Intensive Care and Pain Medicine
University Hospital Münster
Münster, Germany

Yan Zhong, MD, PhD
Assistant Professor
Division of Nephrology and
    Hypertension
Keck School of Medicine
University of Southern California
Los Angeles, California

Jonathan S. Zipursky, MD
Physician
Department of Medicine
University of Toronto
Toronto, Ontario, Canada

Anna L. Zisman, MD
Associate Professor
Section of Nephrology
Department of Medicine
University of Chicago
Chicago, Illinois

Hace más de 2 décadas, Rinaldo Bellomo, MBBS, MD, y yo decidimos escribir un artículo titulado "Nefrología de cuidados críticos: Ha llegado la hora". Este manuscrito publicado era un resumen de las experiencias maduradas en nuestras largas colaboraciones con la intención de mejorar el resultado de los pacientes críticos con problemas renales. En la década de 1980, los tratamientos renales sustitutivos continuos solo se realizaban de forma esporádica en pacientes críticos en centros seleccionados. Por aquel entonces, la gran mayoría de los pacientes eran tratados con hemodiálisis intermitente estándar, con malos resultados y una tasa de complicaciones inaceptablemente alta. La razón de ello era una mentalidad de "nosotros y ellos" desarrollada durante años de visión estrecha y falta de colaboración entre los nefrólogos y los médicos de cuidados críticos. A pesar de las razones históricas de la limitada interacción entre la nefrología y los cuidados intensivos, de nuestras primeras publicaciones surgieron nuevas pruebas de que una colaboración estricta con una mejor polinización cruzada estaba aportando mejores resultados a los pacientes. Había llegado el momento de tender un nuevo puente entre los cuidados intensivos y la nefrología, y muchas observaciones apoyaban esta nueva visión: intercambio de competencias y conocimientos, transferencia e intercambio tecnológico, mejor comprensión de la fisiopatología de la lesión renal aguda (LRA) y, por lo tanto, mejor gestión y atención al paciente. En la década de 1990, se propusieron, desarrollaron y aplicaron nuevas máquinas y nuevas técnicas para la terapia de remplazo renal. Por último, el nuevo milenio trajo consigo importantes estudios sobre la dosis y la eficacia de la reposición renal, las ventajas de las terapias de remplazo renal continuo, el apoyo farmacológico y de órganos artificiales combinados, etc. Estos avances fueron reforzados por la adopción y la investigación sistemática de grupos como la Acute Disease Quality Initiative (ADQI). Estos grupos han fomentado la colaboración entre la nefrología y los cuidados críticos y han generado importantes líneas de evidencia para la prevención, el diagnóstico, la clasificación y el tratamiento de la LRA. En paralelo a las conferencias de consenso de la ADQI, se publicó un número impresionante de estudios y muchos de ellos tenían en las palabras clave el término "nefrología de cuidados críticos". Los libros se pusieron a disposición como fuente de información y formación para las nuevas generaciones de médicos que se convirtieron en especialistas experimentados en ambas disciplinas, al ser transfectados por el conocimiento común en cuidados críticos y nefrología. El presente libro de Jay L. Koyner, Edgar Lerma y Joel M. Topf es un claro ejemplo de este intercambio de ideas, información y conocimientos. Hay que felicitar a los autores por el esfuerzo de crear un nuevo y útil *Manual de cuidados intensivos en nefrología* editado por Wolters Kluwer. El manual incluye más de 50 capítulos que cubren una amplia gama de temas de nefrología de cuidados críticos. Cada capítulo está escrito por un experto de primera línea en la materia con una larga experiencia, lo que garantiza una adquisición práctica e inmediata de la información fundamental por parte del lector. A lo largo de los años, expertos como John Kellum, Pat Murray, Lui Forni, Paul Palevsky, Marlies Ostermann, Kathleen Lui, Alex Zarbock y los demás autores de los capítulos del libro se han convertido en los autores de referencia de las publicaciones más importantes del campo. La comunidad de nefrología de cuidados críticos ha establecido una relación que va más allá de la pura colaboración profesional. Nos hemos convertido en amigos íntimos y hemos aprendido a compartir algo más que casos clínicos y protocolos de tratamiento. Aprendimos a trabajar juntos en beneficio de nuestros pacientes a través de la ayuda y la comprensión mutuas, a través de las estrechas relaciones con nuestros becarios y residentes, a través de una fuerte voluntad de transformar la nefrología de cuidados críticos en una verdadera nueva disciplina. Este *Manual de cuidados intensivos en nefrología*, editado por Koyner, Lerma y Topf, es la prueba de que las semillas se plantaron en el entorno adecuado y han germinado y crecido hasta florecer en nombre de la colaboración interdisciplinaria, la amistad y la ciencia.

Claudio Ronco
Università degli Studi di Padova
and San Bortolo Hospital
Vicenza, Italy

Desde el comienzo de la medicina moderna de base científica, ha habido una progresión de los generalistas a los especialistas. Los cirujanos y los internistas se dividieron con el acero quirúrgico por un lado y los farmacéuticos por otro. Luego los internos balcanizaron su campo por sistema de órganos, con médicos que se identificaban como cardiólogos, neumólogos, endocrinólogos y nefrólogos, entre otros. A partir de ahí la especialización continuó con subespecialistas en hepatología, electrofisiología y diabetología, ampliando nuestro vocabulario. Durante mucho tiempo, la nefrología se resistió a los cantos de sirena de una mayor especialización, pero en las últimas décadas la resistencia se ha derrumbado a medida que los nefrólogos se diferenciaban en especialistas en trasplantes, intervencionistas y, lo que es más importante (debido al libro que el lector tiene en sus manos), nefrólogos especialistas en cuidados críticos.

La intersección entre la unidad de cuidados intensivos (UCI) y la nefrología tiene décadas de antigüedad. Aunque el papel del nefrólogo en la UCI se ha transformado en los últimos 50 años, está claro que los pacientes de la UCI son cada vez más complejos y que el nefrólogo moderno necesita comprender el impacto de los cuidados críticos en el riñón, así como estar al tanto de cualquier avance que beneficie a los enfermos críticos. Con este telón de fondo hemos creado la primera edición del *Manual de cuidados intensivos en Nefrología*.

Manual de cuidados intensivos en Nefrología abarca una gran variedad de temas. Mientras que algunos capítulos cubren temas de nefrología básicos como la prevención y el cuidado de la lesión renal aguda o el momento, la dosis y la modalidad del tratamiento renal sustitutivo en la UCI, este manual ofrece mucho más. Abarca una gran cantidad de temas de cuidados críticos, incluyendo capítulos sobre el choque, el síndrome de dificultad respiratoria aguda (SDRA) y el cuidado de los pacientes trasplantados en la UCI. Además, hay capítulos dedicados a los electrolitos y a las anomalías acidobásicas en los pacientes críticos. Hemos intentado crear un manual que refuerce los principios básicos de la atención nefrológica en la UCI y que, al mismo tiempo, amplíe los aspectos de los cuidados críticos con los que los nefrólogos (y otros) están menos familiarizados, incluyendo, entre otros, la oxigenación por membrana extracorpórea (OMEC), las intoxicaciones y los dispositivos de asistencia ventricular izquierda.

Hemos recopilado 56 capítulos con el objetivo de que cada uno de ellos pueda leerse en una sola sesión. Los capítulos han sido escritos por expertos internacionales, muchos de los cuales han publicado investigaciones sobre el tema de su capítulo. Estos capítulos tienen una media de menos de 3 000 palabras y están repletos de perlas clínicas. Además de los capítulos fáciles de digerir, cuando ha sido posible hemos elaborado resúmenes visuales de dos o tres de los principales estudios/ensayos sobre ese tema. Nos hemos centrado específicamente en los artículos más antiguos que no tienen resúmenes visuales preexistentes. Como ventaja añadida, los PDF de estos resúmenes visuales pueden utilizarse en charlas o para apalear a la otra parte en alguna contienda en Twitter basándose en la evidencia más reciente.

Manual de cuidados intensivos en Nefrología es una introducción simplificada a los cuidados complejos de los pacientes en la UCI con problemas renales. Este libro no pretende ser exhaustivo. Está dirigido a estudiantes de medicina, internos y residentes que estén interesados en desarrollar una amplia base de conocimientos. Además, esperamos que los internistas, cirujanos, anestesistas, personal de enfermería de práctica avanzada, asistentes médicos y farmacéuticos encuentren este libro útil. Teniendo en cuenta los resúmenes visuales de muchos de los estudios y ensayos clásicos más antiguos, los nefrólogos y los intensivistas pueden encontrarlos útiles como herramientas de enseñanza. En cualquier caso, esperamos que lo disfrute.

Jay L. Koyner
Edgar V. Lerma
Joel M. Topf

Monitorización de la unidad de cuidados críticos e intensivos

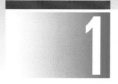

Monitorización hemodinámica en la unidad de cuidados intensivos

Alan J. Schurle y Michael F. O'Connor

CIRCULACIÓN INADECUADA

La evaluación de la hemodinámica en los cuidados críticos se centra en la valoración del choque, es decir, la oxigenación tisular globalmente inadecuada y la disfunción de los órganos. Los signos clínicos del choque incluyen alteraciones mentales, oliguria y un llenado capilar lento. La hipotensión suele ser un indicador relativamente tardío de una circulación subóptima. A medida que se desarrolla la hipotensión, los indicadores dinámicos como la variación de la presión del pulso (VPP) y la variación de la presión sistólica (VPS) son los predictores más útiles de la respuesta a la infusión de volumen. Los parámetros más convencionales, como la frecuencia cardiaca, la presión arterial, la presión del pulso y la presión venosa central (PVC), pueden utilizarse conjuntamente para ayudar a identificar la etiología del choque. La adecuación de la reanimación puede evaluarse mediante la mejora adecuada del ácido láctico y la saturación venosa mixta o central.

Marcadores estáticos

Los parámetros hemodinámicos básicos, como la frecuencia cardiaca, la presión arterial y la presión del pulso (la diferencia entre las presiones sistólica y diastólica), pueden utilizarse para formular un diagnóstico diferencial inicial de un estado de choque y un plan para su tratamiento. La taquicardia, la hipotensión y una presión de pulso estrecha son compatibles con un bajo gasto cardiaco causado por hipovolemia, choque cardiogénico y choque obstructivo. El aumento de la presión del pulso es especialmente útil para distinguir el choque vasodilatado de las demás causas de choque (**figura 1-1**). La PVC es, con mucho, el parámetro más utilizado para hacer inferencias sobre la adecuación del volumen circulante y predecir la capacidad de respuesta al volumen. Sin excepción, todos los estudios han demostrado que la PVC es un mal predictor de la capacidad de respuesta al volumen; un metaanálisis del año 2008 de 24 estudios que relacionaban la PVC con el volumen circulante o el aumento del gasto cardiaco mediante la administración de líquidos concluyó que la relación de la PVC con la capacidad de respuesta al volumen generaba un área bajo la curva (ABC) de 0.56, equivalente a lanzar una moneda.[1] Una PVC y una VPP elevadas en un paciente hipotenso pueden sugerir el diagnóstico de choque obstructivo o de insuficiencia ventricular derecha.[1] La presión venosa periférica (PVP), obtenida por vía intravenosa periférica en lugar de por vía central, se correlaciona muy bien con la PVC y puede ser utilizada como indicador por los profesionales que deseen utilizar una medición de la PVC para el diagnóstico o el tratamiento del choque obstructivo[2] (**figura 1-2, resumen visual 1-1**). Por último, el análisis del volumen intravenoso periférico (AVIP) es una técnica en la que las variaciones de la frecuencia cardiaca y la respiración en la PVP monitorizada continuamente se analizan mediante un algoritmo propio para generar una "señal AVIP". Esta señal, cuando se compara entre diferentes pacientes o en un solo paciente antes y después de la eliminación de volumen con diuresis o diálisis, puede ser un método emergente para analizar el estado de volumen de un individuo.[3]

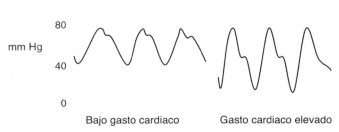

FIGURA 1-1. Utilización de la presión del pulso para distinguir el choque vasodilatado del choque de bajo gasto cardiaco.

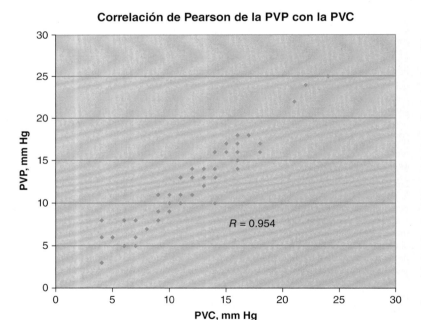

FIGURA 1-2. Correlación de la PVP con la PVC en pacientes de la UCI (datos no publicados de las UCI de la Universidad de Medicina de Chicago). PVC, presión venosa central; PVP, presión venosa periférica; UCI, unidad de cuidados intensivos.

Marcadores dinámicos

Los parámetros hemodinámicos que cambian con una intervención como la ventilación mecánica o la autotransfusión (como en el caso de la elevación pasiva de piernas) se describen como marcadores dinámicos. Estos parámetros pueden predecir una mejora del gasto cardiaco tras la administración de fluidos.

La prueba de elevación de la pierna recta está diseñada para facilitar el drenaje venoso gravitacional de las extremidades inferiores de vuelta a la circulación sistémica, lo que conduce a un aumento del retorno venoso. Tras elevar la pierna de un paciente en decúbito supino o semirrecostado a 45° por encima de la cama, un aumento de aproximadamente 15% en los índices de gasto cardiaco medidos por el flujo sanguíneo aórtico mediante Doppler esofágico, el volumen sistólico mediante ecocardiografía o el índice cardiaco mediante monitorización del contorno del pulso se toma como un signo positivo que predice un aumento similar en estas variables con una administración de fluidos intravenosos de alrededor de 500 mL, aunque la especificidad y la sensibilidad son menores que las de la VPS o la VPP (que se comentan más adelante). Las ventajas de esta prueba incluyen su facilidad de uso y su aplicabilidad tanto en pacientes con ventilación mecánica como con respiración espontánea. Las contraindicaciones de esta prueba incluyen la inmovilización de las extremidades inferiores, como en el caso de las lesiones traumáticas, o la incapacidad de permanecer en posición supina, como en el caso de la ortopnea o la presión intracraneal (PIC) elevada.[4]

Tanto la VPS como la VPP se suelen usarse para guiar la administración de líquidos. Los cambios en las presiones pleurales a lo largo del ciclo respiratorio se transmiten a las estructuras mediastínicas, lo que provoca fluctuaciones en el retorno venoso (**figura 1-3**). Estos cambios en la precarga provocan cambios en el volumen sistólico, que se reflejan en un cambio en la presión del pulso de un trazado de presión arterial a lo largo del ciclo respiratorio.[5] Estas mediciones requieren ritmo sinusal, pacientes sincronizados con ventilación mecánica con volúmenes corrientes de 8 mL/kg (peso corporal ideal) y un catéter arterial. Una VPP superior a 12% o a 15% predice la capacidad de respuesta a los fluidos; cuanto mayor sea la VPP, más aumentará el gasto cardiaco con un bolo de fluidos. Aunque no existe un volumen o tipo de administración de fluidos ideal ampliamente reconocido, los bolos habituales son de unos 500 mL de cristaloide o coloide. Los indicadores dinámicos de la capacidad de respuesta al volumen, como la VPP, la VPS y la variación del volumen sistólico (VVS), superan a todos los métodos estáticos para predecir la capacidad de respuesta al volumen, y de estos tres, la VPP es el que mejor funciona, con un ABC de 0.94 en comparación con los 0.86 a 0.84 de la VPS y la VVS. Las tres superan a la PVC, con un ABC de 0.55[6] (**tabla 1-1, resumen visual 1-2**). Los estados patológicos que elevan la VPP, como la hipertensión pulmonar o

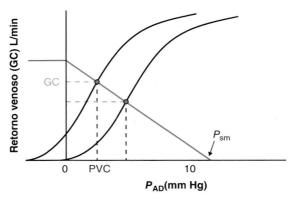

FIGURA 1-3. Las fluctuaciones de la presión pleural producen fluctuaciones en el retorno venoso y variaciones en la presión del pulso. GC, gasto cardiaco; P_{AD}, presión auricular derecha; P_{sm}, presión sistémica media; PVC, presión venosa central.

TABLA 1-1	Área bajo la curva (ABC) aproximada de las variables utilizadas para predecir la capacidad de respuesta al volumen
Parámetro	**ABC**
VPP	0.94
VPS	0.86
VVS	0.84
PVC	0.55

PVC, presión venosa central; VVS, variación del volumen sistólico; VPP, variación de la presión del pulso; VPS, variación de la presión sistólica.

Adaptado de Marik PE, Baram M, Vahid B. Does central venous pressure predict fluid responsiveness? A systematic review of the literature and the tale of seven mares. *Chest.* 2008;134:172-178.

el choque obstructivo (neumotórax a tensión, taponamiento cardiaco, síndrome compartimental abdominal, autopresión positiva al final de la espiración [auto-PEEP]), darán lugar a una falsa predicción de la respuesta a los fluidos.[7] Estos indicadores dinámicos han sido bien estudiados en pacientes ventilados mecánicamente, paralizados o conformes con el ventilador, porque los cambios de presión torácica necesarios para producir un volumen corriente son reproducibles a lo largo de múltiples ciclos respiratorios. Sin embargo, en los pacientes que respiran espontáneamente, el retorno venoso de un ciclo respiratorio al siguiente puede cambiar debido a la variabilidad de las presiones torácicas generadas por la respiración del paciente, más que por los cambios en el estado del líquido intravascular. Por lo tanto, la VPP en pacientes con respiración espontánea no está actualmente tan bien validada como en los pacientes con ventilación mecánica.[8,9] Además, las variaciones de la forma de onda de la pulsioximetría a lo largo del ciclo respiratorio, analizadas por un algoritmo similar al de la VPP, pueden ofrecer datos similares a la VPP como alternativa no invasiva.[10] La posibilidad de utilizar una forma de onda de pulsioximetría de esta manera para hacer inferencias sobre la capacidad de respuesta al volumen en un paciente no intubado con respiración espontánea podría aumentar drásticamente el uso de indicadores dinámicos para evaluar la capacidad de respuesta al volumen.

Evaluación de la reanimación

En los últimos 20 años, la saturación venosa central y los lactatos séricos han sido fuertemente defendidos y ampliamente utilizados para evaluar la adecuación de la reanimación del choque.[11] El lactato sérico, o ácido láctico, es producido por procesos celulares normales, pero puede estar patológicamente elevado debido a un suministro inadecuado de oxígeno o a una extracción de oxígeno interrumpida (como en la sepsis). Debido a su asociación con el metabolismo anaeróbico, el lactato es útil como sustituto de la perfusión tisular inadecuada. Se puede obtener una muestra de suero a partir de una gasometría arterial. El restablecimiento de un lactato sérico normal está ampliamente aceptado como indicador de una reanimación adecuada y exitosa.[12]

Las saturaciones venosas centrales de oxígeno ($SVCO_2$) obtenidas a partir de un catéter colocado en la vena cava superior (VCS) se han utilizado como sustituto de la saturación venosa mixta de oxígeno (VMO_2) durante los últimos 20 años. La VMO_2, extraída de la arteria pulmonar, requiere el uso de un catéter en la arteria pulmonar. La $SVCO_2$, extraída de la VCS o de la aurícula derecha (AD) con un catéter venoso central estándar, ha demostrado correlacionarse con la VMO_2.[13,14] Existen pruebas de que las saturaciones venosa mixta y venosa central pueden no ser tan intercambiables como se cree.[15-17] El restablecimiento de una saturación venosa central de 65 a 70% es un objetivo de reanimación comúnmente utilizado.[12]

Se han desarrollado, estudiado y difundido protocolos que emplean la medición seriada del lactato o la saturación venosa central como herramientas eficaces para la reanimación de pacientes con choque.[18,19] Aunque otros ensayos de reanimación basados en metas de tratamiento para el choque séptico, como PROCESS, PROMISE y ARISE, ampliamente difundidos, no se asociaron con una mejora de la mortalidad en el grupo de atención basada en protocolos, es posible que la atención estándar haya evolucionado para incluir criterios de valoración de la reanimación específicos como algo natural.[20-23]

Criterios de valoración clínicos

Históricamente, los médicos de cabecera siempre han afirmado que la evaluación a pie de cama de un paciente proporciona información esencial sobre su estado, imposible de obtener de otro modo. Las evaluaciones a pie de cama han incluido la evaluación seriada del estado mental y del volumen de orina. La alteración mental es subjetiva y difícil de evaluar en la unidad de cuidados intensivos (UCI), donde muchos pacientes están con sedación, encefalopatía o delirium a pesar de tener una circulación adecuada. Del mismo modo, la oliguria tiene un amplio diagnóstico diferencial en la UCI que incluye una perfusión inadecuada, medicamentos nefrotóxicos, y estados de enfermedad como la sepsis y la obstrucción. A pesar de estas limitaciones, ambas se han estudiado y son indicadores bien aceptados del bienestar del paciente. Otros elementos de la evaluación a pie de cama no se han estudiado sistemáticamente y, por tanto, se han descartado hasta ahora.

El tiempo de llenado capilar (TLLC), que se mide aplicando presión a un portaobjetos de vidrio sobre la uña de un paciente hasta que la piel subyacente se vuelve blanca y luego manteniendo la presión durante 10 s antes de soltarla para cronometrar el retorno del flujo sanguíneo, es rápido, fácil de realizar y un componente de la exploración física desde hace mucho tiempo. El renovado interés en la utilidad del tiempo de llenado capilar para guiar la reanimación en la sepsis ha llevado a un ensayo controlado aleatorio (ECA) que sugiere que la evaluación seriada del retorno del lecho ungueal cada 30 minutos hasta que el TLLC sea inferior a 3 s es una guía tan eficaz para la reanimación como la medición seriada del lactato sérico cada 2 h hasta la normalización o la disminución en más de 20%. Estos objetivos se alcanzaron en pacientes sépticos con una presión arterial media (PAM) inferior a 65 mediante un enfoque protocolizado, primero con la administración de fluidos, después con la infusión de noradrenalina y, por último, iniciando dobutamina o milrinona.[24] Este resultado reafirma la importancia de las evaluaciones seriadas de los pacientes a pie de cama y puede ofrecer un método más rápido y rentable para guiar la reanimación en pacientes sépticos con circulación inadecuada, especialmente en entornos con recursos limitados (**resumen visual 1-3**).

CONCLUSIÓN

La monitorización hemodinámica se utiliza para evaluar y gestionar el choque. Los parámetros dinámicos han suplantado a los parámetros estáticos tradicionales en los últimos 20 años. Los criterios de valoración hemodinámicos simples para la reanimación (p. ej., la presión arterial y la frecuencia cardiaca) han sido remplazados por la monitorización en serie de la saturación venosa central, el lactato sérico y el retorno del lecho ungueal.

Agradecimiento

Los autores agradecen a la doctora Zdravka Zafirova la creación del gráfico de correlación de la PVP y la PVC.

Referencias

1. Marik PE, Baram M, Vahid B. Does central venous pressure predict fluid responsiveness? A systematic review of the literature and the tale of seven mares. *Chest.* 2008;134:172-178.
2. Munis JR, Bhatia S, Lozada L. Peripheral venous pressure as a hemodynamic variable in neurosurgical patients. *Anesth Analg.* 2001;92:172-179.
3. Miles M, Alvis B, Hocking K, et al. Peripheral intravenous volume analysis (PIVA) for quantitating volume overload in patients hospitalized with acute decompensated heart failure—a pilot study. *J Cardiac Fail.* 2018;24:525-532.
4. Chernapath TGV, Hirsch A, Geerts BF, et al. Predicting fluid responsiveness by passive leg raising: a systematic review and meta-analysis of 23 clinical trials. *Crit Care Med.* 2016;44:981-991.
5. Michard F. Changes in arterial pressure during mechanical ventilation. *Anesthesiology.* 2005;103:419-428.
6. Marik PE, Cavallazzi R, Vasu T, et al. Dynamic changes in arterial waveform derived variables and fluid responsiveness in mechanically ventilated patients: a systematic review of the literature. *Crit Care Med.* 2009;37:2642-2647.
7. Wyler von Ballmoos M, Takala J, Roeck M, et al. Pulse-pressure variation and hemodynamic response in patients with elevated pulmonary artery pressure: a clinical study. *Crit Care.* 2010;14:R111.
8. Zollei E, Bertalan V, Nemeth A, et al. Non-invasive detection of hypovolemia or fluid responsiveness in spontaneously breathing subjects. *BMC Anesthesiol.* 2013;13:40.
9. Hong DM, Lee JM, Seo JH, et al. Pulse pressure variation to predict fluid responsiveness in spontaneously breathing patients: tidal vs forced inspiratory breathing. *Anaesthesia.* 2014;69:717-722.
10. Nanadoumgar H, Loupec TL, Frasca DF, et al. Pleth variability index predicts fluid responsiveness in critically ill patients. *Crit Care Med.* 2011;39:294-299.
11. Simpson SQ, Gaines M, Hussein Y, et al. Early goal-directed therapy for severe sepsis and septic shock: a living systematic review. *J Crit Care.* 2016; 36:43-48.
12. Rhodes A, Evans LE, Alhazzani W, et al. Surviving sepsis campaign: international guidelines for management of sepsis and septic shock: 2016. *Intensive Care Med.* 2017; 43:304-377.
13. Rivers EP, Ander DS, Powell D. Central venous oxygen saturation monitoring in the critically ill patient. *Curr Opin Crit Care.* 2001;7:204-211.
14. Ladakis C, Myrianthefs P, Karabinis A, et al. Central venous and mixed venous oxygen saturation in critically ill patients. *Respiration.* 2001;68:279-285.
15. Chawla LS, Hasan Z, Gutierrez G, et al. Lack of equivalence between central and mixed venous oxygen saturation. *Chest.* 2004;126:1891-1896.
16. Varpula M, Karlsson S, Ruokonen E, et al. Mixed venous oxygen saturation cannot be estimated with central venous oxygen saturation in septic shock. *Intensive Care Med.* 2006;32:1336-1343.
17. Sander M, Spies CD, Foer A, et al. Agreement of central venous saturation and mixed venous saturation in cardiac surgery patients. *Intensive Care Med.* 2007;33:1719-1725.
18. Jansen TC, Van Bommel J, Schoonderbeek FJ, et al. Early lactate-guided therapy in intensive care unit patients: a multicenter, open-label, randomized controlled trial. *Am J Respir Crit Care Med.* 2010;182:752-761.
19. Jones AE, Shapiro NI, Trzeciak S, et al. Lactate clearance vs central venous oxygen saturation as goals of early sepsis therapy: a randomized clinical trial. *JAMA.* 2010;303:739-746.
20. Yealy DM, Kellum JA, Huang DT, et al. A randomized trial of protocol-based care for early septic shock. *N Engl J Med.* 2014;370(18):1683-1693.
21. Mouncey PR, Osborn TM, Power GS, et al. Trial of early, goal-directed resuscitation for septic shock. *N Engl J Med.* 2015;372(14):1301-1311.
22. Peake SL, Delaney A, Bailey M, et al. Goal-directed resuscitation for patients with early septic shock. *N Engl J Med.* 2014;371(16):1496-1506.
23. Levy MM. Early goal-directed therapy: what do we do now? *Crit Care.* 2014;18(6):705.
24. Hernandez G, Ospina-Tascón GA, Damiani LP, et al. Effect of a resuscitation strategy targeting peripheral perfusion status vs serum lactate levels on 28-day mortality among patients with septic shock. *JAMA.* 2019;321:654-664.

Correlación entre la presión venosa central (PVC) y la presión venosa periférica (PVP) en pacientes neuroquirúrgicos

© 2020 Wolters Kluwer

La PVP se comparó con la PVC en 1 026 mediciones emparejadas

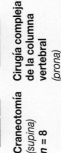

Craneotomía *(supina)* n = 8

Cirugía compleja de la columna vertebral *(prona)* n = 7

Hipótesis

 Las tendencias de la PVP son paralelas a las de la PVC y esta relación es independiente de la posición del paciente

 Durante el paro circulatorio planificado, la PVP se aproxima a la presión sistémica media (presión del paro circulatorio)

Presión venosa periférica (PVP)	Presión venosa central (PVC)
13.19± 3.68	10.19± 3.72

0.819

La correlación entre la PVP y la PVC se demostró mejor

Pérdida de sangre estimada > 1 000 mL	Inestabilidad hemodinámica (SD de PVC > 2)
0.885	0.923

Coeficiente de correlación

Conclusión: los resultados son consistentes con la hipótesis de que la PVP refleja la presión sistémica media, y por lo tanto la medición de la PVP puede proporcionar un método de estimación de la presión sistémica media durante la función circulatoria normal.

Munis JR, Bhatia S, Lozada LJ. Peripheral venous pressure as a hemodynamic variable in neurosurgical patients. *Anesth Analg.* 2001 Jan;92(1):172-9.

RESUMEN VISUAL 1.1

¿Cuáles son las mejores variables derivadas de las ondas arteriales para determinar la respuesta a un desafío de fluidos?

© 2020 · Wolters Kluwer

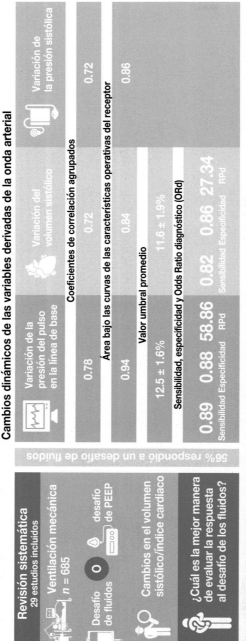

Cambios dinámicos de las variables derivadas de la onda arterial

| Variación de la presión del pulso en la línea de base | Variación del volumen sistólico | Variación de la presión sistólica |

Coeficientes de correlación agrupados

| 0.78 | 0.72 | 0.72 |

Área bajo las curvas de las características operativas del receptor

| 0.94 | 0.84 | 0.86 |

Valor umbral promedio

| 12.5 ± 1.6% | 11.6 ± 1.9% |

Sensibilidad, especificidad y Odds Ratio diagnóstico (ORd)

| 0.89 | 0.88 | 58.86 | 0.82 | 0.86 | 27.34 |
| Sensibilidad | Especificidad | RPd | Sensibilidad | Especificidad | RPd |

Revisión sistemática
29 estudios incluidos

Ventilación mecánica
$n = 685$

Desafío de fluidos **o** desafío de PEEP

Cambios en el volumen sistólico/índice cardiaco

¿Cuál es la mejor manera de evaluar la respuesta al desafío de los fluidos?

95% respondió a un desafío de fluidos

Conclusión: los cambios dinámicos de las variables derivadas de las ondas arteriales durante la ventilación mecánica son muy precisos para predecir la capacidad de respuesta al volumen en pacientes críticos, con una exactitud mayor que la de los índices estáticos tradicionales de la capacidad de respuesta al volumen.

Marik PE, Cavallazzi R, Vasu T, Hirani A. Dynamic changes in arterial waveform derived variables and fluid responsiveness in mechanically ventilated patients: a systematic review of the literature. *Crit Care Med.* 2009;37(9):2642-7.

RESUMEN VISUAL 1.2

Papel de la evaluación clínica de la perfusión periférica como objetivo durante la reanimación en el choque séptico temprano © 2020 Wolters Kluwer

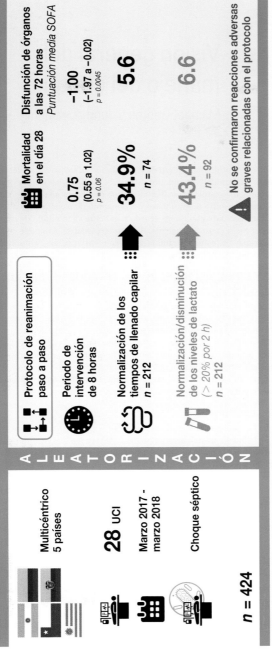

Multicéntrico 5 países

28 UCI

Marzo 2017 - marzo 2018

Choque séptico

n = 424

ALEATORIZACIÓN

Protocolo de reanimación paso a paso

Periodo de intervención de 8 horas

Normalización de los tiempos de llenado capilar
n = 212

Normalización/disminución de los niveles de lactato
(> 20% por 2 h)
n = 212

Mortalidad en el día 28

0.75
(0.55 a 1.02)
p = 0.06

34.9%
n = 74

43.4%
n = 92

Disfunción de órganos a las 72 horas
Puntuación media SOFA

−1.00
(−1.97 a −0.02)
p = 0.0045

5.6

6.6

No se confirmaron reacciones adversas graves relacionadas con el protocolo

Conclusión: entre los pacientes con choque séptico, una estrategia de reanimación dirigida a la normalización del tiempo de llenado capilar, en comparación con una estrategia dirigida a los niveles de lactato sérico, no redujo la mortalidad por todas las causas a los 28 días.

Hernandez G, Ospina-Tascon GA, Damiani LP, Estenssoro E, et al. Effect of a Resuscitation Strategy Targeting Peripheral Perfusion Status vs Serum Lactate Levels on 28-Day Mortality Among Patients With Septic Shock: The ANDROMEDA-SHOCK Randomized Clinical Trial. JAMA. 2019 Feb 19;321(7):654-664.

RESUMEN VISUAL 1.3

Visión general del manejo del choque

Michael George y John A. Kellum

INTRODUCCIÓN

El choque circulatorio es un problema común de los cuidados intensivos, que afecta hasta a un tercio de los ingresos en una unidad de cuidados intensivos (UCI).[1] Representa el punto final de una multitud de procesos fisiopatológicos diferentes, que conducen a la hipotensión (relativa o absoluta) y al desequilibrio entre el suministro y el consumo de oxígeno en los tejidos de los órganos terminales. La clave para el manejo de esta condición es la rápida diferenciación del tipo de choque y esclarecer la causa subyacente. Aunque se discutirá el manejo general de este problema, debe enfatizarse que estos tratamientos sirven como medidas temporales mientras se busca la causa subyacente y, si es posible, se revierte.

FISIOPATOLOGÍA Y DIFERENCIACIÓN DE LOS ESTADOS DE CHOQUE

El problema fundamental del choque es la perfusión inadecuada de los órganos terminales. En esta sección, se esbozará la fisiopatología básica del choque utilizando la ecuación del gasto cardiaco (GC) y, a continuación, se utilizará para destacar las principales diferencias hemodinámicas que conducen a una perfusión inadecuada en cada subgrupo de choque, dividido a grandes rasgos en estados de bajo GC y baja resistencia vascular sistémica (RVS). Cabe destacar que, aunque esta obra se centra en el choque circulatorio que da lugar a una disminución del suministro de oxígeno a los órganos diana, cualquier desajuste entre el consumo y el suministro de oxígeno puede causar un estado de choque (p. ej., la intoxicación por monóxido de carbono que da lugar a una disminución del suministro de oxígeno).

Ecuación del gasto cardiaco

Los fundamentos de la fisiología del choque circulatorio pueden entenderse examinando la ecuación del GC, en la que la presión arterial media (PAM) es igual al GC multiplicado por la RVS. El GC puede descomponerse a su vez en frecuencia cardiaca (FC) por volumen sistólico (VS) (**tabla 2-1**). En condiciones normales, los descensos del GC o de la RVS provocarán aumentos automáticos y compensatorios de la otra variable, por lo que el paciente en choque habrá sufrido un descenso extremadamente profundo de una variable (p. ej., un choque hemorrágico grave con una RVS y un GC que se aproximan rápidamente a cero) o una pérdida de la capacidad de compensación en el otro lado de la ecuación (p. ej., el paciente con insuficiencia cardiaca avanzada y una RVS basal elevada que evoluciona hacia una insuficiencia cardiaca de bajo gasto).

Estados de bajo gasto cardiaco

Choque hipovolémico

El choque hipovolémico se debe a una disminución relativa o absoluta del volumen intravascular. La hipovolemia absoluta se observa con mayor frecuencia en pacientes con choque hemorrágico, aunque también puede deberse a pérdidas excesivas de líquido por otros medios, como el aumento de la pérdida insensible de líquido por la piel en víctimas de quemaduras, el tracto

T A B L A 2-1	Ecuación del gasto cardiaco

Ecuación del gasto cardiaco: PAM = GC × RVS; GC = FC × VS

Choque de baja RVS (distributivo)	Choque de alta RVS	
	VS bajo	**FC baja**
Crisis suprarrenal	Arritmia (ventricular, TSV)	Bradiarritmia
Anafilaxia	Miocardiopatía (isquémica, no isquémica)	
Disminución del tono simpático (neurogénico)	Hipovolemia (relativa, absoluta)	
Sepsis	Obstructiva (embolia pulmonar, taponamiento, neumotórax a tensión)	
Respuesta inflamatoria sistémica		
Crisis vasopléjica		

FC, frecuencia cardiaca; GC, gasto cardiaco; PAM, presión arterial media; RVS, resistencia vascular sistémica; TSV, taquicardia supraventricular; VS, volumen sistólico.

gastrointestinal (GI) con diarrea o vómito graves, o la separación excesiva de tercios (p. ej., pancreatitis grave). La hipovolemia relativa puede producirse con un aumento de la capacitancia venosa, lo que hace que una mayor proporción del volumen sanguíneo circulante se encuentre en el lado venoso y, por lo tanto, disminuya el retorno venoso para el mismo volumen total. Algunos fármacos (p. ej., nitratos, anestésicos) son potentes venodilatadores y pueden producir este efecto. Ya sea en términos absolutos o relativos, una pérdida profunda de volumen intravascular conduce a una disminución progresiva del VS, y cuando esto no puede ser compensado por el aumento de la FC, se produce el choque.

Choque cardiogénico

El choque cardiogénico se produce debido a aberraciones en la función de la bomba cardiaca. Esto se debe a menudo a la insuficiencia cardiaca, que conduce a una disminución del VS y, por lo tanto, del GC. Otro subgrupo de este tipo de choque incluye las alteraciones mecánicas dentro del corazón, como la regurgitación mitral aguda, que provoca una disminución del VS. También se incluyen en esta categoría las taquicardias y bradiarritmias. Las bradiarritmias graves disminuyen la FC con un VS fijo, mientras que las taquiarritmias provocan un llenado diastólico ineficaz y una disminución del volumen sistólico.

Choque obstructivo

El choque obstructivo se produce cuando una fuerza mecánica anormal dentro del tórax interfiere con el GC normal. Esto incluye la obstrucción del llenado normal del ventrículo izquierdo (y, por lo tanto, la disminución del VS), como el taponamiento cardiaco, la pericarditis o la miocardiopatía restrictiva. Dentro de los pulmones, una embolia pulmonar puede disminuir el flujo a través de la vasculatura pulmonar o un neumotórax a tensión puede impedir el llenado del ventrículo derecho, lo que conduce de nuevo a una disminución del VS y del GC. Una forma más leve de choque obstructivo puede producirse simplemente por la ventilación con presión positiva, sobre todo cuando también hay algún grado de hipovolemia.

Estados de baja resistencia vascular sistémica/choque distributivo

El choque distributivo es la forma más común de choque que se observa en la UCI, a menudo debido a la sepsis.[2] El sello distintivo del choque distributivo es la disminución de la RVS. En el choque séptico, esto está mediado tanto por las endotoxinas bacterianas como por la liberación excesiva de los propios mediadores inflamatorios del organismo. Estas vías de señalización conducen a la vasodilatación, el aumento de la permeabilidad del lecho vascular y la disminución de la función cardiaca.[3] Un trastorno estrechamente relacionado desde el punto de vista mecánico es el síndrome vasopléjico. Este síndrome, que se observa con mayor frecuencia luego de la cirugía cardiaca, consiste en un equilibrio inadecuado entre los mediadores moleculares de la vasoconstricción y la vasodilatación, lo que conduce a un choque refractario.[4] Otras causas de choque distributivo son la pérdida del tono simpático (choque neurogénico), la disminución de la producción de glucocorticoides/mineralocorticoides (crisis suprarrenal) y las reacciones de hipersensibilidad graves (choque anafiláctico).

EVALUACIÓN

La identificación precoz del choque es la clave del éxito del tratamiento. Por ejemplo, el factor más importante para predecir la mortalidad en la sepsis es el tiempo transcurrido hasta la administración de antibióticos: un estudio demostró un aumento de 7.6% de la mortalidad *por hora* antes de la administración de antibióticos en el choque séptico.[5] Por lo tanto, se comenzará con la evaluación clínica del choque.

Evaluación a pie de cama

La evaluación del choque comienza en la cabecera del paciente. Los hallazgos subjetivos pueden ser comunes a múltiples tipos de choque (p. ej., alteración del estado mental debido a la disminución de la perfusión del sistema nervioso central [SNC]) o relativamente específicos (aplastamiento, dolor torácico subesternal en el paciente con infarto de miocardio y choque cardiogénico). Los hallazgos de la exploración física pueden proporcionar la primera pista para diferenciar entre los estados de bajo rendimiento y los distributivos. Clásicamente, el choque distributivo temprano produce extremidades calientes e incluso un aspecto ruborizado debido a la disminución de la RVS, mientras que los estados de bajo GC que aumentan la vasoconstricción tienden a causar palidez, disminución del llenado capilar y extremidades frías/oscuras. Ciertos estados de choque tienen hallazgos aún más específicos: el choque anafiláctico a menudo presenta erupciones cutáneas difusas, edema de cara/labios y estridor inspiratorio debido al edema laríngeo. Los hallazgos del choque cardiogénico pueden incluir edema de las extremidades inferiores, crepitaciones pulmonares, ruidos cardiacos adicionales o nuevos soplos y pulsaciones venosas yugulares (PVY) elevadas. Los indicios de un choque obstructivo son la elevación de las PVY, los ruidos cardiacos distantes o los ruidos respiratorios ausentes o asimétricos.

La función de los algoritmos de cribado en el choque séptico

Muchos clínicos están familiarizados con los criterios de cribado del síndrome de respuesta inflamatoria sistémica (SRIS) y de la evaluación rápida de la falla orgánica secuencial (qSOFA, por sus siglas en inglés) (**tabla 2-2**). Aunque cualquiera de los dos puede ser útil en el contexto adecuado, ambos tienen defectos: el SRIS puede ser muy sensible pero carece de especificidad, mientras que el qSOFA puede carecer de sensibilidad para la sepsis temprana o el choque séptico.[6-9] Esto vuelve a poner de manifiesto la importancia de una alta sospecha clínica de choque.

Resultados de laboratorio

La evaluación de laboratorio debe centrarse en la detección e identificación de la disfunción de los órganos terminales. Se debe realizar un panel metabólico básico, que puede ayudar a evaluar los cambios en la función renal (teniendo en cuenta que los cambios en la diuresis suelen producirse primero) y a identificar una brecha aniónica nueva o en aumento. A todos los pacientes con sospecha de choque circulatorio se les debe extraer también el lactato sérico,

Criterios SRIS/qSOFA

Prueba de cribado	Valores	Resultado positivo
SRIS	Temperatura: > 38 °C o < 36 °C Frecuencia cardiaca: > 90 latidos/min Taquipnea: frecuencia respiratoria > 20 o $PaCO_2$ < 32 mm Hg Recuento de leucocitos: > 12 000/mm³ o < 4 000/mm³ o > 10% de neutrófilos inmaduros	2/4
qSOFA	Frecuencia respiratoria ≥ 22 Estado mental alterado (ECG ≤ 15) Presión arterial sistólica ≤ 100 mm Hg	2/3

ECG, escala de coma de Glasgow; $PaCO_2$, presión parcial de dióxido de carbono; qSOFA, evaluación rápida de la falla orgánica secuencial; SRIS, síndrome de respuesta inflamatoria sistémica.

ya que el choque puede presentarse inicialmente con una presión arterial (PA) conservada, especialmente en pacientes con hipertensión crónica. Cuando el lactato está elevado, también debe ser objeto de una tendencia para evaluar la resolución del choque y ayudar a calibrar la reanimación. Una gasometría arterial puede confirmar la sospecha de anomalías acidobásicas. Otros marcadores de lesión de los órganos terminales, como las pruebas de función hepática o la troponina, deben solicitarse en función de cada caso y según el criterio clínico.

TRATAMIENTO

El tratamiento del choque circulatorio sigue el tipo de choque identificado. La reanimación con líquidos es el tratamiento fundamental del choque hipovolémico, mientras que la terapia del choque cardiogénico se centra en la patología cardiaca presente (isquemia aguda, disritmia, etcétera). El tratamiento del choque distributivo hace hincapié en la reversión de la hipovolemia absoluta y relativa, así como en el tratamiento de la parálisis vasomotora. Dado que el choque séptico es la causa más común de tratamiento del choque distributivo, los principios reflejarán en gran medida las directrices de la Surviving Sepsis Campaign para la reanimación, al tiempo que se reconocen las áreas de incertidumbre en la literatura actual.

Objetivos de la reanimación

Presión arterial

La PA debe controlarse con frecuencia, con el fin de que la PAM sea mayor o igual a 65 mm Hg. La colocación de una vía arterial suele ser útil para medir la PA en tiempo real. Los estudios sobre objetivos de PA más elevados no han encontrado un beneficio de la reanimación rutinaria a objetivos más elevados.[10] Sin embargo, los médicos deben individualizar el tratamiento basándose en la historia clínica y la respuesta al tratamiento. Los pacientes con hipertensión crónica pueden necesitar presiones más altas, mientras que los pacientes más jóvenes con una PA basal más baja pueden tolerar objetivos de presión más bajos.

Lactato

El lactato sérico se usa como medida sustitutiva de la hipoperfusión tisular. Aunque se ha debatido la verdadera base fisiológica de la elevación del lactato en el choque, está claro que el lactato elevado es un marcador de mayor mortalidad intrahospitalaria.[11] El lactato elevado es un predictor de mortalidad incluso en ausencia de hipotensión, lo que hace que este valor sea útil en los pacientes que están a punto de desarrollar un choque o que ya reciben vaso-presores.[12] Si está elevado (normalmente > 2 mmol/L), debe repetirse cada 2 o 4 h hasta que se normalice.

Oxigenación

El objetivo final de la normalización de la PA es, en última instancia, garantizar un suministro adecuado de oxígeno. Además, los pacientes con choque pueden tener anomalías pulmonares coexistentes y corren un mayor riesgo de sufrir un síndrome de dificultad respiratoria aguda. Por lo tanto, debe usarse una pulsioximetría intermitente o continua para garantizar una satu-ración arterial de oxígeno adecuada. Si la evaluación básica de laboratorio sugiere alteraciones acidobásicas, debe enviarse una gasometría arterial para una evaluación adicional. La satura-ción venosa central de oxígeno ($SVCO_2$), aunque de dudosa utilidad para guiar la reanimación, puede ser útil para delinear el tipo de choque. Por lo general, en el choque distributivo, la $SVCO_2$ se mantiene elevada debido a la derivación y a la alteración de la extracción de oxígeno en los te-jidos periféricos, mientras que el choque cardiogénico se asocia con una extracción de oxígeno casi máxima y una $SVCO_2$ reducida. El uso rutinario del cateterismo arterial pulmonar no ha resultado ser superior a otros medios de evaluación de la hemodinámica, por lo que se reserva para circunstancias especializadas (p. ej., el choque cardiogénico avanzado).[13]

Tratamiento temprano dirigido por objetivos

En el año 2001, un estudio monocéntrico relativamente pequeño popularizó la reanimación protocolizada —tratamiento temprano dirigido por objetivos (TTDO)— de los pacientes con choque séptico.[14] Estas intervenciones incluían la colocación temprana de un catéter venoso central (CVC) con reanimación de fluidos dirigida a una presión venosa central (PVC) de 8 a 12 mm Hg y la infusión de hemoderivados e inotrópicos hasta una $SVCO_2$ de 70% o superior. En 2014, tres estudios multicéntricos de alta calidad demostraron resultados equivalentes con una atención más conservadora, sobre todo eliminando los objetivos de la PVC y la $SVCO_2$.[15-17] Una de las diferencias entre los grupos de estudio en estos ensayos fue el aumento de la admi-nistración de fluidos e inotrópicos en el grupo de TTDO sin ningún beneficio en cuanto a la mortalidad. Aunque se ha refutado el uso del TTDO *per se*, los principios básicos, incluida la administración temprana de líquidos dirigida a mejorar la perfusión tisular, no han cambiado (**resumen visual 2-1**).

Reanimación con líquidos

Solo alrededor de la mitad de los pacientes en estado crítico tendrán una respuesta significativa en el GC a un desafío de fluidos.[18] Aunque la cuestión de cuál es la mejor manera de predecir la respuesta o la cantidad de líquido que debe administrarse sigue sin respuesta, los claros pe-ligros de una administración inadecuada de líquidos exigen que estos se administren de forma cuidadosa.

Determinación de la capacidad de respuesta de los fluidos
Elevación pasiva de piernas

Una prueba sencilla y fácilmente reversible de la capacidad de respuesta a los fluidos es la ele-vación pasiva de las piernas (EPP), en la que se coloca el torso del paciente en posición hori-zontal mientras se elevan las piernas a 45° durante cerca de 60 s. Esta prueba ha sido validada mediante varios parámetros hemodinámicos; el más accesible para el clínico a pie de cama es un aumento de la PA sistólica de 8% tras la EPP, que se correlaciona con la posterior respuesta al bolo de fluidos.[19] Hay que tener cuidado para evitar provocar dolor o agitación, ya que estos factores también pueden elevar la presión arterial.

Presión venosa central

Como ya se mencionó, la PVC no es un predictor fiable del estado de volumen. Las lecturas pueden verse afectadas por las alteraciones de la presión torácica durante la ventilación con presión positiva, y aunque las lecturas altas ($>$ 20 mm Hg) pueden reflejar una sobrecarga de volumen, los valores normales o casi normales no son clínicamente útiles.[20,21]

Ecografía y respuesta a los fluidos

Con la ascendente popularidad de la ecografía en el punto de atención (EPA), hay un creciente interés en su uso para predecir la respuesta a los fluidos. La variabilidad del diámetro de la vena cava inferior (VCI) es fácil de obtener, pero es un predictor relativamente deficiente de la respuesta. La variación del volumen sistólico (VVS) y la variación de la presión del pulso (VPP) son predictores más precisos, pero están limitados por el requisito de que el paciente esté intubado y ventilado, y varía tanto con el volumen corriente como con la presión abdominal.[22,23] Otros elementos de la EPA, como la ecografía cardiaca, pueden ser muy valiosos para delinear las causas del choque, pero su implementación varía en función de la disponibilidad de máquinas y de la experiencia del proveedor.

Elección del fluido

Los cristaloides siguen siendo el líquido ideal para la expansión de volumen, excepto en determinadas circunstancias. Algunos coloides (p. ej., el almidón) han demostrado ser ineficaces o peligrosos en comparación con los cristaloides. El coloide más fácil de conseguir, la albúmina, no ha demostrado proporcionar un beneficio sobre el cristaloide para la reanimación del choque.[24] Entre los cristaloides, cada vez hay más pruebas de que las soluciones más fisiológicas, como el Ringer lactato, son más protectoras del riñón que el suero salino al 0.9% (**resumen visual 2-2**).[25] En el capítulo 10 se ofrece información adicional sobre los líquidos de reanimación.

Cantidad de expansión de volumen

No es fácil determinar la cantidad de líquido que debe administrarse en cualquier paciente en choque circulatorio. En la sepsis y el choque séptico, las directrices siguen apoyando un bolo inicial de 30 mL/kg de peso corporal. Sin embargo, esta recomendación no se basa en pruebas rigurosas. La administración excesiva de líquidos aumenta el riesgo de dificultad respiratoria y de lesión pulmonar aguda, y aumenta la presión intraabdominal y el edema cerebral. Un cuerpo de literatura cada vez más sólido ha demostrado que un balance de fluidos positivo en el choque séptico es un predictor independiente de mortalidad.[26,27] Debe prestarse más atención a la administración de líquidos en los pacientes con alteraciones conocidas de la función cardiaca o renal. Estas consideraciones apoyan la evaluación de la capacidad de respuesta a los fluidos después de bolos tempranos, la atención al equilibrio general de fluidos a lo largo de la estancia del paciente y el uso temprano de vasopresores cuando la hipotensión persiste a pesar de la expansión de volumen.

Vasopresores/inotrópicos

Cuando el choque es refractario a la reanimación inicial con líquidos, es apropiado considerar el apoyo vasopresor. El choque distributivo requiere la estimulación α-adrenérgica para promover la vasoconstricción y elevar la RVS. En la mayoría de los casos de choque séptico, la noradrenalina (NA) es el agente de primera línea porque también proporciona cierta estimulación β-adrenérgica. Se debe considerar la utilización de otros vasopresores, tanto adrenérgicos como no adrenérgicos, si las PA son refractarias a este agente de primera línea (en la **tabla 2-3** se presenta una breve descripción de estos agentes). Véase el capítulo 13 para una revisión detallada.

TABLA 2-3

Vasopresores/inotrópicos

Clase	Agente	Propiedades vasoactivas	Indicaciones/características únicas	Limitaciones
Vasopresores adrenérgicos	Noradrenalina	Agonista α- > β-adrenérgico, aumenta la RVS y el GC	Vasopresor de primera línea para el choque distributivo, puede utilizarse como complemento para el choque de bajo GC	El aumento desproporcionado de la RVS puede provocar una hipoperfusión renal y periférica[35]
	Adrenalina	Agonista α/β-adrenérgico	La estimulación adrenérgica más potente de todos los vasopresores	Grandes aumentos del lactato sérico, preocupación por la excesiva vasoconstricción esplácnica y periférica
	Dopamina	Actúa sobre los receptores de dopamina, β y α	Beneficio teórico en la circulación renal y esplácnica aunque no es clínicamente significativo	Aumento de la mortalidad, más arritmogénico en comparación con la noradrenalina[36]
	Fenilefrina	Agonista α-1 selectivo, aumenta la RVS	Vida media corta con efecto rápido, posiblemente menos arritmogénico que los agonistas mixtos α/β	Pocos datos sobre infusiones continuas, aumentos de PA más modestos que otros agentes
Vasopresores no adrenérgicos	Vasopresina	Activa el V1 periférico provocando una vasoconstricción	Validado como complemento de la noradrenalina en el choque distributivo, puede disminuir las necesidades catecolaminérgicas[28,29]	Sólo validado como vasopresor de segunda línea, rango de valoración limitado
	Angiotensina II	Se une a la AT-1 en el músculo liso vascular causando vasoconstricción	Único agente disponible que se dirige al SRA, puede disminuir la necesidad de altas dosis de agentes adrenérgicos[30]	Puede ser prohibitivo en cuanto a costos, ya que hasta la fecha se han realizado pocos ensayos a gran escala
inotrópicos	Dobutamina	Agonista β-1/2, aumenta el GC	Choque cardiogénico, puede provocar menos hipotensión que la milrinona[37]	Taquicardia, hipotensión, arritmia y aumento de la mortalidad (a largo plazo)
	Milrinona	El inhibidor de la PDE-3 aumenta la contractilidad miocárdica y el GC	Choque cardiogénico, puede causar menos taquicardia que la dobutamina, no se ve afectado por el bloqueo β[37]	Hipotensión, taquicardia, arritmia y aumento de la mortalidad (a largo plazo)

AT-1, angiotensina 1 GC, gasto cardiaco; PA, presión arterial; PDE, fosfodiesterasa; RVS, resistencia vascular sistémica; SRA, sistema renina-angiotensina.

Choque refractario
Estados de bajo gasto cardiaco
En el caso del choque cardiogénico refractario, algunos centros especializados pueden colocar dispositivos de asistencia mecánica, como globos de contrapulsación intraaórticos o dispositivos de asistencia ventricular izquierda, dependiendo de la naturaleza de la enfermedad cardiaca. Estos dispositivos también pueden utilizarse como puente para un tratamiento más definitivo, incluido el trasplante de corazón.

Estados de baja resistencia vascular sistémica
Corticoesteroides
Se ha teorizado que los corticoesteroides en el choque séptico mitigan la hipotensión al abordar la insuficiencia suprarrenal relativa en la enfermedad grave y atenúan la cascada inflamatoria aberrante, que conduce a la inestabilidad hemodinámica. Los estudios a gran escala sobre los esteroides en el choque séptico han llegado a resultados contradictorios, mostrando de forma variable un pequeño beneficio o ningún efecto.[31-33] Basándose en los datos existentes, la mayoría de los clínicos consideran el uso de esteroides cuando el choque es refractario a dosis altas o a múltiples vasopresores (**resumen visual 2-3**).

Agentes innovadores
Se han ensayado numerosos tratamientos en el choque vasodilatador refractario, como el aumento de la señalización del calcio (cloruro de calcio), la disminución de la señalización del óxido nítrico (azul de metileno, hidroxocobalamina), la mejora de la síntesis de moléculas de señalización del sistema vasopresor/renina-angiotensina-aldosterona (RAAS) (ácido ascórbico), pero en este momento no pueden recomendarse como tratamiento estándar.[34]

Referencias

1. Sakr Y, Reinhart K, Vincent JL, et al. Does dopamine administration in shock influence outcome? Results of the Sepsis Occurrence in Acutely Ill Patients (SOAP) Study. *Crit Care Med.* 2006;34(3):589-597.
2. Vincent JL, De Backer D. Circulatory shock. *N Engl J Med.* 2013;369:1726-1734.
3. Russel JA, Rush B, Boyd J. Pathophysiology of septic shock. *Crit Care Clin.* 2018;34(1):43-61.
4. Liu H, Yu, L, Yang L, et al. Vasoplegic syndrome: an update on perioperative considerations. *Clin Anesth.* 2017;40:63-71.
5. Kumar A, Roberts D, Wood KE, et al. Duration of hypotension before initiation of effective antimicrobial therapy is the critical determinant of survival in human septic shock. *Crit Care Med.* 2006;34(6):1589-1596.
6. Luo J, Jiang W, Weng L, et al. Usefulness of qSOFA and SIRS scores for detection of incipient sepsis in general ward patients: a prospective cohort study. *J Crit Care.* 2019;51:13-18.
7. Dykes LA, Heintz SJ, Heintz BH, et al. Contrasting qSOFA and SIRS criteria for early sepsis identification in a veteran population. *Fed Pract.* 2019;36(Suppl 2):S21-S24.
8. Singer M, Deutschman CS, Seymour CW, et al. The Third International Consensus Definitions for Sepsis and Septic Shock (Sepsis-3). *JAMA.* 2016;315(8):801-810.
9. Dorsett M, Kroll M, Smith CS, et al. qSOFA has poor sensitivity for prehospital identification of severe sepsis and septic shock. *Prehosp Emerg Care.* 2017;21(4):489-497.
10. Asfar P, Meziani F, Hamel JF, et al. High versus low blood-pressure target in patients with septic shock. *N Engl J Med.* 2014;370(17):1583-1593.
11. Casserly B, Phillips GS, Schorr C, et al. Lactate measurements in sepsis-induced tissue hypoperfusion: results from the Surviving Sepsis Campaign database. *Crit Care Med.* 2015;43(3):567-573.
12. Bou Chebl R, El Khuri C, Shami A, et al. Serum lactate is an independent predictor of hospital mortality in critically ill patients in the emergency department: a retrospective study. *Scand J Trauma Resusc Emerg Med.* 2017;25:69.
13. Simmons J, Ventetuolo CE. Cardiopulmonary monitoring of shock. *Curr Opin Crit Care.* 2017;23(3):223-231.
14. Rivers E, Nguyen, B, Havstad S, et al. Early goal-directed therapy in the treatment of severe sepsis and septic shock. *N Engl J Med.* 2001;345:1368-1377.

15. Yealy DM, Kellum JA, Huang DT, et al. A randomized trial of protocol-based care for early sep-
    tic shock. *N Engl J Med*. 2014;370(18):1683-1693.
16. Peake SL, Delaney A, Bailey M, et al. Goal-directed resuscitation for patients with early septic
    shock. *N Engl J Med*. 2014;371(16):1496-1506.
17. Mouncey PR, Osborn TM, Power GS, et al. Trial of early, goal-directed resuscitation for septic
    shock. *N Engl J Med*. 2015;372(14):1301-1311.
18. Michard F, Teboul JL. Predicting fluid responsiveness in ICU patients: a critical analysis of the
    evidence. *Chest*. 2002;121(6):2000-2008.
19. Pickett JD, Bridges E, Kritek PA, et al. Passive leg-raising and prediction of fluid responsiveness:
    systematic review. *Crit Care Nurse*. 2017;37(2):32-47.
20. Marik PE, Baram M, Vahid B. Does central venous pressure predict fluid responsiveness?: A
    systematic review of the literature and the tale of seven mares. *Chest*. 2008;134(1):172-178.
21. Long E, Oakley E, Duke T, et al. Does respiratory variation in inferior vena cava diameter pre-
    dict fluid responsiveness: a systematic review and meta-analysis. *Shock*. 2017;47(5):550-559.
22. Michard F, Lopes M, Auler JC. Pulse pressure variation: beyond the fluid management of pa-
    tients with shock. *Crit Care*. 2007;11(3):131.
23. Jan Vos J, Poterman M, Papineau Salm P, et al. Noninvasive pulse pressure variation and stroke
    volume variation to predict fluid responsiveness at multiple thresholds: a prospective obser-
    vational study. *Can J Anaesth*. 2015;62(11):1153-1160.
24. Finfer S, Bellomo R, Boyce N, et al. A comparison of albumin and saline for fluid resuscitation
    in the intensive care unit. *N Engl J Med*. 2004;350(22):2247-2256.
25. Semler MW, Self WH, Wanderer JP, et al. Balanced crystalloids versus saline in critically ill
    adults. *N Engl J Med*. 2018;378(9):829-839.
26. Sirvent JM, Ferri C, Baro A, et al. Fluid balance in sepsis and septic shock as a determining
    factor of mortality. *Am J Emerg Med*. 2015;33(2):186-189.
27. Tigabu BM, Davari M, Kebriaeezadeh A, et al. Fluid volume, fluid balance and patient outcome
    in severe sepsis and septic shock: a systematic review. *J Crit Care*. 2018;48:153-159.
28. Sharshar T, Blanchard A, Paillard M, et al. Circulating vasopressin levels in septic shock. *Crit
    Care Med*. 2003;31(6):1752-1758.
29. Russell JA, Walley KR, Singer J, et al. Vasopressin versus norepinephrine infusion in patients
    with septic shock. *N Engl J Med*. 2008;358(9):877-887.
30. Khanna A, English SW, Wang XS, et al. Angiotensin II for the treatment of vasodilatory shock.
    N Engl J Med. 2017;377(5):419-430.
31. Venkatesh B, Finfer S, Cohen J, et al. Adjunctive glucocorticoid therapy in patients with septic
    shock. *N Engl J Med*. 2018;378(9):797-808.
32. Annane D, Renault A, Brun-Buisson C. Hydrocortisone plus fludrocortisone for adults with
    septic shock. *N Engl J Med*. 2018;378(9):809-818.
33. Sprung CL, Annane D, Keh D. Hydrocortisone therapy for patients with septic shock. *N Engl
    J Med*. 2008;358(2):111-124.
34. Jentzer JC, Vallabhajosyula S, Khanna AK, et al. Management of refractory vasodilatory shock.
    Chest. 2018;154(2):416-426.
35. Hollenberg SM. Vasopressor support in septic shock. *Chest*. 2007;132(5):1678-1687.
36. Rui Q, Jiang Y, Chen M, et al. Dopamine versus norepinephrine in the treatment of cardiogenic
    shock. *Medicine (Baltimore)*. 2017;96(43):e8402.
37. Francis GS, Bartos JA, Adatya S. Inotropes. *J Am Coll Cardiol*. 2014;63(20):2069-2078.

¿Mejora el protocolo de reanimación de los pacientes diagnosticados de choque séptico?

© 2020 · Wolters Kluwer

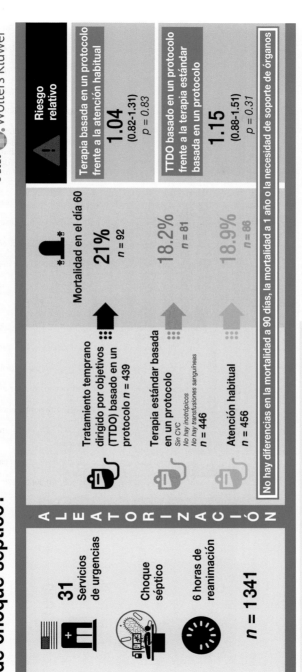

ALEATORIZACIÓN

31 Servicios de urgencias

Choque séptico

6 horas de reanimación

n = 1341

Tratamiento temprano dirigido por objetivos (TTDO) basado en un protocolo n = 439

Terapia estándar basada en un protocolo
Sin CVC
No hay inotrópicos
No hay transfusiones sanguíneas
n = 446

Atención habitual
n = 456

Mortalidad en el día 60

21%
n = 92

18.2%
n = 81

18.9%
n = 86

Riesgo relativo

Terapia basada en un protocolo frente a la atención habitual

1.04
(0.82-1.31)
p = 0.83

TTDO basado en un protocolo frente a la terapia estándar basada en un protocolo

1.15
(0.88-1.51)
p = 0.31

No hay diferencias en la mortalidad a 90 días, la mortalidad a 1 año o la necesidad de soporte de órganos

Conclusiones: en un ensayo multicéntrico realizado en el ámbito de la atención terciaria, la reanimación basada en el protocolo de los pacientes en los que se diagnosticó un choque séptico en el servicio de urgencias no mejoró los resultados.

Investigadores de ProCESS, Yealy DM, Kellum JA, Huang DT, et al. A randomized trial of protocolbased care for early septic shock. N Engl J Med. 2014 May 1;370(18):1683-93.

RESUMEN VISUAL 2-1

¿Reduce la hidrocortisona la mortalidad de los pacientes con choque séptico?

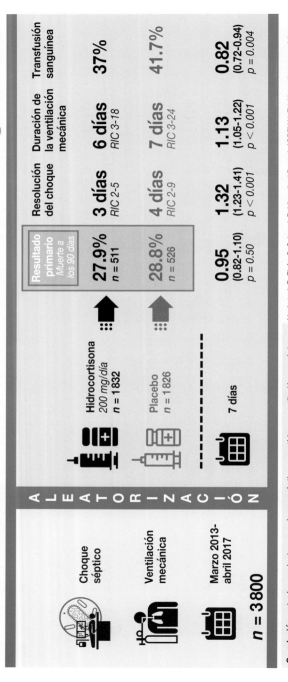

© 2020 Wolters Kluwer

Conclusión: entre los pacientes con choque séptico sometidos a ventilación mecánica, una infusión continua de hidrocortisona no disminuyó la mortalidad a los 90 días comparado con placebo.

Venkatesh B, Finfer S, Cohen J, Rahjbandhari D, et al. ADRENAL Trial Investigators and the Australian-New Zealand Intensive Care Society Clinical Trials Group. Adjunctive Glucocorticoid Therapy in Patients with Septic Shock. *N Engl J Med.* 2018 Mar 1;378(9):797-808.

RESUMEN VISUAL 2-2

Efectos clínicos comparativos de los cristaloides equilibrados y la solución salina en pacientes críticos atendidos dentro de una unidad de cuidados intensivos (UCI)

© 2020 · Wolters Kluwer

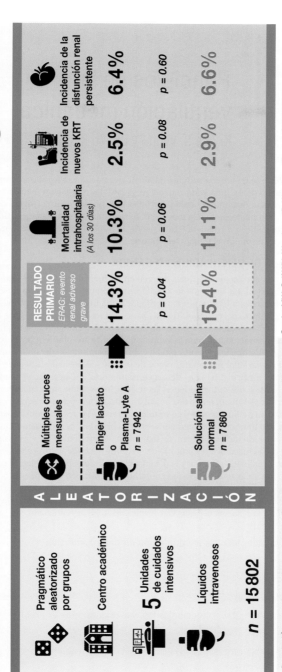

		RESULTADO PRIMARIO ERAG: evento adverso renal grave	Mortalidad intrahospitalaria (A los 30 días)	Incidencia de nuevos KRT	Incidencia de la disfunción renal persistente
Ringer lactato o Plasma-Lyte A n = 7 942	Múltiples cruces mensuales	14.3%	10.3%	2.5%	6.4%
		p = 0.04	p = 0.06	p = 0.08	p = 0.60
Solución salina normal n = 7 860		15.4%	11.1%	2.9%	6.6%

- Pragmático aleatorizado por grupos
- Centro académico
- 5 Unidades de cuidados intensivos
- Líquidos intravenosos

n = 15 802

Conclusión: entre los adultos en estado crítico, el uso de cristaloides equilibrados para la administración de fluidos intravenosos dio lugar a una menor tasa del resultado compuesto de muerte por cualquier causa, nueva terapia de remplazo renal o disfunción renal persistente que el uso de solución salina.

Semler MW, Self WH, Wanderer JP, Wanderer JP, et al. SMARRT Investigators. Balanced Crystalloids versus Saline in Critically III Adults. *N Engl J Med.* 2018; 378:829-839.

RESUMEN VISUAL 2-3

3

Principios de la ventilación mecánica

Krysta S. Wolfe y Bhakti K. Patel

La *ventilación mecánica* se refiere a la administración de respiraciones asistidas a través de una máscara (no invasiva) o de un tubo endotraqueal (invasiva). La ventilación mecánica está indicada en la insuficiencia respiratoria aguda o crónica que resulta de una oxigenación insuficiente, una ventilación inadecuada o la incapacidad de mantener una vía aérea (**tabla 3-1**). Puede utilizarse para sustituir de manera total o parcial la respiración espontánea y mejorar el intercambio de gases y disminuir el trabajo respiratorio.

PROCEDIMIENTOS DE VENTILACIÓN MECÁNICA

Los procedimientos de ventilación mecánica difieren en los tipos de respiraciones suministradas al paciente (**tabla 3-2**). En todos los modos, la respiración se desencadena mediante un temporizador (respiraciones iniciadas por el ventilador a una frecuencia respiratoria determinada) o mediante el esfuerzo del paciente. Tras activarse una respiración, el aire fluye hacia los pulmones a una velocidad de flujo o un límite de presión predeterminados. La respiración se termina al final de la inspiración, tal como lo indica la entrega de un volumen corriente establecido, la finalización del tiempo inspiratorio establecido o la disminución del flujo a un porcentaje predeterminado de su valor máximo. El modo de ventilación mecánica utilizado depende de las preferencias del médico y del nivel de apoyo ventilatorio que necesite el paciente. Los procedimientos de ventilación que mantienen las respiraciones a una frecuencia respiratoria mínima establecida se denominan modo de control asistido. La mayoría de los pacientes al inicio se ventilan usando un modo de control de volumen, en el que las respiraciones iniciadas por el ventilador se administran a un volumen corriente establecido y la respiración finaliza una vez que se ha administrado dicho volumen. En este modo, la presión de las vías respiratorias viene determinada por la mecánica respiratoria del paciente, incluida la resistencia de las vías respiratorias, la distensibilidad pulmonar y la distensibilidad de la pared torácica. El ventilador también puede proporcionar una asistencia ventilatoria completa en un modo de control de presión en el que las respiraciones se administran con un límite de presión establecido para un tiempo inspiratorio determinado, lo que da lugar a volúmenes corrientes variables relacionados con la distensibilidad y la resistencia de las vías respiratorias. En la ventilación con presión de

TABLA 3-1	Indicaciones para la ventilación mecánica invasiva

Hipoxemia refractaria

Deterioro de la ventilación

Alteración del estado mental/protección de las vías respiratorias

Manejo de la secreción

Otras: protección de las vías respiratorias durante el procedimiento, acidosis metabólica y choque

Modos comunes de ventilación mecánica

TABLA 3-2

Modo	Objetivo de la respiración	Establecer parámetros	Parámetros medidos	Ciclo (señal de terminación de la respiración)	Comentarios
Control asistido	Control de volumen	VC, FR, flujo, PEEP	Presiones máxima y de meseta	Volumen	Proporciona respiraciones obligatorias y asistidas
	Control de presión	Presión inspiratoria, tiempo inspiratorio PEEP, FR	VC	Tiempo	Proporciona respiraciones obligatorias y asistidas
Ventilación con soporte de presión	Presión limitada	Presión inspiratoria, PEEP	VC, FR, flujo	Flujo, tiempo o presión	Respiraciones asistidas activadas por el paciente
Presión positiva continua en la vía aérea		Presión continua en la vía aérea		Flujo	Respiraciones espontáneas
Ventilación obligatoria intermitente sincronizada	Volumen limitado	VC, FR, flujo, PEEP	Presiones máxima y de meseta		Las respiraciones adicionales por encima de la frecuencia establecida pueden ser espontáneas o asistidas (se añade soporte de presión)

FR, frecuencia respiratoria; PEEP, presión positiva al final de la espiración; VC, volumen corriente.

soporte (VPS), el ventilador proporciona una presión de impulso (presión inspiratoria y presión positiva al final de la espiración [PEEP, *positive end-expiratory pressure*]) para apoyar las respiraciones iniciadas por el paciente.

AJUSTES INICIALES DEL VENTILADOR

Volumen corriente

El volumen corriente objetivo, o la cantidad de aire suministrado con cada respiración, es aquel que permite una ventilación por minuto adecuada, al tiempo que minimiza los riesgos asociados con los volúmenes demasiado altos (sobredistensión) o demasiado bajos (atelectasia). En los pacientes con síndrome de dificultad respiratoria aguda (SDRA), se recomienda el uso de una estrategia de protección pulmonar con volúmenes corrientes inferiores o iguales a 6 mL/kg de peso corporal previsto (PCP) (o ideal) (*véase* el capítulo 4). El volumen corriente óptimo en los pacientes ventilados mecánicamente sin SDRA está menos claro.[1] En la mayoría de los pacientes, un volumen corriente de 6 a 8 mL/kg de PCP es un ajuste inicial adecuado. En pacientes sometidos a cirugía abdominal, el uso de volúmenes corrientes intraoperatorios de 6 a 8 mL/kg de PCP en comparación con volúmenes más altos (10 a 12 mL/kg de PCP) se asoció con una reducción de los acontecimientos pulmonares adversos, la necesidad de ventilación mecánica posoperatoria y la duración de la estancia.[2]

Frecuencia respiratoria

A menudo se elige una frecuencia inicial de 12 a 16 respiraciones/min y luego se ajusta para lograr la ventilación por minuto deseada para un paciente (guiado por el pH y el $PaCO_2$). En los pacientes con SDRA, a menudo se necesita una frecuencia respiratoria más alta para mantener una ventilación adecuada en un contexto de volúmenes corrientes bajos. Por otra parte, en pacientes con enfermedad pulmonar obstructiva grave, puede ser necesario disminuir la frecuencia respiratoria para minimizar el atrapamiento de aire.

Presión positiva al final de la espiración

La PEEP extrínseca suele fijarse en 5 cm H_2O. Este nivel de PEEP se aplica para evitar el colapso alveolar al final de la espiración o la atelectasia. Pueden ser necesarios niveles más altos de PEEP para mejorar la oxigenación en la insuficiencia respiratoria hipoxémica aguda, prestando especial atención a limitar la presión meseta a menos de 30 cm H_2O para evitar el barotrauma.

Fracción de oxígeno inspirado

La fracción de oxígeno inspirado (FiO_2) la establece el médico en todos los modos de ventilación mecánica. A menudo se fija inicialmente en 100%, pero debe reducirse de manera rápida hasta el nivel mínimo necesario para mantener una oxigenación adecuada. Se prefiere una FiO_2 de 60% o menos para minimizar las lesiones que pueden derivarse de la exposición prolongada a niveles más altos de oxígeno.[3,4]

MONITORIZACIÓN DE LOS PACIENTES EN EL VENTILADOR

El tratamiento rutinario de los pacientes que reciben ventilación mecánica incluye la evaluación de la mecánica del sistema respiratorio y el análisis de la forma de onda. Este enfoque proporciona información sobre la patología subyacente que conduce a la insuficiencia respiratoria, puede utilizarse para evaluar la respuesta a las intervenciones terapéuticas y puede guiar al médico en el ajuste de la configuración del ventilador para optimizar el nivel de apoyo proporcionado.

Formas de onda del ventilador

El uso de un modo de ventilación con control de volumen con una onda cuadrada y un flujo constante (normalmente 60 L/min) permite una evaluación rápida de las formas de onda del ventilador y de la mecánica respiratoria en pacientes sin disincronía del ventilador. La presión inspiratoria pico (PIP) se mide en la apertura de la vía aérea y está compuesta por la resistencia inspiratoria (P_{res}), la presión necesaria para expandir los alvéolos contra el retroceso elástico del pulmón y la pared torácica (presión elástica) y la PEEP. Para determinar las contribuciones relativas de las presiones resistiva y elástica, se realiza una pausa inspiratoria final para medir la presión meseta (P_{meseta}) (**figura 3-1**). Cuando la PIP está elevada (> 25 cm H_2O), la diferencia entre las presiones máxima y de meseta puede utilizarse para determinar si la elevación se debe a un aumento de la resistencia o a una disminución de la distensibilidad (**figura 3-2**). La resistencia normal es inferior a 10 cm $H_2O/L/s$. Una diferencia entre las presiones máxima y de meseta superior a 10 cm $H_2O/L/s$ indica un aumento de la resistencia al flujo de aire. Las etiologías comunes del aumento de la resistencia incluyen el broncoespasmo, el taponamiento del moco o la obstrucción del tubo endotraqueal. Por otro lado, el aumento de la PIP en el contexto de

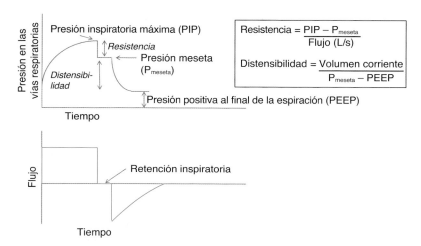

FIGURA 3-1. Forma de onda del ventilador durante el flujo constante, modo de ventilación con control de volumen en un paciente pasivo. Se muestra una pausa inspiratoria que permite determinar las presiones inspiratorias máximas y de meseta. La diferencia entre las presiones máxima y de meseta refleja la resistencia. La presión meseta se utiliza para determinar la distensibilidad.

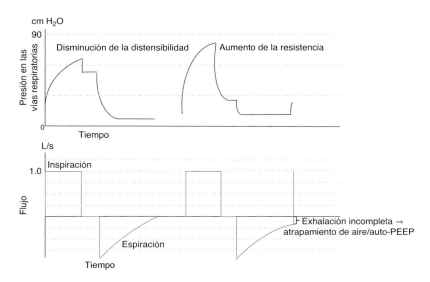

FIGURA 3-2. A la izquierda, un paciente con una disminución de la distensibilidad pulmonar (pulmones "rígidos") debido al síndrome de dificultad respiratoria aguda, tal y como ilustra una presión de meseta elevada medida durante una pausa inspiratoria. A la derecha, un paciente obstruido con una mayor resistencia de las vías respiratorias (gran diferencia entre la presión inspiratoria máxima y la presión de meseta) debido al estado asmático. El paciente sigue teniendo flujo al final de la espiración (panel inferior), lo que indica la presencia de auto-PEEP. PEEP, presión positiva al final de la espiración.

T A B L A 3-3	Diagnóstico diferencial de la presión inspiratoria máxima elevada

Aumento de la resistencia	Aumento de la presión elástica (o disminución de la distensibilidad)
Flujo alto	Hemorragia pulmonar
Broncoespasmo	Restricción de la pared torácica (musculoesquelética, pleural, obesidad, distensión abdominal)
Enfermedad pulmonar obstructiva crónica	Enfermedad pulmonar intersticial
Taponamiento de la mucosa/secreciones	Edema pulmonar
Edema de las vías respiratorias	Atelectasia
Obstrucción de las vías respiratorias (tumor, cuerpo extraño)	Neumonía
Tubo endotraqueal obstruido	Neumotórax a tensión

una resistencia normal de las vías respiratorias se debe a una elevación de la presión elástica del pulmón resultante de la rigidez pulmonar o de la restricción de la pared torácica o del diafragma (p. ej., ascitis tensa). La distensibilidad es lo inverso a elasticidad; por lo tanto, una presión elástica elevada es lo mismo que una distensibilidad baja. El diferencial para una resistencia o presión elástica elevada se indica en la **tabla 3-3**.

Presión autopositiva al final de espiración

La presión autopositiva al final de espiración (auto-PEEP, *auto-positive end-expiratory pressuree*) es la PEEP intrínseca. La presión al final de la espiración se crea cuando la inspiración comienza antes de que se complete la espiración, lo que provoca un atrapamiento de aire (**figura 3-2**). Se puede medir realizando una retención espiratoria final en el ventilador. En condiciones normales, la presión medida al final de una maniobra de pausa espiratoria debe ser igual a la PEEP aplicada. Si la presión es superior a la PEEP, se trata de una auto-PEEP. Esto suele ocurrir en pacientes con enfermedades pulmonares obstructivas, en particular el estado asmático. Si está presente, la disminución de la frecuencia respiratoria y del volumen corriente o el aumento de la tasa de flujo inspiratorio para permitir más tiempo en la exhalación previene el compromiso hemodinámico debido a la auto-PEEP. Si se produce hipotensión, los pacientes deben ser desconectados temporalmente del ventilador hasta que se resuelva la hipotensión y sean reanimados con volumen, además de ajustar los parámetros del ventilador.

CUIDADOS DEL PACIENTE CON VENTILACIÓN MECÁNICA

Los pacientes con ventilación mecánica corren el riesgo de tener complicaciones, como la neumonía asociada con el ventilador (NAV), la inmovilización y los efectos adversos de los sedantes (**tabla 3-4**). Deben emplearse medidas sencillas para reducir potencialmente el riesgo de NAV, como la elevación de la cabecera de la cama entre 30° y 45°.[5,6] Para minimizar el riesgo de tromboembolia venosa relacionada con la inmovilidad, debe practicarse la profilaxis en todos los pacientes sin contraindicación. Los "paquetes" suelen usarse para promover la adhesión a intervenciones basadas en la evidencia para reducir el riesgo asociado con la ventilación mecánica

| T A B L A 3-4 | Complicaciones de la ventilación mecánica |

Neumonía nosocomial

Barotrauma

Debilidad adquirida en la unidad de cuidados intensivos

Delirio

Lesión pulmonar asociada con la ventilación

Disfunción del diafragma inducida por el ventilador

Sinusitis

Lesión de las vías respiratorias

invasiva. El paquete ABCDEF promueve una estrategia de evaluación y tratamiento del dolor (A), la interrupción diaria de los sedantes (**resumen visual 3-1**) y los ensayos de respiración espontánea (ERE) (B), la elección de una estrategia de sedación óptima (C), la prevención y evaluación del delirio (D), la movilización temprana (E) y la participación de la familia (F). El cumplimiento del paquete ABCDEF se relaciona con una disminución de la mortalidad hospitalaria, el delirio y el uso de ventilación mecánica.[7]

LIBERACIÓN DE LA VENTILACIÓN MECÁNICA

La duración prolongada de la ventilación mecánica se relaciona con un aumento de la mortalidad y del riesgo de complicaciones.[8] Las estrategias más exitosas para la liberación de la ventilación mecánica incluyen una evaluación diaria de la preparación para el destete y la minimización del uso de sedantes.[9] Los clínicos tienden a subestimar el grado de preparación de un paciente para la liberación; por lo tanto, se recomiendan criterios clínicos objetivos para la preparación,[10,11] que incluyen la mejora de la causa de la insuficiencia respiratoria, una oxigenación adecuada, un pH arterial superior a 7.25, estabilidad hemodinámica y la capacidad de iniciar un esfuerzo inspiratorio.[12] Si un paciente cumple estos criterios, debe realizarse una prueba de destete. La realización de ERE diarios reduce la duración del destete de la ventilación mecánica en comparación con todos los demás métodos.[10]

Durante un ERE, el ventilador se cambia a un modo de respiración espontánea durante 30 min (hasta 2 h), ya sea utilizando una pieza en T que no proporciona soporte ventilatorio o a un nivel bajo de presión de soporte (normalmente presión inspiratoria de 5 a 8 cm H_2O o presión positiva continua en la vía aérea [CPAP]).[13] Un estudio reciente demostró que un ERE consistente en 30 min de VPS, comparado con un ensayo de 2 h de pieza en T, dio lugar a una mayor tasa de extubación con éxito (**resumen visual 3-2**).[13] Si un paciente supera un ERE, debe evaluarse si la tos, las secreciones y el estado mental son adecuados antes de la extubación. Un flujo máximo de tos inferior a 60 L/min, secreciones superiores a 2.5 mL/h y la incapacidad de completar cuatro órdenes sencillas se asocian con un mayor riesgo de fracaso de la extubación.[14] La aplicación de ventilación no invasiva (VNI) después de la extubación puede ser beneficiosa en pacientes con enfermedad pulmonar obstructiva crónica (EPOC) grave o insuficiencia cardiaca que presentan un alto riesgo de fracaso de la extubación.[15]

VENTILACIÓN NO INVASIVA

Se ha demostrado que la VNI reduce la necesidad de intubación endotraqueal en determinados pacientes con insuficiencia respiratoria aguda. El beneficio de este enfoque es la capacidad de proporcionar asistencia ventilatoria mediante una máscara ajustada al tiempo que se reducen los riesgos asociados con la ventilación mecánica invasiva. Los beneficios de la VNI son mayores entre los pacientes con exacerbaciones de EPOC con acidosis hipercápnica y edema pulmonar cardiogénico. La VNI suele administrarse en forma de CPAP o de presión positiva binivel en la vía aérea (BPAP, *bilevel positive airway pressure*). El fracaso de la VNI se ha asociado a un aumento de la mortalidad; por lo tanto, es fundamental identificar a los pacientes con mayor probabilidad de beneficiarse de la VNI. Las indicaciones para pasar de la VNI a la intubación incluyen la incapacidad de tolerar la VNI, la hipercapnia progresiva asociada con un pH inferior a 7.25, la necesidad de presiones elevadas en las vías respiratorias (> 20 cm H_2O), la hipoxemia refractaria, la alteración del estado mental y la preocupación por la incapacidad de proteger las vías respiratorias. Las contraindicaciones de la VNI son las siguientes:

- Paro cardiopulmonar.
- Deterioro grave de la conciencia.
- Cirugía, traumatismo o deformidad facial.
- Alto riesgo de aspiración.
- Duración prolongada de la ventilación mecánica prevista.
- Anastomosis esofágica reciente.

Insuficiencia respiratoria hipercápnica aguda o crónica

Se ha demostrado que el uso de la VNI en el tratamiento de las exacerbaciones agudas de la EPOC disminuye la mortalidad, reduce la necesidad de intubación, disminuye el fracaso y las complicaciones del tratamiento, y tiene una menor duración de la estancia hospitalaria (**resumen visual 3-3**).[16,17] La tasa de éxito de la VNI en las exacerbaciones agudas de la EPOC es aproximadamente de 80 a 85% y, por lo tanto, se recomienda como tratamiento de primera línea.[18]

Edema pulmonar cardiogénico agudo

La VNI puede mejorar el trabajo respiratorio y la función cardiovascular en pacientes con edema pulmonar cardiogénico. La mejora de la función cardiaca se debe a la reducción de la poscarga y de la precarga ventricular derecha e izquierda.[19,20] El uso de la VNI se asocia con una reducción de las tasas de intubación endotraqueal en esta población de pacientes.[21]

Insuficiencia respiratoria hipoxémica

Aunque la VNI se utiliza a menudo en el tratamiento de la insuficiencia respiratoria hipoxémica, existen pruebas contradictorias sobre su beneficio. El beneficio de la VNI en la insuficiencia respiratoria hipoxémica se debe en parte a la capacidad de proporcionar PEEP para mejorar la mecánica respiratoria y el intercambio de gases. En un metaanálisis, el uso de la VNI en la insuficiencia respiratoria hipoxémica aguda no hipercápnica se relacionó con una disminución de la tasa de intubación y de la mortalidad hospitalaria.[22] Sin embargo, se debe tener cuidado al aplicar esta estrategia en pacientes con SDRA debido a las altas tasas de fracaso y a la asociación con un aumento de la mortalidad en pacientes con SDRA de moderado a grave.[23]

Pacientes inmunocomprometidos

Existen resultados contradictorios sobre el uso de la VNI en pacientes inmunodeprimidos con insuficiencia respiratoria aguda. Los primeros estudios indicaron un posible beneficio con una menor necesidad de intubación, menos complicaciones infecciosas y una menor mortalidad en los pacientes que recibían VNI,[24,25] aunque los ensayos más recientes no han replicado estos resultados y muestran que la VNI puede, de hecho, estar relacionada con un daño en esta población de pacientes.[26,27]

Referencias

1. Simonis FD, Serpa Neto A, Binnekade JM, et al. Effect of a low vs intermediate tidal volume strategy on ventilator-free days in intensive care unit patients without ARDS: a randomized clinical trial. *JAMA.* 2018;320(18):1872-1880.

2. Futier E, Constantin JM, Paugam-Burtz C, et al. A trial of intraoperative low-tidal-volume ventilation in abdominal surgery. *N Engl J Med.* 2013;369(5):428-437.

3. Elliott CG, Rasmusson BY, Crapo RO, Morris AH, Jensen RL. Prediction of pulmonary function abnormalities after adult respiratory distress syndrome (ARDS). *Am Rev Respir Dis.* 1987;135(3):634-638.

4. Deneke SM, Fanburg BL. Normobaric oxygen toxicity of the lung. *N Engl J Med.* 1980;303(2):76-86.

5. Drakulovic MB, Torres A, Bauer TT, Nicolas JM, Nogué S, Ferrer M. Supine body position as a risk factor for nosocomial pneumonia in mechanically ventilated patients: a randomised trial. *Lancet.* 1999;354(9193):1851-1858.

6. van Nieuwenhoven CA, Vandenbroucke-Grauls C, van Tiel FH, et al. Feasibility and effects of the semirecumbent position to prevent ventilator-associated pneumonia: a randomized study. *Crit Care Med.* 2006;34(2):396-402.

7. Pun BT, Balas MC, Barnes-Daly MA, et al. Caring for critically ill patients with the ABC-DEF bundle: results of the ICU liberation collaborative in over 15,000 adults. *Crit Care Med.* 2019;47(1):3-14.

8. Funk GC, Anders S, Breyer MK, et al. Incidence and outcome of weaning from mechanical ventilation according to new categories. *Eur Respir J.* 2010;35(1):88-94.

9. Girard TD, Kress JP, Fuchs BD, et al. Efficacy and safety of a paired sedation and ventilator weaning protocol for mechanically ventilated patients in intensive care (Awakening and Breathing Controlled trial): a randomised controlled trial. *Lancet.* 2008;371(9607):126-134.

10. Esteban A, Frutos F, Tobin MJ, et al. A comparison of four methods of weaning patients from mechanical ventilation. Spanish Lung Failure Collaborative Group. *N Engl J Med.* 1995;332(6):345-350.

11. Brochard L, Rauss A, Benito S, et al. Comparison of three methods of gradual withdrawal from ventilatory support during weaning from mechanical ventilation. *Am J Respir Crit Care Med.* 1994;150(4):896-903.

12. MacIntyre NR, Cook DJ, Ely EW, et al. Evidence-based guidelines for weaning and discontinuing ventilatory support: a collective task force facilitated by the American College of Chest Physicians; the American Association for Respiratory Care; and the American College of Critical Care Medicine. *Chest.* 2001;120(6 Suppl):375s-395s.

13. Subira C, Hernández G, Vázquez A, et al. Effect of pressure support vs T-piece ventilation strategies during spontaneous breathing trials on successful extubation among patients receiving mechanical ventilation: a randomized clinical trial. *JAMA.* 2019;321(22):2175-2182.

14. Salam A, Tilluckdharry L, Amoateng-Adjepong Y, Manthous CA. Neurologic status, cough, secretions and extubation outcomes. *Intensive Care Med.* 2004;30(7):1334-1339.

15. Rochwerg B, Brochard L, Elliott MW, et al. Official ERS/ATS clinical practice guidelines: noninvasive ventilation for acute respiratory failure. *Eur Respir J.* 2017;50(2):1602426.

16. Ram FS, Picot J, Lightowler J, Wedzicha JA. Non-invasive positive pressure ventilation for treatment of respiratory failure due to exacerbations of chronic obstructive pulmonary disease. *Cochrane Database Syst Rev.* 2004;(1):CD004104.

17. Brochard L, Mancebo J, Wysocki M, et al. Noninvasive ventilation for acute exacerbations of chronic obstructive pulmonary disease. *N Engl J Med.* 1995;333(13):817-822.

18. Vogelmeier CF, Criner GJ, Martinez FJ, et al. Global strategy for the diagnosis, management, and prevention of chronic obstructive lung disease 2017 report. GOLD executive summary. *Am J Respir Crit Care Med.* 2017;195(5):557-582.

19. Lenique F, Habis M, Lofaso F, Dubois-Randé JL, Harf A, Brochard L. Ventilatory and hemodynamic effects of continuous positive airway pressure in left heart failure. *Am J Respir Crit Care Med.* 1997;155(2):500-505.

20. Chadda K, Annane D, Hart N, Gajdos P, Raphaël JC, Lofaso F. Cardiac and respiratory effects of continuous positive airway pressure and noninvasive ventilation in acute cardiac pulmonary edema. *Crit Care Med.* 2002;30(11):2457-2461.

21. Vital FM, Ladeira MT, Atallah AN. Non-invasive positive pressure ventilation (CPAP or bilevel NPPV) for cardiogenic pulmonary oedema. *Cochrane Database Syst Rev.* 2013;(5):CD005351.

22. Xu XP, Zhang XC, Hu SL, et al. Noninvasive ventilation in acute hypoxemic nonhypercapnic respiratory failure: a systematic review and meta-analysis. *Crit Care Med.* 2017;45(7):e727-e733.

23. Bellani G, Laffey JG, Pham T, et al. Noninvasive ventilation of patients with acute respiratory distress syndrome. Insights from the LUNG SAFE study. *Am J Respir Crit Care Med.* 2017;195(1):67-77.

24. Hilbert G, Gruson D, Vargas F, et al. Noninvasive ventilation in immunosuppressed patients with pulmonary infiltrates, fever, and acute respiratory failure. *N Engl J Med.* 2001;344(7):481-487.

25. Antonelli M, Conti G, Bufi M, et al. Noninvasive ventilation for treatment of acute respiratory failure in patients undergoing solid organ transplantation: a randomized trial. *JAMA.* 2000;283(2):235-241.

26. Frat JP, Ragot S, Girault C, et al. Effect of non-invasive oxygenation strategies in immunocompromised patients with severe acute respiratory failure: a post-hoc analysis of a randomised trial. *Lancet Respir Med.* 2016;4(8):646-652.

27. Lemiale V, Mokart D, Resche-Rigon M, et al. Effect of noninvasive ventilation vs oxygen therapy on mortality among immunocompromised patients with acute respiratory failure: a randomized clinical trial. *JAMA.* 2015;314:1711-1719.

¿Es seguro y beneficioso retirar tanto la sedación como la ventilación en pacientes con ventilación mecánica en la UCI?

© 2020 Wolters Kluwer

Métodos y cohorte

1 658 elegibles

- 4 grandes centros médicos de Estados Unidos
- Pacientes adultos en la UCI
- Necesita ventilación mecánica durante ≥ 12 h
- Ventilación completa o destete

336

Intervención 168

Ensayos de despertar espontáneo emparejados con ensayos de respiración espontánea

Continuar con la sedación dirigida al paciente durante los ensayos de respiración espontánea

Control 168

Resultados

p = 0.02	p = 0.002	p = 0.50	p = 0.49	p = 0.01
14.7 [0.9]	**2** [RIC 0-4]	**2** [RIC 0-5]	**3.8** [RIC 1.1-14.0]	**44%**
Media de días sin ventilación	Mediana de la duración del coma	Mediana de tiempo en cuidados intensivos (días)	Mediana de tiempo para pasar el ensayo de respiración espontánea	Mortalidad a un año
11.6 [0.9]	**3** [RIC 1-7]	**2** [RIC 0-6]	**3.9** [RIC 1.0-11.8]	**58%**

Girard TD, Kress JP, Fuchs BD, et al. Efficacy and safety of a paired sedation and ventilator weaning protocol for mechanically ventilated patients in intensive care (Awakening and Breathing Controlled trial): a randomised controlled trial. *Lancet.* 2008;371(9607);126-34.

Conclusión: este ensayo controlado aleatorizado en pacientes de la UCI ventilados mecánicamente demostró que un protocolo de destete de sedación y ventilador emparejado dio lugar a más días sin ventilador.

RESUMEN VISUAL 3-1

33

¿Es mejor la ventilación con soporte de presión o con pieza en T como estrategia para los ensayos de respiración espontánea?

© 2020 Wolters Kluwer

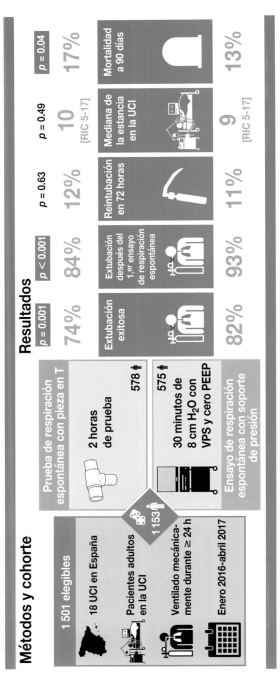

Métodos y cohorte

1 501 elegibles

- 18 UCI en España
- Pacientes adultos en la UCI
- Ventilado mecánicamente durante ≥ 24 h
- Enero 2016-abril 2017

1 153

Prueba de respiración espontánea con pieza en T

2 horas de prueba — 578

Ensayo de respiración espontánea con soporte de presión

30 minutos de 8 cm H₂O con VPS y cero PEEP — 575

Resultados

	Extubación exitosa	Extubación después del 1.er ensayo de respiración espontánea	Reintubación en 72 horas	Mediana de la estancia en la UCI	Mortalidad a 90 días
	p = 0.001	p < 0.001	p = 0.63	p = 0.49	p = 0.04
	74%	84%	12%	10 [RIC 5-17]	17%
	82%	93%	11%	9 [RIC 5-17]	13%

Subirà C, Hernández G, Vázquez A, et al. Effect of Pressure Support vs T-Piece Ventilation Strategies During Spontaneous Breathing Trials on Successful Extubation Among Patients Receiving Mechanical Ventilation: A Randomized Clinical Trial. *JAMA*. 2019;321 (22):2175-2182.

Conclusiones: en este ensayo aleatorizado, un ensayo de respiración espontánea con VPS de 30 min dio como resultado una tasa significativamente mayor de extubación exitosa que un ensayo de respiración espontánea con pieza en T de 2 horas sin aumentar significativamente la reintubación.

RESUMEN VISUAL 3-2

¿Puede la ventilación no invasiva reducir la necesidad de ventilación mecánica y mejorar los resultados en la EPOC?

© 2020 Wolters Kluwer

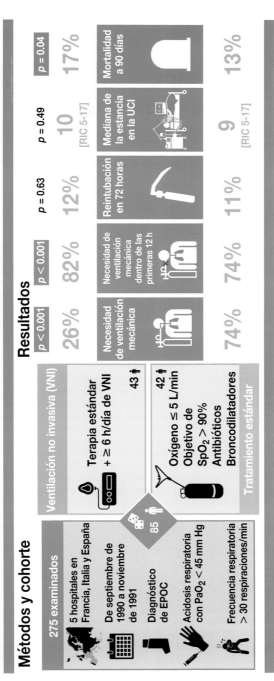

Métodos y cohorte

275 examinados

5 hospitales en Francia, Italia y España

De septiembre de 1990 a noviembre de 1991

Diagnóstico de EPOC

Acidosis respiratoria con PaO₂ < 45 mm Hg

Frecuencia respiratoria > 30 respiraciones/min

85

Ventilación no invasiva (VNI)

Terapia estándar + ≥ 6 h/día de VNI
43

Oxígeno ≤ 5 L/min
Objetivo de SpO₂ > 90%
Antibióticos
Broncodilatadores
42

Tratamiento estándar

Resultados

p < 0.001	p < 0.001	p = 0.63	p = 0.49	p = 0.04
26%	82%	12%	10 [RIC 5-17]	17%
Necesidad de ventilación mecánica	Necesidad de ventilación mecánica dentro de las primeras 12 h	Reintubación en 72 horas	Mediana de la estancia en la UCI	Mortalidad a 90 días
74%	74%	11%	9 [RIC 5-17]	13%

Brochard L, Mancebo J, Wysocki M, et al. Noninvasive ventilation for acute exacerbations of chronic obstructive pulmonary disease. *N Engl J Med.* 1995;333(13):817-22.

Conclusión: en pacientes seleccionados con exacerbaciones agudas de la enfermedad pulmonar obstructiva crónica, la ventilación no invasiva puede reducir la necesidad de intubación endotraqueal, la duración de la estancia hospitalaria y la tasa de mortalidad intrahospitalaria.

RESUMEN VISUAL 3-3

Síndrome de dificultad respiratoria aguda

Camilo Cortesi y Kathleen Liu

INTRODUCCIÓN

El síndrome de dificultad respiratoria aguda (SDRA) tiene una incidencia de 10.4% en el entorno de la unidad de cuidados intensivos (UCI), y se asocia con tasas de mortalidad en un rango de 40 a 50% en sus formas graves.[1] Existe un solapamiento significativo entre los pacientes con insuficiencia respiratoria aguda y lesión renal aguda (LRA), estando esta última presente en un tercio de los pacientes con SDRA. Esto pone de manifiesto la importancia de un enfoque integrativo en el tratamiento de estos pacientes. Este capítulo pretende ofrecer una visión general y orientación desde la perspectiva renal a los nefrólogos y a los profesionales sanitarios de cuidados críticos, en particular en lo que respecta a la comunicación cruzada entre el pulmón y el riñón. Los conocimientos sobre cómo la hemodinámica y la función renal pueden ser afectadas por la fisiopatología y el tratamiento del SDRA son fundamentales para ofrecer recomendaciones desde una perspectiva renal.

DEFINICIÓN, ETIOLOGÍAS Y DIAGNÓSTICO DIFERENCIAL

El SDRA se caracteriza por una respuesta inflamatoria pulmonar aguda, que provoca un aumento de la permeabilidad vascular pulmonar y el consiguiente edema pulmonar no cardiogénico alveolar e intersticial. El SDRA debe sospecharse en presencia de un desencadenante conocido más el desarrollo de una aparición aguda de síntomas respiratorios (de horas a menos de 7 días), un aumento de las necesidades de oxígeno y pruebas radiológicas de infiltrados pulmonares bilaterales que no se atribuyen completamente a la insuficiencia cardiaca aguda o a la sobrecarga de volumen. Se conocen varios factores desencadenantes del SDRA, como la sepsis, la neumonía, la pancreatitis, los traumatismos, las quemaduras extensas, las lesiones pulmonares por inhalación, la aspiración del contenido gástrico, la cirugía torácica, la transfusión de productos sanguíneos y la administración de ciertos tipos de quimioterapia. Las enfermedades que pueden presentar un cuadro similar al SDRA deben tenerse en cuenta desde el principio durante la evaluación, especialmente en ausencia de un trastorno desencadenante conocido. Los cuadros similares al SDRA pueden incluir el edema pulmonar agudo cardiogénico, la neumonía bilateral, la vasculitis pulmonar, la exacerbación de la fibrosis idiopática y metástasis de origen neoplásico, entre otros.

CLASIFICACIÓN

La definición original de SDRA, junto con la de lesión pulmonar aguda, fue propuesta por la American-European Consensus Conference en 1994. En fechas recientes, esta definición fue revisada y ahora se denomina definición de "Berlín".[2] La definición de Berlín clasificó el SDRA en tres categorías diferentes, basándose en los niveles del cociente de presión parcial de oxígeno arterial/fracción de oxígeno inspirado (PaO_2/FiO_2) en pacientes con soporte ventilatorio ($\geq$ 5 cm H_2O de presión positiva al final de la espiración [PEEP] o presión positiva continua en la vía aérea [CPAP]) de la siguiente manera:

- SDRA leve: PaO_2/FiO_2 > 200 mm Hg y $\leq$ 300 mm Hg
- SDRA moderado: PaO_2/FiO_2 > 100 mm Hg y $\leq$ 200 mm Hg
- SDRA grave: PaO_2/FiO_2 $\leq$ 100 mm Hg

LA COMUNICACIÓN CRUZADA ENTRE EL PULMÓN Y EL RIÑÓN EN EL SÍNDROME DE DIFICULTAD RESPIRATORIA AGUDA

Los profesionales de la nefrología y de los cuidados intensivos deben ser conscientes de la interacción pulmón-riñón al evaluar a un paciente con SDRA. Estas interacciones pueden repercutir en la función renal y en la hemodinámica, lo que podría empeorar el SDRA y sus resultados (**figura 4-1**). La LRA puede desencadenarse o empeorar por los siguientes factores/situaciones:

1. Efectos de la oxigenación, la hipercapnia y la acidosis en la hemodinámica renal:
   a) Hipoxemia: es importante destacar que estos cambios probablemente se produzcan predominantemente en el marco de una hipoxemia grave (p. ej., PaO_2 < 40 mm Hg) y no durante la hipoxemia leve que suele producirse durante el SDRA.
      i. En el pulmón, la hipoxemia grave puede provocar vasoconstricción de la arteria pulmonar e hipertensión pulmonar. Con el tiempo, esto puede dar lugar a insuficiencia cardiaca derecha con congestión venosa renal asociada y disminución de la tasa de filtración glomerular (TFG).
      ii. En el riñón, la hipoxemia grave puede dar lugar a una alteración de las vías de la endotelina, el óxido nítrico, la angiotensina II y la bradicinina, lo que conduce a una activación sistémica simpática y una reducción del flujo sanguíneo renal.
   b) Hipercapnia
      i. El CO_2 es un vasoconstrictor pulmonar directo independiente de la concentración de oxígeno.
      ii. En el riñón, la hipercapnia grave puede provocar la vasoconstricción de la arteria renal, la activación del sistema nervioso simpático (a través de la noradrenalina), la vasodilatación sistémica y la activación del sistema renina-angiotensina-aldosterona, lo que conduce a una reducción del flujo sanguíneo renal.

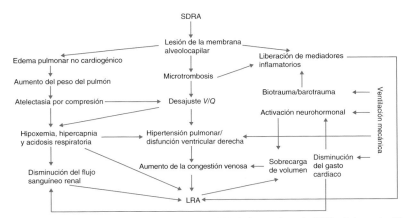

FIGURA 4-1. Interacciones entre el pulmón y el riñón. LRA, lesión renal aguda; SDRA, síndrome de dificultad respiratoria aguda.

c) Un grado moderado de acidosis puede dar lugar a vasodilatación renal, y una acidosis más grave, a una vasoconstricción renal. Sin embargo, también se ha propuesto que la hipercapnia y la acidosis permisivas pueden tener un efecto citoprotector y antiinflamatorio.

2. Efectos de la sobrecarga de volumen, el aumento de las presiones del lado derecho del corazón y la congestión venosa en la función renal:

a) La sobrecarga de volumen es bastante común en el contexto del SDRA y la LRA; esto puede exacerbar la disfunción del ventrículo derecho y la congestión venosa, lo que conduce a un edema intersticial en el riñón, una disminución de la presión de perfusión y del suministro de oxígeno en el riñón, y a una lesión renal aguda.

b) La sobrecarga de volumen también puede diluir la creatinina sérica (al aumentar el volumen de distribución) y, por lo tanto, enmascarar la lesión renal aguda.

3. Efectos de la ventilación mecánica en los riñones. En particular, con niveles elevados de PEEP, la ventilación mecánica puede reducir la precarga y disminuir el gasto cardiaco; también puede aumentar la presión intratorácica y la resistencia vascular pulmonar. Además, durante la ventilación mecánica pueden producirse varias formas de lesión pulmonar, como barotrauma, volutrauma y atelectrauma, que pueden provocar la liberación de citocinas proinflamatorias, inflamación sistémica y lesión renal aguda.

En resumen, la comprensión de la comunicación cruzada entre el pulmón y el riñón pone de manifiesto la importancia de evitar o abordar con prontitud la hipoxia, la hipercapnia y la acidosis extremas; de aplicar una estrategia de protección pulmonar para reducir el riesgo de nuevas lesiones pulmonares; y de comprender los cambios hemodinámicos y neurohormonales, dadas sus implicaciones en el desarrollo de la LRA en los pacientes con síndrome de dificultad respiratoria aguda.

BIOMARCADORES PREDICTIVOS EN EL SÍNDROME DE DIFICULTAD RESPIRATORIA AGUDA

Se han relacionado múltiples biomarcadores con la gravedad del SDRA y el desarrollo de resultados adversos. Recientemente, estos biomarcadores se han utilizado para identificar subfenotipos hipo e hiperinflamatorios del SDRA.[3] Estos subfenotipos parecen tener un riesgo diferencial de muerte y otros resultados adversos (los que tienen el fenotipo hiperinflamatorio tienen peores resultados). Y lo que es más intrigante, en el reanálisis de una serie de ensayos clínicos aleatorios negativos, parece haber un efecto diferencial del tratamiento, con algunas terapias novedosas que parecen tener beneficios en los pacientes con el subfenotipo hiperinflamatorio.

Con respecto al desarrollo de LRA en el contexto del SDRA, se han descrito relaciones entre niveles elevados de biomarcadores plasmáticos —inhibidor del activador del plasminógeno-1 (PAI-I), interleucina-6 (IL-6) y receptores del factor de necrosis tumoral I y II— y el desarrollo de LRA en pacientes con SDRA. El mecanismo de la lesión sigue sin estar claro.[4] Por último, recientemente se ha desarrollado un nuevo biomarcador que identifica a los pacientes con mayor riesgo de LRA, el Nephrocheck® (bioMérieux). Dicho biomarcador se analiza en detalle en el capítulo 16; cabe destacar que los estudios de validación iniciales se realizaron en pacientes críticos con insuficiencia respiratoria o cardiovascular, muchos de los cuales probablemente tenían síndrome de dificultad respiratoria aguda.

TRATAMIENTO DEL SÍNDROME DE DIFICULTAD RESPIRATORIA AGUDA BASADO EN LA EVIDENCIA

Los tratamientos del SDRA pueden dividirse en tratamiento de la causa subyacente y cuidados de apoyo. El tratamiento oportuno de la causa subyacente del SDRA es un primer paso crítico en el manejo, especialmente cuando el SDRA está relacionado con la sepsis. En segundo lugar, el tratamiento de apoyo para el SDRA, que ha demostrado ser beneficioso y puede reducir las lesiones pulmonares posteriores, es clave. El concepto básico del tratamiento de apoyo es la ventilación protectora del pulmón. Múltiples ensayos han demostrado que los volúmenes corrientes bajos (de 4 a 6 mL/kg de peso corporal previsto [PCP], con presiones de meseta de $\leq$ 30 cm H_2O) se asocian con una reducción de la mortalidad y mejores resultados (**resumen visual 4-1**).[5] El PCP está relacionado con la estatura, y se usan fórmulas diferentes en hombres y mujeres:

1. PCP masculino (kg) = 50 + 2.3 (altura [pulgadas] - 60)
2. PCP femenino (kg) = 45.5 + 2.3 (altura [pulgadas])

Por el contrario, el impacto de niveles de PEEP más bajos o más altos es más controvertido; varios ensayos clínicos aleatorizados no han mostrado un beneficio de una estrategia de PEEP más alta.[6] Sin embargo, los metaanálisis han tenido resultados variables,[7] y un análisis de subgrupos sugirió que el subfenotipo de SDRA hiperinflamatorio se beneficiaba de una estrategia de PEEP más alta. Es probable que se necesiten más estudios para definir si un subgrupo de pacientes con SDRA se beneficiaría de una estrategia de PEEP más alta.

Con respecto a otras estrategias ventilatorias, la ventilación en posición prona se ha asociado con una mejora de la oxigenación y la supervivencia en pacientes con SDRA moderado o grave con PaO_2/FiO_2 inferior a 120 mm Hg.[8] Por el contrario, aunque un ensayo clínico aleatorizado francés demostró un beneficio en cuanto a la mortalidad en pacientes con SDRA moderado-grave ($PaO_2/FiO_2 <$ 150 mm Hg)[9] asignados al azar para recibir bloqueo neuromuscular, un ensayo clínico estadounidense más amplio y reciente no demostró ningún beneficio con el bloqueo neuromuscular temprano en una población similar.[10] Hay algunas diferencias notables entre los dos ensayos, ya que este último compara el bloqueo neuromuscular con los cuidados habituales, incluyendo una estrategia de PEEP más alta y sedación para tolerar la ventilación mecánica, en lugar de una sedación profunda (que era necesaria en el ensayo francés porque era un estudio ciego; el estudio estadounidense no era ciego).

Un algoritmo de manejo conservador de fluidos implementado tras la resolución del choque se ha relacionado con una mejora de la función pulmonar (medida por el índice de oxigenación), un aumento de los días libres de ventilador (un compuesto de mortalidad y tiempo en el ventilador en los supervivientes) y una disminución de la duración de la estancia en la UCI. Esto se asoció con una tendencia a la mejora de la mortalidad a los 60 días que no fue estadísticamente significativa (**resumen visual 4-2**).[11] En el ensayo clínico original, el algoritmo conservador de fluidos se basó en las medidas a pie de cama de la perfusión de los órganos terminales, incluida la diuresis, junto con las presiones de llenado cardiaco (presiones venosas centrales o presiones de enclavamiento pulmonar). Posteriormente se han desarrollado versiones simplificadas del protocolo que no dependen de la presencia de un catéter venoso central para realizar mediciones hemodinámicas invasivas. Aunque en el ensayo original hubo un ligero aumento del riesgo de LRA de estadio 1 en los participantes del brazo conservador de fluidos, tras tener en cuenta las diferencias en el equilibrio de fluidos en los participantes de los dos brazos, este riesgo se atenuó en gran medida.[12]

En los entornos en los que está disponible, la oxigenación por membrana extracorpórea (OMEC) puede aplicarse a los pacientes con SDRA refractario. Su papel en el tratamiento del SDRA sigue siendo controvertido, ya que se ha asociado con una mejora de los días sin ventilación,[13] pero no se ha demostrado que mejore la supervivencia en el SDRA grave.[14] La OMEC en el SDRA debe considerarse en caso de hipoxemia refractaria ($PaO_2/FiO_2 <$ 80 mm Hg), acidosis respiratoria no corregible (pH $<$ 7.15), presiones de meseta persistentes y elevadas al final de la inspiración de más de 35 cm H_2O, y una puntuación de Murray superior a 3 a pesar del tratamiento durante más de 6 h si no hay contraindicaciones absolutas. Para más detalles sobre este tema, consulte el capítulo 35.

En resumen, los objetivos del tratamiento para el SDRA incluyen una saturación de oxígeno de 88 a 95% o una PaO_2 de 55 a 80 mm Hg (para evitar la toxicidad de la oxigenación), un pH de 7.30 a 7.45, una presión de meseta de 30 cm H_2O o menos, y euvolemia (tras la reanimación inicial, con el objetivo de conseguir un equilibrio de fluidos entre par y negativo, con el fin de conseguir un equilibrio de fluidos aproximadamente uniforme durante la primera semana del SDRA). Una guía protocolizada para la configuración y los ajustes de la ventilación mecánica basada en los ensayos clínicos de la Red de SDRA del National Heart Lung and Blood Institute (NHLBI), que incluye combinaciones de FiO_2/PEEP, está disponible en www.ardsnet.org/tools.shtml. El ajuste de la PEEP y la PEEP óptima siguen siendo objeto de gran controversia.

En cuanto a las intervenciones farmacológicas, se han estudiado múltiples alternativas terapéuticas que no han mostrado evidencias de beneficio (y en algunos casos, potencial de daño). Algunas de las más relevantes son: los agonistas β-2 inhalados e intravenosos, con la justificación de aumentar el aclaramiento del líquido alveolar y la resolución del edema,[15] las estatinas y la sustitución del surfactante. Los corticoesteroides se han estudiado de manera extensa, con la justificación de que pueden disminuir la inflamación y la fibrosis; sin embargo, su uso no se relaciona con una reducción de las tasas de mortalidad y los esteroides pueden ser perjudiciales, en especial si se inician en una fase tardía del curso del SDRA.[16] Sin embargo, en la actualidad existe un gran interés por los esteroides en el contexto de la insuficiencia respiratoria hipoxémica asociada con COVID-19, donde se ha demostrado que la dexametasona reduce la mortalidad.[17] La ventilación oscilatoria de alta frecuencia ha suscitado un gran interés como tratamiento de rescate, pero no se ha asociado con una mejora de la supervivencia en varios ensayos clínicos aleatorizados de gran tamaño.[18] El óxido nítrico inhalado se ha utilizado como tratamiento de rescate para la hipoxemia refractaria; sin embargo, no se ha demostrado que mejore las tasas de mortalidad. El óxido nítrico inhalado también se ha relacionado con varios resultados adversos, incluida una mayor tasa de lesión renal aguda.[19]

INDICACIONES PARA LA TERAPIA DE REMPLAZO RENAL EN EL SÍNDROME DE DIFICULTAD RESPIRATORIA AGUDA

Las indicaciones para la terapia de remplazo renal (TRR) en el SDRA son similares a las de otras enfermedades críticas, quizás con un mayor énfasis en el manejo del volumen. Uno de los principales objetivos del tratamiento de apoyo es evitar o manejar el edema pulmonar intersticial que puede conducir a un aumento de la lesión pulmonar asociada con el ventilador. En los capítulos 30 a 32 se analizan el momento, la dosis y la modalidad de la TRR.

Referencias

1. Bellani G, Laffey JG, Pham T, et al. Epidemiology, patterns of care, and mortality for patients with acute respiratory distress syndrome in intensive care units in 50 countries. *JAMA.* 2016;315(8):788-800.
2. Ranieri VM, Rubenfeld GD, Thompson BT, et al. Acute respiratory distress syndrome: the Berlin definition. *JAMA.* 2012;307(23):2526-2533.
3. Calfee CS, Delucchi K, Parsons PE, et al. Subphenotypes in acute respiratory distress syndrome: latent class analysis of data from two randomised controlled trials. *Lancet Respir Med.* 2014; 2(8):611-620.
4. Liu KD, Glidden DV, Eisner MD, et al. Predictive and pathogenetic value of plasma biomarkers for acute kidney injury in patients with acute lung injury. *Crit Care Med.* 2007;35(12):2755-2761.
5. Acute Respiratory Distress Syndrome Network. Ventilation with lower tidal volumes as compared with traditional tidal volumes for acute lung injury and the acute respiratory distress syndrome. *N Engl J Med.* 2000;342(18):1301-1308.
6. The National Heart, Lung, and Blood Institute ARDS Clinical Trials Network. Higher versus lower positive end-expiratory pressures in patients with the acute respiratory distress syndrome. *N Engl J Med.* 2004;351(4):327-336.
7. Briel M, Meade M, Mercat A, et al. Higher vs lower positive end-expiratory pressure in patients with acute lung injury and acute respiratory distress syndrome. *JAMA.* 2010;303(9):865-873.
8. Guérin C, Reignier J, Richard J-C, et al. Prone positioning in severe acute respiratory distress syndrome. *N Engl J Med.* 2013;368(23):2159-2168.
9. Papazian L, Forel J-M, Gacouin A, et al. Neuromuscular blockers in early acute respiratory distress syndrome. *N Engl J Med.* 2010;363(12):1107-1116.
10. The National Heart, Lung, and Blood Institute PETAL Clinical Trials Network. Early neuromuscular blockade in the acute respiratory distress syndrome. *N Engl J Med.* 2019;380(21):1997-2008.
11. The National Heart, Lung, and Blood Institute ARDS Clinical Trials Network. Comparison of two fluid-management strategies in acute lung injury. *N Engl J Med.* 2006;354(24):2564-2575.

12. Liu KD, Thompson BT, Ancukiewicz M, et al. Acute kidney injury in patients with acute lung injury: impact of fluid accumulation on classification of acute kidney injury and associated outcome. *Crit Care Med.* 2011;39(12):2665-2671.

13. Bein T, Weber-Carstens S, Goldmann A, et al. Lower tidal volume strategy ($\approx$3 ml/kg) combined with extracorporeal CO_2 removal versus "conventional" protective ventilation (6 ml/kg) in severe ARDS. *Intensive Care Med.* 2013;39(5):847-856.

14. Combes A, Hajage D, Capellier G, et al. Extracorporeal membrane oxygenation for severe acute respiratory distress syndrome. *N Engl J Med.* 2018;378(21):1965-1975.

15. The National Heart, Lung, and Blood Institute ARDS Clinical Trials Network. Randomized, placebo-controlled clinical trial of an aerosolized β_2-agonist for treatment of acute lung injury. *Am J Respir Crit Care Med.* 2011;184(5):561-568.

16. The National Heart, Lung, and Blood Institute ARDS Clinical Trials Network. Efficacy and safety of corticosteroids for persistent acute respiratory distress syndrome. *N Engl J Med.* 2006;354(16):1671-1684.

17. The RECOVERY Collaborative Group. Dexamethasone in hospitalized patients with Covid-19—preliminary report. *N Engl J Med.* 2020. doi:10.1056/NEJMoa2021436

18. Ferguson ND, Cook DJ, Guyatt GH, et al. High-frequency oscillation in early acute respiratory distress syndrome. *N Engl J Med.* 2013;368(9):795-805.

19. Adhikari NKJ, Burns KEA, Friedrich JO, Granton JT, Cook DJ, Meade MO. Effect of nitric oxide on oxygenation and mortality in acute lung injury: systematic review and meta-analysis. *BMJ.* 2007;334(7597):779. doi:10.1136/bmj.39139.716794.55

Lecturas recomendadas

Matthay MA, Zemans RL. The acute respiratory distress syndrome: pathogenesis and treatment. *Annu Rev Pathol.* 2011;6:147-163.

Thompson BT, Chambers RC, Liu KD. Acute respiratory distress syndrome. *N Engl J Med.* 2017;377:562-572.

¿Podría la ventilación con volúmenes corrientes más bajos para la lesión pulmonar aguda y el síndrome de dificultad respiratoria aguda mejorar los resultados clínicos? © 2020 Wolters Kluwer

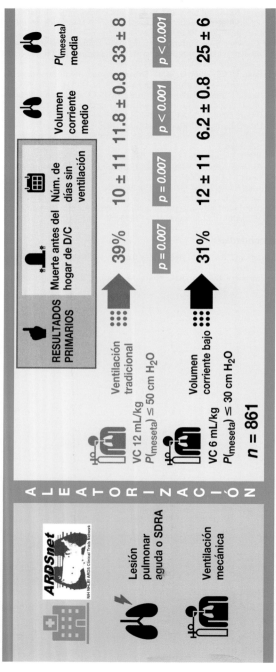

Conclusiones: en los pacientes con lesión pulmonar aguda y síndrome de dificultad respiratoria aguda, la ventilación mecánica con un volumen corriente inferior al tradicionalmente utilizado da lugar a una disminución de la mortalidad y aumenta el número de días sin uso de ventilador.

Acute Respiratory Distress Syndrome Network, Brower RG, Matthay MA, Morris A, et al. Ventilation with lower tidal volumes as compared with traditional tidal volumes for acute lung injury and the acute respiratory distress syndrome. *N Engl J Med.* 2000 May 4;342(18): 1301-8.

Efectos de dos estrategias de manejo de líquidos en la función pulmonar y la perfusión de órganos extrapulmonares

© 2020 Wolters Kluwer

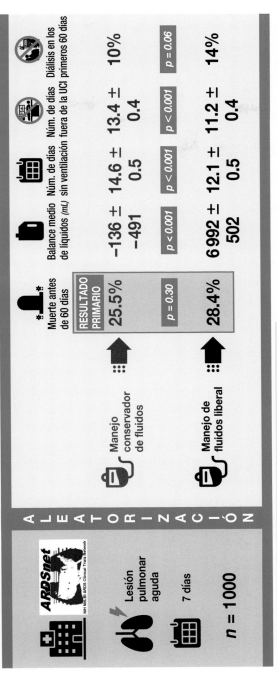

NHLBI Acute Respiratory Distress Syndrome (ARDS) Clinical Trials Network, Wiedemann HP, Wheeler AP, Bernard GR, at al. Comparison of two fluid-management strategies in acute lung injury. *N Engl J Med.* 2006 Jun 15;354(24):2564-75.

Conclusiones: aunque no hubo diferencias significativas en el resultado primario de la mortalidad a 60 días, la estrategia conservadora de manejo de fluidos mejoró la función pulmonar y acortó la duración de la ventilación mecánica y los cuidados intensivos sin aumentar los fallos de órganos no pulmonares.

RESUMEN VISUAL 4.2

43

Lesión renal aguda en la unidad de cuidados intensivos

Definiciones y etiologías de la lesión renal aguda

Armando Cennamo, Alfredo Petrosino
y Marlies Ostermann

ANTECEDENTES

La lesión renal aguda (LRA) es un síndrome caracterizado por una disminución repentina de la función renal en el transcurso de horas a días. Las manifestaciones clínicas están relacionadas con la disminución de la función renal (es decir, retención de productos de desecho; alteración de la homeostasis de líquidos, electrolitos y acidobásica, y reducción de la eliminación de toxinas, incluidos los fármacos). También pueden producirse complicaciones extrarrenales, como la disfunción de órganos no renales, la sobrecarga de líquidos y la inmunosupresión.[1-3] La LRA suele ser multifactorial, especialmente en el contexto de una enfermedad crítica. La mayoría de los pacientes con LRA recuperan la función renal, pero los supervivientes de la LRA siguen corriendo el riesgo de sufrir complicaciones graves a largo plazo, como el desarrollo de enfermedad renal crónica (ERC), morbilidad cardiovascular y mortalidad prematura.[4] La epidemiología depende de los criterios utilizados para definir la LRA, la población de pacientes y el entorno clínico.

CRITERIOS DE DIAGNÓSTICO DE LA LESIÓN RENAL AGUDA

Por lo general, el diagnóstico de la LRA se basa en un aumento de la creatinina sérica o en un descenso de la diuresis. La creatinina sérica y la diuresis son marcadores sustitutivos de la tasa de filtración glomerular (TFG) y tienen la ventaja de estar ampliamente disponibles y ser fáciles de medir.

En las 2 últimas décadas, la definición de LRA ha evolucionado desde los criterios RIFLE (*Risk*, riesgo; *Injury*, lesión; *Failure*, falla; *Loss*, pérdida; *End-stage kidney disease*, enfermedad renal terminal) hasta la clasificación de la Acute Kidney Injury Network (AKIN) en el año 2007 y los criterios KDIGO (*Kidney Disease Improving Global Outcomes* [mejora de los resultados globales de las enfermedades renales]) en 2012[1,2,5] (**tabla 5-1**). En consecuencia, se diagnostica LRA si la creatinina sérica aumenta en 0.3 mg/dL (26.5 µmol/L) o más en 48 h o se eleva al menos 1.5 veces con respecto al valor basal en un plazo de 7 días o la diuresis disminuye a menos de 0.5 mL/kg/h durante 6 h o más. Los estadios de la LRA se definen por el cambio máximo de la creatinina sérica o de la diuresis. La predicción del resultado es mejor cuando se utilizan ambos criterios para definir la lesión renal aguda.[6]

Varios estudios en diversas poblaciones de pacientes han confirmado una asociación entre las diferentes clasificaciones de la LRA y los resultados a corto y largo plazo.[7-9]

TABLA 5-1

Clasificaciones de la lesión renal aguda

Clase de LRA	RIFLE (2004)[4]		AKIN (2007)[1]			KDIGO (2012)[11]		
	SCr o TFG	Diuresis	Etapa de LRA	SCr	Diuresis	Etapa de LRA	SCr	Diuresis
Riesgo	SCr × 1.5 veces o disminución de la TFG < 25% desde el valor basal (en un periodo de 7 días)	< 0.5 mL/kg/h durante ≥ 6 h	1	Aumento ≥ 0.3 mg/dL (26.5 µmol/L) en 48 h o × 1.5-2 veces el valor inicial en un periodo de 7 días	< 0.5 mL/kg/h durante ≥ 6 h	1	Aumento ≥ 0.3 mg/dL (26.5 µmol/L) en 48 h o × 1.5-2 veces el valor inicial en un periodo de 7 días	< 0.5 mL/kg/h durante ≥ 6 h
Lesión	SCr × 2 o disminución de la TFG < 50%	< 0.5 mL/kg/h durante ≥ 12 h	2	2-3 veces el valor inicial	< 0.5 mL/kg/h durante ≥ 12 h	2	2.0-2.9 × el valor inicial	< 0.5 mL/kg/h durante ≥ 12 h
Fracaso	SCr × 3 o ≥ 4.0 mg/dL (con un aumento agudo de al menos 0.5 mg/dL) o disminución de la TFG > 75%	< 0.3 mL/kg/h durante ≥ 24 h o anuria durante ≥ 12 h	3	> 3 veces el valor inicial o ≥ 4.0 mg/dL (con un aumento agudo de al menos 0.5 mg/dL) o inicio de TRR	< 0.3 mL/kg/h durante ≥ 24 h o anuria durante ≥ 12 h	3	3.0 × el valor inicial o ≥ 4.0 mg/dL o el inicio de la TRR	< 0.3 mL/kg/h durante ≥ 24 h o anuria durante ≥ 12 h

AKIN, red de lesión renal aguda (del inglés Acute Kidney Injury Network); KDIGO, mejora de los resultados mundiales de las enfermedades renales (Kidney Disease Improving Global Outcomes); LRA, lesión renal aguda; RIFLE, (*Risk*, riesgo; *Injury*, lesión; *Failure*, falla; *Loss*, pérdida; *End-stage kidney disease*, enfermedad renal terminal); SCr, creatinina sérica; TFG, tasa de filtración glomerular; TRR, terapia de remplazo renal.

LIMITACIONES Y RETOS DE LOS CRITERIOS ACTUALES DE LESIÓN RENAL AGUDA

La creatinina sérica y la diuresis son solo marcadores de la función excretora. No indican cambios estructurales tempranos en los riñones. Además, no proporcionan ninguna información sobre otras funciones del riñón, es decir, sobre las funciones metabólicas, endocrinas o inmunológicas, y no son específicas del riñón.

CREATININA

La creatinina sérica es un metabolito de la creatina, una molécula que se sintetiza a partir de los aminoácidos glicina y arginina en el hígado, el páncreas y los riñones y que sirve como depósito de energía en el músculo esquelético. Además de la función renal, los factores clave que afectan a la concentración de creatinina sérica son los siguientes:

i.   Cambio en la función hepática y en el volumen muscular.
ii. Edad.
iii. Raza.
iv. Presencia de sepsis (en la sepsis pueden producirse disminuciones considerables y sostenidas de la producción de creatinina).[10]
v.   Cambios agudos en el volumen de distribución, incluyendo la administración agresiva de fluidos y la sobrecarga de fluidos (lo que lleva a la dilución de la concentración de creatinina).
vi. Administración de fármacos que compiten con la secreción tubular de creatinina.
vii. Un aumento agudo de la creatinina sérica sin cambios asociados en la TFG (p. ej., cimetidina y trimetoprim).
viii. Interferencia de laboratorio en la medición de la creatinina (p. ej., por la bilirrubina).

El diagnóstico y la estadificación de la LRA se basan en un cambio con respecto al valor basal, pero los resultados de la creatinina premórbida pueden no estar siempre disponibles. Se han sugerido tres estrategias diferentes para definir la función renal basal:

i.   Uso del valor medio o mediano de la creatinina ambulatoria en el año anterior a la LRA.[11-13]
ii. Estimación retrospectiva de la creatinina basal con la fórmula de la modificación de la dieta en la enfermedad renal (MDRD) (asumiendo que la función renal basal era normal).
iii. Uso de la primera medición de creatinina durante la hospitalización. Este enfoque conlleva el riesgo de subestimar o no reconocer la LRA en pacientes con un aumento de la creatinina antes del ingreso hospitalario.[10,14]

Estos diferentes métodos pueden inflar y reducir la verdadera incidencia de la LRA. En la actualidad, no existe un enfoque compartido para determinar la función renal de referencia.

Por último, los criterios de LRA basados en la creatinina no tienen en cuenta la reserva renal subyacente. En los pacientes con una función renal normal, un aumento de la creatinina sérica de 0.3 mg/dL puede deberse a una reducción importante de la TFG. Sin embargo, en los pacientes con ERC subyacente, los aumentos absolutos de la creatinina sérica representan cambios variables en la TFG, y un aumento de 0.3 mg/dL puede estar dentro de la variación diaria aceptable y reflejar simplemente un cambio intrascendente en la TFG.

Por lo tanto, cualquier cambio en la creatinina sérica debe interpretarse dentro del contexto clínico. Es posible que la función renal de un paciente disminuya sin que se produzca un cambio evidente en la concentración de creatinina sérica (p. ej., en pacientes con insuficiencia hepática grave). De manera similar, la concentración de creatinina sérica de un paciente puede aumentar a pesar de una función renal estable (p. ej., en pacientes que toman cimetidina).

LIMITACIONES DE LOS CRITERIOS DE DIURESIS

Un descenso de la diuresis es complementario a los criterios de aumento en la creatinina y se asocia de forma independiente con un mayor riesgo de mortalidad. Además, el número de episodios de oliguria y su duración también se asocian con un aumento de la mortalidad.[15] Sin embargo, al igual que la creatinina, la diuresis no es específica de los riñones. Puede reducirse adecuadamente en el contexto de la depleción de líquidos o en condiciones asociadas con la liberación de la hormona antidiurética (ADH). Además, puede ser influida por los diuréticos.[5,6,16-18] Tampoco está claro si debe utilizarse el peso corporal ideal en lugar del real para el diagnóstico de la oliguria.[14] El uso del peso corporal real puede ocasionar un sobrediagnóstico de LRA en pacientes con obesidad.

ENFERMEDADES Y TRASTORNOS RENALES AGUDOS

El término "enfermedades y trastornos renales agudos" (ERA) describe las afecciones que se caracterizan por cambios funcionales y estructurales agudos de los riñones que duran hasta 90 días e incluyen la LRA y otras afecciones que no cumplen los criterios de la ERC[5,19] (**tabla 5-2** y **figura 5-1**). Por ejemplo, los estudios epidemiológicos y las series de casos histológicos han demostrado que algunos pacientes presentan un aumento lento pero persistente

TABLA 5-2 Criterios de las ERA y comparación con los criterios de la LRA y la ERC

	Criterios funcionales	**Criterios estructurales**
LRA	• SCr $\geq$ 0.3 mg/dL (26.5 µmol/L) en 48 h, o • $\times$ 1.5-2 veces el valor de referencia en un periodo de 7 días, o • D $<$ 0.5 mL/kg/h $\geq$ 6 h	No hay criterios estructurales
ERA	• Criterios de LRA • Disminución de la TFG $>$ 35% o aumento de la SCr $>$ 25% durante $<$ 3 meses • TFG $<$ 60 mL/kg/1.73 m² durante $<$ 3 meses	Daño renal durante $<$ 3 meses
ERC	• TFG $<$ 60 mL/kg/1.73 m² durante $>$ 3 meses	Daño renal durante $>$ 3 meses

D, diuresis; ERA, enfermedades y trastornos renales agudos, ERC, enfermedad renal crónica; LRA, lesión renal aguda; SCr, creatinina sérica; TFG, tasa de filtración glomerular; TRS, tratamiento renal sustitutivo.

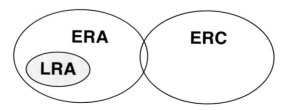

FIGURA 5-1. La lesión renal aguda como subconjunto de las enfermedades y trastornos renales agudos. ERA, enfermedades y trastornos renales agudos; ERC, enfermedad renal crónica; LRA, lesión renal aguda.

De Kidney Disease: Improving Global Outcomes (KDIGO) Acute Kidney Injury Work Group. KDIGO clinical practice guideline for acute kidney injury. *Kidney Int Suppl.* 2012;2:1-138.

(progresivo) de la creatinina sérica durante días o semanas sin cumplir los criterios de consenso para la LRA.

De hecho, la ERA es más frecuente que la LRA y se relaciona con importantes complicaciones a largo plazo.[20] Al igual que la LRA, los síndromes de ERA comprenden múltiples etiologías diferentes y en pocas ocasiones se producen de forma aislada, sino que suelen darse en el contexto de otras enfermedades agudas y, a menudo, en el contexto de comorbilidades crónicas profundas.

RECUPERACIÓN DE LA LESIÓN RENAL AGUDA

No hay consenso sobre la definición de recuperación de la LRA. Se suele definir como el regreso a la creatinina basal anterior. Sin embargo, la creatinina sérica en el momento del alta puede no ser representativa de la función renal debido a la posible pérdida de músculo y, por lo tanto, puede llevar a una sobreestimación de la función renal. Se ha propuesto que la creatinina sérica a los 3 meses del alta hospitalaria puede ser más representativa.[21]

ETIOLOGÍAS DE LA LESIÓN RENAL AGUDA

Las etiologías exactas de la LRA varían de acuerdo con la geografía, el entorno y la población de pacientes. Hay múltiples factores que contribuyen a aumentar el riesgo de LRA, como la ERC, la insuficiencia cardiaca crónica, la enfermedad vascular, la insuficiencia respiratoria crónica, la enfermedad hepática crónica, el virus de la inmunodeficiencia humana (VIH) y el cáncer. Con frecuencia, la LRA es multifactorial, y en ella intervienen varios mecanismos fisiopatológicos diferentes que ocurren simultánea o secuencialmente (**tabla 5-3**).

TABLA 5-3   Mecanismos fisiopatológicos de la LRA

Mecanismo	Descripción	Condiciones clínicas comunes
Inestabilidad hemodinámica	Reducción de la perfusión renal	Hipovolemia Choque cardiogénico
Disfunción microcirculatoria	Heterogeneidad del flujo hacia los riñones, que causa zonas de microisquemia Redistribución del flujo sanguíneo dentro del riñón Daño hipóxico y generación de ERO	Sepsis Enfermedades inflamatorias
Disfunción endotelial	Pérdida de integridad en la estructura de la barrera endotelial, lo que provoca un aumento de la permeabilidad Aumento de la permeabilidad capilar, lo que lleva a un edema intersticial y a una alteración del oxígeno Liberación de citocinas proinflamatorias por las células endoteliales Transmigración de leucocitos al intersticio	Sepsis Vasculitis

(continúa)

Mecanismos fisiopatológicos de la LRA (*continuación*)

Mecanismo	Descripción	Condiciones clínicas comunes
Formación de trombos microvasculares	Activación de factores procoagulantes inducida por la inflamación junto con la disminución de la producción de anticoagulantes naturales Amplificación de la cascada de coagulación por parte de las células endoteliales dañadas Activación del complemento	Sepsis SUH/PTT Preeclampsia
Inflamación	Activación de las células inflamatorias residentes Reclutamiento de neutrófilos del torrente sanguíneo	Sepsis
Lesión de las células tubulares	Lesión tubular como resultado de una disfunción microcirculatoria Exposición directa de los túbulos a sustancias inflamatorias/toxinas	Lesión tubular aguda
Congestión venosa renal	Aumento de la presión renal retrógrada debido a la elevación de la presión venosa central, lo que provoca una reducción de la TFG	Insuficiencia cardiaca congestiva Síndrome cardiorrenal
Obstrucción	Bloqueo del flujo de orina en cualquier etapa a lo largo del tracto urinario, desde el túbulo hasta la uretra Obstrucción ureteral por causas intrínsecas o extrínsecas Formación de moldes/cristales intratubulares	Nefrolitiasis Fibrosis retroperitoneal Nefropatía cristalina Mioglobinuria/hemoglobinuria
Procesos autoinmunes	Complejos inmunes circulantes o *in situ* que se depositan en los glomérulos	LES Glomerulonefritis
Reacciones inmunitarias de hipersensibilidad	Desarrollo de infiltrados inflamatorios	Drogas Enfermedades inflamatorias Enfermedades malignas
Hipertensión intraabdominal	Reducción del drenaje venoso, lo que provoca una congestión venosa	Síndrome compartimental abdominal

ERO, especies reactivas de oxígeno; LEG, lupus eritematoso generalizado; LRA, lesión renal aguda; PTT, púrpura trombocitopénica trombótica; SUH, síndrome urémico hemolítico; TFG, tasa de filtración glomerular.

ETIOLOGÍAS COMUNES DE LA LESIÓN RENAL AGUDA

Hipoperfusión

Una perfusión renal adecuada es esencial para mantener una TFG y una diuresis normales. Los riñones reciben hasta 25% del gasto cardiaco. Las condiciones que comprometen la perfusión sistémica, como la hipovolemia, la insuficiencia cardiaca y la vasodilatación sistémica, pueden conducir potencialmente a una LRA funcional. A menudo es reversible, pero una hipoperfusión prolongada puede provocar una isquemia tubular aguda.

Lesión renal aguda relacionada con la sepsis

La LRA relacionada con la sepsis es frecuente en los pacientes críticos y representa hasta 50% de los casos de LRA. A menudo se produce a pesar de un flujo sanguíneo renal global normal o aumentado.[22,23] Varios procesos fisiopatológicos desempeñan un papel, como las alteraciones macro y microvasculares, la disfunción endotelial y la fuga capilar, la inflamación, la lesión tubular y la derivación intrarrenal.[24] También pueden contribuir factores no relacionados con la sepsis, como los fármacos nefrotóxicos o la congestión venosa.

Lesión renal aguda asociada con la cirugía cardiaca

La LRA es una complicación frecuente tras la cirugía cardiaca, que afecta hasta 45% de los pacientes.[25] La patogénesis es multifactorial. Las perturbaciones hemodinámicas, como la exposición a la derivación cardiopulmonar, el pinzamiento de la aorta y las dosis elevadas de vasopresores exógenos, contribuyen a ello. Otros mecanismos, como la embolización del colesterol y la activación neurohormonal, también son relevantes, lo mismo que la hemólisis y la liberación de hemoglobina y hierro libres.[26-28]

Lesión renal aguda inducida por fármacos

Cerca de 20% de los fármacos prescritos en la unidad de cuidados intensivos (UCI) son nefrotóxicos a través de múltiples mecanismos diferentes[29-31] (**tabla 5-4**). El impacto adverso de la LRA inducida por fármacos en los resultados de los pacientes puede ser grave, con tasas de mortalidad hospitalaria reportadas entre 18 y 50%.[32,33]

TABLA 5-4 Mecanismos implicados en la nefrotoxicidad inducida por fármacos

	Mecanismo de la nefrotoxicidad	Ejemplos
Alteración hemodinámica	Vasoconstricción de la arteriola aferente	AINE Vasopresores Inhibidores de la calcineurina
	Vasodilatación de la arteriola eferente	IECA ARA
Daño vascular	Microangiopatía trombótica	Agentes quimioterapéuticos ARA IFN-α Ticlopidina Inhibidores de mTOR Inhibidores de la calcineurina
	Vasculitis de los vasos renales	Penicilamina Alopurinol Anti-TNF-α Levamisol con cocaína Hidralazina
	Ateroembolismo	Anticoagulantes

(*continúa*)

Mecanismos implicados en la nefrotoxicidad inducida por fármacos (*continuación*)

	Mecanismo de la nefrotoxicidad	Ejemplos
Daño glomerular	Enfermedad con cambios mínimos	AINE Litio Quinolonas Penicilinas Interferón Pamidronato Oro
	Glomeruloesclerosis segmentaria focal	Litio Bifosfonatos Heroína IFN
Daño tubular	LTA	Aminoglucósidos Vancomicina Foscarnet Polimixinas Anfotericina Aciclovir, tenofovir, indinavir, atazanavir Cisplatino y otros agentes quimioterapéuticos Radiocontraste hiperosmolar Warfarina Estatinas Fibratos
	Nefropatía osmótica aguda	Almidón Dextrano Manitol
Daño intersticial	Nefritis intersticial	Inhibidor de la bomba de protones AINE Betalactámicos Fluoroquinolonas Vancomicina Alopurinol
Obstrucción tubular	Formación de cristales intratubulares	Metotrexato Aciclovir Indinavir Ciprofloxacino Sulfonamidas

AINE, antiinflamatorio no esteroide; ARA, antagonistas de los receptores de aldosterona; IECA, inhibidor de la enzima convertidora de la angiotensina; IFN, interferón; LTA, lesión tubular aguda; mTOR, diana de la rapamicina mamífera; TNF, factor de necrosis tumoral.

Rabdomiólisis

La rabdomiólisis es una afección caracterizada por la necrosis muscular secundaria a muchas causas, como las lesiones por aplastamiento, la inmovilización, la hipertermia, el ejercicio, los fármacos y las toxinas, que da lugar a la fuga de componentes intracelulares (es decir, mioglobina, creatina-cinasa, aspartato-aminotransferasa [AST]) a la circulación (*véase* el capítulo 49).[34] La LRA es una de las complicaciones más frecuentes.[35] En la patogénesis intervienen diferentes mecanismos: a) la mioglobina se concentra en la orina, y su interacción con la proteína Tamm-Horsfall forma cilindros, que pueden precipitarse, provocando una obstrucción tubular. b) El grupo hemo de la mioglobina puede inducir la producción de especies reactivas de oxígeno (ERO).

Lesión renal aguda asociada con el contraste

Los agentes de contraste pueden tener un efecto tóxico sobre el riñón a través de mecanismos directos e indirectos, que incluyen la lesión epitelial tubular temprana y la vasoconstricción intrarrenal (*véase* el capítulo 44).[36,37] La LRA asociada con el contraste suele figurar como una causa común de LRA hospitalaria, pero su incidencia es relativamente baja y depende de la función renal subyacente y del grado de comorbilidades agudas.

Lesión renal aguda obstructiva

La obstrucción aguda del flujo urinario puede producirse a cualquier nivel, desde la luz intratubular hasta la uretra. Las causas intrínsecas y extrínsecas típicas son los cálculos renales, los fármacos, la fibrosis retroperitoneal, las neoplasias pélvicas y la obstrucción del flujo vesical.

Enfermedades renales primarias

La enfermedad renal primaria caracterizada por la inflamación glomerular es una causa poco frecuente de LRA en el entorno de la UCI, pero puede manifestarse. Las posibles presentaciones son la vasculitis de pequeños vasos, el síndrome urémico hemolítico o la púrpura trombocitopénica trombótica, la nefritis lúpica, la enfermedad anti-membrana basal glomerular (anti-MBG) o una reagudización de una glomerulonefritis subyacente. En general, la prevalencia es relativamente baja.

Síndrome hepatorrenal

El síndrome hepatorrenal (SHR) se caracteriza por una lesión renal en el contexto de una enfermedad hepática (*véase* el capítulo 42). En este contexto, la LRA se ha considerado de manera tradicional una forma puramente funcional de LRA debido a la vasodilatación esplácnica y a la hipovolemia relativa inducida por la cirrosis.[38,39]

Sin embargo, nuevas pruebas sugieren un papel de la inflamación sistémica y el daño estructural del riñón en la patogénesis del SRH. La translocación bacteriana llevaría a la liberación de productos bacterianos y citocinas inflamatorias, lo que provocaría una disfunción tubular y microvascular, similar a la sepsis. Además, la bilirrubina puede causar daño tubular directo, como se documenta tanto en la biopsia renal como en los biomarcadores de daño.[40]

CONCLUSIONES

La LRA representa un síndrome multifactorial que implica una variedad de etiologías, mecanismos fisiopatológicos y manifestaciones clínicas. En la actualidad, la definición de LRA se basa únicamente en criterios funcionales, pero puede evolucionar en el futuro, dada la creciente información sobre el curso dinámico, la fisiopatología y el descubrimiento de nuevos biomarcadores renales.

Referencias

1. Mehta RL, Kellum JA, Shah SV, et al. Acute kidney injury network: report of an initiative to improve outcomes in acute kidney injury. *Crit Care.* 2007;11(2):R31. doi:10.1186/cc5713
2. Singbartl JK, Joannidis M. Short-term effects of acute kidney injury. *Crit Care Clin.* 2015;31(4):751-762. doi:10.1016/j.ccc.2015.06.010
3. Ostermann M, Joannidis M. Acute kidney injury 2016: diagnosis and diagnostic workup. *Crit Care.* 2016;20(1):299. doi:10.1186/s13054-016-1478-z
4. Ronco C, Bellomo R, Kellum JA. Acute kidney injury. *Lancet.* 2019;394(10212):1949-1964.
5. Kidney Disease: Improving Global Outcomes (KDIGO) Acute Kidney Injury Work Group. KDIGO clinical practice guideline for acute kidney injury. *Kidney Int Suppl.* 2012;2:1-138.
6. Kellum JA, Sileanu FE, Murugan R, Lucko N, Shaw AD, Clermont G. Classifying AKI by urine output versus serum creatinine level. *J Am Soc Nephrol.* 2015;26(9):2231-2238. doi:10.1681/ASN.2014070724
7. Joannidis M, Metnitz B, Bauer P, et al. Acute kidney injury in critically ill patients classified by AKIN versus RIFLE using the SAPS 3 database. *Intensive Care Med.* 2009;35(10):1692-1702. doi:10.1007/s00134-009-1530-4
8. Fujii T, Uchino S, Takinami M, Bellomo R. Validation of the kidney disease improving global outcomes criteria for AKI and comparison of three criteria in hospitalized patients. *Clin J Am Soc Nephrol.* 2014;9(5):848-854. doi:10.2215/CJN.09530913
9. Chu R, Li C, Wang S, Zou W, Liu G, Yang L. Assessment of KDIGO definitions in patients with histopathologic evidence of acute renal disease. *Clin J Am Soc Nephrol.* 2014;9(7):1175-1182. doi:10.2215/CJN.06150613
10. Thomas ME, Blaine C, Dawnay A, et al. The definition of acute kidney injury and its use in practice. *Kidney Int.* 2015;87(1):62-73. doi:10.1038/ki.2014.328
11. Bellomo R, Ronco C, Kellum JA, Mehta RL, Palevsky P; Acute Dialysis Quality Initiative Workgroup. Acute renal failure—definition, outcome measures, animal models, fluid therapy and information technology needs: the Second International Consensus Conference of the Acute Dialysis Quality Initiative (ADQI) Group. *Crit Care.* 2004;8(4):R204-R212. doi:10.1186/cc2872
12. Kashani K, Al-Khafaji A, Ardiles T, et al. Discovery and validation of cell cycle arrest biomarkers in human acute kidney injury. *Crit Care.* 2013;17(1):R25. doi:10.1186/cc12503
13. Siew ED, Ikizler TA, Matheny ME, et al. Estimating baseline kidney function in hospitalized patients with impaired kidney function. *Clin J Am Soc Nephrol.* 2012;7(5):712-719. doi:10.2215/CJN.10821011
14. Fliser D, Laville M, Covic A, et al; The Ad-hoc Working Group of ERBP. A European Renal Best Practice (ERBP) position statement on the Kidney Disease Improving Global Outcomes (KDIGO) clinical practice guidelines on acute kidney injury: part 1: definitions, conservative management and contrast-induced nephropathy. *Nephrol Dial Transplant.* 2012;27(12):4263-4272. doi:10.1093/ndt/gfs375
15. Macedo E, Malhotra R, Bouchard J, Wynn SK, Mehta RL. Oliguria is an early predictor of higher mortality in critically ill patients. *Kidney Int.* 2011;80(7):760-767. doi:10.1038/ki.2011.150
16. Thurau K, Boylan JW. Acute renal success. The unexpected logic of oliguria in acute renal failure. *Am J Med.* 1976;61(3):308-315.
17. Solomon AW, Kirwan CJ, Alexander NDE, Nimako K, Jurukov A, Forth RJ; on behalf of the Prospective Analysis of Renal Compensation for Hypohydration in Exhausted Doctors (PARCHED) Investigators. Urine output on an intensive care unit: case-control study. *BMJ.* 2010;341:c6761. doi:10.1136/bmj.c6761
18. Lehner GF, Forni LG, Joannidis M. Oliguria and biomarkers of acute kidney injury: star struck lovers or strangers in the night? *Nephron.* 2016;134(3):183-190. doi:10.1159/000447979
19. Chawla LS, Bellomo R, Bihorac A, et al. Acute kidney disease and renal recovery: consensus report of the Acute Disease Quality Initiative (ADQI) 16 Workgroup. *Nat Rev Nephrol.* 2017;13(4):241-257. doi:10.1038/nrneph.2017.2
20. James MT, Levey AS, Tonelli M, et al. Incidence and prognosis of acute kidney diseases and disorders using an integrated approach to laboratory measurements in a universal health care system. *JAMA Network Open.* 2019;2(4):e191795. doi:10.1001/jamanetworkopen.2019.1795
21. Forni LG, Darmon M, Ostermann M, et al. Renal recovery after acute kidney injury. *Intensive Care Med.* 2017;43(6):855-866. doi:10.1007/s00134-017-4809-x
22. Bellomo R, Kellum JA, Ronco C, et al. Acute kidney injury in sepsis. *Intensive Care Med.* 2017;43(6):816-828. doi:10.1007/s00134-017-4755-7
23. Keir I, Kellum JA. Acute kidney injury in severe sepsis: pathophysiology, diagnosis, and treatment recommendations: acute kidney injury and sepsis. *J Vet Emerg Crit Care (San Antonio).* 2015;25(2):200-209. doi:10.1111/vec.12297
24. Poston JT, Koyner JL. Sepsis associated acute kidney injury. *BMJ.* 2019;364:k4891. doi:10.1136/bmj.k4891

25. Hobson CE, Yavas S, Segal MS, et al. Acute kidney injury is associated with increased long-term mortality after cardiothoracic surgery. *Circulation.* 2009;119(18):2444-2453. doi:10.1161/CIRCULATIONAHA.108.800011

26. Lau G, Wald R, Sladen R, Mazer D. Acute kidney injury in cardiac surgery and cardiac intensive care. *Semin Cardiothorac Vasc Anesth.* 2015;19(4):270-287. doi:10.1177/1089253215593177

27. Vives M, Wijeysundera D, Marczin N, Monedero P, Rao V. Cardiac surgery-associated acute kidney injury. *Interact Cardiovasc Thorac Surg.* 2014;18(5):637-645. doi:10.1093/icvts/ivu014

28. Nadim MK, Forni LG, Bihorac A, et al. Cardiac and vascular surgery-associated acute kidney injury: the 20th International Consensus Conference of the ADQI (Acute Disease Quality Initiative) Group. *J Am Heart Assoc.* 2018;7(11):e008834. doi:10.1161/JAHA.118.008834

29. Cavanaugh C, Perazella MA. Urine sediment examination in the diagnosis and management of kidney disease: core curriculum 2019. *Am J Kidney Dis.* 2019;73(2):258-272. doi:10.1053/j.ajkd.2018.07.012

30. Perazella MA, Luciano RL. Review of select causes of drug-induced AKI. *Expert Rev Clin Pharmacol.* 2015;8(4):367-371. doi:10.1586/17512433.2015.1045489

31. Kodner CM, Kudrimoti A. Diagnosis and management of acute interstitial nephritis. *Am Fam Phys.* 2003;67(12):2527-2534.

32. Kane-Gill SL, Goldstein SL. Drug-induced acute kidney injury: a focus on risk assessment for prevention. *Crit Care Clin.* 2015;31(4):675-684. doi:10.1016/j.ccc.2015.06.005

33. Wu TY, Jen MH, Bottle A, et al. Ten-year trends in hospital admissions for adverse drug reactions in England 1999-2009. *J R Soc Med.* 2010;103(6):239-250. doi:10.1258/jrsm.2010.100113

34. Huerta-Alardín AL, Varon J, Marik PE. Bench-to-bedside review: rhabdomyolysis—an overview for clinicians. *Crit Care.* 2005;9(2):158-169. doi:10.1186/cc2978

35. Bosch X, Poch E, Grau JM. Rhabdomyolysis and acute kidney injury. *N Engl J Med.* 2009;361(1):62-72. doi:10.1056/NEJMra0801327

36. Scharnweber T, Alhilali L, Fakhran S. Contrast-induced acute kidney injury. *Magn Res Imaging Clin N Am.* 2017;25(4):743-753. doi:10.1016/j.mric.2017.06.012

37. Mehran R, Dangas GD, Weisbord SD. Contrast-associated acute kidney injury. *N Engl J Med.* 2019;380(22):2146-2155. doi:10.1056/NEJMra1805256

38. Durand F, Graupera I, Ginès P, Olson JC, Nadim MK. Pathogenesis of hepatorenal syndrome: implications for therapy. *Am J Kidney Dis.* 2016;67(2):318-328. doi:10.1053/j.ajkd.2015.09.013

39. Mattos ÂZ, Schacher FC, Mattos AA. Vasoconstrictors in hepatorenal syndrome—a critical review. *Ann Hepatol.* 2019;18(2):287-290. doi:10.1016/j.aohep.2018.12.002

40. Angeli P, Garcia-Tsao G, Nadim MK, Parikh CR. News in pathophysiology, definition and classification of hepatorenal syndrome: a step beyond the International Club of Ascites (ICA) Consensus document. *J Hepatol.* 2019;71(4):811-822. doi:10.1016/j.jhep.2019.07.002

6 Epidemiología de la lesión renal aguda

Neesh Pannu

La lesión renal aguda (LRA) es un síndrome clínico caracterizado por la retención de productos de desecho; el deterioro de la homeostasis a base de líquidos y electrolitos, y la alteración del metabolismo de los fármacos como consecuencia de la reducción de la función renal. El espectro de la LRA es amplio, y va desde pequeños cambios en los biomarcadores hasta la insuficiencia renal manifiesta que requiere de terapia de remplazo renal (TRR). En la última década, la LRA ha sido identificada como un potente predictor de resultados en enfermedades críticas. Es común en los pacientes críticos e, independientemente de la etiología, se asocia con un mayor riesgo de resultados adversos a corto y largo plazo, incluyendo la ventilación mecánica prolongada, la hospitalización, el desarrollo o la progresión de la enfermedad renal crónica (ERC) y la muerte.[1] La epidemiología de la LRA ha cambiado con los avances en la ciencia de la medicina de cuidados críticos. Este capítulo revisa la incidencia, los factores de riesgo y los resultados relacionados con la LRA en la unidad de cuidados intensivos (UCI).

DEFINICIÓN DE LESIÓN RENAL AGUDA

Aunque las definiciones actuales de la LRA, tal y como se analiza en detalle en el capítulo 5 (*véase* la **tabla 6-1**),[2] dependen en gran medida de los cambios en los niveles de creatinina sérica (SCr), en la UCI, la oliguria y la anuria son a menudo los únicos marcadores de la lesión renal. Además, estos biomarcadores son relativamente insensibles a los cambios en la función renal y no logran discriminar la verdadera lesión renal de los cambios hemodinámicos en la función renal, que son comunes en las enfermedades críticas. Estas definiciones informan, pero no sustituyen al juicio clínico para establecer un diagnóstico de LRA. El contexto clínico, la evaluación del sedimento de orina, la ecografía de los riñones y las pruebas auxiliares de apoyo (biomarcadores; *véase* el capítulo 16) pueden ayudar a distinguir la lesión renal de otras afecciones, así como a identificar la etiología de la lesión renal aguda.

INCIDENCIA DE LA LESIÓN RENAL AGUDA

La epidemiología de la LRA se ha descrito usando datos administrativos y mediante estudios de cohorte prospectivos, retrospectivos y transversales que emplean diversas definiciones. Una revisión sistemática de 312 estudios de cohorte, que incluyó a 49 millones de pacientes en todo el mundo, descubrió que uno de cada cinco adultos y uno de cada tres niños hospitalizados con una enfermedad aguda desarrollarán alguna forma de LRA.[3] La incidencia de la LRA en pacientes hospitalizados no seleccionados en el mundo desarrollado oscila entre 0.4 y 18%, de acuerdo con la definición usada, y representa entre 1 y 4% de todos los ingresos hospitalarios.[4] Varios estudios de gran tamaño sugieren que la incidencia de LRA en pacientes hospitalizados ha aumentado alrededor de 13% al año en las últimas 3 décadas.[5,6] En particular, la incidencia se identificó mediante códigos de diagnóstico, que son altamente específicos para la LRA (97%) pero son relativamente insensibles (35.4%),[7] por lo que estos estudios quizá subestiman la verdadera incidencia. Se observaron aumentos similares en la

TABLA 6-1   Definiciones de consenso recientes del estadio 1 de la LRA

Definiciones	Criterios de creatinina sérica	Criterios de diuresis
RIFLE (2003)	Aumento de la SCr × 1.5 o disminución de la TFG en 25% en 48 h	Volumen de orina < 0.5 mL/kg/h durante 6 h
AKIN (2007)	Aumento de la SCr × 1.5 o ≥ 0.3 mg/dL (≥ 26.5 µmol/L) en 48 h	Volumen de orina < 0.5 mL/kg/h durante 6 h
KDIGO (2012)	Aumento de la SCr ≥ 0.3 mg/dL (≥ 26.5 µmol/L) en 48 h Aumento de la SCr ≥ 1.5 veces el valor inicial, que se sabe o se presume que ha ocurrido en los 7 días anteriores Estadificación de la gravedad tras el cumplimiento de los criterios iniciales	Volumen de orina < 0.5 mL/kg/h durante 6 h

AKIN, red de lesión renal aguda (del inglés Acute Kidney Injury Network); KDIGO, Kidney Disease Improving Global Outcomes; LRA, lesión renal aguda; RIFLE, (*Risk*, riesgo; *Injury*, lesión; *Failure*, falla; *Loss*, pérdida; *End-stage kidney disease*, enfermedad renal terminal); SCr, creatinina sérica, TFG, tasa de filtración glomerular.

incidencia de la LRA grave (que requiere TRR) entre los años 2000 y 2009, y una duplicación del número de muertes atribuibles a la LRA.[6] El aumento de la incidencia está probablemente relacionado con el aumento de la edad de los pacientes y una mayor carga de comorbilidad, incluyendo una mayor prevalencia de la enfermedad renal crónica.

La LRA es frecuente en particular en el contexto de la enfermedad crítica; cerca de 50% de los pacientes de la UCI desarrollarán al menos un estadio 1 de LRA. En la **tabla 6-2** se presenta la incidencia de LRA en una serie de grandes estudios de cohorte de pacientes en estado crítico.[8] Los estudios multicéntricos han informado que la incidencia de la LRA oscila entre 10 y 67%, lo que quizá refleja las diferencias en la combinación de casos entre los pacientes, los sistemas de atención sanitaria y los países.[9] Un gran estudio multinacional transversal (Acute Kidney Injury-Epidemiologic Prospective Investigation o AKI-EPI) informó que la incidencia de la LRA era de 57%, con los criterios Kidney Disease Improving Global Outcomes (KDIGO).[9] Entre 5 y 11% de los pacientes en estado crítico requerirán TRR; esto depende de la etiología de la LRA, ya que menos de 5% de los pacientes sometidos a cirugía cardiaca requieren TRR frente a cerca de 15% de los pacientes con sepsis.[10]

CAUSAS DE LA LESIÓN RENAL AGUDA

La LRA en el contexto de la UCI se debe con mayor frecuencia a necrosis tubular aguda (nefrotóxica e isquémica) y a causas prerrenales.[11] Otras causas potencialmente modificables que se analizan con detalle más adelante son la nefropatía por radiocontraste y la nefrotoxicidad de los antiinflamatorios no esteroideos, los inhibidores de la enzima convertidora de la angiotensina (IECA), los bloqueadores de los receptores de la angiotensina, los diuréticos y los agentes quimioterapéuticos.[4] Los pacientes pueden llegar a la UCI con LRA (adquirida en la comunidad) o desarrollar LRA durante su estancia en el hospital. La LRA adquirida en el hospital se asocia generalmente con un peor pronóstico.[12]

Incidencia de la LRA en pacientes críticos

Autor	Año	# UCI	Pacientes (*n*)	Criterios	Criterios de creatinina/ criterios de diuresis	Incidencia (%)
Hoste y cols.[62]	2006	7	5 383	RIFLE	Ambos	67
Ostermann y Chang[63]	2007	22	41 972	RIFLE	Creatinina	35.8
Ostermann y cols.[64]	2008	22	22 303	AKIN	Creatinina	35.4
Bagshaw y cols.[65]	2008	57	120 123	RIFLE/AKIN	Ambos	37.1
Joannidis y cols.[66]	2009	303	16 784	RIFLE/AKIN	Ambos	35.5
Mandelbaum y cols.[67]	2011	7	14 524	AKIN	Ambos	57
Nisula y cols.[68]	2013	17	2 091	AKIN	Ambos	39.3
Liborio y cols.[69]	2014	1	18 410	KDIGO	Ambos	55.6
Kellum[70]	2014	8	32 045	KDIGO	Ambos	74.5
Hoste y cols.[9]	2015	97	1 802	KDIGO	Ambos	57.3
Bouchard y cols.[71]	2015	9	6 637	AKIN	Creatinina	19.2

AKIN, red de lesión renal aguda (del inglés Acute Kidney Injury Network); KDIGO, Kidney Disease Improving Global Outcomes; LRA, lesión renal aguda; RIFLE, (*Risk*, riesgo; *Injury*, lesión; *Failure*, falla; *Loss*, pérdida; *End-stage kidney disease*, enfermedad renal terminal); UCI, unidad de cuidados intensivos.

Tomada de Bellomo R, Ronco C, Mehta RL, et al. Acute kidney injury in the ICU: from injury to recovery: reports from the 5th Paris International Conference. *Ann Intensive Care*. 2017;7(1):49.

FACTORES DE RIESGO DE LA LESIÓN RENAL AGUDA

Los factores de riesgo de la LRA se han determinado en diversos entornos clínicos, como la cirugía cardiaca, la LRA inducida por contraste y las poblaciones en estado crítico. Los factores de riesgo no modificables y específicos de la enfermedad, comunes a todas las poblaciones, se resumen en la **tabla 6-3** y se discuten más adelante.

 Factores de riesgo de LRA

Factores de riesgo específicos del paciente para la LRA

- Edad
- Sexo (masculino)
- Enfermedad renal crónica
- Proteinuria
- Diabetes
- Insuficiencia cardiaca congestiva
- Enfermedad hepática crónica

Factores de riesgo específicos de la enfermedad para la LRA

- Exposición a fármacos (nefrotoxinas)
- Choque séptico/cardiogénico/hipovolémico
- Disfunción multiorgánica
- Cirugía

LRA, lesión renal aguda.

Edad

Múltiples estudios han demostrado que la LRA es más común en los adultos mayores, y muchos han mostrado una relación independiente entre la LRA y la edad avanzada.[13] En un estudio prospectivo basado en la comunidad, las personas de edad muy avanzada (entre 80 y 89 años) tenían 55 veces más probabilidades de desarrollar LRA que los adultos menores de 50 años.[14] Entre las posibles explicaciones de esta asociación se encuentran 1) los cambios estructurales y funcionales relacionados con la edad, que conducen a una disminución de la reserva de nefronas y a una menor capacidad de autorregulación de los riñones; 2) la acumulación de comorbilidad, que aumenta la susceptibilidad a la LRA (enfermedad vascular, diabetes, hipertensión, ERC), y 3) la mayor exposición de los adultos mayores a medicamentos y procedimientos que predisponen a la lesión renal aguda.[13]

Reducción de la tasa de filtración glomerular estimada

La reducción preexistente de la tasa de filtración glomerular estimada (TFGe) es un potente factor de riesgo de LRA tras la exposición al radiocontraste,[15] cirugía mayor y enfermedades médicas,[16] aunque la fisiopatología subyacente a esta asociación no se conoce bien. Hsu y cols. descubrieron que las probabilidades de desarrollar una LRA que requiriera diálisis aumentaban cuando la TFGe era más baja: el exceso de riesgo en comparación con una TFGe normal era de aproximadamente dos veces en pacientes con una TFGe basal de 45 a 60 mL/min/1.73 m^2, pero más de 40 veces en pacientes con una TFGe basal < 15 mL/min/1.73 m^2.[17] Estas relaciones se confirmaron en varias revisiones sistemáticas recientes, lo que demostró fuertes asociaciones independientes entre el riesgo de LRA y una TFGe basal más baja.[18-20] Aunque estos análisis apoyan una asociación causal entre la ERC y la LRA asociada con la hospitalización, se sabe poco acerca de cómo esta relación puede ser modificada por la presencia de una o más comorbilidades como la insuficiencia cardiaca o si todas las causas de ERC confieren un riesgo similar de lesión renal aguda.

Proteinuria

La proteinuria también está fuertemente relacionada con el riesgo de LRA. Un estudio de casos y controles de más de 600 000 pacientes identificó la proteinuria como un factor predictivo independiente de la LRA,[17] lo que se reprodujo en múltiples entornos clínicos, como el posterior a la cirugía cardiaca en Taiwán y en estudios de población general de Estados Unidos y Canadá.[21-23]

ASOCIACIONES ENTRE LA LESIÓN RENAL AGUDA Y LOS RESULTADOS ADVERSOS

La LRA se asocia con costos elevados y resultados clínicos adversos, como el exceso de mortalidad, el aumento de la duración de la estancia hospitalaria, el desarrollo o la progresión de la ERC, la necesidad de diálisis crónica en los supervivientes y una mayor necesidad de atención poshospitalaria.[24,25]

Mortalidad

Múltiples estudios observacionales demuestran un aumento de la mortalidad entre los pacientes que experimentan LRA durante la hospitalización; casi 50% de los pacientes en estado crítico con LRA grave morirán durante el ingreso hospitalario.[26] Un metaanálisis de ocho estudios de pacientes hospitalizados (la mayoría de los cuales estaban en estado crítico o tenían insuficiencia cardiaca) confirmó una relación gradual entre la gravedad creciente de la LRA y la mortalidad a corto plazo.[27] Y lo que es más importante, confirmó que incluso las formas leves de LRA son clínicamente relevantes; un aumento de la SCr de 26 μmol/L (0.3 mg/dL) se asoció con un riesgo relativo de muerte a corto plazo de 2.3 (intervalo de confianza [IC] 95%, 1.8-3.0). Es probable que la asociación entre la LRA y la mortalidad esté influida por varios factores, como la presencia de ERC subyacente, la duración y la gravedad de la LRA, y el grado de recuperación de la función renal.[28] Un análisis reciente de la LRA posoperatoria en el que se compararon los resultados renales y de supervivencia en pacientes (3.7%) con y sin ERC preexistente (definida como TFGe < 45 mL/min/1.73 m^2) encontró una menor mortalidad atribuible debida a LRA (cociente de riesgos [CR] 1.26 [IC 95%, 1.09-1.78]) cuando se utilizaron como referencia los pacientes con ERC previa pero sin LRA.[29] Sin embargo, no todos los cambios en la creatinina sérica se han relacionado con un aumento de la mortalidad.[30] El entorno y el momento del diagnóstico de la LRA también tienen un importante significado pronóstico; el ingreso de fin de semana por LRA se relaciona en forma sistemática con un aumento de la mortalidad,[31] así como del tamaño del hospital.

Aunque la incidencia de la LRA sigue aumentando, se ha producido una mejora correspondiente en la supervivencia. Un análisis reciente informó de un descenso de 19% en la mortalidad entre los años 2000 y 2009 en pacientes que requerían diálisis aguda.[6] Es necesario investigar más a fondo si esto representa un movimiento hacia un uso más temprano y agresivo de la diálisis (en lugar de una verdadera mejora en la supervivencia).

Enfermedad renal crónica

Un número creciente de estudios recientes ha relacionado la supervivencia de la LRA con el desarrollo de ERC o enfermedad renal crónica terminal (ERCT). Un metaanálisis de 13 estudios de cohorte informó de que los CRI de los pacientes con ERC y ERCT eran de 8.8 (IC 95%, 3.1-25.5) y 3.1 (IC 95%, 1.9-5.0), respectivamente, en comparación con los pacientes sin LRA.[32] Dependiendo de la gravedad de la LRA y de la presencia de ERC, entre 2 y 30% de los supervivientes de LRA evolucionarán a ERCT en los 2 a 5 años siguientes al alta hospitalaria.[33-36] La función renal inicial, la gravedad de la LRA y la no recuperación de la función renal son potentes predictores de ERC *de novo* y de la progresión de la ERC.[37,38] Una puntuación de predicción del riesgo de progresión de la ERC en pacientes hospitalizados basada en la población y publicada en fecha reciente, además identificó la proteinuria, la edad y el sexo como factores de riesgo.[39] El estudio de cohorte prospectivo también identificó la proteinuria previa a la LRA como un potente predictor de la progresión de la ERC.[40] Sin embargo, el riesgo de ERC es evidente incluso en el estadio 1 de la LRA transitoria y en aquellos con una función renal inicial normal.[41] Los episodios recurrentes de LRA aumentan aún más el riesgo de ERC progresiva: cada evento adicional de LRA después del primer episodio parece duplicar el riesgo de progresión a ERC en estadio 4.[42]

Riesgo cardiovascular

La LRA se ha asociado desde hace tiempo con un mayor riesgo de eventos cardiovasculares en pacientes con enfermedad cardiovascular subyacente o con sospecha de esta.[43,44] Varios grandes estudios de cohorte retrospectivos de pacientes sometidos a cirugías mayores tanto vasculares como no vasculares han confirmado recientemente una asociación entre la LRA posoperatoria y la mortalidad cardiovascular.[45,46] Además, una reciente revisión sistemática realizada por Odutayo y cols. analizó los datos de 25 estudios de cohorte de pacientes ($n = 254\,408$) con y sin LRA e informó de que la LRA se asocia con 86% de aumento del riesgo de mortalidad cardiovascular, 38% de aumento del riesgo de eventos cardiovasculares adversos mayores (ECAM) y 40% de aumento del riesgo de insuficiencia cardiaca.[47] La asociación entre la LRA y la insuficiencia cardiaca incidente y el mayor riesgo de hospitalización por insuficiencia cardiaca es especialmente llamativa y quizá sea la más plausible en el contexto de la disminución del aclaramiento de agua y solutos relacionada con la LRA y el periodo posterior a la LRA.[48,49] De acuerdo con estas observaciones, el uso de estatinas y el bloqueo de la renina-angiotensina en los supervivientes de LRA se asocia con una reducción de la mortalidad.[50-52]

El desarrollo de LRA en la enfermedad crítica identifica una cohorte de pacientes con alto riesgo de resultados adversos. Sin embargo, los datos de EUA sugieren que solo 5% de los supervivientes de LRA acuden con un nefrólogo después del alta hospitalaria,[36] y los supervivientes de LRA con ERC y proteinuria no suelen recibir tratamiento con IECA/bloqueadores de los receptores de la angiotensina tras el alta hospitalaria.[53] Por ello, se recomienda un seguimiento longitudinal de los supervivientes de la lesión renal aguda.

Calidad de vida

Existen datos contradictorios sobre el impacto de la LRA en la calidad de vida de los supervivientes de la UCI. Mientras que los primeros estudios sugerían que estos pacientes tenían una mala calidad de vida a largo plazo en comparación con los supervivientes sin LRA,[54,55] los estudios recientes sugieren que los pacientes críticos tenían una baja calidad de vida antes del ingreso en la UCI y que la LRA no la modifica de forma significativa.[56,57]

Costos

Varios estudios han evaluado los costos relacionados con el desarrollo de la LRA en pacientes hospitalizados. Un estudio monocéntrico sobre LRA en pacientes hospitalizados demostró una relación directa entre la gravedad de la LRA y la duración de la estancia hospitalaria y los costos hospitalarios asociados.[58] La LRA definida como un aumento de 0.3 mg/dL (24 µmol/L) en la SCr se asoció con un costo total de hospitalización incremental de 4886 dólares; una duplicación de la SCr se asoció con un costo incremental de 9000 dólares. Los estudios de poblaciones específicas de pacientes hospitalizados respaldan estos hallazgos; un estudio reciente sobre el costo de la LRA después de la cirugía cardiaca sugiere que la diferencia media en los costos posoperatorios oscila entre 9000 y 14000 dólares, dependiendo de la gravedad de la LRA. La LRA posoperatoria en la cirugía no cardiaca se asocia, de forma similar, con un aumento de 11308 dólares en el costo medio.[59] Sin embargo, ninguno de estos estudios tuvo en cuenta el impacto de la ERC en la LRA y los costos asociados, que probablemente sean significativos.[60] Un estudio canadiense reciente de pacientes hospitalizados con LRA identificó los costos incrementales asociados con el aumento del estadio de LRA KDIGO, con un aumento de 3 veces en los costos hospitalarios y la duplicación de la duración de la estancia hospitalaria en aquellos que requieren diálisis. También se observaron costos adicionales, que aumentaban según el estadio de la LRA, durante un periodo de 1 año tras el ingreso hospitalario.[61]

En resumen, la LRA es una complicación frecuente y grave de las enfermedades críticas que se asocia con una elevada mortalidad hospitalaria y malos resultados a corto y largo plazo en los supervivientes de la LRA. El aumento de la edad y la presencia de ERC son factores de riesgo importantes para la LRA. A medida que mejoran los cuidados críticos y aumenta la complejidad de los pacientes, la incidencia de LRA y su supervivencia siguen aumentando. Se justifica la atención longitudinal de los supervivientes de la lesión renal aguda.

Referencias

1. Srisawat N, Kellum JA. Acute kidney injury: definition, epidemiology, and outcome. *Curr Opin Crit Care*. 2011;17(6):548-555.
2. Thomas ME, Blaine C, Dawnay A, et al. The definition of acute kidney injury and its use in practice. *Kidney Int*. 2015;87(1):62-73.
3. Susantitaphong P, Cruz DN, Cerda J, et al. World Incidence of AKI: a meta-analysis. *Clin J Am Soc Nephrol*. 2013;8(9):1482-1493.
4. Lameire N, Van Biesen W, Vanholder R. The changing epidemiology of acute renal failure. *Nat Clin Pract Nephrol*. 2006;2(7):364-377.
5. Waikar SS, Curhan GC, Wald R, McCarthy EP, Chertow GM. Declining mortality in patients with acute renal failure, 1988 to 2002. *J Am Soc Nephrol*. 2006;17(4):1143-1150.
6. Hsu RK, McCulloch CE, Dudley RA, Lo LJ, Hsu C-Y. Temporal changes in incidence of dialysis-requiring AKI. *J Am Soc Nephrol*. 2013;24(1):37-42.
7. Waikar SS, Wald R, Chertow GM, et al. Validity of International Classification of Diseases, Ninth Revision, clinical modification codes for acute renal failure. *J Am Soc Nephrol*. 2006;17(6):1688-1694.
8. Bellomo R, Ronco C, Mehta RL, et al. Acute kidney injury in the ICU: from injury to recovery: reports from the 5th Paris International Conference. *Ann Intensive Care*. 2017;7(1):49.
9. Hoste EA, Bagshaw SM, Bellomo R, et al. Epidemiology of acute kidney injury in critically ill patients: the multinational AKI-EPI study. *Intensive Care Med*. 2015;41(8):1411-1423.

10. Hoste EAJ, Kellum JA, Selby NM, et al. Global epidemiology and outcomes of acute kidney injury. *Nat Rev Nephrol.* 2018;14(10):607-625.
11. Nash K, Hafeez A, Hou S. Hospital-acquired renal insufficiency. *Am J Kidney Dis.* 2002;39(5):930-936.
12. Wonnacott A, Meran S, Amphlett B, Talabani B, Phillips S. Epidemiology and outcomes in community-acquired versus hospital-acquired AKI. *Clin J Am Soc Nephrol.* 2014;9(6):1007-1014.
13. Coca SG. Acute kidney injury in elderly persons. *Am J Kidney Dis.* 2010;56(1):122-131.
14. Feest TG, Round A, Hamad S. Incidence of severe acute renal failure in adults: results of a community based study. *BMJ.* 1993;306(6876):481-483.
15. Pannu N, Wiebe N, Tonelli M. Prophylaxis strategies for contrast-induced nephropathy 1. *JAMA.* 2006;295(23):2765-2779.
16. Mehta RL, Pascual MT, Gruta CG, et al. Refining predictive models in critically ill patients with acute renal failure. *J Am Soc Nephrol.* 2002;13(5):1350-1357.
17. Hsu CY, Ordonez JD, Chertow GM, Fan D, McCulloch CE, Go AS. The risk of acute renal failure in patients with chronic kidney disease. *Kidney Int.* 2008;74(1):101-107.
18. James MT, Grams ME, Woodward M, et al. A meta-analysis of the association of estimated GFR, albuminuria, diabetes mellitus, and hypertension with acute kidney injury. *Am J Kidney Dis.* 2015;66(4):602-612.
19. Grams ME, Sang Y, Ballew SH, et al. A meta-analysis of the association of estimated GFR, albuminuria, age, race, and sex with acute kidney injury. *Am J Kidney Dis.* 2015;66(4):591-601.
20. Gansevoort RT, Matsushita K, van der Velde M, et al. Lower estimated GFR and higher albuminuria are associated with adverse kidney outcomes. A collaborative meta-analysis of general and high-risk population cohorts. *Kidney Int.* 2011;80(1):93-104.
21. Huang TM, Wu VC, Young GH, et al. Preoperative proteinuria predicts adverse renal outcomes after coronary artery bypass grafting. *J Am Soc Nephrol.* 2011;22(1):156-163.
22. Grams ME, Astor BC, Bash LD, Matsushita K, Wang Y, Coresh J. Albuminuria and estimated glomerular filtration rate independently associate with acute kidney injury. *J Am Soc Nephrol.* 2010;21(10):1757-1764.
23. James MT, Hemmelgarn BR, Wiebe N, et al. Glomerular filtration rate, proteinuria, and the incidence and consequences of acute kidney injury: a cohort study. *Lancet.* 2010; 376(9758):2096-2103.
24. Liangos O, Wald R, O'Bell JW, Price L, Pereira BJ, Jaber BL. Epidemiology and outcomes of acute renal failure in hospitalized patients: a national survey. *Clin J Am Soc Nephrol.* 2006;1(1):43-51.
25. Xue JL, Daniels F, Star RA, et al. Incidence and mortality of acute renal failure in Medicare beneficiaries, 1992 to 2001. *J Am Soc Nephrol.* 2006;17(4):1135-1142.
26. Liano F, Pascual J; Madrid Acute Renal Failure Study Group. Epidemiology of acute renal failure: a prospective, multicenter, community-based study. *Kidney Int.* 1996;50(3):811-818.
27. Coca SG, Peixoto AJ, Garg AX, Krumholz HM, Parikh CR. The prognostic importance of a small acute decrement in kidney function in hospitalized patients: a systematic review and meta-analysis. *Am J Kidney Dis.* 2007;50(5):712-720.
28. Pannu N, James M, Hemmelgarn BR, et al. Modification of outcomes after acute kidney injury by the presence of CKD. *Am J Kidney Dis.* 2011;58(2):206-213.
29. Wu VC, Huang TM, Lai CF, et al. Acute-on-chronic kidney injury at hospital discharge is associated with long-term dialysis and mortality. *Kidney Int.* 2011;80(11):1222-1230.
30. Coca SG, Zabetian A, Ferket BS, et al. Evaluation of short-term changes in serum creatinine level as a meaningful end point in randomized clinical trials. *J Am Soc Nephrol.* 2016;27(8):2529-2542.
31. James MT, Wald R, Bell CM, et al. Weekend hospital admission, acute kidney injury, and mortality. *J Am Soc Nephrol.* 2010;21(5):845-851.
32. Coca SG, Singanamala S, Parikh CR. Chronic kidney disease after acute kidney injury: a systematic review and meta-analysis. *Kidney Int.* 2012;81(5):442-448.
33. Pannu N, James M, Hemmelgarn B, Klarenbach S; Alberta Kidney Disease Network. Association between AKI, recovery of renal function, and long-term outcomes after hospital discharge. *Clin J Am Soc Nephrol.* 2013;8(2):194-202.
34. Ishani A, Xue JL, Himmelfarb J, et al. Acute kidney injury increases risk of ESRD among elderly. *J Am Soc Nephrol.* 2009;20(1):223-228.
35. Mehta RL, Kellum JA, Shah SV, et al. Acute kidney injury network: report of an initiative to improve outcomes in acute kidney injury. *Crit Care.* 2007;11(2):R31.
36. United States Renal Data System. USRDS Annual Data Report. 2015. https://www.usrds.org/media/1541/vol1_05_aki_15.pdf
37. James MT, Ghali WA, Tonelli M, et al. Acute kidney injury following coronary angiography is associated with a long-term decline in kidney function. *Kidney Int.* 2010;78(8):803-809.
38. Lo LJ, Go AS, Chertow GM, et al. Dialysis-requiring acute renal failure increases the risk of progressive chronic kidney disease. *Kidney Int.* 2009;76(8):893-899.

39. James MT, Pannu N, Hemmelgarn BR, et al. Derivation and external validation of prediction models for advanced chronic kidney disease following acute kidney injury. *JAMA.* 2017;318(18):1787-1797.
40. Lee BJ, Go AS, Parikh R, et al. Pre-admission proteinuria impacts risk of non-recovery after dialysis-requiring acute kidney injury. *Kidney Int.* 2018;93(4):968-976.
41. Bucaloiu ID, Kirchner HL, Norfolk ER, Hartle JE II, Perkins RM. Increased risk of death and de novo chronic kidney disease following reversible acute kidney injury. *Kidney Int.* 2012;81(5):477-485.
42. Holmes J, Geen J, Williams JD, Phillips AO. Recurrent acute kidney injury: predictors and impact in a large population-based cohort. *Nephrol Dial Transplant.* 2019;35(8):1361-1369.
43. Chawla LS, Amdur RL, Shaw AD, Faselis C, Palant CE, Kimmel PL. Association between AKI and long-term renal and cardiovascular outcomes in United States veterans. *Clin J Am Soc Nephrol.* 2014;9(3):448.
44. Chawla LS, Eggers PW, Star RA, Kimmel PL. Acute kidney injury and chronic kidney disease as interconnected syndromes. *N Engl J Med.* 2014;371(1):58-66.
45. Ozrazgat-Baslanti T, Thottakkara P, Huber M, et al. Acute and chronic kidney disease and cardiovascular mortality after major surgery. *Ann Surg.* 2016;264(6):987-996.
46. Huber M, Ozrazgat-Baslanti T, Thottakkara P, Scali S, Bihorac A, Hobson C. Cardiovascular-specific mortality and kidney disease in patients undergoing vascular surgery. *JAMA Surg.* 2016;151(5):441-450.
47. Odutayo A, Wong CX, Farkouh M, et al. AKI and long-term risk for cardiovascular events and mortality. *J Am Soc Nephrol.* 2016;28(1):377-387.
48. Bansal N, Matheny ME, Greevy RA Jr, et al. Acute kidney injury and risk of incident heart failure among US veterans. *Am J Kidney Dis.* 2018;71(2):236-245.
49. Go AS, Hsu CY, Yang J, et al. Acute kidney injury and risk of heart failure and atherosclerotic events. *Clin J Am Soc Nephrol.* 2018;13(6):833-841.
50. Brar S, Ye F, James MT, et al. Association of angiotensin-converting enzyme inhibitor or angiotensin receptor blocker use with outcomes after acute kidney injury. *JAMA Intern Med.* 2018;178(12):1681-1690.
51. Brar S, Ye F, James M, Hemmelgarn B, Klarenbach S, Pannu N. Statin use and survival after acute kidney injury. *Kidney Int Rep.* 2016;1(4):279-287.
52. Gayat E, Hollinger A, Cariou A, et al. Impact of angiotensin-converting enzyme inhibitors or receptor blockers on post-ICU discharge outcome in patients with acute kidney injury. *Intensive Care Med.* 2018;44(5):598-605.
53. Leung KC, Pannu N, Tan Z, et al. Contrast-associated AKI and use of cardiovascular medications after acute coronary syndrome. *Clin J Am Soc Nephrol.* 2014;9(11):1840-1848.
54. Ahlstrom A, Tallgren M, Peltonen S, Räsänen P, Pettilä V. Survival and quality of life of patients requiring acute renal replacement therapy. *Intensive Care Med.* 2005;31(9):1222-1228.
55. Noble JS, Simpson K, Allison ME. Long-term quality of life and hospital mortality in patients treated with intermittent or continuous hemodialysis for acute renal and respiratory failure. *Ren Fail.* 2006;28(4):323-330.
56. Hofhuis JG, van Stel HF, Schrijvers AJ, Rommes JH, Spronk PE. The effect of acute kidney injury on long-term health-related quality of life: a prospective follow-up study. *Crit Care.* 2013;17(1):R17.
57. Nisula S, Vaara ST, Kaukonen KM, et al. Six-month survival and quality of life of intensive care patients with acute kidney injury. *Crit Care.* 2013;17(5):R250.
58. Chertow GM, Burdick E, Honour M, Bonventre JV, Bates DW. Acute kidney injury, mortality, length of stay, and costs in hospitalized patients. *J Am Soc Nephrol.* 2005;16(11):3365-3370.
59. Dimick JB, Pronovost PJ, Cowan JA, Lipsett PA. Complications and costs after high-risk surgery: where should we focus quality improvement initiatives? *J Am Coll Surg.* 2003; 196(5):671-678.
60. Smith DH, Gullion CM, Nichols G, Keith DS, Brown JB. Cost of medical care for chronic kidney disease and comorbidity among enrollees in a large HMO population. *J Am Soc Nephrol.* 2004;15(5):1300-1306.
61. Collister D, Pannu N, Ye F, et al. Health care costs associated with AKI. *Clin J Am Soc Nephrol.* 2017;12(11):1733-1743.
62. Hoste EA, Clermont G, Kersten A, et al. RIFLE criteria for acute kidney injury are associated with hospital mortality in critically ill patients: a cohort analysis 8. *Crit Care.* 2006;10(3):R73.
63. Ostermann M, Chang RW. Acute kidney injury in the intensive care unit according to RIFLE. *Crit Care Med.* 2007;35(8):1837-1843; quiz 52.
64. Ostermann M, Chang R; Riyadh ICU Program Users Group. Correlation between the AKI classification and outcome. *Crit Care.* 2008;12(6):R144.
65. Bagshaw SM, George C, Bellomo R; ANZICS Database Management Committee. Early acute kidney injury and sepsis: a multicentre evaluation. *Crit Care.* 2008;12(2):R47.

66. Joannidis M, Metnitz B, Bauer P, et al. Acute kidney injury in critically ill patients classified by AKIN versus RIFLE using the SAPS 3 database. *Intensive Care Med.* 2009;35(10):1692-1702.

67. Mandelbaum T, Scott DJ, Lee J, et al. Outcome of critically ill patients with acute kidney injury using the Acute Kidney Injury Network criteria. *Crit Care Med.* 2011;39(12):2659-2664.

68. Nisula S, Kaukonen KM, Vaara ST, et al. Incidence, risk factors and 90-day mortality of patients with acute kidney injury in Finnish intensive care units: the FINNAKI study. *Intensive Care Med.* 2013;39(3):420-428.

69. Liborio AB, Branco KM, Torres de Melo Bezerra C. Acute kidney injury in neonates: from urine output to new biomarkers. *Biomed Res Int.* 2014;2014:601568.

70. Kellum JA, Sileanu FA, Murugan R, et al. Classifying AKI by urine output versus serum creatinine level. *J Am Soc Nephrol.* 2015;26(9):2231-2238.

71. Bouchard J, Acharya A, Cerda J, et al. A prospective international multicenter study of AKI in the intensive care unit. *Clin J Am Soc Nephrol.* 2015;10(8):1324-1331.

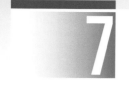

Puntuaciones de riesgo de lesión renal aguda y no aguda en la unidad de cuidados intensivos

Luke E. Hodgson y Lui G. Forni

INTRODUCCIÓN A LOS MODELOS DE PREDICCIÓN

La investigación sobre la predicción pronóstica estudia la capacidad de las combinaciones de variables para predecir un resultado futuro en forma de modelo de predicción.[1] Estos modelos pretenden mejorar la toma de decisiones proporcionando estimaciones objetivas de la probabilidad.[2]

RENDIMIENTO DEL MODELO

Tras la recolección de datos, el rendimiento del modelo se evalúa al inicio en el conjunto de datos de derivación original. La cuantificación del efecto del uso de un modelo en los comportamientos y resultados de pacientes y médicos se denomina *análisis de impacto*. Las directrices de TRIPOD por medio de la red ecuatorial (www.equator-network.org) proporcionan una referencia útil para juzgar la calidad de los informes de dichos estudios de modelos. El rendimiento global de un modelo puede cuantificarse mediante diversas medidas de seudo-R^2; la puntuación de Brier se emplea en forma habitual.[3] La *discriminación* se refiere a la capacidad de un modelo para distinguir a los individuos con y sin el resultado de interés.[3] Puede cuantificarse mediante el estadístico de concordancia (c), que es idéntico al área bajo la curva de características operativas del receptor (AUROC) para los modelos logísticos.[4] El estadístico c puede interpretarse como la posibilidad de que el modelo asigne a un paciente con el desenlace de interés una mayor probabilidad del desenlace comparado con un paciente elegido al azar sin el desenlace: un valor de 0.5 indica que el modelo no funciona mejor que el azar, mientras que un valor de 1 indica una discriminación perfecta.[4] La *calibración* se refiere a la concordancia entre la probabilidad de resultado estimada y la frecuencia de resultado observada.[5] Puede investigarse gráficamente trazando las frecuencias de resultados observadas frente a las probabilidades de resultados estimadas para sujetos agrupados por cuantiles de probabilidades estimadas.[6] Un gráfico de calibración en la línea de 45° denota un acuerdo perfecto. La calibración puede evaluarse formalmente modelando una línea de regresión con intercepción (α) y pendiente (β),[3] que puede estimarse en un modelo de regresión logística con el resultado observado como variable dependiente y la predicción lineal como única variable independiente. La intercepción es 0 y la pendiente de calibración es 1 para los modelos bien calibrados. Aunque se utiliza con frecuencia, la prueba de bondad de ajuste de Hosmer-Lemeshow puede carecer de poder estadístico para rechazar una calibración deficiente.[5]

MODELOS DE PREDICCIÓN DE LA UNIDAD DE CUIDADOS INTENSIVOS

Evaluación fisiológica aguda y de salud crónica: puntuación APACHE

Desde la década de 1980, se han descrito muchos sistemas de puntuación complejos para predecir la mortalidad en la unidad de cuidados intensivos (UCI). El más conocido es la puntuación APACHE (Acute Physiology and Chronic Health Evaluation).[7] El modelo fue revisado y simplificado (de 34 a 12 variables fisiológicas, edad y estado de salud crónico) para crear APACHE II, la puntuación de gravedad sobre enfermedad más usada.[8] Para cada variable se emplea el peor valor registrado durante las primeras 24 h de ingreso en la UCI, y se añade el diagnóstico principal que ha provocado el ingreso en la UCI como peso de la categoría, de modo que la mortalidad prevista se calcula en función de la puntuación APACHE II y el diagnóstico principal. La puntuación APACHE III se desarrolló en 1991[9] y, más recientemente, la APACHE IV se desarrolló con las mismas variables fisiológicas y ponderaciones pero con diferentes variables predictivas.[10] Lamentablemente, estas puntuaciones consumen mucho tiempo; por ejemplo, se dice que APACHE IV, con una puntuación máxima de 286, tarda 37 minutos en calcularse. Una puntuación de 56 corresponde a 10% de estimación del riesgo de mortalidad, y una puntuación de 132 predice 90% de mortalidad. En la **tabla 7-1** se presentan los modelos de predicción de la UCI más utilizados.

Puntaje simplificado de la fisiología aguda: puntuación SAPS

El puntaje simplificado de la fisiología aguda (SAPS, *Simplified Acute Physiology Score*), desarrollado y validado en Francia en 1984, utilizaba 13 variables fisiológicas ponderadas medidas en las primeras 24 h del ingreso en la UCI.[11] Se actualizó para desarrollar el SAPS II, que incluye 12 variables fisiológicas, la edad, el tipo de ingreso y 3 variables relacionadas con la enfermedad subyacente.[12] El SAPS III se creó en el año 2005 e incluye 20 variables divididas en tres subpuntuaciones relacionadas con las características del paciente: antes del ingreso, motivo del ingreso y grado de alteración fisiológica en menos de 1 hora antes o después del ingreso en la UCI.[13] La puntuación oscila entre 0 y 217, donde una puntuación de 40 corresponde a una estimación del riesgo de mortalidad inferior a 10% , mientras que una puntuación de 120 predice una mortalidad superior a 90%. El SAPS III incluye ecuaciones personalizadas para la predicción de la mortalidad hospitalaria en diferentes regiones geográficas y también se ha utilizado para examinar la variabilidad en el uso de recursos entre las unidades de cuidados intensivos.[14]

Modelo de probabilidad de mortalidad

El primer modelo de probabilidad de mortalidad (MPM) consistía en un modelo de admisión que usaba 7 variables de admisión y un modelo de 24 h que usaba 7 variables.[15] El MPM II apareció en 1993 y empleó una regresión logística a partir de una base de datos de 12 610 pacientes de la UCI de 12 países.[16] A diferencia de APACHE o SAPS, en MPM II cada variable se designa como presente o ausente (excepto la edad). Se ha derivado una iteración más, el MPM0-III, que incluye 16 variables, incluidos 3 parámetros fisiológicos, obtenidos en la hora siguiente al ingreso en la unidad de cuidados intensivos..[17]

Puntuación del Intensive Care National Audit and Research Centre (IC-NARC)

La puntuación del Intensive Care National Audit and Research Centre (ICNARC) en el Reino Unido, se obtuvo utilizando una base de datos de todo el país y se calibró para los pacientes adultos en estado crítico ingresados en las UCI del Reino Unido.[18] Esta puntuación, que va de 0 a 100, utiliza elementos de los sistemas APACHE, SAPS y MPM y obtuvo mejores resultados (estadística c 0.87 en las muestras de desarrollo y validación) que SAPS II, APACHE II, APACHE III y MPM II.[18] Una puntuación de 10 correspondía a una estimación del riesgo de

TABLA 7-1	Modelos generales de predicción de la mortalidad en la UCI

	APACHE (1981)	APACHE II (1985)	APACHE III (1991)	APACHE IV (2006)	SAPS (1984)	SAPS II (1993)	SAPS III (2005)	MPM (1985)	MPM II (1993)	MPM III (2007)	ICNARC (2007)	Actualización de ICNARC (2015)
Países	1	1	1	1	1	12	35	1	12	1	1	1
UCI	2	13	40	104	8	137	303	1	140	135	163	232
Pacientes	705	5815	17440	110558	679	12997	16784	2783	19124	124855	216626	245246
Edad	No	Sí	Sí	Sí	Sí	Sí	Sí	Sí	Sí	Sí	Sí	Sí
Origen	No	No	Sí	Sí	No	No	Sí	No	No	No	No	No
Estado quirúrgico	Sí	Sí	Sí	Sí	No	Sí	Sí	Sí	Sí	Sí	Sí	Sí
Salud crónica	Sí	Sí	Sí	Sí	No	Sí	Sí	Sí	Sí	Sí	Sí	Sí
Fisiología	Sí	Sí	Sí	Sí	Sí	Sí	Sí	Sí	Sí	Sí	Sí	Sí
Diagnóstico agudo	No	Sí	Sí	Sí	No	No	Sí	No	Sí	Sí	Sí	Sí
Variables	34	17	26	142	14	17	20	11	15	16	19	18
Puntuación	Sí	Sí	Sí	Sí	Sí	Sí	Sí	No	No	No	Sí	Sí
Predicción de la mortalidad	No	Sí	Sí	Sí	No	Sí	Sí	Sí	Sí	Sí	Sí	Sí

APACHE, Acute Physiology and Chronic Health Evaluation; ICNARC, Intensive Care National Audit and Research Centre; MPM, modelo de probabilidad de mortalidad; SAPS, puntuación simplificada de fisiología aguda; UCI, unidad de cuidados intensivos.

mortalidad inferior a 10%, y una puntuación de 50 conllevaba un riesgo de mortalidad superior a 90%. La puntuación del ICNARC se ha actualizado posteriormente y ha demostrado una mejor discriminación y rendimiento general en comparación con el modelo original (índice c 0.89 *vs.* 0.87).[19]

Validación externa

Los datos derivados de las UCI (n = 10393) en Escocia compararon APACHE II, APACHE III, SAPS II, MPM0 y MPM24.[20] Todos los modelos demostraron una buena discriminación, aunque la mortalidad observada fue significativamente diferente de la estimada (mala calibración). La SAPS II tuvo el mejor rendimiento general, pero la APACHE II demostró una mejor calibración. A partir de una cohorte de EUA, se reestimaron los coeficientes de las puntuaciones APACHE IV, MPM0-III y SAPS II y se aplicaron para evaluar las tasas de mortalidad ajustadas al riesgo.[21] La discriminación y la calibración fueron adecuadas (AUROC 0.892 para APACHE IV, 0.873 para SAPS II y 0.809 para MPM0-III). Harrison y cols., en una gran validación externa en el Reino Unido (n = 141106), encontraron una discriminación moderada (estadístico c para APACHE II 0.80, APACHE III 0.83, SAPS II 0.82 y MPM II 0.82); sin embargo, todos demostraron una calibración imperfecta que requirió una recalibración.[22]

Limitaciones de los modelos de mortalidad de las unidades de cuidados intensivos

Es probable que los modelos generales funcionen mejor en grupos de pacientes cercanos a la población de derivación. La precisión de todos los modelos depende de la calidad de los datos de entrada, como las definiciones, el momento de la recolección de datos y las reglas para los datos que faltan. La mayoría de los modelos se crea a partir de las UCI, interesadas específicamente en medir y mejorar el rendimiento, y, en consecuencia, pueden no ser generalizables, y el resultado estimado suele ser el estado vital al alta en lugar de resultados a largo plazo, como la calidad de vida relacionada con la salud y el uso de recursos. La metodología estadística utilizada para evaluar la calibración, normalmente el estadístico de Hosmer-Lemeshow, está influida por el número de covariables evaluadas, la forma en que se ordenan las observaciones con igual probabilidad y el tamaño de la muestra.[23] Por lo tanto, al evaluar la calibración en los estudios de validación se recomienda elaborar gráficos de calibración.[24] Aunque la discriminación suele ser adecuada, la calibración se deteriora en la mayoría de las validaciones externas, lo que requiere una recalibración adicional. El uso de sistemas automáticos de gestión de datos puede modificar la precisión del modelo al cambiar la frecuencia de muestreo de las variables fisiológicas. Por último, existen pocas pruebas clínicas del beneficio de utilizar estos sistemas de puntuación, lo cual es importante ya que existen posibles inconvenientes, como las conclusiones respecto de "pobre pronóstico" cuando se emplean estos modelos.

PUNTUACIONES DE DISFUNCIÓN DE ÓRGANOS

Las puntuaciones de falla orgánica están diseñadas para describir el grado de disfunción de los órganos más que para predecir la supervivencia y tienen en cuenta el tiempo y la gravedad. Tres de las más utilizadas son la puntuación de disfunción orgánica múltiple (MODS, Multiple Organ Dysfunction Score),[25] la evaluación del falla orgánica secuencial (SOFA, Sequential Organ Failure Assessment)[26] y el sistema logístico de disfunción orgánica (LODS, Logistic Organ Dysfunction System) (**tabla 7-2**).[27] Cada uno de ellos utiliza 6 sistemas orgánicos: pulmonar, cardiovascular, renal, neurológico, hematológico/coagulación y hepático.

Sistema logístico de disfunción orgánica

El LODS se elaboró a partir de una base de datos de 137 UCI de 12 países, con 12 variables seleccionadas mediante regresión logística con el peor valor en las primeras 24 h de ingreso. En la población derivada, una puntuación máxima[22] conllevaba una mortalidad de 99.7%.[27] En la

Puntuaciones de disfunción de órganos

Sistema	MODS (1995)	LODS (1996)	SOFA (1996)
Respiratorio	Cociente PaO$_2$/FiO$_2$	Cociente PaO$_2$/FiO$_2$, MV	Cociente PaO$_2$/FiO$_2$, VM
Cardiovascular	FC ajustada a la presión	FC, PAS	PAM, uso de vasopresores
Renal	Creatinina	Urea, creatinina, diuresis	Creatinina, diuresis
Neurológico	ECG	ECG	ECG
Hepático	Bilirrubina	Bilirrubina, TP	Bilirrubina
Hematológico	Recuento de plaquetas	Recuento de leucocitos y plaquetas	Recuento de plaquetas

ECG, escala de coma de Glasgow; FC, frecuencia cardiaca; FiO$_2$, fracción de oxígeno inspirado; LODS, sistema logístico de disfunción orgánica; MODS, puntuación de disfunción orgánica múltiple; PAM, presión arterial media; PaO$_2$, presión parcial de oxígeno arterial; PAS, presión arterial sistólica; SOFA, evaluación de la falla orgánica secuencial; TP, tiempo de protrombina; VM, ventilación mecánica.

validación, el aumento del LODS se asoció con mayor mortalidad,[28] y en un estudio francés, el LODS demostró un área bajo la curva (ABC) de 0.72 para predecir la mortalidad.[29]

Evaluación de la falla orgánica secuencial

La SOFA es la puntuación predominante que usada en la actualidad y que se desarrolló durante una conferencia de consenso en 1994.[26,30] Se registra el peor valor de cada día. A diferencia de LODS y MODS, el sistema cardiovascular incluye una variable relacionada con el tratamiento: la dosis de vasopresor. Validada al inicio en una población mixta de UCI,[26,31] la SOFA se validó de manera posterior en múltiples grupos de pacientes, que incluyeron cirugía cardiaca, quemaduras y sepsis.[32-35] En un estudio, una puntuación superior a 15 se correlacionó con una tasa de mortalidad de 90%.[36] En otro estudio, un aumento de la puntuación durante las primeras 48 h predijo una tasa de mortalidad superior a 50%, mientras que una disminución se relacionó con una tasa de mortalidad de 27%.[37] En un estudio multicéntrico de personas mayores de 60 años de edad, una puntuación máxima superior a 13 en cualquiera de los primeros 5 días, una SOFA mínima superior a 10 en todo momento y una SOFA positiva o sin cambios durante los primeros 5 días tenían una mortalidad de 100%.[38] Las definiciones actualizadas de Sepsis-3 incorporan la SOFA (*véase* el capítulo 35), y la disfunción orgánica se identifica como un cambio agudo en la puntuación total de la SOFA mayor o igual a 2 puntos como consecuencia de la infección.[30]

Puntuación de disfunción orgánica múltiple

La MODS se basó en una revisión bibliográfica de las publicaciones que habían caracterizado la disfunción de órganos, con 7 sistemas orgánicos seleccionados inicialmente para su consideración (pulmonar, cardiovascular, renal, neurológico, hematológico, hepático y gastrointestinal). No se identificaron descriptores precisos de la función gastrointestinal, por lo que no se incluyó este sistema. La puntuación se desarrolló en una UCI quirúrgica (n = 336) y se validó en la misma UCI (n = 356). Para cada sistema se emplean los primeros parámetros del día con una puntuación máxima de 24. El cambio en la MODS (diferencia entre la MODS de admisión y la puntuación máxima) puede ser más predictivo del resultado que las puntuaciones individuales.

Validaciones externas de las puntuaciones de disfunción de órganos

Se ha descrito un poder discriminativo similar al de SOFA, APACHE III, LODS y MODS para predecir la mortalidad hospitalaria.[39,40] Se ha informado que la SOFA en pacientes con lesiones cerebrales tiene una capacidad discriminativa superior para la mortalidad hospitalaria y el resultado neurológico desfavorable en comparación con la MODS.[41]

MODELOS DE PREDICCIÓN DE LESIÓN RENAL AGUDA EN LA UNIDAD DE CUIDADOS INTENSIVOS

La lesión renal aguda (LRA), definida como una disminución inesperada de la función renal, es frecuente en las UCI (con una prevalencia estimada de 57%) y se asocia con mayor riesgo de mortalidad, prolongación de la estancia y desarrollo de enfermedad renal crónica (ERC).[42-44] La estratificación temprana del riesgo de LRA en la UCI es un reto, pero es esencial para desarrollar estrategias novedosas y sofisticadas para la prevención y el tratamiento de la LRA.[45] Varios investigadores han desarrollado y validado modelos de predicción del riesgo clínico de la LRA o de la mortalidad de quienes desarrollan LRA, entre grupos heterogéneos de pacientes en estado crítico.

Predicción de la mortalidad en pacientes con lesión renal aguda

Una revisión sistemática del año 2017 sobre las puntuaciones de predicción de la mortalidad en pacientes con LRA incluyó 12 estudios de derivación (7 en poblaciones de UCI, el más reciente publicado en 2011) y 9 validaciones externas.[46] Dos estudios,[47,48] aunque clasificados como validaciones en la revisión sistemática, también derivaron un modelo y se incluyen en la **tabla 7-3**. Aunque se informó de un buen rendimiento en la validación interna, la mayoría de los modelos de predicción tuvieron una mala discriminación (AUROC < 0.7 en la validación externa) y un rendimiento variable en comparación con los modelos generales de la UCI.

Estudios recientes de predicción de la lesión renal aguda y direcciones futuras

La predicción de la LRA en la UCI puede ser un reto debido a su alta incidencia, a la posibilidad de que las agresiones previas no se reflejen aún en los cambios de la creatinina sérica y a la frecuente falta de precisión de la función renal inicial. Se han descrito varios estudios pequeños anteriores a las definiciones KDIGO (Kidney Disease Improving Global Outcomes).[49-51] Varios estudios recientes, desde la publicación de las definiciones KDIGO,[52] han propuesto modelos de predicción de la aparición de LRA o LRA grave (**tabla 7-4**). Tres modelos emplearon gráficas de bosque aleatorio (RF, por sus siglas en inglés), un clasificador de conjunto que agrega los resultados de múltiples árboles de decisión mediante la votación por mayoría con aprendizaje automático (AA).[53-55] Se ha informado que estas técnicas tienen un buen rendimiento en otras áreas de la UCI[56] y para la predicción de la LRA en el hospital en general hasta un plazo de 72 h.[57] Un modelo reportó un AUROC de 0.88 aplicando las mismas variables que en el modelo de mortalidad general de la UCI SAPS II.[54]

El concepto de angina renal se describió hace una década[58] y posteriormente se operacionalizó para describir un índice de angina renal (IAR) en niños con un rendimiento prometedor para predecir la LRA (AUROC 0.74-0.81).[59] El IAR utiliza una combinación de riesgo (como la ventilación) y signos de lesión (sobrecarga de líquidos) y ha sido validado recientemente en adultos.[60] Es posible que en el futuro se incorporen marcadores funcionales a la predicción del riesgo. Por ejemplo, la prueba de esfuerzo con furosemida (PEF) predice

TABLA
7-3

Estudios de modelos de resultados de mortalidad asociados con LRA

Estudio	Centros	Tamaño de la muestra	TRR	Mortalidad[a]	Definición de LRA	Variables	AUROC
Schaefer y cols. (1991)[66] Alemania	1	126	100%	57%	TRR	VM, hipotensión	—
Paganini y cols. (1996)[67] CCF, EUA	1	506	100%	67%	TRR	VM, hombre, disfunción hematológica,[b] bilirrubina, médico, SCr;[c] aumento de la insuficiencia orgánica, urea	—
Lins y cols. (2000)[68] SHARF, Bélgica	1	197	26%	53%	SCr > 2 mg/dL o > 50% del valor inicial	Edad, VM, albúmina, TP, IC	0.87-0.90
Mehta y cols. (2002)[69] EUA	4	605	50%	52%	SCr > 2 mg/dL, urea > 40 mg/dL, o aumento de la SCr > 1 si hay una enfermedad renal preexistente	Edad, hombre, insuficiencia respiratoria, hepática y hematológica, SCr, urea, diuresis, IC	0.83
D'Avila y cols. (2004)[48]	1	280	100%	85%	TRR	Hombre, inconsciente, hígado, insuficiencia respiratoria, vasoactivos, sepsis	0.815
Lins y cols. (2004)[70] SHARF II, Belgium	8	293	37%	51%	SCr > 3 o > 50% de aumento en la enfermedad renal leve a moderada	Edad, albúmina, TP, bilirrubina, IC, hipotensión, sepsis	0.82-0.83

(Continúa)

TABLA
7-3

Estudios de modelos de resultados de mortalidad asociados con LRA (*continuación*)

Estudio	Centros	Tamaño de la muestra	TRR	Mortalidad[a]	Definición de LRA	Variables	AUROC
Chertow y cols. (2006)[71] EUA	5	618	64%	37%	SCr > 0.5 mg/dL, valor inicial de SCr < 1.5 mg/dL, o aumento > 1 si valor inicial > 1.5 y < 5 mg/dL	Inicial: edad, oliguria, hígado, insuficiencia respiratoria, sepsis y trombocitopenia; en la TRR: edad, hígado, insuficiencia respiratoria, sepsis, aumento de urea, disminución de SCr	0.62-0.72
Lin y cols. (2008)[47] Taiwán	4	398	100%	63%-66%	TRR	VM, edad, lactato, SOFA, NPT, RCP, sepsis	0.80-0.84
Demirjian y cols. (2011)[72] EUA	27	1 122	99%	50%	NTA isquémica o nefrotóxica, oliguria, SCr > 2 mg/dL en los hombres o > 1.5 mg/dL en las mujeres	VM, edad, hipoxemia crónica, ECV, neoplasia, tratamiento inmunosupresor, LRA isquémica, posoperatorio, FC, PAM, volumen urinario, FiO₂, pH, pO₂, SCr, HCO₃, PO₄, albúmina, bilirrubina, INR, recuento de plaquetas	0.85 (0.83-0.88)

[a]Mortalidad hospitalaria.
[b]Recuento de plaquetas < 50 000, recuento de leucocitos < 2 500 o diátesis hemorrágica.
[c]El primer día de tratamiento de diálisis.
AUROC, área bajo la curva de características operativas del receptor; CCF, Cleveland Clinic Foundation; ECV, enfermedad cardiovascular; FC, frecuencia cardiaca; FiO$_2$, fracción de oxígeno inspirado; HCO$_3$, bicarbonato sérico; IC, insuficiencia cardiaca; LRA, lesión renal aguda; NPT, nutrición parenteral total; NTA, necrosis tubular aguda; NUS, nitrógeno ureico en sangre; PAM, presión arterial media; PO$_4$, fosfato sérico; RCP, reanimación cardiopulmonar; SCr, creatinina sérica; SHARF, Stuivenberg Hospital Acute Renal Failure; SOFA, evaluación de la falla orgánica secuencial; TP, tiempo de protrombina; TRR, terapia de remplazo renal; VM, ventilación mecánica.

TABLA
7-4

Estudios recientes de predicción de LRA en la UCI

Estudio	Resultado, diseño, tamaño de la muestra	Variable	AUROC
Malhotra y cols. (2017)[45] **Centro dual de EUA**	Resultado: mortalidad por LRA KDIGO Regresión logística por pasos hacia delante Derivación: $n = 573$; validación: $n = 144$	VM, ERC, enfermedad hepática, IC, HTA, ECV, pH ≤ 7.30, nefrotoxinas, sepsis, anemia	Derivación: 0.79 (0.70-0.89); validación externa: 0.81 (0.78-0.83)
Flechet y cols. (2017)[53] **Multicéntrico**	Resultado: LRA KDIGO y estadios 2-3 Ingreso en la UCI y 24 h BA AA: la selección de la variable final se determina de forma incremental para cada modelo basado en el tiempo a través de la eliminación hacia atrás con *bootstrap* Derivación: $n = 2123$; validación: $n = 2367$ La LRA se produjo en 29% y los estadios 2-3 en 15%	LRA: edad, SCr basal, diabetes, tipo de ingreso Etapas 2-3: además de la altura y el peso	LRA: 0.75 (0.75-0.75) 24 h: 0.82 (0.82-0.82); LRA 2-3: 0.77 (0.77-0.77) 24 h: 0.84 (IC 95%, 0.83-0.84)
Haines y cols. (2018)[73] **Pacientes de la UCI de trauma, centro único del Reino Unido**	LRA KDIGO Regresión logística Derivación: $n = 830$; validación: $n = 564$ La LRA se produjo en 163 (19.6%) de 830, con 42 (5.1%) que recibieron TRR	Edad, SCr día 1, PO_4, unidades de sangre transfundidas, puntuación de Charlson	LRA 0.77 (0.72-0.81), validación: 0.70 (0.64-0.77) Etapas 2-3: desarrollo: 0.81 (0.75- 0.88), validación: 0.83 (0.74-0.92) TRR: desarrollo: 0.92 (0.88-0.96); validación: 0.91 (0.86-0.97)

(Continúa)

TABLA 7-4 Estudios recientes de predicción de LRA en la UCI (*continuación*)

Estudio	Resultado, diseño, tamaño de la muestra	Variable	AUROC
McKown y cols. (2017)[74] Centro único de EUA	Resultado: ERAG30 Regresión logística $n = 10\,983$ Resultado: $n = 1\,489$ (13.6%)	VM, edad, mortalidad esperada en la UHSC, SCr basal, fluidos, raza, hombre, servicio de admisión, unidad, fuente, vasopresores, TRR previa, LRA al ingreso en la UCI, ERC, algoritmos de codificación de Elixhauser para la insuficiencia renal	0.90 después del *bootstrap*
Chiofolo y cols. (2019)[54]	BA AA para una puntuación de riesgo de LRA continua Derivación: $n = 4\,572$; validación: $n = 1\,958$ LRA en 30%	Edad, urea, pH, PAD, PAM, temperatura, HCT, Na$^+$, K$^+$, TFGe, diuresis 12, 24 h, SI, PP, TV, relación P/F, balance de fluidos, N total. Dosis de líquido salino	ABC 0.88 Para los estadios 2-3 de LRA: 91% de sensibilidad, 71% de especificidad y 53% de detección de casos de LRA al menos 6 h antes del inicio de la LRA
Lin y cols. (2019)[55]	BA AA utilizando la base de datos MIMIC III 19044 con LRA-mortalidad 13.6%	Utiliza las mismas variables que el SAPS II	0.866 (IC 95% 0.862-0.870)

AA, aprendizaje automático; ABC, área bajo la curva; AUROC, área bajo la curva la curva; BA, bosque aleatorio; ECV, enfermedad cardiovascular; ERAG30, eventos renales adversos graves a los 30 días: combinación de disfunción renal persistente; TRR y mortalidad hospitalaria; ERC, enfermedad renal crónica; FC, frecuencia cardiaca; HCT, hematocrito; HTA, hipertensión; IC, insuficiencia cardiaca; IC 95%, intervalo de confianza 95%; K$^+$, potasio sérico; KDIGO, Kidney Disease Improving Global Outcomes; LRA, lesión renal aguda; Na$^+$, sodio sérico; PAD, presión arterial diastólica; PAM, presión arterial media; P/F, PaO$_2$/FiO$_2$; PO$_4$, fosfato sérico; PP, presión de pulso; SAPS, puntuación simplificada de fisiología aguda; SCr, creatinina sérica; SI, índice de choque (*shock index*); TFGe, tasa de filtración glomerular estimada; TRR, terapia de remplazo renal; UCI, unidad de cuidados intensivos; UHSC, University Health System Consortium; VM, ventilación mecánica.

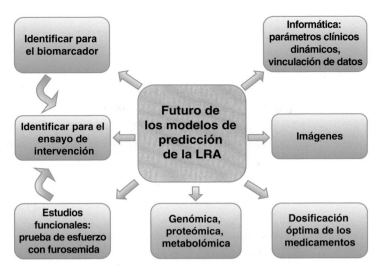

FIGURA 7-1. Esquema que describe el posible desarrollo de modelos de predicción de la LRA.

la progresión a estadios más graves de LRA (**figura 7-1**).[61] El número de biomarcadores de LRA sigue creciendo y se ha descrito junto con los modelos de predicción para reconocer a las personas con mayor riesgo[62] y permitir intervenciones adaptadas[63] (*véase* el capítulo 16).

Un reto importante que limita la predicción y el pronóstico de la LRA es su origen multifactorial, que se complica aún más por el hecho de que los cambios de expresión molecular inducidos por la LRA son difíciles de distinguir de los de las enfermedades asociadas o causantes de LRA, como la sepsis.[64] Un amplio estudio de asociación del genoma completo realizado por Zhao y cols. identificó dos *loci* genéticos asociados con un mayor riesgo de LRA que podrían revelar nuevas vías para el diagnóstico precoz y el posterior desarrollo terapéutico.[65] La adición de perfiles genómicos a las evaluaciones de los modelos de predicción promete mejorar aún más los modelos de riesgo.

Referencias

1. Moons KG, Royston P, Vergouwe Y, Grobbee DE, Altman DG. Prognosis and prognostic research: what, why, and how? *BMJ*. 2009;338:b375.
2. Concato J, Feinstein AR, Holford TR. The risk of determining risk with multivariable models. *Ann Intern Med*. 1993;118(3):201-210.
3. Steyerberg EW, Vickers AJ, Cook NR, et al. Assessing the performance of prediction models: a framework for traditional and novel measures. *Epidemiology*. 2010;21(1):128-138.
4. Harrell FJ. *Regression Modeling Strategies*. Springer; 2001.
5. Moons KG, Kengne AP, Grobbee DE, et al. Risk prediction models: II. External validation, model updating, and impact assessment. *Heart*. 2012;98(9):691-698.
6. Royston P, Moons KG, Altman DG, Vergouwe Y. Prognosis and prognostic research: developing a prognostic model. *BMJ*. 2009;338:b604.
7. Knaus WA, Zimmerman JE, Wagner DP, Draper EA, Lawrence DE. APACHE-acute physiology and chronic health evaluation: a physiologically based classification system. *Crit Care Med*. 1981;9(8):591-597.
8. Knaus WA, Draper EA, Wagner DP, Zimmerman JE. APACHE II: a severity of disease classification system. *Crit Care Med*. 1985;13(10):818-829.
9. Knaus WA, Wagner DP, Draper EA, et al. The APACHE III prognostic system. Risk prediction of hospital mortality for critically ill hospitalized adults. *Chest*. 1991;100(6):1619-1636.

10. Zimmerman JE, Kramer AA, McNair DS, Malila FM. Acute Physiology and Chronic Health Evaluation (APACHE) IV: hospital mortality assessment for today's critically ill patients. *Crit Care Med.* 2006;34(5):1297-1310.

11. Le Gall JR, Loirat P, Alperovitch A, et al. A simplified acute physiology score for ICU patients. *Crit Care Med.* 1984;12(11):975-977.

12. Le Gall JR, Lemeshow S, Saulnier F. A new Simplified Acute Physiology Score (SAPS II) based on a European/North American multicenter study. *JAMA.* 1993;270(24):2957-2963.

13. Moreno RP, Metnitz PG, Almeida E, et al. SAPS 3—From evaluation of the patient to evaluation of the intensive care unit. Part 2: Development of a prognostic model for hospital mortality at ICU admission. *Intensive Care Med.* 2005;31(10):1345-1355.

14. Rothen HU, Stricker K, Einfalt J, et al. Variability in outcome and resource use in intensive care units. *Intensive Care Med.* 2007;33(8):1329-1336.

15. Lemeshow S, Teres D, Pastides H, Avrunin JS, Steingrub JS. A method for predicting survival and mortality of ICU patients using objectively derived weights. *Crit Care Med.* 1985;13(7):519-525.

16. Lemeshow S, Teres D, Klar J, Avrunin JS, Gehlbach SH, Rapoport J. Mortality Probability Models (MPM II) based on an international cohort of intensive care unit patients. *JAMA.* 1993;270(20):2478-2486.

17. Higgins TL, Teres D, Copes WS, Nathanson BH, Stark M, Kramer AA. Assessing contemporary intensive care unit outcome: an updated Mortality Probability Admission Model (MPM0-III). *Crit Care Med.* 2007;35(3):827-835.

18. Harrison DA, Parry GJ, Carpenter JR, Short A, Rowan K. A new risk prediction model for critical care: the Intensive Care National Audit & Research Centre (ICNARC) model. *Crit Care Med.* 2007;35(4):1091-1098.

19. Harrison DA, Ferrando-Vivas P, Shahin J, Rowan KM. *Ensuring Comparisons of Health-Care Providers Are Fair: Development and Validation of Risk Prediction Models for Critically Ill Patients.* NIHR Journals Library. Queen's Printer and Controller of HMSO; 2015.

20. Livingston BM, MacKirdy FN, Howie JC, Jones R, Norrie JD. Assessment of the performance of five intensive care scoring models within a large Scottish database. *Crit Care Med.* 2000;28(6):1820-1827.

21. Kuzniewicz MW, Vasilevskis EE, Lane R, et al. Variation in ICU risk-adjusted mortality: impact of methods of assessment and potential confounders. *Chest.* 2008;133(6):1319-1327.

22. Harrison DA, Brady AR, Parry GJ, Carpenter JR, Rowan K. Recalibration of risk prediction models in a large multicenter cohort of admissions to adult, general critical care units in the United Kingdom. *Crit Care Med.* 2006;34(5):1378-1388.

23. Kramer AA, Zimmerman JE. Assessing the calibration of mortality benchmarks in critical care: the Hosmer-Lemeshow test revisited. *Crit Care Med.* 2007;35(9):2052-2056.

24. Moons KG, Altman DG, Reitsma JB, et al. Transparent reporting of a multivariable prediction model for Individual Prognosis or Diagnosis (TRIPOD): explanation and elaboration. *Ann Intern Med.* 2015;162(1):W1-W73.

25. Marshall JC, Cook DJ, Christou NV, Bernard GR, Sprung CL, Sibbald WJ. Multiple organ dysfunction score: a reliable descriptor of a complex clinical outcome. *Crit Care Med.* 1995;23(10):1638-1652.

26. Vincent JL, Moreno R, Takala J, et al. The SOFA (Sepsis-related Organ Failure Assessment) score to describe organ dysfunction/failure. On behalf of the Working Group on Sepsis-Related Problems of the European Society of Intensive Care Medicine. *Intensive Care Med.* 1996;22(7):707-710.

27. Le Gall JR, Klar J, Lemeshow S, et al; The Logistic Organ Dysfunction system. A new way to assess organ dysfunction in the intensive care unit. ICU Scoring Group. *JAMA.* 1996;276(10):802-810.

28. Metnitz PG, Lang T, Valentin A, Steltzer H, Krenn CG, Le Gall JR. Evaluation of the logistic organ dysfunction system for the assessment of organ dysfunction and mortality in critically ill patients. *Intensive Care Med.* 2001;27(6):992-998.

29. Timsit JF, Fosse JP, Troche G, et al. Calibration and discrimination by daily Logistic Organ Dysfunction scoring comparatively with daily Sequential Organ Failure Assessment scoring for predicting hospital mortality in critically ill patients. *Crit Care Med.* 2002;30(9):2003-2013.

30. Singer M, Deutschman CS, Seymour CW, et al. The Third International Consensus Definitions for Sepsis and Septic Shock (Sepsis-3). *JAMA.* 2016;315(8):801-810.

31. Moreno R, Vincent JL, Matos R, et al. The use of maximum SOFA score to quantify organ dysfunction/failure in intensive care. Results of a prospective, multicentre study. Working Group on Sepsis related Problems of the ESICM. *Intensive Care Med.* 1999;25(7):686-696.

32. Ceriani R, Mazzoni M, Bortone F, et al. Application of the sequential organ failure assessment score to cardiac surgical patients. *Chest.* 2003;123(4):1229-1239.

33. Lorente JA, Vallejo A, Galeiras R, et al. Organ dysfunction as estimated by the sequential organ failure assessment score is related to outcome in critically ill burn patients. *Shock.* 2009;31(2):125-131.

34. Vosylius S, Sipylaite J, Ivaskevicius J. Sequential organ failure assessment score as the determinant of outcome for patients with severe sepsis. *Croat Med J.* 2004;45(6):715-720.
35. Jentzer JC, Bennett C, Wiley BM, et al. Predictive value of the sequential organ failure assessment score for mortality in a contemporary cardiac intensive care unit population. *J Am Heart Assoc.* 2018;7(6):e008169.
36. Vincent JL, de Mendonca A, Cantraine F, et al. Use of the SOFA score to assess the incidence of organ dysfunction/failure in intensive care units: results of a multicenter, prospective study. Working group on "sepsis-related problems" of the European Society of Intensive Care Medicine. *Crit Care Med.* 1998;26(11):1793-1800.
37. Ferreira FL, Bota DP, Bross A, Mélot C, Vincent J-L. Serial evaluation of the SOFA score to predict outcome in critically ill patients. *JAMA.* 2001;286(14):1754-1758.
38. Cabre L, Mancebo J, Solsona JF, et al. Multicenter study of the multiple organ dysfunction syndrome in intensive care units: the usefulness of Sequential Organ Failure Assessment scores in decision making. *Intensive Care Med.* 2005;31(7):927-933.
39. Pettila V, Pettila M, Sarna S, Voutilainen P, Takkunen O. Comparison of multiple organ dysfunction scores in the prediction of hospital mortality in the critically ill. *Crit Care Med.* 2002;30(8):1705-1711.
40. Peres Bota D, Melot C, Lopes Ferreira F, Nguyen Ba V, Vincent JL. The Multiple Organ Dysfunction Score (MODS) versus the Sequential Organ Failure Assessment (SOFA) score in outcome prediction. *Intensive Care Med.* 2002;28(11):1619-1624.
41. Zygun D, Berthiaume L, Laupland K, Kortbeek J, Doig C. SOFA is superior to MOD score for the determination of non-neurologic organ dysfunction in patients with severe traumatic brain injury: a cohort study. *Crit Care.* 2006;10(4):R115.
42. Uchino S, Bellomo R, Bagshaw SM, Goldsmith D. Transient azotaemia is associated with a high risk of death in hospitalized patients. *Nephrol Dial Transplant.* 2010;25(6):1833-1839.
43. Coca SG, Peixoto AJ, Garg AX, Krumholz HM, Parikh CR. The prognostic importance of a small acute decrement in kidney function in hospitalized patients: a systematic review and meta-analysis. *Am J Kidney Dis.* 2007;50(5):712-720.
44. Hoste EA, Bagshaw SM, Bellomo R, et al. Epidemiology of acute kidney injury in critically ill patients: the multinational AKI-EPI study. *Intensive Care Med.* 2015;41(8):1411-1423.
45. Malhotra R, Kashani KB, Macedo E, et al. A risk prediction score for acute kidney injury in the intensive care unit. *Nephrol Dial Transplant.* 2017;32(5):814-822.
46. Ohnuma T, Uchino S. Prediction models and their external validation studies for mortality of patients with acute kidney injury: a systematic review. *PLoS One.* 2017;12(1):e0169341.
47. Lin YF, Ko WJ, Wu VC, et al. A modified sequential organ failure assessment score to predict hospital mortality of postoperative acute renal failure patients requiring renal replacement therapy. *Blood Purif.* 2008;26(6):547-554.
48. D'Avila DO, Cendoroglo NM, dos Santos OF, Schor N, Poli de Figueiredo CE. Acute renal failure needing dialysis in the intensive care unit and prognostic scores. *Ren Fail.* 2004;26(1):59-68.
49. Coritsidis GN, Guru K, Ward L, Bashir R, Feinfeld DA, Carvounis CP. Prediction of acute renal failure by "bedside formula" in medical and surgical intensive care patients. *Ren Fail.* 2000;22(2):235-244.
50. Hoste EA, Lameire NH, Vanholder RC, Benoit DD, Decruyenaere JM, Colardyn FA. Acute renal failure in patients with sepsis in a surgical ICU: predictive factors, incidence, comorbidity, and outcome. *J Am Soc Nephrol.* 2003;14(4):1022-1030.
51. Chawla LS, Abell L, Mazhari R, et al. Identifying critically ill patients at high risk for developing acute renal failure: a pilot study. *Kidney Int.* 2005;68(5):2274-2280.
52. Kidney International. KDIGO Clinical Practice Guideline for Acute Kidney Injury. *Kidney Int Suppl.* 2012;2(1):1-136.
53. Flechet M, Guiza F, Schetz M, et al. AKI predictor, an online prognostic calculator for acute kidney injury in adult critically ill patients: development, validation and comparison to serum neutrophil gelatinase-associated lipocalin. *Intensive Care Med.* 2017;43(6):764-773.
54. Chiofolo C, Chbat N, Ghosh E, Eshelman L, Kashani K. Automated continuous acute kidney injury prediction and surveillance: a random forest model. *Mayo Clin Proc.* 2019;94(5):783-792.
55. Lin K, Hu Y, Kong G. Predicting in-hospital mortality of patients with acute kidney injury in the ICU using random forest model. *Int J Med Inform.* 2019;125:55-61.
56. Van Poucke S, Zhang Z, Schmitz M, et al. Scalable predictive analysis in critically ill patients using a visual open data analysis platform. *PLoS One.* 2016;11(1):e0145791.
57. Koyner JL, Carey KA, Edelson DP, Churpek MM. The development of a machine learning inpatient acute kidney injury prediction model. *Crit Care Med.* 2018;46(7):1070-1077.
58. Goldstein SL, Chawla LS. Renal angina. *Clin J Am Soc Nephrol.* 2010;5(5):943-949.
59. Basu RK, Zappitelli M, Brunner L, et al. Derivation and validation of the renal angina index to improve the prediction of acute kidney injury in critically ill children. *Kidney Int.* 2014;85(3):659-667.

60. Cruz DN, Ferrer-Nadal A, Piccinni P, et al. Utilization of small changes in serum creatinine with clinical risk factors to assess the risk of AKI in critically ill adults. *Clin J Am Soc Nephrol.* 2014;9(4):663-672.

61. Rewa OG, Bagshaw SM, Wang X, et al. The furosemide stress test for prediction of worsening acute kidney injury in critically ill patients: a multicenter, prospective, observational study. *J Crit Care.* 2019;52:109-114.

62. Hodgson LE, Venn RM, Short S, et al. Improving clinical prediction rules in acute kidney injury with the use of biomarkers of cell cycle arrest: a pilot study. *Biomarkers.* 2018;24:1-21.

63. Meersch M, Schmidt C, Hoffmeier A, et al. Prevention of cardiac surgery-associated AKI by implementing the KDIGO guidelines in high risk patients identified by biomarkers: the PrevAKI randomized controlled trial. *Intensive Care Med.* 2017;43(11):1551-1561.

64. Marx D, Metzger J, Pejchinovski M, et al. Proteomics and metabolomics for AKI diagnosis. *Semin Nephrol.* 2018;38(1):63-87.

65. Zhao B, Lu Q, Cheng Y, et al. A genome-wide association study to identify single-nucleotide polymorphisms for acute kidney injury. *Am J Respir Crit Care Med.* 2017;195(4):482-490.

66. Schaefer JH, Jochimsen F, Keller F, Wegscheider K, Distler A. Outcome prediction of acute renal failure in medical intensive care. *Intensive Care Med.* 1991;17(1):19-24.

67. Paganini EP, Halstenberg WK, Goormastic M. Risk modeling in acute renal failure requiring dialysis: the introduction of a new model. *Clin Nephrol.* 1996;46(3):206-211.

68. Lins RL, Elseviers M, Daelemans R, et al. Prognostic value of a new scoring system for hospital mortality in acute renal failure. *Clin Nephrol.* 2000;53(1):10-17.

69. Mehta RL, Pascual MT, Gruta CG, Zhuang S, Chertow GM. Refining predictive models in critically ill patients with acute renal failure. *J Am Soc Nephrol.* 2002;13(5):1350-1357.

70. Lins RL, Elseviers MM, Daelemans R, et al. Re-evaluation and modification of the Stuivenberg Hospital Acute Renal Failure (SHARF) scoring system for the prognosis of acute renal failure: an independent multicentre, prospective study. *Nephrol Dial Transplant.* 2004;19(9):2282-2288.

71. Chertow GM, Soroko SH, Paganini EP, et al. Mortality after acute renal failure: models for prognostic stratification and risk adjustment. *Kidney Int.* 2006;70(6):1120-1126.

72. Demirjian S, Chertow GM, Zhang JH, et al. Model to predict mortality in critically ill adults with acute kidney injury. *Clin J Am Soc Nephrol.* 2011;6(9):2114-2120.

73. Haines RW, Lin S-P, Hewson R, et al. Acute kidney injury in trauma patients admitted to critical care: development and validation of a diagnostic prediction model. *Sci Rep.* 2018;8(1):3665.

74. McKown AC, Wang L, Wanderer JP, et al. Predicting major adverse kidney events among critically ill adults using the electronic health record. *J Med Syst.* 2017;41(10):156.

8 Prevención de la lesión renal aguda

Nicholas Michael Selby

INTRODUCCIÓN

La prevención es la acción de impedir que algo ocurra, lo que en términos médicos es evitar la enfermedad antes de su aparición. Esto implica varias cosas: que se pueda identificar a los pacientes de riesgo, que haya una ventana de oportunidad para actuar antes de la aparición de la enfermedad y que existan intervenciones preventivas eficaces. Cuando se trata de la lesión renal aguda (LRA) en la unidad de cuidados intensivos (UCI), estos elementos no siempre son evidentes. Asimismo, es importante reconocer que la LRA no es una condición única, sino un síndrome heterogéneo con múltiples causas diferentes que pueden requerir una serie de acciones preventivas.[1,2] También puede resultar difícil determinar con las pruebas diagnósticas disponibles actualmente si la situación es de riesgo y prevención, o si en realidad ya se ha producido la lesión renal. A pesar de ello, el valor potencial de la prevención de la LRA es significativo si se tienen en cuenta la elevada morbilidad, la mortalidad y la utilización de recursos sanitarios asociados con la LRA.[3] La epidemiología de la LRA en la UCI y la identificación de los pacientes de riesgo se trataron en los capítulos 6 y 7, por lo que este capítulo ofrecerá una visión general de las intervenciones para prevenir la LRA en la UCI, con los factores de riesgo comunes para la LRA en pacientes críticos resumidos en la **tabla 8-1**.[4]

ESTRATEGIAS PREVENTIVAS PARA PERSONAS CON ALTO RIESGO DE LESIÓN RENAL AGUDA EN LA UNIDAD DE CUIDADOS INTENSIVOS

Las guías internacionales que abarcan la prevención de la LRA incluyen las de la European Society of Intensive Care Medicine (ESICM) del año 2010,[5] su actualización en 2017,[6] las guías de consenso de 2010 en nombre de la American Thoracic Society, la European Respiratory Society, la ESICM, la Society of Critical Care Medicine,[7] y las guías de práctica clínica de 2012 de Kidney Disease Improving Global Outcomes (KDIGO).[8,9]

Expansión de volumen y elección del líquido intravenoso

La expansión de volumen para restablecer el volumen circulante o corregir la hipovolemia es un paso evidente para prevenir la LRA, pero la mayoría lo consideraría un elemento básico de la atención al paciente crítico. Además, se ha demostrado que el tratamiento dirigido a objetivos que incluye la monitorización de la presión venosa central (PVC) o la reanimación con líquidos protocolizada sin el uso de la PVC no es más eficaz que la atención habitual para reducir la incidencia de la LRA, al menos en la sepsis.[10] También se ha sugerido la restricción de los volúmenes de líquidos como estrategia para mejorar los resultados, aunque las pruebas en este ámbito están incompletas.[11] En las personas con LRA, existe una fuerte asociación entre la acumulación excesiva de líquidos (definida como un aumento > 10% en el peso corporal en relación con el valor inicial) y el aumento de la mortalidad.[12] y un ensayo de viabilidad aleatorizado de grupos paralelos ha sugerido que un protocolo de sustitución de volumen restrictivo puede

TABLA 8-1 Trece factores de riesgo para el desarrollo de LRA en pacientes críticos, identificados por el metaanálisis de 31 estudios que incluyen 504 545 pacientes

Factores relacionados con el paciente
Edad avanzada
Mayor creatinina basal previa/ERC
Diabetes mellitus
Insuficiencia cardiaca
Hipertensión

Factores de riesgo situacionales
Presencia de sepsis/SRIS
Puntuaciones más altas de la gravedad de la enfermedad
Uso de vasopresores/inotrópicos
Uso de fármacos "nefrotóxicos"
Cirugía de alto riesgo
Cirugía de urgencia
Uso del BCIA en pacientes cardiotorácicos
Mayor tiempo en la bomba de *bypass* cardiopulmonar en pacientes cardiotorácicos

Los fármacos nefrotóxicos se definieron como cualquiera de los siguientes: contraste intravenoso, aminoglucósidos, anfotericina B, vancomicina, antiinflamatorios no esteroideos, inhibidores de la enzima convertidora de la angiotensina y bloqueadores de los receptores de la angiotensina. La gravedad de la enfermedad se midió mediante diferentes puntuaciones de gravedad, como la Acute Physiology and Chronic Health Evaluation (APACHE) o la puntuación de gravedad de la lesión (PGL).
BCIA, balón de contrapulsación intraaórtico; ERC, enfermedad renal crónica; LRA, lesión renal aguda; SRIS, síndrome de respuesta inflamatoria sistémica.
De Cartin-Ceba R, Kashiouris M, Plataki M, et al. Risk factors for development of acute kidney injury in critically ill patients: a systematic review and meta-analysis of observational studies. *Crit Care Res Pract.* 2012;2012:691013.

dar lugar a menores tasas de LRA.[13] Estos resultados también están respaldados por el Fluids and Catheters Treatment Trial (FACTT), en el que se necesitó menos terapia de remplazo renal (TRR) en los pacientes con lesión pulmonar aguda que recibieron un régimen conservador de gestión de líquidos, aunque la mortalidad no fue diferente entre los grupos.[14] Sin embargo, en los pacientes quirúrgicos, un régimen restrictivo de administración de líquidos puede aumentar la LRA.[15] Por lo tanto, se necesitan más aclaraciones antes de sacar conclusiones definitivas, y también es posible que la repercusión de la reposición restrictiva de volumen difiera según el entorno clínico. Mientras tanto, es aconsejable un enfoque mesurado e individualizado de la reposición de líquidos, evitando la acumulación excesiva de líquidos cuando sea posible (p. ej., procurando un aumento < 10% del peso corporal debido a la acumulación de líquidos).

La elección de los fluidos también puede ser importante en términos de prevención de la LRA; aunque también se trata en el capítulo 10, nos referiremos a ello brevemente aquí. En general, se prefieren los cristaloides a los coloides para la reanimación, debido a la falta de beneficios importantes y al aumento de los costos de los últimos. Además, una serie de grandes ensayos controlados aleatorizados (ECA) ha demostrado un mayor riesgo de LRA y la necesidad de TRR con el uso de almidones,[16-18] que se han abandonado en gran medida. También se ha debatido en forma amplia si la elección del cristaloide puede influir en el riesgo de LRA, en concreto si las soluciones equilibradas (lactato de Ringer, solución de Hartmann,

Plasma-Lyte) confieren un beneficio sobre la solución salina normal (0.9%). Varios estudios observacionales han informado asociaciones entre la solución salina normal y un mayor riesgo de LRA, y los efectos fisiológicos de las soluciones ricas en cloruro y no tamponadas (que incluyen la acidosis metabólica hiperclorémica, la reducción del flujo sanguíneo renal y la vasoconstricción renal) podrían contribuir a la LRA.[19] Ensayos aleatorizados recientes también han abordado esta cuestión, pero sin aportar una respuesta definitiva. El ensayo SPLIT fue un ensayo doble ciego, aleatorizado por grupos y cruzado que comparó la solución salina al 0.9% con una solución cristaloide equilibrada (Plasma-Lyte 148) en 2 278 pacientes de cuatro UCI de Nueva Zelanda.[20] A las UCI participantes se les asignó un fluido de estudio enmascarado, ya fuera solución salina o un cristaloide tamponado, durante bloques de tratamiento alternados de 7 semanas a lo largo de las 28 semanas del estudio. No hubo diferencias en el resultado primario de la proporción de pacientes que desarrollaron LRA, ni en las tasas de TRR o mortalidad. En cambio, el ensayo SMART (Isotonic Solutions and Major Adverse Renal Events Trial) sí mostró beneficios con los cristaloides equilibrados.[21] SMART fue un ensayo pragmático monocéntrico de solución salina frente a cristaloides equilibrados (lactato de Ringer o Plasma-Lyte A) en 15 802 pacientes adultos de la UCI, que tenía un diseño cruzado múltiple aleatorizado por grupos similar al del SPLIT, en el que las UCI alternaban entre los tipos de fluidos de un mes a otro. El resultado primario de eventos renales adversos graves a los 30 días (ERAG30) se observó en 14.3% del grupo de cristaloides equilibrados y en 15.4% del grupo de solución salina (razón de probabilidades [RP], 0.90; intervalo de confianza [IC] 95%, 0.82-0.99; $p = 0.04$). El ERAG30, un criterio de valoración compuesto, se definió como la mortalidad, el inicio de TRR o la persistencia de la disfunción renal (valor final de creatinina del paciente hospitalizado > 200% del valor inicial). Sin embargo, al centrarse en la cuestión de la prevención de la LRA, los análisis de los criterios de valoración secundarios no mostraron diferencias entre los grupos en cuanto a las tasas de LRA en el estadio 2/3, la creatinina sérica más alta, el cambio desde el valor basal de creatinina hasta la más alta o la disfunción renal persistente. La TRR (como medida de resultado única) se utilizó en 2.5% del grupo de cristaloides equilibrados comparado al 2.9% del grupo con solución salina, $p = 0.08$. Se observaron resultados similares en el ensayo SALT-ED, realizado en el mismo centro con un diseño similar al de SMART pero en pacientes no críticos.[22] Así, aunque el ensayo SMART sugiere un beneficio de los cristaloides equilibrados en general, ni el ensayo SPLIT ni SMART han demostrado que su uso prevenga la LRA en la UCI.

Prevención de la lesión renal aguda asociada con el contraste

La LRA asociada con el contraste (LRA-AC) se analiza con detalle en el capítulo 44, pero el pilar de la prevención de la LRA-AC es la prehidratación en los pacientes con mayor riesgo. Aunque se realizó fuera de la UCI, el muy bien ejecutado ensayo PRESERVE, demostró en definitiva que en los pacientes con alto riesgo de LRA-AC sometidos a angiografía, el bicarbonato no fue superior a la solución salina normal en la prevención de un criterio de valoración combinado de muerte, necesidad de diálisis o aumento persistente de 50% o más del nivel basal de creatinina sérica a los 90 días, o en la reducción de las tasas de LRA-AC.[23] Además, PRESERVE también demostró que *la* N-acetilcisteína era ineficaz. Ensayos más pequeños realizados en pacientes críticos coinciden con estos resultados.[24,25]

Por lo tanto, la administración de cristaloides isotónicos a los pacientes que reciben medios de contraste intravasculares debe considerarse cuando los pacientes son hipovolémicos o si están particularmente en alto riesgo de LRA-AC (en particular con ERC preexistente; p. ej., tasa de filtración glomerular estimada [TFGe] < 30 mL/min/1.73 m²); sin embargo, los fluidos no deben administrarse si el paciente está en riesgo de sobrecarga de líquidos. No hay ningún papel para el bicarbonato intravenoso o la N-acetilcisteína. También es importante minimizar el volumen de contraste en los pacientes de alto riesgo, en particular para la administración de contraste intraarterial.

Presión arterial y vasopresores

La medicación vasoactiva y el tratamiento del choque séptico se revisan en los capítulos 2, 13 y 36 y no se tratarán aquí. No obstante, las intervenciones en torno a la presión arterial intraoperatoria también pueden ser eficaces para la prevención de la LRA. El ensayo INPRESS asignó al azar a 298 personas consideradas con mayor riesgo de LRA posoperatoria al mantenimiento de una presión arterial sistólica (PAS) dentro del 10% del valor preoperatorio del paciente durante el periodo intraoperatorio y durante 4 h posteriores de la operación, o al tratamiento estándar (tratar la PAS si es < 80 mm Hg o $< 40\%$ del valor preoperatorio, de inicio con bolos de efedrina).[26] En el brazo de intervención se utilizó la monitorización intraarterial y una infusión de noradrenalina para alcanzar el objetivo de la PAS. La disfunción orgánica posoperatoria se redujo con la intervención, y resulta especialmente interesante la disfunción renal que se produjo en 32.7% del grupo de intervención frente a 49% del grupo de control ($p = 0.01$), lo que equivale a un número necesario a tratar de 7 para prevenir un episodio de disfunción renal.

Paquetes de cuidados y un enfoque sistemático de la atención de apoyo a la lesión renal aguda

Fuera de la UCI, la variación en la calidad de la atención a la LRA es común y está relacionada con resultados adversos.[27] En poblaciones pediátricas, se ha demostrado que un programa de mejora de la calidad (NINJA) reduce de forma sostenible las tasas de LRA al cuantificar la exposición a la medicación nefrotóxica y ponerla en conocimiento de los equipos clínicos pertinentes.[28-31] Otros estudios han evaluado intervenciones complejas aplicadas en hospitales enteros, que han incluido elementos de prevención de la LRA, así como la mejora de la atención a la LRA.[32-36] Por ejemplo, el estudio ICE-AKI probó una regla de predicción clínica electrónica (prevención) y una alerta electrónica de LRA (detección) que se combinaron con paquetes de atención en un estudio controlado antes-después en dos hospitales del Reino Unido. Los resultados mostraron una pequeña reducción de la incidencia de LRA adquirida en el hospital (OR 0.99; IC 95%: 0.98-1.00; $p = 0.049$), así como menor mortalidad en los pacientes con LRA adquirida en el hospital y en los identificados como de mayor riesgo por la regla de predicción de la LRA.[36] Se informaron mejores desenlaces, incluidas reducciones en la incidencia de LRA, con varios proyectos de mejora de la calidad,[33,35] y la introducción de un sistema informático de apoyo para la toma de decisiones sobre la LRA en las áreas de la sala y la UCI de 14 hospitales de EUA se asoció con reducción de la mortalidad, de las tasas de TRR y de la duración de la estancia hospitalaria.[37] Sin embargo, estos estudios tenían diseños del tipo antes-después que no pueden excluir por completo los efectos de las tendencias temporales en los resultados (es decir, los cambios que habrían ocurrido de todos modos). El estudio Tackling AKI fue un ensayo pragmático, multicéntrico y aleatorizado por grupos que empleó un diseño escalonado que permitió separar los efectos temporales de los debidos a la intervención. El ensayo probó una intervención compleja que consistía en alertas electrónicas, un paquete de cuidados y un programa de educación introducido en cinco hospitales del Reino Unido e incluyó 24 059 episodios de LRA. La intervención no alteró el resultado primario de la mortalidad a 30 días, pero dio lugar a mejoras en la prestación de la atención, detección y reducción de la duración de la LRA y de la estancia hospitalaria.[34] En un análisis formal de costo-efectividad, este último resultado supuso un ahorro significativo para el sistema sanitario (manuscrito en revisión). Por el contrario, un ensayo aleatorizado de un solo centro sobre alertas electrónicas que se introdujeron de forma aislada no repercutió en la prestación de la atención ni en los resultados de los pacientes.[38]

Más específicamente en entornos de UCI, dos ensayos aleatorizados de un solo centro evaluaron el impacto de la aplicación temprana de un paquete de cuidados basado en las recomendaciones KDIGO para el manejo/prevención de la LRA en el periodo posoperatorio temprano.[39,40] Ambos estudios tenían un diseño similar en el sentido de que los pacientes eran elegibles para la aleatorización solo si un biomarcador de LRA (Nephrocheck®, inhibidor tisular urinario de la metaloproteinasa 2 [TIMP-2] $\times$ proteína de unión al factor de crecimiento similar a la insulina 7 [IGFBP-7]) estaba elevado en el periodo posoperatorio inmediato. En la **tabla 8-2** se detallan los paquetes de cuidados usados en cada estudio. El ensayo PREV-AKI asignó al azar a 276 pacientes (requiriendo 882 para el tamizaje) después de la cirugía cardiaca y reportó tasas más bajas de LRA dentro de las 72 h en el grupo del paquete de cuidados (55% *vs.* 72%, $p = 0.004$). Las tasas de LRA en estadio 2/3 también fueron significativamente menores (30% *vs.* 45%, $p = 0.009$). Las altas tasas de LRA observadas en ambos grupos fueron notables, y no hubo diferencias entre los grupos en otros resultados, incluida la mortalidad. En la actualidad se lleva a cabo un estudio multicéntrico de mayor tamaño para confirmar estos resultados y examinar los efectos de la intervención en resultados con mayor relevancia clínica (ClinicalTrials.gov Identifier: NCT03244514). El ensayo BigpAK asignó aleatoriamente a 121 pacientes luego de una intervención quirúrgica abdominal mayor a la atención estándar o al paquete de atención preventiva de LRA. Aunque las tasas de LRA (todos los estadios), el resultado primario, no fueron significativamente menores en el grupo de intervención (32% *vs.* 48%, $p = 0.07$), las tasas de LRA en estadio 2/3 sí lo fueron (7% *vs.* 20%, $p = 0.04$). También se redujo la duración de la estancia en la UCI y en el hospital. Ambos estudios tenían puntos débiles, ya que eran de un solo centro, no eran ciegos y el criterio de valoración primario era la definición KDIGO de LRA (es decir, un resultado definido mediante la diuresis y la creatinina sérica, en lugar de criterios de valoración clínicos más duros). En conjunto, estos datos sugieren que merece la pena prestar atención a los detalles de los elementos básicos de la atención y la prevención de la LRA. Además, cabe destacar el enfoque de utilizar un biomarcador

TABLA 8-2 Detalles de los paquetes de cuidados usados en los ensayos PREV-AKI y BigpAK

Ensayo PREV-AKI

- Evitar los agentes nefrotóxicos
- Interrupción de los IECA y los BRA durante las primeras 48 h después de la cirugía
- Control estricto de la creatinina sérica y de la diuresis
- Evitar la hiperglucemia durante las primeras 72 h después de la cirugía
- Consideración de alternativas al radiocontraste
- Monitorización hemodinámica estrecha mediante el uso de un catéter PICCO con una optimización del estado del volumen y de los parámetros hemodinámicos según el algoritmo preestablecido:
  - VVS < 11 (en caso contrario, tratamiento con 500-1 000 mL de cristaloides), IC > 3 L/min/m^2 (en caso contrario, tratamiento con dobutamina o adrenalina), PAM > 65 mm Hg (en caso contrario, tratamiento con noradrenalina)

Ensayo BigpAK

- Consulta de nefrología
- PAM > 65 mm Hg
- Tomar la medida de la PVC, realizar una prueba dinámica de la capacidad de respuesta al volumen, y luego prescribir la administración de fluidos durante las siguientes 0-3 h
- Repetir la medición de la PVC y prescribir la administración de líquidos durante 4-6 h
- Repetir el Nephrocheck® después de 12 h

BRA, bloqueadores de los receptores de la angiotensina; IC, intervalo de confianza; IECA, inhibidores de la enzima convertidora de la angiotensina; PAM, presión arterial media; PICCO, gasto cardiaco de contorno de pulso (*pulse contour cardiac output*); PVC, presión venosa central; VVS, variación del volumen sistólico.

De Meersch M, Schmidt C, Hoffmeier A, et al. Prevention of cardiac surgery-associated AKI by implementing the KDIGO guidelines in high risk patients identified by biomarkers: the PrevAKI randomized controlled trial. *Intensive Care Med.* 2017;43(11):1551-1561; Gocze I, Jauch D, Gotz M, et al. Biomarker-guided intervention to prevent acute kidney injury after major surgery: the prospective randomized BigpAK study. *Ann Surg.* 2018;267(6):1013-1020.

novedoso para mejorar la evaluación del riesgo, seguido de la aplicación temprana de una intervención; se puede plantear la hipótesis de que este enfoque puede dar lugar a ensayos más exitosos en el futuro, en especial si se puede usar un biomarcador que indique un proceso relevante para el mecanismo de acción de la intervención para enriquecer la población del estudio.

Intervenciones ineficaces

Lamentablemente, hay una lista relativamente larga de intervenciones que han demostrado no ser eficaces para la prevención de la LRA, como se resume en la **tabla 8-3**.

TABLA 8-3 Intervenciones que han demostrado no ser eficaces para reducir la LRA en un entorno de cuidados críticos o perioperatorios

Intervención ineficaz	Configuración probada	Mecanismo(s) de acción propuesto(s)
Furosemida	Cirugía cardiaca[43]	Prevención de la obstrucción tubular, aumento del flujo sanguíneo renal, reducción del consumo de oxígeno medular, reducción de la congestión venosa
Dopamina	Posoperatorio (cardiaco, vascular, otros), contraste, medicamentos nefrotóxicos, pacientes en estado crítico[44]	Vasodilatador, evita la vasoconstricción renal selectiva, favorece la natriuresis
Fenoldopam	Cirugía cardiaca, pacientes en estado crítico[45,46]	Agonista del receptor A1 de la dopamina, vasodilatación renal, favorece la natriuresis
Levosimendán	Cirugía cardiaca, enfermos críticos, sepsis[47-49]	Sensibilizador del calcio, vasodilatador, efectos antiinflamatorios
Eritropoyetina	Cirugía cardiaca, contraste, pacientes en estado crítico[50]	Activación de los receptores de la EPO reduciendo la apoptosis, aumento del suministro de oxígeno
Selenio intravenoso	Pacientes en estado crítico[51]	Reducción del estrés oxidativo
PCIR	Cirugía cardiaca[52,53]	Protección de los órganos contra la lesión isquémica tras una isquemia no letal en el brazo o la pierna, mecanismos no comprendidos
Ácido acetilsalicílico/ clonidina	Cirugía no cardiaca[54]	Ácido acetilsalicílico: reduce la agregación plaquetaria y la microembolización, mejorando potencialmente la TFG en un momento de mala perfusión renal, reduce el tromboxano urinario, un potente vasoconstrictor Clonidina: agonista α2-adrenérgico de acción central, reduce el tono simpático, efectos antiinflamatorios

Todos son farmacológicos excepto el PCIR.
EPO, eritropoyetina; LRA, lesión renal aguda; TFG, tasa de filtración glomerular; PCIR, precondicionamiento isquémico remoto.

Se ha postulado que los péptidos natriuréticos previenen la LRA, ya que provocan una vasodilatación aferente y una vasoconstricción eferente, que aumentan la TFG y provocan natriuresis. No se incluyen en la tabla 8-3 porque varios estudios que abarcan la cirugía cardiaca, la LRA-AC, la cirugía aórtica abdominal, la insuficiencia cardiaca y la resección hepática han sugerido que el péptido natriurético auricular (PNA) en dosis bajas puede reducir la incidencia de LRA en estos contextos. No es estrictamente exacto afirmar que se ha demostrado su ineficacia. Sin embargo, las pruebas son débiles, ya que la mayoría de estos estudios tienen tamaños de muestra pequeños y son de baja calidad metodológica; además, ningún estudio ha analizado la prevención de la LRA en pacientes en estado crítico. Por lo tanto, a pesar de la tendencia general hacia el beneficio sugerido, la evidencia actual no es lo suficientemente fuerte como para apoyar el uso de PNA para la prevención de la LRA.[41] Del mismo modo, varios estudios y metaanálisis han sugerido que las estatinas pueden prevenir la LRA-AC. Sin embargo, todos estos estudios se han realizado fuera de la UCI y muchos de ellos han estudiado a pacientes con síndromes coronarios agudos. Un reciente análisis secundario de un ECA en pacientes en estado crítico con síndrome de dificultad respiratoria aguda (SDRA) sugirió que las estatinas no tienen ningún efecto protector en la UCI.[42]

RESUMEN Y CONCLUSIONES

La elevada incidencia de la LRA en los pacientes críticos, junto con su fuerte asociación con el aumento de la mortalidad, la mayor utilización de recursos sanitarios y las complicaciones a largo plazo, constituyen un sólido argumento para la prevención de la LRA. Sin embargo, esto no está exento de desafíos. Aunque los factores de riesgo comunes y los escenarios clínicos en los que se produce la LRA están claros, es necesario seguir trabajando para aprovechar las pruebas existentes y seguir desarrollando, validando y traduciendo una predicción del riesgo más sofisticada para cada paciente. Aunque muchos de los agentes farmacológicos probados hasta la fecha no han mostrado beneficios, la atención cuidadosa a la administración de fluidos intravenosos, el mantenimiento de la presión arterial intraoperatoria y la aplicación sistemática de elementos de apoyo de la atención son medidas que pueden tomarse actualmente para reducir la lesión renal aguda.

Referencias

1. Hoste EA, Bagshaw SM, Bellomo R, et al. Epidemiology of acute kidney injury in critically ill patients: the multinational AKI-EPI study. *Intensive Care Med.* 2015;41(8):1411-1423.
2. Uchino S, Kellum JA, Bellomo R, et al. Acute renal failure in critically ill patients: a multinational, multicenter study. *JAMA.* 2005;294(7):813-818.
3. Hoste EAJ, Kellum JA, Selby NM, et al. Global epidemiology and outcomes of acute kidney injury. *Nat Rev Nephrol.* 2018;14(10):607-625.
4. Cartin-Ceba R, Kashiouris M, Plataki M, et al. Risk factors for development of acute kidney injury in critically ill patients: a systematic review and meta-analysis of observational studies. *Crit Care Res Pract.* 2012;2012:691013.
5. Joannidis M, Druml W, Forni LG, et al. Prevention of acute kidney injury and protection of renal function in the intensive care unit. Expert opinion of the Working Group for Nephrology, ESICM. *Intensive Care Med.* 2010;36(3):392-411.
6. Joannidis M, Druml W, Forni LG, et al. Prevention of acute kidney injury and protection of renal function in the intensive care unit: update 2017: expert opinion of the Working Group on Prevention, AKI section, European Society of Intensive Care Medicine. *Intensive Care Med.* 2017;43(6):730-749.
7. Brochard L, Abroug F, Brenner M, et al. An official ATS/ERS/ESICM/SCCM/SRLF statement: prevention and management of acute renal failure in the ICU patient: an international consensus conference in intensive care medicine. *Am J Respir Crit Care Med.* 2010;181(10):1128-1155.
8. Kidney Disease: Improving Global Outcomes (KDIGO) Acute Kidney Injury Work Group. KDIGO clinical practice guideline for acute kidney injury. *Kidney Int.* 2012;2(suppl 1):1-138.
9. Ostermann M, Bellomo R, Burdmann EA, et al. Controversies in acute kidney injury: conclusions from a Kidney Disease: Improving Global Outcomes (KDIGO) Conference. *Kidney Int.* 2020;98(2):294-309.
10. Kellum JA, Chawla LS, Keener C, et al. The effects of alternative resuscitation strategies on acute kidney injury in patients with septic shock. *Am J Respir Crit Care Med.* 2016;193(3):281-287.

11. Meyhoff TS, Moller MH, Hjortrup PB, et al. Lower vs. higher fluid volumes in sepsis-protocol for a systematic review with meta-analysis. *Acta Anaesthesiol Scand.* 2017;61(8):942-951.

12. Bouchard J, Soroko SB, Chertow GM, et al. Fluid accumulation, survival and recovery of kidney function in critically ill patients with acute kidney injury. *Kidney Int.* 2009;76(4):422-427.

13. Hjortrup PB, Haase N, Bundgaard H, et al. Restricting volumes of resuscitation fluid in adults with septic shock after initial management: the CLASSIC randomised, parallel-group, multi-centre feasibility trial. *Intensive Care Med.* 2016;42(11):1695-1705.

14. National Heart Lung Blood Institute Acute Respiratory Distress Syndrome Clinical Trials Network, Wiedemann HP, Wheeler AP, et al. Comparison of two fluid-management strategies in acute lung injury. *N Engl J Med.* 2006;354(24):2564-2575.

15. Myre K, Rostrup M, Buanes T, et al. Plasma catecholamines and haemodynamic changes during pneumoperitoneum. *Acta Anaesthesiol Scand.* 1998;42(3):343-347.

16. Brunkhorst FM, Engel C, Bloos F, et al. Intensive insulin therapy and pentastarch resuscitation in severe sepsis. *N Engl J Med.* 2008;358(2):125-139.

17. Myburgh JA, Finfer S, Bellomo R, et al. Hydroxyethyl starch or saline for fluid resuscitation in intensive care. *N Engl J Med.* 2012;367(20):1901-1911.

18. Perner A, Haase N, Guttormsen AB, et al. Hydroxyethyl starch 130/0.42 versus Ringer's acetate in severe sepsis. *N Engl J Med.* 2012;367(2):124-134.

19. Semler MW, Rice TW. Sepsis resuscitation: fluid choice and dose. *Clin Chest Med.* 2016;37(2):241-250.

20. Young P, Bailey M, Beasley R, et al. Effect of a buffered crystalloid solution vs saline on acute kidney injury among patients in the intensive care unit: the SPLIT randomized clinical trial. *JAMA.* 2015;314(16):1701-1710.

21. Semler MW, Self WH, Wanderer JP, et al. Balanced crystalloids versus saline in critically ill adults. *N Engl J Med.* 2018;378(9):829-839.

22. Self WH, Semler MW, Wanderer JP, et al. Balanced crystalloids versus saline in noncritically ill adults. *N Engl J Med.* 2018;378(9):819-828.

23. Weisbord SD, Gallagher M, Jneid H, et al. Outcomes after angiography with sodium bicarbonate and acetylcysteine. *N Engl J Med.* 2018;378(7):603-614.

24. Valette X, Desmeulles I, Savary B, et al. Sodium bicarbonate versus sodium chloride for preventing contrast-associated acute kidney injury in critically ill patients: a randomized controlled trial. *Crit Care Med.* 2017;45(4):637-644.

25. Palli E, Makris D, Papanikolaou J, et al. The impact of N-acetylcysteine and ascorbic acid in contrast-induced nephropathy in critical care patients: an open-label randomized controlled study. *Crit Care.* 2017;21(1):269.

26. Futier E, Lefrant JY, Guinot PG, et al. Effect of individualized vs standard blood pressure management strategies on postoperative organ dysfunction among high-risk patients undergoing major surgery: a randomized clinical trial. *JAMA.* 2017;318(14):1346-1357.

27. NCEPOD. Acute kidney injury: adding insult to injury. https://www.ncepod.org.uk/2009report1/Downloads/AKI_report.pdf.

28. Goldstein SL, Kirkendall E, Nguyen H, et al. Electronic health record identification of nephrotoxin exposure and associated acute kidney injury. *Pediatrics.* 2013;132(3):e756-e767.

29. Goldstein SL, Mottes T, Simpson K, et al. A sustained quality improvement program reduces nephrotoxic medication-associated acute kidney injury. *Kidney Int.* 2016;90(1):212-221.

30. Goldstein SL, Dahale D, Kirkendall ES, et al. A prospective multi-center quality improvement initiative (NINJA) indicates a reduction in nephrotoxic acute kidney injury in hospitalized children. *Kidney Int.* 2020;97(3):580-588.

31. Bell S, Selby NM, Bagshaw SM. Danger in the jungle: sensible care to reduce avoidable acute kidney injury in hospitalized children. *Kidney Int.* 2020;97(3):458-460.

32. Chandrasekar T, Sharma A, Tennent L, et al. A whole system approach to improving mortality associated with acute kidney injury. *QJM.* 2017;110:657-666.

33. Ebah L, Hanumapura P, Waring D, et al. A multifaceted quality improvement programme to improve acute kidney injury care and outcomes in a large teaching hospital. *BMJ Qual Improv Rep.* 2017;6(1):u219176.w7476.

34. Selby NM, Casula A, Lamming L, et al. An organizational-level program of intervention for AKI: a pragmatic stepped wedge cluster randomized trial. *J Am Soc Nephrol.* 2019;30(3):505-515.

35. Sykes L, Sinha S, Hegarty J, et al. Reducing acute kidney injury incidence and progression in a large teaching hospital. *BMJ Open Qual.* 2018;7(4):e000308.

36. Hodgson LE, Roderick PJ, Venn RM, et al. The ICE-AKI study: impact analysis of a clinical prediction rule and electronic AKI alert in general medical patients. *PLoS One.* 2018;13(8):e0200584.

37. Al-Jaghbeer M, Dealmeida D, Bilderback A, et al. Clinical decision support for in-hospital AKI. *J Am Soc Nephrol.* 2018;29(2):654-660.

38. Wilson FP, Shashaty M, Testani J, et al. Automated, electronic alerts for acute kidney injury: a single-blind, parallel-group, randomised controlled trial. *Lancet.* 2015;385(9981):1966-1974.

39. Gocze I, Jauch D, Gotz M, et al. Biomarker-guided intervention to prevent acute kidney injury after major surgery: the prospective randomized BigpAK study. *Ann Surg.* 2018;267(6):1013-1020.
40. Meersch M, Schmidt C, Hoffmeier A, et al. Prevention of cardiac surgery-associated AKI by implementing the KDIGO guidelines in high risk patients identified by biomarkers: the PrevAKI randomized controlled trial. *Intensive Care Med.* 2017;43(11):1551-1561.
41. Yamada H, Doi K, Tsukamoto T, et al. Low-dose atrial natriuretic peptide for prevention or treatment of acute kidney injury: a systematic review and meta-analysis. *Crit Care.* 2019;23(1):41.
42. Hsu RK, Truwit JD, Matthay MA, et al. Effect of rosuvastatin on acute kidney injury in sepsis-associated acute respiratory distress syndrome. *Can J Kidney Health Dis.* 2018;5. doi:10.1177/2054358118789158
43. Lassnigg A, Donner E, Grubhofer G, et al. Lack of renoprotective effects of dopamine and furosemide during cardiac surgery. *J Am Soc Nephrol.* 2000;11(1):97-104.
44. Friedrich JO, Adhikari N, Herridge MS, et al. Meta-analysis: low-dose dopamine increases urine output but does not prevent renal dysfunction or death. *Ann Intern Med.* 2005;142(7):510-524.
45. Gillies MA, Kakar V, Parker RJ, et al. Fenoldopam to prevent acute kidney injury after major surgery—a systematic review and meta-analysis. *Crit Care.* 2015;19:449.
46. Bove T, Zangrillo A, Guarracino F, et al. Effect of fenoldopam on use of renal replacement therapy among patients with acute kidney injury after cardiac surgery: a randomized clinical trial. *JAMA.* 2014;312(21):2244-2253.
47. Gordon AC, Perkins GD, Singer M, et al. Levosimendan for the prevention of acute organ dysfunction in sepsis. *N Engl J Med.* 2016;375(17):1638-1648.
48. Landoni G, Lomivorotov VV, Alvaro G, et al. Levosimendan for hemodynamic support after cardiac surgery. *N Engl J Med.* 2017;376(21):2021-2031.
49. Mehta RH, Leimberger JD, van Diepen S, et al. Levosimendan in patients with left ventricular dysfunction undergoing cardiac surgery. *N Engl J Med.* 2017;376(21):2032-2042.
50. Elliott S, Tomita D, Endre Z. Erythropoiesis stimulating agents and reno-protection: a meta-analysis. *BMC Nephrol.* 2017;18(1):14.
51. Bloos F, Trips E, Nierhaus A, et al. Effect of sodium selenite administration and procalcitonin-guided therapy on mortality in patients with severe sepsis or septic shock: a randomized clinical trial. *JAMA Intern Med.* 2016;176(9):1266-1276.
52. Xie J, Zhang X, Xu J, et al. Effect of remote ischemic preconditioning on outcomes in adult cardiac surgery: a systematic review and meta-analysis of randomized controlled studies. *Anesth Analg.* 2018;127(1):30-38.
53. Hausenloy DJ, Candilio L, Evans R, et al. Remote ischemic preconditioning and outcomes of cardiac surgery. *N Engl J Med.* 2015;373(15):1408-1417.
54. Garg AX, Kurz A, Sessler DI, et al. Perioperative aspirin and clonidine and risk of acute kidney injury: a randomized clinical trial. *JAMA.* 2014;312(21):2254-2264.

Tratamiento de la lesión renal aguda

Tanima Arora y Francis Perry Wilson

La lesión renal aguda (LRA) es común en la unidad de cuidados intensivos (UCI), y algunos estudios estiman una prevalencia de casi 50%.[1] La mortalidad en la UCI y en los pacientes hospitalizados es sustancialmente mayor en aquellos con LRA, lo que sugiere que los esfuerzos para modificar o revertir la lesión pueden conducir a mejoras esenciales en el resultado.[2,3] Sin embargo, hasta la fecha, ninguna terapia ha demostrado ser eficaz para el tratamiento de la LRA.

LA LESIÓN RENAL AGUDA ES UNA ENFERMEDAD HETEROGÉNEA

La LRA es un síndrome definido por un aumento de la creatinina sérica o una disminución de la diuresis.[4] Estos cambios se producen en diversos contextos fisiopatológicos, como los cambios hemodinámicos, la lesión renal intrínseca, la inflamación, la isquemia y la obstrucción (como se describe en el capítulo 5). Por ello, no es de extrañar que ningún tratamiento haya demostrado ser eficaz para modificar el curso de la LRA en todos los escenarios clínicos. Por ejemplo, el alivio de la LRA obstructiva en el contexto de la hipertrofia prostática benigna mediante la colocación de una sonda de Foley es curativo, pero es poco probable que esta intervención beneficie al paciente con LRA séptica o toxicidad aguda por litio. El principio rector del tratamiento de la LRA es la individualización.

MEDIDAS DE TRATAMIENTO UNIVERSAL

Aunque no existe un tratamiento único que modifique el curso de la LRA de etiologías difusas, existe un amplio consenso científico sobre la probabilidad de que ciertas medidas universales sean beneficiosas. Entre ellas se encuentran el mantenimiento de la perfusión renal, la evitación de las lesiones nefrotóxicas y la dosificación adecuada de la medicación.

MANTENIMIENTO DE LA PERFUSIÓN RENAL

El flujo sanguíneo a través del riñón tiene dos propósitos. En primer lugar, el flujo sanguíneo que llega a los riñones constituye el sustrato sobre el que operan la filtración glomerular y la modificación tubular del ultrafiltrado glomerular. Sin este sustrato, la tasa de filtración glomerular (TFG) debe necesariamente disminuir. En segundo lugar, el flujo sanguíneo proporciona oxígeno y elimina los productos de desecho de los túbulos renales, de gran actividad metabólica. Estas células están situadas en un entorno hostil, con una tensión de oxígeno muy baja y una osmolaridad elevada, con la posibilidad de que se produzcan grandes desplazamientos osmolares.[5] Así, no es de extrañar que las células epiteliales tubulares sufran con frecuencia apoptosis y necrosis cuando la hemodinámica sistémica no es lo suficientemente grave como para causar un daño celular difuso en otras partes del cuerpo.[6]

EVITAR LAS LESIONES NEFROTÓXICAS

Aunque el sentido común dictaría que una mayor exposición a los agentes nefrotóxicos es contraproducente en el contexto de la LRA, se justifica una evaluación cuidadosa de los riesgos y beneficios, no sea que *el renalismo* (el sacrificio de una buena atención por temor a un deterioro de la función renal) empeore los resultados del paciente.[7]

Quizás no haya ningún lugar donde esta mentalidad sea más clara que en el uso de los contrastes yodados. Como señalan Cashion y Weisbord en el capítulo 44, existe un importante debate sobre la nefrotoxicidad de los actuales agentes de contraste en el marco de las tomografías computarizadas (TC).[8] Pero incluso asumiendo que existe algún riesgo de lesión renal, la información obtenida de una TC necesaria puede superar con frecuencia el riesgo de empeoramiento de la función renal. Una vez más, la palabra clave es la individualización. Una cuidadosa evaluación de los riesgos y beneficios de los agentes potencialmente nefrotóxicos es la clave. El desarrollo del programa de cribado sistemático denominado Nephrotoxic Injury Negated by Just-in-Time Action (NINJA), que recomienda la evaluación diaria de la creatinina sérica, también se ha implementado para su uso en niños hospitalizados con un alto riesgo de LRA relacionada con medicamentos nefrotóxicos en un intento de contrarrestar los resultados negativos a largo plazo asociados con la exposición nefrotóxica.[9] Stoops y cols. demostraron 42% de reducción de la exposición a nefrotóxicos y 78% de la tasa de LRA en su estudio, aplicando el sistema de vigilancia NINJA a un entorno de UCI, destacando así la eficacia de la vigilancia sistemática de la exposición a nefrotóxicos como método eficaz para prevenir los episodios de LRA.[10]

DOSIFICACIÓN ADECUADA DE LA MEDICACIÓN

Muchos medicamentos son excretados por el riñón y, por lo tanto, pueden alcanzar concentraciones supraterapéuticas en el contexto de la LRA. Incluso los medicamentos que no son directamente nefrotóxicos, pero que pueden provocar otros efectos adversos sistémicos, deben dosificarse adecuadamente cuando la TFG disminuye. Sin embargo, la *forma* de ajustar la dosis de los medicamentos en el contexto de la LRA es algo difícil (como se discute en el capítulo 26).

La mayoría de los pacientes con LRA no estarán en estado estacionario respecto a la creatinina sérica, lo que significa que no es posible estimar la TFG mediante las ecuaciones de estimación tradicionales, como la de Cockroft-Gault (la más usada por los farmacéuticos clínicos) o la de la Chronic Kidney Disease Epidemiology Collaboration (CKD-EPI).[11] Aunque existen ecuaciones que intentan estimar la TFG en el contexto de los cambios dinámicos de la creatinina (p. ej., la ecuación de Jelliffe), no se han introducido de manera uniforme en la práctica clínica.[12]

La redosificación de los medicamentos debe tener en cuenta la ventana terapéutica del medicamento en cuestión. Aquellos con toxicidad muy limitada o ausente en dosis altas no necesitan ser evaluados tan agresivamente como los que tienen índices terapéuticos estrechos. Los medicamentos con un umbral de toxicidad bajo, como la vancomicina y los aminoglucósidos, se dosifican mejor mediante la medición directa de los niveles plasmáticos en lugar de las estimaciones de aclaramiento basadas en la creatinina sérica u otros marcadores.

MEDIDAS DE TRATAMIENTO INDIVIDUALIZADAS

Las consideraciones anteriores son relevantes para casi todos los pacientes con LRA, pero las consecuencias posteriores de la LRA son objetivos clave para el tratamiento. Entre ellas se encuentran la sobrecarga de volumen, el desajuste electrolítico y acidobásico y la uremia.

MANEJO DEL VOLUMEN

La sobrecarga de volumen es la razón más común para el inicio de la diálisis en pacientes hospitalizados con LRA.[13] La hipervolemia se ha asociado con resultados sustancialmente peores en los pacientes hospitalizados, incluso cuando se ajustan las enfermedades comórbidas, lo que sugiere que existen vínculos causales entre el espaciamiento excesivo del tercio de líquidos, la insuficiencia respiratoria dependiente del ventilador y la función cardiaca deficiente.[14] Además, los pacientes con enfermedad grave y LRA suelen tener una ingesta obligada elevada en forma de medicamentos intravenosos e hiperalimentación. Sin una función renal adecuada para excretar esta carga de volumen, el curso clínico puede empeorar con rapidez.

La organización Kidney Disease Improving Global Outcomes (KDIGO) *no* recomienda específicamente el uso de diuréticos para el tratamiento de la LRA (como se explica en el capítulo 12).[4] Sin embargo, en el contexto de la sobrecarga de volumen, en el que un aumento de la diuresis puede reducir el riesgo de intubación o diálisis por sobrecarga de volumen, un ensayo de diuréticos es razonable. La respuesta a la provocación con diuréticos se ha formalizado como la "prueba de esfuerzo con furosemida", un paradigma de tratamiento validado que identifica a los pacientes con mayor probabilidad de recuperación del tratamiento.[15]

Hay varios algoritmos para guiar la elección de los diuréticos en el contexto de la sobrecarga de volumen, pero a grandes rasgos se aplican dos principios esenciales. En primer lugar, la dosis elegida debe ser apropiada para el grado de disfunción renal. En segundo lugar, el bloqueo tubular secuencial (p. ej., mediante la combinación de diuréticos de asa y de tipo tiazídico) puede ser razonable *una vez* alcanzada la dosis máxima de una sola clase de diuréticos. Esta recomendación se basa en varios estudios que sugieren que la adición de tiazidas a los diuréticos de asa antes de que estos se hayan titulado adecuadamente puede, de hecho, empeorar los resultados clínicos.[16]

La administración agresiva de diuréticos presenta varios riesgos. El primero es una diuresis demasiado abundante que provoque una disminución de volumen. Hay pocas pruebas de que esto ocurra con frecuencia, y en caso de que ocurra, el tratamiento (fluidos intravenosos) es evidente y está disponible. En segundo lugar, y más preocupante, los diuréticos aumentan una serie de mediadores neurohormonales a través de su efecto sobre la retroalimentación tubuloglomerular, lo que puede empeorar la función cardiaca.[17] Por último, merece la pena tener en cuenta las toxicidades únicas de los diuréticos en dosis elevadas (como la ototoxicidad en el caso de los diuréticos de asa), pero se advierte que los estudios que demostraron la ototoxicidad de los diuréticos utilizaron dosis notablemente superiores a las que se utilizan comúnmente en la actualidad.[18]

MANEJO DE ELECTROLITOS

El manejo de los electrolitos es un componente central de los cuidados críticos y de la nefrología, ya que múltiples procesos alteran las concentraciones de electrolitos en los enfermos críticos. Los detalles sobre los mecanismos de las anomalías electrolíticas y su tratamiento adecuado se describen en los capítulos 19 a 24, pero cabe mencionar varias cuestiones relativas al manejo de los electrolitos en el contexto de la LRA.

Aunque la hiperpotasemia es una complicación común de la LRA (como se describe en el capítulo 21), la hipopotasemia se observa hasta en 10% de los pacientes con LRA y suele ser el resultado de una importante disminución del potasio corporal total. La hipopotasemia tiene varias consecuencias clínicas relevantes para el paciente crítico; puede prolongar la ventilación, empeorar la amoniogénesis y precipitar arritmias. Por ello, la hipopotasemia debe tratarse de forma agresiva en la mayoría de los casos, incluso en el contexto de una LRA en curso. Una excepción a esta regla es el caso de grandes desplazamientos previstos de potasio del espacio intracelular al extracelular (como en el caso del síndrome de lisis tumoral o la rabdomiólisis), en cuyo caso se recomienda más precaución.

Como se comenta en el capítulo 22, la hipocalcemia puede tratarse generalmente con suplementos de calcio intravenoso (IV), pero en el caso de la LRA cuando hay hiperfosfatemia, el aumento de la carga de calcio puede provocar una calcificación metastásica y debe evitarse. Cuando la hipocalcemia sintomática coexiste con una hiperfosfatemia grave, el tratamiento definitivo adecuado suele ser la diálisis, aunque puede administrarse calcio intravenoso para temporizar en situaciones urgentes o de emergencia.

MANEJO DE LA UREA

La uremia es un diagnóstico clínico, pero la azoemia, la elevación del nitrógeno ureico en sangre (NUS), es un indicador razonable. Los pacientes en estado crítico suelen presentar alteraciones de la sensibilidad, disminución del nivel de conciencia, confusión y delirio.[19] En el contexto de un NUS elevado, distinguir la uremia (que requeriría diálisis) de la azoemia benigna puede ser un reto. Pocos signos clínicos proporcionan una evidencia objetiva de la uremia, pero un derrame pericárdico inexplicable debería impulsar la terapia de remplazo renal (TRR) en el entorno clínico adecuado.

Para evitar una diálisis en potencia innecesaria, merece la pena intentar limitar el aumento del NUS durante la LRA. Para ello, puede justificarse la reducción del uso de esteroides catabólicos y de la hiperalimentación (ambos proporcionan "cargas proteicas" como sustrato para la generación de urea). Si esto no es factible en la clínica, los proveedores deben reconocer la posibilidad de que un NUS elevado no es una forzosa evidencia de uremia.

PAQUETES DE ATENCIÓN PARA LA LESIÓN RENAL AGUDA

Se ha propuesto el concepto de "paquete de cuidados" para la LRA como herramienta para mejorar la calidad de la atención a los pacientes con LRA.[20] Un paquete de atención se define como un método para mejorar los procesos de atención y los resultados de los pacientes: un conjunto pequeño y directo de prácticas, tratamientos o intervenciones basadas en la evidencia para un segmento de población y un entorno de atención definidos que, cuando se implementa de forma colectiva, mejora de manera significativa la fiabilidad de la atención y los resultados de los pacientes más allá de lo esperado cuando se implementa de forma individual.[21] Un paquete de cuidados para la LRA no suele ser una única intervención, sino más bien una serie de elementos diferentes (por lo general entre 3 y 6) que se aplican juntos como una intervención compleja.[22] Un ejemplo de paquete de atención desarrollado por Kolhe y cols. en el año 2015 incluía elementos como la evaluación de fluidos, el análisis de orina, el diagnóstico de la causa de la LRA, la solicitud de investigaciones, el inicio del tratamiento y la derivación.[23] En la **tabla 9-1** se muestra una lista de los elementos específicos utilizados en el diseño de los paquetes de atención para la LRA previamente estudiados.[22] Dichos paquetes de atención tienen como objetivo cambiar los comportamientos de los médicos y mejorar la prestación de la atención.[22] Los datos recientes sugieren que la implementación de paquetes de atención para la LRA específicamente diseñados puede mejorar los procesos, conducir a un uso más eficiente de los recursos y mejorar potencialmente los resultados.[23,24] Sin embargo, puede ser un reto diseñar e implementar un paquete de cuidados para la LRA debido a la heterogeneidad de los pacientes con LRA, la variedad de entornos clínicos en los cuidados agudos, las condiciones coexistentes que amenazan la vida y la incertidumbre en la base de evidencia sobre cómo dosificar y manejar en forma óptima la LRA.[25]

TERAPIA DE REMPLAZO RENAL

El tratamiento de la LRA requiere una atención meticulosa al equilibrio de líquidos, acidobásico y de electrolitos, así como a la eliminación de las toxinas urémicas. En las secciones anteriores se han detallado las medidas individuales que pueden tomarse para controlar estos factores, pero cuando se presentan en conjunto, la TRR puede ser la única solución apropiada. Por ejemplo, la acidosis metabólica sin brecha aniónica puede tratarse con soluciones intravenosas que contengan bicarbonato, pero en el contexto de la sobrecarga de volumen concomitante, esto es poco práctico. Como se discute en el capítulo 31, la decisión de iniciar la TRR rara vez está determinada por un solo factor (aunque en situaciones de emergencia como la hiperpotasemia que amenaza la vida, este puede ser el caso), sino por una constelación de trastornos metabólicos que no pueden ser tratados mutuamente en ausencia de la TRR. Se puede considerar una "prueba de esfuerzo con furosemida" al decidir el inicio de la TRR, ya que los pacientes que no responden (quienes producen menos de 200 mL de orina después de un bolo de 1 mg/kg de furosemida si no tienen experiencia con la furosemida o 1.5 mg/kg si han estado expuestos previamente a la furosemida) predicen una progresión hacia una LRA más grave y, por lo tanto, añaden peso a la necesidad de iniciar la TRR.[26]

TABLA 9-1 Paquetes de cuidados para la LRA, que muestran los elementos utilizados en el diseño y los resultados observados

Estudio	Configuración	Tamaño, duración y diseño del estudio	Contenido del PC	Enfoque de aplicación	Resultados
Forde y cols.[37] (2012)	Sala de cirugía de 30 camas, seguida de la ampliación a las salas de cirugía y a la UAM	Implantación inicial de 6 semanas seguida de 2 periodos de implantación de 2 meses. Comparación antes y después de la implementación. No se informa del tamaño de la muestra	5 elementos: revisión de la medicación; manejo de la hipotensión; balance de fluidos; análisis de orina; excluir la obstrucción	Educación a través del EMD, adaptación del enfoque a la retroalimentación, medición del uso del PC	En la fase de postimplementación, 100% de reconocimiento de la LRA, 80% de finalización del PC en 67% de los casos de LRA. No se comunicaron medidas del proceso ni resultados de los pacientes
Tsui y cols.[24] (2014)	UAM	100 pacientes, comparación antes y después de la implementación (periodos de 6 y 4 semanas, respectivamente)	11 elementos: registro de la creatinina basal, evaluación del estado de los fluidos, análisis de orina, revisión de la medicación (2 elementos); relación proteína-creatinina en orina; control de la diuresis; ecografía renal; 3 elementos de derivación	Educación a los médicos noveles y en las reuniones de la división. Carteles publicitarios en la UAM	Mejoras en lo siguiente: documentación de la creatinina basal (52.7-83%, $p < 0.001$), evaluación del estado de los fluidos (58.2-81%, $p < 0.001$), análisis de orina (41.8-92%, $p < 0.001$), suspensión de fármacos nefrotóxicos (18.5-85.7%, $p < 0.001$), ajustes de la dosis renal (18.5-83.3%, $p < 0.001$), monitorización del equilibrio de fluidos (10.9-67.9%, $p < 0.001$), relación proteína-creatinina en orina (0.62%, $p < 0.001$) y ecografía renal (7.27-75%, $p < 0.001$). Posible reducción de la utilización de la UAD y de la TRR en la UCI, pero las tasas de eventos en este tamaño de muestra fueron pequeñas

| Joslin y cols.[38] (2015) | En todo el hospital | 192 pacientes, antes (2011) y después (2013) de la comparación, los periodos de recolección de datos fueron de 7 d | 8 elementos: evaluación del paciente; terapia de fluidos; manejo de la hiperpotasemia; análisis de orina; revisión de la medicación; repetición de la creatinina sérica; ecografía renal; registro del balance de fluidos | Campaña publicitaria en todo el hospital; presentación de los resultados de la auditoría de LRA en reuniones educativas y de inducción | Entre 2011 y 2013, hubo mejoras significativas en: reconocimiento de la LRA (59% vs. 75%, $p < 0.001$); evaluación del estado de los fluidos (37% vs. 65%, $p < 0.001$); cumplimentación de la tabla de balance de fluidos (32% vs. 45%, $p = 0.002$); interrupción de la medicación nefrotóxica (27% vs. 61%, $p < 0.001$; inclusión de la LRA en el resumen de alta (38% vs. 55%, valor p no presentado). No se observó ninguna mejora significativa en otras tres medidas. Las tasas de mortalidad se situaron entre 12 y 10% antes y después del PC. |

(*continúa*)

TABLA 9-1

Paquetes de cuidados para la LRA, que muestran los elementos utilizados en el diseño y los resultados observados (*continuación*)

Estudio	Configuración	Tamaño, duración y diseño del estudio	Contenido del PC	Enfoque de aplicación	Resultados
Kolhe y cols.[23] (2015)	En todo el hospital	2297 pacientes; 306 tuvieron la finalización del PC dentro de las 24 h de la LRA. Estudio observacional retrospectivo	6 elementos; evaluación de fluidos; análisis de orina; diagnóstico de la causa de la LRA; ordenar investigaciones; iniciar el tratamiento; derivación	PC vinculado con la alerta electrónica. Educación a los médicos en formación y en las reuniones de división. Carteles publicitarios en las salas	Menor mortalidad con la finalización del PC (18% *vs.* 23.1%, $p = 0.0046$), menor progresión a estadios superiores de LRA (3.9% *vs.* 8.1%, $p = 0.01$). Las diferencias se mantuvieron en el análisis de regresión logística. No se recogieron medidas de proceso, aunque se presentan datos sobre las proporciones de pacientes que recibieron elementos individuales del PC
Tsui y cols.[24] (2014)	En todo el hospital	3518 pacientes; análisis de 939 con PC y 1823 sin PC. Análisis retrospectivo de casos y controles por puntuación de propensión	Como en el caso anterior	Como en el caso anterior	La mortalidad fue menor (20.4% *vs.* 24.4%, $p = 0.017$) y la progresión de la LRA fue menor (4.2% *vs.* 6.7%, $p = 0.02$) en quienes completaron el PC. Las diferencias se mantuvieron en el análisis de regresión logística. Medidas de proceso no recolectadas

EMD, equipo multidisciplinario; LRA, lesión renal aguda; PC, paquete de cuidados; TRR, terapia de remplazo renal; UAD, unidad de alta dependencia; UAM, unidad de admisión médica; UCI, unidad de cuidados intensivos.

Las guías KDIGO establecen que la TRR debe iniciarse de forma urgente cuando existan cambios en el equilibrio de líquidos, electrolitos y acidobásico que pongan en peligro la vida del paciente, pero otras decisiones clínicas pueden priorizarse en casos donde el retraso de la TRR no ponga en peligro la vida del paciente.[27] Sin embargo, numerosos ensayos controlados aleatorizados que han comparado las estrategias de inicio precoz frente a las de retraso de la TRR han arrojado resultados contradictorios.[28-30] Un metaanálisis de 11 ensayos aleatorizados no mostró diferencias entre el inicio temprano y el tardío en cuanto al riesgo de dependencia de la diálisis, la duración de la estancia en la UCI o la recuperación de la función renal.[31]

Como Ramakrishnan y Vijayan revisan en el capítulo 32, existe una amplia gama de modalidades para la TRR, que incluyen la hemodiálisis intermitente (HDI), la diálisis peritoneal (DP), la terapia de remplazo renal continuo (TRRC) y las terapias híbridas como la hemodiálisis sostenida de baja eficacia (HSBE). La elección óptima de la modalidad y la dosis de diálisis, basada en las indicaciones individuales, es importante para el tratamiento eficaz de la LRA (**figura 9-1**). Las guías KDIGO sugieren el uso de la HDI y la TRRC como terapias complementarias para el tratamiento de los pacientes con LRA; sin embargo, algunos estudios han demostrado que la TRRC es más ventajosa que la HDI.[32] El manejo de la sobrecarga de volumen y de las necesidades nutricionales es superior, ya que la eliminación neta de sal y agua es más constante en los pacientes hemodinámicamente inestables.[33] Además, con el TRRC se observa una mayor eliminación de mediadores inflamatorios, junto con una mejor preservación de la perfusión cerebral en pacientes con lesión cerebral aguda e insuficiencia hepática fulminante.[34]

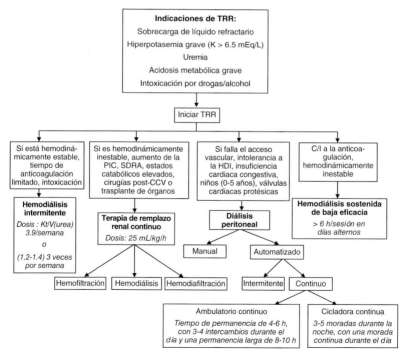

FIGURA 9-1 Indicaciones, tipos y dosis de TRR para el tratamiento de la LRA. CCV, cirugía cardiovascular; HDI, hemodiálisis intermitente; LRA, lesión renal aguda; PIC, presión intracraneal; SDRA, síndrome de dificultad respiratoria aguda, TRR, terapia de remplazo renal.

Debe obtenerse un acceso vascular para el uso de la TRR en la LRA (explicado en el capítulo 29). Las longitudes sugeridas del catéter utilizado se basan en el lugar de inserción de la siguiente manera: vena yugular interna derecha, 15 cm; vena yugular interna izquierda, 20 cm, vena femoral, 25 cm. Siempre que sea posible, debe emplearse la guía ecográfica para la inserción del catéter. Las complicaciones más comunes relacionadas con el uso de la TRR en el tratamiento de la LRA son la deficiencia de volumen de fluidos debido a una ultrafiltración excesiva sin una reposición de volumen adecuada, las anomalías electrolíticas (p. ej., hipofosfatemia, hipomagnesemia, hipopotasemia), la hipotermia, el embolismo aéreo y la coagulación del filtro.

NUEVAS TERAPIAS

A la luz de la creciente investigación en el ámbito del tratamiento de la LRA, se han estudiado muchas terapias novedosas y se han realizado ensayos clínicos para mejorar los resultados de los pacientes con LRA. Kyung Jo y cols. en su revisión de 2007,[35] destacan algunas de las terapias que se han implementado de manera reciente en el cuidado de la LRA. Entre las mismas se encuentran los agentes antiapoptóticos/necróticos, los eliminadores de radicales libres, los agentes antisépticos como el piruvato de etilo, los factores de crecimiento como la eritropoyetina (EPO) recombinante y el factor de crecimiento de los hepatocitos, los vasodilatadores y los fármacos antiinflamatorios como los análogos de la esfingosina-1-fosfato, los agonistas α2, los inhibidores de la sintasa del óxido nítrico (NO) inducible y los fibratos. Asimismo, Kaushal y Shah[36] profundizan en estas terapias e introducen el uso de la hormona estimulante de los melanocitos α, las proteínas de ácido ribonucleico (ARN) de interferencia pequeña, la familia de proteínas morfogenéticas óseas, las células madre mesenquimales, la terapia RenalGuard (un sistema de gestión de fluidos de circuito cerrado), la fosfatasa alcalina, el hierro catalítico, la terapia de células renales y la terapia del sistema de células epiteliales renales bioartificiales. La aplicación de estas nuevas terapias para prevenir o tratar la LRA requiere más investigación y esfuerzos de colaboración por parte de las instituciones académicas, la industria privada y los gobiernos federales, así como la realización de ensayos clínicos bien diseñados.

AGRADECIMIENTO

El Dr. Wilson cuenta con el apoyo de las becas R01DK113191 y P30DK079210.

Referencias

1. Joannidis M, Metnitz B, Bauer P, et al. Acute kidney injury in critically ill patients classified by AKIN versus RIFLE using the SAPS 3 database. *Intensive Care Med.* 2009;35(10):1692-1702.
2. Bagshaw SM, Uchino S, Kellum JA, et al. Association between renal replacement therapy in critically ill patients with severe acute kidney injury and mortality. *J Crit Care.* 2013;28(6):1011-1018.
3. Coca SG, Singanamala S, Parikh CR. Chronic kidney disease after acute kidney injury: a systematic review and meta-analysis. *Kidney Int.* 2012;81(5):442-448.
4. Kidney Disease: Improving Global Outcomes (KDIGO) Acute Kidney Injury Work Group. KDIGO clinical practice guideline for acute kidney injury. *Kidney Int.* 2012;2(suppl):1-138.
5. Epstein FH. Oxygen and renal metabolism. *Kidney Int.* 1997;51(2):381-385.
6. Devarajan P. Update on mechanisms of ischemic acute kidney injury. *J Am Soc Nephrol.* 2006;17(6):1503-1520.
7. Chertow GM, Normand S-LT, McNeil BJ. "Renalism": inappropriately low rates of coronary angiography in elderly individuals with renal insufficiency. *J Am Soc Nephrol.* 2004;15(9):2462-2468.
8. Wilhelm-Leen E, Montez-Rath ME, Chertow G. Estimating the risk of radiocontrast-associated nephropathy. *J Am Soc Nephrol.* 2017;28(2):653-659.
9. Goldstein SL, Kirkendall E, Nguyen H, et al. Electronic health record identification of nephrotoxin exposure and associated acute kidney injury. *Pediatrics.* 2013;132(3):e756-e767.
10. Stoops C, Stone S, Evans E, et al. Baby NINJA (Nephrotoxic Injury Negated by Just-in-Time Action): reduction of nephrotoxic medication-associated acute kidney injury in the neonatal intensive care unit. *J Pediatr.* 2019;215:223-228.e6.

11. Nielsen AL, Henriksen DP, Marinakis C, et al. Drug dosing in patients with renal insufficiency in a hospital setting using electronic prescribing and automated reporting of estimated glomerular filtration rate. *Basic Clin Pharmacol Toxicol.* 2014;114(5):407-413.

12. Bouchard J, Macedo E, Soroko S, et al. Comparison of methods for estimating glomerular filtration rate in critically ill patients with acute kidney injury. *Nephrol Dial Transplant.* 2009;25(1):102-107.

13. Bagshaw SM, Wald R, Barton J, et al. Clinical factors associated with initiation of renal replacement therapy in critically ill patients with acute kidney injury—a prospective multicenter observational study. *J Crit Care.* 2012;27(3):268-275.

14. Teixeira C, Garzotto F, Piccinni P, et al. Fluid balance and urine volume are independent predictors of mortality in acute kidney injury. *Crit Care.* 2013;17(1):R14.

15. Koyner JL, Davison DL, Brasha-Mitchell E, et al. Furosemide stress test and biomarkers for the prediction of AKI severity. *J Am Soc Nephrol.* 2015;26(8):2023-2031.

16. Brisco-Bacik MA, ter Maaten JM, Houser SR, et al. Outcomes associated with a strategy of adjuvant metolazone or high-dose loop diuretics in acute decompensated heart failure: a propensity analysis. *J Am Heart Assoc.* 2018;7(18):e009149.

17. Francis GS, Goldsmith SR, Levine TB, Olivari MT, Cohn JN. The neurohumoral axis in congestive heart failure. *Ann Intern Med.* 1984;101(3):370-377.

18. Rybak L. Ototoxicity of loop diuretics. *Otolaryngol Clin North Am.* 1993;26(5):829-844.

19. Ouimet S, Kavanagh BP, Gottfried SB, Skrobik Y. Incidence, risk factors and consequences of ICU delirium. *Intensive Care Med.* 2007;33(1):66-73.

20. Hoste EAJ, De Corte W. Implementing the kidney disease: improving global outcomes/acute kidney injury guidelines in ICU patients. *Curr Opin Crit Care.* 2013;19(6):544-553.

21. Resar R, Griffin FA, Haraden C, Nolan TW. *Using Care Bundles to Improve Health Care Quality.* IHI Innovation Series white paper. Institute for Healthcare Improvement; 2012.

22. Selby NM, Kolhe NV. Care bundles for acute kidney injury: do they work? *Nephron.* 2016;134(3):195-199.

23. Kolhe NV, Staples D, Reilly T, et al. Impact of compliance with a care bundle on acute kidney injury outcomes: a prospective observational study. *PLoS One.* 2015;10(7):e0132279-e0132279.

24. Tsui A, Rajani C, Doshi R, et al. Improving recognition and management of acute kidney injury. *Acute Med.* 2014;13(3):108-112.

25. Bagshaw SM. Acute kidney injury care bundles. *Nephron.* 2015;131(4):247-251.

26. Chawla LS, Davison DL, Brasha-Mitchell E, et al. Development and standardization of a furosemide stress test to predict the severity of acute kidney injury. *Crit Care.* 2013;17(5):R207.

27. Palevsky PM, Liu KD, Brophy PD, et al. KDOQI US commentary on the 2012 KDIGO clinical practice guideline for acute kidney injury. *Am J Kidney Dis.* 2013;61(5):649-672.

28. Gaudry S, Hajage D, Schortgen F, et al. Initiation strategies for renal-replacement therapy in the intensive care unit. *N Engl J Med.* 2016;375(2):122-133.

29. Jamale TE, Hase NK, Kulkarni M, et al. Earlier-start versus usual-start dialysis in patients with community-acquired acute kidney injury: a randomized controlled trial. *Am J Kidney Dis.* 2013;62(6):1116-1121.

30. Wald R, Adhikari NKJ, Smith OM, et al. Comparison of standard and accelerated initiation of renal replacement therapy in acute kidney injury. *Kidney Int.* 2015;88(4):897-904.

31. Besen BAMP, Romano TG, Mendes PV, et al. Early versus late initiation of renal replacement therapy in critically ill patients: systematic review and meta-analysis. *J Intensive Care Med.* 2019;34(9):714–722.

32. Augustine JJ, Sandy D, Seifert TH, Paganini EP. A randomized controlled trial comparing intermittent with continuous dialysis in patients with ARF. *Am J Kidney Dis.* 2004;44(6):1000-1007.

33. Bouchard J, Soroko SB, Chertow GM, et al. Fluid accumulation, survival and recovery of kidney function in critically ill patients with acute kidney injury. *Kidney Int.* 2009;76(4):422-427.

34. Davenport A, Will EJ, Davison AM. Continuous vs. intermittent forms of haemofiltration and/or dialysis in the management of acute renal failure in patients with defective cerebral autoregulation at risk of cerebral oedema. *Contrib Nephrol.* 1991;93:225-233.

35. Jo SK, Rosner MH, Okusa MD. Pharmacologic treatment of acute kidney injury: why drugs haven't worked and what is on the horizon. *Clin J Am Soc Nephrol.* 2007;2(2):356-365.

36. Kaushal GP, Shah SV. Challenges and advances in the treatment of AKI. *J Am Soc Nephrol.* 2014;25(5):877-883.

37. Forde C, McCaughan J, Leonard L. Acute kidney injury: it's as easy as ABCDE. *BMJ Qual Improv Rep.* 2012;1(1):u200370.w326.

38. Joslin J, Wilson H, Zubli D, et al. Recognition and management of acute kidney injury in hospitalised patients can be partially improved with the use of a care bundle. *Clin Med (Lond).* 2015;15(5):431-436.

Fármacos y productos sanguíneos en el entorno de la unidad de cuidados intensivos

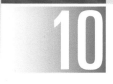

Líquidos de reanimación: cuál, cuánto y cómo evaluar

Anna Gaddy, Sai Sudha Mannemuddhu, Priti Meena y Joel M. Topf

INTRODUCCIÓN

Cada vez más, los intensivistas y nefrólogos tratan los líquidos intravenosos (IV) como si fueran medicamentos. Eso significa individualizar el tipo y la dosis de líquidos para cada paciente. Los días de 100 mL/h de suero salino normal para cada paciente en la unidad de cuidados intensivos (UCI) han terminado. El siglo XXI ha estado marcado por tres cuestiones fundamentales relativas a los líquidos de reanimación en la UCI:

1. Cristaloides o coloides: ¿qué es mejor?
2. Dentro de los cristaloides, ¿son las soluciones equilibradas mejores que la solución salina isotónica?
3. ¿Qué cantidad de líquidos intravenosos se debe administrar a los pacientes?

Tras una breve descripción del papel que desempeñan los líquidos intravenosos en la UCI, se resumirá cada una de tales cuestiones, examinando los principales ensayos que han intentado responder a estas preguntas.

EL PAPEL DE LOS LÍQUIDOS INTRAVENOSOS EN LA UNIDAD DE CUIDADOS INTENSIVOS

Los líquidos intravenosos se administran a casi todos los pacientes de la UCI. Se usan para transportar medicamentos, evitando el tracto gastrointestinal (GI) que con frecuencia es poco fiable en los pacientes críticos. Se utilizan para ajustar la tonicidad sérica en la disnatremia y para proporcionar nutrición, y tienen un papel central en el tratamiento del choque y la sepsis (*véase* la **tabla 10-1**).

Los líquidos intravenosos vienen en varias composiciones diseñadas para lograr distintos objetivos (**tabla 10-2**). La enseñanza estándar de los líquidos IV divide el agua corporal

TABLA 10-1 Papel de los líquidos intravenosos

Tratamiento de la sepsis
Aumento de la presión arterial
Sustituir las pérdidas de líquido
Cambiar la osmolalidad (subirla o bajarla)
Como líquido portador de otros medicamentos y electrolitos
Nutrición
Aumento de la producción de orina

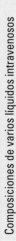

TABLA 10-2 Composiciones de varios líquidos intravenosos

Líquido IV	Na	K	Ca	Cl	Álcali	Glucosa	Osmolalidad	Albúmina	HES
	mmol/L					g/L	mOsm/kg	g/L	g/L
Composición normal del plasma humano									
Plasma	135-145	3.5-5.1	2.1-2.55	98-107	22-29 HCO$_3$	0.007-0.0105	275-295	35-50	–
Soluciones de dextrosa[1]									
D5 agua	–	–	–	–	–	50[a]	252	–	–
Soluciones cristaloides[2]									
Solución salina al 0.9%	154	–	–	154	–	–	308	–	–
0.45% de solución salina	77	–	–	77	–	–	154	–	–
3% de solución salina	513	–	–	513	–	–	1026	–	–
D5 0.9% de solución salina	154	–	–	154	–	50[a]	560	–	–
Solución de Ringer	130	4	3	109	28 lactato	–	272	–	–
Plasma-Lyte A	140	5	–	98	27 acetato	–	294	–	–
Soluciones coloidales[3]									
Albúmina al 5%	154	–	–	154	–	–	308	50	–
Albúmina al 25%	154	–	–	154	–	–	1 500[2]	250	–
HES (6%)	154	–	–	154	–	–	310	–	60

HES, hidroxietilalmidón; IV, intravenoso.

[a]Las soluciones de dextrosa contienen en realidad glucosa monohidratada (peso molecular [PM] 198) en lugar de dextrosa (PM 180).

1. Soluciones de dextrosa: estos fluidos son en su mayoría como agua libre. La enseñanza fisiológica clásica hace que dos tercios del agua de las soluciones de dextrosa se muevan hacia el compartimento intracelular y un tercio se distribuya entre los compartimentos intersticial y plasmático en una proporción de 3:1, de modo que por cada litro de D5W, cerca de 660 mL se mueven hacia el compartimento intracelular, 250 mL hacia el compartimento intersticial y solo 80 mL permanecen en el compartimento plasmático. Son buenas para tratar la hipernatremia y la hipoglucemia. Cuando se utilizan soluciones de dextrosa como líquido de mantenimiento, los pacientes corren el riesgo de sufrir hiponatremia.[3] Pueden mezclarse con cristaloides, pero en términos de distribución de fluidos, el componente cristaloide determina dónde termina el volumen. Así, el D5 0.9% NaCl se distribuye como el 0.9% NaCl, no como el D5W.

2. Soluciones cristaloides: son soluciones acuosas de sales minerales y otras moléculas pequeñas solubles en agua. En la descripción clásica de la distribución de líquidos cristaloides, aportan volumen únicamente a los compartimentos extracelulares, con 75% que va al compartimento intersticial y 25% que va al compartimento plasmático. Los cristaloides pueden clasificarse además como soluciones salinas o soluciones equilibradas. Las soluciones salinas se componen de agua y cloruro de sodio, mientras que las soluciones equilibradas tienen numerosos ingredientes en un intento de reflejar el contenido y las concentraciones que se encuentran en el plasma humano.

3. Soluciones coloides: se trata de fluidos con partículas grandes y osmóticamente activas destinadas a ser atrapadas en el compartimento plasmático. La solución coloide prototípica es la albúmina. Los

en tres compartimentos: intracelular, intersticial y plasmático. Este modelo se utilizó para dividir los líquidos IV en tres amplias categorías de fluidos.

La fisiología clásica de los líquidos intravenosos descrita depende en gran medida de la ecuación de Starling, la cual establece que el movimiento de los fluidos es impulsado por la presión capilar hidrostática y la presión osmótica proteica intersticial, contrarrestada por la presión osmótica proteica plasmática y la presión intersticial[4] (*véase* la **figura 10-1**). Esta visión clásica de la fisiología capilar ha sido cuestionada por observaciones *in vitro* e *in vivo*. Uno de los aspectos centrales del modelo es el movimiento de retorno del líquido intersticial hacia el capilar en el extremo venoso del lecho capilar. Los estudios contemporáneos no muestran que el líquido vuelva a la vasculatura. Sin este movimiento de vuelta al capilar, los valores tradicionales de Starling dan como resultado un movimiento de fluido del plasma al intersticio que es de 5 a 10 veces mayor que el flujo linfático. Esto no puede ser, por lo que la ecuación de Starling necesita un ajuste para disminuir el flujo de los capilares para que coincida con el flujo linfático que los drena. El ajuste viene en forma de una barrera osmótica adicional más allá de las células endoteliales. Los capilares están recubiertos por una capa de glucocáliz endotelial (GLE) de 2µm de grosor. Esta capa disminuye el flujo del plasma al compartimento intersticial. El GLE y sus características de transporte cambian en respuesta a la sepsis, la cirugía, el traumatismo y la hipotensión.[5]

El reconocimiento de estos cambios en la ecuación de Starling puede utilizarse para explicar una de las observaciones recurrentes en relación con el uso de coloides frente a soluciones cristaloides. Los coloides deberían permanecer en el espacio plasmático, mientras que aproximadamente una cuarta parte de la solución salina isotónica debería permanecer en el plasma. Pero en lugar de la proporción esperada de 1:4 o 1:5 de albúmina a solución salina isotónica necesaria para obtener una expansión plasmática equivalente, los estudios ciegos solo mostraron una proporción de 1:1.4.[6] De forma similar, en un estudio del año 2001 sobre pacientes perioperatorios a los que se les administró 1.3 L de albúmina isotónica o hidroxietilalmidón (HES), solo 40% del volumen permaneció en el compartimento plasmático 30 minutos después de la infusión.[7] Además, la ecuación de Starling revisada demostró que incluso las infusiones de albúmina altamente concentradas (albúmina al 25%) no son eficaces para extraer líquido del compartimento intersticial y devolverlo al compartimento plasmático. Existe cierto desacuerdo sobre estos puntos.[8]

LAS PREGUNTAS

Cristaloides o coloides: ¿cuál es la mejor solución?

La fisiología tradicional de los fluidos indica que los coloides deberían permanecer en el espacio vascular mejor que los cristaloides, por lo que deberían ser mucho mejores en la reanimación de volumen. Sin embargo, en 1998, una revisión sistemática y un metaanálisis de Cochrane mostraron mayor tasa de mortalidad con el uso de albúmina en comparación con solución salina.[9] Este análisis dio lugar al ensayo SAFE, un ensayo controlado aleatorizado (ECA) de solución salina frente a albúmina que no reveló diferencias en la mortalidad a los 28 días.[6]

Albúmina

La albúmina es el principal componente proteico del plasma humano y constituye aproximadamente 80% de la presión oncótica coloide normal. Se comercializa en forma de solución ligeramente hipooncótica al 4%, isooncótica al 5% e hiperoncótica al 20 y 25%. Por lo general, la tasa de fuga transcapilar de albúmina es de 5% por lo; sin embargo, esta tasa fue de 40% en 30 minutos en un ensayo de pacientes perioperatorios.[7,10]

El ensayo SAFE, un ensayo aleatorizado, multicéntrico y doble ciego en el que participaron 6 997 pacientes, no encontró diferencias en la supervivencia de los pacientes entre la albúmina al 4% y la solución salina normal (SN) al 0.9% en pacientes en estado crítico. Durante los 4 días iniciales, la relación global entre el volumen de albúmina y el volumen de solución salina fue de aproximadamente 1:1.4. Después de esos primeros días no hubo diferencias en el

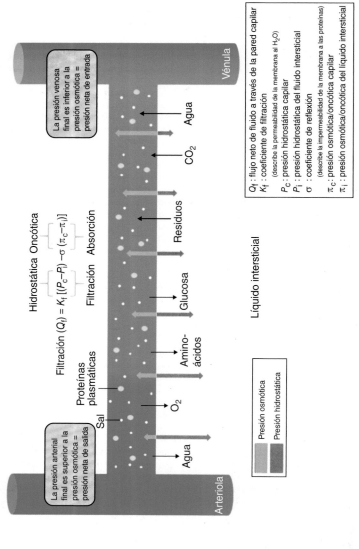

FIGURA 10-1. Intercambio a través del lecho capilar y fuerzas de Starling. El intercambio en los lechos capilares es principalmente el resultado de las presiones osmótica (oncótica) e hidrostática (sanguínea) netas.

volumen de líquidos administrados entre los grupos. Cabe destacar que el estudio obtuvo dos resultados importantes en el análisis de subgrupos:

1. Los pacientes con traumatismos tuvieron un peor resultado con 4% de albúmina.
2. Los pacientes sépticos tuvieron una tendencia a mejorar la supervivencia con albúmina.

Los pacientes con traumatismos que impulsaron el hallazgo adverso para la albúmina fueron específicamente pacientes con lesión cerebral traumática. Un posterior análisis *post hoc* de SAFE confirmó el aumento de la mortalidad con albúmina en pacientes con lesión cerebral traumática.[11]

En el ensayo aleatorizado abierto Albumin Italian Outcome Sepsis (ALBIOS), los pacientes fueron asignados al azar a un protocolo de infusiones diarias de 60 g de albúmina (en forma de 300 mL de soluciones de albúmina al 20%) para mantener la albúmina sérica por encima de 3 g/dL. Ambos grupos recibieron infusiones de cristaloides según las indicaciones clínicas. El grupo de la albúmina tuvo presiones arteriales medias más altas, un menor balance neto de fluidos, pero no hubo diferencias en la mortalidad, el volumen total de fluidos administrados, la incidencia de lesión renal aguda (LRA) o la necesidad de diálisis.[12]

La Surviving Sepsis Campaign recomendó el uso de albúmina para la reanimación inicial y la posterior reposición de volumen solo en pacientes con sepsis y choque séptico que requieren altos volúmenes de soluciones cristaloides. Las guías describen la recomendación de la albúmina como "débil", apoyada por pruebas de baja calidad.[13]

No hay pruebas que sugieran un papel beneficioso del uso de albúmina en pacientes con quemaduras, traumatismos y desnutrición.[14]

En un estudio observacional de coloides, la albúmina hiperoncótica (20 a 25% de albúmina) se relacionó con más eventos renales (duplicación de la creatinina sérica o necesidad de diálisis) (razón de probabilidades [OR, *Odds Ratio*] 5.99 [2.75-13.08]) y aumento de la mortalidad en la UCI (OR 2.79 [1.42-5.47]) con un diseño de emparejamiento de muestras por propensión, en comparación con los cristaloides. La albúmina con menor osmolalidad (como la utilizada en SAFE) no mostró esta señal. Una posible explicación es que el aumento de la presión oncótica capilar de la albúmina infundida ralentiza la filtración en el glomérulo.[15]

En la cirrosis, la albúmina se utiliza para varias indicaciones. Esto se trata en el capítulo 42.

Hidroxietilalmidón (HES)

El HES es un polímero de glucosa con sustituciones de hidroxietilo en algunos de los carbonos. Su peso molecular varía entre 70 y 670 kDa.[2]

El uso del HES para la reanimación de pacientes en estado crítico se ha examinado en múltiples ensayos aleatorizados y metaanálisis.[16] Tres de los ensayos más importantes son CHEST, 6S y CRYSTAL.[17,18]

- El CHEST asignó al azar a 7 000 pacientes de la UCI a 6% de HES (130/0.4) o a solución salina normal. No hubo diferencias en la mortalidad a los 90 días. Sin embargo, un mayor número de pacientes en el grupo de HES fue tratado con terapia de remplazo renal (TRR). El análisis *post hoc* encontró un aumento de la respuesta a la dosis en el riesgo de LRA con HES en comparación con la solución salina.
- En el 6S, 804 pacientes fueron asignados al azar a HES (130/0.4) o a acetato de Ringer. El grupo de HES tuvo una mayor mortalidad a los 90 días y era más probable que requiriera terapia de remplazo renal.
- El CRYSTAL tenía una pregunta y un diseño de estudio diferentes. No probó un coloide específico, sino que cada institución participante usó su coloide de elección. Asignaron al azar a 2 857 pacientes. El grupo experimental incluía gelatinas, albúmina, dextranos y soluciones HES. Además, este ensayo incluyó todo el periodo de reanimación, mientras

que los otros estudios tenían un retraso en el inicio de los fluidos del estudio (6S: 14 h; CHEST: 12 h), por lo que la intervención no incluía la reanimación inicial. El CRYSTAL no pudo mostrar un beneficio de mortalidad a los 28 días (el resultado primario), pero los coloides sí mostraron una mejora de la mortalidad a los 90 días. No hubo ninguna señal de aumento de LRA.[19]

Se cree que la LRA por HES se debe a la nefrosis osmótica, con vacuolización y edema del túbulo proximal.[20] Otros efectos adversos del HES son la coagulopatía y reacciones alérgicas poco frecuentes.[21]

Dados los acontecimientos adversos, el aumento de LRA y la falta de un beneficio clínico claro, las guías de la LRA de la Kidney Disease Improving Global Outcomes (KDIGO) desaconsejan el uso de coloides sintéticos para la reanimación con volumen.[22]

Por lo tanto, teniendo en cuenta los datos actuales, la respuesta a la primera pregunta, "cristaloides o coloides: ¿cuál es la mejor solución?", *parece ser la de los cristaloides.* La **tabla 10-3** resume importantes ensayos clínicos que comparan coloides y cristaloides.

Dentro de los cristaloides, ¿son mejores las soluciones equilibradas que la solución salina isotónica?

Soluciones equilibradas

Como puede observarse en la tabla 10-2, la solución salina normal, aunque es isotónica, difiere mucho de la composición electrolítica del plasma. Cada litro de SN aporta alrededor de 50 mmol más de cloruro que un litro de plasma. Este cloruro es el núcleo de la preocupación central con respecto a la solución salina. El aumento de cloruro se filtra en el glomérulo, sobrecarga la reabsorción del túbulo proximal y activa los detectores de sal en la mácula densa del asa de Henle ascendente gruesa. Estos detectores de sal forman parte del sistema de retroalimentación glomerular tubular y, cuando se activan, provocan la contracción mesangial y la vasoconstricción de la arteriola aferente, lo que disminuye lo mismo el flujo sanguíneo renal que la tasa de filtración glomerular (TFG).[23]

En los riñones denervados de los perros, los líquidos que contienen cloruro disminuyeron el flujo sanguíneo renal y la TFG en comparación con los líquidos sin cloruro. Los líquidos que contienen sodio no tuvieron este efecto.[24] En voluntarios sanos, el tiempo hasta la micción fue mayor con grandes volúmenes (50 mL/kg) de solución salina que con solución de Ringer.[25] En lo que respecta a los pacientes, un análisis retrospectivo de 22 851 pacientes de cirugía no cardiaca, emparejado por propensión, descubrió que un nivel de cloruro superior a 110 se asociaba con una mayor duración de la estancia y aumento de la mortalidad.[26] Los líquidos con alto contenido de cloruro utilizados en la reanimación se asociaron de forma similar con peores resultados en el SRIS.[27] Un ECA doble ciego de solución salina frente a soluciones equilibradas en cirugía abdominal mayor tuvo que interrumpirse después de 60 pacientes (de los 240 previstos) debido a una señal de seguridad; 97% de los pacientes con solución salina, en comparación con solo 67% de los pacientes con solución equilibrada, necesitaron vasopresores.[28] El potencial de LRA de los líquidos con alto contenido en cloruro se hizo muy evidente después de que Yunos y cols. publicaran su estudio prospectivo, abierto y de periodo secuencial con 760 pacientes. Los pacientes durante el periodo de bajo cloruro (en gran parte soluciones equilibradas) tuvieron una OR de TRR de 0.52.[29]

Después de los datos de Yunos y cols., en el año 2015 el ensayo SPLIT se convirtió en la primera gran comparación aleatorizada, doble ciega y directa de solución equilibrada (Plasma-Lyte en este caso) frente a solución salina en un grupo de pacientes de la UCI en Nueva Zelanda.[30] No hubo diferencias significativas en las tasas de LRA entre los grupos tratados con SN frente a Plasma-Lyte, ni tampoco en la necesidad de TRR o la mortalidad. Conviene señalar que una gran proporción de los pacientes de este estudio eran pacientes posquirúrgicos y que la mediana del volumen de líquido administrado fue de 2 L. Está en marcha un estudio de seguimiento, SPLIT-Plus, para evaluar la mortalidad a los 90 días entre solución salina y Plasma-Lyte en pacientes críticos. Es muy probable que la generalización de estos resultados sea sólida a pesar de las pequeñas diferencias en la composición de los fluidos parenterales

Ensayos clínicos que comparan coloides y cristaloides

Ensayo	Tipo	N	Brazos de tratamiento	Resultados primarios y resultados
Estudio SAFE[11]	ECA multicéntrico en la UCI	6 997	3497: 4% de albúmina 3500: SN	Mortalidad por todas las causas en 28 días: albúmina vs. SN: 20% vs. 21%, $p = 0.87$
Cooper y cols.[40]	ECA de un solo centro. Hipotensión y LCT	229	114: solución salina al 7.5% 115: SR	No hay diferencias significativas entre los grupos respecto a resultados favorables (discapacidad moderada y supervivientes con buenos resultados) (cociente de riesgos, 0.99; IC 95%, 0.76-1.30; $p = 0.96$) ni en ninguna otra medida de la función neurológica posterior a la lesión
Bulger y cols.[41]	Multicéntrico. ECA de tres grupos (EUA y Canadá)		7.5% de solución salina/6% de dextrano 70 Solución salina al 7.5% SN	Resultado neurológico a los 6 meses: sin diferencias entre los grupos LCT grave: solución salina hipertónica/ dextrano vs. SN: 53.7% vs. 51.5%; solución salina hipertónica vs. SN: 54.3% vs. 51.5%.
Yunos y cols.[29]	Estudio piloto prospectivo, de etiqueta abierta y de periodo secuencial	1 533	760: fluidos ricos en Cl (SN, gelatina succinilada al 4% o albúmina al 4%) 773: Cl pobre (solución Hartmann), una solución equilibrada (Plasma-Lyte), y albúmina al 20% pobre en Cl	Rico en Cl vs. restrictivo en Cl Cambio medio en el nivel de creatinina sérica: 22.6 vs. 14.8 μmol/L, $p = 0.03$ La incidencia de la clase de lesión y fracaso de la LRA definida por RIFLE: 14% vs. 8.4%, $p < 0.001$ El uso de TRR fue de 10% vs. 6.3%, $p = 0.005$

(continúa)

TABLA 10-3 Ensayos clínicos que comparan coloides y cristaloides (*continuación*)

Ensayo	Tipo	N	Brazos de tratamiento	Resultados primarios y resultados
CRIS[19]	ECA multicéntrico. Sepsis, traumatismo o choque hipovolémico sin sepsis ni traumatismo. 57 UCI	2857	1414: coloides (gelatinas, dextranos, HES, o 4 o 20% de albúmina) 1443: cristaloides: solución salina isotónica o hipertónica o SR	Mortalidad por todas las causas en 28 días: coloides *vs.* cristaloides: 25.4% *vs.* 27%, $p = 0.26$
ALBIOS[12]	Estudio multicéntrico sobre la sepsis. 100 UCI	1818	895: 20% de albúmina + cristaloide 900: cristaloide	Mortalidad por todas las causas a los 28 días: 31.8% en la albúmina *vs.* 32%, $p = 0.94$
SPLIT[30]	ECA multicéntrico. Nueva Zelanda	2278	1152: cristaloide tamponado 1110: SN	Cristaloide tamponado *vs.* SN LRA en 90 días: 9.6% *vs.* 9.2%, $p = 0.77$ TRR: 3.3% *vs.* 3.4%, $p = 0.91$
Pfortmueller y cols.[28]	ECA monocéntrico (Austria)	60	30: SN 30: cristaloides equilibrados	Necesidad de vasopresores durante la hospitalización: SN *vs.* cristaloide equilibrado: 97% *vs.* 67%, $p = 0.033$. Terminado por cuestiones de seguridad

ECA, ensayo controlado aleatorizado; HES, hidroxietilalmidón; IC, intervalo de confianza; LCT, lesión cerebral traumática; LRA, lesión renal aguda; SN, solución salina normal; SR, solución de Ringer; TRR, terapia de remplazo renal; UCI, unidad de cuidados intensivos.

en todo el mundo. En 2018, el Smart Trial asignó a cerca de 16 000 pacientes en estado crítico a recibir SN o soluciones equilibradas.[31] Los pacientes que recibieron soluciones equilibradas tuvieron menos eventos renales adversos importantes a los 30 días (compuesto de muerte, disfunción renal persistente o necesidad de TRR). La mediana del volumen de líquido administrado en cualquiera de los dos grupos fue de alrededor de 1 L. Los análisis de subgrupos revelaron un beneficio más marcado de las soluciones equilibradas en los pacientes con sepsis. Estos hallazgos fueron repetidos por el ensayo SALT-ED de 2018, que encontró que los pacientes tratados con cristaloides equilibrados en el servicio de urgencias tenían significativamente menos eventos renales adversos que los tratados con SN.[32]

A pesar de estos resultados, el suero salino sigue siendo un fluido popular para la reanimación. En parte se debe a la inercia de "así es como siempre lo hemos hecho" y en parte probablemente a las creencias sobre las soluciones equilibradas, algunas de las cuales no resisten el escrutinio:

- **¿Se puede utilizar solución de Ringer en pacientes con insuficiencia hepática? Probablemente no.** El lactato se convierte en piruvato en el hígado, lo que genera un ion bicarbonato. En la insuficiencia hepática, se supone que esto se inhibe y la solución de Ringer está generalmente contraindicada en la cirrosis y la insuficiencia hepática.[33]
- **¿Puede la solución de Ringer causar acidosis láctica? No.** El lactato de la solución de Ringer es lactato sódico, no ácido láctico, por lo que no puede causar acidosis láctica. Sin embargo, puede aumentar el lactato sérico, por lo que debe tenerse cierta precaución al utilizar el lactato para juzgar la adecuación de la reanimación.[34]
- **¿Está contraindicada la solución de Ringer en caso de hiperpotasemia? No.** La solución de Ringer tiene 4 mmol/L de potasio, por lo que diluir el plasma con un potasio normal no debería elevar el potasio sérico. Además, debido a que la SN provoca acidosis metabólica sin brecha aniónica, esto puede causar el movimiento de potasio desde el interior hacia el exterior de la célula. En los estudios de solución de Ringer frente a SN después del trasplante de riñón, hubo menos hiperpotasemia con la solución de Ringer.[35,36]
- **¿Se puede utilizar solución de Ringer con una transfusión de sangre? No.** Las transfusiones de sangre utilizan la anticoagulación con citrato para evitar la coagulación. El calcio de la solución de Ringer es el antídoto del citrato y podría provocar inadvertidamente la coagulación de la sangre.

Solución salina isotónica

Aunque los datos parecen inclinarse a favor de las soluciones equilibradas frente a la solución salina normal, hay algunas situaciones en las que la SN es superior a las soluciones equilibradas. La alcalosis metabólica es una de ellas. La mayoría de los casos de alcalosis metabólica se debe a una deficiencia de cloruro, por lo que el alto contenido de cloruro de la solución salina normal la convierte en una buena opción para esta situación.[37] La neurocirugía y las lesiones cerebrales traumáticas son otras áreas en las que se debe tener cuidado con las soluciones equilibradas. Aunque la solución de Ringer es casi isoosmolar, el lactato no es un osmol eficaz, por lo que el líquido es ligeramente hipotónico. Esto significa que puede provocar un desplazamiento de líquido hacia el cerebro y aumentar la presión intracraneal.[38,39]

Por último, se prefiere la SN en situaciones en las que la solución de Ringer está contraindicada, como la insuficiencia hepática y la hipercalcemia.

Solución salina hipertónica

Hay algunos escenarios específicos en los que se ha sugerido la solución salina hipertónica como líquido de reanimación. Uno de ellos es la lesión cerebral traumática, con el objetivo de disminuir el edema cerebral. Cooper y cols. la usaron para aumentar con éxito la tonicidad sérica, pero no mejoró la mortalidad ni los resultados neurológicos.[40] Un intento de usar solución salina al 7.5% en pacientes prehospitalarios con traumatismos se interrumpió de forma prematura debido a la inutilidad y a los problemas de seguridad.[41] El ensayo HYPERS2S, que asignó aleatoriamente a los pacientes en choque séptico a la reanimación con solución salina al 0.9% o 3%, no mostró un beneficio de supervivencia con la solución salina hipertónica y se interrumpió de manera prematura debido al aumento de la mortalidad en el brazo de la solución salina hipertónica.[42] Algunos investigadores de la insuficiencia cardiaca han utilizado solución salina hipertónica junto con diuréticos del asa para tratar la insuficiencia cardiaca aguda descompensada refractaria con cierta eficacia.[43]

Así, teniendo en cuenta los datos actuales, la respuesta a la segunda pregunta, "soluciones salinas o equilibradas: ¿cuál es la mejor solución?", *en la mayoría de los casos, parece ser la de las soluciones equilibradas.*

¿Cómo se deben dosificar los líquidos de reanimación?

Más allá de determinar qué tipo de líquido, la dosis de líquidos es importante. En el año 2001, el ensayo de Rivers sobre el tratamiento temprano dirigido por objetivos (TTDO) demostró una gran mejora de la mortalidad de los pacientes que presentaban una sepsis grave e influyó en las guías internacionales y en el tratamiento de la sepsis durante más de una década.[44] Los pacientes recibieron una media de 5 L de líquido durante las primeras 6 h. Las guías actuales de Surviving Sepsis recomiendan un bolo inicial de 30 mL/kg seguido de líquido adicional para mantener y mejorar la perfusión.[13]

El entusiasmo por el TTDO ha decaído porque tres grandes ensayos multicéntricos no lograron reproducir los resultados del ensayo Rivers (*véase* la **tabla 10-4**). Aun cuando los tres ensayos multicéntricos de TTDO no mostraron una mejora de los resultados, tampoco mostraron daños. Sin embargo, cuando se estudió el TTDO para la sepsis en en un país de bajos recursos como Zambia,[45] se produjo un profundo aumento de la mortalidad, 33% con la atención habitual y 48% con el TTDO.

El estudio de Andrews y cols. no es el único dato que pone en duda la seguridad y el acierto de la reanimación de gran volumen. El ensayo FEAST[46] comparó las estrategias de reanimación inicial en niños africanos con sepsis (en gran parte por paludismo). Al igual que en SAFE, no hubo diferencias entre los bolos de albúmina y de solución salina, pero *ambos fueron significativamente peores que la ausencia de bolos.* Así que, a pesar de la cuestionable generalización del uso de niños sépticos en África, este sigue siendo el único ECA explícito del uso de un bolo para el tratamiento inicial del choque séptico.

Para tratar de entender las contradicciones y los hallazgos poco intuitivos de los ensayos anteriores, múltiples ensayos han evaluado el uso de líquidos liberal frente al restrictivo en diversos entornos.

El estudio CLASSIC fue un ensayo monocéntrico de 153 pacientes distribuidos al azar con un protocolo de fluidos restringido frente a uno liberal en pacientes sépticos. Hubo una separación de 1.2 L de líquido de reanimación a los 5 días y 1.4 L al final de la estancia en la UCI. No hubo diferencias en los resultados ni en los acontecimientos adversos entre los dos grupos, aunque el estudio no tenía potencia para este hallazgo. De interés para los lectores de este manual, hubo un *menor* empeoramiento de la LRA en el brazo del protocolo restringido.[47]

Una revisión retrospectiva del tratamiento de la sepsis en Nueva York analizó el tiempo hasta finalizar un paquete para tratar la sepsis de tres partes: antibióticos, medición del lactato y recepción de líquidos en bolo. El tiempo hasta la finalización del paquete era crítico para la supervivencia del paciente, pero dependía por completo del tiempo hasta la administración de los antibióticos. El tiempo para completar el bolo de fluidos fue irrelevante.[48]

El ensayo sobre el síndrome de dificultad respiratoria aguda (SDRA)[49] de 2006 comparó una estrategia de fluidos conservadora frente a una liberal en la lesión pulmonar aguda. El balance neto de fluidos en la estrategia conservadora fue de -136 mL en comparación con +6992 mL con la estrategia liberal. Aunque no hubo diferencias en la mortalidad a 60 días, el resultado primario, el uso de una estrategia conservadora, mejoró la función pulmonar, acortó la duración de la ventilación mecánica y disminuyó la estancia en cuidados intensivos sin aumentar el choque.

Ensayos que comparan el TTDO en el choque séptico

Ensayo	Tipo	N	Brazos de tratamiento	Resultados primarios y resultados
Rivers y cols. [44]	ECA prospectivo de un solo centro	263	130 TTDO 133 terapia estándar (atención habitual)	Mortalidad intrahospitalaria: menor en el TTDO 30.5% vs. 46.5% en el estándar, p = 0.009. Mortalidad por todas las causas a los 28 y 60 días: 33.3% vs. 49.2%, p = 0.01 y 44.3% vs. 56.9%, p = 0.03, respectivamente
ProCESS y cols. [60]	ECA multicéntrico (31 centros de EE. UU.)	1341	439 TTDO 446 TEBP 456 atención habitual	Mortalidad intrahospitalaria a los 60 días: grupo de TTDO basado en el protocolo (21.0%) vs. grupo de terapia estándar basada en el protocolo (18.2%) vs. grupo de atención habitual (18.9%) No hay diferencias significativas en la mortalidad a 90 días, en la mortalidad a 1 año o en la necesidad de soporte de órganos No hay beneficio significativo del uso obligatorio de cateterismo venoso central y monitorización hemodinámica central en todos los pacientes
ARISE y cols. [61]	ECA multicéntrico (51 centros de Australasia)	1600	796 TTDO 804 grupo de atención habitual	Mortalidad por todas las causas a los 90 días: el TTDO no redujo la mortalidad por todas las causas a los 90 días (tasas de muerte de 18.6% del TTDO vs. 18.8% de la atención habitual)
ProMISe [62]	ECA multicéntrico (56 hospitales de Inglaterra)	1260	630 TTDO 630 atención habitual	Mortalidad por todas las causas a los 90 días: TTDO 29.2% vs. 29.5%. El TTDO aumentó los costos sin diferencias significativas en los resultados primarios o secundarios
Andrews y cols. [45]	Centro único de Zambia	212	107 TTDO 105 atención habitual	Mortalidad intrahospitalaria: TTDO 48.1% vs. 33% La mayoría de los pacientes eran seropositivos

CEr, concentrado de eritrocitos; ECA, ensayo controlado aleatorizado; Hct, hematocrito; PVC, presión venosa central; PAM, presión arterial media; TEBP, tratamiento estándar basado en el protocolo; TTDO, tratamiento temprano dirigido por objetivos; VIH, virus de la inmunodeficiencia humana.

TTDO: en las primeras 6 h 1) un bolo de 500 mL de cristaloide cada 30 min para mantener la PVC de 8 a 12 mm Hg; 2) vasodilatadores y vasoconstrictores para mantener la PAM de 65 a 90 mm Hg; 3) CEr para mantener la saturación venosa > 70 mm Hg, para lograr un Hct > 30; 4) después de las medidas anteriores si la saturación venosa es < 70 mm Hg, se inicia la dobutamina.

TEBP: un conjunto de instrucciones de reanimación de 6 h, pero los componentes eran menos agresivos que los usados para el TTDO basado en el protocolo, basado en la monitorización no invasiva.

TABLA 10-5	Estrategias para disminuir la carga de volumen en la unidad de cuidados intensivos

Disminuir o eliminar el uso de fluidos de mantenimiento y sustitución
Disminuir la tonicidad de los fluidos (utilizar fluidos con la mitad de SN o dextrosa cuando sea posible)
Utilizar un pequeño volumen de líquidos portadores con medicamentos intravenosos
Utilizar la medicación y la nutrición enteral tan a menudo y tan pronto como sea posible

SN, solución salina normal.

La pancreatitis aguda (PA) es otro ámbito en el que la reanimación con líquidos es la piedra angular del tratamiento, ya que proporciona apoyo macro y microcirculatorio y evita la necrosis pancreática. Hasta hace poco, la fluidoterapia agresiva se consideraba la base del tratamiento; sin embargo, estudios retrospectivos demuestran que la reanimación con fluidos agresiva ($\geq 33\%$ del volumen total en 72 h de infusión realizada en las primeras 24 h) da lugar a una mayor mortalidad y a puntuaciones de SRIS más altas.[50] La hipovolemia permisiva en un estudio de pacientes quemados con 20% o más de superficie corporal (SC) fue segura y redujo las puntuaciones de disfunción multiorgánica en un estudio piloto de 24 pacientes.[51]

Pero el entusiasmo por las estrategias conservadoras de fluidos debe ser cauteloso. En un ensayo internacional, aleatorizado y parcialmente ciego de estrategias de fluidos liberales frente a conservadoras para pacientes de alto riesgo sometidos a cirugía abdominal mayor, hubo un aumento de 50% en la LRA y una triplicación del TRR para la LRA.[52] En la tabla 10-4 se muestran los ensayos más importantes que examinan el TTDO en el choque séptico.

Por lo tanto, una conclusión segura debería ser la de administrar líquido cuando sea necesario, pero no demasiado, y solo lo suficiente. Las estrategias para disminuir la acumulación de líquidos en las UCI se muestran en la **tabla 10-5**.

CLASIFICACIÓN DE LA RESPUESTA A LOS FLUIDOS

Al reconocerse que la administración de un exceso de líquidos es perjudicial para los pacientes, resulta evidente que solo se debe administrar líquidos a los pacientes cuando mejore la hemodinámica; esto se denomina capacidad de respuesta a los fluidos. Una definición operativa de la respuesta a los fluidos es un aumento del volumen sistólico de al menos 10% tras un bolo de líquidos.[53] Actualmente, no existe un método consensuado para predecir la respuesta a los fluidos. Los métodos para evaluar la respuesta a los fluidos pueden dividirse en técnicas estáticas o dinámicas (véase la **tabla 10-6**).[54] Discutir los méritos de cada técnica va más allá del alcance de este capítulo y se remite a los lectores al capítulo 1. Numerosos estudios y metaanálisis han cuestionado la utilidad de la presión venosa central (PVC), que es afectada por las presiones torácica, pericárdica y abdominal, la distensibilidad del ventrículo derecho y la competencia de la válvula tricúspide. Además, no existen valores de corte claros. Rivers y cols. utilizaron un rango de PVC objetivo de 8 a 12 mm Hg. La mayoría de los pacientes responde a los fluidos cuando la PVC es inferior a 8 mm Hg, y solo unos pocos pacientes responden cuando la PVC es superior a 12 mm Hg.[44]

Los índices dinámicos, como la presión del pulso y la variación del volumen sistólico, pueden tener un mejor papel en la evaluación de la capacidad de respuesta a los fluidos.[55] La evaluación de la variación respiratoria del diámetro de la vena cava inferior (VCI) es un método no invasivo, rápido y fiable para predecir la capacidad de respuesta a los fluidos. Con la ventilación con presión positiva, el diámetro de la VCI se expande al final de la inspiración en comparación con el final de la espiración; cuando se expresa como un porcentaje, predice la respuesta a un bolo de líquido. En los pacientes sometidos a ventilación con presión positiva, los valores superiores a 18% predijeron la capacidad de respuesta a los fluidos.[56]

TABLA 10-6	Parámetros para la evaluación de la capacidad de respuesta del volumen

Técnicas estáticas	Técnicas dinámicas	Técnicas basadas en el desafío de fluidos reales o virtuales
PVC	Variación de la presión del pulso	Prueba de EPP
Diámetro de la VCI	Variación del volumen sistólico	Bolo de líquido
Colapso de la vena inferior	Índice de variabilidad pletismográfica	
Volumen diastólico final		
Tiempo de flujo corregido		

EPP, elevación pasiva de las piernas; PVC, presión venosa central; VCI, vena cava inferior.

Un metaanálisis destacó el papel beneficioso de la evaluación de la variación respiratoria en la VCI mediante ecografía en el punto de atención, con una sensibilidad y especificidad agrupadas de 76% y 86%, en forma respectiva.[57] La misma técnica puede usarse en pacientes que no están sometidos a ventilación con presión positiva, pero hay menos consenso sobre su eficacia.[58]

La prueba de elevación pasiva de las piernas (EPP) es una de las técnicas más prometedoras. La EPP requiere el uso de ecografías en la vista apical de cinco cámaras con una muestra de Doppler de onda pulsada para medir la integral de velocidad-tiempo (IVT), que evalúa las variaciones en el volumen sistólico. Tras realizar las mediciones de la IVT en posición semirrecostada con el tronco a 30° y las piernas en posición horizontal, se elevan las piernas 45° y se coloca el tronco del paciente en posición horizontal y se realiza una segunda serie de mediciones. Douglas y cols. demostraron la eficacia de la EPP en un ECA de pacientes sépticos. En el brazo de intervención, los pacientes que desarrollaron hipotensión fueron guiados por la EPP. Si se consideraba que el paciente respondía a los fluidos y la IVT aumentaba más de 10%, se administraban líquidos cristaloides. Si se determinaba que el paciente no respondía a los fluidos, se iniciaban o aumentaban los vasopresores. Se analizaron 124 pacientes de 13 centros. La intervención redujo el balance de líquidos en 1.4 L a las 72 h (resultado primario). Además, el grupo de intervención tuvo menos necesidad de TRR (5.1% *vs.* 17.5%, $p = 0.04$) y de ventilación mecánica (17.7% *vs.* 34.1%, $p = 0.04$).[59] Se justifica la realización de más estudios y metaanálisis con poblaciones más amplias y diversas para comprobar si estos resultados son sólidos.

Referencias

1. Tietz NW, ed. *Clinical Guide to Laboratory Tests*. W.B. Saunders Company; 1990.
2. Roberts JS, Bratton SL. Colloid volume expanders. *Drugs*. 1998;55(5):621-630.
3. McNab S, Ware RS, Neville KA, et al. Isotonic versus hypotonic solutions for maintenance intravenous fluid administration in children. *Cochrane Database Syst Rev*. 2014;(12):CD009457.
4. Levick JR. Revision of the Starling principle: new views of tissue fluid balance. *J Physiol*. 2004;557(3):704. doi:10.1113/jphysiol.2004.066118
5. Woodcock TE, Woodcock TM. Revised Starling equation and the glycocalyx model of transvascular fluid exchange: an improved paradigm for prescribing intravenous fluid therapy. *Br J Anaesth*. 2012;108(3):384-394.
6. Finfer S, Bellomo R, Boyce N, et al. A comparison of albumin and saline for fluid resuscitation in the intensive care unit. *N Engl J Med*. 2004;350(22):2247-2256.
7. Rehm M, Haller M, Orth V, et al. Changes in blood volume and hematocrit during acute preoperative volume loading with 5% albumin or 6% hetastarch solutions in patients before radical hysterectomy. *Anesthesiology*. 2001;95(4):849-856.
8. Hahn RG, Dull RO, Zdolsek J. The Extended Starling principle needs clinical validation. *Acta Anaesthesiol Scand*. 2020;64(7). doi:10.1111/aas.13593

9. Cochrane Injuries Group Albumin Reviewers. Human albumin administration in critically ill patients: systematic review of randomised controlled trials. *BMJ.* 1998;317(7153):235-240.

10. Fleck A, Raines G, Hawker F, et al. Increased vascular permeability: a major cause of hypoalbuminaemia in disease and injury. *Lancet.* 1985;1(8432):781-784.

11. SAFE Study Investigators, Australian and New Zealand Intensive Care Society Clinical Trials Group, Australian Red Cross Blood Service, et al. Saline or albumin for fluid resuscitation in patients with traumatic brain injury. *N Engl J Med.* 2007;357(9):874-884.

12. Caironi P, Tognoni G, Masson S, et al. Albumin replacement in patients with severe sepsis or septic shock. *N Engl J Med.* 2014;370(15):1412-1421.

13. Rhodes A, Evans LE, Alhazzani W, et al. Surviving sepsis campaign: international guidelines for management of sepsis and septic shock: 2016. *Intensive Care Med.* 2017;43(3):304-377.

14. Vincent J-L, Russell JA, Jacob M, et al. Albumin administration in the acutely ill: what is new and where next? *Crit Care.* 2014;18(4):231.

15. Schortgen F, Girou E, Deye N, et al. The risk associated with hyperoncotic colloids in patients with shock. *Intensive Care Med.* 2008;34(12):2157-2168.

16. Bagshaw SM, Chawla LS. Hydroxyethyl starch for fluid resuscitation in critically ill patients. *Can J Anaesth.* 2013;60(7):709-713.

17. Myburgh JA, Finfer S, Bellomo R, et al. Hydroxyethyl starch or saline for fluid resuscitation in intensive care. *N Engl J Med.* 2012;367(20):1901-1911.

18. Perner A, Haase N, Guttormsen AB, et al. Hydroxyethyl starch 130/0.42 versus Ringer's acetate in severe sepsis. *N Engl J Med.* 2012;367(2):124-134.

19. Annane D, Siami S, Jaber S, et al. Effects of fluid resuscitation with colloids vs crystalloids on mortality in critically ill patients presenting with hypovolemic shock: the CRISTAL randomized trial. *JAMA.* 2013;310(17):1809-1817.

20. Dickenmann M, Oettl T, Mihatsch MJ. Osmotic nephrosis: acute kidney injury with accumulation of proximal tubular lysosomes due to administration of exogenous solutes. *Am J Kidney Dis.* 2008;51(3):491-503.

21. Kozek-Langenecker SA, Scharbert G. Effects of hydroxyethyl starches on hemostasis. *Transfus Altern Transfus Med.* 2007;9(3):173-181.

22. KDIGO. Guidelines. https://kdigo.org/guidelines/

23. Peti-Peterdi J, Harris RC. Macula densa sensing and signaling mechanisms of renin release. *J Am Soc Nephrol.* 2010;21(7):1093-1096.

24. Wilcox CS. Regulation of renal blood flow by plasma chloride. *J Clin Invest.* 1983;71(3):726-735.

25. Williams EL, Hildebrand KL, McCormick SA, et al. The effect of intravenous lactated Ringer's solution versus 0.9% sodium chloride solution on serum osmolality in human volunteers. *Anesth Analg.* 1999;88(5):999-1003.

26. McCluskey SA, Karkouti K, Wijeysundera D, et al. Hyperchloremia after noncardiac surgery is independently associated with increased morbidity and mortality: a propensity-matched cohort study. *Anesth Analg.* 2013;117(2):412-421.

27. Shaw AD, Raghunathan K, Peyerl FW, et al. Association between intravenous chloride load during resuscitation and in-hospital mortality among patients with SIRS. *Intensive Care Med.* 2014;40(12):1897-1905.

28. Pfortmueller CA, Funk G-C, Reiterer C, et al. Normal saline versus a balanced crystalloid for goal-directed perioperative fluid therapy in major abdominal surgery: a double-blind randomised controlled study. *Br J Anaesth.* 2018;120(2):274-283.

29. Yunos NM, Bellomo R, Hegarty C, et al. Association between a chloride-liberal vs chloride-restrictive intravenous fluid administration strategy and kidney injury in critically ill adults. *JAMA.* 2012;308(15):1566-1572.

30. Young P, Bailey M, Beasley R, et al. Effect of a buffered crystalloid solution vs saline on acute kidney injury among patients in the intensive care unit: the SPLIT randomized clinical trial. *JAMA.* 2015;314(16):1701-1710.

31. Semler MW, Self WH, Wanderer JP, et al. Balanced crystalloids versus saline in critically ill adults. *N Engl J Med.* 2018;378(9):829-839.

32. Self WH, Semler MW, Wanderer JP, et al. Balanced crystalloids versus saline in noncritically ill adults. *N Engl J Med.* 2018;378(9):819-828.

33. Singh S, Davis D. Ringer's lactate. In: *StatPearls.* StatPearls Publishing; 2019.

34. Zitek T, Skaggs ZD, Rahbar A, et al. Does intravenous lactated Ringer's solution raise serum lactate? *J Emerg Med.* 2018;55(3):313-318.

35. O'Malley CMN, Frumento RJ, Hardy MA, et al. A randomized, double-blind comparison of lactated Ringer's solution and 0.9% NaCl during renal transplantation. *Anesth Analg.* 2005;100(5):1518-1524, table of contents.

36. Khajavi MR, Etezadi F, Moharari RS, et al. Effects of normal saline vs. lactated Ringer's during renal transplantation. *Ren Fail.* 2008;30(5):535-539.

37. Luke RG, Galla JH. It is chloride depletion alkalosis, not contraction alkalosis. *J Am Soc Nephrol.* 2012;23(2):204-207.
38. Alvis-Miranda HR, Castellar-Leones SM, Moscote-Salazar LR. Intravenous fluid therapy in traumatic brain injury and decompressive craniectomy. *Bull Emerg Trauma.* 2014;2(1):3-14.
39. Tommasino C, Moore S, Todd MM. Cerebral effects of isovolemic hemodilution with crystalloid or colloid solutions. *Crit Care Med.* 1988;16(9):862-868.
40. Cooper DJ, Myles PS, McDermott FT, et al. Prehospital hypertonic saline resuscitation of patients with hypotension and severe traumatic brain injury: a randomized controlled trial. *JAMA.* 2004;291(11):1350-1357.
41. Bulger EM, May S, Brasel KJ, et al. Out-of-hospital hypertonic resuscitation following severe traumatic brain injury: a randomized controlled trial. *JAMA.* 2010;304(13):1455-1464.
42. Asfar P, Schortgen F, Boisramé-Helms J, et al. Hyperoxia and hypertonic saline in patients with septic shock (HYPERS2S): a two-by-two factorial, multicentre, randomised, clinical trial. *Lancet Respir Med.* 2017;5(3):180-190.
43. Paterna S, Di Pasquale P, Parrinello G, et al. Effects of high-dose furosemide and small-volume hypertonic saline solution infusion in comparison with a high dose of furosemide as a bolus, in refractory congestive heart failure. *Eur J Heart Fail.* 2000;2(3):305-313. doi:10.1016/s1388-9842(00)00094-5
44. Rivers E, Nguyen B, Havstad S, et al. Early goal-directed therapy in the treatment of severe sepsis and septic shock. *N Engl J Med.* 2001;345(19):1368-1377.
45. Andrews B, Semler MW, Muchemwa L, et al. Effect of an early resuscitation protocol on in-hospital mortality among adults with sepsis and hypotension: a randomized clinical trial. *JAMA.* 2017;318(13):1233-1240.
46. Maitland K, Kiguli S, Opoka RO, et al. Mortality after fluid bolus in African children with severe infection. *N Engl J Med.* 2011;364(26):2483-2495.
47. Hjortrup PB, Haase N, Bundgaard H, et al. Restricting volumes of resuscitation fluid in adults with septic shock after initial management: the CLASSIC randomised, parallel-group, multicentre feasibility trial. *Intensive Care Med.* 2016;42(11):1695-1705.
48. Seymour CW, Gesten F, Prescott HC, et al. Time to treatment and mortality during mandated emergency care for sepsis. *N Engl J Med.* 2017;376(23):2235-2244.
49. National Heart, Lung, and Blood Institute Acute Respiratory Distress Syndrome (ARDS) Clinical Trials Network, Wiedemann HP, Wheeler AP, et al. Comparison of two fluid-management strategies in acute lung injury. *N Engl J Med.* 2006;354(24):2564-2575.
50. Aggarwal A, Manrai M, Kochhar R. Fluid resuscitation in acute pancreatitis. *World J Gastroenterol.* 2014;20(48):18092-18103.
51. Arlati S, Storti E, Pradella V, et al. Decreased fluid volume to reduce organ damage: a new approach to burn shock resuscitation? A preliminary study. *Resuscitation.* 2007;72(3):371-378.
52. Myles PS, Bellomo R, Corcoran T, et al. Restrictive versus liberal fluid therapy for major abdominal surgery. *N Engl J Med.* 2018;378(24):2263-2274.
53. Marik PE, Lemson J. Fluid responsiveness: an evolution of our understanding. *Br J Anaesth.* 2014;112(4):617-620.
54. Monnet X, Marik PE, Teboul J-L. Prediction of fluid responsiveness: an update. *Ann Intensive Care.* 2016;6(1):111.
55. Suehiro K, Rinka H, Ishikawa J, et al. Stroke volume variation as a predictor of fluid responsiveness in patients undergoing airway pressure release ventilation. *Anaesth Intensive Care.* 2012;40(5):767-772.
56. Barbier C, Loubières Y, Schmit C, et al. Respiratory changes in inferior vena cava diameter are helpful in predicting fluid responsiveness in ventilated septic patients. *Intensive Care Med.* 2004;30(9):1740-1746.
57. Zhang Z, Xu X, Ye S, et al. Ultrasonographic measurement of the respiratory variation in the inferior vena cava diameter is predictive of fluid responsiveness in critically ill patients: systematic review and meta-analysis. *Ultrasound Med Biol.* 2014;40(5):845-853.
58. Muller L, Bobbia X, Toumi M, et al. Respiratory variations of inferior vena cava diameter to predict fluid responsiveness in spontaneously breathing patients with acute circulatory failure: need for a cautious use. *Crit Care.* 2012;16(5):R188.
59. Douglas IS, Alapat PM, Corl KA, et al. Fluid response evaluation in sepsis hypotension and shock: a randomized clinical trial. *Chest.* 2020;58(4):1431-1445. doi:10.1016/j.chest.2020.04.025
60. ProCESS Investigators, Yealy DM, Kellum JA, et al. A randomized trial of protocol-based care for early septic shock. *N Engl J Med.* 2014;370(18):1683-1693.
61. ARISE Investigators, ANZICS Clinical Trials Group, Peake SL, et al. Goal-directed resuscitation for patients with early septic shock. *N Engl J Med.* 2014;371(16):1496-1506.
62. Mouncey PR, Osborn TM, Power GS, et al. Trial of early, goal-directed resuscitation for septic shock. *N Engl J Med.* 2015;372(14):1301-1311.

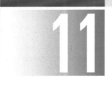

Medicina transfusional en la unidad de cuidados intensivos

Benjamin R. Griffin, Nathan J. Clendenen, John S. Kim y Sarah Faubel

ANEMIA EN PACIENTES CRÍTICOS

Introducción

La anemia, definida como una hemoglobina inferior a 13 g/dL en los hombres y a 12 g/dL en las mujeres, es una complicación común en los pacientes críticos asociada con mayor morbilidad y mortalidad. Casi dos tercios de los pacientes ingresados en la unidad de cuidados intensivos (UCI) tienen anemia en el momento del ingreso, y 97% de los pacientes de la UCI desarrollan anemia en el plazo de una semana.[1] La anemia en los pacientes críticos está asociada con malos resultados, como la lesión renal aguda (LRA), la ventilación mecánica prolongada,[2] el infarto de miocardio[3] y la muerte.[4] La anemia en el momento del ingreso en el hospital o antes de la cirugía cardiaca también es un factor predictivo tanto de la incidencia como de la gravedad de la LRA.[1]

La anemia puede contribuir a los malos resultados al reducir la capacidad de transporte de oxígeno en la sangre y, por lo tanto, disminuir el suministro de oxígeno a los tejidos periféricos. En el pasado, los concentrados eritrocitarios (CEr) se transfundían generosamente hasta un objetivo de más de 10 g/dL en un esfuerzo por mejorar la entrega de oxígeno; sin embargo, los ensayos prospectivos en pacientes de la UCI no mostraron un beneficio de supervivencia.[5,6] Además, se sabe que las propias transfusiones causan complicaciones que van desde reacciones febriles leves hasta afecciones que ponen en peligro la vida, como la lesión pulmonar aguda relacionada con la transfusión (LPART) o la anafilaxia.[7] En consecuencia, se recomienda una estrategia "restrictiva" de transfusión en la mayoría de la población críticamente enferma.[8] A pesar del cambio de estrategia, en EUA. siguen transfundiendo 15 millones de unidades de CEr al año, y se transfunden 85 millones de unidades en todo el mundo,[9] lo que subraya la necesidad de reconocer las causas de la anemia, las indicaciones para la transfusión y los posibles efectos adversos de la transfusión de CEr. En esta sección, se revisan las causas de la anemia en la UCI, las indicaciones para la transfusión de CEr y las posibles complicaciones de las transfusiones.

Causas de anemia en pacientes de la unidad de cuidados intensivos

La causa de la anemia en un paciente de la UCI suele ser multifactorial. Incluso en aquellos que no presentan una hemorragia activa (es decir, hemorragia posquirúrgica o hemorragia gastrointestinal [GI]), la pérdida de sangre debido a la flebotomía frecuente es casi universal.[10] Además, la producción de eritrocitos por parte de la médula ósea suele estar suprimida en el contexto de la inflamación.[11] Por último, la coagulopatía relacionada con factores endógenos, como la sepsis, o con factores exógenos, por ejemplo el uso de la oxigenación por membrana extracorpórea (OMEC) o de los dispositivos de asistencia ventricular (DAV), suele causar hemólisis en esta población[1,12] (para más información sobre los DAV y la OMEC, *véanse* los capítulos 35 y 41, respectivamente). La pérdida o destrucción de eritrocitos, junto con la incapacidad de producir nuevos eritrocitos de forma eficiente, son las razones clave de la anemia casi universal observada en la población de enfermos críticos.

Anemia asociada con lesión renal aguda, insuficiencia renal terminal y terapia de remplazo renal

La anemia es común en el contexto de la enfermedad renal. En la LRA, la anemia es tanto un factor de riesgo de la enfermedad[13] como un predictor de los malos resultados del paciente.[14]

Los pacientes con LRA que requieren terapia de remplazo renal continuo (TRRC) pueden presentar tasas de anemia aún mayores debido a la coagulación de los hemofiltros durante el procedimiento,[15] aunque el impacto de la anemia en la recuperación de la función renal en esta población es incierto.[16]

En los pacientes con enfermedad renal crónica (ERC) o enfermedad renal terminal (ERT), la anemia es común debido a la falta de eritropoyetina. En el ámbito hospitalario, esto puede agravar aún más la supresión de la médula ósea, observada en el marco de la inflamación. La resistencia a los agentes estimulantes de la eritropoyesis (AEE) también suele producirse en el contexto de la inflamación, lo que puede llevar a una mayor disminución de la hemoglobina en los pacientes con insuficiencia renal terminal.[17] Al igual que en el caso de la LRA, los pacientes anémicos con ERC y ERT corren un mayor riesgo de sufrir una mala evolución.[18] Las causas comunes de anemia se resumen en la **tabla 11-1**.

Indicaciones para las transfusiones de sangre

Los datos actuales apoyan el uso de una estrategia restrictiva en la mayoría de los pacientes con anemia, definida como un umbral de transfusión de 7 g/dL. Una reciente revisión Cochrane de 31 ensayos en los que participaron 12 587 pacientes de diversos entornos de hospitalización no encontró diferencias significativas en la mortalidad a 30 días con una estrategia restrictiva (riesgo relativo [RR] = 0.97) frente a una estrategia liberal, con una reducción del riesgo de transfusión de eritrocitos de 43% (RR = 0.57).[19] Los estudios en la población de la UCI muestran resultados similares.

El ensayo Transfusion Requirements in Critical Care (TRICC) asignó aleatoriamente a 838 pacientes en estado crítico un umbral de transfusión de 7 frente a 10 g/dL y no mostró diferencias en la mortalidad a los 30 días.[5] Al estudio TRICC le siguieron el ensayo Transfusion Strategies for Acute Upper Gastrointestinal Bleeding,[20] el ensayo Transfusion Requirements in Septic Shock (TRISS)[21] y el ensayo Transfusion Requirements in Cardiac Surgery (TRICS) III,[22] que estudiaron las estrategias restrictivas frente a las liberales en hemorragia gastrointestinal,

TABLA 11-1	Causas de anemia en pacientes críticos
Pérdida de sangre	**Flebotomías, sangrado gastrointestinal, cirugía**
Deterioro de la producción de eritrocitos	Supresión de la médula ósea Inflamación Medicamentos Sepsis Deficiencia de hierro/inaccesibilidad Deficiencia de folato o B_{12}
Hemólisis	Dispositivos de asistencia ventricular (DAV) Terapia de remplazo renal continuo (TRRC) Oxigenación por membrana extracorpórea (OMEC) Condiciones médicas asociadas con la anemia hemolítica (p. ej., microangiopatía trombótica [MAT], reacciones a medicamentos)
Relacionado con el riñón	Reducción de la producción de eritropoyetina Anemia basal (ERC, ERT) Deterioro de la homeostasis del hierro

ERC, enfermedad renal crónica; ERT, enfermedad renal terminal.

sepsis y poscirugía cardiaca, respectivamente, y en los tres no hubo diferencias en la mortalidad a los 30 días entre los dos grupos. La anemia preoperatoria es un factor de riesgo bien establecido para la LRA asociada con la cirugía cardiaca,[23] aunque, en el ensayo TRICS III, las tasas de LRA fueron idénticas en los grupos de transfusión restrictiva y conservadora.[22,24,25] Sigue existiendo ambigüedad respecto a los umbrales de transfusión en el infarto agudo de miocardio debido a la falta de grandes ensayos aleatorios dentro de este grupo,[26,27] y las guías como las de la AABB (antes American Association of Blood Banks) no se recomiendan a favor o en contra de los umbrales liberales o restrictivos en esta población de pacientes.[8]

Los umbrales de transfusión no se han evaluado específicamente en pacientes hospitalizados con ERC o ERT, aunque estos pacientes no fueron excluidos de los estudios mencionados anteriormente. En los pacientes que son o pueden ser elegibles para un trasplante de órganos en el futuro, las guías actuales sugieren evitar los concentrados eritrocitarios cuando sea posible para minimizar el riesgo de alosensibilización.[28] Cuando se necesita una corrección aguda de la hemoglobina, como durante una hemorragia, un infarto de miocardio o antes de una intervención quirúrgica, se recomienda un objetivo de 7 g/dL. Sin embargo, en la anemia no urgente y no aguda, la transfusión no debe basarse en un umbral, sino en la presencia de síntomas clínicos.[28]

Los AEE no han demostrado ser eficaces para prevenir la necesidad de transfusiones de concentrados eritrocitarios en pacientes críticos. En el mayor estudio aleatorizado sobre el uso de AEE hasta la fecha,[29] se administró a 1 460 pacientes epoetina alfa 40 000 U (EPO) o placebo semanalmente. No hubo diferencias en el número medio de concentrados eritrocitarios transfundidos, y hubo mayores tasas de eventos trombóticos graves en el grupo de EPO. Un análisis de subgrupos de pacientes con traumatismo mostró una menor mortalidad con la EPO, aunque el mecanismo no parecía estar relacionado con un menor número de transfusiones o con mayores niveles de hemoglobina. La adición de hierro intravenoso a la eritropoyetina no reduce las necesidades de concentrados eritrocitarios[30] y puede empeorar las complicaciones infecciosas,[31] aunque los datos en humanos no están claros.[32] Estudios más recientes se han centrado en los efectos pleiotrópicos de la eritropoyetina en la regulación de la inflamación, la apoptosis y la función inmunitaria; sin embargo, sigue sin estar claro si el uso de los AEE en los pacientes críticos aporta beneficios.[33-36]

Preparación de concentrados eritrocitarios

Los concentrados eritrocitarios (CEr) se fabrican mediante centrifugación o aféresis de sangre total. Una sola unidad tiene un volumen aproximado de 350 mL y un hematocrito de 60 a 80%. Cada unidad contiene aproximadamente 250 mg de hierro. Se añade un anticoagulante, por lo general citrato, que permite su almacenamiento hasta 35 días.[37] Sin embargo, los eventos adversos relacionados con la transfusión pueden aumentar con tiempos de almacenamiento más largos de los CEr.[38]

Los CEr pueden recibir un tratamiento adicional en función de la situación clínica. A los CEr leucorreducidos se les ha eliminado la mayor parte de los leucocitos, lo que puede reducir el riesgo de reacciones febriles a la transfusión, prevenir la aloinmunización a los antígenos del complejo mayor de histocompatibilidad (CMH) del donante y reducir el riesgo de transmisión del citomegalovirus (CMV). Los CEr se irradian para eliminar (o destruir) todos los leucocitos restantes y se utilizan para prevenir la enfermedad de injerto contra huésped (EICH) asociada con la transfusión. Los compuestos de eritrocitos lavados se limpian con solución salina para eliminar las proteínas, lo que reduce el riesgo de reacciones alérgicas. El proceso de lavado también reduce la concentración de potasio extracelular, que es especialmente notable en los concentrados eritrocitarios irradiados.[39,40,41] Los CEr deben usarse dentro de las 24 horas posteriores al lavado.[41]

Complicaciones

Las transfusiones de compuestos de eritrocitos conllevan numerosos riesgos, que van desde los triviales hasta los que ponen en peligro la vida.

En la **tabla 11-2** se ofrece un resumen de las complicaciones más comunes.

TABLA 11-2 Posibles complicaciones de las transfusiones de concentrados eritrocitarios

Complicación	Frecuencia (por paciente)	Signos/síntomas	Causa	Tratamiento
Reacción febril	1:10-100	Un aumento de la temperatura ≥ 1 °C en las 2 h siguientes a la transfusión	Anticuerpos antileucocitos	Premedicar con acetaminofén Utilizar CEr leucorreducidos
Reacción alérgica (urticaria)	1:30-100	Urticaria, prurito	Se produce debido a los anticuerpos contra las proteínas plasmáticas del donante	Antihistamínicos
Anafilaxia	1:20000-50000	Angioedema, hipotensión, broncoespasmo	Anticuerpos contra proteínas plasmáticas	Antihistamínicos, corticoesteroides, adrenalina
LPART	1:12000	Hipoxemia, hipotensión, edema pulmonar bilateral, leucopenia transitoria y fiebre en las 6 h siguientes a la transfusión	Anticuerpos ALH o neutrófilos en el producto del donante	Cuidados de apoyo
SCAT	1:100	Nueva aparición o exacerbación aguda de la dificultad respiratoria aguda (disnea, ortopnea, recuento) 3-6 h después de la transfusión	↑ PVC, insuficiencia cardiaca izquierda, balance de fluidos positivo, edema pulmonar en la radiografía de tórax. Los factores de riesgo son la disfunción cardiaca o renal, el sexo femenino, la edad > 60 años, la anemia grave con expansión de volumen, el balance de líquidos positivo, la transfusión de múltiples productos	Detener todas las transfusiones Oxígeno suplementario Diuréticos

(*continúa*)

121

TABLA 11-2 Posibles complicaciones de las transfusiones de concentrados eritrocitarios (*continuación*)

Complicación	Frecuencia (por paciente)	Signos/síntomas	Causa	Tratamiento
Infección por VIH o hepatitis C	> 1:1 000 000	Seropositividad después de la transfusión	Presencia de virus en la sangre transfundida	Tratamiento adecuado del VIH o la hepatitis C
Reacción hemolítica aguda a la transfusión	1:76 000	Escalofríos, fiebre, hipotensión, hemoglobinuria, insuficiencia renal, dolor de espalda, CID	Anticuerpos preformados para productos incompatibles	Líquidos intravenosos Hipertensores si es necesario Tratar la CID
Anomalías electrolíticas	Variable	Hipocalcemia, hipomagnesemia, hiperpotasemia	La anticoagulación con citrato fija el calcio y el magnesio, especialmente en los protocolos de transfusión masiva. La lisis de los eritrocitos durante el almacenamiento puede causar hiperpotasemia	Apoyo

ALH, antígeno leucocitario humano; CEr, concentrado eritrocitario; CID, coagulación intravascular diseminada; IV, intravenoso; LPAT, lesión pulmonar aguda relacionada con la transfusión; PVC, presión venosa central; SCAT, sobrecarga circulatoria asociada con la transfusión; VIH, virus de la inmunodeficiencia humana.

TROMBOCITOPENIA EN PACIENTES CRÍTICOS

La trombocitopenia es frecuente en los pacientes críticos de la UCI, con tasas de prevalencia que oscilan entre 15 y 55%.[42-44] Un gran número de estos estudios han demostrado además que la trombocitopenia en la UCI se asocia con un aumento de la mortalidad que aumenta junto con el grado de trombocitopenia.[45,46] Los factores de riesgo para el desarrollo de trombocitopenia incluyen la sepsis, la disfunción hepática y el uso de varios agentes farmacológicos, como la heparina, la fenitoína, la piperacilina, la vancomicina y el imipenem.[47,48] El efecto de la trombocitopenia en las tasas de mortalidad persiste incluso cuando se ajustan factores como la gravedad de la enfermedad, la demografía y las condiciones comórbidas. Al igual que la anemia, la mayoría de los casos de trombocitopenia son multifactoriales. Las etiologías de la trombocitopenia pueden clasificarse a grandes rasgos en disminución de la producción, secuestro y destrucción o consumo.[49]

La trombocitopenia puede ser un factor de riesgo de LRA, lo que se ha demostrado en pacientes tras una cirugía cardiaca que requiere *bypass* cardiopulmonar.[50] Se ha demostrado que los pacientes que requieren TRRC tienen mayores tasas de trombocitopenia. El mecanismo no está claro, pero es posible que esté relacionado con una combinación de factores de la máquina, como la tensión de cizallamiento y las interacciones entre las plaquetas y la membrana, procesos subyacentes como la púrpura trombocitopénica trombótica (PTT) o la disfunción de las células endoteliales, o la supresión de la médula ósea en el contexto de la inflamación y la enfermedad crítica.[51] Al igual que en otros tipos de trombocitopenia, la trombocitopenia asociada con el TRRC se relaciona con aumento de la mortalidad.[52] El impacto de la trombocitopenia en pacientes con ERC o ERT no ha sido bien investigado.

Indicaciones para las transfusiones

Las principales indicaciones para la transfusión de plaquetas incluyen el tratamiento o la prevención de la hemorragia en el entorno de la trombocitopenia o la función plaquetaria alterada. Las guías de la AABB de 2015 ofrecen las siguientes recomendaciones para las transfusiones de plaquetas:

- Los pacientes hospitalizados con 10×10^9 células/L o menos deben ser transfundidos para prevenir una hemorragia espontánea.
- Los pacientes sometidos a la colocación de un catéter central deben ser transfundidos hasta un objetivo superior a 20×10^9 células/L.
- Los pacientes que se someten a una punción lumbar o a una cirugía electiva no neuraxial deben ser transfundidos hasta un objetivo de 50×10^9 células/L o más.
- La AABB desaconseja las transfusiones profilácticas de plaquetas en pacientes sin trombocitopenia sometidos a cirugía de *bypass* cardiopulmonar, a menos que haya evidencia de disfunción plaquetaria.
- En el caso de la biopsia renal, no está claro el umbral a partir del cual se puede realizar una biopsia con seguridad. Muchos nefrólogos no realizan una biopsia si las plaquetas son inferiores a $100 \times 10^3/\mu L$, aunque faltan datos específicos.[53]

Riesgos de la transfusión de plaquetas

Las complicaciones de las transfusiones de plaquetas son similares a las observadas en las transfusiones de compuestos de eritrocitos, e incluyen reacciones febriles, LPART, EICH, hemólisis y anafilaxia. Sin embargo, las transfusiones de plaquetas se asocian con tasas más altas de contaminación bacteriana que las de CEr, quizá debido a que las plaquetas se almacenan a temperatura ambiente para preservar su función.[54] Además, las transfusiones de plaquetas conllevan el riesgo de trombocitopenia postransfusional (TPP), una condición que afecta principalmente a mujeres que carecen del antígeno plaquetario humano 1a con sensibilización a través de transfusiones de plaquetas previas.[2] La TPP es poco frecuente, pero se presenta con trombocitopenia grave y es mortal en 10 a 20% de los casos.

Contenido de plasma y crioprecipitado

El plasma fresco congelado (PFC) y el crioprecipitado son productos sanguíneos alogénicos utilizados para tratar las deficiencias en la cantidad o la función de las proteínas del sistema de coagulación. El plasma es la fracción líquida acelular de la sangre total que contiene las proteínas circulantes que quedan tras la centrifugación de la sangre total anticoagulada. El crioprecipitado se produce a partir del PFC descongelando lentamente el plasma, recogiendo el sobrenadante y precipitando las proteínas en suspensión mediante centrifugación. Este proceso enriquece el nivel de factor VIII, factor XIII y fibrinógeno en el crioprecipitado en comparación con el PFC. Cada unidad de crioprecipitado agrupado procede de cinco donantes distintos. Tanto el PFC como el crioprecipitado contienen proteínas plasmáticas importantes para la hemostasia, que pueden ser transfundidas para restaurar las deficiencias del sistema de coagulación.

Indicaciones de uso del plasma y del crioprecipitado

Las indicaciones más comunes para la administración de PFC son restaurar los niveles de proteínas de la coagulación agotados por la hemorragia después de un traumatismo o cirugía, revertir la disfunción adquirida en las proteínas de la coagulación y prevenir la hemorragia asociada con procedimientos invasivos. Las guías actuales recomiendan la transfusión de PFC en pacientes que requieren una transfusión masiva (definida como la transfusión de 10 o más unidades de eritrocitos en 24 h) y para aquellos tratados con warfarina complicados por una hemorragia intracraneal. Aunque se carece de evidencia de alta calidad, la transfusión de PFC es apropiada cuando el riesgo de daño por hemorragia supera el riesgo de la transfusión. La práctica clínica habitual incluye la transfusión de PFC para alcanzar un índice internacional normalizado (INR) específico antes de la inserción de una vía y para restaurar la disfunción adquirida del sistema de coagulación debido a la exposición a superficies extrañas en los circuitos extracorpóreos necesarios para la derivación cardiopulmonar, la OMEC o el TRRC.

La mayoría de las guías nacionales recomienda transfundir crioprecipitado a los pacientes con hipofibrinogenia y evidencia de hemorragia clínica cuando el nivel de fibrinógeno cae por debajo de 100 mg/dL.[54] La sustitución de fibrinógeno está indicada como parte de un protocolo de transfusión masiva o en el contexto de hipofibrinogenemia con hemorragia activa o coagulación intravascular diseminada (CID). El consenso de los expertos y las guías recomiendan transfundir plasma en una proporción 1:1:1 con transfusiones de eritrocitos y plaquetas, y la sustitución de fibrinógeno debe guiarse por las pruebas de laboratorio con un umbral de tratamiento inferior a 100 mg/dL en el protocolo de transfusión masiva.

Riesgos

Las complicaciones más comunes tras la transfusión de PFC o crioprecipitado incluyen la LPART, la sobrecarga circulatoria asociada con la transfusión (SCAT) y la anafilaxia. Adquirir una infección después de la transfusión es raro, con menos de 1 por cada 2 millones de transfusiones, e incluye la transmisión de patógenos y la sepsis asociada con la transfusión. La toxicidad por citrato es otra complicación poco frecuente que da lugar a una hipocalcemia que responde a la reposición de calcio por vía intravenosa.

Lesión pulmonar aguda relacionada con la transfusión

La LPART se define como insuficiencia respiratoria aguda en las 6 horas siguientes a una transfusión de sangre sin evidencia de sobrecarga circulatoria y tiene una incidencia de 0.1%. La especificidad diagnóstica es difícil en la práctica y depende de la nueva aparición de los síntomas y de la relación temporal con la transfusión de sangre. Dos guías detalladas ofrecen recomendaciones para un diagnóstico preciso,[2,3] que sigue siendo un reto en la práctica clínica, lo que hace que la incidencia de LPART esté infravalorada. La transfusión de PFC tiene la tasa más alta de LPART en comparación con todos los productos sanguíneos alogénicos, y un factor clave que la incita es la presencia de anticuerpos antileucocitos en el donante. Estos anticuerpos son más comunes en las mujeres multíparas, lo que llevó a cambios en la política nacional para recoger solo PFC de hombres o de mujeres sin anticuerpos antileucocitos. Estos cambios en la práctica transfusional condujeron a una fuerte reducción de la mortalidad, ya que como resultado de la LPART, no existen intervenciones específicas para la LPART y el manejo se basa en proporcionar cuidados de apoyo. Específicamente, los médicos deben detener de inmediato una transfusión que se sospeche que pueda causar daño y evaluar al paciente para detectar signos de insuficiencia respiratoria y sobrecarga circulatoria. Los pacientes pueden manifestar síntomas como disnea u opresión torácica acompañados de un aumento de la frecuencia respiratoria, sibilancias o aumento de las necesidades de oxígeno. Cuando son graves, los pacientes pueden requerir asistencia respiratoria urgente con ventilación mecánica o, posiblemente, OMEC venovenosa.

Sobrecarga circulatoria asociada con la transfusión

La SCAT es la causa más común de muerte por transfusión y se define como una dificultad respiratoria aguda dentro de las 6 horas siguientes a una transfusión de sangre con evidencia de insuficiencia cardiaca izquierda y edema pulmonar con una incidencia de entre 1 y 2%. Los factores de riesgo clave para la SCAT son insuficiencia cardiaca, ERC aguda y ERC, e hipertensión. Una característica diagnóstica clave que distingue la SCAT de la LPART es la rápida respuesta al tratamiento diurético. Por lo tanto, en el contexto de una sospecha de reacción a la transfusión, el beneficio de un ensayo terapéutico de la terapia diurética supera el daño potencial de la diuresis innecesaria y debe ser considerado temprano en el manejo de una reacción a la transfusión.

Toxicidad del citrato

La toxicidad del citrato es una complicación transfusional poco frecuente, que da lugar a una hipocalcemia clínicamente significativa, con mayor frecuencia durante una transfusión masiva. El citrato es el principal anticoagulante utilizado en la preparación de productos sanguíneos y actúa como quelante del calcio. El citrato es rápidamente metabolizado por el hígado en pacientes con función hepática normal, pero durante una transfusión masiva, los niveles de citrato pueden exceder la capacidad metabólica del hígado del paciente, lo que provoca una reducción de la función cardiaca e hipotensión por disminución del gasto cardiaco y reducción del tono vascular. Los pacientes con insuficiencia hepática tienen un mayor riesgo de toxicidad por citrato, en especial durante el trasplante de hígado, que incluye una fase anhepática que impide todo el metabolismo del citrato. La toxicidad del citrato da lugar a una prolongación característica del intervalo QT medida por electrocardiograma. Esto puede relacionarse con hipotensión debida a disminución del tono vascular y de la contractilidad miocárdica. La toxicidad del citrato responde rápidamente a la suplementación de calcio con cloruro de calcio intravenoso.

Concentrados de factores de coagulación

Los concentrados de factores de coagulación son formas inactivadas viralmente de proteínas derivadas del plasma o recombinantes indicadas para restaurar la función del sistema de coagulación en caso de deficiencias de factores heredadas o adquiridas. Los trastornos de la coagulación adquiridos incluyen el tratamiento con warfarina, la hipofibrinogenemia y la resistencia a la heparina. Los concentrados de complejo de protrombina (CCP) contienen los factores de coagulación II, VII, IX y X, con una cantidad variable de factor VII, que determina si el CCP se considera un concentrado de tres o cuatro factores. El concentrado de fibrinógeno también se aísla del plasma, se inactiva con patógenos y se liofiliza para permitir una rápida reconstitución y administración. El concentrado de fibrinógeno está indicado para el tratamiento de hemorragias cuando los niveles de fibrinógeno son inferiores a 100 mg/dL. Los concentrados de factores de coagulación son muy eficaces para tratar deficiencias específicas del sistema de coagulación con un perfil de seguridad favorable.

Protocolo de transfusión masiva

Los protocolos de transfusión masiva varían según la institución, pero una declaración de consenso de los expertos acordó que lo ideal es un protocolo estandarizado que tenga como objetivo una proporción de transfusión que se aproxime a la sangre completa (1:1:1, PFC:plaquetas:eritrocitos).[4] El inicio de un protocolo de transfusión masiva notifica al banco de sangre las necesidades de transfusión del paciente y evita retrasos en el tratamiento, que de otro modo podrían ser fatales. Las pruebas clave que apoyan la proporción de transfusión 1:1:1 en los traumatismos graves proceden del ensayo clínico Pragmatic Randomized Optimal Platelet and Plasma Ratios (PROPPR), que demostró que el desangramiento era menos frecuente y que la hemostasia era más común en comparación con una proporción 1:1:2 con más transfusiones de eritrocitos.[5] Aunque el ensayo no demostró un beneficio global en cuanto a la mortalidad, la proporción de transfusión 1:1:1 se acepta como estándar de atención, dados los beneficios establecidos de reducir la coagulopatía asociada con las lesiones graves.

Manejo de la hemostasia dirigida por ensayos

Tradicionalmente, el tratamiento de la hemostasia se basa en pruebas de coagulación convencionales (PCC), como el tiempo de protrombina (TP) con INR, el tiempo parcial de tromboplastina (TPT), el recuento de plaquetas y la concentración de fibrinógeno. Los ensayos de TP y TPT indican el tiempo de formación de fibrina a través de las vías extrínseca o intrínseca.

Recientemente, los ensayos hemostáticos viscoelásticos (EHV) están surgiendo en la gestión de la hemostasia y la transfusión masiva en cuidados críticos, cirugía, *bypass* cardiopulmonar y trauma. Los dos EHV más utilizados son la tromboelastografía (TEG) (Haemonetics Corp., Niles, IN) y la tromboelastometría rotacional (ROTEM; TEM International, GmbH, Munich, Alemania). Estos EHV caracterizan la vida de la formación de coágulos desde el inicio de la formación de enlaces cruzados de fibrina hasta la ruptura del coágulo y la fibrinólisis. Un ensayo controlado aleatorizado (ECA) reciente demostró una mejor supervivencia con una reducción de las transfusiones de plaquetas y plasma cuando la transfusión masiva está guiada por TEG frente a PCC en pacientes después de un traumatismo; sin embargo, no se observaron diferencias en las tasas de LRA.[55] Además de un conjunto de publicaciones que apoyan el uso de la EHV en la cirugía cardiaca con *bypass* cardiopulmonar, estos ECA siguen acumulando pruebas de su eficacia y beneficio en traumatismos y otras circunstancias más generalizadas.[56-58] Una revisión Cochrane de 17 estudios que comparaban el manejo de la transfusión de hemoderivados dirigida por los EHV con las PCC demostró una reducción de 54% del riesgo de insuficiencia renal dependiente de diálisis.[57] Los EHV como la TEG y la ROTEM pueden tener una utilidad potencial en el manejo de la coagulopatía asociada con la enfermedad renal crítica.

En la literatura se describen varios algoritmos de manejo tanto para la TEG como para la ROTEM. La selección de productos hemostáticos para su sustitución en pacientes coagulopáticos se fundamenta en la interpretación de estos EHV en el contexto del modelo de hemostasia basado en las células (resumido en la **tabla 11-3** y la **tabla 11-4**). El modelo basado en las células describe la formación de coágulos como etapas superpuestas (en lugar de una cascada) desde la iniciación, la amplificación, la propagación y a través de la fibrinólisis.[59,60] La iniciación del coágulo (*tiempo R* en la TEG) se produce cuando el factor tisular se activa y forma un complejo con el factor VIIa, que, a su vez, activa otros factores de coagulación. La amplificación del coágulo (*tiempo y ángulo K*) se produce a medida que las plaquetas y los cofactores se activan para preparar una gran explosión de trombina. La propagación del coágulo se produce a medida que las plaquetas se activan y se genera trombina en la superficie de las

TABLA 11-3 Manejo de la hemostasia dirigida por TEG mediante el modelo celular

Enajenación del EHV	Estado hemostático	Intervención recomendada
Tiempo R corto (TEG) o *tiempo de formación de coágulos* corto (ROTEM)	Hipercoagulabilidad	Considerar la anticoagulación sistémica, si está indicada o hay riesgo de trombosis
Tiempo R prolongado (TEG) o *tiempo de formación de coágulos* prolongado (ROTEM)	Coagulopatía secundaria a factores de coagulación bajos	Transfusión de PFC
Ángulo bajo (TEG o ROTEM)	Coagulopatía secundaria a factores de coagulación bajos (especialmente fibrinógeno)	Transfusión de PFC o crioprecipitado (si la concentración de fibrinógeno sérico es baja)
Baja *MA* (TEG) o baja *firmeza máxima del coágulo* (ROTEM)	Disfunción plaquetaria o trombocitopenia	Transfusión de plaquetas
Alta *MA* (TEG) o alta *firmeza máxima del coágulo* (ROTEM)	Hipercoagulabilidad	Considerar la anticoagulación sistémica o el tratamiento antiplaquetario, si está indicado o hay riesgo de trombosis
Alta *LY30* (TEG) o alta *lisis máxima* (ROTEM)	Fibrinólisis	Considerar la infusión de antifibrinolíticos, si está indicado y hay riesgo de hemorragia

PFC, plasma fresco congelado; ROTEM, tromboelastometría rotacional; TEG, tromboelastografía.

TABLA 11-4 Indicaciones y usos potenciales de la evaluación del EHV

Indicaciones de uso del EHV comunicadas

Selección de productos de sustitución:
- Transfusión masiva y traumatismo
- Hemorragia activa

Selección de productos de sustitución en pacientes con hemorragia o riesgo de hemorragia después de:
- Cirugía cardiaca con *bypass* cardiopulmonar
- Cirugía ortopédica
- Trasplante de órganos sólidos

Control de la anticoagulación sistémica:
- Pacientes con riesgo de trombosis
- Tratamiento de la trombosis activa (tromboembolismo pulmonar o venoso)
- Pacientes que requieren anticoagulación sistémica para soporte circulatorio cardiopulmonar mecánico (OMEC o dispositivo de asistencia ventricular)

Posibles usos de la evaluación del EHV

Selección de productos de sustitución para el tratamiento de coagulopatías en pacientes con riesgo de hemorragia:
- Antes de los procedimientos (p. ej., biopsia de riñón)
- Después del procedimiento con hemorragia refractaria
- Evaluación de la posible pérdida de factor de coagulación por la salida excesiva del catéter de diálisis peritoneal
- Evaluación de la disfunción plaquetaria asociada con la enfermedad renal

Seguimiento de la anticoagulación sistémica:
- Durante las terapias de sustitución renal extracorpórea

EHV, ensayo hemostático viscoelástico; OMEC, oxigenación por membrana extracorpórea.

plaquetas, lo que, a su vez, induce la conversión del fibrinógeno en fibrina para estabilizar el coágulo (*MA* de la TEG). La fibrinólisis se demuestra mediante el *LY30* de la TEG.[61,62]

Referencias

1. Rawal G, Kumar R, Yadav S, et al. Anemia in intensive care: a review of current concepts. *J Crit Care Med (Targu Mures)*. 2016;2(3):109-114.
2. Karkouti K, Wijeysundera DN, Yau TM, et al. Acute kidney injury after cardiac surgery: focus on modifiable risk factors. *Circulation*. 2009;119(4):495-502.
3. Rasmussen L, Christensen S, Lenler-Petersen P, et al. Anemia and 90-day mortality in COPD patients requiring invasive mechanical ventilation. *Clin Epidemiol*. 2010;3:1-5.
4. Ducrocq G, Puymirat E, Steg PG, et al. Blood transfusion, bleeding, anemia, and survival in patients with acute myocardial infarction: FAST-MI registry. *Am Heart J*. 2015;170(4):726.e722-734.e722.
5. Vincent JL, Baron JF, Reinhart K, et al. Anemia and blood transfusion in critically ill patients. *JAMA*. 2002;288(12):1499-1507.
6. Hebert PC, Wells G, Blajchman MA, et al. A multicenter, randomized, controlled clinical trial of transfusion requirements in critical care. Transfusion Requirements in Critical Care Investigators, Canadian Critical Care Trials Group. *N Engl J Med*. 1999;340(6):409-417.
7. Afshar M, Netzer G. Update in critical care for the nephrologist: transfusion in nonhemorrhaging critically ill patients. *Adv Chronic Kidney Dis*. 2013;20(1):30-38.
8. Delaney M, Wendel S, Bercovitz RS, et al. Transfusion reactions: prevention, diagnosis, and treatment. *Lancet*. 2016;388(10061):2825-2836.
9. Carson JL, Guyatt G, Heddle NM, et al. Clinical practice guidelines from the AABB: red blood cell transfusion thresholds and storage. *JAMA*. 2016;316(19):2025-2035.
10. Harder L, Boshkov L. The optimal hematocrit. *Crit Care Clin*. 2010;26(2):335-354.
11. Koch CG, Li L, Sun Z, et al. Hospital-acquired anemia: prevalence, outcomes, and healthcare implications. *J Hosp Med*. 2013;8(9):506-512.
12. Weiss G, Ganz T, Goodnough LT. Anemia of inflammation. *Blood*. 2019;133(1):40-50.
13. Jenq CC, Tsai FC, Tsai TY, et al. Effect of anemia on prognosis in patients on extracorporeal membrane oxygenation. *Artif Organs*. 2018;42(7):705-713.
14. Shema-Didi L, Ore L, Geron R, et al. Is anemia at hospital admission associated with in-hospital acute kidney injury occurrence? *Nephron Clin Pract*. 2010;115(2):c168-c176.
15. du Cheyron D, Parienti JJ, Fekih-Hassen M, et al. Impact of anemia on outcome in critically ill patients with severe acute renal failure. *Intensive Care Med*. 2005;31(11):1529-1536.
16. Himmelfarb J. Continuous renal replacement therapy in the treatment of acute renal failure: critical assessment is required. *Clin J Am Soc Nephrol*. 2007;2(2):385-389.
17. Hu SL, Said FR, Epstein D, et al. The impact of anemia on renal recovery and survival in acute kidney injury. *Clin Nephrol*. 2013;79(3):221-228.
18. Jelkmann I, Jelkmann W. Impact of erythropoietin on intensive care unit patients. *Transfus Med Hemother*. 2013;40(5):310-318.
19. Garlo K, Williams D, Lucas L, et al. Severity of anemia predicts hospital length of stay but not readmission in patients with chronic kidney disease: a retrospective cohort study. *Medicine (Baltimore)*. 2015;94(25):e964.
20. Carson JL, Stanworth SJ, Roubinian N, et al. Transfusion thresholds and other strategies for guiding allogeneic red blood cell transfusion. *Cochrane Database Syst Rev*. 2016;10(10): CD002042.
21. Villanueva C, Colomo A, Bosch A, et al. Transfusion strategies for acute upper gastrointestinal bleeding. *N Engl J Med*. 2013;368(1):11-21.
22. Holst LB, Haase N, Wetterslev J, et al. Lower versus higher hemoglobin threshold for transfusion in septic shock. *N Engl J Med*. 2014;371(15):1381-1391.
23. Mazer CD, Whitlock RP, Fergusson DA, et al. Restrictive or liberal red-cell transfusion for cardiac surgery. *N Engl J Med*. 2017;377(22):2133-2144.
24. Kulier A, Levin J, Moser R, et al. Impact of preoperative anemia on outcome in patients undergoing coronary artery bypass graft surgery. *Circulation*. 2007;116(5):471-479.
25. Karkouti K. Transfusion and risk of acute kidney injury in cardiac surgery. *Br J Anaesth*. 2012;109 suppl 1:i29-i38.
26. Thiele RH, Isbell JM, Rosner MH. AKI associated with cardiac surgery. *Clin J Am Soc Nephrol*. 2015;10(3):500-514.
27. Cooper HA, Rao SV, Greenberg MD, et al. Conservative versus liberal red cell transfusion in acute myocardial infarction (the CRIT Randomized Pilot Study). *Am J Cardiol*. 2011;108(8):1108-1111.

28. Carson JL, Brooks MM, Abbott JD, et al. Liberal versus restrictive transfusion thresholds for patients with symptomatic coronary artery disease. *Am Heart J.* 2013;165(6):964.e961-971.e961.

29. Chapter 4: Red cell transfusion to treat anemia in CKD. *Kidney Int Suppl (2011).* 2012;2(4): 311-316.

30. Corwin HL, Gettinger A, Fabian TC, et al. Efficacy and safety of epoetin alfa in critically ill patients. *N Engl J Med.* 2007;357(10):965-976.

31. Shah A, Roy NB, McKechnie S, et al. Iron supplementation to treat anaemia in adult critical care patients: a systematic review and meta-analysis. *Crit Care.* 2016;20(1):306.

32. Zager RA, Johnson AC, Hanson SY. Parenteral iron therapy exacerbates experimental sepsis. *Kidney Int.* 2004;65(6):2108-2112.

33. Maynor L, Brophy DF. Risk of infection with intravenous iron therapy. *Ann Pharmacother.* 2007;41(9):1476-1480.

34. de Seigneux S, Ponte B, Weiss L, et al. Epoetin administrated after cardiac surgery: effects on renal function and inflammation in a randomized controlled study. *BMC Nephrol.* 2012; 13:132.

35. Nichol A, French C, Little L, et al. Erythropoietin in traumatic brain injury (EPO-TBI): a double-blind randomised controlled trial. *Lancet.* 2015;386(10012):2499-2506.

36. Litton E, Latham P, Inman J, et al. Safety and efficacy of erythropoiesis-stimulating agents in critically ill patients admitted to the intensive care unit: a systematic review and meta-analysis. *Intensive Care Med.* 2019;45(9):1190-1199.

37. Singer M, Deutschman CS, Seymour CW, et al. The third international consensus definitions for sepsis and septic shock (Sepsis-3). *JAMA.* 2016;315(8):801-810.

38. Basu D, Kulkarni R. Overview of blood components and their preparation. *Indian J Anaesth.* 2014;58(5):529-537.

39. Yoshida T, Prudent M, D'Alessandro A. Red blood cell storage lesion: causes and potential clinical consequences. *Blood Transfus.* 2019;17(1):27-52.

40. Raza S, Ali Baig M, Chang C, et al. A prospective study on red blood cell transfusion related hyperkalemia in critically ill patients. *J Clin Med Res.* 2015;7(6):417-421.

41. Bansal I, Calhoun BW, Joseph C, et al. A comparative study of reducing the extracellular potassium concentration in red blood cells by washing and by reduction of additive solution. *Transfusion.* 2007;47(2):248-250.

42. Lannan KL, Sahler J, Spinelli SL, et al. Transfusion immunomodulation—the case for leukoreduced and (perhaps) washed transfusions. *Blood Cells Mol Dis.* 2013;50(1):61-68.

43. Crowther MA, Cook DJ, Meade MO, et al. Thrombocytopenia in medical-surgical critically ill patients: prevalence, incidence, and risk factors. *J Crit Care.* 2005;20(4):348-353.

44. Akca S, Haji-Michael P, de Mendonca A, et al. Time course of platelet counts in critically ill patients. *Crit Care Med.* 2002;30(4):753-756.

45. Vanderschueren S, De Weerdt A, Malbrain M, et al. Thrombocytopenia and prognosis in intensive care. *Crit Care Med.* 2000;28(6):1871-1876.

46. Venkata C, Kashyap R, Farmer JC, et al. Thrombocytopenia in adult patients with sepsis: incidence, risk factors, and its association with clinical outcome. *J Intensive Care.* 2013;1(1):9.

47. Moreau D, Timsit JF, Vesin A, et al. Platelet count decline: an early prognostic marker in critically ill patients with prolonged ICU stays. *Chest.* 2007;131(6):1735-1741.

48. Hanes SD, Quarles DA, Boucher BA. Incidence and risk factors of thrombocytopenia in critically ill trauma patients. *Ann Pharmacother.* 1997;31(3):285-289.

49. Bonfiglio MF, Traeger SM, Kier KL, et al. Thrombocytopenia in intensive care patients: a comprehensive analysis of risk factors in 314 patients. *Ann Pharmacother.* 1995;29(9):835-842.

50. Zarychanski R, Houston DS. Assessing thrombocytopenia in the intensive care unit: the past, present, and future. *Hematology Am Soc Hematol Educ Program.* 2017;2017(1):660-666.

51. Griffin BR, Bronsert M, Reece TB, et al. Thrombocytopenia after cardiopulmonary bypass is associated with increased morbidity and mortality. *Ann Thorac Surg.* 2019;110:50-57.

52. Guru PK, Singh TD, Akhoundi A, et al. Association of thrombocytopenia and mortality in critically ill patients on continuous renal replacement therapy. *Nephron.* 2016;133(3):175-182.

53. Griffin BR, Jovanovich A, You Z, et al. Effects of baseline thrombocytopenia and platelet decrease following renal replacement therapy initiation in patients with severe acute kidney injury. *Crit Care Med.* 2019;47(4):e325-e331.

54. Brachemi S, Bollee G. Renal biopsy practice: what is the gold standard? *World J Nephrol.* 2014;3(4):287-294.

55. Gonzalez E, Moore EE, Moore HB, et al. Goal-directed hemostatic resuscitation of trauma-induced coagulopathy: a pragmatic randomized clinical trial comparing a viscoelastic assay to conventional coagulation assays. *Ann Surg.* 2016;263:1051-1059.

56. Fahrendorff M, Oliveri RS, Johansson PI. The use of viscoelastic haemostatic assays in goal-directing treatment with allogeneic blood products—a systematic review and meta-analysis. *Scand J Trauma Resusc Emerg Med.* 2017;25:39.
57. Wikkelsø A, Wetterslev J, Møller AM, et al. Thromboelastography (TEG) or thromboelastometry (ROTEM) to monitor haemostatic treatment versus usual care in adults or children with bleeding. *Cochrane Database Syst Rev.* 2016;CD007871.
58. Whiting D, DiNardo JA. TEG and ROTEM: technology and clinical applications. *Am J Hematol.* 2014;89:228-232.
59. Hoffman M, Monroe DM. A cell-based model of hemostasis. *Thromb Haemost.* 2001;85:958-965.
60. Wisler JW, Becker RC. Oral factor Xa inhibitors for the long-term management of ACS. *Nat Rev Cardiol.* 2012;9:392-401.
61. Johansson PI, Stissing T, Bochsen L, et al. Thromboelastography and thromboelastometry in assessing coagulopathy in trauma. *Scand J Trauma Resusc Emerg Med.* 2009;17:45.
62. Ho KM, Pavey W. Applying the cell-based coagulation model in the management of critical bleeding. *Anaesth Intensive Care.* 2017;45:166-176.

Lecturas recomendadas

Gameiro J, Lopes JA. Complete blood count in acute kidney injury prediction: a narrative review. *Ann Intensive Care.* 2019;9(1):87.
Hawkins J, Aster RH, Curtis BR. Post-transfusion purpura: current perspectives. *J Blood Med.* 2019;10:405-415.
Jacobs MR, Smith D, Heaton WA, et al; Group PGDS. Detection of bacterial contamination in prestorage culture-negative apheresis platelets on day of issue with the Pan Genera Detection test. *Transfusion.* 2011;51(12):2573-2582.

12

Diuréticos y lesión renal aguda

Anam Tariq y Blaithin A. McMahon

INTRODUCCIÓN

La optimización del estado de los fluidos es fundamental en los cuidados intensivos, pero es difícil de conseguir, especialmente en los pacientes que reciben medicación vasoactiva. A casi la mitad de los pacientes ingresados en cuidados intensivos se les prescriben diuréticos.[1-4] Aunque los diuréticos tienen muchos usos, para el propósito de este capítulo se discute la clasificación de los diuréticos, su farmacología, el papel de los diuréticos en el tratamiento de la expansión del líquido extracelular (LEC) y su utilidad actual en la lesión renal aguda (LRA).

CLASIFICACIÓN

Por lo general, los diuréticos se clasifican según su lugar y mecanismo de acción a lo largo de la nefrona. Actualmente, existen tres categorías comunes de diuréticos usados en la unidad de cuidados intensivos (UCI): diuréticos del asa, diuréticos tiazídicos (y diuréticos similares a los tiazídicos) y diuréticos ahorradores de potasio (incluidos los antagonistas de los receptores de mineralocorticoides) (**tabla 12-1**).

FARMACOLOGÍA

Diuréticos del asa

Los diuréticos del asa (p. ej., la furosemida, la bumetanida, la torsemida y el ácido etacrínico) ejercen su efecto natriurético en la nefrona por medio de la inhibición del cotransportador Na-K-2Cl (NKCC2) en la membrana apical del asa de Henle (ASH) ascendente para disminuir el transporte de sodio.[1-5] La furosemida se absorbe rápidamente tras su administración oral, con concentraciones máximas entre 0.5 y 2 h. Los diuréticos del asa son aniones orgánicos poco solubles en lípidos y altamente unidos ($> 95\%$) a la albúmina sérica, lo que limita su filtración en el glomérulo.[6,7] Existe una gran variabilidad en la biodisponibilidad de todos los tipos de diuréticos del asa: furosemida (40-60%), bumetanida (80%) o torsemida ($> 91\%$).[4,7,8] Para acceder a la región peritubular, los diuréticos del asa deben ser secretados a través del túbulo proximal mediante los transportadores de aniones orgánicos (TAO) 1 y 3 de la membrana basolateral.[7] Una vez secretado en el líquido tubular en el lado luminal, un diurético del asa se une al cotransportador NKCC2 en la rama ascendente gruesa (RAG) del ASH.

La elección del diurético del asa es importante porque la vida media es significativamente diferente entre los diuréticos del asa y más larga para la torsemida en comparación con la bumetanida y la furosemida (tabla 12-1). Esto ha llevado a muchos clínicos a usar una infusión intravenosa de furosemida en lugar de administraciones en bolo.[7-10] El ensayo Diuretic Optimization Strategies Evaluation (DOSE) intentó responder a la pregunta de si una descongestión más agresiva puede mejorar los resultados de la insuficiencia cardiaca aguda. El ensayo examinó los resultados entre el tratamiento con furosemida de dosis alta frente al de dosis baja y la infusión continua frente a la administración de furosemida en bolo cada 12 horas. El grupo de dosis altas (p. ej., una dosis total diaria de furosemida por vía intravenosa

TABLA 12-1 Farmacocinética y uso de diuréticos en el manejo de la sobrecarga de volumen, la oliguria y el estado de la LRA en la UCI

Tipo	Diurético del asa			Diurético tiazídico			Diurético ahorrador de K+		
Nombre del diurético	Furosemida	Bumetanida	Torsemida	Hidroclorotiazida	Clortalidona	Metolazona	Amilorida	Triamtereno	Espironolactona
Mecanismo de acción	Inhibición del cotransportador de Na-K+-2Cl (NKCC2)			Inhibición del cotransportador de NaCl (NCC)			Inhibición de los canales de sodio (ENAC)		Antagonistas de los receptores de mineralocorticoides
Sitio de acción	ASH			TCD			CC		
Rango de administración de la dosis oral, mg	20-80	0.5-2	5-20	12.5-50	12.5-50	2.5-10	5-10	50	25-50
Dosis equipotentes, mg	40	1	15-20	25	12.5	2.5	–	–	–
Rango de administración IV, mg	Bolo 20-600 mg o continuo 5-30 mg/h	Bolo 0.5-10 mg	Bolo 5-200	250-500	–	–	–	–	–
$t_{1/2}$, h, función renal normal	0.5-2	1	3-4	6-15	40-60	14-20	6-26	1-2	1.5

$t_{1/2}$, h, disfunción renal	2.8	1.6	4-5	Extendido	Extendido	Extendido	100	Extendido	Extendido
Reactividad cruzada de las sulfas	Molécula orgánica que contiene azufre	Molécula orgánica que contiene azufre	Molécula orgánica que contiene azufre	Molécula orgánica que contiene azufre	Molécula orgánica que contiene azufre	Molécula orgánica que contiene azufre[a]			
Metabolismo	100% riñón	50% hígado 50% riñón	80% en el hígado	– Excreción: orina (10-15%) (oral), 96% (IV) como fármaco inalterado	– Excreción: orina (sin cambios)	– Excreción: orina (80%)	Sustrato del TCO Excreción: orina (~50%; como droga inalterada)	– Excreción: orina (21-< 50%; principalmente como metabolitos)	– Excreción: orina (principalmente en forma de metabolitos)

Los datos se presentan como valores únicos notificados o rango de valores notificados.

ASH, asa de Henle; CC, conducto colector; IV, intravenoso; LRA, lesión renal aguda; TCD, túbulo contorneado distal; TCO, transportador de cationes orgánicos 2; TCP, túbulo contorneado proximal; UCI, unidad de cuidados intensivos.

[a]La absorción puede estar disminuida en la insuficiencia cardiaca congestiva.

2.5 veces su dosis total diaria de diuréticos del asa por vía oral en equivalentes de furosemida) tuvo una mejora no significativa en la evaluación global de los síntomas de los pacientes (criterio de valoración coprimario, $p = 0.06$) y una mayor diuresis sin un cambio en la función renal. Curiosamente, aunque el grupo de dosis altas tuvo más LRA (23% en comparación con 14% en el grupo de dosis bajas, $p = 0.04$), los efectos fueron transitorios y se resolvieron antes de los 60 días sin un cambio en la supervivencia global. Entre los efectos adversos importantes de las dosis altas de diuréticos se encuentran la hipovolemia,[11] los desequilibrios electrolíticos,[12,13] la hiperuricemia, la hiperglucemia, los acúfenos y la sordera.[14]

Diuréticos tiazídicos

Al igual que los diuréticos del asa, los diuréticos tiazídicos son aniones orgánicos. Algunos ejemplos son la clortalidona, la hidroclorotiazida, la metolazona y la clorotiazida. Las tiazidas ejercen su efecto bloqueando el cotransportador de NaCl (NCC) a lo largo del túbulo contorneado distal (TCD) para promover la natriuresis. Las tiazidas son especialmente eficaces para corregir la resistencia a los diuréticos del asa en pacientes con congestión grave.[15-17] Las propiedades farmacológicas de los diuréticos tiazídicos se destacan en la tabla 12-1. Las tiazidas suelen tener 50% o más de biodisponibilidad, y la metolazona tiene 70% de biodisponibilidad.[15] Las vidas medias de las tiazidas se prolongan en la LRA y en la enfermedad renal crónica (ERC). Los efectos adversos más comunes asociados con los diuréticos tiazídicos incluyen erupciones cutáneas, nefritis intersticial, gota, alcalosis, pancreatitis, disminución de volumen, hipopotasemia, hiponatremia, hipomagnesemia, hipercolesterolemia, hipertrigliceridemia, hiperglucemia y azoemia. Datos observacionales limitados sugieren un mayor riesgo de hiponatremia e hipopotasemia cuando las tiazidas se usan en combinación con diuréticos del asa.[18]

Diuréticos ahorradores de potasio

Esta clase de diuréticos incluye el triamtereno, la amilorida y la espironolactona.[19-22] La espironolactona (y la eplerenona) actúa como antagonista de la aldosterona, por lo que el efecto diurético se produce a nivel distal en la nefrona, lo que limita potencialmente su efecto natriurético. Por lo tanto, con frecuencia se combinan con otros diuréticos para aumentar la eliminación de sodio. Estos agentes destacan en los pacientes con hipervolemia por insuficiencia cardiaca o enfermedad hepática terminal, donde limitan los efectos circulatorios adversos de la aldosterona y mejoran los resultados de los pacientes.[23-25] La biodisponibilidad oral de estos medicamentos es de 50% o más, y su vida media oscila entre 1.5 y 26 h. Entre los efectos secundarios más frecuentes se encuentran la hiperpotasemia, el empeoramiento de la función renal, la hipersensibilidad, la acidosis metabólica o la ginecomastia. Por este motivo, deben usarse con precaución en pacientes con LRA activa.

Otros

El manitol es un diurético osmótico que disminuye la capacidad de concentrar la orina al inhibir la reabsorción de sodio y agua tanto en el túbulo proximal como en el ASH.[26] La infusión de manitol se usa con mayor frecuencia en el tratamiento de la hipertensión intracraneal tras una lesión cerebral traumática en el entorno de los cuidados neurocríticos; por lo tanto, no se emplea principalmente como diurético para la sobrecarga de volumen. Sin embargo, cuando se usa en cualquier entorno clínico, su diuresis de agua puede provocar un aumento de la osmolalidad del plasma e inducir una expansión/sobrecarga de volumen y disnatremia.[27,28] Los inhibidores de la anhidrasa carbónica son una clase distinta de diuréticos débiles que inhiben la reabsorción de bicarbonato sódico en los túbulos proximales y favorecen la pérdida de agua y bicarbonato en la orina. Estos agentes se usan con frecuencia en el tratamiento de la alcalosis metabólica y el glaucoma. La acetazolamida se estudió en el contexto de pacientes que requerían ventilación mecánica debido a enfermedad pulmonar obstructiva crónica y a la mencionada alcalosis metabólica. En este estudio, la administración de 500 a 1 000 mg dos veces al día provocó una disminución de los niveles de bicarbonato sérico y a un menor número de días de alcalosis metabólica en comparación con el placebo. Lamentablemente, no hubo diferencias significativas en la duración de la ventilación mecánica; sin embargo, dados los cambios en los parámetros metabólicos, todavía puede haber un papel para estos agentes en esta población específica de pacientes.[29]

USO DE DIURÉTICOS PARA EL TRATAMIENTO DEL EDEMA GENERALIZADO

Los diuréticos del asa siguen siendo la opción terapéutica inicial para aliviar la sobrecarga de líquidos que puede resultar de los estados edematosos. Sin embargo, hay muchos factores que influyen en la eficacia de los diuréticos del asa en los pacientes críticos de la UCI, como la edad, el peso corporal, la presión arterial media, la hipoalbuminemia, la gravedad de la LRA, la acidosis metabólica, la hipopotasemia, los antiinflamatorios no esteroides (AINE), las cefalosporinas y la diuresis premórbida sin tratar.[14,30-34] Estos son factores importantes al considerar la dosis de inicio de los diuréticos del asa, pero existe muy poca orientación en la literatura sobre este tema. Todos los diuréticos del asa producen respuestas similares cuando se administran en dosis equipotentes. En un contexto de función renal normal, 40 mg de furosemida equivalen aproximadamente a 1 mg de bumetanida y 20 mg de torsemida. Por lo general, la recomendación es "duplicar la dosis" del diurético del asa hasta que se alcance una dosis "umbral" de diurético. Por debajo de este umbral de concentración plasmática, no hay natriuresis significativa y por encima de él la respuesta aumenta rápidamente. A concentraciones más elevadas, se alcanza un "techo" o meseta de concentración, de modo que con concentraciones plasmáticas de diurético cada vez más elevadas, no se produce más natriuresis.[35] Para la dosis inicial de diuréticos del asa, en un paciente sin tratamiento previo con función renal preservada, una dosis de 40 mg de furosemida intravenosa (o equivalentes) es un punto de partida apropiado. Sin embargo, en contextos de exposición previa a diuréticos del asa, reducción del flujo sanguíneo a los riñones, aumento de la reabsorción de sodio (activación de la renina-angiotensina) o disminución de la tasa de filtración glomerular (TFG), es probable que se necesiten dosis más altas para lograr la diuresis. En estas situaciones, los clínicos pueden considerar comenzar duplicando la dosis domiciliaria de diurético o basar la dosificación en el peso del paciente (p. ej., 1 mg/kg para pacientes sin tratamiento previo con diuréticos o 1.5 mg/kg para pacientes con tratamiento previo con diuréticos). En la tabla 12-1 se describe el rango de dosis y las dosis equivalentes (tanto en forma oral como parenteral) en todo el espectro de diuréticos. Con el paso del tiempo, con una natriuresis eficaz, la eficacia de los diuréticos puede disminuir a medida que el espacio del LEC se reduce, un efecto que suele denominarse "fenómeno de frenado", por el que la nefrona reabsorbe ávidamente el sodio y es igual a la ingesta de NaCl en la dieta.[14,36] Son muchos los factores que explican estos cambios, pero la remodelación y los cambios adaptativos (hipertrofia e hiperplasia) en la nefrona distal desempeñan un papel importante, específicamente conduciendo a un aumento de la reabsorción de sodio y atenuando el efecto natriurético.[16,37-39] La adición de una tiazida o un fármaco similar a la tiazida puede ayudar a tratar este tipo de adaptación al bloquear la absorción de NaCl a lo largo de la nefrona distal y puede mejorar la resistencia a los diuréticos y restaurar su eficacia.[14,40,41]

Otros mecanismos de resistencia a los diuréticos son a) una mala administración del diurético en el riñón (p. ej., hipoalbuminemia, dosis demasiado bajas o poco frecuentes y mala absorción); b) la reducción de la secreción de diuréticos (debido a la disminución de la perfusión renal en el entorno de la insuficiencia cardiaca o la vasoconstricción dentro del riñón en el entorno de la enfermedad hepática terminal o la inhibición competitiva de los TAO por los tóxicos urémicos [como el cresol y el sulfato de indoxilo], que aumentan en el contexto de la disminución de la filtración glomerular) o la disminución de la masa renal funcional, y c) la respuesta renal insuficiente (debido a la ERC, la activación del sistema renina-angiotensina-aldosterona [RAAS], el uso de AINE y la ingesta excesiva de sodio).[15]

Las estrategias para mejorar la resistencia a los diuréticos a pesar de las dosis máximas de diuréticos del asa incluyen el cambio de un diurético del asa a otro miembro de la misma clase. Como la biodisponibilidad de los agentes del asa es muy variable, y la furosemida oral tiene una disponibilidad notoriamente heterogénea, se ha informado que se ha tenido éxito tras cambiar de furosemida a bumetanida o torsemida.[42] Otras estrategias incluyen el cambio a una infusión continua frente al bolo o la coadministración con tiazidas o diuréticos ahorradores de potasio.

Aunque hay algunos datos que sugieren que la coadministración de albúmina intravenosa con diuréticos puede aumentar la respuesta diurética en el contexto de la cirrosis o el síndrome nefrótico, una revisión sistemática demostró que solo había un aumento marginal de la excreción de sodio y la diuresis con esta técnica.[15,17,43] Por último, el bloqueo secuencial de las nefronas con el uso de una combinación de tipos de diuréticos que afectan al túbulo contorneado proximal (TCP), al TCD y al conducto colector (CC) puede dar lugar de forma acumulativa a una respuesta diurética aditiva o sinérgica en comparación con la monoterapia. Aunque teóricamente los diferentes mecanismos de diuresis (p. ej., el bloqueo del RAAS o la inhibición de transportadores de electrolitos específicos) deberían mejorar la diuresis, no se conocen bien las eficacias comparativas de las combinaciones exactas de diuréticos.

DIURÉTICOS DEL ASA Y RESULTADOS DE LA LESIÓN RENAL AGUDA

Los diuréticos son ineficaces en la prevención y el tratamiento de la LRA (**tabla 12-2**).[17,22,30,44-49] Algunos estudios que comparan los diuréticos del asa con la ausencia de tratamiento diurético en pacientes sometidos a angiografía cardiaca o cirugía cardiaca no previenen la LRA.[44,45] Sin embargo, estudios más recientes han demostrado que los diuréticos del asa podrían ser beneficiosos cuando se usan con líquido de hidratación para prevenir la LRA asociada con el contraste (LRA-AC). El estudio Induced Diuresis With Matched Hydration Compared to Standard Hydration for Contrast Induced Nephropathy Prevention (MYTHOS) comparó la hidratación intravenosa sola o con hidratación más 0.5 mg/kg de furosemida intravenosa después de un procedimiento coronario.[46] El grupo de furosemida mostró una tasa de LRA inferior (4.6% en el grupo de fluidos con hidratación emparejada *vs.* 18% en el grupo control, $p = 0.005$). El uso de protocolos de hidratación emparejada (cada mL de orina producida se empareja con mL de líquido de hidratación) como el usado en el ensayo Acute Kidney Injury GUARding Device (AKIGUARD) también mostró resultados prometedores, pero aún no se ha recomendado su uso en ausencia de ensayos controlados aleatorizados (ECA) multicéntricos.[50]

Otras formas de LRA no apoyan el uso de diuréticos en la terapéutica de la LRA. Además, la administración de furosemida en pacientes sometidos a terapia de remplazo renal (TRR) no mejora la tasa global de recuperación renal.[48] Estudios más antiguos han informado que el uso de diuréticos se asocia significativamente con mayor mortalidad hospitalaria entre los pacientes críticos con LRA.[51] La dosis acumulada de diuréticos por vía intravenosa, de 1.5 a 3 mg/h, en pacientes posquirúrgicos fue predictiva de la mortalidad, y cuanto mayor era la dosis, mayor era la hipotensión asociada durante la TRR.[45] En los pacientes sometidos a cirugía cardiaca, la furosemida no presentó diferencias notables en la disfunción renal cuando se usó antes o durante la cirugía.[22] Los ECA y los metaanálisis que incluyeron el uso de diuréticos también mostraron una mejora en la diuresis sin mejorar los resultados centrados en el paciente, como la duración de la TRR, la hospitalización o la mortalidad.[47,52]

A pesar de la falta de efecto de la furosemida en la prevención, el tratamiento y la recuperación de la LRA, estudios más recientes sugieren un efecto beneficioso de los diuréticos del asa, especialmente en el mantenimiento del equilibrio de líquidos en pacientes críticos con LRA. El análisis *post hoc* del ensayo multicéntrico Fluid and Catheter Trial Therapy (FACTT) mostró que los pacientes con LRA en el grupo de estrategia hídrica conservadora recibieron más furosemida (80 *vs.* 23 mg/día que los del grupo estrategia hídrica liberal, $p < 0.001$). Además, los pacientes del grupo de conservación de líquidos tuvieron menos acumulación de líquidos en comparación con los del grupo de liberalización de líquidos (0.9 *vs.* 2.2 L/día, $p < 0.001$). Así, en el contexto del síndrome de dificultad respiratoria aguda (SDRA), el uso

TABLA
12-2

Resumen de los estudios asociados con los diuréticos y los resultados clínicos

Estudio, ref.	Año de estudio	N	Diseño del estudio	Población de estudio	Tipo de diurético	Dosis media	Duración	Resultado
Prevención								
Hager y cols.[44]	1996	121	ECA Intervención *vs.* placebo	Después de una cirugía toracoabdominal o vascular mayor	Furosemida	1 mg/h	Continuo	No hay diferencias en la tasa de LRA de los pacientes tratados con furosemida
Lassnigg y cols.[45]	2000	132	ECA Dopamina *vs.* furosemida *vs.* placebo	Pacientes con función renal normal sometidos a cirugía cardiaca	Furosemida	Total 50 mg (1.5-3 mL/h)	Continuo	La infusión continua de furosemida se asoció con mayor riesgo de LRA
Mahesh y cols.[22]	2008	42	ECA Intervención *vs.* solución salina	Pacientes de cirugía cardiaca de alto riesgo	Furosemida	4 mg/h	Continuo	No hay disminución de la tasa de LRA
Marenzi y cols.[46]	2012	170	Diuresis inducida por ECA MYTHOS con hidratación emparejada en comparación con hidratación estándar	Pacientes con ERC sometidos a procedimientos coronarios	Furosemida	0.5 mg/kg	Bolo IV	La diuresis elevada inducida por furosemida con una hidratación adecuada redujo significativamente el riesgo de LRA-AC

(continúa)

TABLA
12-2

Resumen de los estudios asociados con los diuréticos y los resultados clínicos (*continuación*)

Estudio, ref.	Año de estudio	N	Diseño del estudio	Población de estudio	Tipo de diurético	Dosis media	Duración	Resultado
Usmiani y cols.[50]	2016	130	ECA Bicarbonato/salina isotónica/NAC/vitamina C vs. diuresis forzada de gran volumen con hidratación emparejada	Pacientes con ERC sometidos a angiografía coronaria	Furosemida	0.5 mg/kg	Bolo IV	La diuresis forzada con hidratación emparejada tuvo la menor incidencia de LRA-AC (7% vs. 25%, $p = 0.01$) y de eventos adversos cardiacos y cerebrovasculares mayores a 1 año (7% vs. 32%, $p < 0.01$)
Dormans y Gerlag[17]	1996	20	Prospectivo de un solo brazo, abierto	Insuficiencia cardiaca congestiva grave (estadio III-IV de la NYHA) con un aumento de peso de ≥ 5 kg y una resistencia probada a los diuréticos tratada con furosemida × 2 sem	Furosemida HCTZ	250-4000 mg diarios 25-100 mg diarios	Oral o IV 3-12 días	El aclaramiento medio de creatinina no disminuyó significativamente de 32.7 ± 22.5 a 27.6 ± 22.5 mL/min/1.73 m^2
Shilliday y cols.[47]	1997	92	ECA Torsemida vs. furosemida vs. placebo	Pacientes con LRA que reciben dopamina, manitol	Furosemida Torsemida	3 mg/kg	IV c/6 h durante +21 días	No hay diferencias en la necesidad de TRR ($p = 0.87$), la recuperación renal ($p = 0.56$) o la mortalidad ($p = 0.24$)

	Año	N	Tipo de estudio	Población	Diurético	Dosis	Administración	Resultados
van der Voort y cols.[48]	2003		ECA Intervenciones vs. Placebo	Pacientes con LRA que requieren TRR	Furosemida	0.5 mg/Kg/h	Infusión continua	Aumento del volumen urinario y de la excreción de sodio, pero no condujo a una menor duración de la insuficiencia renal ni a una recuperación renal más frecuente
Felker y cols.[30]	2011	308	ECA 1:1:1:1 Intravenoso vs. Oral y dosis baja vs. Dosis alta	Pacientes externos con ICAD (furosemida o tiazida) × 1 mes	Furosemida	Equivalente a la dosis oral previa de los pacientes de 80 y 240 mg o una dosis alta (2.5 × dosis oral previa)	1. Bolo IV c/12 h 2. Continuo	No hubo diferencias significativas en la evaluación global de los síntomas de los pacientes o en el cambio de la función renal cuando el tratamiento diurético se administró en bolo en comparación con la infusión continua o en una dosis alta en comparación con una dosis baja
Recuperación								
Mehta y cols.[51]	2002	552	Retrospectivo	Pacientes de la UCI con LRA remitidos a nefrología	1. Furosemida 2. Bumetanida 3. Metolazona 4. HCTZ 5. Diuréticos del asa y tiazida	1.80 mg (20-320) 2.10 mg (2-29) 3.10 mg (5-20)	Diariamente (para cualquiera de las dos dosis)	Aumento de la mortalidad y de la no recuperación de la función renal en los pacientes con LRA que reciben diuréticos No hay diferencias significativas entre los pacientes que toman diuréticos simples o combinados
Cantarovich y cols.[49]	2004	338	ECA Intervención (dos tipos) vs. Placebo	Pacientes con LRA que reciben TRR en el momento de la inscripción	Furosemida	1.25 mg/kg/día 2.35 mg/kg/día	1. IV diario 2. Oral diario	No hubo diferencias en cuanto a la mortalidad ($p = 0.36$), la duración de la TRR ($p = 0.21$) o la recuperación renal ($p = 0.51$)

(continúa)

TABLA 12-2 Resumen de los estudios asociados con los diuréticos y los resultados clínicos (*continuación*)

Estudio, ref.	Año de estudio	N	Diseño del estudio	Población de estudio	Tipo de diurético	Dosis media	Duración	Resultado
Grams y cols.[53]	2011	306	Ensayo Fluid and Catheter Treatment Trial (FACTT) ECA Estrategia de gestión de fluidos conservadora *vs.* liberal	Pacientes con LPA y LRA	Furosemida	1. 3-24 mg/h 2. 20-160 mg	1. Continuo 2. Bolo	El tratamiento con diuréticos tras LRA se asoció con la supervivencia de los pacientes durante 60 días
Wu y cols.[65]	2012	572	Prospectivo, observacional y multicéntrico	Pacientes con LRA posquirúrgica que reciben TRR	Diuréticos	—	—	Una mayor dosis acumulada de diuréticos en 3 días predice la mortalidad. Las dosis más altas de diuréticos se asocian con hipotensión y menor intensidad de la diálisis
Teixeira y cols.[34]	2013	601	Análisis secundario del estudio de cohorte multicéntrico prospectivo NEFROlogía e Cura INTensiva (NEFROINT)	Pacientes con enfermedad crítica y LRA	Diuréticos	—	1. Continuo 2. Bolo	El uso de diuréticos se asoció con mejor supervivencia (CRI ajustado 0.25; IC 95%: 0.12-0.52; $p < 0.001$)

CRI, cociente de riesgos; ECA, ensayo controlado aleatorizado; ERC, enfermedad renal crónica; HCTZ, hidroclorotiazida; IC, intervalo de confianza; ICAD, insuficiencia cardíaca aguda descompensada; IV, intravenoso; LPA, lesión pulmonar aguda; LRA, lesión renal aguda; LRA-AC, LRA asociada con el contraste; NAC, N-acetilcisteína; NYHA, New York Heart Association; TRR, terapia de remplazo renal.

protocolizado de diuréticos como parte de una estrategia conservadora de líquidos se asocia con un efecto protector sobre la mortalidad a los 60 días, incluso en presencia de un balance de líquidos positivo.[53] En un segundo estudio de una cohorte prospectiva multicéntrica en 10 UCI italianas que incluyó a 601 pacientes críticos, los pacientes con LRA que no sobrevivieron tenían un balance de líquidos medio más alto (1.31 ± 1.24 *vs.* 0.17 ± 0.72 L/día; $p < 0.001$) y un volumen urinario medio más bajo (1.28 ± 0.90 *vs.* 2.35 ± 0.98 L/día; $p < 0.001$) en comparación con los supervivientes. Proporción de días en la UCI en los que se usaron diuréticos como sustituto del uso de diuréticos y que se produjeron entre 1 y 10 días en la UCI. El uso de diuréticos se relacionó con una mejor supervivencia en esta población (cociente de riesgos [CRI] ajustado 0.25; intervalo de confianza [IC] 95%: 0.12-0.52; $p < 0.001$).[34] Esto apoya el concepto de que un balance de líquidos positivo tiene un efecto perjudicial sobre la mortalidad de los pacientes con LRA en estado crítico.

USO DE DIURÉTICOS EN LA INSUFICIENCIA CARDIACA

En el ensayo DOSE, mencionado anteriormente, se comparó el bolo intravenoso dos veces al día frente a la infusión continua de furosemida y la dosis alta frente a la dosis baja de furosemida, sin que hubiera diferencias significativas en la evaluación global de los síntomas por parte del paciente. Sin embargo, sigue habiendo muchas ventajas en el uso de una infusión continua de diuréticos del asa frente a un bolo intravenoso, incluyendo concentraciones plasmáticas máximas más bajas. Estos niveles más bajos protegen a los pacientes de la ototoxicidad, que a menudo es temporal pero puede ser permanente, y es una complicación del uso de diuréticos en la LRA que con frecuencia se pasa por alto. En la comparación entre dosis altas y bajas de furosemida, el empeoramiento de la función renal (definido como el aumento de la creatinina plasmática > 0.3 mg/dL en 72 h) se produjo con mayor frecuencia en el brazo de dosis altas, aunque los análisis estadísticos posteriores mostraron que el empeoramiento de la función renal se asoció con una mejora en lugar de un empeoramiento de los resultados clínicos a largo plazo.[55] Otros datos han cuestionado la importancia clínica del aumento de la creatinina sérica (SCr) durante la insuficiencia cardiaca aguda descompensada (ICAD). El estudio de los biomarcadores de la lesión renal aguda durante la ICAD, Acute Kidney Injury Neutrophil Gelatinase-Associated Lipocalin (N-GAL) Evaluation of Symptomatic Heart Failure Study (AKINESIS), ha confirmado la ausencia general de una lesión tubular renal importante en la ICAD.[56,57]

En cuanto a la elección del diurético del asa para el manejo de la ICAD, hay un número creciente de estudios que han demostrado el beneficio de la torsemida sobre la furosemida en la ICAD con mejores resultados de la ICAD. Una revisión sistemática y un metaanálisis desde 1996 hasta 2019 demostraron 19 estudios, en los que la duración media del seguimiento fue de 15 meses y la torsemida se asoció con un menor riesgo de hospitalización entre los pacientes con ICAD (10.6% *vs.* 18.4%; razón de probabilidades [RP] 0.72, IC 95%: 0.51-1.03, $p = 0.07$, $I^2 = 18\%$; número necesario a tratar [NNT] = 23) en comparación con la furosemida.[58] Sin embargo, la mortalidad por todas las causas no fue significativa entre el uso de torsemida y furosemida.

USO DE DIURÉTICOS EN PACIENTES CON ENFERMEDAD HEPÁTICA TERMINAL

Los diuréticos del asa y los antagonistas de la aldosterona son la base del tratamiento de la ascitis y la sobrecarga de volumen en los pacientes con enfermedad hepática terminal. El uso de antagonistas de la aldosterona es superior a los diuréticos del asa en el tratamiento de la ascitis, pero los diuréticos del asa ayudan a aumentar los efectos diuréticos.[59] La espironolactona puede titularse cada 7 días (en incrementos de 50 mg) con furosemida (40-160 mg/día, en pasos de 40 mg/día), siempre que la función renal y los electrolitos se vigilen con precaución.[60,61] El uso de diuréticos en pacientes con enfermedad hepática terminal que ingresan en la UCI con LRA presenta un escenario difícil. Los diuréticos pueden contribuir a la LRA en pacientes con enfermedad hepática terminal a través de mecanismos hemodinámicos y deberían justificar un ensayo de interrupción de los diuréticos junto con la expansión de volumen.[62]

USO DE FUROSEMIDA PARA LA EVALUACIÓN DE LA INTEGRIDAD TUBULAR EN LA LESIÓN RENAL AGUDA TEMPRANA

La diuresis inducida por furosemida puede usarse para evaluar la integridad de la función tu-bular renal (prueba de estrés con furosemida [PEF]) en el contexto de la LRA y se describió formalmente en un estudio piloto realizado por Chawla y cols. en el año 2013.[63] En este estudio, 77 sujetos (con LRA en fase inicial) fueron probados con una dosis única de furosemida intrave-nosa (1 mg/kg para los pacientes sin tratamiento previo con diuréticos del asa y 1.5 mg/kg para los que habían tenido una exposición previa a los diuréticos del asa) y evaluados para predecir la progresión a la LRA grave (necesidad de TRR o aumento de la SCr a 3 veces el valor inicial o diuresis < 0.3 mL/kg/h). Se trataba de una prueba isovolémica en la que cada 1 mL de diuresis se sustituía por 1 mL de cristaloide intravenoso (según el criterio del equipo de la UCI primaria). Este estudio piloto demostró que la diuresis de 2 h (< 200 mL) en respuesta a una prueba de furosemida era capaz de predecir la progresión al estadio III de LRA.[63]

Desde la publicación de este estudio piloto inicial, ha habido varias validaciones retros-pectivas de este punto de corte y la publicación del estudio prospectivo multicéntrico FST.[54,64] Este estudio multicéntrico de 92 pacientes de la UCI encontró características operativas simi-lares para la PEF con un punto de corte urinario de 200 mL durante las primeras 2 h (sensibi-lidad, 73.9%, y especificidad, 89.9%).[54] La incidencia de hipotensión fue de 9.8%, casi el doble que en el estudio piloto, lo que sugiere que la PEF no debe usarse en pacientes hipovolémicos. En el estudio multicéntrico no se registraron acontecimientos críticos que pusieran en peligro la vida del paciente.

Referencias

1. McCoy IE, Chertow GM, Chang TIH. Patterns of diuretic use in the intensive care unit. *PLoS One.* 2019;14:e0217911.
2. Grodin JL, Stevens SR, de Las Fuentes L, et al. Intensification of medication therapy for cardio-renal syndrome in acute decompensated heart failure. *J Card Fail.* 2016;22:26-32.
3. Ellison DH, Felker GM. Diuretic treatment in heart failure. *N Engl J Med.* 2017;377:1964-1975.
4. Ellison DH. Clinical pharmacology in diuretic use. *Clin J Am Soc Nephrol.* 2019;14:1248.
5. Wilcox CS, Mitch WE, Kelly RA, et al. Response of the kidney to furosemide. I. Effects of salt intake and renal compensation. *J Lab Clin Med.* 1983;102:450-458.
6. Shankar SS, Brater DC. Loop diuretics: from the Na-K-2Cl transporter to clinical use. *Am J Physiol Renal Physiol.* 2003;284:F11-F21.
7. Huang X, Mees ED, Vos P, et al. Everything we always wanted to know about furosemide but were afraid to ask. *Am J Physiol Renal Physiol.* 2016;310:F958-F971.
8. Brater DC, Chennavasin P, Day B, et al. Bumetanide and furosemide. *Clin Pharmacol Ther.* 1983;34:207-213.
9. Lesne M, Clerckx-Braun F, Duhoux P, et al. Pharmacokinetic study of torasemide in humans: an overview of its diuretic effect. *Int J Clin Pharmacol Ther Toxicol.* 1982;20:382-387.
10. Huang A, Luethi N, Martensson J, et al. Pharmacodynamics of intravenous furosemide bolus in critically ill patients. *Crit Care Resusc.* 2017;19:142-149.
11. Gottlieb SS, Brater DC, Thomas I, et al. BG9719 (CVT-124), an A1 adenosine receptor antago-nist, protects against the decline in renal function observed with diuretic therapy. *Circulation.* 2002;105:1348-1353.
12. Klein L, O'Connor CM, Leimberger JD, et al. Lower serum sodium is associated with increased short-term mortality in hospitalized patients with worsening heart failure: results from the Outcomes of a Prospective Trial of Intravenous Milrinone for Exacerbations of Chronic Heart Failure (OPTIME-CHF) study. *Circulation.* 2005;111:2454-2460.
13. Cooper HA, Dries DL, Davis CE, et al. Diuretics and risk of arrhythmic death in patients with left ventricular dysfunction. *Circulation.* 1999;100:1311-1315.
14. Felker GM, O'Connor CM, Braunwald E, Heart failure clinical research network I. Loop diuret-ics in acute decompensated heart failure: necessary? Evil? A necessary evil? *Circ Heart Fail.* 2009;2:56-62.
15. Hoorn EJ, Ellison DH. Diuretic resistance. *Am J Kidney Dis.* 2017;69:136-142.
16. Ellison DH, Velazquez H, Wright FS. Adaptation of the distal convoluted tubule of the rat. Structural and functional effects of dietary salt intake and chronic diuretic infusion. *J Clin Invest.* 1989;83:113-126.
17. Dormans TP, Gerlag PG. Combination of high-dose furosemide and hydrochlorothiazide in the treatment of refractory congestive heart failure. *Eur Heart J.* 1996;17:1867-1874.

18. Jentzer JC, DeWald TA, Hernandez AF. Combination of loop diuretics with thiazide-type diuretics in heart failure. *J Am Coll Cardiol.* 2010;56(19):1527-1534.

19. Feria I, Pichardo I, Juarez P, et al. Therapeutic benefit of spironolactone in experimental chronic cyclosporine A nephrotoxicity. *Kidney Int.* 2003;63:43-52.

20. Mejia-Vilet JM, Ramirez V, Cruz C, et al. Renal ischemia-reperfusion injury is prevented by the mineralocorticoid receptor blocker spironolactone. *Am J Physiol Renal Physiol.* 2007;293:F78-F86.

21. Sanchez-Pozos K, Barrera-Chimal J, Garzon-Muvdi J, et al. Recovery from ischemic acute kidney injury by spironolactone administration. *Nephrol Dial Transplant.* 2012;27:3160-3169.

22. Mahesh B, Yim B, Robson D, et al. Does furosemide prevent renal dysfunction in high-risk cardiac surgical patients? Results of a double-blinded prospective randomised trial. *Eur J Cardiothorac Surg.* 2008;33:370-376.

23. Randomized Aldactone Evaluation Study. Effectiveness of spironolactone added to an angiotensin-converting enzyme inhibitor and a loop diuretic for severe chronic congestive heart failure (the Randomized Aldactone Evaluation Study [RALES]). *Am J Cardiol.* 1996;78(8):902-907.

24. Fogel MR, Sawhney VK, Neal EA, et al. Diuresis in the ascitic patient: a randomized controlled trial of three regimens. *J Clin Gastroenterol.* 1981;3 (Suppl 1):73-80.

25. Runyon BA, AASLD Practice Guidelines Committee. Management of adult patients with ascites due to cirrhosis: an update. *Hepatology.* 2009;49:2087-2107.

26. Mathisen O, Raeder M, Kiil F. Mechanism of osmotic diuresis. *Kidney Int.* 1981;19(3):431-437.

27. Gipstein RM, Boyle JD. Hypernatremia complicating prolonged mannitol diuresis. *N Engl J Med.* 1965;272:1116-1117.

28. Aviram A, Pfau A, Czaczkes JW, et al. Hyperosmolality with hyponatremia, caused by inappropriate administration of mannitol. *Am J Med.* 1967;42(4):648-650.

29. Faisy C, Meziani F, Planquette B, et al. Effect of acetazolamide vs placebo on duration of invasive mechanical ventilation among patients with chronic obstructive pulmonary disease: a randomized clinical trial. *JAMA.* 2016;315(5):480-488.

30. Felker GM, Lee KL, Bull DA, et al. Diuretic strategies in patients with acute decompensated heart failure. *N Engl J Med.* 2011;364:797-805.

31. Burckhardt G. Drug transport by organic anion transporters (OATs). *Pharmacol Ther.* 2012;136:106-130.

32. Wu W, Bush KT, Nigam SK. Key role for the organic anion transporters, OAT1 and OAT3, in the in vivo handling of uremic toxins and solutes. *Sci Rep.* 2017;7:4939.

33. Cemerikic D, Wilcox CS, Giebisch G. Intracellular potential and K+ activity in rat kidney proximal tubular cells in acidosis and K+ depletion. *J Membr Biol.* 1982;69:159-165.

34. Teixeira C, Garzotto F, Piccinni P, et al. Fluid balance and urine volume are independent predictors of mortality in acute kidney injury. *Crit Care.* 2013;17:R14.

35. Brater DC, Day B, Burdette A, et al. Bumetanide and furosemide in heart failure. *Kidney Int.* 1984;26(2):183-189.

36. Subramanya AR, Ellison DH. Distal convoluted tubule. *Clin J Am Soc Nephrol.* 2014;9:2147-2163.

37. Kaissling B, Stanton BA. Adaptation of distal tubule and collecting duct to increased sodium delivery. I. Ultrastructure. *Am J Physiol.* 1988;255:F1256-F1268.

38. Stanton BA, Kaissling B. Adaptation of distal tubule and collecting duct to increased Na delivery. II. Na+ and K+ transport. *Am J Physiol.* 1988;255:F1269-F1275.

39. Loon NR, Wilcox CS, Unwin RJ. Mechanism of impaired natriuretic response to furosemide during prolonged therapy. *Kidney Int.* 1989;36:682-689.

40. Marti C, Cole R, Kalogeropoulos A, et al. Medical therapy for acute decompensated heart failure: what recent clinical trials have taught us about diuretics and vasodilators. *Curr Heart Fail Rep.* 2012;9:1-7.

41. Hanberg JS, Tang WHW, Wilson FP, et al. An exploratory analysis of the competing effects of aggressive decongestion and high-dose loop diuretic therapy in the DOSE trial. *Int J Cardiol.* 2017;241:277-282.

42. Müller K, Gamba G, Jaquet F, et al. Torasemide vs. furosemide in primary care patients with chronic heart failure NYHA II to IV—efficacy and quality of life. *Eur J Heart Fail.* 2003;5(6):793-801.

43. Kitsios GD, Mascari P, Ettunsi DR, et al. Co-administration of furosemide with albumin for overcoming diuretic resistance in patients with hypoalbuminemia: a meta-analysis. *J Crit Care.* 2014;29(2):253-259.

44. Hager B, Betschart M, Krapf R. Effect of postoperative intravenous loop diuretic on renal function after major surgery. *Schweiz Med Wochenschr.* 1996;126:666-673.

45. Lassnigg A, Donner E, Grubhofer G, et al. Lack of renoprotective effects of dopamine and furosemide during cardiac surgery. *J Am Soc Nephrol.* 2000;11(1):97-104.

46. Marenzi G, Ferrari C, Marana I, et al. Prevention of contrast nephropathy by furosemide with matched hydration: the MYTHOS (induced diuresis with matched hydration compared to standard hydration for contrast induced nephropathy prevention) trial. *JACC Cardiovasc Interv.* 2012;5:90-97.

47. Shilliday IR, Quinn KJ, Allison ME. Loop diuretics in the management of acute renal failure: a prospective, double-blind, placebo-controlled, randomized study. *Nephrol Dial Transplant.* 1997;12:2592-2596.

48. van der Voort PH, Boerma EC, Koopmans M, et al. Furosemide does not improve renal recovery after hemofiltration for acute renal failure in critically ill patients: a double blind randomized controlled trial. *Crit Care Med.* 2009;37:533-538.

49. Cantarovich F, Rangoonwala B, Lorenz H, et al. High-dose furosemide for established ARF: a prospective, randomized, double-blind, placebo-controlled, multicenter trial. *Am J Kidney Dis.* 2004;44:402-409.

50. Usmiani T, Andreis A, Budano C, et al. AKIGUARD (Acute Kidney Injury GUARding Device) trial: in-hospital and one-year outcomes. *J Cardiovasc Med (Hagerstown).* 2016;17:530-537.

51. Mehta RL, Pascual MT, Soroko S, et al. Diuretics, mortality, and nonrecovery of renal function in acute renal failure. *JAMA.* 2002;288:2547-2553.

52. Bagshaw SM, Delaney A, Haase M, et al. Loop diuretics in the management of acute renal failure: a systematic review and meta-analysis. *Crit Care Resusc.* 2007;9:60-68.

53. Grams ME, Estrella MM, Coresh J, et al. Fluid balance, diuretic use, and mortality in acute kidney injury. *Clin J Am Soc Nephrol.* 2011;6:966-973.

54. Rewa OG, Bagshaw SM, Wang X, et al. The furosemide stress test for prediction of worsening acute kidney injury in critically ill patients: a multicenter, prospective, observational study. *J Crit Care.* 2019;52:109-114.

55. Metra M, Davison B, Bettari L, et al. Is worsening renal function an ominous prognostic sign in patients with acute heart failure? The role of congestion and its interaction with renal function. *Circ Heart Fail.* 2012;5:54-62.

56. Murray PT, Wettersten N, van Veldhuisen DJ, et al. Utility of urine neutrophil gelatinase-associated lipocalin for worsening renal function during hospitalization for acute heart failure: primary findings of the urine N-gal acute kidney injury N-gal evaluation of symptomatic heart failure study (AKINESIS). *J Card Fail.* 2019;25:654-665.

57. Wettersten N, Horiuchi Y, van Veldhuisen DJ, et al. Short-term prognostic implications of serum and urine neutrophil gelatinase-associated lipocalin in acute heart failure: findings from the AKINESIS study. *Eur J Heart Fail.* 2020;22:251-263.

58. Abraham B, Megaly M, Sous M, et al. Meta-analysis comparing torsemide versus furosemide in patients with heart failure. *Am J Cardiol.* 2020;125:92-99.

59. European Association for the Study of the Liver. EASL clinical practice guidelines on the management of ascites, spontaneous bacterial peritonitis, and hepatorenal syndrome in cirrhosis. *J Hepatol.* 2010;53:397-417.

60. Angeli P, Fasolato S, Mazza E, et al. Combined versus sequential diuretic treatment of ascites in non-azotaemic patients with cirrhosis: results of an open randomised clinical trial. *Gut.* 2010;59:98.

61. Santos J, Planas R, Pardo A, et al. Spironolactone alone or in combination with furosemide in the treatment of moderate ascites in nonazotemic cirrhosis. A randomized comparative study of efficacy and safety. *J Hepatol.* 2003;39:187-192.

62. Velez JCQ, Therapondos G, Juncos LA. Reappraising the spectrum of AKI and hepatorenal syndrome in patients with cirrhosis. *Nat Rev Nephrol.* 2020;16:137-155.

63. Chawla LS, Davison DL, Brasha-Mitchell E, et al. Development and standardization of a furosemide stress test to predict the severity of acute kidney injury. *Crit Care.* 2013;17:R207.

64. McMahon BA, Koyner JL, Novick T, et al. The prognostic value of the furosemide stress test in predicting delayed graft function following deceased donor kidney transplantation. *Biomarkers.* 2018;23:61-69.

65. Wu VC, Lai CF, Shiao CC, et al. Effect of diuretic use on 30-day postdialysis mortality in critically ill patients receiving acute dialysis. *PLoS One.* 2012;7:e30836.

13 Medicamentos vasoactivos

Stephen Duff y Patrick T. Murray

INTRODUCCIÓN

Los medicamentos vasoactivos han sido un componente estándar de los cuidados críticos desde la década de 1940. Se utilizan para corregir los estados de choque y mantener una perfusión adecuada de los órganos terminales. A pesar de su larga historia, con frecuencia hay poca evidencia para la elección del agente. Los medicamentos vasoactivos se dividen generalmente en tres clases: vasopresores, inotrópicos y vasodilatadores.

VASOPRESORES

Los vasopresores son medicamentos cuya acción predominante es inducir la vasoconstricción periférica y aumentar la resistencia vascular sistémica (RVS). Son el medio clave para corregir la vasoparesia en el choque vasodilatador. Las guías de la Surviving Sepsis han recomendado un objetivo de presión arterial media (PAM) mayor o igual a 65 mm Hg. Un amplio ensayo controlado aleatorizado (ECA) que comparó la PAM baja (65-70 mm Hg) con la alta (80-85 mm Hg) no encontró diferencias en el resultado primario de mortalidad a los 28 días.[1] Sin embargo, un análisis de subgrupos indicó una posible reducción de las tasas de lesión renal aguda (LRA) entre los pacientes con hipertensión crónica en el brazo de PAM alta del ensayo.

El ensayo 65 ($n = 2\,600$) asignó de manera aleatoria a los pacientes mayores de 65 años de edad con choque vasodilatador a una hipotensión permisiva, una PAM objetivo de 60 a 65 mm Hg, o a la atención habitual indicada por el médico tratante.[2] Hubo una menor duración de la exposición a los vasopresores en el grupo de intervención, con una duración media de 33 frente a 38 h en el grupo de atención habitual (diferencia, –5.0; intervalo de confianza [IC] 95%, –7.8 a –2.2). También se redujo la dosis total de vasopresores administrada (8.7 mg; IC 95%, –12.8 a –7.6 mg, equivalente de noradrenalina).

Hubo una tendencia hacia una menor mortalidad en el grupo de hipotensión, con 500 (41.0%) frente a 544 (43.8%) muertes en el brazo de atención habitual ($p = 0.15$). Este efecto fue estadísticamente significativo tras el ajuste multivariante con una razón de probabilidades (OR, *Odds Ratio*) ajustada de 0.82 (IC 95%, 0.68-0.98).

No se proporcionaron datos sobre la LRA de leve a moderada, pero no hubo diferencias en la diuresis ni en la incidencia de la terapia de remplazo renal (TRR) entre los grupos. Una limitación importante del ensayo es que la PAM alcanzada en el grupo de hipotensión permisiva fue superior a la deseada, con una mediana de PAM de 67 mm Hg (rango intercuartil [RIC] 64.5-69.8) frente a 72.6 mm Hg (69.4-76.5) en el grupo de atención habitual. Por lo tanto, el estudio no puede establecer si existe un beneficio o un perjuicio en alcanzar un objetivo de PAM de 60 a 65 mm Hg. Estos datos apoyarían la reducción de la exposición a vasopresores en pacientes mayores de 65 años de edad, pero no contradicen la recomendación de Surviving Sepsis de un objetivo de PAM mayor o igual a 65 mm Hg. El beneficio de mortalidad más pronunciado en el subgrupo de hipertensión crónica es sorprendente y requiere más investigación en futuros estudios.

Noradrenalina

La noradrenalina es un vasopresor endógeno liberado en los órganos terminales por las fibras posganglionares del sistema nervioso simpático. La noradrenalina tiene la ventaja sobre los agonistas α-1-adrenérgicos puros, como la fenilefrina, de que sus efectos β-1-adrenérgicos aumentan el gasto cardiaco (GC). Su desventaja es el aumento de la demanda de oxígeno del miocardio y el riesgo de arritmia.

La noradrenalina es actualmente la medicación vasoactiva de primera línea recomendada en el choque séptico según las Surviving Sepsis Guidelines (*véase* el capítulo 36).[3] Clínicamente, se administra en infusión con un rango de dosis de 0.05 a 0.5 µg/kg/min. Primero debe completarse la reanimación con líquidos para evitar la hipovolemia enmascarada y la hipoperfusión tisular. En las Surviving Sepsis Guidelines se recomienda un bolo de líquidos cristaloides de 30 mL/kg o albúmina. La administración precoz de noradrenalina dio lugar a un tiempo más rápido para alcanzar los parámetros hemodinámicos deseados en un reciente ensayo de fase II realizado en Tailandia.[4] Se necesitan más ECA de gran tamaño para determinar si la administración precoz debe convertirse en una práctica habitual.

Adrenalina

La adrenalina es una catecolamina natural liberada por el sistema nervioso simpático a través de la médula suprarrenal. Actúa tanto sobre los receptores α-adrenérgicos como sobre los β-adrenérgicos, con efectos β1-adrenérgicos predominantes a dosis bajas. A dosis bajas, el GC aumenta y la vasodilatación mediada por el receptor β2-adrenérgico puede provocar un descenso de la RVS. Sin embargo, a dosis más altas, la potente vasoconstricción α1-adrenérgica provoca un aumento de la RVS.

La adrenalina, administrada en bolo, es el principal agente en el tratamiento de la anafilaxia (1 mg por vía intramuscular [IM] o 50-100 µg por vía intravenosa [IV]) y es un componente de los protocolos de soporte vital cardiaco avanzado (SVCA) del paro cardiaco (1 mg IV). Tiene una vida media corta de aproximadamente 2 minutos. Una infusión (rango 0.01-0.5 µg/kg/min) es una opción para el tratamiento del estado de bajo gasto cardiaco (EBGC) tras un injerto de *bypass* arterial coronario (IBAC) y como alternativa a la noradrenalina en estados de choque vasodilatadores y mixtos. El uso de adrenalina es más frecuente en las unidades de cuidados críticos pediátricos.

El **estudio CAT** ($n = 280$; *véase* el **resumen visual 13-1**) fue un ECA doble ciego que comparó la noradrenalina y la adrenalina en adultos en estado crítico que requerían un vasopresor.[5] El ensayo no encontró una diferencia significativa en el resultado primario de alcanzar el objetivo de la PAM en 24 h. Sin embargo, las tasas de acidosis láctica, taquicardia y falta de consecución de los parámetros objetivo fueron mayores en el grupo de la adrenalina. Estos factores condujeron a una mayor tasa de abandono del estudio en el grupo de la adrenalina (18/139 [12.9%] *vs.* 4/138 [2.8%]; $p = 0.002$). Dados estos efectos indeseables de la adrenalina y la falta de un resultado primario o un beneficio de mortalidad frente a la noradrenalina, la adrenalina por lo regular se usa como agente de segunda línea en el choque séptico en adultos.

Dopamina: dopamina en dosis bajas

A dosis bajas (1-2 µg/kg/min), la dopamina ejerce una importante vasodilatación de la vasculatura renal mediada por D_1 y aumenta la producción de orina. Esto condujo a la hipótesis de que podría ser útil para prevenir la LRA.[6] Sin embargo, un metaanálisis de 61 ECA ($n = 3359$) de dosis bajas de dopamina (≤ 5 µg/kg/min) encontró una mejora en la diuresis, pero ninguna diferencia en la mortalidad o en el inicio de la TRR.[7]

La dopamina en el choque vasodilatador

La dopamina, a dosis medias (~3-10 µg/kg/min), actúa principalmente sobre los receptores β1-adrenérgicos, dando lugar a un efecto inotrópico con aumento del GC. También libera indirectamente noradrenalina. A dosis más altas (> 10 µg/kg/min), el equilibrio se desplaza con predominio de los agonistas α1-adrenérgicos y un aumento de la RVS. La alta variación en el aclaramiento de la dopamina contribuye a un importante solapamiento de las curvas de respuesta del receptor.[8] Así, muchos pacientes que reciben infusiones "dopaminérgicas" a dosis bajas experimentarán efectos mixtos y serán susceptibles de sufrir arritmia inducida por los receptores 1-adrenérgicos.

La dopamina se utilizó con anterioridad de forma generalizada en el tratamiento del choque vasodilatador. En el ensayo **SOAP II** (*véase* el **resumen visual 13-2**), se asignó aleatoriamente a 1 679 pacientes a dopamina o noradrenalina como vasopresor de primera línea. No hubo diferencias significativas en el resultado primario de mortalidad a los 28 días. Sin embargo, se observó una mayor tasa de arritmia (207 [24.1%] eventos en el grupo de dopamina *vs.* 102 [12.4%] eventos en el grupo de noradrenalina) (*p* < 0.001).[9] Esto contribuyó a la recomendación de las Surviving Sepsis Guidelines de restringir el uso de la dopamina a casos altamente seleccionados de choque séptico con un bajo riesgo de arritmia.

Fenilefrina

La fenilefrina es un agonista α1 específico que resulta útil por sus rápidos efectos vasopresores. Puede administrarse en bolos de 50 a 100 µg o en infusión de 0.1 a 10 µg/kg/min. La fenilefrina tiene una vida media de 5 a 10 minutos tras la inyección intravenosa. Sus usos incluyen contrarrestar los efectos vasodilatadores de los agentes anestésicos y tratar los estados vasodilatadores. Las Surviving Sepsis Guidelines la recomiendan en caso de arritmia asociada con la noradrenalina y GC elevado con hipotensión o hipotensión refractaria. Las desventajas son el riesgo de bradicardia refleja y la reducción del GC. Un pequeño ensayo clínico asignó aleatoriamente a los pacientes a la infusión de noradrenalina o fenilefrina para alcanzar un objetivo de PAM de 65 a 75 mm Hg. No encontró diferencias en el resultado primario de la perfusión hepatoesplénica, pero se necesitaron dosis más altas de fenilefrina para obtener los objetivos de PAM.[10]

Vasopresina

La vasopresina (hormona antidiurética o ADH) actúa sobre los receptores V acoplados con proteínas G en el músculo liso vascular. Esto provoca un aumento del calcio intracelular e induce una vasoconstricción significativa. Se ha informado que los niveles plasmáticos de vasopresina son bajos en el choque séptico, tal vez como reflejo de una deficiencia adquirida, lo que ha suscitado el interés por el uso terapéutico de la vasopresina exógena en el choque vasodilatador para complementar y evitar la dosificación de los vasopresores catecolamínicos. Se administra a una dosis de 0.01 a 0.1 U/min en infusión intravenosa. La vasopresina se eliminó de las guías de paro cardiaco del SVCA de 2015 debido a la falta de pruebas del beneficio sobre la adrenalina.

El uso de la vasopresina en el choque séptico está respaldado por los resultados de dos grandes ECA: el Vasopressin and Septic Shock Trial (VASST) y el VAsopressin versus Noradrenaline as Initial therapy in Septic sHock (VANISH).

Ensayo Vasopressin and Septic Shock Trial (VASST)

El VASST (*n* = 778) investigó la adición de dosis bajas de vasopresina o noradrenalina ciegas a los vasopresores abiertos.[11] No encontró cambios en los resultados primarios de las tasas de mortalidad entre los grupos de vasopresina y noradrenalina, en el día 28 (35.4% y 39.3%, respectivamente; *p* = 0.26) o en el día 90 (43.9% y 49.6%, en forma respectiva; *p* = 0.11). Un análisis de subgrupos del grupo predefinido de choque séptico de menor gravedad encontró una tendencia hacia una menor mortalidad en los pacientes tratados con vasopresina adyuvante (riesgo relativo [RR] 0.74; IC 95%, 0.55-1.01; $p = 0.05$). Además de estos interesantes resultados, un análisis *post hoc* mostró un efecto de interacción entre la vasopresina y la hidrocortisona.[12]

Ensayo VAsopressin versus Noradrenaline as Initial therapy in Septic sHock (VANISH)

El ensayo VANISH ($n = 409$) pretendía determinar si la vasopresina podía aumentar los días libres de insuficiencia renal (estadio 3 de la Acute Kidney Injury Network [AKIN]) durante el periodo de 28 días posterior a la aleatorización (*véase* el **resumen visual 13-3**). Los pacientes con choque séptico fueron aleatorizados a vasopresina (titulada hasta 0.06 U/min) y/o hidrocortisona o noradrenalina (titulada hasta 12 μg/min) o hidrocortisona en un diseño factorial 2×2. No hubo diferencias significativas en el resultado primario de insuficiencia renal ni en los supervivientes ni en los no supervivientes. En el análisis de los supervivientes, 94/165 pacientes (57.0%) del grupo de vasopresina nunca desarrollaron insuficiencia renal, frente a 93/157 pacientes (59.2%) del grupo de noradrenalina (diferencia, –2.3%; IC 95%, –13.0 a 8.5%). En un análisis de subgrupos, la vasopresina redujo las necesidades de TRR, aunque el efecto solo se observó en los no supervivientes.

En suma, la vasopresina no ha demostrado un beneficio sobre la noradrenalina en los ensayos clínicos. Suele utilizarse como agente complementario de la noradrenalina en el tratamiento del choque vasodilatador (para la dosis recomendada, *véase* la **tabla 13-1**). La vasopresina y la fenilefrina son vasopresores no cronotrópicos que no aumentan la frecuencia cardiaca. También son opciones de tratamiento en el manejo inicial del choque cardiogénico secundario a estenosis aórtica/mitral y obstrucción del tracto de salida del ventrículo izquierdo. En estas condiciones, estos agentes mantienen la presión de perfusión sin inducir taquicardia.[13] Los estudios han demostrado una hipotensión significativa al suspender la vasopresina. Por lo tanto, se recomienda reducir de modo lento las infusiones en 0.01 U/min cada 30 a 60 minutos.

Angiotensina II

La angiotensina II es producida por el sistema renina-angiotensina-aldosterona en respuesta a la perfusión renal baja, a la disminución del aporte de sodio a la mácula densa o a la estimulación β1. Ejerce sus principales acciones a través de los receptores AT_1 y, en menor medida, de los receptores AT_2. Se produce una vasoconstricción muy potente, una reducción de la recaptación de noradrenalina y un aumento de la secreción de ADH, aldosterona y hormona adrenocorticotrópica (ACTH). En el ensayo ATHOS-3, 321 pacientes con dosis altas de vasopresores fueron asignados al azar a una infusión de angiotensina II o a un placebo.[14] El resultado primario fue un objetivo de PAM de 75 mm Hg o un aumento de 10 mm Hg desde el inicio. La mayoría (69.9%) alcanzó el objetivo de PAM en el grupo de angiotensina, frente a solo 23.4% en el grupo de placebo ($p < 0.001$; RP, 7.95; IC 95%, 4.76-13.3). Un análisis *post hoc* de los pacientes con LRA que requirieron TRR encontró una mejor supervivencia a los 28 días en el brazo de angiotensina (53% [IC 95%, 38-67%] *vs.* 30% [IC 95%, 19-41%]; $p = 0.012$).[15] Se necesitan más ECA de gran tamaño que comparen la angiotensina II con otros vasopresores de segunda línea. Los datos de eficacia que usan criterios de valoración centrados en el paciente son esenciales para determinar el papel clínico de la angiotensina II, que en la actualidad está autorizada en Estados Unidos para el tratamiento del choque vasodilatador. Se ha demostrado que la angiotensina es protrombótica en modelos animales.[16] Además, la angiotensina II conlleva una advertencia de la Food and Drug Administration (FDA), ya que en el ensayo ATHOS-3 se observó una mayor tasa de eventos trombóticos, en particular de trombosis venosa profunda (TVP) (13.5% en la angiotensina II *vs.* 5% en el placebo).

Medicamento[a]	Dosificación	β-adrenérgico[b] β-1	β-2	α-adrenérgico α-1	Dopamina DA	Acciones	Principales efectos secundarios
Vasopresores							
Noradrenalina	Inicialmente: 0.05 a 0.15 μg/kg/min Mantenimiento: 0.01-3 μg/kg/min	+ +	+	+ + + +	–	↑**RVS**, ↑GC	Isquemia digital Arritmia Bradicardia
Adrenalina	0.01-0.7 μg/kg/min	+ + + +	+ + +	+ + + +	–	↑**RVS**, ↑**GC**	Arritmia ventricular Hipertensión grave Isquemia cardiaca Hipoperfusión esplácnica ↑ lactato
Vasopresina	0.03-0.07 Unidades/min	Receptores V1 + + + + Receptores V2 + + +				↑**RVS**	Arritmia Vasoconstricción periférica, pulmonar y esplácnica Hiponatremia ↓ GC en dosis altas Hipotensión al dejar de fumar
Fenilefrina	0.1-10 μg/kg/min	–	–	+ + +	–	↑**RVS**, puede ↓FC	Bradicardia refleja Vasoconstricción periférica grave
Dosis bajas de dopamina	0.5-3 μg/kg/min	+	–	–	+ + +	↑GC	Arritmia Hipotensión
Dosis moderadas de dopamina	3-10 μg/kg/min	+ + +	+	+	+ +	↑**GC**, ↑RVS	Isquemia miocárdica
Dosis altas de dopamina	10-20 μg/kg/min	+ +	–	+ + +	+ +	↑**RVS**, ↑GC	Isquemia periférica

(continúa)

TABLA 13-1 Dosificación recomendada, afinidades de los receptores, efectos hemodinámicos y efectos adversos de los medicamentos vasoactivos de uso común (*continuación*)

Medicamento[a]	Dosificación	β-adrenérgico[b] β-1	β-adrenérgico[b] β-2	α-adrenérgico α-1	Dopamina DA	Acciones	Principales efectos secundarios
Angiotensina II	10-40 ng/kg/min	Receptores de la angiotensina (AT$_1$ y AT$_2$)				↑**RVS**	Trombosis, TVP Trombocitopenia Taquicardia
Inotrópicos	**Dosificación de la insuficiencia cardiaca aguda[c]**						
Dobutamina	2-20 µg/kg/min	+ + + +	+ +	+	—	↑**GC**, ↓RVS, ↓RVP	Taquicardia Arritmia ventricular Isquemia cardiaca
Levosimendán	Inicial: 0.1 µg/kg/min Mantenimiento: 0.05-0.2 µg/kg/min	↑ sensibilidad al Ca^{2+} del filamento miocárdico				↑GC, ↓RVS, ↓RVP	Arritmias, ↑ conducción AV Taquicardia Hipotensión
Milrinona	0.375-0.75 µg/kg/min	Inhibición de la PDE3				↑GC, ↓RVS, ↓RVP	Arritmia ventricular Arritmia supraventricular Hipotensión Isquemia cardiaca
Enoximona	5-20 µg/kg/min	Inhibición de la PDE3				↑GC, ↓RVS, ↓RVP	Náusea Arritmia Dolor de cabeza

Vasodilatadores | **Dosificación de la insuficiencia cardiaca aguda[c]**

Vasodilatadores			
Nitroglicerina (GTN)	Inicial: 10-20 µg/min, aumentar hasta 200 µg/min	Fármaco de NO, ↑ GMPc GTN: venosa >> vasodilatación arterial Nitroprusiato sódico: venoso > arterial	↓RVS, ↑GC, ↓RVP	Dolor de cabeza Hipotensión Mareo/síncope
Nitroprusiato sódico	Inicial: 0.3 µg/kg/min Máximo: 5 µg/kg/min		↓RVS, ↑GC, ↓RVP	Toxicidad del cianuro Hipotensión grave Bradicardia/taquicardia
Carperitida (PNA)	Inicial: 0.025 µg/kg/min[d] Máximo: 0.2 µg/kg/min	↑ GMPc, inhibe las catecolaminas Vasodilatación: arterial = venosa	↓RVS, ↑GC, ↓RVP	Hipotensión Lesión renal aguda Dolor de cabeza
NO inhalado	5-20 ppm	↑ GMPc → vasodilatación pulmonar selectiva	↓RVP	Hipotensión Hipoxemia Metahemoglobinemia

Vasodilatadores | **Dosificación de la emergencia hipertensiva aguda[d]**

Vasodilatadores			
Fenoldopam	Inicial: 0.1-0.3 µg/kg/min; aumento en incrementos de 0.05-0.1 µg/kg/min Velocidad máxima: 1.6 µg/kg/min	Agonista selectivo del receptor D₁	↓RVS, ↑GC, ↓RVP	Hipotensión Angina ↑ Presión intraocular e intracraneal

AV, auriculoventricular; FC, frecuencia cardiaca; GC, gasto cardiaco; GMPc, monofosfato de guanosina cíclico; GTN, nitroglicerina; NO, óxido nítrico; PNA, péptido natriurético auricular; RVP, resistencia vascular pulmonar; RVS, resistencia vascular sistémica; TVP, trombosis venosa profunda.

[a]En la tabla 13-1 se ofrecen ejemplos de dosis recomendadas de vasodilatadores, inotrópicos o vasopresores. Los médicos deben individualizar la dosis según la indicación y las necesidades del paciente. Se recomienda una dosificación basada en el peso o una dosificación no basada en el peso de los fármacos vasoactivos cuando esté indicado.

[b]van Diepen S, Katz JN, Albert NM, et al. Contemporary management of cardiogenic shock: a scientific statement from the American Heart Association. *Circulation*. 2017;136:e232-e268.

[c]Guías de la ESC 2016 para el diagnóstico y tratamiento de la insuficiencia cardiaca aguda y crónica.

[d]JCS Joint Working Group. Guidelines for treatment of acute heart failure (JCS 2011). *Circ J*. 2013;77:2157-2201.

[e]2017 ACC/AHA Guideline for the Prevention, Detection, Evaluation, and Management of High Blood Pressure in Adults.

151

ADMINISTRACIÓN

Los medicamentos vasopresores deben administrarse mediante una infusión continua a través de un catéter venoso central (CVC). Los datos limitados indican que, en condiciones muy controladas, la administración periférica de noradrenalina, dopamina y fenilefrina tiene una incidencia relativamente baja de extravasación (2%).[17] Sin embargo, hoy ninguna directriz internacional recomienda el uso de vasopresores periféricos en pacientes de cuidados críticos.

Lesión por extravasación de medicamentos vasoactivos

La extravasación de vasopresores es un acontecimiento grave que provoca vasoconstricción extrema y puede causar necrosis tisular. En caso de extravasación, la infusión debe detenerse de inmediato, la cánula debe ser aspirada, irrigada con solución salina y se debe aplicar un compresor caliente.[18] La fentolamina es el único tratamiento aprobado por la FDA para la lesión por extravasación, y deben infiltrarse 10 a 15 mL de solución salina normal al 0.9% con 5 a 10 mg de fentolamina por vía subcutánea lo antes posible tras su detección.[18]

INOTRÓPICOS

Los inotrópicos son una clase de medicamentos cuya acción principal es aumentar la contractilidad miocárdica y, por lo tanto, el GC. La función principal de los inotrópicos es el tratamiento del EBGC y el choque cardiogénico.

Dobutamina

La dobutamina es un inótropo potente con una selectividad de 3:1 para el receptor β1-adrenérgico sobre el β2. El agonista β2-adrenérgico provoca vasodilatación periférica y reducción de la RVS a dosis inferiores o iguales a 5 μg/kg/min. Suele haber pocos cambios en la RVS a dosis entre 5 y 15 μg/kg/min. Por encima de 15 μg/kg/min, predomina la vasoconstricción mediada por α1.[19]

Es una opción de tratamiento en los casos de EBGC y choque cardiogénico. La vasodilatación mediada por β-2-adrenérgicos puede exacerbar la hipotensión en algunos pacientes. La preocupación por el aumento de las tasas de arritmia hace que no deba usarse en los casos habituales de insuficiencia cardiaca aguda (ICA).

Se sugiere probar el tratamiento con dobutamina en los casos de choque séptico refractario a la fluidoterapia y los vasopresores, aunque la evidencia subyacente es limitada. La dobutamina debe ajustarse a la dosis mínima necesaria y el tratamiento debe reducirse o interrumpirse si se produce hipotensión o arritmia. La monitorización continua del electrocardiograma es necesaria para detectar isquemia miocárdica o arritmia. El British National Formulary aconseja que la dobutamina de baja concentración (0.5-1 mg/mL) puede administrarse a través de una vía periférica.[20] Las concentraciones superiores requieren un CVC.

Levosimendán

El levosimendán actúa sobre los miofilamentos cardiacos, aumentando la sensibilidad al calcio y actuando como agente inotrópico positivo. Actualmente no está aprobado por la FDA. El ensayo SURVIVE, el mayor ensayo de levosimendán en la insuficiencia cardiaca aguda descompensada (ICAD), no mostró ninguna diferencia en los resultados clínicos frente al placebo. Una reciente revisión Cochrane ($n = 1\,552$) comparó la eficacia de los agentes vasodilatadores e inotrópicos en el contexto del EBGC y el choque cardiogénico.[21] El principal hallazgo basado en seis estudios ($n = 1\,776$) fue que el levosimendán puede mejorar la mortalidad a corto plazo en comparación con la dobutamina (RR 0.60; IC 95%, 0.37-0.95; evidencia de baja calidad). Sin embargo, este efecto debe interpretarse con precaución, ya que fue impulsado por ensayos pequeños y de baja calidad con un alto riesgo de sesgo causado por la falta de cegamiento en cuatro estudios, la pérdida de seguimiento en un estudio y el desequilibrio del valor inicial en otro. Levosimendán tiene efectos vasodilatadores significativos. Por esta razón, las European Society of Cardiology Guidelines recomiendan evitar su uso en pacientes con presión arterial sistólica (PAS) inferior a 85 mm Hg o choque cardiogénico, a menos que se combine con otro vasopresor/inótropo. Se necesitan ECA amplios y de alta calidad para establecer el papel óptimo de los inotrópicos y los vasopresores en el tratamiento del choque cardiogénico.

Inhibidores de la fosfodiesterasa

La inhibición de la enzima fosfodiesterasa 3 (PDE3) provoca una acumulación de monofosfato de adenosina cíclico (AMPc) intracelular. Esto provoca un aumento de la inotropía miocárdica y de la vasodilatación periférica. Los inhibidores de la PDE3 más comunes en los cuidados críticos son la milrinona y la enoximona. Debido a sus propiedades vasodilatadoras, estos agentes deben evitarse en pacientes hipotensos. Un metaanálisis de ensayos clínicos de milrinona frente a cualquier comparador en adultos en estado crítico con disfunción cardiaca no encontró diferencias en la mortalidad por todas las causas (RR 0.96; IC 95%, 0.76-1.21; $p = 0.73$) entre los 14 ensayos pequeños ($n = 1\,611$) que informaron este resultado.[22] Los ensayos incluidos tenían un alto riesgo de sesgo, principalmente debido a la falta de información sobre la protección contra el sesgo, y la mayoría tenía un mayor riesgo de errores aleatorios.

VASODILATADORES

Los vasodilatadores son agentes que inducen la vasodilatación periférica (tabla 13-1). Una revisión detallada del uso de los vasodilatadores está fuera del alcance de este capítulo. Los nitrovasodilatadores, como la nitroglicerina y el nitroprusiato sódico, reducen eficazmente la precarga y la poscarga. Su función principal es el tratamiento de las urgencias hipertensivas (*véase* el capítulo 44). Los vasodilatadores también son útiles como medida temporal en el tratamiento de la regurgitación aórtica y mitral aguda.

Péptidos natriuréticos recombinantes

La nesiritida, un péptido natriurético tipo B (BNP) recombinante, produce una vasodilatación arterial y venosa equilibrada. Su uso más frecuente en Estados Unidos fue a principios de la década de 2000 para el tratamiento de la ICAD. El ensayo ASCEND-HF ($n = 7\,141$) asignó aleatoriamente a los pacientes con ICA a una infusión de nesiritida o a un placebo. Hubo un pequeño cambio en la disnea, pero no hubo diferencias en la mortalidad o el reingreso a los 30 días. La nesiritida fue descontinuada por Janssen en el año 2018.

Carperitida

La carperitida es un péptido natriurético recombinante de tipo A. Tiene efectos similares a la nesiritida, por lo que produce vasodilatación y natriuresis. Se utiliza ampliamente en Japón, y el registro ATTEND muestra su uso en el 58.2% de los pacientes con ICA.[23] La carperitida debe evitarse en los casos de choque cardiogénico o de PAS inferior a 90 mm Hg. El apoyo de los ECA se limita a estudios pequeños, y un estudio con puntuación de propensión indicó un posible aumento de la mortalidad.[24] Se necesita un ECA de gran tamaño antes de que se use de forma más generalizada.

Óxido nítrico inhalado

El óxido nítrico inhalado (ONi) es un potente vasodilatador pulmonar selectivo. El ONi se utiliza para reducir la resistencia vascular pulmonar en condiciones como la insuficiencia ventricular derecha, la hipertensión pulmonar grave y el fracaso del injerto después del trasplante de pulmón. En la actualidad se carece de pruebas de eficacia en los ECA, aunque algunos informes han mostrado mejoras hemodinámicas, como la disminución de la presión arterial pulmonar, la resistencia vascular pulmonar y el GC.[25]

Fenoldopam

El fenoldopam es un agonista selectivo de los receptores D_1. Se utiliza en el tratamiento de las urgencias hipertensivas agudas (*véase* el capítulo 44). Los primeros ensayos indicaron un papel potencial en el contexto de la cirugía cardiaca, con un metaanálisis de 2012 ($n = 440$; seis estudios) que mostró una reducción de la LRA (RP = 0.41; IC 95%, 0.23-0.74; $p = 0.003$).[26] Sin embargo, un gran ensayo italiano ($n = 667$) se detuvo por inutilidad debido a la falta de eficacia en el resultado primario de la TRR y a un aumento de la incidencia de hipotensión en el grupo de fenoldopam (85 [26%] *vs.* 49 [15%]) en comparación con el grupo de placebo ($p = 0.001$).[27] En resumen, el fenoldopam no tiene un efecto renoprotector demostrado en los pacientes con choque que requieren apoyo vasopresor y tiene un potencial significativo de daño en este contexto. Por último, el fenoldopam está contraindicado en pacientes con glaucoma y en presencia de una presión intracraneal elevada.

Referencias

1. Asfar P, Meziani F, Hamel J-F, et al. High versus low blood-pressure target in patients with septic shock. *N Engl J Med*. 2014;370(17):1583-1593.
2. Lamontagne F, Richards-Belle A, Thomas K, et al. Effect of reduced exposure to vasopressors on 90-day mortality in older critically ill patients with vasodilatory hypotension: a randomized clinical trial. *JAMA*. 2020;323:938-949.
3. Rhodes A, Evans LE, Alhazzani W, et al. Surviving sepsis campaign: international guidelines for management of sepsis and septic shock: 2016. *Intensive Care Med*. 2017;43(3):304-377.
4. Permpikul C, Tongyoo S, Viarasilpa T, et al. Early use of norepinephrine in septic shock resuscitation (CENSER). A randomized trial. *Am J Respir Crit Care Med*. 2019;199(9):1097-1105.
5. Myburgh JA, Higgins A, Jovanovska A, et al. A comparison of epinephrine and norepinephrine in critically ill patients. *Intensive Care Med*. 2008;34(12):2226-2234.
6. Dasta JF, Kirby MG. Pharmacology and therapeutic use of low-dose dopamine. *Pharmacotherapy*. 1986;6(6):304-310.
7. Friedrich JO, Adhikari N, Herridge MS, et al. Meta-analysis: low-dose dopamine increases urine output but does not prevent renal dysfunction or death. *Ann Intern Med*. 2005;142(7):510-524.
8. Juste RN, Moran L, Hooper J, et al. Dopamine clearance in critically ill patients. *Intensive Care Med*. 1998;24(11):1217-1220.
9. De Backer D, Biston P, Devriendt J, et al. Comparison of dopamine and norepinephrine in the treatment of shock. *N Engl J Med*. 2010;362(9):779-789.
10. Morelli A, Ertmer C, Rehberg S, et al. Phenylephrine versus norepinephrine for initial hemodynamic support of patients with septic shock: a randomized, controlled trial. *Crit Care*. 2008;12(6):R143.
11. Russell JA, Walley KR, Singer J, et al. Vasopressin versus norepinephrine infusion in patients with septic shock. *N Engl J Med*. 2008;358(9):877-887.
12. Russell JA, Walley KR, Gordon AC, et al. Interaction of vasopressin infusion, corticosteroid treatment, and mortality of septic shock. *Crit Care Med*. 2009;37(3):811-818.
13. Diepen SV, Katz JN, Albert NM, et al. Contemporary management of cardiogenic shock: a scientific statement from the American Heart Association. *Circulation*. 2017;136(16):e232-e268.
14. Khanna A, English SW, Wang XS, et al. Angiotensin II for the treatment of vasodilatory shock. *N Engl J Med*. 2017;377(5):419-430.
15. Tumlin JA, Murugan R, Deane AM, et al. Outcomes in Patients with Vasodilatory Shock and Renal Replacement Therapy Treated with Intravenous Angiotensin II. *Crit Care Med*. 2018;46(6):949-957.
16. Mogielnicki A, Chabielska E, Pawlak R, et al. Angiotensin II enhances thrombosis development in renovascular hypertensive rats. *Thromb Haemost*. 2005;93(6):1069-1076.
17. Cardenas-Garcia J, Schaub KF, Belchikov YG, et al. Safety of peripheral intravenous administration of vasoactive medication. *J Hosp Med*. 2015;10(9):581-585.
18. Plum M, Moukhachen O. Alternative pharmacological management of vasopressor extravasation in the absence of phentolamine. *P T*. 2017;42(9):581-592.
19. Overgaard CB, Džavík V. Inotropes and vasopressors. *Circulation*. 2008;118(10):1047-1056.

20. Joint Formulary Committee. British National Formulary. 2020. http://www.medicines complete.com/

21. Schumann J. Cochrane corner: inotropic agents and vasodilator strategies for cardiogenic shock or low cardiac output syndrome. *Heart.* 2019;105(3):178-179.

22. Koster G, Bekema HJ, Wetterslev J, et al. Milrinone for cardiac dysfunction in critically ill adult patients: a systematic review of randomised clinical trials with meta-analysis and trial sequential analysis. *Intensive Care Med.* 2016;42(9):1322-1335.

23. Sato N, Kajimoto K, Keida T, et al. Clinical features and outcome in hospitalized heart failure in Japan (from the ATTEND Registry). *Circ J.* 2013;77(4):944-951.

24. Matsue Y, Kagiyama N, Yoshida K, et al. Carperitide is associated with increased in-hospital mortality in acute heart failure: a propensity score-matched analysis. *J Card Fail.* 2015; 21(11):859-864.

25. Hill NS, Preston IR, Roberts KE. Inhaled therapies for pulmonary hypertension. *Respir Care.* 2015;60(6):794-805.

26. Zangrillo A, Biondi-Zoccai GG, Frati E, et al. Fenoldopam and acute renal failure in cardiac surgery: a meta-analysis of randomized placebo-controlled trials. *J Cardiothorac Vasc Anesth.* 2012;26(3):407-413.

27. Bove T, Zangrillo A, Guarracino F, et al. Effect of fenoldopam on use of renal replacement therapy among patients with acute kidney injury after cardiac surgery: a randomized clinical trial. *JAMA.* 2014;312(21):2244-2253.

Comparación entre la adrenalina y la noradrenalina para alcanzar un objetivo de presión arterial media (PAM) en pacientes de la unidad de cuidados intensivos (UCI)

© 2020 Wolters Kluwer

ALEATORIZACIÓN		Adrenalina n = 140	Noradrenalina n = 140	
UCI multidisciplinarias afiliadas a la universidad	**RESULTADO PRIMARIO** Tiempo para alcanzar el objetivo de PAM *(horas)*	**35.1** (13.8-70.4)	**40.0** (14.5-120)	**0.88** (0.69-1.12) p = 0.26
Pacientes que requirieron vasopresores por cualquier causa	Sepsis grave n = 158	**35.1** (16.7-75)	**50.5** (18.2-127)	**0.81** (0.59-1.12) p = 0.18
Vasopresor para alcanzar una PAM de 80 mm Hg	Insuficiencia circulatoria aguda n = 192	**38.6** (18.0-85.7)	**40.0** (15.1-122.8)	**0.89** (0.62-1.27) p = 0.49
n = 280				

Conclusiones: a pesar del desarrollo de posibles efectos relacionados con el fármaco con la adrenalina, no hubo diferencias en la consecución de un objetivo de PAM entre la adrenalina y la noradrenalina en una población heterogénea de pacientes de la UCI.

Myburgh JA, Higgins A, Jovanovska A, Lipman J, et al. A comparison of epinephrine and norepinephrine in critically ill patients. *Intensive Care Med*. 2008 Dec;34(12):2226-34.

RESUMEN VISUAL 13-1

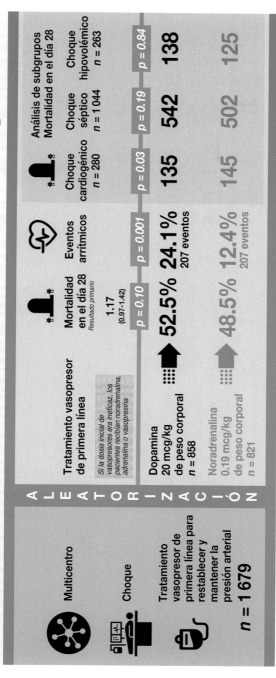

¿Qué agente vasopresor, noradrenalina o dopamina, es superior en el tratamiento del choque?

© 2020 Wolters Kluwer

Multicentro

Choque

Tratamiento vasopresor de primera línea para restablecer y mantener la presión arterial

n = 1 679

ALEATORIZACIÓN

Tratamiento vasopresor de primera línea

Si la dosis inicial de vasopresores era ineficaz, los pacientes recibían noradrenalina, adrenalina o vasopresina

Dopamina 20 mcg/kg de peso corporal
n = 858

Noradrenalina 0.19 mcg/kg de peso corporal
n = 821

Mortalidad en el día 28
Resultado primario
1.17 (0.97-1.42)

52.5%

48.5%

Eventos arrítmicos
24.1%
207 eventos

12.4%
207 eventos

Análisis de subgrupos Mortalidad en el día 28

	Choque cardiogénico n = 280	Choque séptico n = 1 044	Choque hipovolémico n = 263
	135	542	138
	145	502	125

Mortalidad en el día 28	Eventos arrítmicos	Choque cardiogénico	Choque séptico	Choque hipovolémico
p = 0.10	p = 0.001	p = 0.03	p = 0.19	p = 0.84

Conclusión: aunque no hubo diferencias significativas en la tasa de mortalidad entre los pacientes con choque que fueron tratados con dopamina como agente vasopresor de primera línea y los que fueron tratados con noradrenalina, el uso de dopamina se asoció con un mayor número de eventos adversos.

De Backer D, Biston P, Devriendt J, Mdl C, et al. Comparison of dopamine and norepinephrine in the treatment of shock. *N Engl J Med* 2010 Mar 4;362(9):779-89.

RESUMEN VISUAL 13-2

Comparación del efecto de la vasopresina temprana frente a la noradrenalina en la insuficiencia renal en pacientes con choque séptico: ensayo clínico aleatorizado VANISH

© 2020 Wolters Kluwer

ALEATORIZACIÓN

	Resultado primario — Supervivientes de 28 días que nunca desarrollaron insuficiencia renal	Días sin insuficiencia renal en otros pacientes	Uso de la terapia de remplazo renal	Eventos adversos graves
RESULTADO PRIMARIO				
Vasopresina + hidrocortisona $n = 101$	**57%** (94/165)	**9** días (RIC 1-24)	**25.4%** (52/205)	**10.7%** (22/205)
Vasopresina + placebo $n = 103$	Totales de los grupos de vasopresina ($n = 205$)			
Noradrenalina + hidrocortisona $n = 101$	**59.2%** (93/157)	**13** días (RIC 1-25)	**35.3%** (72/204)	**8.3%** (17/204)
Noradrenalina + placebo $n = 103$	Totales de los grupos de noradrenalina ($n = 204$)			

Factorial (2x2) doble ciego

18 UCI de adultos generales

Choque séptico que requiere vasopresores a pesar de la reanimación con líquidos

Febrero 2013-mayo 2015

$n = 409$

Gordon AC, Mason AJ, Thirunavukkarasu N, Perkins GD, et al. VANISH investigators. Effect of Early Vasopressin vs Norepinephrine on Kidney Failure in Patients With Septic Shock: The VANISH Randomized Clinical Trial. JAMA 2016 Aug 2;316(5):509-18.

Conclusión: entre los adultos con choque séptico, el uso temprano de vasopresina en comparación con la noradrenalina no mejoró el número de días libres de insuficiencia renal.

RESUMEN VISUAL 13-3

14 Anticoagulantes en la unidad de cuidados intensivos

Paul Mark Adams y Javier A. Neyra

INTRODUCCIÓN: ANTICOAGULACIÓN E INSUFICIENCIA RENAL

La anticoagulación en el contexto de la insuficiencia renal supone un reto. Una tasa de filtración glomerular (TFG) baja reduce el aclaramiento del fármaco, lo que dificulta una dosificación segura y eficaz. El descenso repentino de la TFG que se observa en los pacientes en estado crítico con lesión renal aguda (LRA) añade un nivel más de complejidad. Los pacientes con insuficiencia renal no solo tienen una disminución del aclaramiento de los fármacos, sino que también pueden tener coagulopatías, mostrando tendencias tanto hemofílicas como hipercoagulables (**tabla 14-1**).[1,2] Los pacientes anticoagulados con enfermedad renal presentan más eventos hemorrágicos y una mayor mortalidad, independientemente del anticoagulante elegido.[3-5] Dadas estas complicaciones, el manejo de la anticoagulación en la unidad de cuidados intensivos (UCI) requiere una atención adicional cuando hay enfermedad renal.

AGENTES PARENTERALES: HEPARINAS

Heparina no fraccionada

Farmacología

La heparina no fraccionada (HNF) se administra por vía parenteral o subcutánea, siendo la vía subcutánea (SC) la que tiene una vida media más larga.[6] La HNF se une a la antitrombina, acelerando la inactivación de la trombina (IIa) y del factor Xa. La respuesta a la HNF puede ser imprevisible porque la unión de superficies con carga positiva reduce la biodisponibilidad.[5] Las moléculas de HNF más grandes también pueden interferir con la interacción plaqueta-endotelio, prolongando el tiempo de sangrado.[6] Dada la actividad variable de la HNF y su corta vida

TABLA 14-1	Coagulopatía de la enfermedad renal	
Trombofilia	**Hemofilia**
Aumento del fibrinógeno[2]	Disfunción plaquetaria urémica[1]
Aumento de los factores XIIa y VIIa	Mala adhesión del factor de von Willebrand[2]
Reducción de la actividad de la antitrombina	Aumento de la actividad del óxido nítrico con poca vasoconstricción[2]
Endotelio activado e inflamado	
Anticardiolipina, anticuerpos antifosfolípidos[1]	

media (60-150 minutos), requiere una cuidadosa monitorización, generalmente mediante el seguimiento del tiempo de tromboplastina parcial activada (TTPa) o de los niveles de anti-Xa.

La HNF se elimina a través de dos vías principales: a) un proceso de despolimerización rápido pero saturable mediado por las células endoteliales y los macrófagos y b) un aclaramiento urinario más lento, que elimina la HNF restante.[6] La anticoagulación supraterapéutica puede producirse con una función renal deteriorada cuando el aclaramiento de creatinina (ClCr) o la TFG estimada (TFGe) es inferior a 50 mL/min/1.73 m², siendo más significativa en TFG inferiores.[5]

Dosificación y uso

Para el tromboembolismo venoso (TEV) y las necesidades generales de anticoagulación sistémica, una dosis de carga de 75 a 80 U/kg, seguida de una infusión de 18 U/kg/h, suele conducir a una anticoagulación terapéutica en pacientes con función renal normal.[6,7] Se recomienda una dosis de carga reducida de 60 U/kg y una dosis de mantenimiento de 12 U/kg/h para los pacientes con insuficiencia renal (ClCr < 50 mL/min).[5] Esta dosis reducida sigue ofreciendo una anticoagulación terapéutica, pero evita la anticoagulación supraterapéutica. El síndrome coronario agudo (SCA) requiere dosis más bajas, dado el uso concomitante de fibrinolíticos o antiagregantes plaquetarios, los cuales no se ajustan según la función renal.[8,9]

Un TTPa de 1.5 a 2.5 veces el rango normal es ampliamente aceptado para la monitorización de la HNF.[6,10] Los niveles de anti-Xa también pueden monitorizar los niveles de heparina, con un rango de anti-Xa de 0.3 a 0.7 U/mL que suele indicar anticoagulación terapéutica. Los objetivos del TTPa y anti-Xa varían en función de las prácticas de los laboratorios locales y pueden no proporcionar una referencia fiable para la monitorización. Ni el TTPa ni el anti-Xa han demostrado ser superiores, y la práctica clínica debe seguir los protocolos institucionales para la monitorización de la heparina tras la administración de una dosis de carga.[6,7,11,12]

Reversión y seguridad

Las ventajas de la HNF para los pacientes críticos con insuficiencia renal provienen de su corta vida media y su fácil reversibilidad con protamina. La anticoagulación supraterapéutica y las hemorragias leves pueden tratarse interrumpiendo la infusión de HNF. Las hemorragias más graves asociadas con niveles supraterapéuticos de HNF pueden revertirse con protamina; 1 mg de protamina intravenosa (IV) neutraliza cerca de 100 U de HNF. Dada la corta vida media de la HNF, solo debe considerarse para la reversión la dosis de HNF administrada en las 4 a 6 h anteriores. La protamina debe administrarse lentamente (< 20 mg/min) para evitar la hipotensión o la bradicardia.[6,13] Aunque la HNF puede usarse para la anticoagulación en hemodiálisis (HD) y en la terapia de remplazo renal continuo (TRRC), el aclaramiento extracorpóreo tiene un papel limitado en la corrección de los niveles supraterapéuticos de HNF y no debe usarse. La HNF no es dializable y no necesita ajustes en el marco de la terapia de remplazo renal (TRR). En el capítulo 33 se ofrece más información sobre la anticoagulación para la TRR.

La trombocitopenia inducida por heparina (TIH) es una complicación rara pero grave del tratamiento con HNF, que conduce a un estado coagulopático. Todos los productos de heparina, incluida la heparina de bajo peso molecular (HBPM), deben evitarse durante el estado protrombótico de la TIH, lo que hace necesaria la anticoagulación con alternativas no basadas en heparina. En los pacientes con insuficiencia renal grave, el argatrobán es el agente preferido para el tratamiento agudo porque depende de una amplia eliminación hepática en lugar de la eliminación urinaria.[14] La warfarina se usa entonces para la anticoagulación crónica, ya que otros agentes no han sido probados en pacientes con insuficiencia renal.

Heparina de bajo peso molecular

Farmacología

Las HBPM son cadenas de heparina más cortas con mayor afinidad por el factor Xa pero menor afinidad por la trombina. La interacción con la antitrombina III induce un cambio conformacional, acelerando la inactivación del factor Xa y el factor II.[15] Se reducen las interacciones con las plaquetas, los macrófagos, el endotelio y las proteínas plasmáticas, lo que hace que la anticoagulación sistémica con HBPM sea más predecible y menos propensa a los efectos adversos, como la TIH.[5,6] Las HBPM requieren menos supervisión, ya que la anticoagulación terapéutica es más fácil de conseguir.

La vida media de las HBPM es de 2 a 4 h tras la administración intravenosa y de 3 a 6 h tras la inyección subcutánea más habitual.[6,15] Las HBPM son eliminadas principalmente por los riñones, lo que prolonga la vida media en pacientes con insuficiencia renal.[6,16] Aunque las HBPM tienen una acción más predecible que la HNF, existen variaciones entre las formulaciones con diferentes pesos moleculares.

Dosificación y uso

La comodidad y la alta biodisponibilidad hacen que la inyección subcutánea sea la vía de administración preferida.[17] Las distintas HBPM difieren en sus propiedades y regímenes de dosificación, pero no existen diferencias claras en los resultados.[6] No se ha demostrado que las HBPM sean superiores a la HNF u otros anticoagulantes en la mayoría de las indicaciones agudas, como el SCA o el TEV.[8,9,18,19] No obstante, la HBPM es la anticoagulación preferida para los pacientes con TEV asociado con una enfermedad.[18-20]

Debido a que estos fármacos son eliminados por los riñones, las HBPM se acumulan con el aumento de la dosis y la disminución de la función renal.[6,21] Los pacientes con un ClCr mayor o igual a 30 mL/min no suelen requerir un ajuste de la dosis, mientras que las HBPM deben ajustarse en pacientes con un ClCr inferior a 30 mL/min.[2,4,6,22,23] La enoxaparina es la que tiene más evidencia que apoya su uso seguro en la insuficiencia renal, por lo que se recomienda una reducción general de 50% de la dosis cuando el ClCr es inferior a 30 mL/min (**tabla 14-2**).[5,7-9,18,24] Las HBPM no están aprobadas por la Food and Drug Administration (FDA) para los pacientes en diálisis; por lo tanto, debe tenerse especial cuidado y control de los anti-Xa cuando se requiera diálisis.[5,17,25]

Reversión y seguridad

No existe ningún método de reversión de la HBPM probado. La protamina puede normalizar los niveles de TTPa y anti-Xa, pero su eficacia clínica es limitada.[6,17] Si se produce una hemorragia potencialmente mortal, puede probarse el sulfato de protamina intravenoso. Para la HBPM administrada dentro de las 8 h, se puede usar 1 mg de protamina por cada 100 unidades de anti-Xa de HBPM. La reversión de la enoxaparina es relativamente sencilla, ya que 1 mg de enoxaparina equivale a cerca de 100 unidades anti-Xa; puede usarse 1 mg de protamina por cada 1 mg de

TABLA 14-2 Dosificación de enoxaparina para ClCr < 30 mL/min

Indicación	Dosis
Profilaxis del TEV	30 mg administrados SC una vez al día
Tratamiento del TEV agudo	1 mg/kg administrado SC una vez al día
SCA: IAMSEST	1 mg/kg administrado SC una vez al día
SCA: IAMCEST edad < 75 años	30 mg en bolo IV único más una dosis de 1 mg/kg SC seguida de 1 mg/kg administrado SC una vez al día
SCA: IAMCEST edad ≥ 75 años	1 mg/kg administrado SC una vez al día (sin bolo)

ClCr, aclaramiento de creatinina; IAMCEST, infarto agudo de miocardio con elevación del segmento ST; IAMSEST, infarto agudo de miocardio sin elevación del segmento ST; IV, intravenoso; SC, subcutáneo; SCA, síndrome coronario agudo; TEV, tromboembolismo venoso.

De la FDA, CDER. Fachinformation Lovenox (enoxaparin sodium injection) for subcutaneous and intravenous use 3000 IU. Stand: 10/2013. sanofi-aventis U.S. LLC, Bridgewater. Código nacional del medicamento: 0075-0624-30. Consultado el 24 de junio de 2019. www.fda.gov/medwatch

enoxaparina.[6,17] Las HBPM no se eliminan con la diálisis; por lo tanto, no debe usarse para corregir la anticoagulación con HBPM supraterapéutica.

Agentes contraindicados o poco usados en la insuficiencia renal

Fondaparinux es un análogo sintético de la antitrombina con la longitud de cadena mínima para la inactivación del factor Xa. Se usa para la prevención y el tratamiento de la TEV, el SCA y la TIH. Puede reducirse la dosis en caso de un ClCr de 30 a 50 mL/min, pero está contraindicado cuando el ClCr es inferior a 30 mL/min.[17,26]

AGENTES PARENTERALES: INHIBIDORES DIRECTOS DE LA TROMBINA

Hirudina, lepirudina y desirudina

La hirudina es un polipéptido aislado de sanguijuelas médicas que inhibe la trombina.[6] La lepirudina y la desirudina son dos formas recombinantes con propiedades farmacológicas idénticas a la hirudina.[27,28] En Estados Unidos, la lepirudina se usa para la trombosis asociada con la TIH o la profilaxis del TEV. Todas las hirudinas son eliminadas por los riñones con una rápida acumulación cuando el ClCr es inferior a 60 mL/min y no deben usarse durante la insuficiencia renal grave (aguda o crónica).[6,27]

Bivalirudina

La bivalirudina es un análogo sintético más corto de la hirudina que inactiva la trombina.[6,29] La bivalirudina se usa principalmente para los SCA con intervención coronaria percutánea (ICP) o para la anticoagulación en el contexto de la TIH.[6,8,9] La bivalirudina también está ganando popularidad para la anticoagulación de la oxigenación por membrana extracorpórea (OMEC), pero los datos publicados son limitados para este uso fuera de etiqueta. La bivalirudina es de acción corta, con una vida media de aproximadamente 25 minutos tras su administración intravenosa, y su eliminación por vía urinaria es solo del 20%.[30] Para la ICP, se recomienda una dosis en bolo intravenoso de 0.75 mg/kg seguida de una infusión de mantenimiento de 1.75 mg/kg/h durante la duración del procedimiento.[31] Para un ClCr inferior a 30 mL/min, no es necesario modificar la dosis en bolo, mientras que la dosis de mantenimiento debe reducirse a una tasa de 1 mg/kg/h. Los pacientes que requieran TRR deben usar una tasa de infusión reducida de 0.25 mg/kg/h.[30,31]

El uso de bivalirudina para la TIH no está contemplado en las indicaciones aprobadas, pero se usa con frecuencia. Una dosis inicial de 0.15 a 0.2 mg/kg/h se ajusta para acomodar un TTPa de 1.5 a 2.5 veces el valor inicial. Esta estrategia se usa como puente a la warfarina tras aproximadamente 5 días de tratamiento con bivalirudina.[32,33] La dosificación recomendada durante la insuficiencia renal se describe en la **tabla 14-3**.[33,34]

TABLA 14-3 Dosificación de bivalirudina en TIH en la insuficiencia renal	
Función renal	**Dosis**
ClCr > 60 mL/min	0.13 mg/kg/hr
ClCr 30-60 mL/min	0.08-0.1 mg/kg/hr
ClCr < 30 mL/min	0.04-0.05 mg/kg/hr
Hemodiálisis intermitente	0.07 mg/kg/hr
TRRC (HVVC o HDFVVC)	0.03-0.07 mg/kg/hr

ClCr, aclaramiento de creatinina; HDFVVC, hemodiafiltración venovenosa continua; HVVC, hemofiltración venovenosa continua; TIH, trombocitopenia inducida por heparina; TRRC, terapia de remplazo renal continuo.

Argatrobán

El argatrobán se une de forma reversible e inhibe la trombina. El argatrobán se usa sobre todo para la anticoagulación en la TIH y durante la ICP cuando la heparina está contraindicada debido a una historia reciente de TIH.[6] El argatrobán no se excreta por los riñones, y su eliminación depende del metabolismo hepático. Debe evitarse cuando la insuficiencia hepática sea motivo de preocupación, pero puede usarse sin ajustes cuando haya insuficiencia renal.[35] El argatrobán se administra con una infusión IV continua. Una dosis inicial de 1 a 2 mg/kg/min se ajusta para mantener el TTPa en el rango de 1.5 a 2.5.[32]

ANTICOAGULANTES ORALES: WARFARINA

Farmacología

La warfarina inhibe la vitamina K epóxido reductasa, agotando la forma reducida de la vitamina K que actúa como cofactor de la coagulación. Varios factores de coagulación dependen de la vitamina K para actuar y, sin ella, no pueden unir adecuadamente el calcio a las membranas de fosfolípidos. Se requiere la producción de nueva vitamina K para que los factores de coagulación vuelvan a ser funcionales.[36]

Dosificación y uso

La warfarina se usa en especial para la anticoagulación ambulatoria, pero es frecuente encontrarla en la UCI. Una dosis de carga de entre 5 y 10 mg parece segura y eficaz. Dosis tan bajas como 5 mg diarios pueden lograr la anticoagulación en 4 o 5 días en adultos mayores hospitalizados.[37,38] Una dosis mayor de 10 mg puede lograr la anticoagulación con más rapidez, pero se asocia con un mayor riesgo de hemorragia.[36] En general, se recomienda una dosis inicial de 7.5 mg al día, y luego se titula hasta un índice internacional normalizado (INR) de 2.0 a 3.0 para la mayoría de las indicaciones. En pacientes con disfunción renal puede ser más aconsejable una dosis lenta y baja.[5,36] El INR debe comprobarse diariamente hasta que se consigan un nivel y una dosis estables.

Múltiples factores pueden influir en la respuesta individual de los pacientes a la warfarina, como otros medicamentos, la dieta, la función hepática y la genética. Las interacciones farmacológicas más significativas de la warfarina son especialmente importantes, dada la polifarmacia común en los pacientes críticos y en los pacientes con enfermedad renal.

Seguridad y reversión

A pesar de la advertencia de recuadro negro de la FDA sobre el mayor riesgo de hemorragia con el uso de warfarina en pacientes con disfunción renal, la warfarina se sigue usando ampliamente y suele ser el anticoagulante recomendado para los pacientes con enfermedad renal crónica (ERC).[39] La seguridad no está clara, ya que los pacientes con insuficiencia renal que usan warfarina tienen un mayor riesgo de hemorragia, evento vascular cerebral (EVC) y algunas otras complicaciones hemorrágicas.[40,41] Una de estas complicaciones es la nefropatía asociada a anticoagulantes (NAA), una afección cada vez más reconocida asociada con el uso crónico de anticoagulantes orales, que provoca hemorragia e inflamación glomerular. La mayoría de los casos están asociados con la warfarina y se presentan como una LRA inexplicable, o con poca frecuencia como una ERC inusualmente progresiva. La LRA inexplicable en pacientes que experimentan una anticoagulación supraterapéutica debe hacer que se investigue con un alto grado de sospecha de NAA.[42]

En los pacientes que reciben warfarina con anticoagulación supraterapéutica se adopta un enfoque gradual. Un INR mínimamente supraterapéutico de 3 a 4 puede controlarse sin cambios significativos en la dosis.[36,43] El riesgo de hemorragia no provocada incluso con un INR de hasta 10 es bajo. Un INR de 4 a 10 sin hemorragia manifiesta se controla reduciendo la dosis de warfarina u omitiendo una dosis.[43] Debido a que los efectos hemorrágicos pueden prolongarse en pacientes con LRA o ERC, se recomienda una estrecha vigilancia.[44]

Si hay una hemorragia leve u otra necesidad de reversión, la vitamina K puede administrarse a una dosis que reduzca rápidamente el INR pero que evite una resistencia excesiva una vez que se reinicie la warfarina, como se detalla más adelante en el capítulo 27.[45,46] Para prevenir la anafilaxia, se recomiendan dosis bajas de vitamina K y ritmos de infusión lentos.[47,48] Se recomienda una dosis de vitamina K de 1.0 a 2.5 mg cuando el INR es de 5.0 a 9.0, pero pueden ser necesarias dosis mayores (2.5-5 mg) para INR superiores a 9.0. La dosis oral puede minimizar la anafilaxia, pero la infusión intravenosa permite una administración más rápida.[36]

En el caso de una hemorragia activa y potencialmente mortal, está indicada la corrección inmediata de la anticoagulación con warfarina con plasma fresco congelado (PFC) o concentrados de factor más potentes. El PFC se administra en una dosis inicial de 15 a 30 mL/kg.[49,50] Aunque el PFC ha sido tradicionalmente la base del tratamiento de las hemorragias asociadas con la warfarina, las formulaciones de factores concentrados o recombinantes requieren menos volumen total y actúan con más rapidez que el PFC tradicional.[51-55] El concentrado de complejo de protrombina (CCP) o el factor 7 recombinante deben considerarse cuando estén disponibles para las hemorragias asociadas con la warfarina que pongan en peligro la vida.[36]

ANTICOAGULANTES ORALES DIRECTOS

Los anticoagulantes orales directos (ACOD) que inhiben la trombina (dabigatrán) o el factor Xa (rivaroxabán, apixabán y edoxabán) se usan ampliamente. Aunque se trata sobre todo de anticoagulantes de uso ambulatorio, su creciente uso hace que haya que tener en cuenta a los pacientes en estado crítico. Como todos los ACOD dependen del aclaramiento urinario, los pacientes con insuficiencia renal suelen ser vulnerables a sus efectos supraterapéuticos.[5]

Dabigatrán: inhibidor directo de la trombina

El dabigatrán fue aprobado en el año 2010 para la prevención del EVC en pacientes con fibrilación auricular. Sin embargo, los pacientes con una TFGe inferior a 30 mL/min fueron excluidos del ensayo.[56] El dabigatrán se excreta principalmente por los riñones, con una eliminación urinaria que supone hasta 80% del aclaramiento.[57] Este aclaramiento urinario hace que el dabigatrán sea una mala elección para la anticoagulación en el contexto de la insuficiencia renal. Los estudios muestran una relación directa entre la insuficiencia renal y el riesgo de hemorragia, y el dabigatrán provoca más hemorragias que la warfarina.[58,59]

La reversión del dabigatrán suele ser necesaria en pacientes con insuficiencia renal. La eficacia del PFC o del CCP es cuestionable para la anticoagulación con dabigatrán supraterapéutico.[60] Por fortuna, el dabigatrán puede ser eliminado a través de la TRR, con 49 a 68% eliminado a través de la hemodiálisis. Aunque la HD proporciona un aclaramiento inicial más eficiente en comparación con la TRRC, se ha informado de un rebote significativo del dabigatrán con la HD sola, mientras que la TRRC proporciona un aclaramiento más lento pero más constante.[61-63] Se debe considerar la TRR para el aclaramiento terapéutico de dabigatrán cuando haya una hemorragia que ponga en peligro la vida. El anticuerpo monoclonal idarucizumab también ha sido aprobado para la neutralización del dabigatrán, con una dosis de 5 g IV, independientemente de la función renal.[64]

Inhibidores directos del factor Xa

Seguridad general y reversión

Las hemorragias potencialmente mortales relacionadas con los inhibidores directos del factor Xa no suelen responder al PFC tradicional. En su lugar, se recomienda el CCP de cuatro factores no activada. El nuevo agente andexanet alfa también ha sido aprobado para la reversión de rivaroxabán y apixabán y tiene algunos datos que apoyan su uso para edoxabán.[65]

Rivaroxabán: inhibidor del factor Xa

Rivaroxabán es un inhibidor del factor Xa aprobado para la prevención del EVC en la fibrilación auricular, así como para la prevención y el tratamiento de la trombosis venosa profunda (TVP) y la embolia pulmonar (EP). Sin embargo, el rivaroxabán no se recomienda para usos distintos de la fibrilación auricular cuando el ClCr es inferior a 30 mL/min y está contraindicado en pacientes con ClCr inferior a 15 mL/min. El rivaroxabán se acumula en pacientes con función renal reducida y se elimina mal por HD o TRRC.[41]

Apixabán: inhibidor del factor Xa

Apixabán está aprobado para la prevención del evento vascular cerebral en pacientes con fibrilación auricular y para la profilaxis y el tratamiento de la TVP/EP. Apixabán puede usarse en pacientes con insuficiencia renal con cierta precaución. Si la creatinina sérica es superior a 1.5 mg/dL, la edad es superior a 80 años o el peso corporal es inferior a 60 kg, se recomienda una dosis reducida de 2.5 mg dos veces al día (la dosis estándar es de 5 mg dos veces al día).[66] Aunque los datos son limitados, los pacientes dependientes de la TRR pueden tolerar con seguridad una dosis reducida de 2.5 mg de apixabán dos veces al día.[67]

Edoxabán: inhibidor del factor Xa

Edoxabán está aprobado para la prevención de EVC en pacientes con fibrilación auricular y para el tratamiento de la TVP/EP, pero solo después de un tratamiento inicial de 5 a 10 días con anticoagulación parenteral. Para los pacientes con un ClCr de 50 a 95 mL/min, se recomiendan 60 mg una vez al día, mientras que para los pacientes con un ClCr de 15 a 50 mL/min es posible usar 30 mg diarios.[66] Aunque el edoxabán es una molécula pequeña, su gran volumen de distribución y su unión a las proteínas limitan el aclaramiento con la TRR.[68]

Referencias

1. Molino D, De Lucia D, De Santo NG. Coagulation disorders in uremia. *Semin Nephrol.* 2006;26(1):46-51. doi:10.1016/j.semnephrol.2005.06.011
2. Lutz J, Menke J, Sollinger D, et al. Haemostasis in chronic kidney disease. *Nephrol Dial Transplant.* 2014;29(1):29-40. doi:10.1093/ndt/gft209
3. Thorevska N, Amoateng-Adjepong Y, Sabahi R, et al. Anticoagulation in hospitalized patients with renal insufficiency: a comparison of bleeding rates with unfractionated heparin vs enoxaparin. *Chest.* 2004;125(3):856-863. doi:10.1378/chest.125.3.856
4. Spinler SA, Inverso SM, Cohen M, et al. Safety and efficacy of unfractionated heparin versus enoxaparin in patients who are obese and patients with severe renal impairment: analysis from the ESSENCE and TIMI 11b studies. *Am Heart J.* 2003;146(1):33-41. doi:10.1016/S0002-8703(03)00121-2
5. Hughes S, Szeki I, Nash MJ, et al. Anticoagulation in chronic kidney disease patients—the practical aspects. *Clin Kidney J.* 2014;7(5):442-449. doi:10.1093/ckj/sfu080
6. DeLoughery TG. Other parenteral anticoagulants. In: DeLoughery TG, ed. *Hemostasis and Thrombosis.* 3rd ed. Springer; 2015:117-119. doi:10.1007/978-3-319-09312-3_23
7. Raschke RA, Reilly BM, Guidry JR, et al. The weight-based heparin dosing nomogram compared with a standard care nomogram. *Ann Intern Med.* 1993;119(9):874. doi:10.7326/0003-4819-119-9-199311010-00002
8. O'Gara PT, Kushner FG, Ascheim DD, et al. 2013 ACCF/AHA guideline for the management of ST-elevation myocardial infarction: executive summary. *Circulation.* 2012;127(4):529-555. doi:10.1161/cir.0b013e3182742c84
9. Amsterdam EA, Wenger NK, Brindis RG, et al. 2014 AHA/ACC guideline for the management of patients with non–ST-elevation acute coronary syndromes: executive summary. *Circulation.* 2014;130(25):2354-2394. doi:10.1161/CIR.0000000000000133
10. Basu D, Gallus A, Hirsh J, et al. A prospective study of the value of monitoring heparin treatment with the activated partial thromboplastin time. *N Engl J Med.* 2010;287(7):324-327. doi:10.1056/nejm197208172870703
11. Raschke R, Hirsh J, Guidry JR. Suboptimal monitoring and dosing of unfractionated heparin in comparative studies with low-molecular-weight heparin. *Ann Intern Med.* 2003;138(9):720. doi:10.7326/0003-4819-138-9-200305060-00008
12. Zehnder J, Price E, Jin J. Controversies in heparin monitoring. *Am J Hematol.* 2012;87(S1):S137-S140. doi:10.1002/ajh.23210

13. Heparin and LMW heparin: dosing and adverse effects—UpToDate. Accessed June 22, 2019. https://www.uptodate.com/contents/heparin-and-lmw-heparin-dosing-and-adverse-effects?search=protamine&sectionRank=1&usage_type=default&anchor=H81746&source=machineLearning&selectedTitle=2~99&display_rank=2#H81746

14. Reddy BV, Grossman EJ, Trevino SA, et al. Argatroban anticoagulation in patients with heparin-induced thrombocytopenia requiring renal replacement therapy. *Ann Pharmacother.* 2005;39(10):1601-1605. doi:10.1345/aph.1G033

15. Effrey J, Eitz IW. Drug therapy low-molecular-weight heparins. Accessed June 23, 2019. https://www.nejm.org/doi/pdf/10.1056/NEJM199709043371007?articleTools=true

16. Handeland GF, Abildgaard U, Holm HA, et al. Dose adjusted heparin treatment of deep venous thrombosis: a comparison of unfractionated and low molecular weight heparin. *Eur J Clin Pharmacol.* 1990;39(2):107-112. Accessed June 23, 2019. http://www.ncbi.nlm.nih.gov/pubmed/2174783

17. Hirsh J, Bauer KA, Donati MB, et al. Parenteral anticoagulants: American College of Chest Physicians evidence-based clinical practice guidelines (8th edition). *Chest.* 2008;133(6 suppl 6):141S-159S. doi:10.1378/chest.08-0689

18. Kearon C, Akl EA, Ornelas J, et al. Antithrombotic therapy for VTE disease. *Chest.* 2016;149(2):315-352. doi:10.1016/j.chest.2015.11.026

19. Holbrook A, Schulman S, Witt DM, et al. Evidence-based management of anticoagulant therapy: antithrombotic therapy and prevention of thrombosis, 9th ed: American College of Chest Physicians evidence-based clinical practice guidelines. *Chest.* 2012;141(2 suppl):e152S-e184S. doi:10.1378/chest.11-2295

20. Kahale LA, Hakoum MB, Tsolakian IG, et al. Anticoagulation for the long-term treatment of venous thromboembolism in people with cancer. *Cochrane Database Syst Rev.* 2018;2018(6):CD006650. doi:10.1002/14651858.CD006650.pub5

21. Chow SL, Zammit K, West K, et al. Correlation of antifactor Xa concentrations with renal function in patients on enoxaparin. *J Clin Pharmacol.* 2003;43(6):586-590. Accessed June 23, 2019. http://www.ncbi.nlm.nih.gov/pubmed/12817521

22. Gerlach AT, Pickworth KK, Seth SK, et al. Enoxaparin and bleeding complications: a review in patients with and without renal insufficiency. *Pharmacotherapy.* 2000;20(7):771-775. Accessed June 23, 2019. http://www.ncbi.nlm.nih.gov/pubmed/10907967

23. Cestac P, Bagheri H, Lapeyre-Mestre M, et al. Utilisation and safety of low molecular weight heparins. *Drug Saf.* 2003;26(3):197-207. doi:10.2165/00002018-200326030-00005

24. Lachish T, Rudensky B, Slotki I, et al. Enoxaparin dosage adjustment in patients with severe renal failure: antifactor Xa concentrations and safety. *Pharmacotherapy.* 2007;27(10):1347-1352. doi:10.1592/phco.27.10.1347

25. FDA, CDER. Fachinformation Lovenox (enoxaparin sodium injection) for subcutaneous and intravenous use 3000 IU. Stand: 10/2013. sanofi-aventis U.S. LLC, Bridgewater. National Drug Code: 0075-0624-30. Accessed June 24, 2019. www.fda.gov/medwatch

26. Nijkeuter M, Huisman MV. Pentasaccharides in the prophylaxis and treatment of venous thromboembolism: a systematic review. *Curr Opin Pulm Med.* 2004;10(5):338-344. doi:10.1097/01.mcp.0000136901.80029.37

27. Wallis RB. Hirudins: from leeches to man. *Semin Thromb Hemost.* 1996;22(2):185-196. doi:10.1055/s-2007-999007

28. Toschi V, Lettino M, Gallo R, et al. Biochemistry and biology of hirudin. *Coron Artery Dis.* 1996;7(6):420-428. Accessed June 25, 2019. http://www.ncbi.nlm.nih.gov/pubmed/8889357

29. Maraganore JM, Bourdon P, Jablonski J, et al. Design and characterization of hirulogs: a novel class of bivalent peptide inhibitors of thrombin. *Biochemistry.* 1990;29(30):7095-7101. doi:10.1021/bi00482a021

30. Robson R. The use of bivalirudin in patients with renal impairment. *J Invasive Cardiol.* 2000;12 suppl F:33F-6. Accessed June 26, 2019. http://www.ncbi.nlm.nih.gov/pubmed/11156732

31. FDA. Highlights of prescribing information-bivalirudin®. *FDA.* 1997:1-33. doi:10.1017/CBO9781107415324.004

32. Linkins L-A, Dans AL, Moores LK, et al. Treatment and prevention of heparin-induced thrombocytopenia. *Chest.* 2012;141(2):e495S-e530S. doi:10.1378/chest.11-2303

33. Kiser TH, Burch JC, Klem PM, et al. Safety, efficacy, and dosing requirements of bivalirudin in patients with heparin-induced thrombocytopenia. *Pharmacotherapy.* 2008;28(9):1115-1124. doi:10.1592/phco.28.9.1115

34. Tsu LV, Dager WE. Bivalirudin dosing adjustments for reduced renal function with or without hemodialysis in the management of heparin-induced thrombocytopenia. *Ann Pharmacother.* 2011;45(10):1185-1192. doi:10.1345/aph.1Q177

35. Swan SK, Hursting MJ. The pharmacokinetics and pharmacodynamics of argatroban: effects of age, gender, and hepatic or renal dysfunction. *Pharmacotherapy.* 2000;20(3):318-329. doi:10.1592/phco.20.4.318.34881

36. Ansell J, Hirsh J, Hylek E, et al. Pharmacology and management of the vitamin K antagonists: American College of Chest Physicians Evidence-Based Clinical Practice Guidelines (8th edition). *Chest.* 2008;133(6 suppl 6):160S-198S. doi:10.1378/chest.08-0670

37. Harrison L, Johnston M, Massicotte MP, et al. Comparison of 5-mg and 10-mg loading doses in initiation of Warfarin therapy. *Ann Intern Med.* 1997;126(2):133. doi:10.7326/0003-4819-126-2-199701150-00006

38. Crowther MA, Ginsberg JB, Kearon C, et al. A randomized trial comparing 5-mg and 10-mg warfarin loading doses. *Arch Intern Med.* 1999;159(1):46-48. Accessed June 28, 2019. http://www.ncbi.nlm.nih.gov/pubmed/9892329

39. January CT, Wann LS, Alpert JS, et al. 2014 AHA/ACC/HRS Guideline for the management of patients with atrial fibrillation: executive summary. *Circulation.* 2014;130(23):2071-2104. doi:10.1161/CIR.0000000000000040

40. Chan KE, Lazarus JM, Thadhani R, et al. Warfarin use associates with increased risk for stroke in hemodialysis patients with atrial fibrillation. *J Am Soc Nephrol.* 2009;20(10):2223-2233. doi:10.1681/ASN.2009030319

41. Jain N, Reilly RF. Clinical pharmacology of oral anticoagulants in patients with kidney disease. *Clin J Am Soc Nephrol.* 2018;14(2):278-287. doi:10.2215/cjn.02170218

42. Brodsky S, Eikelboom J, Hebert LA. Anticoagulant-related nephropathy. *J Am Soc Nephrol.* 2018;29(12):2787-2793. doi:10.1681/ASN.2018070741

43. Md Arif K, Rahman MA. A review of warfarin dosing and monitoring. *Faridpur Med Coll J.* 2018;13(1):40-43. doi:10.3329/fmcj.v13i1.38018

44. Limdi NA, Nolin TD, Booth SL, et al. Influence of kidney function on risk of supratherapeutic international normalized ratio-related hemorrhage in warfarin users: a prospective cohort study. *Am J Kidney Dis.* 2015;65(5):701-709. doi:10.1053/j.ajkd.2014.11.004

45. Fan J, Armitstead JA, Adams AG, et al. A retrospective evaluation of vitamin K1 therapy to reverse the anticoagulant effect of warfarin. *Pharmacotherapy.* 2003;23(10):1245-1250. Accessed June 28, 2019. http://www.ncbi.nlm.nih.gov/pubmed/14594342

46. Shetty HG, Backhouse G, Bentley DP, et al. Effective reversal of warfarin-induced excessive anticoagulation with low dose vitamin K1. *Thromb Haemost.* 1992;67(1):13-15. Accessed June 28, 2019. http://www.ncbi.nlm.nih.gov/pubmed/1615468

47. Britt RB, Brown JN. Characterizing the severe reactions of parenteral vitamin K1. *Clin Appl Thromb.* 2018;24(1):5-12. doi:10.1177/1076029616674825

48. Fiore LD, Scola MA, Cantillon CE, et al. Anaphylactoid reactions to vitamin K. *J Thromb Thrombolysis.* 2001;11(2):175-183. Accessed June 28, 2019. http://www.ncbi.nlm.nih.gov/pubmed/11406734

49. Duguid J, O'Shaughnessy DF, Atterbury C, et al. Guidelines for the use of fresh-frozen plasma, cryoprecipitate and cryosupernatant. *Br J Haematol.* 2004;126(1):11-28. doi:10.1111/j.1365-2141.2004.04972.x

50. Rashidi A, Tahhan HR. Fresh frozen plasma dosing for warfarin reversal: a practical formula. *Mayo Clin Proc.* 2013;88:244-250. doi:10.1016/j.mayocp.2012.12.011

51. Mayer SA, Brun NC, Begtrup K, et al. Recombinant activated factor VII for acute intracerebral hemorrhage. *N Engl J Med.* 2005;352(8):777-785. doi:10.1056/NEJMoa042991

52. Dager WE, King JH, Regalia RC, et al. Reversal of elevated international normalized ratios and bleeding with low-dose recombinant activated factor VII in patients receiving warfarin. *Pharmacotherapy.* 2006;26(8):1091-1098. doi:10.1592/phco.26.8.1091

53. Wozniak M, Kruit A, Padmore R, et al. Prothrombin complex concentrate for the urgent reversal of warfarin. Assessment of a standard dosing protocol. *Transfus Apher Sci.* 2012;46(3):309-314. doi:10.1016/j.transci.2012.03.021

54. Yasaka M, Sakata T, Naritomi H, et al. Optimal dose of prothrombin complex concentrate for acute reversal of oral anticoagulation. *Thromb Res.* 2005;115(6):455-459. doi:10.1016/j.thromres.2004.09.002

55. Aguilar MI, Hart RG, Kase CS, et al. Treatment of warfarin-associated intracerebral hemorrhage: literature review and expert opinion. *Mayo Clin Proc.* 2007;82(1):82-92. doi:10.4065/82.1.82

56. Connolly SJ, Ezekowitz MD, Yusuf S, et al. Dabigatran versus warfarin in patients with atrial fibrillation. *N Engl J Med.* 2009;361(12):1139-1151. doi:10.1056/NEJMoa0905561

57. Changes M. PRADAXA® (dabigatran etexilate mesylate) capsules [package insert on internet]. *Ridgef Boehringer Ingelheim Pharm Inc.* 2015. https://www.accessdata.fda.gov/drugsatfda_docs/label/2015/022512s028lbl.pdf

58. Chan KE, Edelman ER, Wenger JB, et al. Dabigatran and rivaroxaban use in atrial fibrillation patients on hemodialysis. *Circulation.* 2015;131(11):972-979. doi:10.1161/CIRCULATIONAHA.114.014113

59. Hijazi Z, Hohnloser SH, Oldgren J, et al. Efficacy and safety of dabigatran compared with warfarin in relation to baseline renal function in patients with atrial fibrillation: a RE-LY (Randomized evaluation of long-term anticoagulation therapy) trial analysis. *Circulation.* 2014;129(9):961-970. doi:10.1161/CIRCULATIONAHA.113.003628

60. Eerenberg ES, Kamphuisen PW, Sijpkens MK, et al. Reversal of rivaroxaban and dabigatran by prothrombin complex concentrate. *Circulation.* 2011;124(14):1573-1579. doi:10.1161/CIRCULATIONAHA.111.029017

61. Bouchard J, Ghannoum M, Bernier-Jean A, et al. Comparison of intermittent and continuous extracorporeal treatments for the enhanced elimination of dabigatran. *Clin Toxicol.* 2015;53(3):156-163. doi:10.3109/15563650.2015.1004580

62. Khadzhynov D, Wagner F, Formella S, et al. Effective elimination of dabigatran by haemodialysis. A phase I single-centre study in patients with end-stage renal disease. *Thromb Haemost.* 2013;109(4):596-605. doi:10.1160/TH12-08-0573

63. Stangier J, Rathgen K, Stähle H, et al. Influence of renal impairment on the pharmacokinetics and pharmacodynamics of oral dabigatran etexilate. *Clin Pharmacokinet.* 2010;49(4):259-268. doi:10.2165/11318170-000000000-00000

64. Pollack CV, Reilly PA, van Ryn J, et al. Idarucizumab for dabigatran reversal—full cohort analysis. *N Engl J Med.* 2017;377(5):431-441. doi:10.1056/NEJMoa1707278

65. Cuker A, Burnett A, Triller D, et al. Reversal of direct oral anticoagulants: guidance from the anticoagulation forum. *Am J Hematol.* 2019;94(6):697-709. doi:10.1002/ajh.25475

66. FDA, CDER. FDA label. 2012:1-46. Accessed July 10, 2019. www.fda.gov/medwatch

67. Mavrakanas TA, Samer CF, Nessim SJ, et al. Apixaban pharmacokinetics at steady state in hemodialysis patients. *J Am Soc Nephrol.* 2017;28(7):2241-2248. doi:10.1681/asn.2016090980

68. Parasrampuria DA, Marbury T, Matsushima N, et al. Pharmacokinetics, safety, and tolerability of edoxaban in end-stage renal disease subjects undergoing haemodialysis. *Thromb Haemost.* 2015;113(4):719-727. doi:10.1160/TH14-06-0547

El manejo metabólico y la nutrición de la lesión renal aguda

Wilfred Druml y Kamyar Kalantar-Zadeh

La lesión renal aguda (LRA) es un síndrome heterogéneo con un amplio patrón de etiologías y presentaciones clínicas, que se define por tres etapas distintas. En consecuencia, se requiere un enfoque individualizado en cuanto al tratamiento metabólico y nutricional, que debe adaptarse meticulosamente a cada paciente en cada momento de la terapia. La nutrición es más que el mantenimiento de un buen estado nutricional; debe considerarse como parte del tratamiento metabólico de un paciente y también debe integrar la terapia de volumen, el equilibrio acidobásico y electrolítico, y la atención hemodinámica/respiratoria.[1,2]

En este capítulo, se propone un enfoque específico por etapas en el manejo metabólico (que incluye terapia de infusión y apoyo nutricional, tanto enteral como parenteral) en la terapia de pacientes con insuficiencia renal aguda y su prevención.

Muchas o incluso la mayoría de las afirmaciones no se basan en ensayos controlados aleatorizados (ECA) y son solamente opiniones de expertos.

PREVENCIÓN Y TRATAMIENTO DE LA LESIÓN RENAL AGUDA EN ESTADIO 1

No existe un tratamiento farmacológico eficaz para la LRA. Por lo tanto, el manejo general del paciente con LRA consiste en la optimización del estado hemodinámico y de volumen; la evitación de fármacos nefrotóxicos; el mantenimiento del equilibrio metabólico y el apoyo nutricional (**tabla 15-1**).[3]

Manejo del volumen

En el contexto de la prevención de la LRA, la gestión del volumen desempeña un papel fundamental. Sin embargo, la asociación entre el estado del volumen y el riesgo de LRA sigue una curva en forma de U, por lo que tanto la hipovolemia como la hipervolemia desempeñan un papel importante en el deterioro y el resultado de la función renal. Como se ha comentado, el tipo (p. ej., equilibrado frente a salino) y el volumen de líquido pueden influir en los resultados renales (capítulo 10).

Homeostasis electrolítica y equilibrio acidobásico

En modelos experimentales, las deficiencias de magnesio, potasio y fosfato pueden aumentar la lesión renal.[4] Por lo tanto, las alteraciones electrolíticas deben prevenirse y/o corregirse en todos los pacientes de la unidad de cuidados intensivos (UCI).

TABLA 15-1	Terapia de infusión y manejo metabólico en la prevención de la LRA y el tratamiento de la LRA en estadio 1 (estadio de riesgo)

- Terapia de volumen
  - Soluciones de infusión: equilibradas, sin coloides artificiales
  - Evitar tanto la hipovolemia como la hipervolemia
- Prevención/corrección de los desequilibrios electrolíticos
  - Potasio, fosfato, magnesio
- Estados de deficiencia de prevención/corrección
  - Tiamina, vitamina D, vitamina C
- Prevención/corrección de la acidosis metabólica
- Prevención/corrección de la hiperglucemia
- Inicio temprano de la nutrición enteral (siempre que sea posible)
- Evitar la nutrición hipercalórica en la fase inicial
- Mayor consumo de proteínas/aminoácidos en la fase inicial

LRA, lesión renal aguda.

En modelos animales, la acidosis agrava la lesión renal después de la lesión por isquemia-reperfusión. En un gran ensayo prospectivo aleatorizado, la corrección de la acidosis metabólica grave (pH $\leq$ 7.2) mediante infusiones de bicarbonato en pacientes de la UCI redujo el riesgo de LRA y mejoró el pronóstico en la terapia de remplazo renal (TRR).[5-8] No está claro si esta mejora de los resultados se debe a que el bicarbonato evita la hiperpotasemia o a la alcalinización sistémica.

Hiperglucemia

La hiperglucemia interfiere con la estructura y la función endotelial, promueve la inflamación y puede agravar la lesión renal.[6,7] Por lo tanto, en cualquier paciente crítico, la concentración de glucosa en sangre debe ser inferior a 180 mg/dL.[8] Debido a que las concentraciones de glucosa en sangre tienen una variación diurna, algunas instituciones tienen como objetivo 150 mg/dL para mantener el nivel de forma fiable por debajo de 180 mg/dL. Estos objetivos de glucemia más altos se derivan, en parte, del ensayo Normoglycemia in Intensive Care Evaluation- Survival Using Glucose Algorithm Regulation (NICE-SUGAR). Este ensayo multicéntrico asignó aleatoriamente a los pacientes a un control de la glucosa convencional (< 180 mg/dL) frente a un control intensivo (81-108 mg/dL) y demostró un mayor riesgo de eventos hipoglucémicos y de muerte con un control más estricto.

La nutrición en la prevención de la lesión renal aguda y como terapia de la lesión renal aguda en estadio 1

La terapia nutricional (oral/enteral/parenteral) en esta fase temprana de la LRA no es fundamentalmente diferente de la de otros grupos de pacientes. Sin embargo, en lo que respecta a la preservación de la función renal, deben tenerse en cuenta algunos puntos:

Inicio y vía de apoyo nutricional: siempre que sea posible, debe utilizarse la nutrición enteral. En modelos animales, la alimentación enteral se asocia con mejor perfusión renal y función renal.[9,10] Aunque los datos multicéntricos aleatorizados más antiguos demuestran que el inicio más tardío de la nutrición parenteral se asocia con una recuperación más rápida y con menos complicaciones en comparación con el inicio temprano,[11] se cree que en los pacientes de la UCI, el soporte nutricional debe iniciar de forma temprana, pero a una tasa baja (nutrición trófica), y la tasa de infusión debe aumentar lentamente según la tolerancia metabólica y gastrointestinal individual.[12]

La ingesta precoz de alta energía puede aumentar el riesgo de desarrollar LRA.[13] Los estados de deficiencia preexistentes (electrolitos y micronutrientes como la tiamina) deben corregirse para evitar efectos secundarios adversos de la nutrición y el desarrollo del síndrome de realimentación.[14]

Ingesta de aminoácidos/proteínas: en la actualidad, existe un gran interés por determinar la ingesta óptima de proteínas/aminoácidos en los pacientes con riesgo de desarrollar LRA y en aquellos con LRA en estadio 1. Una infusión de aminoácidos/ingesta proteica elevada dilata las arteriolas aferentes y aumenta la perfusión renal y la filtración glomerular, un fenómeno que se denomina capacidad de reserva renal (es decir, el aumento porcentual de la función renal en un paciente posabsortivo tras una carga proteica definida).[15]

Se planteó la hipótesis de que este mecanismo podría favorecer la función renal y ayudar a prevenir la evolución de la LRA. Un pequeño estudio piloto anterior sugirió que una mayor ingesta de aminoácidos (aproximadamente 2 g/kg/día) reduce la creatinina sérica, aumenta la diuresis y disminuye la necesidad de diuréticos.[16] Un amplio estudio controlado y aleatorizado en el que se usó una infusión intravenosa de aminoácidos de 1 g/kg/día, además de la ingesta de proteínas (aproximadamente 1 g/kg/día), mejoró la función renal durante los primeros 4 días, pero no tuvo efectos sobre la necesidad de la TRR, la duración de la estancia hospitalaria o la supervivencia.[17]

En un análisis *post hoc* de este estudio, el aumento de la ingesta de aminoácidos protegió contra el desarrollo de LRA y mejoró la supervivencia de los pacientes que no mostraron lesión renal al inicio del tratamiento.[18] En un estudio más reciente, los pacientes de cirugía cardiaca recibieron una infusión de aminoácidos inmediatamente después de la inducción de la anestesia.[19] La duración de la LRA se acortó, la tasa de filtración glomerular estimada (TFGe) y la diuresis mejoraron de manera significativa después de la cirugía, pero, de nuevo, no se vieron afectados otros criterios de valoración clínicos.

Se necesitan más pruebas derivadas de los ECA y, por el momento, no se pueden dar recomendaciones definitivas sobre el aumento de la infusión de proteínas/aminoácidos en los pacientes de la UCI para la prevención de la LRA o como tratamiento de la LRA en estadio 1 (*véase* más adelante el debate sobre los estadios más graves de la LRA).

Soluciones nutricionales: en los pacientes de la UCI con LRA en estadio 1, no deben utilizarse preparados nutricionales específicos para la nutrición enteral o parenteral.

TERAPIA DE INFUSIÓN Y APOYO NUTRICIONAL EN LA LESIÓN RENAL AGUDA EN ESTADIOS 2 Y 3 SIN NECESIDAD DE TERAPIA DE REMPLAZO RENAL

Aunque la LRA en estadios 2 y 3 sin necesidad de TRR es frecuente, existen pocos datos sistemáticos sobre el tratamiento metabólico y la terapia nutricional óptimos en esta cohorte. Un manejo cuidadoso y meticuloso en la UCI guía el cuidado de los pacientes con LRA en estadios 2 y 3 (tabla 15-1). La mayoría de las medidas no difiere fundamentalmente de las usadas en el manejo de otros pacientes inestables en estado crítico.[20]

Estos pacientes suelen presentar intolerancia al volumen, es decir, tanto la escasez como el exceso de líquidos tienen consecuencias inmediatas para la hemodinámica/microcirculación y también para el riñón.[21] Es fundamental prevenir la sobrecarga de volumen, misma que compromete la microcirculación y la función renal. En una cohorte europea, los pacientes con LRA tenían una mayor supervivencia si no estaban sobrecargados de líquidos en el momento de iniciar el tratamiento de rescate.[22]

Mantener un entorno metabólico equilibrado (electrolitos, glucosa, triglicéridos y equilibrio acidobásico) es un objetivo esencial del tratamiento. El uso de bicarbonato sódico en pacientes con sepsis y LRA grave y acidosis metabólica grave (pH < 7.2) puede mejorar los resultados.[5]

Alteraciones metabólicas inducidas específicamente por insuficiencia renal aguda

La LRA se produce en diversas situaciones clínicas, y el metabolismo en estos pacientes es afectado no solo por la LRA, sino también por el proceso de la enfermedad subyacente, las comorbilidades asociadas y otras complicaciones/disfunciones orgánicas como las infecciones. Las principales alteraciones metabólicas asociadas con la LRA se resumen en la **tabla 15-2**. Básicamente, la LRA grave es un síndrome sistémico en el que se afectan todas las funciones fisiológicas y las vías endocrinas y metabólicas. La LRA presenta un estado proinflamatorio, prooxidante e hipercatabólico, que ejerce un profundo impacto en el curso de la enfermedad.

El metabolismo energético no es gravemente afectado por la LRA, incluso en los pacientes que requieren TRR. El metabolismo energético está determinado en gran medida por el proceso de la enfermedad subyacente y las complicaciones asociadas.[23,24] El catabolismo proteico se estimula, especialmente en aquellos pacientes con factores catabólicos adicionales como la acidosis o las infecciones. Así, la tasa de catabolismo proteico puede variar considerablemente en los pacientes con LRA; se estima que, por término medio, es de alrededor de 1.5 g/kg/día.[25] Además, la LRA grave induce un estado de resistencia a la insulina, que se asocia con una menor supervivencia.[26]

Una diferencia fundamental en las características metabólicas de otros pacientes agudos es el hecho de que en la LRA la lipólisis está alterada, lo que puede dar lugar a hipertrigliceridemia.[27] Sin embargo, la oxidación de los lípidos se mantiene en estos pacientes y los lípidos pueden utilizarse tanto en la nutrición enteral como en la parenteral a las tasas de infusión actualmente recomendadas.[27,28] No obstante, cuando se dan factores adicionales, como la terapia de sedación con propofol o una ingesta energética elevada, la hipertrigliceridemia puede evolucionar.

Debido a la heterogeneidad de la LRA y a la presentación clínica multifacética, tanto la eliminación de nutrientes como los requisitos nutricionales pueden variar de manera fundamental entre los distintos pacientes. Además, la LRA es un proceso dinámico y la situación metabólica puede cambiar en el mismo paciente durante el curso de la enfermedad. Por lo tanto, el tratamiento metabólico/nutrición debe ser individualizado y evaluado continuamente en los pacientes con LRA en estadios 2 y 3.

La opinión mantenida anteriormente de que la TRR debe iniciar de forma temprana para permitir una terapia nutricional suficiente no puede mantenerse y debe evitarse la TRR innecesaria.[29]

T A B L A 15-2	Principales alteraciones metabólicas en pacientes con lesión renal aguda

- Inducción/aumento de un estado inflamatorio
- Activación del catabolismo de las proteínas
- Resistencia periférica a la insulina/aumento de la gluconeogénesis
- Alteración de la lipólisis y de la absorción intestinal de lípidos
- Reducción de los sistemas antioxidantes
- Acidosis metabólica
- Alteraciones endocrinas: hiperparatiroidismo, disminución de la síntesis de vitamina D (calcitriol), resistencia a la eritropoyetina, resistencia a la hormona del crecimiento

Apoyo nutricional en la lesión renal aguda en estadios 2 y 3 sin necesidad de terapia de remplazo renal

De nuevo, siempre que sea posible, debe usarse la nutrición enteral en estos pacientes. Sin embargo, la insuficiencia renal se relaciona con una alteración de la motilidad gastrointestinal que con frecuencia puede limitar la nutrición enteral completa.[30,31] Deben administrarse fármacos procinéticos de forma precoz (potencialmente incluso de forma profiláctica) para facilitar el éxito de la nutrición enteral. En muchos pacientes, será necesaria una nutrición parenteral suplementaria o total.[32]

Ingesta de energía: en los estadios 2 y 3 de la LRA sin necesidad de TRR, no debe perseguirse ni forzarse una nutrición "normocalórica" completa. Por analogía con otros pacientes críticos, el objetivo debe ser más bien una hipoalimentación "permisiva" leve con 60 a 80% de prescripción del gasto energético calculado o medido.[33] Una ingesta energética exagerada puede inducir un mayor deterioro de la función renal en estos estadios.[13]

Ingesta de proteínas: como se ha demostrado en modelos animales y se ha confirmado en ensayos clínicos recientes, una ingesta elevada de proteínas/aminoácidos durante una LRA activa puede agravar el daño renal y la toxicidad urémica ("paradoja de los aminoácidos").[18,34] Además, una ingesta elevada de proteínas en esta fase puede potenciar la necesidad de TRR al aumentar la generación de urea.[35] La ingesta de proteínas/aminoácidos debe controlarse regularmente por medio de la medición de las concentraciones de urea en plasma y adaptarse en consecuencia. La ingesta de proteínas no debe ser superior a 0.8 a 1.2 g/kg/día.[25] No debe suministrarse glutamina intravenosa ni enteral en los pacientes con LRA en estadios 2 y 3.[36]

Soluciones nutricionales: las sociedades internacionales no recomiendan el uso de dietas "nefro" específicas, sino soluciones estándar tanto para la nutrición enteral como parenteral en pacientes con LRA grave. En algunos países existen soluciones de aminoácidos adaptadas al metabolismo urémico y con un alto contenido de aminoácidos esenciales anabólicos y condicionalmente esenciales.[36,37] Las ventajas teóricas son la normalización del patrón de aminoácidos plasmáticos, la reducción de la formación de urea y la mejora de la síntesis proteica, pero no se ha demostrado que estas soluciones específicas tengan un impacto en la evolución de los pacientes.

MANEJO METABÓLICO Y APOYO NUTRICIONAL EN PACIENTES CON LESIÓN RENAL AGUDA 3 (Y ENFERMEDAD RENAL CRÓNICA 5) QUE REQUIEREN TERAPIA DE REMPLAZO RENAL

El manejo del estado de líquidos, electrolitos y acidobásico se regula en los pacientes con TRR por medio del dispositivo extracorpóreo. Sin embargo, además de las alteraciones metabólicas inducidas por la LRA, todas las modalidades de tratamiento extracorpóreo ejercen un profundo impacto sobre el metabolismo, los equilibrios nutricionales y las necesidades de nutrientes resultantes (**tabla 15-3**).

Electrolitos: evidentemente, en cualquier paciente con disfunción renal, el equilibrio electrolítico debe ser vigilado de manera estrecha y la ingesta debe ser adaptada en consecuencia. Los niveles plasmáticos de fosfato, magnesio y potasio deben controlarse de forma regular.

Existe un mayor riesgo de hipofosfatemia con la terapia de remplazo renal continuo (TRRC) y también con la hemodiálisis intermitente.[38,39] La hipofosfatemia está asociada con un mayor riesgo de complicaciones, un retraso en el destete de la ventilación artificial y una disminución de la supervivencia (*véase* el capítulo 23). Debido a la alta prevalencia de esta alteración, debe utilizarse un suplemento sistemático de fosfato o fluidos de sustitución que contengan fosfato para la TRRC o los dializados.[40]

Impacto de la terapia de remplazo renal en el metabolismo y el equilibrio de nutrientes

Hemodiálisis intermitente
- Pérdida de sustancias hidrosolubles:
  - Aminoácidos, vitaminas hidrosolubles, L-carnitina, etc.
- Activación del catabolismo de las proteínas:
  - Pérdida de aminoácidos, proteínas, sangre
  - Liberación de citocinas (factor de necrosis tumoral-α)
  - Deterioro de la síntesis de proteínas
- Reducción del potencial antioxidante
  - Pérdida de antioxidantes
  - Estimulación de la producción de especies reactivas de oxígeno (ERO)

Terapia de remplazo renal continuo
- Pérdida de calor
- Aumento de la ingesta de sustratos
  - Glucosa, citrato, lactato
- Pérdida de nutrientes
  - Aminoácidos, vitaminas, selenio, etc.
- Pérdida de albúmina
- Eliminación de péptidos:
  - Hormonas, citocinas
- Pérdida de electrolitos (fosfato, magnesio)

Consecuencias metabólicas de la bioincompatibilidad
- Inducción de una inflamación de "bajo grado", activación del catabolismo proteico, formación de ERO

Terapia nutricional

Al diseñar un régimen nutricional para los pacientes en TRR, se deben tener en cuenta las pérdidas de nutrientes asociadas con el TRR. En la **tabla 15-4** se resumen los valores orientativos de las necesidades de nutrientes. De nuevo, el soporte nutricional debe adaptarse a las necesidades individuales y a la tolerancia. Siempre que sea posible, debe preferirse la nutrición enteral en los pacientes con LRA en TRR, pero debido a la intolerancia gastrointestinal, en muchos pacientes puede ser necesario un suplemento de nutrición parenteral total.

Ingesta de proteínas: la ingesta nutricional de proteínas para los pacientes en TRR debe tener en cuenta las pérdidas de aminoácidos/proteínas asociados con la terapia. Dependiendo del tipo y la intensidad de la TRR, la pérdida de aminoácidos es muy variable. Debe tenerse en cuenta una pérdida de aproximadamente 2 g de aminoácidos por hora durante la hemodiálisis intermitente y de unos 0.2 g/L de efluente durante el TRRC o la hemodiálisis sostenida de baja eficacia (HSBE).[41-43] Dependiendo del tipo de membranas utilizadas y de la presión transmembrana, las pérdidas adicionales de proteínas pueden suponer hasta 20 g/d. Para compensar estas pérdidas, se recomienda generalmente un aumento de la ingesta de proteínas de 0.2 g/kg/día.[25]

Acerca de la ingesta óptima de proteínas, hay variaciones considerables entre las recomendaciones de las sociedades internacionales. La American Society of Parenteral and Enteral Nutrition (ASPEN) recomienda una ingesta de proteínas/aminoácidos de 2.0 a 2.5 g/kg/día (o incluso más) en los pacientes con LRA en TRR.[8] Esta afirmación se basa más o menos en un único estudio.[12] No está claro por qué la ingesta de proteínas debe ser mucho más elevada que

TABLA 15-4	Necesidades nutricionales en pacientes con LRA en estadios 2 y 3 (sin/con TRR)
Consumo de energía	20-25[a] máx. 30 kcal/kg/día
Glucosa	2-3 g/kg/día
Lípidos[b]	0.8-1.2 g/kg/día
Proteínas/aminoácidos	
Sin TRR	0.8-1.2 g/kg/día
+ TRR	1.2-1.5 g/kg/día
+ Hipercatabolismo máx.	1.7 g/kg/día
Productos combinados con **vitaminas** según la CDR	
Vitaminas hidrosolubles	2 × CDR/día
Vitaminas liposolubles	1-2 × RDA/día
Más alto para las vitaminas D, E	
Productos combinados de **oligoelementos** según la CDR	
1 × CDR/día	
Selenio 200-600 µg/día	
La ingesta de **electrolitos** debe ser individualizada	

Estos pueden ser solo valores orientativos, la nutrición debe ser individualizada; las necesidades pueden variar entre pacientes y en el mismo paciente con frecuencia durante el curso dinámico de la enfermedad.

CDR, cantidad dietética recomendada; LRA, lesión renal aguda; TRR, terapia de remplazo renal.

[a]Considerar la ingesta de energía durante la anticoagulación con citrato.

[b]Cuando se utilice propofol, hay que tener en cuenta la ingesta de lípidos asociada con la terapia.

en otros pacientes críticos. Una ingesta exagerada de proteínas puede inducir complicaciones graves como la hiperamoniemia y el coma asociado.

Por el contrario, las sociedades europeas de nutrición recomiendan una ingesta de 1.2 a 1.5 g/kg/día o un máximo de 1.7 g/kg/día en pacientes hipercatabólicos con una elevada gravedad de la enfermedad, dosis que incluye 0.2 g/kg/día para compensar las pérdidas asociadas con la TRR[25] (tabla 15-4).

Consumo de energía: el gasto energético en los pacientes con LRA en TRR no difiere fundamentalmente de otros estados de la enfermedad. Al igual que en otros pacientes de cuidados intensivos, el objetivo de la ingesta energética es de 25 kcal/kg/día (20 kcal/kg/día en pacientes > 60 años).[8,33] La calorimetría indirecta, que suele recomendarse para medir el gasto energético, pocas veces está disponible en el ámbito clínico. Las fórmulas disponibles en la actualidad para calcular el gasto energético en pacientes críticos tienden a sobreestimar las necesidades energéticas.

En lo que respecta al cálculo del aporte energético en los pacientes sometidos a TRR, hay que tener en cuenta que durante la anticoagulación con citrato (que se utiliza cada vez más como norma para la TRR) la energía se aporta mediante la infusión de citrato.[44] Este aporte energético adicional puede ser muy variable en función del tipo y la dosis de la terapia y puede suponer aproximadamente 200 kcal/día.

A pesar de la presencia de una alteración de la lipólisis en la LRA, los lípidos pueden administrarse por nutrición enteral o parenteral. Sin embargo, los niveles plasmáticos deben ser controlados durante la terapia nutricional. Si un paciente desarrolla hipertrigliceridemia grave (> 800 mg/dL), esto puede interferir con la TRR y provocar la coagulación del filtro.[45]

Micronutrientes: existe una profunda reducción del potencial antioxidante en los pacientes con TRR.[46] La TRR contribuye a esta deficiencia al eliminar las vitaminas hidrosolubles, los oligoelementos y otros nutrientes, lo que empeora en los pacientes con TRRC.[47,48]

A falta de una investigación sistemática, las recomendaciones de ingesta solo se basan en la opinión de los expertos. Deben usarse preparados estándar de multivitaminas y oligoelementos. Para las vitaminas hidrosolubles, se propone una ingesta del doble de las cantidades diarias estándar.[25] Durante la fase inicial de la nutrición, pueden ser necesarias cantidades aún mayores de tiamina.[14] La dosis óptima de vitamina C en los pacientes con LRA sigue sin estar definida.

Igual que en la enfermedad renal crónica (ERC), la activación de la vitamina D también está alterada en los pacientes con LRA.[49] La deficiencia de vitamina D agrava la lesión tubular, y la suplementación puede ejercer un potencial protector.[50] En los pacientes con concentraciones plasmáticas disminuidas de 25-OH-vitamina D_3, se recomienda la administración de suplementos. La formulación y la dosis óptimas siguen siendo desconocidas. Deben aportarse otras vitaminas liposolubles de acuerdo con las recomendaciones dietéticas estándar.

En cuanto a los oligoelementos, algunos fluidos de sustitución y dializados pueden contener varios elementos, como zinc, níquel, cobre o manganeso. El selenio se elimina durante la TRRC y potencialmente debería aportarse en cantidades más elevadas (es decir, 600 µg/día).[48]

Soluciones nutricionales: puesto a que la ingesta de energía debe aumentar de modo gradual y a que debe contarse la presencia de la ingesta de energía no nutricional (es decir, citrato, propofol y glucosa), el uso de dietas con alto contenido en proteínas puede ser ventajoso durante los primeros días de nutrición para asegurar una ingesta adecuada de proteínas y aminoácidos.[51] En determinados pacientes, puede ser necesario un suplemento proteico enteral o una infusión de aminoácidos separada para lograr este objetivo.[32]

Las sociedades internacionales recomiendan el uso de soluciones estándar para la nutrición enteral y parenteral. Sin embargo, las dietas enterales específicas diseñadas como suplementos nutricionales orales (SNO) para la nutrición enteral de pacientes en hemodiálisis crónica pueden utilizarse especialmente en un paciente estable no inflamatorio con LRA en TRR. Estos SNO son fuentes de nutrición ricas en energía (2 kcal/mL), con alto contenido en proteínas y con reducción de electrolitos, y pueden facilitar la nutrición en pacientes estables con LRA prolongada.

Como se mencionó, en algunos países existen soluciones de aminoácidos "nefro" específicas, adaptadas al metabolismo urémico y con una alta concentración en aminoácidos anabólicos esenciales y un bajo contenido en aminoácidos glucoplásticos "baratos", que pueden ejercer varias ventajas metabólicas. Sin embargo, no se ha demostrado que estas formulaciones específicas para el riñón tengan un impacto en los resultados.[37]

SEGUIMIENTO DEL APOYO NUTRICIONAL

Debido a las múltiples alteraciones metabólicas, a los trastornos del equilibrio electrolítico y acidobásico, a la intolerancia al volumen y a los efectos secundarios gastrointestinales de la insuficiencia renal, el tratamiento metabólico y el apoyo nutricional de los pacientes con LRA requieren vigilancia clínica y metabólica especialmente estrictas.

Dado que la LRA está asociada con la resistencia a la insulina, los pacientes suelen desarrollar hiperglucemia y se hacen necesarias las infusiones de insulina. La alteración de la lipólisis en los pacientes con LRA aumenta las concentraciones plasmáticas de triglicéridos, en especial si existen factores adicionales como infecciones, pancreatitis, hiperglucemia, una ingesta energética elevada o infusiones de lípidos suplementarias (p. ej., propofol).

Muchos de los efectos secundarios y las complicaciones asociadas con la nutrición pueden evitarse iniciando el soporte nutricional a una tasa baja y aumentar de manera gradual la tasa de infusión según la tolerancia metabólica y gastrointestinal individual. Con este enfoque, se facilita la adaptación de la ingesta nutricional a las necesidades individuales y el seguimiento clínico.

Referencias

1. Druml W, Joannidis M, John S, et al. Metabolic management and nutrition in critically ill patients with renal dysfunction: recommendations from the renal section of the DGIIN, OGIAIN, and DIVI. *Med Klin Intensivmed Notfmed.* 2018;113(5):393-400.

2. Ostermann M, Macedo E, Oudemans-van Straaten H. How to feed a patient with acute kidney injury. *Intensive Care Med.* 2019;45(7):1006-1008.

3. Kidney Disease: Improving Global Outcomes (KDIGO) Acute Kidney Injury Work Group. KDIGO clinical practice guideline for acute kidney injury. *Kidney Int Suppl (2011).* 2012;2(1):1-138.

4. Seguro AC, de Araujo M, Seguro FS, Rienzo M, Magaldi AJ, Campos SB. Effects of hypokalemia and hypomagnesemia on zidovudine (AZT) and didanosine (ddI) nephrotoxicity in rats. *Clin Nephrol.* 2003;59(4):267-272.

5. Jaber S, Paugam C, Futier E, et al. Sodium bicarbonate therapy for patients with severe metabolic acidaemia in the intensive care unit (BICAR-ICU): a multicentre, open-label, randomised controlled, phase 3 trial. *Lancet.* 2018;392(10141):31-40.

6. Vanhorebeek I, Gunst J, Ellger B, et al. Hyperglycemic kidney damage in an animal model of prolonged critical illness. *Kidney Int.* 2009;76(5):512-520.

7. Schetz M, Vanhorebeek I, Wouters PJ, Wilmer A, Van den Berghe G. Tight blood glucose control is renoprotective in critically ill patients. *J Am Soc Nephrol.* 2008;19(3):571-578.

8. Taylor BE, McClave SA, Martindale RG, et al. Guidelines for the provision and assessment of nutrition support therapy in the adult critically ill patient: Society of Critical Care Medicine (SCCM) and American Society for Parenteral and Enteral Nutrition (A.S.P.E.N.). *Crit Care Med.* 2016;44(2):390-438.

9. Mouser JF, Hak EB, Kuhl DA, Dickerson RN, Gaber LW, Hak LJ. Recovery from ischemic acute renal failure is improved with enteral compared with parenteral nutrition. *Crit Care Med.* 1997;25(10):1748-1754.

10. Roberts PR, Black KW, Zaloga GP. Enteral feeding improves outcome and protects against glycerol-induced acute renal failure in the rat. *Am J Respir Crit Care Med.* 1997;156(4 Pt 1):1265-1269.

11. Casaer MP, Mesotten D, Hermans G, et al. Early versus late parenteral nutrition in critically ill adults. *N Engl J Med.* 2011;365(6):506-517.

12. Reintam Blaser A, Starkopf J, Alhazzani W, et al. Early enteral nutrition in critically ill patients: ESICM clinical practice guidelines. *Intensive Care Med.* 2017;43(3):380-398.

13. Al-Dorzi HM, Albarrak A, Ferwana M, Murad MH, Arabi YM. Lower versus higher dose of enteral caloric intake in adult critically ill patients: a systematic review and meta-analysis. *Crit Care.* 2016;20(1):358.

14. Moskowitz A, Andersen LW, Cocchi MN, Karlsson M, Patel PV, Donnino MW. Thiamine as a renal protective agent in septic shock. A secondary analysis of a randomized, double-blind, placebo-controlled trial. *Ann Am Thorac Soc.* 2017;14(5):737-741.

15. Sharma A, Mucino MJ, Ronco C. Renal functional reserve and renal recovery after acute kidney injury. *Nephron Clin Pract.* 2014;127(1-4):94-100.

16. Singer P. High-dose amino acid infusion preserves diuresis and improves nitrogen balance in non-oliguric acute renal failure. *Wien Klin Wochenschr.* 2007;119(7-8):218-222.

17. Doig GS, Simpson F, Bellomo R, et al. Intravenous amino acid therapy for kidney function in critically ill patients: a randomized controlled trial. *Intensive Care Med.* 2015;41(7):1197-1208.

18. Zhu R, Allingstrup MJ, Perner A, Doig GS; Nephro-Protective Trial Investigators Group. The effect of IV amino acid supplementation on mortality in ICU patients may be dependent on kidney function: post hoc subgroup analyses of a multicenter randomized trial. *Crit Care Med.* 2018;46(8):1293-1301.

19. Pu H, Doig GS, Heighes PT, et al. Intravenous amino acid therapy for kidney protection in cardiac surgery patients: a pilot randomized controlled trial. *J Thorac Cardiovasc Surg.* 2019;157(6):2356-2366.

20. Joannidis M, Druml W, Forni LG, et al. Prevention of acute kidney injury and protection of renal function in the intensive care unit: update 2017: Expert opinion of the Working Group on Prevention, AKI section, European Society of Intensive Care Medicine. *Intensive Care Med.* 2017;43(6):730-749.

21. Prowle JR, Kirwan CJ, Bellomo R. Fluid management for the prevention and attenuation of acute kidney injury. *Nat Rev Nephrol.* 2014;10(1):37-47.

22. Vaara ST, Korhonen AM, Kaukonen KM, et al. Fluid overload is associated with an increased risk for 90-day mortality in critically ill patients with renal replacement therapy: data from the prospective FINNAKI study. *Crit Care.* 2012;16(5):R197.

23. Schneeweiss B, Graninger W, Stockenhuber F, et al. Energy metabolism in acute and chronic renal failure. *Am J Clin Nutr*. 1990;52(4):596-601.

24. Sabatino A, Theilla M, Hellerman M, et al. Energy and protein in critically ill patients with AKI: a prospective, multicenter observational study using indirect calorimetry and protein catabolic rate. *Nutrients*. 2017;9(8):802.

25. Cano NJ, Aparicio M, Brunori G, et al. ESPEN guidelines on parenteral nutrition: adult renal failure. *Clin Nutr*. 2009;28(4):401-414.

26. Basi S, Pupim LB, Simmons EM, et al. Insulin resistance in critically ill patients with acute renal failure. *Am J Physiol Renal Physiol*. 2005;289(2):F259-F264.

27. Druml W, Fischer M, Sertl S, et al. Fat elimination in acute renal failure: long-chain vs medium-chain triglycerides. *Am J Clin Nutr*. 1992;55(3):468-472.

28. Hellerman M, Sabatino A, Theilla M, Kagan I, Fiaccadori E, Singer P. Carbohydrate and lipid prescription, administration, and oxidation in critically ill patients with acute kidney injury: a post hoc analysis. *J Ren Nutr*. 2019;29(4):289-294.

29. Gaudry S, Quenot JP, Hertig A, et al. Timing of renal replacement therapy for severe acute kidney injury in critically ill patients. *Am J Respir Crit Care Med*. 2019;199(9):1066-1075.

30. Nagib EM, El-Sayed MH, Ahmed MA, Youssef MH. Intestinal motility in acute uremia and effects of erythropoietin. *Saudi Med J*. 2012;33(5):500-507.

31. Silva AP, Freire CC, Gondim FA, et al. Bilateral nephrectomy delays gastric emptying of a liquid meal in awake rats. *Ren Fail*. 2002;24(3):275-284.

32. Wong Vega M, Juarez Calderon M, Tufan Pekkucuksen N, Srivaths P, Akcan Arikan A. Feeding modality is a barrier to adequate protein provision in children receiving continuous renal replacement therapy (CRRT). *Pediatr Nephrol*. 2019;34(6):1147-1150.

33. Singer P, Blaser AR, Berger MM, et al. ESPEN guideline on clinical nutrition in the intensive care unit. *Clin Nutr*. 2019;38(1):48-79.

34. Zager RA, Venkatachalam MA. Potentiation of ischemic renal injury by amino acid infusion. *Kidney Int*. 1983;24(5):620-625.

35. Gunst J, Vanhorebeek I, Casaer MP, et al. Impact of early parenteral nutrition on metabolism and kidney injury. *J Am Soc Nephrol*. 2013;24(6):995-1005.

36. Heyland DK, Elke G, Cook D, et al. Glutamine and antioxidants in the critically ill patient: a post hoc analysis of a large-scale randomized trial. *JPEN J Parenter Enteral Nutr*. 2014;39:401-409.

37. Smolle KH, Kaufmann P, Fleck S, et al. Influence of a novel amino acid solution (enriched with the dipeptide glycyl-tyrosine) on plasma amino acid concentration of patients with acute renal failure. *Clin Nutr*. 1997;16(5):239-246.

38. Schiffl H, Lang SM. Severe acute hypophosphatemia during renal replacement therapy adversely affects outcome of critically ill patients with acute kidney injury. *Int Urol Nephrol*. 2013;45(1):191-197.

39. Demirjian S, Teo BW, Guzman JA, et al. Hypophosphatemia during continuous hemodialysis is associated with prolonged respiratory failure in patients with acute kidney injury. *Nephrol Dial Transplant*. 2011;26(11):3508-3514.

40. Pistolesi V, Zeppilli L, Polistena F, et al. Preventing continuous renal replacement therapy-induced hypophosphatemia: an extended clinical experience with a phosphate-containing solution in the setting of regional citrate anticoagulation. *Blood Purif*. 2017;44(1):8-15.

41. Frankenfield DC, Badellino MM, Reynolds HN, Wiles CE 3rd, Siegel JH, Goodarzi S. Amino acid loss and plasma concentration during continuous hemodiafiltration. *JPEN J Parenter Enteral Nutr*. 1993;17(6):551-561.

42. Oh WC, Mafrici B, Rigby M, et al. Micronutrient and amino acid losses during renal replacement therapy for acute kidney injury. *Kidney Int Rep*. 2019;4(8):1094-1108.

43. Stapel SN, de Boer RJ, Thoral PJ, Vervloet MG, Girbes ARJ, Oudemans-van Straaten HM. Amino acid loss during continuous venovenous hemofiltration in critically ill patients. *Blood Purif*. 2019:1-9.

44. New AM, Nystrom EM, Frazee E, Dillon JJ, Kashani KB, Miles JM. Continuous renal replacement therapy: a potential source of calories in the critically ill. *Am J Clin Nutr*. 2017;105(6):1559-1563.

45. Bassi E, Ferreira CB, Macedo E, Malbouisson LM. Recurrent clotting of dialysis filter associated with hypertriglyceridemia induced by propofol. *Am J Kidney Dis*. 2014;63(5):860-861.

46. Metnitz GH, Fischer M, Bartens C, Steltzer H, Lang T, Druml W. Impact of acute renal failure on antioxidant status in multiple organ failure. *Acta Anaesthesiol Scand*. 2000;44(3):236-240.

47. Morena M, Cristol JP, Bosc JY, et al. Convective and diffusive losses of vitamin C during haemodiafiltration session: a contributive factor to oxidative stress in haemodialysis patients. *Nephrol Dial Transplant*. 2002;17(3):422-427.

48. Berger MM, Shenkin A, Revelly JP, et al. Copper, selenium, zinc, and thiamine balances during continuous venovenous hemodiafiltration in critically ill patients. *Am J Clin Nutr.* 2004;80(2):410-416.

49. Druml W, Schwarzenhofer M, Apsner R, Horl WH. Fat-soluble vitamins in patients with acute renal failure. *Miner Electrolyte Metab.* 1998;24(4):220-226.

50. Reis NG, Francescato HDC, de Almeida LF, Silva C, Costa RS, Coimbra TM. Protective effect of calcitriol on rhabdomyolysis-induced acute kidney injury in rats. *Sci Rep.* 2019;9(1):7090.

51. Looijaard W, Denneman N, Broens B, Girbes ARJ, Weijs PJM, Oudemans-van Straaten HM. Achieving protein targets without energy overfeeding in critically ill patients: a prospective feasibility study. *Clin Nutr.* 2019;38(6):2623-2631.

Pruebas de laboratorio especiales

16 Biomarcadores de la lesión renal aguda

Ravi Kodali y Dennis G. Moledina

INTRODUCCIÓN

La lesión renal aguda (LRA) engloba diversos factores desencadenantes, insultos y tipos de lesiones renales que provocan una reducción aguda de la tasa de filtración glomerular (TFG). La LRA afecta a uno de cada cinco pacientes hospitalizados y a la mitad de los pacientes ingresados en la unidad de cuidados intensivos (UCI) y está asociada con un aumento de la morbilidad, la mortalidad y el costo sanitario.[1,2] El estándar actual de atención para detectar y monitorizar la LRA es la medición de la creatinina sérica (SCr) y/o la diuresis, que ha permanecido sin cambios durante casi un siglo.[3] La definición de la LRA a partir de los cambios en la SCr tiene varias limitaciones, entre ellas las entidades denominadas LRA "hemodinámica" o "prerrenal", en las que un aumento de la SCr no se asocia con una lesión tubular, y la LRA "subclínica", en la que se produce una lesión tubular sin aumento de la SCr[4] (**figura 16-1**).

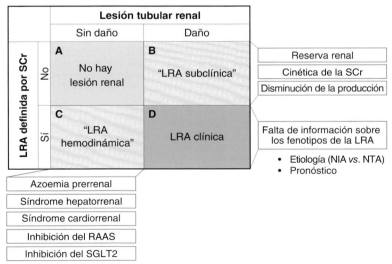

FIGURA 16-1. Limitaciones de la definición de lesión renal aguda (LRA) basada en la creatinina sérica (SCr). **A.** Sin LRA. **B.** Pacientes con LRA subclínica en los que la SCr no aumenta a pesar de la lesión tubular. **C.** "LRA hemodinámica", en la que el aumento de la SCr no se asocia con una lesión tubular. **D.** LRA clínica en la que hay una verdadera lesión tubular y un aumento de la SCr. NIA, nefritis intersticial aguda; NTA, necrosis tubular aguda; RAAS, sistema renina-angiotensina-aldosterona; SGLT2, cotransportador de sodio-glucosa 2.

Adaptado de Moledina DG, Parikh CR. Phenotyping of acute kidney injury: beyond serum creatinine. *Semin Nephrol.* 2018;38(1):3-11.

NUEVOS BIOMARCADORES PARA LA LESIÓN RENAL AGUDA

Debido a las limitaciones de la definición de la LRA basada en la SCr, los investigadores de la enfermedad renal se han centrado en descubrir y validar nuevos biomarcadores de la LRA. Estos biomarcadores pueden clasificarse en función de su papel principal en la LRA en marcadores de reducción de la función glomerular o tubular, marcadores de lesión tubular o marcadores de inflamación.

a) Marcadores de filtración glomerular reducida: un marcador ideal de la TFG debe ser producido endógenamente a un ritmo constante o inyectado de forma exógena, filtrado libremente por los glomérulos y no absorbido ni secretado por los túbulos renales. Además de la SCr, la cistatina C sérica es un marcador de la TFG que ha sido ampliamente evaluado, ya que es producida por la mayoría de las células nucleadas del organismo y no es afectada por la masa muscular, se filtra libremente por los glomérulos y es completamente reabsorbida por las células tubulares y catabolizada.[5] Un metaanálisis demostró que la cistatina C sérica presentaba una buena discriminación para el diagnóstico de la LRA, con un área bajo la curva (ABC) de 0.89.[6] Sin embargo, la disponibilidad clínica de la cistatina C es limitada, no está estandarizada entre los laboratorios (a diferencia de la SCr) y es cara. Cuando está disponible, la estimación más precisa de la TFG se obtiene promediando las estimaciones de la TFG obtenidas con la SCr y la cistatina C.[7] En la actualidad se están probando varios métodos más nuevos de evaluación de la TFG "en tiempo real". El aclaramiento de inulina se considera el estándar de oro para medir la TFG; sin embargo, solo se utiliza en investigación debido a la necesidad de una inyección continua de sustancia exógena. Recientemente, el inyectable fluorescente visible (IFV) también ha mostrado resultados fiables en la medición de la TFG cuando se administra como inyección intravenosa de dosis única.[8]

b) Marcadores de la función tubular: los túbulos lesionados pierden su capacidad normal de reabsorber varios electrolitos, entre estos el sodio, mientras que los túbulos intactos pueden reabsorber sodio, especialmente en estados de disminución de volumen. Esto constituye la base de la excreción fraccional de sodio (FENa) para distinguir la LRA por azoemia prerrenal (APR) de la necrosis tubular aguda (NTA). Sin embargo, la FENa solo se ha validado en pacientes con LRA oligúrica y puede perder precisión en el contexto del uso de diuréticos. Una prueba más reciente de la función y la integridad tubulares es la prueba de esfuerzo con furosemida, que evalúa la diuresis 2 horas después de la administración de furosemida, un diurético de asa en dosis altas (1-1.5 mg/kg), en pacientes con LRA en estadios 1 o 2. Una diuresis baja (definida en este estudio como ≤ 100 mL/h durante 2 horas) se asoció con la progresión a la etapa 3 de la LRA y con la necesidad de terapia de remplazo renal (TRR), y superó a la mayoría de los biomarcadores de LRA (**resumen visual 16-1**).[9]

c) Marcadores de lesión tubular e inflamación: varias proteínas aumentan en respuesta a la lesión renal y se han evaluado como biomarcadores de la lesión tubular, entre ellas la lipocalina asociada con la gelatinasa de neutrófilos (NGAL), la molécula de lesión renal 1 (KIM-1), el inhibidor tisular de las metaloproteínas (TIMP-2) y la proteína de unión al factor de crecimiento similar a la insulina 7 (IGFBP-7). La interleucina-18 (IL-18) y el YKL-40 son marcadores inflamatorios que también están regulados en los pacientes con LRA.

APLICACIÓN DE BIOMARCADORES A CUESTIONES CLÍNICAS ESPECÍFICAS EN LA LESIÓN RENAL AGUDA

¿Pueden los biomarcadores identificar la lesión renal aguda antes que la creatinina sérica?

La SCr tiende a aumentar lentamente luego de la lesión renal, y la LRA basada en la SCr se detecta en promedio entre 2 y 3 días después de la lesión renal inicial. Esto podría llevar a la administración de posibles nefrotoxinas antes de que se diagnostique la LRA por SCr. Además, si se probara una terapia específica para la LRA en ensayos clínicos, este retraso impediría la inclusión de pacientes inmediatamente después de la lesión, antes de que se produzca un daño irreversible. Por ello, muchos estudios de biomarcadores de LRA se han centrado en el diagnóstico de esta enfermedad antes de la SCr. El consorcio Translational Research Investigating Biomarker Endpoints in AKI (TRIBE-AKI) es una de las mayores poblaciones de cohortes prospectivas utilizadas para estudiar diversas utilidades de los biomarcadores en la LRA. En el estudio TRIBE-AKI, los biomarcadores como NGAL, KIM-1 e IL-18 detectaron la LRA en las 6 horas siguientes a la lesión renal (es decir, la cirugía cardiaca).[10] Nephrocheck* (Astute Medical/BioMerieux), el producto de TIMP-2 e IGFBP-7 en orina, es un biomarcador aprobado por la Food and Drug Administration (FDA) para detectar el riesgo de LRA en los pacientes en el momento del ingreso en la UCI.[11] El valor predictivo positivo de la prueba para la aparición de LRA con un punto de corte de 0.3 es de 0.25, que aumenta a 0.50 con un punto de corte de 2.0 (**resumen visual 16-2**).

¿Pueden los biomarcadores distinguir la lesión renal aguda hemodinámica de la necrosis tubular aguda?

Las dos formas de LRA que con frecuencia se encuentran en la práctica clínica son la APR y la NTA. Las vías moleculares que se activan en estas dos condiciones tienen un solapamiento mínimo, lo que indica que los objetivos terapéuticos pueden ser diferentes en estas dos formas comunes de LRA.[12] Los estudios han descubierto que la IL-18 y la NGAL están elevadas en la NTA clínicamente considerada y en la histológica, en comparación con la APR.[12-14]

¿Pueden los biomarcadores diferenciar varias causas de lesión renal aguda en la cirrosis?

Diferenciar entre las distintas causas de LRA en la cirrosis es un reto clínico común. En un estudio realizado por Belcher y cols.,[15] los biomarcadores urinarios, como NGAL, KIM-1, IL-18 y L-FABP, permitieron distinguir la NTA de la APR y el síndrome hepatorrenal (SHR) en pacientes con cirrosis (**resumen visual 16-3**). Los niveles de todos estos biomarcadores eran mucho mayores en los pacientes con NTA en comparación con los que no tenían NTA. Además, una FENa muy baja ($\leq 0.1\%$) también distinguía el SHR de la APR y la NTA, mientras que una albúmina urinaria elevada distinguía la NTA de la APR/SHR (**tabla 16-1**).

¿Pueden los biomarcadores detectar la lesión renal aguda "subclínica"?

La LRA "subclínica" se refiere al fenómeno en el que se produce una lesión renal estructural en ausencia de un aumento detectable de SCr/disminución de la diuresis. Se ha observado que los pacientes con niveles elevados de NGAL en orina, pero con SCr normal, presentan mayores tasas de TRR y mortalidad.[16-19] En un estudio de 581 riñones de donantes fallecidos a los que se les realizó una biopsia en el momento de la obtención del órgano,[14] aproximadamente la mitad de los donantes con lesión tubular aguda (LTA) demostrada por biopsia no presentó LRA por SCr, mientras que los niveles de NGAL en orina eran más elevados a medida que aumentaba la gravedad de la LTA histológica.

T A B L A **16-1**		Distinción entre la APR, el SHR y la NTA mediante biomarcadores tradicionales y novedosos

	NGAL en orina	IL-18 en orina	FENa	Albúmina en orina
APR	↓↓	↓↓	↓	↓↓
SHR	–	–	↓↓	↓↓
NTA	↑↑	↑↑	↓↓	↑↑

APR, azoemia prerrenal; FENa, excreción fraccional de sodio; IL, interleucina; NGAL, lipocalina asociada con la gelatinasa de neutrófilos; NTA, necrosis tubular aguda; SHR, síndrome hepatorrenal.

¿Pueden los biomarcadores proporcionar información pronóstica?

Los biomarcadores también proporcionan información sobre el pronóstico a corto y largo plazo en cuanto a la TRR, la mortalidad y la duración de la LRA.

a) Pronóstico a corto plazo: en el estudio TRIBE-AKI, la NGAL plasmática tenía un ABC de 0.80 para la progresión de la LRA y el tertil más elevado de NGAL plasmática tenía una razón de probabilidades (OR, *Odds Ratio*) de 7.7 (intervalo de confianza [IC] 95%: 2.6-22.5) para la progresión de la LRA.[20] Perazella y cols.[21] observaron que los pacientes con cilindros granulares y células epiteliales tubulares renales en la microscopia del sedimento de orina tenían un riesgo 7.3 veces mayor de progresión de la LRA. La prueba "Nephrocheck™", comentada anteriormente, predijo el desarrollo de LRA de estadios 2 o 3 en las siguientes 12 h (al realizar la prueba al ingreso en la UCI).

b) Pronóstico a largo plazo: los biomarcadores también pueden mejorar el juicio clíico para pronosticar el desarrollo de la enfermedad renal crónica (ERC) y la mortalidad a largo plazo. Los niveles más altos de NGAL en plasma, NGAL en orina, IL-18 y KIM-1 en el momento de la LRA se asociaron con una mayor mortalidad a los 3 años.[18,22]

¿Pueden los biomarcadores distinguir la nefritis intersticial aguda de la necrosis tubular aguda?

Distinguir la nefritis intersticial aguda (NIA) de otras causas de LRA es un reto; sin embargo, es importante para los clínicos, ya que las estrategias de tratamiento son muy diferentes. Moledina y cols.[23] analizaron las citocinas de la vía de los linfocitos T cooperadores en pacientes con LRA a los que se les realizó una biopsia renal, de los cuales 15% fue diagnosticado con NIA por los patólogos. Los niveles más altos de IL-9 y factor de necrosis tumoral α (TNF-α) en orina se asociaron de forma independiente con la NIA y mejoraron su diagnóstico con respecto a las pruebas clínicas disponibles en la actualidad, así como el diagnóstico del clínico antes de la biopsia, con un ABC de 0.84. En un análisis posterior en el que se comparó la NIA con la NTA, el valor de IL-9 en orina inferior a 0.41 redujo la posprueba de NIA a 0.07 si la probabilidad preprueba era de 0.25 descartando la NIA, mientras que un valor superior a 2.53 aumentaría la probabilidad posprueba a 0.84 y evitaría la necesidad de una biopsia renal.[24]

FENOTIPIFICACIÓN DE LA LESIÓN RENAL AGUDA EN EL MARCO DE LAS INTERVENCIONES TERAPÉUTICAS

Los biomarcadores también ayudaron a demostrar que la LRA que se produce en el marco de intervenciones terapéuticas (como la diuresis en la insuficiencia cardiaca aguda descompensada [ICAD] y el control intensivo de la presión arterial), puede no estar asociada con un daño renal estructural. En primer lugar, los biomarcadores NGAL y KIM-1 no estaban elevados en los pacientes que desarrollaron LRA en respuesta a la diuresis en la ICAD en comparación con aquellos que no desarrollaron LRA, lo que indica que la LRA en respuesta a la diuresis carece de lesión tubular y puede no ser motivo de preocupación.[25] En segundo lugar, se usaron biomarcadores para demostrar que la mayor incidencia de LRA y ERC que se produjo en los pacientes asignados al azar al brazo de control intensivo de la presión arterial en el ensayo SPRINT se debió a los aumentos hemodinámicos de la SCr y no a la lesión tubular. Por ejemplo, los niveles de YKL-40 y KIM-1 fueron menores en quienes desarrollaron ERC en el grupo de control intensivo de la presión arterial que en el grupo estándar. Esto probablemente explique la aparente discrepancia en el ensayo SPRINT, en el que los pacientes asignados al azar al brazo de control intensivo de la presión arterial tuvieron menos eventos cardiovasculares y mortalidad a pesar de una mayor ERC y LRA.[26]

DIRECCIONES FUTURAS

Los estudios futuros deben intentar fenotipar mejor la LRA en sus subtipos utilizando biomarcadores. Los estudios deben comprobar la exactitud de los biomarcadores con respecto a la histología o a los resultados centrados en el paciente, en lugar del defectuoso "estándar de oro" de la SCr.[27] Por último, los estudios deben demostrar la mejora de los resultados de los pacientes con el uso de biomarcadores. Este enfoque puede acercarnos a encontrar biomarcadores de LRA con una aplicación significativa en la atención clínica.

Agradecimiento

Este estudio cuenta con el apoyo del premio K23DK117065 (DGM) de los National Institutes of Health (NIH).

Referencias

1. Hoste EA, Bagshaw SM, Bellomo R, et al. Epidemiology of acute kidney injury in critically ill patients: the multinational AKI-EPI study. *Intensive Care Med*. 2015;41(8):1411-1423.
2. Nisula S, Kaukonen K-M, Vaara ST, et al. Incidence, risk factors and 90-day mortality of patients with acute kidney injury in Finnish intensive care units: the FINNAKI study. *Intensive Care Med*. 2013;39(3):420-428.
3. Winkler AW, Parra J. The measurement of glomerular filtration: the creatinine, sucrose and urea clearances in subjects with renal disease. *J Clin Invest*. 1937;16(6):869-877.
4. Moledina DG, Parikh CR. Phenotyping of acute kidney injury: beyond serum creatinine. *Semin Nephrol*. 2018;38(1):3-11.
5. Koyner JL, Bennet MR, Worcester EM, et al. Urinary cystatin C as an early biomarker of acute kidney injury following adult cardiothoracic surgery. *Kidney Int*. 2008;74(8):1059-1069.
6. Yong Z, Pei X, Zhu B, et al. Predictive value of serum cystatin C for acute kidney injury in adults: a meta-analysis of prospective cohort trials. *Sci Rep*. 2017;7:41012.
7. Fan L, Levey AS, Gudnason V, et al. Comparing GFR estimating equations using cystatin c and creatinine in elderly individuals. *J Am Soc Nephrol*. 2015;26(8):1982-1989.
8. Rizk DV, Meier D, Sandoval RM, et al. A novel method for rapid bedside measurement of GFR. *J Am Soc Nephrol*. 2018;29(6):1609-1613.
9. Koyner JL, Davison DL, Brasha-Mitchell E, et al. Furosemide stress test and biomarkers for the prediction of AKI severity. *J Am Soc Nephrol*. 2015;26(8):2023-2031.
10. Parikh CR, Coca SG, Thiessen-Philbrook H, et al. Postoperative biomarkers predict acute kidney injury and poor outcomes after adult cardiac surgery. *J Am Soc Nephrol*. 2011;22(9):1748-1757.
11. Kashani K, Al-Khafaji A, Ardiles T, et al. Discovery and validation of cell cycle arrest biomarkers in human acute kidney injury. *Crit Care*. 2013;17(1):R25.
12. Xu K, Rosenstiel P, Paragas N, et al. Unique transcriptional programs identify subtypes of AKI. *J Am Soc Nephrol*. 2017;28(6):1729-1740.
13. Parikh CR, Jani A, Melnikov VY, et al. Urinary interleukin-18 is a marker of human acute tubular necrosis. *Am J Kidney Dis*. 2004;43(3):405-414.
14. Moledina DG, Hall IE, Thiessen-Philbrook H, et al. Performance of serum creatinine and kidney injury biomarkers for diagnosing histologic acute tubular injury. *Am J Kidney Dis*. 2017;70(6):807-816.
15. Belcher JM, Sanyal AJ, Peixoto AJ, et al. Kidney biomarkers and differential diagnosis of patients with cirrhosis and acute kidney injury. *Hepatology*. 2014;60(2):622-632.
16. Haase M, Kellum JA, Ronco C. Subclinical AKI—an emerging syndrome with important consequences. *Nat Rev Nephrol*. 2012;8(12):735-739.
17. Nickolas TL, Schmidt-Ott KM, Canetta P, et al. Diagnostic and prognostic stratification in the emergency department using urinary biomarkers of nephron damage: a multicenter prospective cohort study. *J Am Coll Cardiol*. 2012;59(3):246-255.
18. Coca SG, Garg AX, Thiessen-Philbrook H, et al. Urinary biomarkers of AKI and mortality 3 years after cardiac surgery. *J Am Soc Nephrol*. 2014;25(5):1063-1071.
19. Haase M, Devarajan P, Haase-Fielitz A, et al. The outcome of neutrophil gelatinase-associated lipocalin-positive subclinical acute kidney injury: a multicenter pooled analysis of prospective studies. *J Am Coll Cardiol*. 2011;57(17):1752-1761.

20. Koyner JL, Garg AX, Coca SG, et al. Biomarkers predict progression of acute kidney injury after cardiac surgery. *J Am Soc Nephrol.* 2012;23(5):905-914.
21. Perazella MA, Coca SG, Hall IE, et al. Urine microscopy is associated with severity and worsening of acute kidney injury in hospitalized patients. *Clin J Am Soc Nephrol.* 2010;5(3): 402-408.
22. Moledina DG, Parikh CR, Garg AX, et al. Association of perioperative plasma neutrophil ge-latinase-associated lipocalin levels with 3-year mortality after cardiac surgery: a prospective observational cohort study. *PLoS One.* 2015;10(6):e0129619.
23. Moledina DG, Wilson FP, Pober JS, et al. Urine TNF-alpha and IL-9 for clinical diagnosis of acute interstitial nephritis. *JCI Insight.* 2019;4(10):e127456.
24. Moledina DG, Parikh CR. Differentiating acute interstitial nephritis from acute tubular injury: a challenge for clinicians. *Nephron.* 2019:1-6.
25. Ahmad T, Jackson K, Rao VS, et al. Worsening renal function in patients with acute heart failure undergoing aggressive diuresis is not associated with tubular injury. *Circulation.* 2018;137(19):2016-2028.
26. SPRINT Research Group, Wright JT Jr, Williamson JD, et al. A randomized trial of intensive versus standard blood-pressure control. *N Engl J Med.* 2015;373(22):2103-2116.
27. Waikar SS, Betensky RA, Emerson SC, et al. Imperfect gold standards for kidney injury bio-marker evaluation. *J Am Soc Nephrol.* 2012;23(1):13-21.

¿Puede la prueba de esfuerzo con furosemida (PEF) ayudar a predecir qué pacientes evolucionarán a estadios más graves de LRA?

© 2020 Wolters Kluwer

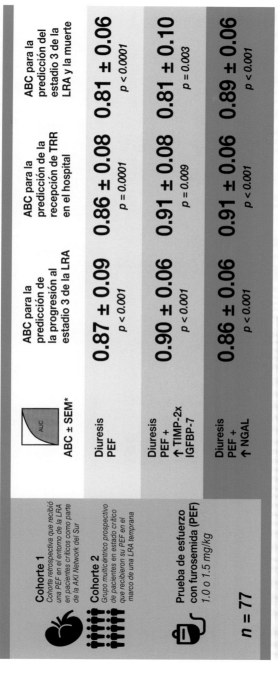

	ABC para la predicción de la progresión al estadio 3 de la LRA	ABC para la predicción de la recepción de TRR en el hospital	ABC para la predicción del estadio 3 de la LRA y la muerte
ABC ± SEM*			
Cohorte 1 *Cohorte retrospectiva que recibió una PEF en el entorno de la LRA en pacientes críticos como parte de la AKI Network del Sur* **Diuresis PEF**	0.87 ± 0.09 *p < 0.001*	0.86 ± 0.08 *p = 0.0001*	0.81 ± 0.06 *p < 0.0001*
Cohorte 2 *Grupo multicéntrico prospectivo de pacientes en estado crítico que recibieron su PEF en el marco de una LRA temprana* **Diuresis PEF + ↑ TIMP-2x IGFBP-7**	0.90 ± 0.06 *p < 0.001*	0.91 ± 0.08 *p = 0.009*	0.81 ± 0.10 *p = 0.003*
Prueba de esfuerzo con furosemida (PEF) *1.0 o 1.5 mg/kg* **n = 77** **Diuresis PEF + ↑ NGAL**	0.86 ± 0.06 *p < 0.001*	0.91 ± 0.06 *p < 0.001*	0.89 ± 0.06 *p < 0.001*

Koyner JL, Davison DL, Brasha-Mitchell E, et al. Furosemide Stress Test and Biomarkers for the Prediction of AKI Severity. *J Am Soc Nephrol.* 2015 Aug;26(8):2023-31.

Conclusión: en general, en el contexto de la LRA temprana, la diuresis de la PEF superó a los biomarcadores bioquímicos para predecir la LRA progresiva, la necesidad de TRR y la mortalidad de los pacientes hospitalizados. El uso de la PEF en pacientes con niveles elevados de biomarcadores mejora la estratificación del riesgo, aunque es necesario realizar más investigaciones.

RESUMEN VISUAL 16-1

Validación de una prueba clínica de [TIMP-2] · [IGFBP-7] en orina para la estratificación del riesgo de LRA en una población diversa de pacientes críticos

© 2020 Wolters Kluwer

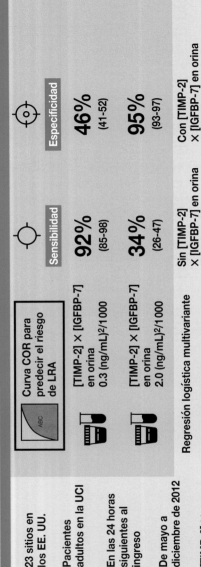

23 sitios en los EE. UU.

Pacientes adultos en la UCI

En las 24 horas siguientes al ingreso

De mayo a diciembre de 2012

[TIMP-2] × [IGFBP-7] en orina

n = 420

Curva COR para predecir el riesgo de LRA

	Sensibilidad	Especificidad
[TIMP-2] × [IGFBP-7] en orina 0.3 (ng/mL)²/1000	**92%** (85-98)	**46%** (41-52)
[TIMP-2] × [IGFBP-7] en orina 2.0 (ng/mL)²/1000	**34%** (26-47)	**95%** (93-97)

Regresión logística multivariante

Área bajo la curva (IC 95%)

	Sin [TIMP-2] × [IGFBP-7] en orina	Con [TIMP-2] × [IGFBP-7] en orina
	0.70 (0.63-0.76)	**0.86** (0.80-0.90)

Bihorac A, Chawla LS, Sha Ad, et al. Validation of Cell-Cycle Arrest Biomarkers for Acute Kidney Injury Using Clinical Adjudication. *Am J Respir Crit Care Med* 2014 Apr 15;189(8):932-9.

Conclusión: la concentración de [TIMP-2] x [IGFBP-7] en orina superior a 0.3 (ng/ml)²/1 000 identifica a los pacientes con riesgo de LRA inminente.

RESUMEN VISUAL 16-2

¿Ayudan los biomarcadores renales al diagnóstico diferencial de los pacientes con cirrosis y lesión renal aguda?

© 2020 ● Wolters Kluwer

PROSPECTIVA	BIOMARCADOR	LESIÓN TUBULAR				FUNCIÓN TUBULAR	FUNCIÓN GLOMERULAR
		NGAL _ng/mL_	IL-1 _pg/mL_	KIM-1 _ng/mL_	L-FABP _ng/mL_	FE Na %	Albúmina _(mg/dL)_
Multicentro	**Prerrenales** n = 55	**54** _(17-180)_	**15** _(15-49)_	**4.4** _(1.8-11.7)_	**9** _(4-18)_	**0.27** _(0.13-0.58)_	**21** _(4-70)_
Cirrosis y LRA	**Hepatorrenal** n = 16	**115** _(51-373)_	**37** _(15-90)_	**7.6** _(4.5-10.1)_	**14** _(6-20)_	**0.10** _(0.02-0.23)_	**24** _(13-129)_
Múltiples biomarcadores de LRA clínicamente diagnosticada	**NTA** n = 39	**565** _(76-1000)_	**124** _(15-325)_	**8.4** _(4.1-18.3)_	**27** _(8-103)_	**0.31** _(0.12-0.65)_	**92** _(44-253)_
n = 188		_p < 0.001_	_p < 0.001_	_p = 0.03_	_p = 0.002_	_p = 0.01_	_p < 0.001_

Conclusión: los biomarcadores urinarios de lesión renal están elevados en pacientes con cirrosis y LRA por NTA. La incorporación de biomarcadores en la toma de decisiones clínicas tiene el potencial de guiar el tratamiento con mayor precisión al establecer qué pacientes tienen una lesión estructural subyacente a su LRA.

Belcher JM, Sanyal AJ, Peixoto AJ. Kidney Biomarkers and Differential Diagnosis of Patients With Cirrhosis and Acute Kidney Injury. *Hepatology* 2014 Aug;60(2):622-32.

RESUMEN VISUAL 16-3

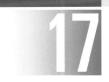

Biomarcadores de enfermedad crítica

Rajit K. Basu

INTRODUCCIÓN

El tratamiento óptimo de los pacientes en estado crítico depende de un diagnóstico preciso y oportuno. A pesar de los enormes esfuerzos de investigación dedicados a la identificación y validación de nuevas pruebas diagnósticas, la integración en la práctica real ha sido lenta.[1] Se han estudiado varios biomarcadores capaces de proporcionar un avance diagnóstico y pronóstico para el reconocimiento temprano de la enfermedad crítica. La facultad de estos nuevos biomarcadores para alcanzar altos niveles de reproducibilidad en síndromes tan heterogéneos en pacientes de la unidad de cuidados intensivos (UCI) (p. ej., sepsis, dificultad respiratoria aguda [SDRA], lesión renal aguda [LRA]) ha impedido su aceptación generalizada e incorporación en los algoritmos de tratamiento.[2-7] Además, resulta problemático que, aunque la mayoría de los nuevos biomarcadores demuestra una gran sensibilidad para detectar lesiones, pocos son sistemáticamente muy específicos. Por último, aunque la mayor parte de la bibliografía publicada se ha centrado en el cambio de los *resultados* de la atención a los pacientes mediante la inclusión de biomarcadores (para la predicción, el diagnóstico o el manejo), se han dedicado menos esfuerzos a informar sobre cómo los biomarcadores pueden dar lugar a mejoras en el *proceso* de atención. En el presente capítulo se explica la inercia existente que se opone a la incorporación de biomarcadores en la práctica. También se destaca el valor potencial de la integración de los biomarcadores en el proceso de gestión de los pacientes en estado crítico en la UCI. Por último, este capítulo ilustra el siguiente paso de la medicina de precisión, facilitado por el enriquecimiento poblacional pronóstico y predictivo dirigido por biomarcadores.

EL ENIGMA DE LA HETEROGENEIDAD

Los pacientes en estado crítico presentan una marcada heterogeneidad. Los pacientes ingresados en la UCI médica son, por naturaleza, complejos y diversos. A diferencia de las salas del hospital general, donde los pacientes suelen ingresar por lesiones de un solo órgano, o en las UCI quirúrgicas específicas, en la UCI médica los pacientes varían considerablemente en cuanto a edad, demografía, condiciones de fondo, condiciones comórbidas y diagnósticos concurrentes en curso. Muchas enfermedades críticas son en realidad síndromes que se engloban bajo diagnósticos generales, como sepsis, SDRA, lesión cerebral traumática (LCT), LRA o delirio. Por un sinfín de razones, cada paciente en estado crítico es único. La edad y el tamaño del paciente pueden influir significativamente en la respuesta del huésped a la enfermedad compleja. Por ejemplo, los datos indican que los pacientes en los extremos de edad (es decir, muy jóvenes o longevos) y en los extremos de tamaño (es decir, bajo o alto índice de masa corporal) difieren mucho entre sí y también del medio en términos de demografía de la enfermedad crítica (principalmente resultado) y también de respuesta a la enfermedad.[4,8,9] Las condiciones de fondo pueden modular la enfermedad crítica. En poblaciones adultas y geriátricas, la inmunosupresión crónica y la insuficiencia cardiopulmonar, renal o hepática no son infrecuentes y pueden potenciar la enfermedad aguda. Aunque las afecciones mencionadas son menos comunes, los niños tienen comorbilidades únicas relacionadas con afecciones oncológicas e inmunodistributivas, problemas de nacimiento y desarrollo y, lo que es más importante, menos reserva fisiológica para contrarrestar la descompensación aguda. Resulta problemático que la mayoría de los marcadores diagnósticos usados hoy en el manejo (p. ej., el pH, el lactato, la proteína C reactiva [PCR], la presión parcial de oxígeno arterial [PaO₂], la velocidad de sedimentación globular [VSG], el recuento de leucocitos y el recuento de plaquetas) no tengan en cuenta las condiciones comórbidas (**tabla 17-1**). Por ejemplo, la importancia de un cambio en la PCR en un paciente adulto con sepsis puede ser distinto si el paciente está sano o tiene artritis reumatoide como condición de base. Como se mencionó, la reserva fisiológica y la capacidad de compensar la pérdida de homeostasis varían en función de la edad, aunque los diagnósticos existentes son relativamente escasos en sofisticación con respecto a la edad del paciente. Por último, la relación entre el tiempo y la progresión o la gravedad de la enfermedad cambia de manera drástica en los primeros días del curso en la UCI, independientemente de la demografía del paciente. Para la mayoría de los pacientes de la UCI, la predictibilidad de cómo cambiará la enfermedad no está clara, en especial en aquellos pacientes con antecedentes médicos complejos.[10,11] Lamentablemente, los diagnósticos, tal y como se usan en la actualidad, ofrecen muy poca especificidad de datos en relación con el paciente, el contexto y el tiempo, ya que son marcadores orientados a la homeostasis general del paciente (el mejor ejemplo es el pH). Así, además de la heterogeneidad de la comorbilidad y la edad del paciente, el tiempo añade una "tercera dimensión" muy real a la enfermedad crítica, lo que complica la adjudicación de la lesión en el panorama diagnóstico actual. La próxima generación de pruebas diagnósticas, los nuevos biomarcadores, se identifican,

T A B L A 17-1	Biomarcadores actuales y nuevos para los síndromes de la unidad de cuidados intensivos		
Tiempo	**Sepsis**	**SDRA**	**LCT**
Actual	pH	Cociente P/F	
	Lactato	Radiografía de tórax	
	PCR	TC de tórax	
	VSG	SpO₂	
	TAP	PaO₂	
Nuevo	TAP	MAIC	S100β
	IL-18	FCEV	GFAP
	HMGB1	IGFBP-3	GBDP
	sTREM	S100	
	IL-6, IL-8	PS-A	
	Caspasa-3	PS-B	
		Ang-2	
		e-Selectina	
		p-Selectina	
		HMGB1	
		Ang-1, Ang-2	

FCEV, factor de crecimiento endotelial vascular; GFAP-GBDP, proteína ácida fibrilar glial-productos de descomposición; HMGB1, caja de grupo de alta movilidad 1; IGFBP-3, proteína de unión al factor de crecimiento similar a la insulina 3; IL, interleucina; LCT, lesión cerebral traumática; LRA, lesión renal aguda; MAIC, molécula de adhesión intercelular; P/F, PaO₂/FiO₂; PCR, proteína C reactiva; PS-A, proteína surfactante A; PS-B, proteína surfactante B; SDRA, síndrome de dificultad respiratoria aguda; sTREM, receptor soluble desencadenante en células mieloides; TAP, técnico de atención al paciente; TC, tomografía computarizada; VSG, velocidad de sedimentación globular.

derivan y validan de forma inicial en el aislamiento del paciente (usando modelos *in vitro* o *ex vivo*) y luego se prueban en poblaciones específicas de pacientes a intervalos muy fijos. Las complejidades de la edad de los pacientes, las innumerables condiciones comórbidas y el tiempo de enfermedad no se examinan al inicio en la adjudicación clínica de estos biomarcadores. Para los principales procesos patológicos de la UCI, se han identificado y estudiado varios biomarcadores al menos en poblaciones limitadas (tabla 17-1).

Las enfermedades críticas son en sí mismas heterogéneas. La apreciación de la diversidad y el espectro de las enfermedades ha llevado a que los complejos de lesiones se clasifiquen ahora como "síndromes". Por ejemplo, la sepsis, la LRA y el SDRA no se manifiestan de forma similar en los pacientes, incluso cuando se presentan en pacientes con relativamente los mismos antecedentes demográficos y de comorbilidad. Los factores fisiopatológicos de cada síndrome pueden ser muy diversos: los fundamentos moleculares son muy variados, las manifestaciones clínicas de estas alteraciones son diversas y la relación del proceso de lesión con el paciente es inconsistente.[12] Por ejemplo, aunque el reconocimiento de la sepsis ha avanzado de forma considerable, los criterios han sido tradicionalmente fijos y no tienen en cuenta la variabilidad a nivel del paciente. La manifestación de la sepsis entre los pacientes puede ser muy variada, como lo demuestra la constelación de síntomas que varía según el momento de la constatación, la evolución de la lesión y las intervenciones realizadas. Además, los síndromes no afectan sistemáticamente a un sistema orgánico frente a otros múltiples sistemas. Muchos síndromes de la UCI (p. ej., el SDRA y la LRA, en los que los procesos de lesión se limitan teóricamente a un "sistema de un solo órgano") suelen estar presentes en el contexto de otras enfermedades críticas y, a nivel molecular, demuestran efectos endocrinos en sistemas de órganos distales. Desafortunadamente, las pruebas diagnósticas actuales no distinguen la enfermedad sistemática de la lesión de un solo órgano.

La enfermedad crítica varía en función del tiempo. A diferencia de lo que ocurre con la cirugía compleja o los traumatismos, en los que se conoce el inicio de una lesión, muchos pacientes críticos tienen tiempos de "inicio" mal definidos y, como resultado, se presentan a la atención médica y, en última instancia, a la UCI en varios momentos de su curso. Tanto los modelos biológicos de enfermedad crítica como el curso clínico de los pacientes demuestran la evolución de la enfermedad en el tiempo.[12,13] La progresión de la enfermedad puede dar lugar a una importante variabilidad en los valores obtenidos en el marcador o marcadores usados para el diagnóstico. Por ejemplo, en la coincidencia de pacientes con urosepsis y choque, el valor de un nivel de lactato sérico puede ser drásticamente diferente según el momento de presentación, el inicio de la infección y el momento de la medición.

En conjunto, las enfermedades críticas son muy complejas, heterogéneas en función de los antecedentes del paciente, la enfermedad, el tiempo y la evolución. En comparación, el paradigma existente para las pruebas de diagnóstico es demasiado simplista. Las pruebas se centran sobre todo en el diagnóstico mediante la comparación de un punto singular en el tiempo usando valores de corte fijos, sin el contexto de la disfunción de otros órganos, para la predicción de un criterio de valoración singular (más comúnmente, la mortalidad). Los biomarcadores que se usan en la actualidad son sensibles a la enfermedad crítica, pero no son específicos del síndrome de lesión. Por ejemplo, el lactato, usado para connotar el equilibrio entre el metabolismo anaeróbico y el aeróbico, es un biomarcador para la sepsis, el SDRA, la insuficiencia cardiaca y la LCT, casi todos los síndromes de la UCI. De forma similar, los otros marcadores para la sepsis y el SDRA por lo regular proporcionan una referencia para la homeostasis del huésped y no reflejan necesariamente las lesiones en sí mismas (es decir, cómo evoluciona o se controla el síndrome). Es probable que la falta de una terapéutica fiable y consistente en casi todos los síndromes de la UCI se deba en parte a estos diagnósticos poco sofisticados e imprecisos. Es posible que el uso de biomarcadores con mayor especificidad para la propia enfermedad única pueda ayudar a manejar la heterogeneidad sinónimo de la enfermedad en la UCI (**figura 17-1**).

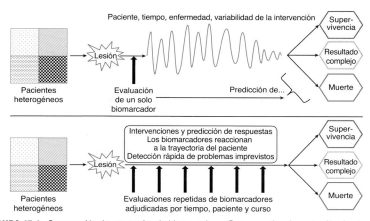

FIGURA 17-1. Comparación de estrategias de biomarcadores. Parte superior: demostración de cómo se usan los biomarcadores actuales: un solo valor, un solo punto de tiempo, un solo punto de corte, para un criterio de valoración singular remoto. Parte inferior: representación de cómo la incorporación de biomarcadores puede servir para guiar el manejo de forma más directa: múltiples marcadores, múltiples puntos temporales, para criterios de valoración más próximos.

SÍNDROMES DE LA UNIDAD DE CUIDADOS INTENSIVOS Y NUEVOS BIOMARCADORES

El deseo de mejorar la atención de los pacientes en estado crítico basado en una detección más temprana, mejorar la especificidad del diagnóstico y orientar las terapias eficaces ha impulsado la identificación de nuevos biomarcadores (tabla 17-1). Aunque las pruebas diagnósticas actuales se usan para impulsar el tratamiento de apoyo, el beneficio de los nuevos biomarcadores es, en teoría, identificar la lesión en sus primeras etapas, lo que permite a los proveedores acelerar las terapias mitigadoras.

En el caso de los principales síndromes de la UCI, los avances en el diagnóstico podrían cambiar la forma de tratar a los pacientes. La sepsis es un buen ejemplo de cómo el cambio de diagnóstico podría mejorar la atención y los resultados de los pacientes. El reconocimiento temprano de la sepsis es ahora la piedra angular de la atención, que se basa en una combinación de educación del personal sanitario, conocimiento del riesgo de sepsis y marcadores clínicos de la enfermedad (ErFOS o evaluación rápida del fallo orgánico secuencial), una combinación que lleva al personal sanitario a iniciar un tratamiento antimicrobiano y medidas de apoyo.[14] Los marcadores existentes, como el lactato, en el contexto adecuado del paciente, pueden ayudar a tomar la decisión de iniciar los antibióticos. Desafortunadamente, los marcadores como el lactato no suelen ofrecer una visión significativa del proceso de la enfermedad en sí. Por ejemplo, en un paciente con choque séptico, nunca se ha demostrado que el nivel de aumento del lactato esté asociado con la gravedad o con el mecanismo de la sepsis. Los biomarcadores más recientes en el campo de la sepsis, como el receptor soluble desencadenante en células mieloides-1 (sTREM-1) derivado tanto de modelos moleculares (microarreglos genéticos y estudio proteómico) como animales, han demostrado un alto grado de especificidad para la progresión de la enfermedad de la sepsis; se ha descubierto que el grado de elevación de sTREM-1 está correlacionado con la gravedad de la sepsis.[15] Los microarreglos y la genómica han identificado grupos de marcadores que también pueden separar poblaciones de pacientes según la gravedad de la sepsis. En estos estudios, se puede adjudicar el equilibrio de los marcadores inflamatorios y antiinflamatorios, dilucidar la expresión de los receptores de esteroides y detallar la progresión de la apoptosis celular (frente a la necrosis).[8,16,17] Todo esto tiene evidentes ramificaciones posteriores para guiar la terapia.

Desafortunadamente, en comparación con la sepsis, otros síndromes de la UCI cuentan con muchos menos marcadores clínicos y nuevos biomarcadores. El diagnóstico y el pronóstico del SDRA se han basado en gran medida en los índices clínicos de estabilidad del paciente, específicos de la enfermedad respiratoria. La identificación de marcadores de LCT ha quedado atrás, pero ahora están apareciendo marcadores que describen lesiones directas en las células gliales (S100β y proteína ácida fibrilar glial [GFAP]).[18] Los nuevos biomarcadores para la LRA, que se comentan en este texto, pueden dilucidar la localización, el mecanismo y la progresión de la lesión dentro del riñón.

La inercia que impide la incorporación de nuevos biomarcadores a la práctica se debe a una combinación de factores. En la literatura de la UCI, una plétora de publicaciones discute el riesgo frente al beneficio o la evaluación a favor o en contra de los biomarcadores en la práctica, si es que estos marcadores están listos para su uso e integración en la práctica. A pesar de las pruebas disponibles, pocas, si es que alguna, han llegado en el momento oportuno.[1] La forma de estudiar estas pruebas es problemática. La práctica actual consiste en evaluar la eficacia mediante el análisis de un biomarcador en un único punto temporal con respecto a un único valor de corte. Esta norma no se ajusta a la forma en que los pacientes de la UCI cambian con el tiempo. Un enfoque dinámico, similar al modo en que las mediciones de los gases sanguíneos hacen un seguimiento de la variación respiratoria, se ajustaría mejor a la naturaleza dinámica de los pacientes (**figura 17-2**). La segunda es la dependencia de la evaluación del rendimiento de un biomarcador mediante el análisis de la predicción de resultados fuertemente confundidos por factores tanto relacionados como no relacionados con el paciente (p. ej., mortalidad a los 28 días, tiempo de estancia hospitalaria). Los biomarcadores rara vez se estudian con métodos afines a la metodología de mejora de la calidad, determinando el efecto sobre las métricas del proceso más que sobre las métricas de los resultados. El manejo de los cuidados críticos es un proceso en tiempo real, adjudicado múltiples veces al día, lo que hace posible la identificación de intervenciones o pruebas a corto plazo por lo regular funcionales y beneficiosas. En lugar de intentar emparejar un biomarcador de punto de atención en el momento del ingreso con el resultado de muerte a los 28 días, puede ser más práctico emparejar el biomarcador con la evolución de la enfermedad o el efecto de las terapias. En tercer lugar, el ensayo clínico aleatorizado (ECA) sigue siendo el estándar de oro de referencia para impulsar el cambio de la práctica. Desafortunadamente, muy pocos ECA en cuidados críticos han demostrado evidencia convincente que cambie la práctica en el manejo

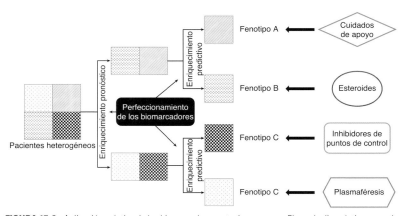

FIGURA 17-2. Aplicación práctica de los biomarcadores actuales y nuevos. El uso de diagnósticos novedosos puede refinar una población mediante el enriquecimiento pronóstico y predictivo. Las terapias dirigidas pueden centrarse en poblaciones definidas y refinadas, y los biomarcadores funcionales para evaluar la homeostasis del paciente y la progresión de las lesiones pueden usarse para ayudar a guiar el proceso de tratamiento. El ejemplo descrito es el del choque séptico.

de la mayoría de los síndromes de la UCI. Además, la mayoría de los ECA históricamente no han tenido en cuenta la heterogeneidad de la enfermedad y, por lo tanto, han sido diseñados de manera imprecisa. El objetivo de demostrar una mejora de los resultados en un paciente complejo mediante la incorporación de una única prueba diagnóstica para una métrica final muy confusa (la mortalidad) es tal vez poco realista. Por último, no hay que subestimar el aspecto financiero de la incorporación de un nuevo diagnóstico al tratamiento. La atención basada en el valor, para optimizar la calidad y minimizar los costos reducibles, se ha convertido en el centro de atención, especialmente en Estados Unidos. A falta de datos que demuestren un beneficio económico para la atención al paciente, el costo adicional de una nueva prueba diagnóstica supone una carga fiscal para muchas instituciones.

INTEGRACIÓN MEDIANTE EL ENRIQUECIMIENTO

La integración de los biomarcadores en el manejo de los cuidados críticos requerirá una aplicación contemporánea y pragmática. La finalidad de los nuevos biomarcadores debe ser específica para la naturaleza de la propia prueba y el contexto del paciente. Si el pronóstico, el diagnóstico y el terdiagnóstico son características distintas de una prueba de biomarcadores determinada, es poco probable que una sola prueba pueda usarse para los tres fines, en especial si esa prueba determinada se mide una vez y se compara con un valor de corte específico. Aunque la troponina-I se usa con frecuencia como referencia para la investigación de biomarcadores, la medición de la isoenzima de la troponina no se usa para todos los aspectos del seguimiento de la atención del paciente con síndrome coronario agudo. Además, las pruebas de troponina en el paciente sin factores de riesgo de enfermedad cardiaca u otros síntomas clínicos de enfermedad demuestran una alta tasa de falsos positivos y una mala práctica de utilización. El contexto del paciente impulsa las pruebas de biomarcadores. En el reconocimiento de la sepsis, el uso del técnico de atención al paciente con fines de diagnóstico puede mejorar cuando se realiza la prueba con mayor probabilidad previa de complicaciones de la sepsis.[3,19] El paralelismo se ha demostrado en el caso de los biomarcadores de LRA y el pródromo de riesgo de LRA.[20] Por ejemplo, en la LCT, los niveles de S100β y GFAP son indicativos de aspectos únicos de la lesión glial.[18] El enriquecimiento pronóstico y predictivo mediante nuevos biomarcadores es posible en la sepsis, la LRA y el SDRA.[2,8,21] Si los biomarcadores se usan de este modo, las poblaciones podrían refinarse a partir de una mezcla diversa y heterogénea de pacientes a través de múltiples clasificaciones categóricas secuenciales hasta llegar a una gravedad de la enfermedad más precisa, a la orientación de las posibles terapias y, en general, a las poblaciones de interés (en las que la intervención terapéutica tendría consecuencias más "significativas") (figura 17-2).

Los nuevos biomarcadores de los síndromes de la UCI pueden usarse para orientar el tratamiento. Por ejemplo, en el tratamiento de la sepsis y el fallo multiorgánico, los marcadores de recuento de plaquetas y ADAMTS-13 (una desintegrina y metaloproteinasa con un motivo de trombospondina de tipo 1, miembro 13) pueden utilizarse para dirigir el uso de la plasmaféresis, una práctica que ha permitido mejorar la recuperación de la sepsis y reducir la duración y la gravedad del fallo orgánico.[22] El manejo del equilibrio de líquidos en el contexto de la LRA es posible mediante una evaluación secuencial de nuevos biomarcadores de LRA.[23] Por lo tanto, los marcadores de diagnóstico de cuidados críticos podrían centrarse en el proceso. La plausibilidad del sentido común de que un índice clínico o un biomarcador medido en el momento del ingreso en la UCI o al principio del curso de la UCI tenga una relación uno a uno con el desenlace clínico de la UCI es baja, independientemente de la asociación estadística. Una combinación de los diagnósticos existentes que permiten adjudicar la estabilidad del huésped y los cambios en la homeostasis con la incorporación de nuevos biomarcadores específicos para las lesiones puede ser práctica, pragmática y conducir a avances en el manejo (figura 17-2).

CONCLUSIÓN

En este breve texto se ha descrito la heterogeneidad de la enfermedad crítica en el contexto de los recientes avances en el desarrollo de biomarcadores. El campo de la medicina intensiva requerirá un movimiento coordinado y con visión de futuro para mejorar la atención a los pacientes; la inclusión de nuevos diagnósticos es fundamental para esta labor. Solo a través de una visión replanteada de cómo pueden estudiarse estos diagnósticos será posible la integración en la práctica.

Referencias

1. Honore PM, Jacobs R, Hendrickx I, et al. Biomarkers in critical illness: have we made progress? *Int J Nephrol Renovasc Dis.* 2016;9:253-256.
2. Sarma A, Calfee CS, Ware LB. Biomarkers and precision medicine: state of the art. *Crit Care Clin.* 2020;36(1):155-165.
3. Lam SW, Bauer SR, Fowler R, et al. Systematic review and meta-analysis of procalcitonin-guidance versus usual care for antimicrobial management in critically ill patients: focus on subgroups based on antibiotic initiation, cessation, or mixed strategies. *Crit Care Med.* 2018;46(5):684-690.
4. Sims CR, Nguyen TC, Mayeux PR. Could biomarkers direct therapy for the septic patient? *J Pharmacol Exp Ther.* 2016;357(2):228-239.
5. Sinha P, Calfee CS. Phenotypes in acute respiratory distress syndrome: moving towards precision medicine. *Curr Opin Crit Care.* 2019;25(1):12-20.
6. Metwaly S, Cote A, Donnelly SJ, et al. Evolution of ARDS biomarkers: will metabolomics be the answer? *Am J Physiol Lung Cell Mol Physiol.* 2018;315(4):L526-L534.
7. Honore PM, Joannes-Boyau O, Boer W, et al. Acute kidney injury in the ICU: time has come for an early biomarker kit! *Acta Clin Belg.* 2007;62(suppl 2):318-321.
8. Wong HR, Caldwell JT, Cvijanovich NZ, et al. Prospective clinical testing and experimental validation of the Pediatric Sepsis Biomarker Risk Model. *Sci Transl Med.* 2019;11(518). doi:10.1126/scitranslmed.aax9000
9. Meyer NJ, Calfee CS. Novel translational approaches to the search for precision therapies for acute respiratory distress syndrome. *Lancet Respir Med.* 2017;5(6):512-523.
10. Yende S, Kellum JA, Talisa VB, et al. Long-term host immune response trajectories among hospitalized patients with sepsis. *JAMA Netw Open.* 2019;2(8):e198686.
11. Sakr Y, Reinhart K, Bloos F, et al. Time course and relationship between plasma selenium concentrations, systemic inflammatory response, sepsis, and multiorgan failure. *Br J Anaesth.* 2007;98(6):775-784.
12. Leligdowicz A, Matthay MA. Heterogeneity in sepsis: new biological evidence with clinical applications. *Crit Care.* 2019;23(1):80.
13. Donahoe M. Acute respiratory distress syndrome: a clinical review. *Pulm Circ.* 2011;1(2):192-211.
14. Seymour CW, Liu VX, Iwashyna TJ, et al. Assessment of clinical criteria for sepsis: for the Third International Consensus Definitions for Sepsis and Septic Shock (Sepsis-3). *JAMA.* 2016;315(8):762-774.
15. Su L, Liu D, Chai W, et al. Role of sTREM-1 in predicting mortality of infection: a systematic review and meta-analysis. *BMJ Open.* 2016;6(5):e010314.
16. Vassiliou AG, Floros G, Jahaj E, et al. Decreased glucocorticoid receptor expression during critical illness. *Eur J Clin Invest.* 2019;49(4):e13073.
17. Alder MN, Opoka AM, Wong HR. The glucocorticoid receptor and cortisol levels in pediatric septic shock. *Crit Care.* 2018;22(1):244.
18. Mondello S, Sorinola A, Czeiter E, et al. Blood-based protein biomarkers for the management of traumatic brain injuries in adults presenting to emergency departments with mild brain injury: a living systematic review and meta-analysis. *J Neurotrauma.* 2018. doi:10.1089/neu.2017.5182
19. Liu D, Su L, Han G, et al. Prognostic value of procalcitonin in adult patients with sepsis: a systematic review and meta-analysis. *PLoS One.* 2015;10(6):e0129450.
20. Basu RK, Wang Y, Wong HR, et al. Incorporation of biomarkers with the renal angina index for prediction of severe AKI in critically ill children. *Clin J Am Soc Nephrol.* 2014;9(4):654-662.
21. Shankar-Hari M, Rubenfeld GD. Population enrichment for critical care trials: phenotypes and differential outcomes. *Curr Opin Crit Care.* 2019;25(5):489-497.
22. Nguyen TC, Han YY, Kiss JE, et al. Intensive plasma exchange increases a disintegrin and metalloprotease with thrombospondin motifs-13 activity and reverses organ dysfunction in children with thrombocytopenia-associated multiple organ failure. *Crit Care Med.* 2008;36(10):2878-2887.
23. Varnell CD, Goldstein SL, Devarajan P, et al. Impact of near real-time urine neutrophil gelatinase-associated lipocalin assessment on clinical practice. *Kidney Int Rep.* 2017;2(6):1243-1249.

SECCIÓN V

Imagenología en la unidad
de cuidados intensivos

18

Ecografía en la unidad de cuidados intensivos

Sharad Patel, Gurkeerat Singh
y Nathaniel C. Reisinger

INTRODUCCIÓN

La ecografía en el punto de atención (POCUS, por sus siglas en inglés) es una herramienta importante para el intensivista. El proverbial "quinto pilar" de la exploración física, la POCUS es utilizada por el médico tratante a pie de cama para aumentar el diagnóstico, especialmente en la evaluación rápida del choque y la hipoxemia.[1] A diferencia de la radiología tradicional, la POCUS se limita a preguntas concretas con respuestas binarias, de sí o no, para tomar decisiones inmediatas en situaciones de urgencia.[2] La aparición de dispositivos ultraportátiles de costo reducido ha hecho que la POCUS sea omnipresente.[3] La naturaleza no invasiva de la ecografía, sin radiación ionizante, la hace benigna y repetible.[4] Esto hace que el médico vuelva a la cabecera, disminuyendo la fragmentación de la atención y mejorando la experiencia del paciente.[2,3] La mayoría de las facultades de medicina han implementado planes de estudios de POCUS.[5] De hecho, el American College of Chest Physicians reconoció la POCUS como una competencia básica desde el año 2009.[6] El objetivo es describir algunos usos de la POCUS en los cuidados críticos y cómo pueden adaptarse para añadir valor al nefrólogo que ejerce en este entorno.

FÍSICA

El conocimiento de los principios en los que se basa la generación de imágenes es importante para interpretar las imágenes ecográficas. Las ecografías son una forma de tomografía que genera imágenes por secciones mediante una onda penetrante.[7] Los dispositivos ecográficos utilizan cristales denominados "piezoeléctricos" que emiten una vibración cuando se aplica una corriente y viceversa.[8] Los piezoeléctricos, principalmente el titanato de circonato de plomo, se disponen a lo largo del transductor de ultrasonido, generando ondas ultrasónicas en respuesta a pulsos de corriente alterna.[9] Las ondas ultrasónicas tienen frecuencias de 1 a 20 MHz,[8] se propagan a través de medios como los tejidos y alrededor de 1% se refleja para volver al transductor y estimular el piezoeléctrico, lo que genera una imagen.[9] La velocidad de las ondas ultrasónicas se determina por las propiedades físicas del medio que examinan. En los tejidos humanos, su velocidad media es de 1 540 m/s.[8] La intensidad de la señal de retorno corresponde al brillo del píxel en la pantalla, denominado "ecogenicidad".[9] Los objetos que aparecen brillantes son hiperecoicos, los que aparecen oscuros son "hipoecoicos" o anecoicos si son negros.[7]

Comprender la relación inversa entre la frecuencia y la longitud de onda es importante para entender las limitaciones de las imágenes por ultrasonido. Las ondas ultrasónicas de frecuencia más alta (6-20 MHz) tienen longitudes de onda más cortas, lo que proporciona una menor penetración, pero una mejor resolución espacial, ideal para las estructuras superficiales y las imágenes vasculares.[7] Las ondas ultrasónicas de menor frecuencia (1-6 MHz) tienen longitudes de onda más largas, lo que permite una mayor profundidad de penetración a costa de una menor resolución espacial, lo que permite la visualización de estructuras más profundas, ideal para la obtención de imágenes abdominales y la ecocardiografía.[7] Los transductores de ecografía se personalizan tanto en términos de frecuencia como de la huella real del transductor.[7] Los transductores lineales suelen tener una frecuencia más alta, mientras que los transductores abdominales y cardiacos tienen una frecuencia más baja, y estos últimos tienen una huella más corta para encajar entre las costillas.[7]

Los modos más usados son el modo B, el modo M y la ecografía Doppler.[9] El modo B (modo de brillo) genera una sección transversal bidimensional con un brillo determinado por la intensidad de la señal de retorno y una profundidad determinada en función del tiempo de retorno de la señal.[9] El modo M (modo de movimiento) genera imágenes a partir de un único transductor que se rastrea a lo largo del tiempo, trazando el movimiento en el tiempo.[9] El modo Doppler se usa para detectar y evaluar el movimiento.[9] Los ecos que regresan de una estructura en movimiento tienen una frecuencia diferente en comparación con la frecuencia original de la señal de eco.[9] Esta diferencia se denomina desplazamiento Doppler, que puede usarse para calcular las velocidades de flujo que son útiles para las aplicaciones cardiacas y vasculares.[9] La interacción de las ondas sonoras con las estructuras anatómicas da lugar a una serie de artefactos ecográficos que se observan en la práctica diaria. Algunos dan pistas sobre la patología subyacente, mientras que otros pueden llevar a un manejo erróneo si no se interpretan de forma correcta. Los artefactos clínicamente relevantes se discuten en la sección de pulmón.

RIÑONES Y VEJIGA

La ecografía focalizada de los riñones y la vejiga es útil en el estudio de la lesión renal aguda (LRA) para identificar anomalías estructurales y excluir una obstrucción ureteral o de la salida de la vejiga.[10] El riñón se explora con una sonda abdominal justo subcostal en el plano coronal (orientada en sentido superoinferior) con el paciente en posición supina, teniendo cuidado de recorrer todo el órgano en dos planos utilizando el hígado como ventana acústica (que permite una fácil transmisión de las ondas sonoras) a la derecha y el bazo a la izquierda.[11] La hidronefrosis se visualiza como espacios anecoicos confluentes y arborizantes dentro de la grasa del seno medular y se puede clasificar como leve, moderada o grave.[10,12] Los falsos positivos incluyen quistes parapélvicos que aparecen como estructuras anecoicas discretas con realce acústico posterior y vasculatura renal prominente, que puede identificarse con Doppler.[11,13] La hidronefrosis leve puede observarse en estados de alto flujo urinario como en la diuresis o la diabetes insípida, en el embarazo o en el riñón trasplantado por denervación.[10] Pueden producirse falsos negativos en caso de obstrucción precoz, malignidad o con fibrosis retroperitoneal[10] (**figuras 18-1** y **18-2; resumen visual 18-1**).

La vejiga se visualiza mejor con un transductor abdominal justo por encima de la sínfisis del pubis, que aparece como una estructura anecoica redondeada.[11] La ecografía puede usarse para estimar el volumen de la vejiga explorando en dos planos (**resumen visual 18-2**).[12] El tamaño puede determinarse de forma aproximada como una elipse utilizando la siguiente fórmula: volumen = $0.52 \times$ longitud $\times$ anchura $\times$ altura.[12] Una distensión inadecuada puede sugerir obstrucción debida a hipertrofia prostática, medicamentos o mal funcionamiento de la sonda uretral.[14] La presencia de chorros ureterales bilaterales en la ecografía Doppler es un argumento en contra pero no excluye la obstrucción ureteral.[14]

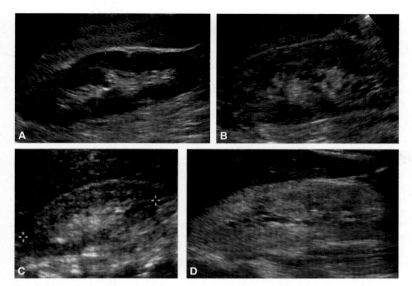

FIGURA 18-1. A. Riñón normal con parénquima hipoecoico al hígado. **B.** Riñón normal con parénquima isoecoico al hígado. **C.** Riñón enfermo con parénquima hiperecoico al hígado. **D.** Riñón enfermo con parénquima marcadamente hiperecoico con respecto al hígado.

De Khati NJ, Hill MC, Kimmel PL. The role of ultrasound in kidney insufficiency: the essentials. *Ultrasound Q.* 2005;21(4):227-244. Figura 2.

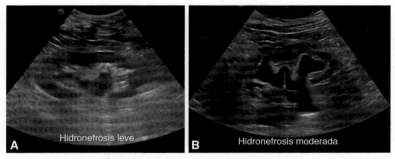

FIGURA 18-2. A. Hidronefrosis leve, obsérvese la dilatación de los cálices menores que aparece como un espacio anecoico dentro de la grasa hiperecoica del seno renal. Reproducido con permiso. **B.** Hidronefrosis moderada, obsérvese la dilatación de los cálices mayor y menor que aparecen como un espacio anecoico que desplaza la grasa hiperecoica del seno renal. La flecha vertical indica el *stent* ureteral. La flecha horizontal indica el uréter proximal dilatado. De Koratala A, Bhattacharya D, Kazory A. Point of care renal ultrasonography for the busy nephrologist: a pictorial review. *World J Nephrol.* 2019;8(3):44-58.

PULMÓN

Aunque en un principio se pensaba que no tenía valor debido a la presencia de artefactos ecográficos, en los últimos 30 años la ecografía pulmonar se ha convertido en una parte integral de la práctica de la medicina de cuidados críticos. La ecografía pulmonar puede detectar y diagnosticar el neumotórax, el derrame pleural, la consolidación, el edema pulmonar cardiogénico agudo (EPCA) y el síndrome de dificultad respiratoria aguda (SDRA).[15-18]

El pulmón normal puede explorarse usando la mayoría de los transductores de ecografía, con transductores cardiacos que se ajustan entre dos espacios costales y transductores lineales que proporcionan una mayor resolución de la línea pleural.[19] En la profundidad de la piel, la pleura visceral y parietal son visibles como una única línea hiperecoica con un movimiento de vaivén visible con la respiración denominado "deslizamiento pulmonar".[18] En las profundidades de la línea pleural, no se ve ningún detalle anatómico en circunstancias normales debido a los artefactos de reverberación que surgen de la falta de correspondencia de alta impedancia entre la superficie pleural y el aire de los alvéolos.[18] Estos artefactos de reverberación se visualizan como líneas horizontales hiperecoicas en múltiplos enteros de la profundidad pleural y se denominan líneas A.[18] Las líneas A representan un pulmón bien ventilado, pero pueden estar presentes en pacientes con disnea por neumotórax o enfermedad de las vías respiratorias.[18,20]

Se han desarrollado numerosos patrones de exploración con una utilidad variable en función de la indicación. El protocolo de ecografía pulmonar de urgencia (EPU) explora tres puntos en cada hemitórax y ha demostrado ser un algoritmo útil para diferenciar rápidamente las causas de disnea aguda.[17] Además de las líneas A, el protocolo EPU se basa en la observación de otros artefactos de la ecografía pulmonar para analizar el diagnóstico diferencial.[17] La presencia de deslizamiento pulmonar descarta el neumotórax en ese punto.[20] La ausencia de deslizamiento pulmonar sugiere neumotórax y cuando se combina con un "punto pulmonar" (la unión entre el deslizamiento pulmonar y la ausencia de deslizamiento) es 100% específica para el neumotórax, superando a la radiografía de tórax[20-22] (**figura 18-3**).

Las líneas B son artefactos de reverberación hiperecoicos orientados verticalmente que surgen del desajuste de la impedancia en la superficie pleural y se irradian hacia el borde del campo de ultrasonido, aboliendo las líneas A.[17] Una línea B por campo es normal, mientras que más de dos son patológicas, y el número de líneas B aumenta cuantitativamente con el

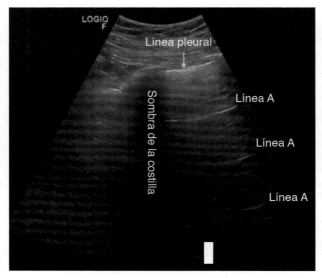

FIGURA 18-3. Aspecto normal de la ecografía pulmonar. Obsérvese la línea pleural hiperecoica con líneas A que surgen como líneas horizontales a intervalos enteros de la profundidad pleural. Se trata de un pulmón normal y bien ventilado, aunque este patrón puede aparecer en enfermedades de las vías respiratorias como la enfermedad pulmonar obstructiva crónica y el asma. Reproducido con permiso de nephropocus.com. Consultado el 5 de noviembre de 2020.

aumento de líquido en el pulmón.[23-25] Cuando están presentes de forma focalizada, las líneas B sugieren neumonía o atelectasia, y si están presentes de forma difusa sugieren EPCA (cuando son homogéneas) o SDRA (cuando no son homogéneas) y se asocian con líneas pleurales engrosadas y consolidaciones subpleurales.[26-28] Un posible factor de confusión es la presencia de enfermedad pulmonar intersticial difusa, que se presenta como un patrón de línea B homogéneo y difuso asociado con una línea pleural engrosada.[29]

Las líneas B se correlacionan con la extensión del agua pulmonar extravascular. En los pacientes en hemodiálisis, las líneas B superan al examen físico en la detección de la sobrecarga de líquidos, disminuyen dinámicamente con la ultrafiltración y se correlacionan de forma dependiente de la dosis con los resultados cardiovasculares adversos.[30-32] En términos más generales, la ecografía pulmonar supera a la radiografía de tórax para la identificación de la insuficiencia cardiaca aguda, y en combinación con el estudio de compresión venosa de las extremidades inferiores, el protocolo EPU diagnosticó correctamente a 90.5% de los pacientes de la unidad de cuidados intensivos (UCI) con disnea aguda.[16,17,33]

Un derrame pleural se visualiza como un espacio anecoico que desplaza el patrón de artefactos pulmonares descrito anteriormente.[23] Un derrame pleural transmite bien las ondas sonoras y, a menudo, la columna vertebral puede visualizarse en su parte posterior, aunque sin su ecogenicidad (oscuridad) normal, lo que se denomina "signo de la columna".[34] La ecografía pulmonar puede detectar fácilmente incluso derrames pleurales pequeños y supera a la exploración física y a la radiografía de tórax.[29] La ecografía suele distinguir los derrames pleurales transudativos de los exudativos, que son más propensos a tener material ecogénico y contener loculaciones y septaciones.[23] Por último, la ecografía es útil para cuantificar los derrames pleurales y guiar la toracocentesis con una menor tasa de complicaciones.[35]

La mayoría de las consolidaciones pulmonares llegan a la pleura y son visibles en la ecografía pulmonar. Dependiendo de la posición y el tamaño, pueden aparecer como pequeñas densidades de base pleural hasta consolidaciones de tipo tisular.[36] Las consolidaciones aparecen con un borde irregular con el pulmón normal bien ventilado, denominado "signo de trituración" o perfil C, a menudo asociado con líneas B profundas a la consolidación.[36] Una vez más, la ecografía pulmonar supera a la radiografía de tórax, y los metaanálisis que estudian la ecografía pulmonar para la neumonía demuestran sistemáticamente sensibilidades y especificidades en el intervalo de 80 a 90%[37-41] (**figura 18-4; resumen visual 18-3**).

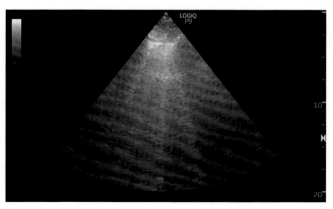

FIGURA 18-4. Ecografía pulmonar con líneas B. Esta imagen está tomada de un paciente con edema pulmonar cardiogénico. Obsérvense las líneas B hiperecoicas que discurren verticalmente y emanan de la línea pleural. Reproducido con permiso de nephropocus.com. Consultado el 5 de noviembre de 2020.

CARDIACA

A diferencia de la ecocardiografía transtorácica (ETT) de referencia tradicional, la ecografía cardiaca focalizada (ECF) es una ecografía cardiaca limitada realizada a pie de cama por el intensivista tratante a medida que se desarrolla el caso, guiando el tratamiento en tiempo real, en especial para los pacientes con choque indiferenciado. La ECF no pretende sustituir a la ETT de referencia para la evaluación valvular completa, la evaluación de las anomalías del movimiento de la pared u otras indicaciones cardiacas primarias. Las cuatro vistas básicas de la ECF son el eje largo paraesternal (ELPE), el eje corto paraesternal (ECPE), la vista apical de cuatro cámaras (A4C) y la vista subcostal (SC). Cada vista se obtiene en forma sistemática con un transductor cardiaco específico.[42-44]

La primera vista es la vista del ELPE obtenida con el transductor en el segundo a cuarto espacio intercostal precordial a la izquierda del paciente con indicador del hombro derecho. Esta vista incluye imágenes de la válvula mitral (VM) y de la válvula aórtica (VA) y permite evaluar el tamaño y la función del ventrículo izquierdo (VI). La fracción de eyección (FE) del VI se calcula visualmente con base en el acortamiento fraccional del VI y el desplazamiento de la VM hacia el tabique ventricular, denominada separación septal del punto E (SSPE). El ventrículo derecho (VD), el tracto de salida del ventrículo izquierdo (TSVI) y la aurícula izquierda (AI) también son visibles a la derecha, lo que permite realizar comparaciones generales de los tamaños de las cámaras. El derrame pericárdico puede verse como líquido anecoico anterior o posterior al corazón, aunque el líquido posterior a la aorta descendente es un derrame pleural del lado izquierdo (**figura 18-5**).

Desde el ELPE, el transductor se gira de modo que el indicador esté orientado hacia el hombro izquierdo del paciente para obtener la vista del ECPE. En el ECPE, el VI aparece como un círculo con el VD hacia arriba y a la izquierda. Aquí la FE se estima visualmente a nivel de los músculos papilares. La curvatura de la pared interventricular en el VI puede indicar presiones derechas muy elevadas (signo D). Puede obtenerse información adicional inclinando el transductor hacia arriba, hacia la VA, o hacia abajo, hacia el ápice cardiaco[44,45] (**figura 18-6**).

A continuación se obtiene la vista A4C con el transductor lateral a la línea medioclavicular en el cuarto y quinto espacio intercostal, idealmente en el punto de máximo impulso del paciente, indicador hacia la axila izquierda del paciente. Se prefiere la posición de decúbito lateral izquierdo. Aquí las aurículas y los ventrículos se ven uno al lado del otro, lo que permite comparar el tamaño de las cámaras a través del tabique interventricular. Una relación normal entre el VD y el VI es de 0.6 a 1. La VM y la válvula tricúspide (VT) se ven separando las

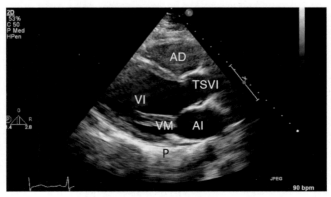

FIGURA 18-5. Vista del eje largo paraesternal. AD, aurícula derecha; AI, aurícula izquierda; P, pericardio; TSVI, tracto de salida del ventrículo izquierdo; VI, ventrículo izquierdo; VM, válvula mitral. Original de SP. Modificado por NR.

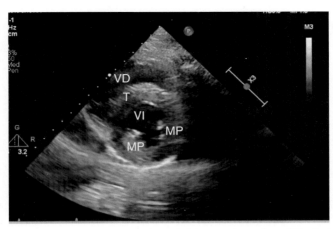

FIGURA 18-6. Vista del eje corto paraesternal a nivel de los músculos papilares. MP, músculo papilar; T, tabique; VD, ventrículo derecho; VI, ventrículo izquierdo. Original de SP. Modificado por NR.

aurículas y los ventrículos. La desplazamiento sistólico del plano anular tricuspídeo (DSPAT) es el grado de movimiento ascendente y descendente de la VT entre la sístole y la diástole, y puede usarse para estimar la función sistólica del VD, en la mayoría de los casos usando el modo M. Inclinando el transductor hacia el lecho, puede visualizarse el TSVI, lo que permite medir el gasto cardiaco mediante la integral de velocidad-tiempo (IVT)[44,45] (**figura 18-7**).

La última vista ECF es la vista SC con el transductor justo inferior a la apófisis xifoides con orientación horizontal, indicador hacia la izquierda del paciente utilizando el hígado como ventana acústica. Con las cuatro cámaras de nuevo visualizadas, la vista SC puede ser una buena vista para la función cardiaca general y puede ser la única vista factible en pacientes con pulmones hiperinsuflados debido a enfermedades de las vías respiratorias o ventilación con presión positiva, así como en pacientes sometidos a reanimación cardiopulmonar (**figura 18-8**). Desde aquí se gira el transductor para ver la vena cava inferior (VCI) en eje largo. Para confirmar la VCI, se observa la continuidad con las venas hepáticas y se visualiza

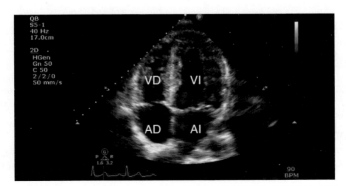

FIGURA 18-7. Vista apical de cuatro cámaras. AD, aurícula derecha; AI, aurícula izquierda; VD, ventrículo derecho; VI, ventrículo izquierdo. Original de SP. Modificado por NR.

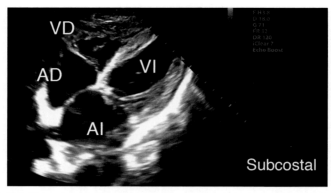

FIGURA 18-8. Vista subcostal. AD, aurícula derecha; AI, aurícula izquierda; VD, ventrículo derecho; VI, ventrículo izquierdo. Original de SP.

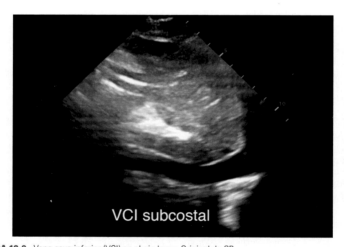

FIGURA 18-9. Vena cava inferior (VCI) en el eje largo. Original de SP.

la aorta inmediatamente a la izquierda del paciente. La VCI se mide 2 cm por debajo del diafragma. Aunque la evaluación de la VCI puede confundirse por múltiples factores, una VCI plana y colapsable puede sugerir un estado de respuesta al volumen, mientras que una VCI distendida y no colapsable puede verse con una expansión del volumen intravascular, un taponamiento cardiaco o una embolia pulmonar[44,45] (**figura 18-9**).

ECOGRAFÍA INTEGRADORA

En la UCI, la ECF puede combinarse con la ecografía pulmonar, la ecografía abdominal para detectar líquido libre y la evaluación vascular en el protocolo Rapid Ultrasound in Shock (RUSH). Las evaluaciones multiorgánicas sistemáticas, como el protocolo RUSH, complementan la historia clínica y la exploración física en los pacientes con choque. A medida que el médico recopila información, surgen patrones.

Por ejemplo, un gran derrame pericárdico con dilatación de la VCI y un patrón de línea B en la ecografía pulmonar sugiere choque obstructivo debido a taponamiento cardiaco. En otro escenario, se observa un VD dilatado e hipocontráctil en la ECF con una VCI dilatada y un patrón de línea A, que juntos empujan al observador a considerar una embolia pulmonar. Por último, se considera un paciente con un VI hiperdinámico con una VCI plana y colapsada y una consolidación pulmonar con derrame pleural subyacente, que habla de un choque séptico por neumonía. Aunque estos casos son ilustrativos, los datos de resultados son limitados hasta la fecha. Sin embargo, los datos disponibles demuestran que estos protocolos añaden o confirman la información clínica y guían la toma de decisiones en pacientes con choque.[43,46-48]

CONCLUSIÓN

La ECF es una habilidad crucial que hay que dominar en el entorno de los cuidados críticos. Se puede obtener información importante sobre la función cardiaca y el estado del volumen, lo que permite acotar rápidamente el diagnóstico diferencial en la hipoxemia, los estados de choque y la LRA. El costo decreciente de los dispositivos ecográficos ultraportátiles de alta calidad hará que estén disponibles con regularidad. Los estudiantes de medicina y los residentes están integrando la ECF en su práctica diaria y en la toma de decisiones médicas. Los nefrólogos de cuidados críticos deben desarrollar el conjunto de habilidades necesarias tanto para la adquisición como para la interpretación de imágenes solo para mantenerse al día con los patrones de práctica en evolución. El ritmo actual de innovación y adopción hace que la investigación de resultados en ECF sea de crucial importancia. Ha llegado el momento de establecer la base de pruebas para futuras aplicaciones.

Referencias

1. Narula J, Chandrashekhar Y, Braunwald E. Time to add a fifth pillar to bedside physical examination. *JAMA Cardiol.* 2018;3(4):346-350. doi:10.1001/jamacardio.2018.0001
2. Moore CL, Copel JA. Current concepts: point-of-care ultrasonography. *N Engl J Med.* 2011;364(8):749-757. doi:10.1056/NEJMra0909487
3. Solomon SD, Saldana F. Point-of-care ultrasound in medical education—stop listening and look. *N Engl J Med.* 2014;370(12):1083-1085. doi:10.1056/NEJMp1311944
4. Phillips RA, Stratmeyer ME, Harris GR. Safety and U.S. regulatory considerations in the nonclinical use of medical ultrasound devices. *Ultrasound Med Biol.* 2010;36(8):1224-1228. doi:10.1016/j.ultrasmedbio.2010.03.020
5. Bahner DP, Goldman E, Way D, Royall NA, Liu YT. The state of ultrasound education in U.S. medical schools: results of a national survey. *Acad Med.* 2014;89(12):1681-1686. doi:10.1097/ACM.0000000000000414
6. Mayo PH, Beaulieu Y, Doelken P, et al. American College of Chest Physicians/la sociétédé réanimation de langue française statement on competence in critical care ultrasonography. *Chest.* 2009;135(4):1050-1060. doi:10.1378/chest.08-2305
7. Sargsyan AE, Blaivas M, Lumb P, Karakitsos D. *Concepts and Capability.* 1st ed. Elsevier Inc; 2020. doi:10.1155/2018/2764907
8. Aldrich JE. Basic physics of ultrasound imaging. *Crit Care Med.* 2007;35(5 suppl):131-137. doi:10.1097/01.CCM.0000260624.99430.22
9. Mayette M, Mohabir PK. *Ultrasound Physics.* In: Soni NJ, Arntfield R, & Kory P, eds. *Point-of-Care Ultrasound.* 2nd ed. Philadelphia: Elsevier, 2020:7-20.
10. Faubel S, Patel NU, Lockhart ME, Cadnapaphornchai MA. Renal relevant radiology: use of ultrasonography in patients with AKI. *Clin J Am Soc Nephrol.* 2014;9(2):382-394. doi:10.2215/CJN.04840513
11. Hassani B. Kidneys. In: Soni NJ, Arntfield R, & Kory P, eds. *Point-of-Care Ultrasound.* 2nd ed. Philadelphia: Elsevier, 2020:229-238.
12. O'Neill WC. Renal relevant radiology: use of ultrasound in kidney disease and nephrology procedures. *Clin J Am Soc Nephrol.* 2014;9(2):373-381. doi:10.2215/CJN.03170313
13. Koratala A, Alquadan KF. Parapelvic cysts mimicking hydronephrosis. *Clin Case Rep.* 2018;6(4):760-761. doi:10.1002/ccr3.1431
14. Hassani B. Bladder. In: Soni NJ, Arntfield R, & Kory P, ed. *Point-of-Care Ultrasound.* 2nd ed. Philadelphia: Elsevier, 2020:239-245.
15. Baston C, Eoin West T. Lung ultrasound in acute respiratory distress syndrome and beyond. *J Thorac Dis.* 2016;8(12):E1763-E1766. doi:10.21037/jtd.2016.12.74

16. Maw AM, Hassanin A, Ho PM, et al. Diagnostic accuracy of point-of-care lung ultrasonography and chest radiography in adults with symptoms suggestive of acute decompensated heart failure: a systematic review and meta-analysis. *JAMA Netw Open.* 2019;2(3):e190703. doi:10.1001/jamanetworkopen.2019.0703

17. Lichtenstein D. Lung ultrasound in the critically ill. *Curr Opin Crit Care.* 2014;20(3):315-322. doi:10.1097/MCC.0000000000000096

18. Lichtenstein DA. Ultrasound in the management of thoracic disease. *Crit Care Med.* 2007; 35(5 suppl). doi:10.1097/01.CCM.0000260674.60761.85

19. Ketelaars R, Gülpinar E, Roes T, Kuut M, van Geffen GJ. Which ultrasound transducer type is best for diagnosing pneumothorax? *Crit Ultrasound J.* 2018;10(1):1-9. doi:10.1186/s13089-018-0109-0

20. Lichtenstein DA, Mezière G, Lascols N, et al. Ultrasound diagnosis of occult pneumothorax. *Crit Care Med.* 2005;33(6):1231-1238. doi:10.1097/01.CCM.0000164542.86954.B4

21. Lichtenstein D, Mezière G, Biderman P, Gepner A. The "lung point": an ultrasound sign specific to pneumothorax. *Intensive Care Med.* 2000;26(10):1434-1440. doi:10.1007/s001340000627

22. Ding W, Shen Y, Yang J, He X, Zhang M. Diagnosis of pneumothorax by radiography and ultrasonography: a meta-analysis. *Chest.* 2011;140(4):859-866. doi:10.1378/chest.10-2946

23. Volpicelli G, Elbarbary M, Blaivas M, et al. International evidence-based recommendations for point-of-care lung ultrasound. *Intensive Care Med.* 2012;38(4):577-591. doi:10.1007/s00134-012-2513-4

24. Picano E, Pellikka PA. Ultrasound of extravascular lung water: a new standard for pulmonary congestion. *Eur Heart J.* 2016;37(27):2097-2104. doi:10.1093/eurheartj/ehw164

25. Covic A, Siriopol D, Voroneanu L. Use of lung ultrasound for the assessment of volume status in CKD. *Am J Kidney Dis.* 2018;71(3):412-422. doi:10.1053/j.ajkd.2017.10.009

26. Copetti R, Soldati G, Copetti P. Chest sonography: a useful tool to differentiate acute cardiogenic pulmonary edema from acute respiratory distress syndrome. *Cardiovasc Ultrasound.* 2008;6:1-10. doi:10.1186/1476-7120-6-16

27. Lichtenstein DA, Mezière GA. Relevance of lung ultrasound in the diagnosis of acute respiratory failure the BLUE protocol. *Chest.* 2008;134(1):117-125. doi:10.1378/chest.07-2800

28. Lichtenstein D, Goldstein I, Mourgeon E, Cluzel P, Grenier P, Rouby JJ. Comparative diagnostic performances of auscultation, chest radiography, and lung ultrasonography in acute respiratory distress syndrome. *Anesthesiology.* 2004;100(1):9-15. doi:10.1097/00000542-200401000-00006

29. Hasan AA, Makhlouf HA. B-lines: transthoracic chest ultrasound signs useful in assessment of interstitial lung diseases. *Ann Thorac Med.* 2014;9(2):99-103. doi:10.4103/1817-1737.128856

30. Torino C, Gargani L, Sicari R, et al. The agreement between auscultation and lung ultrasound in hemodialysis patients: the LUST study. *Clin J Am Soc Nephrol.* 2016;11(11):2005-2011. doi:10.2215/CJN.03890416

31. Noble VE, Murray AF, Capp R, Sylvia-Reardon MH, Steele DJR, Liteplo A. Ultrasound assessment for extravascular lung water in patients undergoing hemodialysis: time course for resolution. *Chest.* 2009;135(6):1433-1439. doi:10.1378/chest.08-1811

32. Zoccali C, Torino C, Tripepi R, et al. Pulmonary congestion predicts cardiac events and mortality in ESRD. *J Am Soc Nephrol.* 2013;24(4):639-646. doi:10.1681/ASN.2012100990

33. Al Deeb M, Barbic S, Featherstone R, Dankoff J, Barbic D. Point-of-care ultrasonography for the diagnosis of acute cardiogenic pulmonary edema in patients presenting with acute dyspnea: a systematic review and meta-analysis. *Acad Emerg Med.* 2014;21(8):843-852. doi:10.1111/acem.12435

34. Dickman E, Terentiev V, Likourezos A, Derman A, Haines L. Extension of the thoracic spine sign: a new sonographic marker of pleural effusion. *J Ultrasound Med.* 2015;34(9):1555-1561. doi:10.7863/ultra.15.14.06013

35. Vignon P, Chastagner C, Berkane V, et al. Quantitative assessment of pleural effusion in critically ill patients by means of ultrasonography. *Crit Care Med.* 2005;33(8):1757-1763. doi:10.1097/01.CCM.0000171532.02639.08

36. Lichtenstein DA, Lascols N, Mezière G, Gepner A. Ultrasound diagnosis of alveolar consolidation in the critically ill. *Intensive Care Med.* 2004;30(2):276-281. doi:10.1007/s00134-003-2075-6

37. Long L, Zhao HT, Zhang ZY, Wang GY, Zhao HL. Lung ultrasound for the diagnosis of pneumonia in adults: a meta-analysis. *Med (United States).* 2017;96(3):e5713. doi:10.1097/MD.0000000000005713

38. Staub LJ, Mazzali Biscaro RR, Kaszubowski E, Maurici R. Lung ultrasound for the emergency diagnosis of pneumonia, acute heart failure, and exacerbations of chronic obstructive pulmonary disease/asthma in adults: a systematic review and meta-analysis. *J Emerg Med.* 2019;56(1):53-69. doi:10.1016/j.jemermed.2018.09.009

39. Llamas-Álvarez AM, Tenza-Lozano EM, Latour-Pérez J. Accuracy of lung ultrasonography in the diagnosis of pneumonia in adults: systematic review and meta-analysis. *Chest*. 2017;151(2):374-382. doi:10.1016/j.chest.2016.10.039

40. Winkler MH, Touw HR, van de Ven PM, Twisk J, Tuinman PR. Diagnostic accuracy of chest radiograph, and when concomitantly studied lung ultrasound, in critically ill patients with respiratory symptoms: a systematic review and meta-analysis. *Crit Care Med*. 2018;46(7):e707-e714. doi:10.1097/CCM.0000000000003129

41. Xia Y, Ying Y, Wang S, Li W, Shen H. Effectiveness of lung ultrasonography for diagnosis of pneumonia in adults: a systematic review and meta-analysis. *J Thorac Dis*. 2016;8(10): 2822-2831. doi:10.21037/jtd.2016.09.38

42. Arntfield RT, Millington SJ. Point of care cardiac ultrasound applications in the emergency department and intensive care unit—a review. *Curr Cardiol Rev*. 2012;8(2):98-108. doi:10.2174/157340312801784952

43. Cardenas-Garcia J, Mayo PH. Bedside ultrasonography for the intensivist. *Crit Care Clin*. 2015;31(1):43-66. doi:10.1016/j.ccc.2014.08.003

44. Baston C, Moore C, Krebs EA, et al. *Pocket Guide to POCUS: Point-of-Care Tips for Point-of-Care Ultrasound (eBook)*. McGraw Hill Professional; 2019.

45. Millington S. *Cardiac Ultrasound Technique*. In: Soni NJ, Arntfield R, & Kory P, ed. *Point-of-Care Ultrasound*. 2nd eds. Philadelphia: Elsevier, 2020: 111-125.

46. Shokoohi H, Boniface KS, Pourmand A, et al. Bedside ultrasound reduces diagnostic uncertainty and guides resuscitation in patients with undifferentiated hypotension. *Crit Care Med*. 2015;43(12):2562-2569. doi:10.1097/CCM.0000000000001285

47. Gidwani H, Gómez H. The crashing patient: hemodynamic collapse. *Curr Opin Crit Care*. 2017;23(6):533-540. doi:10.1097/MCC.0000000000000451

48. Narasimhan M, Koenig SJ, Mayo PH. A whole-body approach to point of care ultrasound. *Chest*. 2016;150(4):772-776. doi:10.1016/j.chest.2016.07.040

Ecografía frente a tomografía computarizada para la sospecha de nefrolitiasis

© 2020 ● Wolters Kluwer

	Aleatorización	RESULTADOS PRIMARIOS		RESULTADOS SECUNDARIOS		
Multicéntrico (visitas a urgencias)		Diagnóstico de alto riesgo con complicación (Primeros 30 días)	Exposición acumulada a la radiación (m5v) (6 meses)	Eventos adversos graves	Puntuación media del dolor (7 días)	
Ensayo de eficacia comparativa	Ecografía en el punto de atención (Médicos de urgencias) n = 908	6 (0.7%)	10.1 ± 14.1	113 (12.4%)	2.0 ± 2.9	
	Radiología Ecografía (Radiólogos) n = 853	3 (0.3%)	9.3 ± 13.4	96 (10.8%)	2.0 ± 2.8	
Sospecha de nefrolitiasis n = 2 759	TC abdominal n = 958	2 (0.2%) p = 0.30	17.2 ± 13.4 p < 0.001	107 (11.2%) p = 0.50	2.0 ± 2.8	

Conclusión: la ecografía inicial se asoció con una menor exposición a la radiación acumulada que la TC inicial, sin diferencias significativas en los diagnósticos de alto riesgo con complicaciones, eventos adversos graves, puntuaciones de dolor, visitas de retorno al servicio de urgencias u hospitalizaciones.

Smith-Bindman R, Aubin C, Bailitz J, et al. Ultrasonography Versus Computed Tomography for Suspected Nephrolithiasis. *N Engl J Med* 2014 Sep 18;371(12):1100-10.

RESUMEN VISUAL 19.1

Exactitud diagnóstica de la ecografía pulmonar en el punto de atención y la radiografía de tórax en adultos con síntomas que sugieren insuficiencia cardiaca aguda descompensada (ICAD)

© 2020 Wolters Kluwer

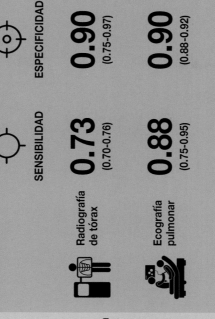

MEDLINE
Embase
Biblioteca Cochrane
Literatura gris

Mayo de 2018

Revisores independientes

1 377 títulos no duplicados

Dos autores extrajeron los datos de forma independiente y evaluaron el riesgo de sesgo mediante una herramienta personalizada QUADAS-2

6 estudios cumplieron los criterios de inclusión *n* = 1827 pacientes

	SENSIBILIDAD	ESPECIFICIDAD
Radiografía de tórax	0.73 (0.70–0.76)	0.90 (0.75–0.97)
Ecografía pulmonar	0.88 (0.75–0.95)	0.90 (0.88–0.92)

Maw AM, Hassanin A, Ho PM, et al. Diagnostic Accuracy of Point-of-Care Lung Ultrasonography and Chest Radiography in Adults With Symptoms Suggestive of Acute Decompensated Heart Failure: A Systematic Review and Meta-analysis *JAMA Netw Open* 2019 Mar 1;2(3):e190703.

Conclusión: los hallazgos sugieren que la ecografía pulmonar es más sensible que la radiografía de tórax en la detección del edema pulmonar en la ICAD; la ecografía pulmonar debería considerarse como una modalidad de imagen complementaria en la evaluación de los pacientes con disnea con riesgo de ICAD.

RESUMEN VISUAL 18-2

Efecto de la reducción del peso seco con una estrategia guiada por ecografía pulmonar sobre la presión arterial (PA) ambulatoria en pacientes con hipertensión que están en hemodiálisis

© 2020 Wolters Kluwer

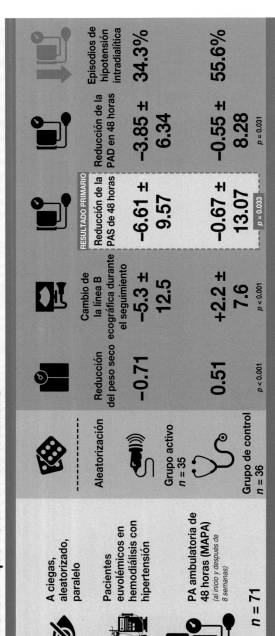

	Aleatorización	Reducción del peso seco	Cambio de la línea B ecográfica durante el seguimiento	RESULTADO PRIMARIO Reducción de la PAS de 48 horas	Reducción de la PAD en 48 horas	Episodios de hipotensión intradialítica
Grupo activo n = 35		−0.71	−5.3 ± 12.5	−6.61 ± 9.57	−3.85 ± 6.34	34.3%
Grupo de control n = 36		0.51	+2.2 ± 7.6	−0.67 ± 13.07	−0.55 ± 8.28	55.6%
		p < 0.001	p < 0.001	p = 0.033	p = 0.031	

A ciegas, aleatorizado, paralelo

Pacientes euvolémicos en hemodiálisis con hipertensión

PA ambulatoria de 48 horas (MAPA) *(al inicio y después de 8 semanas)*

n = 71

Loutradis C, Sarafidis PA, Ekart R, et al. The Effect of Dry-Weight Reduction Guided by Lung Ultrasound on Ambulatory Blood Pressure in Hemodialysis Patients: A Randomized Controlled Trial. *Kidney Int.* 2019 Jun;95(6):1505-1513.

Conclusión: una estrategia de reducción del peso seco guiada por ecografía pulmonar puede reducir de forma eficaz y segura los niveles de PA ambulatoria en pacientes en hemodiálisis.

RESUMEN VISUAL 18-3

Electrolitos y trastornos acidobásicos

Homeostasis del sodio e hiponatremia en la unidad de cuidados intensivos

Mohammad Y. Alsawah, Awais Zaka
y Joel M. Topf

FISIOLOGÍA DEL SODIO

La disnatremia se refiere a una concentración anormal de sodio. En 1958, Edelman definió los determinantes de la concentración sérica de sodio en un estudio histórico[1] (*véase* la **ecuación 19-1**).

$$[Na] = [1.03 (Na_e + K_e)/ACT] - 23.8 \qquad \text{(ecuación 19.1)}$$

donde Na_e es el sodio intercambiable, K_e es el potasio intercambiable (en esencia el sodio y el potasio que están en solución y no encerrados en los huesos), y el ACT es el agua corporal total. Simplificando, Edelman demostró que la concentración de sodio es proporcional al total de sodio intercambiable más el potasio intercambiable dividido por el agua corporal total. El agua corporal total representa por lo general 60% de la masa corporal en un hombre delgado, menos en las mujeres y más en los niños y lactantes. El agua corporal total también disminuye en los adultos mayores y las personas con obesidad. En respuesta a los cambios de tonicidad, los mecanismos homeostáticos ajustan el agua corporal total. El aumento de la tonicidad estimula la liberación de la hormona antidiurética (ADH) y la sed. En respuesta a la disminución de la tonicidad, se suprime la ADH, aumentando la excreción renal de agua. La concentración de sodio se regula cambiando el denominador (agua corporal total), no cambiando el numerador (sodio y potasio corporales totales intercambiables).

No todos los solutos son osmóticamente activos. La urea, el etanol y la glucosa (en presencia de una insulina adecuada) son osmoles ineficaces y pueden acumularse sin influir en el movimiento del agua a través de los compartimentos corporales. Los osmoles efectivos son partículas funcionalmente impermeables a la membrana y pueden mover agua osmóticamente.

- **La osmolalidad** es la *concentración de todas las partículas* en la solución, independientemente de que puedan o no mover agua osmóticamente. Los osmoles importantes en el plasma son el sodio, el cloro, la albúmina, la urea y la glucosa.
- **La tonicidad** es la concentración de *partículas osmóticamente activas* en la solución. Las principales partículas tónicas del plasma son el sodio y el cloruro.

Los cambios en la concentración de sodio provocan síntomas al causar un cambio en el tamaño de los tejidos. Los aumentos del sodio plasmático hacen que el agua salga del compartimento intracelular hacia el extracelular. Los descensos en la concentración de sodio extracelular hacen que el agua se desplace al compartimento intracelular relativamente hipertónico, aumentando el tamaño del tejido. Esto tiene especial relevancia en el cerebro, donde la calvaria limita la inflamación cerebral, lo que provoca un aumento de la presión intracelular y causa los síntomas más destacados y peligrosos de la hiponatremia. Los síntomas de la disnatremia se deben en gran medida a las consecuencias de la redistribución del agua corporal total entre los compartimentos intracelular y extracelular.

Aclaramiento de agua libre de electrolitos

La evaluación de la disnatremia requiere una valoración sofisticada del equilibrio hídrico. La excreción de orina hipotónica eleva el sodio sérico a medida que disminuye el agua corporal total, mientras que la excreción de orina hipertónica representa en realidad la generación de agua libre y puede disminuir el sodio plasmático. Sin embargo, además de los osmoles efectivos, la orina puede contener una cantidad significativa de urea, un osmol ineficaz, por lo que la osmolalidad de la orina puede no ser una buena pista de cómo la producción de orina afecta al sodio sérico. Por ejemplo, en la insuficiencia cardiaca, los riñones producen una orina concentrada con cantidades bajas de sodio y potasio, pero esta orina elevará el sodio sérico a pesar de estar concentrada. La situación opuesta se produce con el síndrome de secreción inapropiada de la hormona antidiurética (SIADH), en el que la orina concentrada se compone de una alta concentración de sodio urinario, por lo que la producción de esta orina disminuye el sodio sérico (*véase* la **figura 19-1**).

Lo importante es el seguimiento de la tonicidad de la orina (Na de orina + K de orina) que afectará a la tonicidad del suero. La mejor manera de diferenciar estos casos es el uso del *aclaramiento de agua libre de electrolitos* (*véase* la **ecuación 19-2**). La idea es dividir la diuresis en un componente electrolítico y un componente de agua libre de electrolitos. El componente electrolítico contiene todos los cationes urinarios en la misma concentración que la concentración plasmática de sodio. La pérdida de este componente isotónico no cambia la tonicidad del suero y, con respecto a su efecto sobre el sodio sérico, puede ignorarse. El equilibrio de la producción de orina es el componente de agua libre de electrolitos y esto afecta al sodio sérico y es el número clave cuando se trata de regular el sodio sérico.

$$\text{Aclaramiento de agua libre de electrolitos} = \text{diuresis}$$
$$\times [1 - ([\text{Na en orina} + \text{K en orina}]/\text{Na sérico})] \qquad \text{(ecuación 19.2)}$$

Cuando el sodio en la orina más el potasio en la orina es mayor que el sodio sérico, el aclaramiento de agua libre de electrolitos es negativo, lo que significa que, a pesar de la diuresis, el paciente está *generando* agua libre de electrolitos (no la elimina) y la producción de esta orina diluirá aún más el sodio sérico. Este efecto se observa por lo general solo en el SIADH, donde el sodio elevado en la orina hace que el aclaramiento de agua libre de electrolitos sea negativo; tanto en la insuficiencia cardiaca como en la disminución de volumen, el sodio en la orina es lo bastante bajo como para que el aclaramiento de agua libre de electrolitos no sea negativo. Esto es clínicamente relevante porque los pacientes con un aclaramiento de agua libre negativo no corregirán su sodio solo con la restricción de líquidos.

HIPONATREMIA

La hiponatremia es la anomalía electrolítica más común, y afecta entre 15 y 20% de los ingresos hospitalarios de urgencia.[2] La hiponatremia se asocia con mayor duración de estancia hospitalaria, así como con mayor morbilidad hospitalaria y peores resultados en la insuficiencia cardiaca y la cirrosis.[3] Así, la hiponatremia es tan común como peligrosa. Lo que hace que la hiponatremia sea especialmente aterradora es que un tratamiento inadecuado de la hiponatremia aguda puede ser peligroso y poner en riesgo la vida, pero un tratamiento demasiado agresivo de la hiponatremia crónica puede ser igual de peligroso y devastador.[4]

Insuficiencia cardiaca

- Osmolaridad urinaria: 800
- Osmolalidad sérica: 270
- Volumen de orina: 800
- Na sérico: 125
- Na en orina: 5
- K en orina: 40

SIADH

- Osmolaridad urinaria: 800
- Osmolalidad sérica: 270
- Volumen de orina: 800
- Na sérico: 125
- Na en orina: 125
- K en orina: 40

$$Cl_{ale} = O_{vol} \times (1 - \frac{Na_{orina} + K_{orina}}{Na_{sérico}})$$

$$Cl_{ale} = 0.8 \times (1 - \frac{5 + 40}{125})$$

$$Cl_{ale} = 0.5 \text{ L}$$

$$Cl_{ale} = 0.8 \times (1 - \frac{125 + 40}{125})$$

$$Cl_{ale} = -0.25 \text{ L}$$

FIGURA 19-1. Comparación del aclaramiento de agua libre de electrolitos en un caso típico de hiponatremia inducida por insuficiencia cardiaca y un caso de síndrome de secreción inapropiada de la hormona antidiurética (SIADH). En la insuficiencia cardiaca, el riñón elimina de manera adecuada agua libre de electrolitos, pero el paciente desarrolla hiponatremia porque la producción de esta orina es insuficiente. En el SIADH, el riñón produce orina con un aclaramiento negativo de agua libre de electrolitos, por lo que, al menos en este ejemplo, por cada 800 mL de orina que el paciente produce, en realidad está añadiendo 250 mL de agua al cuerpo, diluyendo aún más el sodio.

Signos y síntomas clínicos

En la hiponatremia, el descenso del sodio sérico hace que el agua pase al compartimento intracelular. Esto es más problemático en el cerebro, donde la hiponatremia provoca un aumento de la presión intracraneal, lo que provoca la mayoría de los síntomas de la hiponatremia. Además del aumento de la presión intracraneal, otros hallazgos incluyen alteraciones de la marcha, mayor riesgo de caídas, déficits cognitivos, osteoporosis y mayor riesgo de fracturas.[5,6]

Manejo de la hiponatremia sintomática

El tratamiento de la hiponatremia depende de la gravedad de los síntomas. Por lo tanto, es crucial comprender los síntomas de la hiponatremia y ser capaz de clasificarlos como graves o moderados (**tabla 19-1**). Además, como muchos de los síntomas de la hiponatremia son inespecíficos, es importante intentar establecer la causalidad entre la hiponatremia y los síntomas. Por ejemplo, si la hiponatremia es leve y los síntomas son graves, puede haber una etiología subyacente adicional. Asimismo, si los síntomas persisten a pesar de un aumento del sodio sérico, debe buscarse una etiología alternativa.[2]

Manejo de la hiponatremia con síntomas graves

La hiponatremia sintomática grave puede provocar daños cerebrales permanentes y la muerte. Los síntomas graves son el resultado de un edema cerebral debido a un descenso agudo de la osmolalidad efectiva.[7] Los estudios observacionales y la experiencia clínica indican que un aumento de 5 mmol/L en la concentración sérica de sodio es suficiente para mejorar los síntomas y puede reducir la presión intracraneal en 50% en 1 h.[8,9] Esto puede lograrse usando pequeñas infusiones de solución salina al 3%. Por ejemplo, la European Clinical Practice Guidelines on Hyponatremia recomienda administrar repetidamente 150 mL de NaCl al 3% para la hiponatremia sintomática grave cada 20 minutos hasta que el sodio haya subido 5 mmol/L o los síntomas mejoren.[2]

Si los síntomas mejoran, la corrección posterior de la hiponatremia depende de la determinación de la etiología específica de la hiponatremia y del tratamiento adecuado, teniendo cuidado de no aumentar el sodio más de 8 mmol/L en un periodo de 24 h para minimizar el riesgo de síndrome de desmielinización osmótica (SDO).

Si los síntomas no mejoran después de que el sodio haya subido 5 mmol/L, se debe aumentar el sodio a 1 mmol/L/h hasta que el sodio haya subido un total de 10 mmol/L. Si

 TABLA 19-1 Clasificación de los síntomas de la hiponatremia

Hiponatremia moderadamente grave	Grave
Náusea sin vómito	Vómito
Confusión	Dificultad cardiorrespiratoria
Dolor de cabeza	Somnolencia anormal y profunda
	Convulsiones
	Coma (escala de coma de Glasgow ≤ 8)

Debido a que muchos de estos síntomas son inespecíficos, los clínicos deben juzgar si algún síntoma se debe a la hiponatremia. Se debe prestar atención a la relación temporal entre los síntomas y la hiponatremia para asegurarse de que los síntomas atribuidos no la preceden.

De Spasovski G, Vanholder R, Allolio B, et al. Clinical practice guideline on diagnosis and treatment of hyponatraemia. *Eur J Endocrinol.* 2014;170(3):G1-G47.

los síntomas siguen sin mejorar, es poco probable que se deban a la hiponatremia y se deben buscar explicaciones alternativas. La fórmula de cambio de sodio de Adrogué y Madias (**ecuación 19-3**) puede usarse para estimar la cantidad de sodio sérico que aumentaría con una infusión de 1 L de solución salina al 3%.[10] A partir de esta información, se puede estimar una tasa. En adultos típicos, esto debería ser alrededor de 1 mmol/L de aumento por cada 100 mL de solución salina al 3%. En múltiples revisiones retrospectivas, se demostró que esta ecuación ampliamente utilizada *subestima profundamente* el cambio en el sodio; por lo tanto, es necesario revaluar con frecuencia el sodio sérico y ajustar la tasa de infusión para evitar la sobrecorrección inadvertida de la hiponatremia.[11,12]

$$\text{Cambio en el sodio sérico} = \frac{[(\text{Na infundido} + \text{K infundido}) - \text{Na sérico}]}{\text{agua corporal total}} \quad \text{(ecuación 19.3)}$$

Esto calcula cuánto aumentará el sodio tras una infusión de 1 L.

Tratamiento de la hiponatremia con síntomas moderadamente graves

En los pacientes con síntomas menos graves y que no ponen en peligro la vida, la atención debe centrarse en determinar la etiología específica, seguida de un tratamiento específico para la causa. Las European Guidelines señalan que cualquier descenso adicional podría empeorar los síntomas y recomiendan un bolo inicial de 150 mL de solución salina al 3% durante 20 minutos. Debe tenerse cuidado de evitar que el sodio suba más de 8 mmol/L en 24 h para prevenir el SDO.[2] En los pacientes con alto riesgo de SDO (*véase* la **tabla 19-2**), debe considerarse la posibilidad de corregir el sodio incluso con más lentitud.[13] Se han notificado casos de SDO a pesar de las velocidades de corrección basadas en las guías.[2,14]

Si un paciente corre el riesgo de padecer SDO y el sodio ha aumentado demasiado rápido, debe considerarse la posibilidad de volver a reducir el sodio. Esto reduce la mortalidad por SAO en ratas y se ha hecho con éxito en humanos.[15-17] Se han sugerido los esteroides, concretamente la dexametasona, como terapia alternativa o adicional para los aumentos rápidos de sodio, aunque los datos en humanos y animales son escasos.[13]

Manejo de la hiponatremia asintomática

La hiponatremia crónica es frecuente y se asocia con un mayor riesgo de muerte, tanto dentro como fuera del hospital.[3] Sin embargo, sigue sin estar claro si es la hiponatremia en sí o la enfermedad subyacente la causa de los malos resultados. No hay datos que apunten a una mejora de los resultados de los pacientes tras el tratamiento de la hiponatremia, mientras que el tratamiento inapropiado se asocia con resultados devastadores para los pacientes.

La ausencia de síntomas hiponatrémicos ante una hiponatremia importante indica que el paciente se ha adaptado a la disminución de la tonicidad del suero expulsando

TABLA 19-2   **Factores de riesgo del síndrome de desmielinización osmótica**

Sodio sérico < 120 mmol/L
Corrección rápida de la hiponatremia (> 8 mmol/L/d)
Hipopotasemia
Abuso de alcohol
Desnutrición
Enfermedad hepática (y especialmente trasplante de hígado)

solutos osmóticamente activos del compartimento intracelular, lo que permite a las células volver a su tamaño normal. Sin embargo, esto pone a estas células en riesgo de volverse relativamente hipotónicas si el sodio sérico se corrige de forma rápida. El agua sale entonces de las células, provocando su contracción, lo que da lugar a un síndrome neurológico denominado SDO (*véase* la **figura 19-2**). La prevención de esta complicación se convierte en la principal preocupación en el tratamiento de la hiponatremia asintomática. En lugar de intervenir para elevar el sodio sérico, la atención se centra en determinar la etiología y revertirla al tiempo que se evita que el sodio aumente demasiado rápido. Con frecuencia es difícil saber si la hiponatremia es aguda o crónica, pero en los pacientes asintomáticos, el enfoque conservador es asumir que es crónica y limitar el aumento de sodio a no más de 8 mmol/L/día.

La velocidad de corrección de la hiponatremia crónica no es el único factor de riesgo de SDO. La desnutrición, la hipopotasemia y las enfermedades hepáticas también aumentan el riesgo de SDO (*véase* la tabla 19-2).

En algunas situaciones, los tratamientos específicos de la hiponatremia son tan eficaces que los pacientes autocorregirán su hiponatremia con más rapidez que 8 mmol/L/día. Los diagnósticos en los que esto es frecuente son: la polidipsia psicógena, baja ingesta de solutos (*tea and toast syndrome*), la disminución de volumen, la hiponatremia inducida por tiazidas y la insuficiencia suprarrenal. En estas situaciones, la principal preocupación es evitar el aumento rápido del sodio sérico. El método tradicional para manejar esto es monitorizar la diuresis y el sodio sérico y usar solución con dextrosa al 5% y desmopresina (DDAVP) si el sodio empieza a subir demasiado rápido o la diuresis empieza a aumentar.[18] La DDAVP es una forma sintética de ADH que es un agonista V2 selectivo. La DDAVP aumenta la permeabilidad al agua del conducto colector, lo que da lugar a un pequeño volumen de orina concentrada, pero no desencadena la vasoconstricción inducida por V1.

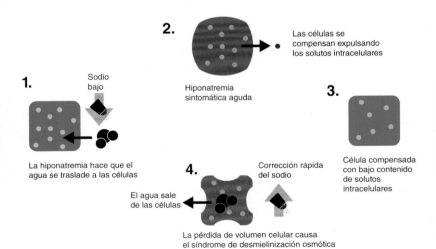

FIGURA 19-2. En la hiponatremia aguda, las células son hipotónicas con respecto al plasma, por lo que el agua fluye hacia ellas, provocando edema cerebral. Las células se compensan expulsando solutos intracelulares, lo que da lugar a la restauración del volumen celular con una tonicidad intracelular más baja. Si el sodio se corrige con rapidez, las células ahora son relativamente hipotónicas con respecto al compartimento extracelular y el agua sale de la célula, lo que hace que la célula se encoja dando lugar al síndrome de desmielinización osmótica (SDO).

T A B L A 19-3	Protocolo de pinzamiento DDAVP

Detener los líquidos de mantenimiento

Empezar con DDAVP 2 µg IV c/8 h

Empezar con NaCl al 3% (1-1.5 mL/kg durante 6 h)

Restringir los fluidos del paciente a 1.2 L/día

Monitorizar el sodio c/2 h inicialmente. Una vez que el sodio aumente de forma predecible, disminuir la frecuencia a c/4-6 h

Ajustar la tasa de infusión de NaCl al 3% para lograr una corrección < 8 mmol/L/día. Trate de evitar ajustar la tasa más de c/6 h. Observe la tendencia del sodio más que el último valor

Continúe con el 3% y DDAVP hasta que el sodio sea de 125 a 130

DDAVP, desmopresina; IV, intravenoso.
No debe usarse en pacientes con sobrecarga de volumen o hiponatremia sintomática.

Un enfoque más proactivo es iniciar la DDAVP al principio del tratamiento de la hiponatremia; esto se denomina pinzamiento DDAVP (*clamp* DDAVP) (**tabla 19**-3).[19] Además de la DDAVP, los pacientes necesitan una infusión de solución salina al 3% para corregir la hiponatremia.

Tratamiento específico de la causa

Dirección general

Tras el tratamiento inmediato de la hiponatremia sintomática, los médicos deben determinar la causa de la hiponatremia y proporcionar terapias específicas dirigidas a la etiología.

La causa de la hiponatremia puede esbozarse rápidamente en diagramas de flujo (*véase* la **figura 19**-3), pero ninguna de las pruebas tiene suficiente sensibilidad o especificidad para que el diagnóstico sea sencillo. Una anamnesis exhaustiva, una evaluación cuidadosa del paciente y un uso juicioso del laboratorio pueden permitir a los médicos cautelosos llegar a un diagnóstico preliminar.

Después de encontrar un nivel bajo de sodio sérico, se debe comprobar la osmolalidad sérica. Una osmolalidad normal o elevada es inesperada y tiene un diferencial estrecho que debe ser explorado.[21] Una explicación es un error sistemático de laboratorio que ocurre con lípidos o proteínas elevados en la muestra de sangre. Este es un caso de seudohiponatremia y debe ser abordado verificando la glucosa sérica, los lípidos y las proteínas totales. El aumento de la glucosa extraerá osmóticamente agua del compartimiento intracelular y diluirá el sodio sérico. Esto es reversible y el sodio volverá a subir cuando se corrija la glucosa. Lo que será el sodio con una glucosa normal puede calcularse a partir del sodio actual y la glucosa sérica (*véase* la **ecuación 19**-4).

$$\text{Sodio ajustado} = Na + 1.6 \times (\text{glucosa}/100) \qquad \text{(ecuación 19.4)}$$

Una vez confirmada la baja osmolalidad sérica, debe evaluarse la osmolalidad urinaria. Una osmolalidad urinaria inferior a 100 indica supresión de la ADH, lo que deja un diferencial limitado para la hiponatremia que incluye la ingesta insuficiente de solutos (potomanía del bebedor de cerveza, baja ingesta de solutos) o polidipsia primaria. La insuficiencia renal está en esta lista, ya que estos pacientes desarrollan hiponatremia por oliguria debido a la disminución de la tasa de filtración glomerular (TFG), en lugar de un aumento de la ADH.

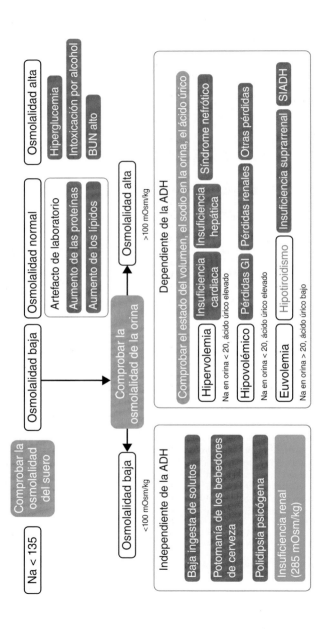

FIGURA 19-3. Algoritmo de diagnóstico de la hiponatremia. El hipotiroidismo está en gris porque, aunque tradicionalmente se ha incluido como causa de hiponatremia euvolémica, últimamente se ha cuestionado y las mejores evidencias sugieren que rara vez es una causa de hiponatremia clínicamente significativa y que cuando causa hiponatremia es a través de la insuficiencia cardiaca asociada, por lo que estos pacientes serán hipervolémicos, no euvolémicos.[20] La insuficiencia renal está en azul para señalar que aunque es independiente de la ADH, estos pacientes no tendrán la orina diluida que se ve en las otras causas de hiponatremia independiente de la ADH. La orina en la insuficiencia renal es casi isosmótica con el plasma. ADH, hormona antidiurética; BUN, nitrógeno ureico en sangre; GI, gastrointestinal; SIADH, síndrome de secreción inapropiada de la hormona antidiurética.

Una osmolalidad urinaria superior a 100 indica un aumento de la ADH como factor impulsor de la hiponatremia. En este caso hay varios diagnósticos y la mejor manera de clasificarlos es según el estado de volumen. Sin embargo, hay que tener precaución antes de sobreindexar el estado de volumen percibido, ya que incluso los clínicos experimentados cometen errores con esta evaluación.[22] Las causas hipervolémicas e hipovolémicas de hiponatremia suelen tener un nivel bajo de sodio en orina y un nivel elevado de ácido úrico en suero. La hiponatremia euvolémica se asociará con un nivel elevado de sodio en orina y un nivel bajo de ácido úrico en suero.

Volumen de líquido extracelular expandido

Los pacientes con volumen de líquido extracelular expandido tienen una condición primaria que provoca una intensa conservación renal de sodio. Si se administra a estos pacientes 3% de solución salina se corre el riesgo de empeorar la sobrecarga de líquidos. Las intervenciones deben centrarse en restaurar el estado de volumen normal y corregir la condición primaria.

Insuficiencia cardiaca

En la hiponatremia asociada con insuficiencia cardiaca aguda descompensada, el tratamiento principal es la restricción de líquidos junto con diuréticos del asa, además de otros tratamientos para mejorar la insuficiencia cardiaca subyacente (es decir, vasodilatadores, inotrópicos). Si el sodio sérico no mejora, debe considerarse la posibilidad de tolerar una hiponatremia asintomática de leve a moderada sin más intervención. La hiponatremia en la insuficiencia cardiaca es un signo de mal pronóstico, pero no hay datos que demuestren una mejora de los resultados con la corrección de la hiponatremia. Los antagonistas de los receptores de la ADH, ya sea el conivaptán intravenoso (IV) o el tolvaptán oral, serían agentes adecuados para aumentar el sodio sérico, aunque no se ha demostrado que mejoren los resultados de la insuficiencia cardiaca.[23]

Cirrosis

La restricción de líquidos es el tratamiento principal para la hiponatremia en la cirrosis. La solución salina hipertónica debe usarse con precaución en la cirrosis, puesto que aumenta la ascitis. El uso de vaptanos en la cirrosis debe hacerse con precaución debido al riesgo de hepatotoxicidad. Además, el conivaptán, un antagonista combinado de los receptores V1a/V2, puede aumentar el flujo sanguíneo portal al bloquear el V1 en la circulación esplácnica, lo que puede precipitar una hemorragia por várices.

Volumen extracelular contraído

Una hipovolemia importante estimula la liberación de ADH que reduce el aclaramiento de agua libre de electrolitos, que es el origen de la hiponatremia. La corrección de la disminución de volumen suprime la liberación de ADH, lo que da lugar a una diuresis de agua y a una rápida corrección de la hiponatremia. En los pacientes hemodinámicamente inestables, el riesgo directo de disminución de la perfusión de los órganos supera el riesgo potencial de aumento rápido del nivel de sodio sérico, por lo que la reanimación de volumen con cristaloides isotónicos debe continuar hasta que se restablezca la presión arterial y el paciente tenga euvolemia clínica. Este es un escenario clínico ideal para considerar un pinzamiento DDAVP, para evitar que los fluidos de reanimación aumenten rápidamente el sodio sérico.

En pacientes con una estimación de volumen equivocada, no siempre es fácil distinguir entre la disminución de volumen y las causas euvolémicas de hiponatremia como el SIADH. La administración de líquidos en estas situaciones puede ser tanto diagnóstica como terapéutica. En el caso de la disminución de volumen, la administración de suero salino isotónico provoca un aumento tanto del sodio sérico como del sodio urinario. En el SIADH, la administración de suero salino también da lugar a un aumento del sodio en la orina; sin embargo, el sodio sérico puede descender ya que el sodio administrado se excreta en un pequeño volumen de orina concentrada y el agua se retiene. En los casos en los que es posible que el diagnóstico primario sea SIADH y el plan es administrar un desafío de fluidos como maniobra diagnóstica, se debe considerar el uso de solución salina al 3% en los casos en los que el sodio ya es críticamente bajo ($<$ 120 mmol/L) para evitar que el sodio descienda aún más.

Hiponatremia gastrointestinal e inducida por diuréticos

Después de la reanimación de fluidos urgente para estabilizar la presión arterial, se adapta el líquido de repleción para corregir las anomalías electrolíticas adicionales. Ya que el potasio tiene el mismo efecto sobre el sodio sérico que el sodio (*véase* la fórmula de Edelman, ecuación 19-1), la corrección de la hipopotasemia pone a los pacientes en riesgo de corrección rápida e inadvertida de la hiponatremia. Esto puede contribuir a que la hipopotasemia sea un factor de riesgo independiente para el SDO.

Los pacientes con hiponatremia inducida por tiazidas tienen un alto riesgo de recurrencia de la anormalidad de sodio y no deben ser reintroducidos con un agente tiazídico.[24]

Síndrome del cerebro perdedor de sal

Los pacientes que desarrollan inestabilidad hemodinámica y franca disminución de volumen en respuesta a la restricción de líquidos tienen el síndrome cerebro perdedor de sal (CPS), y los pacientes cuyo volumen de orina disminuye y el sodio mejora con la restricción de líquidos tienen SIADH. La gran mayoría de los pacientes en el entorno neuroquirúrgico con hiponatremia tras una hemorragia subaracnoidea, un traumatismo o una intervención quirúrgica tienen SIADH, no CPS. Una elevada diuresis y el contenido de sodio en la orina durante la infusión de sodio son pruebas insuficientes para diferenciar entre la CPS y el SIADH, ya que los pacientes con SIADH excretarán todo el sodio y los líquidos administrados para mantener el equilibrio. Del mismo modo, la reducción del ácido úrico y del nitrógeno ureico en sangre (NUS) en el suero se produce tanto en la CPS como en el SIADH, lo que no ofrece ninguna ayuda para el diagnóstico. El diagnóstico de CPS requiere la demostración de un periodo de pérdida renal inapropiada de sodio y líquidos que precede al desarrollo de la disminución de volumen y la hiponatremia.

Deficiencia de mineralocorticoides

La deficiencia de mineralocorticoides es típicamente una hiponatremia crónica. La repleción de volumen con solución salina isotónica es el pilar del tratamiento. Puede producirse una acuaresis espontánea con una rápida corrección de la hiponatremia una vez que se reponga el déficit de volumen; es esencial la monitorización frecuente del sodio sérico. La deficiencia de mineralocorticoides adquirida lo suficientemente grave como para conducir a la disminución de volumen y a la hiponatremia solo se produce en caso de insuficiencia suprarrenal bilateral por destrucción suprarrenal o adrenalectomía. Por lo tanto, en los pacientes que presentan deficiencia de mineralocorticoides también debe sospecharse deficiencia de glucocorticoides. La presunta deficiencia de glucocorticoides debe tratarse con hidrocortisona en dosis de estrés (p. ej., 50 a 100 mg de hidrocortisona administrados por vía parenteral cada 8 h). Una vez confirmado el diagnóstico, puede iniciar el tratamiento con fludrocortisona.

Manejo de la hiponatremia euvolémica

Síndrome de secreción inadecuada de la hormona antidiurética

En el SIADH, los pacientes tienen una liberación no regulada de ADH, lo que provoca una retención continua de agua en el riñón. Se estima que estos pacientes están en equilibrio de sodio, de manera que la ingesta de sodio es equivalente a la excreción de sodio; sin embargo, el sodio se excreta en un pequeño volumen de orina debido al exceso de ADH no regulada. La excreción de sodio en un pequeño volumen de orina concentrado crea el alto nivel de sodio en orina, que lo distingue de las etiologías hipo e hipervolémicas de la hiponatremia. El SIADH se produce en una variedad de circunstancias, entre las que se incluyen las enfermedades

Malignidad	Enfermedad pulmonar	Enfermedad del SNC	Medicamentos
Cáncer de pulmón	Neumonía	Infección	**Agonistas de la ADH**
Cáncer de cabeza	Asma	Hemorragias	DDAVP
y cuello	Fibrosis quística	vasculares	Oxitocina
Tracto	Ventilación con	Lesiones	Terlipresina
gastrointestinal	presión positiva	masivas	Vasopresina
Tracto		Trauma	**SNC**
gastrourinario		SGB	SSRI
Linfoma			Tricíclicos
Sarcoma			IMAO
Neuroblastoma			Venlafaxina
			Carbamazepina
			Ácido valproico
			MDMA
			Opiáceos
			Cáncer
			Compuestos de platino
			Ifosfamida
			Ciclofosfamida
			Melfalán
			Metotrexato
			Diabetes
			Clorpropamida
			Tolbutamida

ADH, hormona antidiurética; DDAVP, desmopresina; IMAO, inhibidor de la monoaminooxidasa; MDMA, 3,4-metilen-dioximetanfetamina; SGB, síndrome de Guillain-Barré; SIADH, síndrome de secreción inapropiada de la hormona antidiurética; SNC, sistema nervioso central; SSRI, inhibidor selectivo de la recaptación de serotonina.
Adaptado de Liamis G, Milionis H, Elisaf M. A review of drug-induced hyponatremia. *Am J Kidney Dis.* 2008;52(1):144-153.

malignas, las enfermedades del sistema nervioso central (SNC), las enfermedades pulmonares y las inducidas por medicamentos (*véase* la **tabla 19-4**).[25]

La restricción de la ingesta de agua por debajo del volumen de orina debería conseguir que el sodio del paciente aumente. Sin embargo, esto suele implicar restricciones de líquidos muy restrictivas e incómodas. Debido a que la osmolalidad de la orina es fija en el SIADH, la única forma de aumentar el volumen de orina es aumentando la carga de solutos. Esto puede hacerse con tabletas de sal, dieta alta en proteínas o tabletas de urea. De forma alternativa, se puede recurrir a los vaptanos para bloquear la ADH y permitir a los pacientes reducir la osmolalidad de la orina.

La urea se ha usado para tratar la hiponatremia en una variedad de condiciones. La urea es filtrada libremente por el glomérulo y se elimina de forma rápida en pacientes con una función renal normal. El peso molecular de la urea es de 60 g/mol, por lo que una dosis de 15 g tiene 250 mOsm de soluto. Si el paciente tiene una osmolaridad urinaria de 500, esto aumentará la producción de orina en medio litro.[26] Para obtener una carga osmolar similar a partir de comprimidos de cloruro sódico se necesitarían siete comprimidos de 1 g (hay 17 mmol de NaCl por 1 g de NaCl, que se disocia en 17 mmol de sodio y 17 mmol de cloruro). En un estudio retrospectivo sobre la utilización de la urea para la hiponatremia entre los pacientes hospitalizados, Rondon-Berrios y cols. mostraron que era segura y eficaz para una variedad de diagnósticos, incluyendo el SIADH, la insuficiencia cardiaca y la cirrosis.[27]

Hiponatremia independiente de la hormona antidiurética

En la mayoría de los casos de hiponatremia, los riñones no pueden eliminar el exceso de agua debido a la actividad de la ADH, ya sea fisiológica (hipovolémica e insuficiencia cardiaca) o no fisiológica (SIADH). Existen algunas causas de hiponatremia independiente de la ADH. En estos casos, la ADH está totalmente suprimida, la orina es diluida pero el paciente es incapaz de producir suficiente orina para compensar la ingesta de agua. Hay dos escenarios clínicos en los que se observa esto, los bebedores compulsivos de agua y la hiponatremia de bajo soluto.

Polidipsia primaria

Un riñón adulto sano es capaz de producir 18 L de orina al día. Algunos pacientes beben más que esto, superando el aclaramiento máximo de agua. Esto se observa a menudo en la esquizofrenia. El tratamiento puede llevarse a cabo con una simple restricción de agua. En cuanto se reduzca la ingesta de agua, el cuerpo podrá eliminar rápidamente el exceso de agua y el sodio aumentará.

La hiponatremia de bajo soluto es el resultado de una ingesta de bajo soluto, de manera que la producción de orina está limitada por la falta de soluto. La osmolalidad urinaria más baja en la mayoría de los pacientes está entre 50 y 100 mOsm/L. Un paciente en el que esta cifra es de 50, con una dieta baja en osmoles con solo 100 mOsm/día, solo sería capaz de producir 2 L de orina, muy lejos de los 14 L posibles con una carga osmolar normal de 700 mOsm/día. Las dietas bajas en osmoles incluyen las basadas en carbohidratos, como las que se observan en los alcohólicos, o en pacientes con una ingesta mínima. Debido a que la diuresis insuficiente se debe a la disminución de solutos, el aumento de la carga de solutos dará lugar a una diuresis inmediata y enérgica. En pacientes con una osmolalidad urinaria de 50 mOsm/kg H_2O, un litro de solución salina normal dará lugar a una producción de 6 L de orina. Esto elevará rápidamente (a menudo con demasiada rapidez) el sodio sérico.

Referencias

1. Edelman IS, Leibman J, O'Meara MP, Birkenfeld LW. Interrelations between serum sodium concentration, serum osmolarity and total exchangeable sodium, total exchangeable potassium and total body water. *J Clin Invest.* 1958;37(9):1236-1256. doi:10.1172/jci103712
2. Spasovski G, Vanholder R, Allolio B, et al. Clinical practice guideline on diagnosis and treatment of hyponatraemia. *Eur J Endocrinol.* 2014;170(3):G1-G47.
3. Liamis G, Rodenburg EM, Hofman A, Zietse R, Stricker BH, Hoorn EJ. Electrolyte disorders in community subjects: prevalence and risk factors. *Am J Med.* 2013;126(3):256-263.
4. Berl T. Treating hyponatremia: damned if we do and damned if we don't. *Kidney Int.* 1990;37(3):1006-1018.
5. Renneboog B, Musch W, Vandemergel X, Manto MU, Decaux G. Mild chronic hyponatremia is associated with falls, unsteadiness, and attention deficits. *Am J Med.* 2006;119(1):71.E1-71.E8.
6. Hoorn EJ, Rivadeneira F, van Meurs JBJ, et al. Mild hyponatremia as a risk factor for fractures: the Rotterdam Study. *J Bone Miner Res.* 2011;26(8):1822-1828.
7. Arieff AI. Hyponatremia, convulsions, respiratory arrest, and permanent brain damage after elective surgery in healthy women. *N Engl J Med.* 1986;314(24):1529-1535.
8. Sterns RH, Nigwekar SU, Hix JK. The treatment of hyponatremia. *Semin Nephrol.* 2009;29(3):282-299.
9. Koenig MA, Bryan M, Lewin JL 3rd, Mirski MA, Geocadin RG, Stevens RD. Reversal of transtentorial herniation with hypertonic saline. *Neurology.* 2008;70(13):1023-1029.
10. Adrogué HJ, Madias NE. Hyponatremia. *N Engl J Med.* 2000;342(21):1581-1589.
11. Hanna RM, Yang W-T, Lopez EA, Riad JN, Wilson J. The utility and accuracy of four equations in predicting sodium levels in dysnatremic patients. *Clin Kidney J.* 2016;9(4):530-539.
12. Mohmand HK, Issa D, Ahmad Z, Cappuccio JD, Kouides RW, Sterns RH. Hypertonic saline for hyponatremia: risk of inadvertent overcorrection. *Clin J Am Soc Nephrol.* 2007;2(6):1110-1117.

13. King JD, Rosner MH. Osmotic demyelination syndrome. *Am J Med Sci.* 2010;339(6):561-567.
14. Reijnders TDY, Janssen WMT, Niamut SML, Kramer AB. Role of risk factors in developing osmotic demyelination syndrome during correction of hyponatremia: a case study. *Cureus.* 2020;12(1):e6547.
15. Gankam Kengne F, Soupart A, Pochet R, Brion J-P, Decaux G. Re-induction of hyponatremia after rapid overcorrection of hyponatremia reduces mortality in rats. *Kidney Int.* 2009;76(6):614-621.
16. Oya S, Tsutsumi K, Ueki K, Kirino T. Reinduction of hyponatremia to treat central pontine myelinolysis. *Neurology.* 2001;57(10):1931-1932.
17. Soupart A, Ngassa M, Decaux G. Therapeutic relowering of the serum sodium in a patient after excessive correction of hyponatremia. *Clin Nephrol.* 1999;51(6):383-386.
18. Perianayagam A, Sterns RH, Silver SM, et al. DDAVP is effective in preventing and reversing inadvertent overcorrection of hyponatremia. *Clin J Am Soc Nephrol.* 2008;3(2):331-336.
19. Sood L, Sterns RH, Hix JK, Silver SM, Chen L. Hypertonic saline and desmopressin: a simple strategy for safe correction of severe hyponatremia. *Am J Kidney Dis.* 2013;61(4):571-578.
20. Pantalone KM, Hatipoglu BA. Hyponatremia and the thyroid: causality or association? *J Clin Med Res.* 2014;4(1):32-36.
21. Rohrscheib M, Rondon-Berrios H, Argyropoulos C, Glew RH, Murata GH, Tzamaloukas AH. Indices of serum tonicity in clinical practice. *Am J Med Sci.* 2015;349(6):537-544.
22. Chung HM, Kluge R, Schrier RW, Anderson RJ. Clinical assessment of extracellular fluid volume in hyponatremia. *Am J Med.* 1987;83(5):905-908.
23. Konstam MA, Gheorghiade M, Burnett JC Jr, et al. Effects of oral tolvaptan in patients hospitalized for worsening heart failure: the EVEREST Outcome Trial. *JAMA.* 2007;297(12):1319-1331.
24. Friedman E, Shadel M, Halkin H, Farfel Z. Thiazide-induced hyponatremia. Reproducibility by single dose rechallenge and an analysis of pathogenesis. *Ann Intern Med.* 1989;110(1):24-30.
25. Liamis G, Milionis H, Elisaf M. A review of drug-induced hyponatremia. *Am J Kidney Dis.* 2008;52(1):144-153.
26. Sterns RH, Silver SM, Hix JK. Urea for hyponatremia? *Kidney Int.* 2015;87(2):268-270.
27. Rondon-Berrios H, Tandukar S, Mor MK, et al. Urea for the treatment of hyponatremia. *Clin J Am Soc Nephrol.* 2018;13(11):1627-1632.

20 Hipernatremia en la unidad de cuidados intensivos

Joel M. Topf

En comparación con la hiponatremia, la hipernatremia es fácil. La preocupación por la hipernatremia aguda frente a la crónica es mínima, el tratamiento incorrecto no se asocia con resultados clínicos devastadores y el diagnóstico suele ser bastante sencillo.

El organismo se protege de los aumentos de tonicidad aumentando la ingesta de agua mediante la estimulación de la sed y la disminución de la excreción renal de agua mediada por la acción de la hormona antidiurética (ADH) que se une a los receptores V2 principalmente en el conducto colector medular. La sed y el consumo de agua son tan eficaces que incluso con una ausencia total de actividad de la ADH, como en la diabetes insípida (DI) completa, las personas son capaces de mantener una tonicidad normal por medio del aumento de la ingesta de agua. Sin embargo, en la unidad de cuidados intensivos (UCI), los pacientes suelen ser incapaces de responder a la sed normal debido a la alteración de la mente, la sedación o la intubación, por lo que se pierde esa defensa primaria. A pesar de que la hipernatremia es considerablemente infrecuente en los hallazgos de laboratorios generales, se observa en 6 a 25% de los pacientes de la UCI, lo que la convierte en una anomalía electrolítica común en la UCI.[1-3]

SIGNOS Y SÍNTOMAS CLÍNICOS

El aumento del edema extracelular hace que el agua salga de las células, lo que hace que se encojan, alterando su función. Los principales síntomas son neurológicos e incluyen letargo, debilidad, irritabilidad, convulsiones y coma.[4] También disminuye la sensibilidad a la insulina.[5] Puede causar calambres, rabdomiólisis y se ha asociado con disminución de la función del ventrículo izquierdo.[6] El síntoma más destacado es la sed. El hallazgo más preocupante es que las elevaciones agudas de sodio sérico pueden causar síndrome de desmielinización osmótica, como se observa en el mal manejo de la hiponatremia crónica.[7]

Una de las manifestaciones más preocupantes de la hipernatremia es el aumento de la morbilidad y la mortalidad. En un estudio tras otro, la hipernatremia aparece como factor de riesgo de muerte.[3,8,9] Aunque la mayoría cree que se trata de un marcador de la gravedad subyacente de la enfermedad, esta asociación persiste a pesar de que se controlan todos los factores de confusión conocidos. Algunos han defendido el uso de la hipernatremia como marcador de mala calidad de atención en la UCI.[10]

MANEJO

El tratamiento de la hipernatremia, al igual que el de la mayoría de los electrolitos, no se basa en ensayos controlados aleatorizados sólidos ni en ensayos de intervención. Las recomendaciones provienen de ensayos observacionales retrospectivos, combinados con la fisiología básica y la opinión de los expertos. El tratamiento estándar de la hipernatremia consiste en proporcionar suficiente agua sin electrolitos para que la concentración de sodio se normalice. Además de proporcionar agua para corregir el déficit, también es necesario proporcionarla para cubrir las pérdidas de agua en curso de fuentes renales o extrarrenales. En los casos de DI, esto puede ser sustancial.

Cálculo del déficit de líquidos

El cálculo del déficit de líquidos da el porcentaje que el sodio ha subido por encima de lo normal (140 mmol/L) y luego multiplica ese porcentaje por el agua corporal total estimada. El agua corporal total se estima a partir del peso, el sexo y la edad del paciente. El sexo y la edad se usan para ayudar a estimar el porcentaje de grasa corporal, ya que la adiposidad es en gran parte anhidra, por lo que a medida que el porcentaje de grasa corporal aumenta, el porcentaje de agua corporal total disminuye. Los adultos mayores y las mujeres tienden a tener un mayor porcentaje de agua corporal, aunque las personas varían. La fórmula estándar se muestra en la **ecuación 20-1**.

Déficit hídrico = peso (kg) × (0.6 en niños y hombres, 0.5 en mujeres
y hombres de edad avanzada, 0.45 para mujeres de edad avanzada) ×
(Na sérico/140 − 1)   (ecuación 20-1)

Cuando se trate a pacientes con obesidad, deben utilizarse constantes más bajas que las indicadas en la **ecuación 20-2**.

Cálculo de las pérdidas en curso

Si los pacientes tienen una diuresis modesta, no es tan importante considerar la corrección de la hipernatremia, pero a medida que la diuresis aumenta, es cada vez más importante incluirla en el plan de tratamiento. Un método rápido para estimar la manera de corregir las pérdidas en curso es ignorar el primer litro de diuresis. En el caso de la diuresis de 1 a 3 L, se puede sustituir la mitad del volumen con agua sin electrolitos y luego toda la diuresis superior a 3 L. Por ejemplo, para un paciente que hace 6 L de orina al día,

- 0-1 L: ignorar.
- 1-3 L: sustituir la mitad: 1 L.
- 3-6 L: sustituir 3 L.
- Reposición total: 4 L de agua libre.

Un cálculo más preciso para remplazar las pérdidas en curso es utilizar el aclaramiento de agua libre de electrolitos, *véase* la ecuación 20-2.

Aclaramiento de agua libre de electrolitos = diuresis ×
[1 − ([Na en orina + K en orina]/Na sérico)]   (ecuación 20-2)

Administrar el líquido

El líquido ideal es el agua enteral. A menudo los pacientes de la UCI tienen diversas contraindicaciones para la ingesta enteral y en ese caso puede utilizarse dextrosa al 5%. Sin embargo, hay que tener cuidado. La hipernatremia puede aumentar la resistencia a la insulina, lo que causa hiperglucemia, que puede elevar la osmolalidad y estimular la diuresis osmótica, aumentando aún más el sodio sérico.[11] El consenso de los expertos es corregir la hipernatremia no más rápido que 0.5 mmol/L/h o 12 mmol/día.[12] Sin embargo, una publicación de 2019 no encontró un exceso de mortalidad o morbilidad en los pacientes que se corrigieron más rápido que 0.5 mmol/L/h.[13] Hay algunos datos que muestran un mayor riesgo de convulsiones con la corrección rápida en lactantes, pero no hay series de casos o incluso datos anecdóticos que sugieran peores resultados con la corrección rápida en adultos.[14] Sin embargo, hay algunos datos que muestran peores resultados con la corrección lenta.[15] Otra diferencia entre el tratamiento de la hipernatremia y la hiponatremia es que la hiponatremia suele resolverse espontáneamente durante el tratamiento y los riñones recuperan la capacidad de eliminar el exceso de agua libre, por lo que la sobrecorrección es habitual. Esta resolución espontánea es rara en la hipernatremia y el subtratamiento es mucho más común que el sobretratamiento.

Buscar y corregir las causas del aumento de las pérdidas de agua

Aunque un fallo en la ingesta de agua y en la respuesta normal a la sed es la causa final de la hipernatremia, en la mayoría de los casos hay un factor adicional, es decir, la pérdida creciente de agua, ya sea esencialmente agua sin electrolitos como con la DI (central o nefrogénica) o líquido hipotónico como con los diuréticos o la diuresis osmótica. Deben tomarse medidas para identificar y corregir esta pérdida de agua en curso.

- Corregir la diuresis osmótica (tratar la hiperglucemia, detener los inhibidores del cotransportador 2 de sodio-glucosa [SGLT2i], detener el manitol).
- Corregir la hipopotasemia y la hipercalcemia.
- Dejar los diuréticos del asa.
- Detener el litio.

Si el paciente tiene diabetes insípida nefrogénica (DIN), se disminuye la diuresis con:

- Diuréticos tiazídicos y una dieta baja en sodio.
- Antiinflamatorios no esteroideos (AINE).
- Acetazolamida. Esta nueva terapia es particularmente eficaz en la DIN inducida por litio.[16]

DIAGNÓSTICO

La causa de la hipernatremia es siempre una falta de bebida y la etiología es entonces típicamente evidente por el escenario clínico: estado mental alterado, inconsciencia, intubado en un ventilador, aumento de las pérdidas insensibles por quemaduras, heridas quirúrgicas u otras pérdidas. Pero con frecuencia hay un factor adicional que impulsa la hipernatremia. Se ajusta a una de estas tres categorías:

1. Pérdida de agua extrarrenal a causa de diarrea, sudoración, grandes heridas abiertas (generalmente abdominales), fiebre, quemaduras.
2. Pérdidas renales de agua debido a la incapacidad de concentrar adecuadamente la orina, lo que da lugar a la pérdida de líquido hipotónico. Esto ocurre con los diuréticos del asa, la diuresis osmótica y la fase poliúrica de recuperación de la necrosis tubular aguda (NTA). También ocurre con la DI, de la que se hablará más adelante.
3. Exceso de ingesta de sodio. Una serie de infusiones intravenosas (IV) puede aumentar la carga de sodio y predisponer a la hipernatremia. Una ampolla de 50 mL de bicarbonato de sodio tiene una concentración de sodio de 1 000 mmol/L. Los esfuerzos de reanimación que utilizan múltiples dosis de bicarbonato de sodio pueden dejar al paciente con hipernatremia. Las ingestas de sodio, intencionadas o accidentales, también pueden causar hipernatremia.[17,18] Algunos fármacos también contienen una carga significativa de sodio: la ticarcilina tiene 5 mmol/g, lo que supone casi 70 mmol de sodio al día con 3.375 g c/6 h. El ciprofloxacino tiene 78 mmol de sodio por gramo.

DIABETES INSÍPIDA

La DI es la incapacidad del riñón para conservar el agua. Estos pacientes producen grandes cantidades de orina diluida, hasta un litro por hora. Cuando los pacientes pueden beber, mantienen su sodio en el rango normal a expensas de una profunda poliuria y polidipsia. En caso de que se conviertan en pacientes nada por vía oral, pierdan la conciencia o por alguna otra razón dejen de tener acceso al agua, se deshidratarán con rapidez al producir altos volúmenes de orina hipotónica y se volverán hipernatrémicos. El diagnóstico puede hacerse al encontrar orina hipotónica en presencia de hipernatremia. Para diferenciar la DI central de la DIN, puede administrarse una dosis de desmopresina (DDAVP) y los pacientes tendrán una de las siguientes respuestas: el volumen de orina disminuirá y la concentración de orina aumentará (busque que la osmolalidad de la orina aumente 200 mOsm/kg H_2O o por encima de 600 mOsm/kg H_2O), lo que indica DI central (DIC), o no ocurrirá nada con la concentración de orina o el flujo, lo que indica DIN (*véase* la **tabla 20-1**).[19]

Diabetes insípida central

La DIC se debe a un daño o alteración de la función de la hipófisis posterior o del hipotálamo. Las causas incluyen: lesiones masivas, traumatismos, enfermedades infiltrativas, infecciones, enfermedades isquémicas y daños posquirúrgicos.[20] La DIC posquirúrgica puede seguir una respuesta trifásica:

1. Inicialmente, los pacientes presentan diabetes insípida con una elevada diuresis y un aumento del sodio debido a la lesión aguda de la hipófisis, que impide la liberación de ADH.

TABLA 20-1	Desafío de DDAVP en la hipernatremia	
Condición	**Osmolalidad de la orina antes de la DDAVP**	**Respuesta a la DDAVP**
Normal	1 200 mOsm/kg H_2O, pero puede ser menor en pacientes con ERC	No se produce un aumento de la osmolalidad o del volumen de la orina, ya que los pacientes ya tienen una actividad máxima de ADH
Diabetes insípida central completa	Por debajo de 290 mOsm/kg H_2O	La osmolalidad de la orina aumenta 200 mOsm/kg H_2O y suele superar los 500 mOsm/kg H_2O
Diabetes insípida nefrogénica completa		No hay cambios en la osmolalidad de la orina
Diabetes insípida central parcial	400-500 mOsm/kg H_2O	La osmolalidad de la orina aumenta 200 mOsm/kg H_2O
Diabetes insípida nefrogénica parcial		No hay cambios en la osmolalidad de la orina

ADH, hormona antidiurética; DDAVP, desmopresina; ERC, enfermedad renal crónica.

2. A continuación, la hipófisis se descompone, liberando la ADH almacenada, lo que provoca la segunda fase, que se asemeja al síndrome de secreción inapropiada de la hormona antidiurética (SIADH), con disminución de la diuresis y descenso del sodio sérico.
3. Después viene la etapa final de la DIC permanente, cuando el paciente ya no puede producir ni liberar ADH.

Los pacientes con DIC después de una neurocirugía deben tener un seguimiento cuidadoso, ya que muchas veces esto es solo temporal y el balance hídrico mejora en el periodo perioperatorio.

La DIC se maneja con el agonista farmacéutico de la vasopresina 2, DDAVP (*véase* la **tabla 20-2**).

Diabetes insípida nefrogénica

La DIN es la resistencia de los órganos terminales a la ADH. Existen algunas causas congénitas raras de DIN debido a mutaciones en el receptor V2 o el canal de acuaporina-2. Además, la nefropatía congénita por pérdida de sal, el síndrome de Bartter, causará DIN. Más comunes en la UCI serán las formas adquiridas de DI, que pueden ser inducidas por fármacos, por electrolitos o durante la recuperación de una lesión renal aguda (LRA).

Diabetes insípida nefrogénica inducida por fármacos

La causa prototípica de DIN es el litio. El litio provoca DIN en 55% de los usuarios de larga duración.[19] Al principio, esta DIN es reversible, pero con el tiempo se convierte en permanente. Los diuréticos del asa impiden la generación de un intersticio medular concentrado, esencial para que la orina sea hipertónica con respecto al plasma. El tolvaptán, un antagonista de la ADH usado para ralentizar la progresión de la poliquistosis renal, causa DIN. La demeclociclina, el foscarnet y la anfotericina B también causan DIN. *Véase* la revisión sistemática de Garofeanu y cols. para una lista más completa de los fármacos que causan DIN.[21] La DIN inducida por fármacos es generalmente reversible al suspender el agente agresor.

Diabetes insípida nefrogénica inducida por electrolitos

Tanto la hipercalcemia como la hipopotasemia causan DIN. Además, la diuresis osmótica puede parecerse a la DIN, por lo que corregir la hiperglucemia y detener el manitol puede ayudar. Además, los SGLT2i provocan glucosuria y han causado hipernatremia en al menos un caso.[22]

 TABLA 20-2 Uso de DDAVP

DDAVP oral	IV	Aerosol nasal
Empezar con 100 µg de HS, valorar hasta 200 µg para prevenir nicturia Los pacientes pueden necesitar aumentar la frecuencia a dos o tres veces al día para controlar la poliuria	1-2 µg IV dos veces al día	10 µg por nebulización 1-4 nebulizaciones repartidas en tres dosis

DDAVP, desmopresina; IV, intravenoso.

La recuperación de la LRA puede causar DIN

A medida que los pacientes se recuperan de la LRA, suelen pasar por una fase poliúrica, durante la cual son incapaces de concentrar la orina y están predispuestos a sufrir hipernatremia, así como hipopotasemia y otras pérdidas de electrolitos. Esto es especialmente frecuente en la diuresis posobstructiva.[23]

Referencias

1. Palevsky PM, Bhagrath R, Greenberg A. Hypernatremia in hospitalized patients. *Ann Intern Med.* 1996;124(2):197-203.
2. Funk G-C, Lindner G, Druml W, et al. Incidence and prognosis of dysnatremias present on ICU admission. *Intensive Care Med.* 2010;36(2):304-311.
3. Lindner G, Funk G-C, Schwarz C, et al. Hypernatremia in the critically ill is an independent risk factor for mortality. *Am J Kidney Dis.* 2007;50(6):952-957.
4. Liamis G, Filippatos TD, Elisaf MS. Evaluation and treatment of hypernatremia: a practical guide for physicians. *Postgrad Med.* 2016;128(3):299-306.
5. Hoorn EJ, De Vogel S, Zietse R. Insulin resistance in an 18-year-old patient with Down syndrome presenting with hyperglycaemic coma, hypernatraemia and rhabdomyolysis. *J Intern Med.* 2005;258(3):285-288.
6. Kozeny GA, Murdock DK, Euler DE, et al. In vivo effects of acute changes in osmolality and sodium concentration on myocardial contractility. *Am Heart J.* 1985;109(2):290-296.
7. Shah MK, Mandayam S, Adrogué HJ. Osmotic demyelination unrelated to hyponatremia. *Am J Kidney Dis.* 2018;71(3):436-440.
8. Darmon M, Timsit J-F, Francais A, et al. Association between hypernatraemia acquired in the ICU and mortality: a cohort study. *Nephrol Dial Transplant.* 2010;25(8):2510-2515.
9. O'Donoghue SD, Dulhunty JM, Bandeshe HK, Senthuran S, Gowardman JR. Acquired hypernatraemia is an independent predictor of mortality in critically ill patients. *Anaesthesia.* 2009;64(5):514-520.
10. Polderman KH, Schreuder WO, Strack van Schijndel RJ, Thijs LG. Hypernatremia in the intensive care unit: an indicator of quality of care? *Crit Care Med.* 1999;27(6):1105-1108.
11. Bratusch-Marrain PR, DeFronzo RA. Impairment of insulin-mediated glucose metabolism by hyperosmolality in man. *Diabetes.* 1983;32(11):1028-1034.
12. Adrogué HJ, Madias NE. Hypernatremia. *N Engl J Med.* 2000;342(20):1493-1499.
13. Chauhan K, Pattharanitima P, Patel N, et al. Rate of correction of hypernatremia and health outcomes in critically ill patients. *Clin J Am Soc Nephrol.* 2019;14(5):656-663.
14. Sterns RH. Evidence for managing hypernatremia. *Clin J Am Soc Nephrol.* 2019;14(5):645-647.
15. Bataille S, Baralla C, Torro D, et al. Undercorrection of hypernatremia is frequent and associated with mortality. *BMC Nephrol.* 2014;15:37.
16. Gordon CE, Vantzelfde S, Francis JM. Acetazolamide in lithium-induced nephrogenic diabetes insipidus. *N Engl J Med.* 2016;375(20):2008-2009.
17. Carlberg DJ, Borek HA, Syverud SA, Holstege CP. Survival of acute hypernatremia due to massive soy sauce ingestion. *J Emerg Med.* 2013;45(2):228-231.
18. Baugh JR, Krug EF, Weir MR. Punishment by salt poisoning. *South Med J.* 1983;76(4):540-541.
19. Sands JM; Bichet DG; American College of Physicians, American Physiological Society. Nephrogenic diabetes insipidus. *Ann Intern Med.* 2006;144(3):186-194.
20. Garrahy A, Moran C, Thompson CJ. Diagnosis and management of central diabetes insipidus in adults. *Clin Endocrinol.* 2019;90(1):23-30.
21. Garofeanu CG, Weir M, Rosas-Arellano MP, Henson G, Garg AX, Clark WF. Causes of reversible nephrogenic diabetes insipidus: a systematic review. *Am J Kidney Dis.* 2005;45(4):626-637.
22. Kaur A, Winters SJ. Severe hypercalcemia and hypernatremia in a patient treated with canagliflozin. *Endocrinol Diabetes Metab Case Rep.* 2015;2015:150042.
23. Moeller HB, Rittig S, Fenton RA. Nephrogenic diabetes insipidus: essential insights into the molecular background and potential therapies for treatment. *Endocr Rev.* 2013;34(2):278-301.

Alteraciones del potasio en la unidad de cuidados intensivos

Benjamin Ko

La hipopotasemia y la hiperpotasemia se encuentran entre los trastornos electrolíticos más comunes que se observan en la unidad de cuidados intensivos (UCI). Casi 50% de los pacientes de la UCI presenta hiperpotasemia exclusivamente, y la hipopotasemia, la hiperpotasemia y la variabilidad del potasio se asocian de forma independiente con un aumento de la mortalidad.[1,2] Además, las concentraciones de potasio son un fuerte predictor de la mortalidad por cualquier causa 30 días después del ingreso en la UCI.[3] Aunque el potasio es el catión más abundante en el cuerpo humano, solo una pequeña fracción reside en el suero. El 98% restante es intracelular; esta diferencia (60 mEq intracelulares frente a 3 000 mEq extracelulares) es el principal determinante del potencial de membrana en reposo celular. Por lo tanto, el potasio sérico debe estar muy regulado, y tanto la hipopotasemia como la hiperpotasemia requieren atención inmediata en la UCI.

HOMEOSTASIS NORMAL DEL POTASIO

La gran diferencia entre las concentraciones de potasio intracelular y extracelular se mantiene por la acción de la Na^+/K^+-ATPasa, cuya actividad está regulada por la insulina, las catecolaminas, la osmolalidad y el estado acidobásico. La insulina y la estimulación β-adrenérgica promueven el influjo de K^+ en las células, mientras que la estimulación α-adrenérgica y el aumento de la tonicidad estimulan el eflujo de K^+.[4-6] La relación entre el estado acidobásico y el K^+ es más compleja, ya que una acidosis mineral (acidosis no capsular) provoca el eflujo de K^+ en mayor medida que una acidosis orgánica (acidosis láctica) o una acidosis respiratoria.

En el riñón, el potasio se filtra libremente y se reabsorbe en el túbulo proximal y en el asa ascendente gruesa.[7,8] En condiciones de hipopotasemia, puede producirse una mayor reabsorción de potasio en las células intercaladas del conducto colector.[7,8] El potasio se secreta en el conducto colector a través del canal de potasio de la médula renal externa (ROMK, por sus siglas en inglés) en las células principales y de los canales de potasio grande (KG) en las células principales e intercaladas, estimulados por la aldosterona y las altas tasas de flujo tubular.[7,8] Estos estímulos por lo general opuestos para la secreción de potasio permiten una secreción adecuada de potasio, independientemente del estado del volumen.[8]

HIPOPOTASEMIA

Secuelas clínicas

La hipopotasemia se define como una concentración sérica de K^+ inferior a 3.5 mEq/L. Las manifestaciones clínicas de la hipopotasemia se correlacionan bien con la gravedad de la misma. La debilidad muscular y la rabdomiólisis suelen aparecer con niveles de K sérico de 2.5 mEq/L, mientras que la temida complicación de la UCI de la debilidad muscular respiratoria es poco frecuente hasta que el K sérico alcanza 2.0 mEq/L o menos.[9,10] La alteración del manejo renal de los electrolitos y la intolerancia a la glucosa también son complicaciones conocidas de la hipopotasemia, pero estos efectos son de naturaleza más crónica.

Por el contrario, las anomalías de la conducción cardiaca no se correlacionan con el grado de hipopotasemia.[11] Así, los latidos auriculares y ventriculares prematuros, la bradicardia sinusal, los ritmos de unión, el bloqueo auriculoventricular (AV) y la taquicardia ventricular se producen de forma variable con la hipopotasemia.[12] Se ha demostrado que la presencia de digoxina, la disminución de magnesio o la isquemia cardiaca potencian las arritmias hipopotasémicas.[13] Los hallazgos del electrocardiograma (ECG) son clásicos: depresión del segmento ST, disminución de la amplitud de la onda T y aumento de la amplitud de la onda U (**figura 21-1**).[12,14]

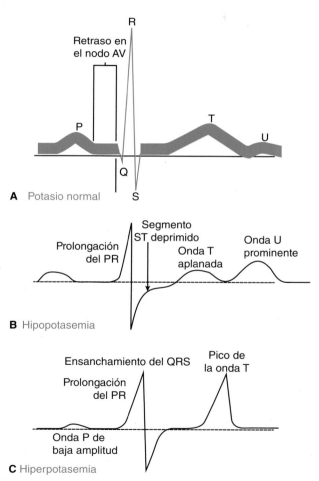

FIGURA 21-1. Cambios en el electrocardiograma en la hipopotasemia/hiperpotasemia. AV, auriculoventricular.

Etiologías/diagnóstico

La hipopotasemia suele estar causada por una alteración en la regulación normal del potasio en alguno o todos los sitios, disminución de la ingesta, aumento de la excreción o aumento del desplazamiento intracelular. Las etiologías más comunes se enumeran en la **tabla 21-1**.

El diagnóstico de la causa de la hipopotasemia se basa en los antecedentes, la exploración física y la evaluación de laboratorio. La evaluación de la respuesta renal es útil para determinar la etiología de la hipopotasemia. Una medición de potasio en orina de 24 h inferior a 25 mEq/día es una respuesta renal normal a la hipopotasemia, pero las determinaciones puntuales del manejo del potasio renal son más útiles en el entorno de la UCI. Sin embargo, éstas están limitadas por la concentración urinaria, por lo que deben ser indexadas.

Se puede utilizar un cociente K^+-creatinina (Cr) en muestra urinaria aislada. Un K^+/Cr urinario inferior a 13 mEq/mg Cr (2.5 mEq/mmol Cr) es una respuesta renal adecuada a la hipopotasemia.[15] Valores superiores a esto sugieren un desgaste renal de potasio.[15]

De forma alternativa, el gradiente transtubular de K^+ (GTTK) de menos de 3 en el entorno de la hipopotasemia es una respuesta normal a la hipopotasemia.[16] Sin embargo, el GTTK requiere que la osmolalidad de la orina sea mayor que la del suero y que el sodio urinario sea mayor de 25 mEq/L. Además, el GTTK supone que no hay una reabsorción apreciable de solutos en el conducto colector medular, de modo que cualquier aumento de la osmolalidad se debe exclusivamente a la reabsorción de agua. Debido a que en este segmento hay reabsorción de urea, se ha cuestionado la validez del GTTK.[17]

$$GTTK = ((orina\ [K^+]/suero\ [K^+])/(osmolalidad\ de\ la\ orina/osmolalidad\ del\ suero))^{18}$$

Tratamiento

No es de extrañar que, excepto en los casos de hipopotasemia causada por desplazamiento celular (tabla 21-1), el tratamiento de la hipopotasemia consiste principalmente en la repleción de potasio. De las diversas formulaciones disponibles, el cloruro de potasio es el agente preferido. Se prefiere la administración de KCl por vía oral, que proporciona un aumento máximo de 1 a 1.5 mEq/L con una dosis de 40 a 60 mEq.[19] También puede usarse el KCl intravenoso, pero debe administrarse con solución salina en lugar de dextrosa, ya que la dextrosa estimulará la

TABLA 21-1 Causas comunes de hipopotasemia en la unidad de cuidados intensivos

Disminución de la ingesta	Aumento de la excreción renal	Aumento de la excreción extrarrenal	Desplazamiento celular
Desnutrición	Uso de diuréticos	Diarrea	Alcalosis
Malabsorción	Alcalosis metabólica	Fístulas	β-agonista
Alcoholismo	Cetonas urinarias	Resección intestinal/ostomía	Insulina
	Hipomagnesemia	Transpiración excesiva	Parálisis periódica
	Exceso de mineralocorticoides		Tirotoxicosis
			Teofilina/cafeína

secreción de insulina y el aumento del desplazamiento intracelular del potasio. Las tasas de infusión pueden llegar a ser de 20 a 40 mEq/h, aunque hay que tener mucha precaución durante la administración a estas tasas.[20]

Además de la repleción de potasio, debe prestarse atención al nivel de magnesio sérico. El magnesio actúa normalmente para inhibir la secreción de potasio, por lo que en la hipomagnesemia se produce pérdidas renales obligadas de potasio.[21]

Aunque es poco frecuente, la hipopotasemia debida a la redistribución intracelular del potasio, como en el caso de la parálisis periódica tirotóxica o la parálisis periódica hipopotasémica, con frecuencia puede causar una hiperpotasemia de rebote grave; por lo tanto, todos los pacientes hipopotasémicos necesitan una cuidadosa monitorización de los niveles de potasio sérico tras el tratamiento.

HIPERPOTASEMIA

Secuelas clínicas

La hiperpotasemia se define como una concentración sérica de K^+ superior a 5.3 mEq/L. El potasio sérico elevado puede causar debilidad muscular y acidosis metabólica, pero lo más preocupante es que la hiperpotasemia se asocia con anomalías de la conducción y arritmias, sobre todo bradicardia sinusal, paro sinusal, ritmos idioventriculares lentos, taquicardia ventricular, fibrilación ventricular y asistolia.

Se observan varias anomalías en el ECG con la hiperpotasemia (ondas T picudas, acortamiento del intervalo QT, alargamiento de los intervalos PR y QRS), pero curiosamente, los cambios en el ECG no se correlacionan bien con el grado de hiperpotasemia (figura 21-1).[14,22] La cronicidad de la hiperpotasemia parece proporcionar un efecto protector de la misma, pero no se comprende bien cómo se produce. La imprevisibilidad y la gravedad de los efectos de la hiperpotasemia sobre el corazón hacen que la hiperpotasemia sea una verdadera emergencia médica.

Etiologías y diagnóstico

La hiperpotasemia suele estar causada por una disminución de la excreción de potasio o un aumento del desplazamiento intracelular de potasio. Las causas más comunes se enumeran en la **tabla 21-2**. A diferencia de lo que ocurre con la hipopotasemia, la ingesta dietética rara vez causa hiperpotasemia por sí sola en ausencia de enfermedad renal crónica (ERC) avanzada o enfermedad renal terminal (ERT).

Antes de diagnosticar la etiología de la hiperpotasemia, hay que descartar la seudohiperpotasemia. Esto se debe comúnmente a la hemólisis celular durante la extracción de sangre, pero también ocurre con trombocitosis o leucocitosis marcada.[23]

Al igual que en el caso de la hiperpotasemia, la contribución renal a la hiperpotasemia puede evaluarse utilizando el GTTK (con sus advertencias asociadas). En este caso, un GTTK inferior a 6 es coherente con una secreción renal alterada y, en última instancia, con la excreción de potasio.[16,24] Sin embargo, es importante tener en cuenta que el equilibrio de potasio es el efecto neto de la ingesta, la distribución celular y la secreción renal, por lo que, excepto en los casos de reducciones extremas de la secreción renal de potasio (p. ej., la lesión renal aguda [LRA] anúrica y la ERT), la hiperpotasemia suele ser de naturaleza multifactorial. En la ERC de leve a moderada, existe una adaptación al K^+ que aumenta la secreción tubular renal de K^+, de modo que la hiperpotasemia es inusual por sí misma hasta que la tasa de filtración glomerular (TFG) cae por debajo de 10 mL/min.[25] Por lo tanto, en la mayoría de los casos de hiperpotasemia, el examen del GTTK (y más concretamente del potasio en orina) no debe servir para la toma de decisiones clínicas.

TABLA 21-2	Causas comunes de hiperpotasemia en la unidad de cuidados intensivos

Aumento de la ingesta	Disminución de la excreción renal	Desplazamiento celular
Dieta	LRA	Acidemia inorgánica
Suplemento de potasio	ERC avanzada	Isquemia/necrosis celular
Alimentación por sonda	Disminución del volumen	Rabdomiólisis
NPT	Disminución efectiva del volumen circulante	Lisis tumoral
Transfusiones de sangre	IECA/BRA	Hemólisis
	Hipoaldosteronismo	Deficiencia de insulina
	Heparina	Digoxina
	Triamtereno	Succinilcolina
	Espironolactona	
	Inhibidores de la calcineurina	
	Amilorida	

BRA, bloqueadores de los receptores de la angiotensina; ERC, enfermedad renal crónica; IECA, inhibidor de la enzima convertidora de la angiotensina; LRA, lesión renal aguda; NPT, nutrición parenteral total.

Tratamiento

La hiperpotasemia es una verdadera emergencia médica que requiere atención rápida. De forma aguda, el tratamiento es el mismo, independientemente de la etiología, por lo que debe iniciarse tan pronto como se reconozca (**figura 21-2; tabla 21-3**).

El calcio actúa para estabilizar la membrana cardiaca y como amortiguador contra las anomalías de la conducción cardiaca que se observan con la hiperpotasemia y normaliza el ECG. En teoría, el cloruro de calcio es más eficaz que el gluconato debido a una mayor disponibilidad de calcio libre; sin embargo, el gluconato de calcio es el agente de elección debido a una mayor tasa de esclerosis venosa al usar cloruro de calcio. El calcio debe volver a administrarse si persisten los cambios en el ECG y cada hora a partir de entonces hasta que se resuelva la hiperpotasemia.

La insulina, el salbutamol y el bicarbonato de sodio actúan induciendo un desplazamiento transcelular del potasio. La insulina actúa en 15 minutos, con un efecto máximo en 1 h.[26] Debe administrarse con dextrosa para evitar la hipoglucemia, normalmente 10 unidades de insulina junto con 25 g de dextrosa. El salbutamol actúa estimulando los receptores $\beta 2$.[27] Su uso suele estar limitado por su principal efecto secundario de taquicardia. De forma clásica, el bicarbonato se considera como un inductor del desplazamiento transcelular del potasio, pero a las dosis comúnmente administradas (50-100 mEq), esto no ha demostrado ser eficaz.[26,28] Estos agentes pueden actuar en forma conjunta, pero debido a sus mecanismos de acción similares, los efectos son aditivos y no sinérgicos.[29]

Los agentes orales como el poliestireno sódico (SPS), el patiromer y el ciclosilicato de circonio fijan el potasio intestinal y pueden ser útiles para eliminar el potasio del organismo.[30-32] Aunque se usan en forma habitual en la práctica clínica, sigue habiendo controversia sobre su inicio de acción y su mejor uso. Se ha demostrado en estudios históricos que el

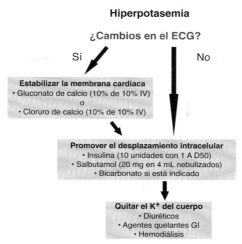

FIGURA 21-2. Aproximación al tratamiento de la hiperpotasemia. D50, dextrosa al 50%; ECG, electrocardiograma; GI, gastrointestinal; IV, intravenoso.

SPS es eficaz para reducir el K sérico de forma crónica, mientras que estudios más recientes han demostrado el escaso impacto del SPS en el K sérico.[33,34] El patiromer puede tener un papel en el tratamiento agudo de la hiperpotasemia, pero los datos aún no lo han establecido. El ciclosilicato de circonio es eficaz tanto en la ERC como en la ERT y se ha demostrado que reduce el potasio a partir de 1 h en los estudios, pero esto no se ha establecido en población hiperpotasémica de la UCI.[31,35] Aunque faltan datos publicados en torno a su uso en el entorno de la LRA o la UCI, anecdóticamente son tolerados en pacientes hospitalizados y se anticipan futuros estudios que evalúen su eficacia en esta población de pacientes.

Debido a que la secreción de potasio depende tanto de la aldosterona como de la administración distal de sodio, los agentes que provocan un desequilibrio de alta aldosterona y

TABLA 21-3 Agentes para el tratamiento agudo de la hiperpotasemia

Tratamiento	Dosis	Inicio del pico	Duración
Calcio	1 g como gluconato o cloruro de Ca	Inmediatamente	60 min
Insulina/dextrosa	10 unidades de insulina/25 g de dextrosa	1 h	6 h
Salbutamol	10 mg en 5 mL de tratamiento nebulizado	1-2 h	3-6 h
Bicarbonato de sodio	400 mEq	3 h	6+ h
Sulfato de poliestireno sódico	15-30 g (por vía oral o rectal)	2 h	4-6 h
Ciclosilicato de circonio	10 g	1 h	6+ h

alta entrega tubular distal de sodio, como los diuréticos de asa, son un tratamiento atractivo para los pacientes con hiperpotasemia sin insuficiencia renal grave. A pesar de ello, no hay datos publicados que demuestren un claro aumento agudo de la diuresis de potasio con el tratamiento diurético.

En el caso de que la hiperpotasemia siga amenazando la vida, a pesar de los tratamientos mencionados, o en el caso de una insuficiencia renal grave, debe utilizarse la diálisis para reducir el potasio sérico. Los estudios han demostrado que la diálisis es el método más rápido para eliminar el potasio, reduciendo el K en 1.34 mEq/L en 1 h y de 60 a 140 mEq en total en una sesión de 4 h.[26,36] El uso de un baño de diálisis de 1K es controvertido debido a la preocupación de precipitar arritmias. Sin embargo, la asociación entre la muerte súbita cardiaca y el dializado de 1K no se observó en la población de la UCI, pero sí en la población crónica con ERT.[37,38] Además, un estudio cruzado aleatorizado demostró que las contracciones ventriculares prematuras (CVP) disminuían durante la diálisis usando un baño de 1K.[37,39,40] Para los pacientes que no pueden tolerar la hemodiálisis intermitente (HDI), la terapia de remplazo renal continuo (TRRC) ha demostrado ser eficaz.[41]

Con la diálisis y, hasta cierto punto, con los agentes quelantes gastrointestinales (GI) y los diuréticos, los niveles de potasio sérico repuntan unas 6 h después del tratamiento debido a la disminución del K sérico y a un gradiente electroquímico favorable para los desplazamientos extracelulares de potasio.[42] Este efecto a menudo se magnifica por agentes que causan desplazamientos intracelulares de potasio, como la insulina y el salbutamol, lo que da lugar a una hiperpotasemia de rebote clínicamente significativa. En caso de hemólisis continua, muerte celular o rabdomiólisis, estos efectos pueden requerir la repetición frecuente de la HDI o quizás la transición a la TRRC para mantener la normopotasemia.

Una vez que se ha tratado la hiperpotasemia de forma aguda, el tratamiento crónico de la hiperpotasemia tiene como objetivo principal identificar las causas subyacentes y eliminar las condiciones exacerbantes siempre que sea posible. Además, los agentes quelantes de potasio por vía oral sí pueden utilizarse de forma crónica en el tratamiento agudo, como se comentó. El sulfato de SPS se sigue usando comúnmente para este fin, con frecuencia administrado de 1 a 2 veces al día, aunque hay preocupaciones recientes con respecto a su seguridad.[43,44] El ciclosilicato de circonio funciona bien en el ámbito crónico.[31] El patiromer, que tiene un uso agudo limitado, también representa una opción crónica bien tolerada.[30,32]

RESUMEN

- Los trastornos del manejo del potasio son frecuentes en la UCI y se asocian con una mortalidad significativa.
- Las alteraciones del potasio se deben a alteraciones en la ingesta de potasio, en los desplazamientos celulares y en el manejo renal del potasio.
- Los cocientes urinarios de K^+-creatinina o el GTTK pueden utilizarse para determinar la contribución de la manipulación renal a la dispotasemia.
- El tratamiento oportuno de la hipopotasemia y la hiperpotasemia es esencial.

Referencias

1. Hessels L, Hoekstra M, Mijzen LJ, et al. The relationship between serum potassium, potassium variability and in-hospital mortality in critically ill patients and a before-after analysis on the impact of computer-assisted potassium control. *Crit Care*. 2015;19:4.
2. Tongyoo S, Viarasilpa T, Permpikul C. Serum potassium levels and outcomes in critically ill patients in the medical intensive care unit. *J Int Med Res*. 2018;46:1254-1262.
3. McMahon GM, Mendu ML, Gibbons FK, et al. Association between hyperkalemia at critical care initiation and mortality. *Intensive Care Med*. 2012;38:1834-1842.
4. Palmer BF, Clegg DJ. Electrolyte and acid-base disturbances in patients with diabetes mellitus. *N Engl J Med*. 2015;373:548-559.
5. Williams ME, Gervino EV, Rosa RM, et al. Catecholamine modulation of rapid potassium shifts during exercise. *N Engl J Med*. 1985;312:823-827.

6. Zierler KL, Rabinowitz D. Effect of very small concentrations of insulin on forearm metabolism. Persistence of its action on potassium and free fatty acids without its effect on glucose. *J Clin Invest.* 1964;43:950-962.
7. Giebisch G, Wang W. Potassium transport: from clearance to channels and pumps. *Kidney Int.* 1996;49:1624-1631.
8. Palmer BF. Regulation of potassium homeostasis. *Clin J Am Soc Nephrol.* 2015;10:1050-1060.
9. Comi G, Testa D, Cornelio F, et al. Potassium depletion myopathy: a clinical and morphological study of six cases. *Muscle Nerve.* 1985;8:17-21.
10. Shintani S, Shiigai T, Tsukagoshi H. Marked hypokalemic rhabdomyolysis with myoglobinuria due to diuretic treatment. *Eur Neurol.* 1991;31:396-398.
11. Siegel D, Hulley SB, Black DM, et al. Diuretics, serum and intracellular electrolyte levels, and ventricular arrhythmias in hypertensive men. *JAMA.* 1992;267:1083-1089.
12. Helfant RH. Hypokalemia and arrhythmias. *Am J Med.* 1986;80:13-22.
13. Shapiro W. Correlative studies of serum digitalis levels and the arrhythmias of digitalis intoxication. *Am J Cardiol.* 1978;41:852-859.
14. Porth CM. *Essentials of Pathophysiology.* 3rd ed. Wolters Kluwer/Lippincott Williams and Wilkins; 2011.
15. Lin SH, Lin YF, Chen DT, et al. Laboratory tests to determine the cause of hypokalemia and paralysis. *Arch Intern Med.* 2004;164:1561-1566.
16. Ethier JH, Kamel KS, Magner PO, et al. The transtubular potassium concentration in patients with hypokalemia and hyperkalemia. *Am J Kidney Dis.* 1990;15:309-315.
17. Kamel KS, Halperin ML. Intrarenal urea recycling leads to a higher rate of renal excretion of potassium: an hypothesis with clinical implications. *Curr Opin Nephrol Hypertens.* 2011;20:547-554.
18. West ML, Marsden PA, Richardson RM, et al. New clinical approach to evaluate disorders of potassium excretion. *Miner Electrolyte Metab.* 1986;12:234-238.
19. Keith NM, Osterberg AE, Burchell HB. Some effects of potassium salts in man. *Ann Intern Med.* 1942;16:879-892.
20. Hamill RJ, Robinson LM, Wexler HR, et al. Efficacy and safety of potassium infusion therapy in hypokalemic critically ill patients. *Crit Care Med.* 1991;19:694-699.
21. Huang CL, Kuo E. Mechanism of hypokalemia in magnesium deficiency. *J Am Soc Nephrol.* 2007;18:2649-2652.
22. Montague BT, Ouellette JR, Buller GK. Retrospective review of the frequency of ECG changes in hyperkalemia. *Clin J Am Soc Nephrol.* 2008;3:324-330.
23. Palmer BF, Clegg DJ. Hyperkalemia. *JAMA.* 2015;314:2405-2406.
24. Palmer BF, Clegg DJ. The use of selected urine chemistries in the diagnosis of kidney disorders. *Clin J Am Soc Nephrol.* 2019;14(2):306-316.
25. Stanton BA. Renal potassium transport: morphological and functional adaptations. *Am J Physiol.* 1989;257:R989-R997.
26. Blumberg A, Weidmann P, Shaw S, et al. Effect of various therapeutic approaches on plasma potassium and major regulating factors in terminal renal failure. *Am J Med.* 1988;85:507-512.
27. Allon M, Dunlay R, Copkney C. Nebulized albuterol for acute hyperkalemia in patients on hemodialysis. *Ann Intern Med.* 1989;110:426-429.
28. Allon M, Shanklin N. Effect of bicarbonate administration on plasma potassium in dialysis patients: interactions with insulin and albuterol. *Am J Kidney Dis.* 1996;28:508-514.
29. Allon M, Copkney C. Albuterol and insulin for treatment of hyperkalemia in hemodialysis patients. *Kidney Int.* 1990;38:869-872.
30. Bakris GL, Pitt B, Weir MR, et al. Effect of Patiromer on serum potassium level in patients with hyperkalemia and diabetic kidney disease: the AMETHYST-DN Randomized Clinical Trial. *JAMA.* 2015;314:151-161.
31. Kosiborod M, Rasmussen HS, Lavin P, et al. Effect of sodium zirconium cyclosilicate on potassium lowering for 28 days among outpatients with hyperkalemia: the HARMONIZE randomized clinical trial. *JAMA.* 2014;312:2223-2233.
32. Weir MR, Bakris GL, Bushinsky DA, et al. Patiromer in patients with kidney disease and hyperkalemia receiving RAAS inhibitors. *N Engl J Med.* 2015;372:211-221.
33. Batterink J, Lin J, Au-Yeung SHM, et al. Effectiveness of sodium polystyrene sulfonate for short-term treatment of hyperkalemia. *Can J Hosp Pharm.* 2015;68:296-303.
34. Scherr L, Ogden DA, Mead AW, et al. Management of hyperkalemia with a cation-exchange resin. *N Engl J Med.* 1961;264:115-119.
35. Fishbane S, Ford M, Fukagawa M, et al. A phase 3b, randomized, double-blind, placebo-controlled study of sodium zirconium cyclosilicate for reducing the incidence of predialysis hyperkalemia. *J Am Soc Nephrol.* 2019;30:1723-1733.
36. Ahmed J, Weisberg LS. Hyperkalemia in dialysis patients. *Semin Dial.* 2001;14:348-356.

37. Karnik JA, Young BS, Lew NL, et al. Cardiac arrest and sudden death in dialysis units. *Kidney Int.* 2001;60:50-357.
38. Pun PH, Lehrich RW, Honeycutt EF, et al. Modifiable risk factors associated with sudden cardiac arrest within hemodialysis clinics. *Kidney Int.* 2011;79:218-227.
39. Hou S, McElroy PA, Nootens J, et al. Safety and efficacy of low-potassium dialysate. *Am J Kidney Dis.* 1989;13:137-143.
40. Redaelli B, Locatelli F, Limido D, et al. Effect of a new model of hemodialysis potassium removal on the control of ventricular arrhythmias. *Kidney Int.* 1996;50:609-617.
41. John AK, Raghavan M, Mitra KN. *Indications, Timing, and Patient Selection Continuous Renal Replacement Therapy.* Oxford: Oxford University Press.
42. Blumberg A, Roser HW, Zehnder C, et al. Plasma potassium in patients with terminal renal failure during and after haemodialysis; relationship with dialytic potassium removal and total body potassium. *Nephrol Dial Transplant.* 1997;12:1629-1634.
43. Abraham SC, Bhagavan BS, Lee LA, et al. Upper gastrointestinal tract injury in patients receiving kayexalate (sodium polystyrene sulfonate) in sorbitol: clinical, endoscopic, and histopathologic findings. *Am J Surg Pathol.* 2001;25:637-644.
44. Harel Z, Harel S, Shah PS, et al. Gastrointestinal adverse events with sodium polystyrene sulfonate (Kayexalate) use: a systematic review. *Am J Med.* 2013;126:264.e29-264.e24.

22 Manejo del calcio en la unidad de cuidados intensivos

Anna L. Zisman

El calcio es un catión bivalente fundamental para la homeostasis. Además de ser un componente esencial del esqueleto óseo, el calcio modula el umbral de activación de los canales de Na^+, incluidos los responsables de los potenciales de acción cardiacos, la actividad neurológica, la función muscular y la motilidad intestinal. En su papel de segundo mensajero, regula innumerables proteínas intracelulares, al tiempo que desempeña un papel central en la lesión y la muerte celular.[1] Los niveles de calcio sérico están estrechamente regulados por la hormona paratiroidea (PTH), la vitamina D (calcitriol) y, en menor medida, la calcitonina. Estos factores endocrinos modifican el movimiento del calcio a través de la mucosa gastrointestinal (GI), los túbulos renales y el hueso.[2]

Más de 99% de las reservas de calcio del organismo se encuentran en el esqueleto, mientras que menos de 1% se encuentra en el interior del organismo. Solo 0.1% del calcio total se encuentra en el líquido extracelular (LEC), que es el compartimento al que se accede mediante pruebas de laboratorio. Dentro del LEC, aproximadamente 50% del calcio se encuentra en forma de calcio ionizado, la forma biológicamente activa. Cerca de 45% del calcio está ligado a las proteínas y el resto está complejado con aniones, como el citrato, el fosfato, el sulfato y el bicarbonato.[2] Por lo tanto, la fracción de calcio ionizado depende del pH sérico y de las concentraciones de proteínas; la hipoalbuminemia y la acidosis aumentan el calcio ionizado.[3,4] En el contexto de una albúmina sérica baja, se puede estimar el calcio sérico ajustado:[4]

$$\text{Calcio corregido} = \text{calcio sérico} + 0.8 \times (4.0 - \text{albúmina sérica [g/dL]})$$

Sin embargo, la mala correlación entre los valores estimados de calcio y los valores medidos de calcio ionizado no es infrecuente en el entorno de los cuidados críticos. Las alteraciones del estado acidobásico o los cambios en la proteína sérica total, comunes en los enfermos críticos, no provocan cambios en la concentración de calcio sérico total, por lo que los cambios potencialmente significativos en la concentración de calcio ionizado biológico activo pueden pasar desapercibidos con las pruebas séricas de rutina en la unidad de cuidados intensivos (UCI).[5] Debido a estas preocupaciones, los equipos de cuidados intensivos suelen confiar en la medición del calcio ionizado.[6]

EPIDEMIOLOGÍA E IMPORTANCIA DE LAS ANOMALÍAS DEL CALCIO SÉRICO EN LOS CUIDADOS CRÍTICOS

Las alteraciones de los niveles de calcio ionizado son comunes en el entorno de los cuidados críticos y están presentes en más de 50% de los pacientes en algún momento de su estancia en la UCI.[7-9] Sin embargo, la mayoría de las veces estas anomalías no se deben a trastornos subyacentes significativos de la homeostasis del calcio, sino que reflejan el estado de enfermedad crítica.[8,10,11] La mayoría de las veces, la anomalía es la hipocalcemia, que se ha identificado repetidamente como un factor de riesgo de mortalidad en la UCI.[7,8,11,12] Estudios recientes han observado un efecto atenuado en la mortalidad una vez ajustado a la significativa correlación de la hipocalcemia ionizada con los puntajes de gravedad en enfermos críticos.[7,8]

HIPOCALCEMIA EN LA UNIDAD DE CUIDADOS INTENSIVOS

Manifestaciones clínicas

Los síntomas clínicos de la hipocalcemia dependen de la gravedad y la cronicidad de la anomalía. La complicación clásica de la tetania refleja la irritabilidad neuromuscular.[7] Los primeros síntomas incluyen entumecimiento perioral, parestesias de las extremidades distales y calambres musculares. Los síntomas más graves pueden incluir convulsiones focales o generalizadas, broncoespasmo y arritmia resultante de la prolongación del intervalo QT.[13] Los pacientes que han tenido un curso crónico con disminución gradual de los valores séricos pueden notar fatiga, irritabilidad, ansiedad y depresión o pueden ser asintomáticos.

Diagnóstico diferencial

El diagnóstico diferencial de la hipocalcemia es amplio (**tabla 22-1**), aunque, como se señaló, la gran mayoría de los pacientes que están en estado crítico no tienen una anomalía subyacente de la homeostasis del calcio. A pesar de que la etiología de la hipocalcemia es en ocasiones evidente, como en el caso del paciente sometido a una paratiroidectomía o a una disección radical del cuello, el enfoque general de la evaluación de la hipocalcemia consiste en determinar si los valores de PTH son bajos o altos (tabla 22-1). En función de los resultados y del cuadro clínico, se puede proceder a una evaluación adicional.

En los pacientes críticos con hipocalcemia, más de 50% de la etiología puede ser indeterminada.[11] La sepsis es fuertemente asociada con la presencia de hipocalcemia,[14-16] con la deficiencia y la resistencia a la vitamina D,[16,17] el hipoparatiroidismo adquirido[18,19] y la deficiencia de 1-alfa-hidroxilasa, todos implicados como mecanismos potenciales en el estado inflamatorio.[16]

Tratamiento

El enfoque del tratamiento de la hipocalcemia en la UCI depende del grado, la gravedad de los síntomas y la etiología.

Para los pacientes con hipocalcemia grave que presentan síntomas agudos de tetania, arritmia o convulsiones, se justifica la administración de 100 a 200 mg de calcio elemental durante 10 a 20 minutos, seguida de una infusión de calcio de 0.5 a 1.5 mg de calcio elemental/kg/hora para evitar la hipocalcemia de rebote.[11,20] Las dos soluciones de calcio más utilizadas son el cloruro de calcio al 10% (272 mg de calcio elemental por vial de 10 mL) y el gluconato de calcio al 10% (90 mg de calcio elemental por vial de 10 mL).[11,20] Ambas soluciones son hiperosmolares y deben administrarse a través de una vena central, si es posible. Si se inyecta por vía periférica, el gluconato de calcio es el agente preferido.[11,20] Los pacientes que reciben la administración de calcio por vía intravenosa deben ser vigilados estrechamente porque las infusiones de calcio pueden precipitar bradicardia y arritmia cardiacas.[11,20] Como la disminución de magnesio contribuye a la hipocalcemia y es común en el entorno de los cuidados críticos, debe corregirse al mismo tiempo.[11,21] Los niveles séricos de 25-hidroxivitamina D también deben comprobarse y reponerse, y puede considerarse el tratamiento con vitamina D activada (calcitriol) para aumentar la absorción intestinal de calcio y facilitar una liberación más temprana de la infusión continua de calcio.[11,20]

El tratamiento de los pacientes hipocalcémicos en estado crítico que son asintomáticos es controvertido. La hipocalcemia se asocia con la insuficiencia cardiaca y la hipotensión,[16,22] y se ha observado que la administración de calcio mejora la presión arterial y la función ventricular en los pacientes de la UCI con calcio ionizado inferior a 1.05 mmol/L.[23] Sin embargo, una revisión Cochrane de 2008 que incluyó cinco ensayos controlados

TABLA 22-1	Diagnóstico diferencial de la hipocalcemia en adultos

Asociado con la PTH baja
  Pérdida de tejido paratiroideo activo
    Posquirúrgico (tiroides, paratiroides, disección de cuello)
    Autoinmunitario
    Infiltración
    Trastornos genéticos
      Hipoparatiroidismo ligado al cromosoma X o autosómico recesivo
      Síndrome de DiGeorge
  Regulación anormal de la PTH
    Hipomagnesemia
    Hipoparatiroidismo ligado al cromosoma X o autosómico recesivo
    Mutaciones en el receptor sensor de calcio (CaSR)
Asociado con la PTH elevada
  Enfermedad renal crónica
  Deficiencia de vitamina D
  Resistencia a la PTH (seudohipoparatiroidismo)
  Enfermedad crítica o sepsis
  Depósito extravascular
    Pancreatitis aguda
    Rabdomiólisis
    Hiperfosfatemia
    Enfermedad osteoblástica metastásica
Medicamentos o terapias
  Suplemento de fosfato parenteral
  Bisfosfonatos
  Denosumab
  Calcimiméticos
  Foscarnet
  Pentamidina
  Cisplatino
  Doxorrubicina
  Aminoglucósidos
  Citrato (transfusión masiva de sangre, aféresis, diálisis)

PTH, hormona paratiroidea.

aleatorizados con 159 sujetos no encontró pruebas claras de que la administración de suplementos de calcio repercutiera en los resultados de los pacientes en estado crítico,[24] ya que ninguno de los estudios evaluó la mortalidad, la disfunción de órganos o la duración de la estancia hospitalaria. Además, los datos sugieren que la hipocalcemia de los enfermos críticos no es susceptible de tratamiento.[25] En un estudio, durante un solo mes en un hospital, se realizaron alrededor de 4 700 pruebas de calcio ionizado, de las cuales cerca de la mitad fueron anómalas. Durante el mismo periodo, se dispensaron cerca de 20 000 viales de 10 mL de gluconato de calcio. Los autores observaron solo un efecto mínimo de la administración intravenosa de calcio en los niveles posteriores de calcio ionizado.[25,26] Algunos datos indican que la repleción de calcio puede ser perjudicial, porque varios modelos animales de sepsis han demostrado un aumento de la mortalidad con la administración de suplementos de calcio.[27-29] La mortalidad también fue significativamente mayor con la suplementación de calcio en pacientes en estado crítico con hipocalcemia ionizada en un estudio de cohorte retrospectiva en Pittsburgh.[27] De los 526 pacientes con sepsis y una medición de calcio ionizado, 377 (72%) eran hipocalcémicos. Durante su estancia en la UCI, 93 pacientes recibieron suplementos de calcio por vía intravenosa. Después de ajustar por la gravedad de la enfermedad y otras comorbilidades, quienes habían recibido suplementos de calcio tenían un mayor riesgo de muerte, un mayor riesgo de disfunción renal y disminución significativa de los días sin respirador.[27]

Entre las circunstancias especiales de hipocalcemia que pueden justificar un enfoque de tratamiento específico en el que la suplementación es razonable se encuentran la hipocalcemia secundaria a la hemodiálisis o la debida a la quelación con citrato durante un protocolo de transfusión masiva (PTM).[25] En el análisis secundario de un gran ensayo de pacientes con lesión renal aguda (LRA) que requerían terapia de remplazo renal, la hipocalcemia grave predijo la mortalidad incluso con el ajuste de la gravedad de la enfermedad, aunque se desconoce si la repleción de calcio modificaría esta relación.[30] En el contexto del PTM asociado con un traumatismo, los valores de calcio ionizado más bajos también se relacionan con mayor mortalidad (y con volúmenes de transfusión más grandes).[31] La estrategia óptima de reposición de calcio durante el PTM sigue siendo incierta; sin embargo, es probable que se necesiten al menos 2 g de cloruro de calcio (~6 g de gluconato de calcio) por cada 2 a 4 unidades de productos sanguíneos transfundidos, en especial si se prevé una necesidad de transfusión superior a 15 unidades. Esto es particularmente relevante si la función hepática está deteriorada, lo que compromete aún más el metabolismo del citrato, aunque se desconoce si la repleción influye en la morbilidad y la mortalidad.[31]

HIPERCALCEMIA

Manifestaciones clínicas

Las manifestaciones clínicas de la hipercalcemia son diversas y afectan a múltiples sistemas orgánicos, y las concentraciones séricas más elevadas aumentan la probabilidad de aparición de síntomas. Por lo general, los pacientes son asintomáticos por debajo de niveles de calcio sérico de 11.5 mg/dL, y los niveles superiores requieren una corrección más urgente debido a los riesgos de complicaciones. Con niveles más altos, puede haber alteración del estado mental con somnolencia, confusión y psicosis desde el punto de vista neurológico, mientras que los signos cardiovasculares pueden incluir hipertensión y arritmias con acortamiento del intervalo QT, bloqueo cardiaco y paro cardiaco. En particular, la hipercalcemia puede aumentar el riesgo de toxicidad digitálica (*véase* el capítulo 27). Los síntomas gastrointestinales pueden incluir estreñimiento, náusea y vómito, pérdida de apetito, dolor abdominal, pancreatitis y úlcera péptica. Es posible que haya enfermedad renal aguda y crónica, junto con cálculos renales y nefrocalcinosis. Puede observarse poliuria y polidipsia debido a la incapacidad de concentrar al máximo la orina. Esto se debe a una regulación a la baja mediada por el calcio de los canales de acuaporina-2[32] y a la inhibición del cotransportador $Na^+ K^+:2Cl^-$,[33] lo que conduce a una perturbación del mecanismo de concentración a contracorriente. El dolor óseo, las fracturas y la pérdida de mineralización ósea que conduce a la osteoporosis pueden complicar el curso clínico.

Diagnóstico diferencial

Aunque existe un amplio diferencial de hipercalcemia (**tabla 22-2**), las etiologías más comunes en un paciente hospitalizado son, por lo general, el hiperparatiroidismo primario y la hipercalcemia relacionada con un tumor. En el entorno de la UCI, la inmovilidad prolongada y la nutrición parenteral también pueden contribuir. Desde el punto de vista del diagnóstico, es importante determinar si el proceso de la enfermedad es dependiente de la PTH o independiente, procediendo a realizar pruebas adicionales en función de los resultados.

T A B L A
22-2   Diagnóstico diferencial de la hipercalcemia

Hipercalcemia dependiente de la PTH
    Hiperparatiroidismo primario
        Esporádico
            Adenoma o hiperplasia
        Familiar
            Hiperparatiroidismo primario aislado
            Asociado con neoplasia endocrina múltiple I o II
    Hiperparatiroidismo terciario
    Litio
    Hipercalcemia hipocalciúrica familiar
Hipercalcemia independiente de la PTH
    Malignidad
        Hipercalcemia endocrina
            Proteína relacionada con la PTH
            Exceso de 1,25-hidroxivitamina D
        Osteólisis maligna
            Infiltración difusa de la médula
            Metástasis óseas con liberación de citocinas
    Inmovilización prolongada
    Nutrición parenteral
    Enfermedad granulomatosa
        Sarcoidosis
        Tuberculosis
        Coccidioidomicosis
    Trastornos endocrinos
        Hipertiroidismo
        Insuficiencia suprarrenal
        Acromegalia
        Feocromocitoma
    Medicamentos
        Vitamina D y análogos de la vitamina D
        Calcio (síndrome leche-álcali)
        Vitamina A
        Diuréticos tiazídicos

PTH, hormona paratiroidea.

Manejo

General

El tratamiento de la hipercalcemia en la UCI depende de la etiología y la gravedad de la hipercalcemia, el grado de los síntomas y las comorbilidades subyacentes, como la hipoalbuminemia y la insuficiencia cardiaca congestiva. Por lo general, el tratamiento inicial debe incluir la suspensión de cualquier agente agresor, como los suplementos de calcio, y la reanimación de volumen que, en última instancia, dará lugar a una diuresis salina (y de calcio), siempre que no haya signos de sobrecarga de volumen. Aunque los pacientes de la UCI con hipercalcemia leve (calcio sérico ajustado a la albúmina < 12 mg/dL [3 mmol/L]) pueden ser asintomáticos y no requieren un tratamiento urgente, los médicos deben ser conscientes de los valores al elegir las estrategias de fluidos o la adición de posibles agentes agresores. Los pacientes con hipercalcemia moderada (calcio sérico ajustado a la albúmina < 14 mg/dL [3.5 mmol/L]) e hipercalcemia grave (calcio sérico ajustado a la albúmina > 14 mg/dL [3.5 mmol/L]) suelen requerir líquidos y terapia médica adicional. La consideración del probable diagnóstico subyacente y el curso clínico general deben guiar el juicio clínico sobre la selección del tratamiento.

Líquidos intravenosos y diuréticos

Históricamente se han aconsejado objetivos de 4 a 6 L de administración de líquidos isotónicos intravenosos durante las primeras 24 h, aunque los datos que apoyan estas recomendaciones son limitados.[34-37] Recientemente, las recomendaciones apuntan a tasas de infusión de 200 a 300 mL/h al principio hasta la repleción de volumen, para luego disminuir a tasas que apuntan a la diuresis de 100 a 150 mL/h.[38,39] En aquellas personas con hipoalbuminemia, en particular las que padecen una neoplasia avanzada, puede ser prudente limitar la velocidad de infusión a 75 o 150 mL/h para limitar las complicaciones.[40] Tradicionalmente, se ha aconsejado el uso concomitante de altas dosis de diuréticos del asa[41] para promover una mayor calciuresis una vez repleto el volumen, pero existen pocos datos basados en la evidencia sobre la eficacia de este enfoque con dosis más bajas, que por lo general se ha adoptado.[42]

Medicamentos

Calcitonina: la calcitonina tiene un rápido inicio de acción y puede disminuir el calcio sérico en 1 a 2 mg/dL a partir de 6 h, bloqueando la resorción osteoclástica del hueso y aumentando la excreción de calcio por los riñones.[43,44] La dosis típica de calcitonina es de 4 UI/kg por vía intramuscular o subcutánea cada 12 h, pero puede aumentar a 8 UI/kg cada 6 a 12 h si se observa un efecto insuficiente después de 24 h.[38] El uso de calcitonina se limita a 24 a 48 h debido a la rápida taquifilaxia.[44]

Bisfosfonatos: los bisfosfonatos reducen el calcio sérico al bloquear varias funciones osteoclásticas, incluida la resorción ósea,[45] y se han convertido en el tratamiento estándar para la hipercalcemia grave. Su inicio de acción es de aproximadamente 48 a 72 h, por lo que pueden ser necesarios agentes alternativos en el contexto hiperagudo. Se han estudiado varios bisfosfonatos para la hipercalcemia de origen maligno,[46,47] y todos ellos han mostrado una mayor eficacia en la reducción del calcio que la hidratación intravenosa o la calcitonina. Además, los bisfosfonatos se han utilizado con éxito en el tratamiento de otras diversas etiologías de la hipercalcemia, como la intoxicación por vitamina D,[48,49] la intoxicación por vitamina A,[50,51] la inmovilidad,[52,53] el hiperparatiroidismo[54,55] y la enfermedad granulomatosa.[56,57] En los pacientes con insuficiencia renal, los bisfosfonatos deben usarse con precaución debido al riesgo de LRA y a la duración potencialmente prolongada de su acción.[58]

Glucocorticoides: los glucocorticoides reducen el calcio sérico al disminuir la síntesis de 1,25-hidroxivitamina D, limitando en última instancia la absorción intestinal de calcio. Debido a la eficacia de los bisfosfonatos para reducir el calcio sérico, estos agentes se han utilizado menos, pero siguen siendo una herramienta terapéutica clave para la hipercalcemia relacionada con la enfermedad granulomatosa o la intoxicación por vitamina D.[59]

Denosumab: el denosumab, un anticuerpo monoclonal humano contra el ligando del receptor activador del factor nuclear κB (RANK) (un estimulador de la actividad de los osteoclastos), ha demostrado reducir los niveles de calcio sérico de forma aguda en múltiples informes de casos. No tiene eliminación renal, por lo que puede usarse en los pacientes con insuficiencia renal.

Calcimiméticos: el cinacalcet y la etelcalcetida imitan el papel del calcio activando el receptor sensor de calcio y suprimiendo la PTH. Aunque generalmente no se utilizan en el contexto agudo, se ha informado de su uso con éxito en la hipercalcemia grave en el carcinoma paratiroideo[62] y en el hiperparatiroidismo primario.[63]

Terapia de remplazo renal

Si las medidas mencionadas no tienen éxito o si se presenta una hipercalcemia grave con coma, la diálisis con un dializado de calcio bajo o nulo es eficaz para reducir de forma aguda el calcio sérico.[64-66] La identificación y el tratamiento de la etiología subyacente de la hipercalcemia serán fundamentales, ya que la diálisis solo servirá como medida temporal.

RESUMEN Y CONCLUSIONES

Las alteraciones en los niveles de calcio sérico son comunes en el entorno de los cuidados críticos. La mayoría de los pacientes con hipocalcemia en la UCI no tienen un trastorno subyacente de la regulación del calcio, y la corrección de la hipocalcemia asintomática no está justificada en el entorno de los cuidados intensivos. En el caso de los pacientes con hipercalcemia en la UCI, la evaluación depende de si la PTH está adecuadamente suprimida. El tratamiento puede incluir la reposición prudente de volumen, calcitonina y bisfosfonatos.

Referencias

1. Marban E, Koretsune Y, Corretti M, Chacko VP, Kusuoka H. Calcium and its role in myocardial cell injury during ischemia and reperfusion. *Circulation.* 1989;80(6 Suppl):IV17-IV22.
2. Favus MJ, Goltzman D. Regulation of calcium and magnesium. In Rosen CJ, ed. *Primer on the Metabolic Bone Diseases and Disorders of Mineral Metabolism.* Hoboken, NJ: American Society for Bone and Mineral Research; 2008:104-108.
3. Moore EW. Ionized calcium in normal serum, ultrafiltrates, and whole blood determined by ion-exchange electrodes. *J Clin Invest.* 1970;49(2):318-334.
4. Payne RB, Little AJ, Williams RB, Milner JR. Interpretation of serum calcium in patients with abnormal serum proteins. *Br Med J.* 1973;4(5893):643-646.
5. Slomp J, van der Voort PH, Gerritsen RT, Berk JA, Bakker AJ. Albumin-adjusted calcium is not suitable for diagnosis of hyper-and hypocalemia in the critically ill. *Crit Care Med.* 2003;31(5):1389-1393.
6. Zaloga GP, Chernow B, Cook D, Snyder R, Clapper M, O'Brian JT. Assessment of calcium homeostasis in the critically ill surgical patient. The diagnostic pitfalls of the McLean-Hastings nomogram. *Ann Surg.* 1985;202(5):587-594.
7. Zivin JR, Gooley T, Zager RA, Ryan MJ. Hypocalcemia: a pervasive metabolic abnormality in the critically ill. *Am J Kidney Dis.* 2001;37(4):689-698.
8. Egi M, Kim I, Nichol A, et al. Ionized calcium concentration and outcome in critical illness. *Crit Care Med.* 2011;39(2):314-321.
9. Ferreira-Junior M, Lichtenstein A, Sales MM, et al. Rational use of blood calcium determinations. *Sao Paulo Med J.* 2014;132(4):243-248.
10. Kelly A, Levine MA. Hypocalcemia in the critically ill patient. *J Intensive Care Med.* 2013;28(3):166-177.
11. Desai TK, Carlson RW, Geheb MA. Prevalence and clinical implications of hypocalcemia in acutely ill patients in a medical intensive care setting. *Am J Med.* 1988;84(2):209-214.
12. Burchard KW, Gann DS, Colliton J, Forster J. Ionized calcium, parathormone, and mortality in critically ill surgical patients. *Ann Surg.* 1990;212(4):543-549.
13. Tohme JF, Bilezikian JP. Hypocalcemic emergencies. *Endocrinol Metab Clin North Am.* 1993;22(2):363-375.
14. Zaloga GP. Ionized hypocalcemia during sepsis. *Crit Care Med.* 2000;28(1):266-268.
15. Taylor B, Sibbald WJ, Edmonds MW, Holliday RL, Williams C. Ionized hypocalcemia in critically ill patients with sepsis. *Can J Surg.* 1978;21(5):429-433.
16. Zaloga GP, Chernow B. The multifactorial basis for hypocalcemia during sepsis. Studies of the parathyroid hormone-vitamin D axis. *Ann Intern Med.*1987;107(1):36-41.
17. Desai TK, Carlson RW, Geheb MA. Parathyroid-vitamin D axis in critically ill patients with unexplained hypocalcemia. *Kidney Int Suppl.* 1987;22:S225-S228.

18. Canaff L, Hendy GN. Calcium-sensing receptor gene transcription is up-regulated by the proinflammatory cytokine, interleukin-1beta. Role of the NF-kappaB PATHWAY and kappaB elements. *J Biol Chem.* 2005;280(14):14177-14188.

19. Canaff L, Zhou X, Hendy GN. The proinflammatory cytokine, interleukin-6, up-regulates calcium-sensing receptor gene transcription via Stat1/3 and Sp1/3. *J Biol Chem.* 2008;283(20): 13586-13600.

20. Topf J, Worcester EM. Disorders of calcium, phosphorus, and magnesium. In Murray PT, Brady HR, Hall JB, eds. *Intensive Care in Nephrology.* London: Taylor & Francis; 2006:383-389.

21. Hermans C, Lefebvre C, Devogelaer JP, Lambert M. Hypocalcaemia and chronic alcohol intoxication: transient hypoparathyroidism secondary to magnesium deficiency. *Clin Rheumatol.* 1996;15(2):193-196.

22. Desai TK, Carlson RW, Thill-Baharozian M, Geheb MA. A direct relationship between ionized calcium and arterial pressure among patients in an intensive care unit. *Crit Care Med.* 1988;16(6):578-582.

23. Jankowski S, Vincent JL. Calcium administration for cardiovascular support in critically ill patients: when is it indicated? *J Intensive Care Med.* 1995;10(2):91-100.

24. Forsythe RM, Wessel CB, Billiar TR, Angus DC, Rosengart MR. Parenteral calcium for intensive care unit patients. *Cochrane Database Syst Rev.* 2008;(4):CD006163.

25. Aberegg SK. Ionized calcium in the ICU: should it be measured and corrected? *Chest.* 2016;149(3):846-855.

26. Baird GS, Rainey PM, Wener M, Chandler W. Reducing routine ionized calcium measurement. *Clin Chem.* 2009;55(3):533-540.

27. Collage RD, Howell GM, Zhang X, et al. Calcium supplementation during sepsis exacerbates organ failure and mortality via calcium/calmodulin-dependent protein kinase signaling. *Crit Care Med.* 2013;41(11):e352-e360.

28. Zaloga GP, Sager A, Black KW, Prielipp R. Low dose calcium administration increases mortality during septic peritonitis in rats. *Circ Shock.* 1992;37(3):226-229.

29. Malcolm DS, Zaloga GP, Holaday JW. Calcium administration increases the mortality of endotoxic shock in rats. *Crit Care Med.* 1989;17(9):900-903.

30. Afshinnia F, Belanger K, Palevsky PM, Young EW. Effect of ionized serum calcium on outcomes in acute kidney injury needing renal replacement therapy: secondary analysis of the acute renal failure trial network study. *Ren Fail.* 2013;35(10):1310-1318.

31. Giancarelli A, Birrer KL, Alban RF, Hobbs BP, Liu-DeRyke X. Hypocalcemia in trauma patients receiving massive transfusion. *J Surg Res.* 2016;202(1):182-187.

32. Rosen S, Greenfeld Z, Bernheim J, Rathaus M, Podjarny E, Brezis M. Hypercalcemic nephropathy: chronic disease with predominant medullary inner stripe injury. *Kidney Int.* 1990;37(4):1067-1075.

33. Hebert SC. Extracellular calcium-sensing receptor: implications for calcium and magnesium handling in the kidney. *Kidney Int.* 1996;50(6):2129-2139.

34. Hosking DJ, Cowley A, Bucknall CA. Rehydration in the treatment of severe hypercalcaemia. *Q J Med.* 1981;50(200):473-481.

35. Andersen M. Rehydration as a diagnostic and therapeutic measure in hypercalcemia including an assessment of the calcium-lowering effect of porcine calcitonin. *Acta Med Scand.* 1972;192(4):347-351.

36. Sleeboom HP, Bijvoet OL, van Oosterom AT, Gleed JH, O'Riordan JL. Comparison of intravenous (3-amino-1-hydroxypropylidene)-1, 1-bisphosphonate and volume repletion in tumour-induced hypercalcaemia. *Lancet.* 1983;2(8344):239-243.

37. Maier JD, Levine SN. Hypercalcemia in the intensive care unit: a review of pathophysiology, diagnosis, and modern therapy. *J Intensive Care Med.* 2015;30(5):235-252.

38. Bilezikian JP. Clinical review 51: management of hypercalcemia. *J Clin Endocrinol Metab.* 1993;77(6):1445-1449.

39. Bilezikian JP. Management of acute hypercalcemia. *N Engl J Med.* 1992;326(18):1196-1203.

40. Legrand SB. Modern management of malignant hypercalcemia. *Am J Hosp Palliat Care.* 2011;28(7):515-517.

41. Suki WN, Yium JJ, Von MM, Saller-Hebert C, Eknoyan G, Martinez-Maldonado M. Acute treatment of hypercalcemia with furosemide. *N Engl J Med.* 1970;283(16):836-840.

42. Legrand SB, Leskuski D, Zama I. Narrative review: furosemide for hypercalcemia: an unproven yet common practice. *Ann Intern Med.* 2008;149(4):259-263.

43. Kammerman S, Canfield RE. Effect of porcine calcitonin on hypercalcemia in man. *J Clin Endocrinol Metab.* 1970;31(1):70-75.

44. Austin LA, Heath H III. Calcitonin: physiology and pathophysiology. *N Engl J Med.* 1981;304(5):269-278.

45. Fleisch H. Bisphosphonates: mechanisms of action. *Endocr Rev.* 1998;19(1):80-100.

46. Saunders Y, Ross JR, Broadley KE, Edmonds PM, Patel S. Systematic review of bisphosphonates for hypercalcaemia of malignancy. *Palliat Med.* 2004;18(5):418-431.

47. Major P, Lortholary A, Hon J, et al. Zoledronic acid is superior to pamidronate in the treatment of hypercalcemia of malignancy: a pooled analysis of two randomized, controlled clinical trials. *J Clin Oncol.* 2001;19(2):558-567.

48. Selby PL, Davies JM, Marks JS, Mawer EB. Vitamin D intoxication causes hypercalcaemia by increased bone resorption which responds to pamidronate. *Clin Endocrinol.* 1995;43(5):531-536.

49. Rizzoli R, Stoermann C, Ammann P, Bonjour JP. Hypercalcemia and hyperosteolysis in vitamin D intoxication: effects of clodronate therapy. *Bone.* 1994;15(2):193-198.

50. Bhalla K, Ennis DM, Ennis ED. Hypercalcemia caused by iatrogenic hypervitaminosis A. *J Am Diet Assoc.* 2005;105(1):119-121.

51. Cordoba R, Ramirez E, Lei SH, et al. Hypercalcemia due to an interaction of all-trans retinoic acid (ATRA) and itraconazole therapy for acute promyelocytic leukemia successfully treated with zoledronic acid. *Eur J Clin Pharmacol.* 2008;64(10):1031-1032.

52. Alborzi F, Leibowitz AB. Immobilization hypercalcemia in critical illness following bariatric surgery. *Obes Surg.* 2002;12(6):871-873.

53. Meythaler JM, Tuel SM, Cross LL. Successful treatment of immobilization hypercalcemia using calcitonin and etidronate. *Arch Phys Med Rehabil.* 1993;74(3):316-319.

54. Witteveen JE, Haak HR, Kievit J, Morreau H, Romijn JA, Hamdy NA. Challenges and pitfalls in the management of parathyroid carcinoma: 17-year follow-up of a case and review of the literature. *Horm Cancer.* 2010;1(4):205-214.

55. Fitzpatrick LA, Bilezikian JP. Acute primary hyperparathyroidism. *Am J Med.* 1987;82(2):275-282.

56. Gibbs CJ, Peacock M. Hypercalcaemia due to sarcoidosis corrects with bisphosphonate treatment. *Postgrad Med J.* 1986;62(732):937-938.

57. Zhang JT, Chan C, Kwun SY, Benson KA. A case of severe 1,25-dihydroxyvitamin D-mediated hypercalcemia due to a granulomatous disorder. *J Clin Endocrinol Metab.* 2012;97(8):2579-2583.

58. Perazella MA, Markowitz GS. Bisphosphonate nephrotoxicity. *Kidney Int.* 2008;74(11):1385-1393.

59. Vucinic V, Skodric-Trifunovic V, Ignjatovic S. How to diagnose and manage difficult problems of calcium metabolism in sarcoidosis: an evidence-based review. *Curr Opin Pulm Med.* 2011;17(5):297-302.

60. Bech A, de Boer H. Denosumab for tumor-induced hypercalcemia complicated by renal failure. *Ann Intern Med.* 2012;156(12):906-907.

61. Boikos SA, Hammers HJ. Denosumab for the treatment of bisphosphonate-refractory hypercalcemia. *J Clin Oncol.* 2012;30(29):e299.

62. Silverberg SJ, Rubin MR, Faiman C, et al. Cinacalcet hydrochloride reduces the serum calcium concentration in inoperable parathyroid carcinoma. *J Clin Endocrinol Metab.* 2007;92(10):3803-3808.

63. Marcocci C, Bollerslev J, Khan AA, Shoback DM. Medical management of primary hyperparathyroidism: proceedings of the fourth International Workshop on the Management of Asymptomatic Primary Hyperparathyroidism. *J Clin Endocrinol Metab.* 2014;99(10):3607-3618.

64. Camus C, Charasse C, Jouannic-Montier I, et al. Calcium free hemodialysis: experience in the treatment of 33 patients with severe hypercalcemia. *Intensive Care Med.* 1996;22(2):116-121.

65. Koo WS, Jeon DS, Ahn SJ, Kim YS, Yoon YS, Bang BK. Calcium-free hemodialysis for the management of hypercalcemia. *Nephron.* 1996;72(3):424-428.

66. Wang CC, Chen YC, Shiang JC, Lin SH, Chu P, Wu CC. Hypercalcemic crisis successfully treated with prompt calcium-free hemodialysis. *Am J Emerg Med.* 2009;27(9):1174.e1-1174.e3.

23 Manejo del fósforo en la unidad de cuidados intensivos

Mina El Kateb y Joel M. Topf

INTRODUCCIÓN

El fósforo es un elemento esencial necesario para casi todas las reacciones del cuerpo humano. En forma de trifosfato de adenosina (ATP), es la principal forma de transferencia de energía del organismo. El fosfato también es importante para la integridad estructural de la célula y su contenido genético, en forma de bicapa fosfolipídica y ácido ribonucleico y desoxirribonucleico (ARN y ADN), respectivamente. La mayor parte del fósforo del cuerpo se almacena en los huesos y los dientes, y solo alrededor de 0.1% está libre en el espacio extracelular, lo que refleja, en circunstancias normales, un nivel sérico de 2.5 a 4.5 mg/dL (0.8-1.45 mmol/L o 1.45-2.61 mEq/L).

Desde el punto de vista clínico, los niveles de fósforo son un indicador del estado nutricional, y la hipofosfatemia se observa en los enfermos críticos.[1] Los niveles bajos en la unidad de cuidados intensivos (UCI) se asocian con mala función cardiaca, extubación difícil y rabdomiólisis.[2-4] La reposición de fósforo tiene advertencias y limitaciones, cuya principal complicación es la hiperfosfatemia. La hiperfosfatemia tiene un impacto igualmente negativo en los resultados de los pacientes en la UCI.[5] Está vinculada de modo estrecho con la insuficiencia renal y la diálisis, que a veces puede ser la única cura para la hiperfosfatemia grave y sintomática.[6,7] En este capítulo se revisan la hipo e hiperfosfatemia, su impacto, tratamiento, causas, evaluación y signos y síntomas, a la vez que se resalta su manejo rápido en la UCI.

HIPOFOSFATEMIA

Los niveles bajos de fósforo (< 2.5 mg/dL, 0.32 mmol/L o 1.45 mEq/L) pueden observarse en 20% de los pacientes de la UCI, y ciertas poblaciones presentan una hipofosfatemia más pronunciada y frecuente, como los pacientes con cetoacidosis diabética, cirugía cardiaca, sepsis, terapia de remplazo renal continuo, síndrome de realimentación y una tasa especialmente alta de pacientes con cirugía hepática mayor.[1,8-10] Aunque puede ser un marcador general de la enfermedad, la sustitución ha mejorado los resultados clínicos, incluida la morbilidad y la mortalidad cardiacas.[3]

Síndrome de realimentación

La realimentación, comúnmente observada en la UCI, ha sido abordada en específico por las guías del National Institute for Health and Care Excellence (NICE).[11] En estas guías, NICE identifica los factores de riesgo que se muestran en la **tabla 23-1** para el desarrollo del síndrome de realimentación. Para estos pacientes, la recomendación es reducir su soporte nutricional máximo a 10 kcal/kg/día mientras se incrementa con lentitud ese objetivo a lo largo de

TABLA 23-1	Factores de riesgo del síndrome de realimentación

Cualquier paciente con al menos una de las siguientes características:

- Índice de masa corporal (IMC) < 16 kg/m²
- Pérdida de peso no intencionada > 15% en los últimos 3-6 meses
- Poca ingesta > 10 días
- Bajo nivel de K, P o Mg antes de la alimentación

Cualquier paciente con al menos dos de las siguientes características:

- IMC < 18.5 kg/m²
- Pérdida de peso no intencionada > 10% en los últimos 3-6 meses
- Poca ingesta > 5 días
- Antecedentes de abuso de alcohol o de fármacos como la insulina, la quimioterapia, los antiácidos o los diuréticos

1 semana, para minimizar el potencial de hipofosfatemia. También recomiendan añadir empíricamente de 0.3 a 0.6 mmol/kg/día de fósforo en los pacientes cuyo fósforo no esté elevado.

Terapia de remplazo renal

Los pacientes que reciben terapia de remplazo renal continuo (TRRC) tienen mayor riesgo de desarrollar hipofosfatemia, ya que el fósforo se elimina directamente con la diálisis. Este riesgo puede superar 50% y puede llegar a 65% en quienes reciben diálisis con un alto índice de efluentes.[12] La hipofosfatemia del TRRC se asocia con casi el doble de tasas de insuficiencia respiratoria prolongada (definida por la necesidad de traqueotomía).[13] Aunque el líquido dializante estándar no contiene fósforo, los clínicos deberían considerar el uso de un líquido dializante con una concentración de fósforo de 1 mmol/L en pacientes sin hiperfosfatemia.

Hipofosfatemia facticia

Las dosis elevadas de manitol, usadas en el tratamiento del aumento de la presión intracraneal o intraocular, pueden provocar un falso descenso del nivel de fósforo sérico, por lo que la hipofosfatemia debe interpretarse con precaución en este contexto.[14]

Causas

Las causas de la hipofosfatemia pueden clasificarse en tres grandes categorías: disminución de la absorción intestinal, desgaste urinario y desplazamiento celular (*véanse* las **tablas 23-2** y **23-3**).

Disminución de la absorción intestinal

El fósforo se encuentra en una gran variedad de alimentos, por lo que la deficiencia dietética es poco frecuente; además, en estas circunstancias, la reabsorción tubular está regulada y la pérdida de fosfato en la orina se aproxima a cero.[15] Comúnmente, la pérdida gastrointestinal o la falta de absorción intestinal pueden causar hipofosfatemia. Los síndromes de malabsorción también pueden causar hipovitaminosis D e hiperparatiroidismo secundario; la hormona paratiroidea (PTH) es fosfatúrica, lo que provoca un desgaste tubular de fosfato. Así, en la diarrea crónica o la esteatorrea, la pérdida intestinal se combina con el desgaste urinario, lo

TABLA 23-2 Causas comunes de hipofosfatemia en la unidad de cuidados intensivos	
Sepsis	Alcalosis respiratoria
Líquidos intravenosos agresivos	Acidosis metabólica
Traumatismo	Terapia de glucosa/insulina
Realimentación	Catecolaminas
Posoperatorio	Diuréticos
Terapia de remplazo renal	

que conduce a una hipofosfatemia importante.[16] Los antiácidos a base de calcio, magnesio y aluminio también actúan como aglutinantes del fosfato, lo que conduce a hipofosfatemia por disminución de la absorción intestinal.

Desplazamiento celular
La redistribución interna del fósforo se produce en varias situaciones, como el síndrome de realimentación, el tratamiento de la cetoacidosis diabética, la alcalosis respiratoria y el síndrome de huesos hambrientos. La insulina desplaza el fósforo intracelularmente. El síndrome de realimentación se da con frecuencia en pacientes desnutridos, anoréxicos y alcohólicos cuyas reservas de fósforo son bajas. Con la reintroducción de carbohidratos después de un periodo de inanición, la liberación endógena de insulina desplaza el fósforo intracelularmente, lo que resulta en una hipofosfatemia significativa.[17] De forma similar, en la cetoacidosis diabética, la infusión de insulina desplaza el fósforo intracelularmente, lo que puede inducir hipofosfatemia. En el síndrome de hueso hambriento, el calcio y el fósforo vuelven a depositarse en el hueso una vez que la PTH desciende tras una paratiroidectomía. La administración de denosumab, un anticuerpo monoclonal que antagoniza la actividad del ligando de receptor activador para el factor nuclear kappa B (RANKL), impide la maduración de los osteoclastos.[18] Esto evita la degradación ósea en estados de metástasis ósea y permite la reconstitución del hueso, lo que causa hipocalcemia e hipofosfatemia, de forma similar al síndrome de hueso hambriento.[19]

TABLA 23-3 Causas de hipofosfatemia		
Absorción intestinal	**Redistribución interna**	**Desgaste urinario**
Síndromes de malabsorción	Realimentación	Hiperparatiroidismo
Esteatorrea	Terapia de glucosa/insulina	Expansión de volumen
Deficiencia de vitamina D	Síndrome de hueso hambriento	Deficiencia de vitamina D
Antiácidos	Alcalosis respiratoria	Acidosis metabólica
Desnutrición		Diuréticos
Succión gástrica		Síndrome de Fanconi

Pérdida de fosfato en la orina

La reabsorción urinaria de fosfato se produce en forma predominante en el túbulo proximal mediante los cotransportadores de fosfato sódico.[15,20] La hipofosfatemia provoca un aumento de la actividad y del número de estos transportadores. Por otro lado, la PTH y las fosfatoninas (como el factor de crecimiento de fibroblastos 23, FGF23) provocan una disminución de la actividad de estos cotransportadores Na/P.[21,22] Por lo tanto, el hiperparatiroidismo, primario o secundario, conduce a la pérdida de fosfato en la orina. La osteomalacia inducida por un tumor (oncogénica) es un síndrome paraneoplásico poco frecuente en el que el tumor mesenquimal libera FGF23, lo que conduce a la pérdida de fosfato en la orina.[23] Los pacientes en diálisis con hiperparatiroidismo secundario de larga duración continúan teniendo hiperparatiroidismo incluso después del trasplante. Denominado hiperparatiroidismo terciario, las glándulas paratiroides hiperactivas autónomas continúan segregando PTH después del trasplante, lo que provoca una marcada hipofosfatemia. Un nivel bajo de vitamina D provoca un aumento de la liberación de PTH (hiperparatiroidismo secundario), pero además disminuye la absorción intestinal de fósforo, lo que provoca tanto un aumento del desgaste urinario como una disminución de la absorción intestinal.

Existen varios síndromes de pérdida de fosfato urinario primario. Son poco frecuentes y suelen tener un equilibrio de calcio normal. Para una discusión detallada, consúltese el artículo de revisión de Tenenhouse y Murer.[24] Una forma más común de pérdida de fosfato en la orina se produce en el síndrome de Fanconi, que es una disfunción tubular proximal generalizada que conduce a glucosuria normoglucémica, aminoaciduria, acidosis tubular renal e hipopotasemia.[25] El síndrome de Fanconi puede observarse en el mieloma múltiple, la exposición a metales pesados y ciertos fármacos, como el tenofovir.

Abordaje diagnóstico

Con frecuencia, la historia y la presentación revelan la causa. Sin embargo, si el origen de la hipofosfatemia no es evidente, se puede determinar el grado de pérdida urinaria con una recolección de fosfato en orina de 24 h o la excreción fraccionada de fósforo ($FePO_4$). En el contexto de la hipofosfatemia, el fosfato en orina de 24 h debe ser inferior a 100 mg, y la $FePO_4$ debe ser inferior a 5%; valores superiores a estos sugieren un origen renal de la deficiencia de fósforo.[26]

Signos y síntomas

La hipofosfatemia puede provocar una gran variedad de síntomas, la mayoría de ellos sutiles y difíciles de aislar por completo. En la UCI, la mala contractilidad diafragmática, la dependencia del ventilador y el fracaso del destete se han asociado con hipofosfatemia.[27,28] Un estudio, que analizó a pacientes intubados con exacerbación aguda de la enfermedad pulmonar obstructiva crónica, descubrió una tasa significativamente mayor de fracaso en la extubación del ventilador mecánico en pacientes con hipofosfatemia frente a los que tenían niveles normales de fósforo sérico (34% vs. 10%, $p < 0.05$).[2] Además, el investigador relacionó el fracaso en la extubación con la debilidad de los músculos respiratorios, evidenciada por una disminución del volumen corriente de la respiración espontánea, una reducción de la distensibilidad pulmonar estática y un deterioro de la función pulmonar. Otros músculos afectados por la hipofosfatemia incluyen el corazón. Un estudio realizado en la UCI mostró una mejora del índice cardiaco (en una media de 18%) después de normalizar el fósforo sérico.[3] Los músculos periféricos pueden estar tan alterados por la hipofosfatemia que se descomponen, lo que causa rabdomiólisis, por lo general en las 72 h siguientes al inicio de la hipofosfatemia. Los eritrocitos también pueden lisarse en el contexto de la hipofosfatemia, causando hemólisis. Las manifestaciones del sistema nervioso central son infrecuentes, pero han incluido confusión, letargo, encefalopatía y convulsiones, así como mielinólisis central pontina.[4]

Tratamiento

Los estudios prospectivos, realizados en el entorno de la UCI, sugieren que la reposición intravenosa (IV) basada en el peso con una única infusión durante un periodo de 6 h es una forma segura (con menos casos de hiperfosfatemia) y eficaz (con una eficacia superior a 75%) de corregir la hipofosfatemia grave[29] (*véase* la **tabla 23-4**). Si se requiere una corrección más rápida, por ejemplo, en el contexto de una hemólisis activa o rabdomiólisis, una infusión única de 15 mmol durante un periodo de 2 h es un método seguro para corregir la hipofosfatemia. Un ritmo de corrección más rápido puede causar una hiperfosfatemia periódica que puede provocar hipocalcemia, cambios en el ECG y lesión renal aguda.

HIPERFOSFATEMIA

La hiperfosfatemia se define por un nivel de fosfato sérico mayor a 4.5 mg/dL (1.45 mmol/L). La incidencia de la hiperfosfatemia es muy variable según el entorno, pero se correlaciona estrechamente con la función renal. En un estudio de 2 390 pacientes hospitalizados, 9% tenía hiperfosfatemia.[30] Aquellos con hiperfosfatemia tenían una tasa de filtración glomerular estimada (TFGe) bastante menor, con una media de 22 mL/min/1.73 m², en comparación con los pacientes normofosfatémicos cuya media de TFGe era de 93 mL/min/1.73 m². Los pacientes con hiperfosfatemia también tuvieron una tasa de mortalidad significativamente mayor (11% *vs.* 2%). En un estudio de pacientes con enfermedad coronaria subyacente, con función renal normal, la incidencia de hiperfosfatemia fue de 0.9% y se relacionó con un riesgo gradual de muerte y eventos cardiovasculares.[5] Entre los pacientes en diálisis, la hiperfosfatemia es mucho más común, con tasas de incidencia de hasta 47%.[6] En estos pacientes, la exposición crónica a un nivel elevado de fósforo da lugar a una serie de complicaciones que van desde la hipocalcemia, el hiperparatiroidismo y la desmineralización ósea, hasta los depósitos óseos (calcificación) en los vasos sanguíneos y los tejidos blandos, lo que conduce a una enfermedad cardiaca prematura y a la muerte.

Errores de laboratorio

La hiperglobulinemia se relaciona con niveles de fósforo falsamente elevados.[31] Casos de macroglobulinemia de Waldenström y de mieloma múltiple provocan una seudohiperfosfatemia de hasta 32 mg/dL.[32,33] La seudohiperfosfatemia también puede verse con dosis altas de anfotericina B liposomal.[34] La hiperlipidemia también causa elevaciones falsas de fósforo sérico.[35] Se desaconseja tratar la hiperfosfatemia en estos contextos sin evidencia de hiperfosfatemia (hipocalcemia concomitante o lesión renal aguda).[36]

TABLA 23-4	Tasas de reposición sugeridas para el fósforo		

Nivel de fósforo		Reposición por peso		
mg/dL	mmol/L	40-60 kg	61-80 kg	81-120 kg
1.0	< 0.32	30 mmol P	40 mmol P	50 mmol P
1.0-1.7	0.32-0.54	20 mmol P	30 mmol P	40 mmol P
1.7-2.2	0.55-0.70	10 mmol P	15 mmol P	20 mmol P

Causas

Al igual que en el caso de la hipofosfatemia, las causas de la hiperfosfatemia pueden atribuirse al tracto gastrointestinal, los riñones y los desplazamientos o redistribuciones transcelulares.

Aumento de la ingesta intestinal

Los catárticos a base de fosfato de sodio, como el enema de flota, contienen altas cantidades de fósforo, con una dosis estándar de 250 mL que contiene hasta 32 g de fósforo.[37] A pesar de su magnitud, esta carga es por lo general bien tolerada y la hiperfosfatemia es solo transitoria, ya que la mayor parte del fósforo no se absorbe, actuando solo como un catártico osmótico, y cualquier fósforo absorbido es rápidamente eliminado por los riñones. Sin embargo, en los pacientes con una función renal deteriorada, en los adultos mayores y en quienes tienen una motilidad intestinal deteriorada, las consecuencias del uso de preparados intestinales de fosfato de sodio pueden ser catastróficas, con hipocalcemia, choque e incluso la muerte.[38,39] En una serie de casos de 11 pacientes de edad avanzada que recibieron enema de flota para el estreñimiento, los niveles de fósforo sérico se elevaron hasta 45 mg/dL y el calcio descendió hasta 2 mg/dL. De los 11 pacientes, 5 murieron como consecuencia directa de la hiperfosfatemia.[40]

En los pacientes con insuficiencia renal avanzada y en los que se someten a diálisis, la capacidad del riñón para excretar fósforo disminuye y la carga diaria de fósforo comienza a acumularse. La ingesta dietética recomendada debe reducirse a 800 mg en los pacientes en diálisis (la dieta típica estadounidense contiene entre 1 300 y 1 700 mg de fósforo al día).[41] La fosfenitoína intravenosa, un antiepiléptico, se metaboliza en fenitoína y fósforo y, en el contexto de la insuficiencia renal, puede provocar una hiperfosfatemia significativa.[42]

Desplazamiento celular

Las tres causas más comunes de hiperfosfatemia en la UCI son resultado de la lisis celular y la liberación de fósforo intracelular: el síndrome de lisis tumoral, la anemia hemolítica y la rabdomiólisis. Estas también pueden causar insuficiencia renal debido a la naturaleza nefrotóxica del ácido úrico, la hemoglobina y la mioglobina, respectivamente. El tratamiento suele requerir diálisis, en especial en el caso de hiperpotasemia y oliguria concomitantes. Otras causas de desplazamiento hiperfosfatémico son las acidosis láctica y diabética.[43,44] Esto se explica en parte por la isquemia de los órganos que se observa en la acidosis láctica, lo que provoca una reducción de la glucólisis y la muerte de las células, que lleva a la liberación de fósforo intracelular.[44] En la cetoacidosis diabética, la deficiencia relativa de insulina impide la entrada de fósforo en la célula desde el espacio extracelular.

Retención renal

La insuficiencia renal, aguda o crónica, es omnipresente en el desarrollo de la hiperfosfatemia. En el contexto de una función renal preservada, el hipoparatiroidismo es una de las principales causas de hiperfosfatemia. La PTH induce la pérdida de fosfato en la orina, por lo que la deficiencia o la resistencia a la PTH (como se observa en el seudohipoparatiroidismo) provoca un aumento de la reabsorción tubular de fósforo. El hipoparatiroidismo puede ser congénito, como en el caso del síndrome de DiGeorge, y aparece en la infancia.[45] El hipoparatiroidismo también puede ser el resultado de una enfermedad autoinmune (muy raro) o ser adquirido, de forma posquirúrgica (más común), tras una paratiroidectomía parcial, una tiroidectomía u otra cirugía de cuello.[45,46] Asimismo, la hipervitaminosis D inhibe directamente la producción de PTH al tiempo que aumenta la absorción intestinal y tubular del fósforo. La acromegalia, por exceso de producción de la hormona del crecimiento y del factor de crecimiento similar a la insulina, provoca un aumento de la reabsorción tubular de fósforo.[47] La calcinosis tumoral familiar hiperfosfatémica es una enfermedad caracterizada por hiperfosfatemia, nivel de calcio normal y múltiples nódulos calcificados y dolorosos. Se han caracterizado varias

Ingesta intestinal	Redistribución interna	Retención renal
Catárticos de fosfato de sodio	Rabdomiólisis	Insuficiencia renal aguda o crónica
> 800 mg en pacientes en diálisis	Síndrome de lisis tumoral	Hipoparatiroidismo
Toxicidad de la vitamina D	Hemólisis	Seudohipoparatiroidismo
	Acidosis láctica	Toxicidad de la vitamina D
	Cetoacidosis diabética	Acromegalia
		Calcinosis tumoral

mutaciones que, en última instancia, conducen a una disminución del número o del efecto del FGF23 y de sus efectos fosfatúricos[48] (*véase* la **tabla 23-5**).

Abordaje diagnóstico

En el contexto de una función renal normal, es importante descartar la liberación intracelular comprobando el ácido úrico (para el síndrome de lisis tumoral); la creatina cinasa (para la rabdomiólisis); la deshidrogenasa láctica y los niveles de haptoglobina (para la hemólisis) y, cuando sea apropiado, el lactato sérico. Las pruebas adicionales deben incluir los niveles de PTH, vitamina D y factor de crecimiento similar a la insulina (un nivel normal descarta la acromegalia).

Signos y síntomas

La hiperfosfatemia aguda tiene pocos o ningún síntoma, y los síntomas que se manifiestan se deben en gran parte a la hipocalcemia. Los signos y síntomas de hipocalcemia del sistema nervioso central incluyen: irritabilidad, entumecimiento, hormigueo, laringoespasmos, convulsiones y coma. Los signos cardiovasculares incluyen: prolongación del intervalo QTc, bradicardia, disminución de la contractilidad, hipotensión y choque.

La hiperfosfatemia grave también se ha relacionado con el desarrollo de enfermedades renales agudas y crónicas, con una patología que muestra depósitos tubulares de fosfato cálcico sobre un fondo de lesión tubulointersticial crónica difusa.[49]

La hiperfosfatemia crónica que se produce en la enfermedad renal crónica avanzada y en quienes se someten a diálisis es una enfermedad mucho más intrincada, que provoca desmineralización ósea, calcificación ectópica, inflamación crónica, enfermedades cardiovasculares y muerte prematura. La osteodistrofia renal se manifiesta en forma de huesos más débiles, que son más susceptibles de sufrir fracturas, así como dolores óseos y fatiga generalizada. La calcifilaxis, formalmente conocida como arteriolopatía urémica calcificada, es una enfermedad compleja en la que el tejido muscular liso es remplazado por células formadoras de hueso, lo que causa nódulos tisulares profundos y dolorosos y tejido necrótico. La necrosis tisular puede ser extensa, afectar zonas tan grandes como la totalidad del abdomen y, a menudo, infectarse. Casi siempre es mortal.

Tratamiento

La prevención es clave y el mantenimiento de la función renal es fundamental. Con frecuencia se usan fluidos intravenosos agresivos para preservar la función renal y aumentar la eliminación urinaria de fósforo. Sin embargo, en los casos graves y sintomáticos de hiperfosfatemia, cuando

TABLA 23-6 Tratamiento de la hiperfosfatemia grave	
Modalidad	**Cuándo utilizarlo**
Hidratación de fluidos intravenosos	Siempre que sea posible
Terapia de remplazo renal (continuo > intermitente)	Con insuficiencia renal significativa
Insulina + dextrosa	Solo como complemento

la función renal está comprometida, se utiliza la diálisis para eliminar el fósforo. El remplazo renal continuo tiene una mayor eficacia que la hemodiálisis convencional o intermitente, con menos casos de hiperfosfatemia de rebote.[7] Debido a que el tratamiento con insulina puede desplazar de manera temporal el fósforo intracelularmente, se ha usado junto con la dextrosa para mitigar la hiperfosfatemia[50] (*véase* la **tabla 23-6**).

Referencias

1. Suzuki S, Egi M, Schneider AG, Bellomo R, Hart GK, Hegarty C. Hypophosphatemia in critically ill patients. *J Crit Care.* 2013;28(4):536.e9-536.e19.
2. Zhao Y, Li Z, Shi Y, et al. Effect of hypophosphatemia on the withdrawal of mechanical ventilation in patients with acute exacerbations of chronic obstructive pulmonary disease. *Biomed Rep.* 2016;4(4):413-416.
3. Zazzo JF, Troché G, Ruel P, Maintenant J. High incidence of hypophosphatemia in surgical intensive care patients: efficacy of phosphorus therapy on myocardial function. *Intensive Care Med.* 1995;21(10):826-831.
4. Michell AW. Central pontine myelinolysis temporally related to hypophosphataemia. *J Neurol Neurosurg Psychiatry.* 2003;74(6):820. doi:10.1136/jnnp.74.6.820
5. Tonelli M, Sacks F, Pfeffer M, Gao Z, Curhan G. Relation between serum phosphate level and cardiovascular event rate in people with coronary disease. *Circulation.* 2005;112(17): 2627-2633. doi:10.1161/circulationaha.105.553198
6. Port FK, Pisoni RL, Bommer J, et al. Improving outcomes for dialysis patients in the international Dialysis Outcomes and Practice Patterns Study. *Clin J Am Soc Nephrol.* 2006;1(2):246-255.
7. Tan HK, Bellomo R, M'Pis DA, Ronco C. Phosphatemic control during acute renal failure: intermittent hemodialysis versus continuous hemodiafiltration. *Int J Artif Organs.* 2001;24(4):186-191.
8. Cohen J, Kogan A, Sahar G, Lev S, Vidne B, Singer P. Hypophosphatemia following open heart surgery: incidence and consequences. *Eur J Cardiothorac Surg.* 2004;26(2):306-310.
9. Yang Y, Zhang P, Cui Y, et al. Hypophosphatemia during continuous veno-venous hemofiltration is associated with mortality in critically ill patients with acute kidney injury. *Crit Care.* 2013;17(5):R205.
10. Salem RR, Tray K. Hepatic resection-related hypophosphatemia is of renal origin as manifested by isolated hyperphosphaturia. *Ann Surg.* 2005;241(2):343-348. doi:10.1097/01 .sla.0000152093.43468.c0
11. National Institute for Health and Care Excellence. Nutrition support for adults: oral nutrition support, enteral tube feeding and parenteral nutrition. Published February 22, 2006. Last updated August 4, 2017. Accessed February 6, 2020. https://www.nice.org.uk/guidance/cg32
12. RENAL Replacement Therapy Study Investigators; Bellomo R, Cass A, Cole L, et al. Intensity of continuous renal-replacement therapy in critically ill patients. *N Engl J Med.* 2009;361(17):1627-1638.
13. Demirjian S, Teo BW, Guzman JA, et al. Hypophosphatemia during continuous hemodialysis is associated with prolonged respiratory failure in patients with acute kidney injury. *Nephrol Dial Transplant.* 2011;26(11):3508-3514. doi:10.1093/ndt/gfr075
14. Donhowe JM, Freier EF, Wong ET, Steffes MW. Factitious hypophosphatemia related to mannitol therapy. *Clin Chem.* 1981;27(10):1765-1769.
15. Murer H. Homer Smith Award. Cellular mechanisms in proximal tubular Pi reabsorption: some answers and more questions. *J Am Soc Nephrol.* 1992;2(12):1649-1665.

16. Geerse DA, Bindels AJ, Kuiper MA, Roos AN, Spronk PE, Schultz MJ. Treatment of hypophosphatemia in the intensive care unit: a review. *Crit Care.* 2010;14(4):R147.

17. Marinella MA. Refeeding syndrome and hypophosphatemia. *J Intensive Care Med.* 2005;20(3):155-159.

18. Hsu H, Lacey DL, Dunstan CR, et al. Tumor necrosis factor receptor family member RANK mediates osteoclast differentiation and activation induced by osteoprotegerin ligand. *Proc Natl Acad Sci.* 1999;96(7):3540-3545. doi:10.1073/pnas.96.7.3540

19. Aude T, Thierry R, Bernard C, Aglaia K. Severe hypocalcemia after a single denosumab injection and tumor-induced persistent hypophosphatemia in a patient with metastatic prostate cancer. *Endocrine Abstracts.* 2019;64:39. doi:10.1530/endoabs.64.039

20. Murer H, Lötscher M, Kaissling B, Levi M, Kempson SA, Biber J. Renal brush border membrane Na/Pi-cotransport: molecular aspects in PTH-dependent and dietary regulation. *Kidney Int.* 1996;49(6):1769-1773.

21. Antoniucci DM, Yamashita T, Portale AA. Dietary phosphorus regulates serum fibroblast growth factor-23 concentrations in healthy men. *J Clin Endocrinol Metab.* 2006;91(8): 3144-3149.

22. Habra M, Jimenez C, Huang S-C, et al. Expression analysis of fibroblast growth factor-23, matrix extracellular phosphoglycoprotein, secreted frizzled-related protein-4, and fibroblast growth factor-7: identification of fibroblast growth factor-23 and matrix extracellular phosphoglycoprotein as major factors involved in tumor-induced osteomalacia. *Endocrine Practice.* 2008;14(9):1108-1114. doi:10.4158/ep.14.9.1108

23. Jonsson KB, Zahradnik R, Larsson T, et al. Fibroblast growth factor 23 in oncogenic osteomalacia and X-linked hypophosphatemia. *N Engl J Med.* 2003;348(17):1656-1663. doi:10.1056/nejmoa020881

24. Tenenhouse HS, Murer H. Disorders of renal tubular phosphate transport. *J Am Soc Nephrol.* 2003;14(1):240-248.

25. Clarke BL, Wynne AG, Wilson DM, Fitzpatrick LA. Osteomalacia associated with adult Fanconi's syndrome: clinical and diagnostic features. *Clin Endocrinol.* 1995;43(4):479-490. doi:10.1111/j.1365-2265.1995.tb02621.x

26. Walton RJ, Bijvoet OLM. Nomogram for derivation of renal threshold phosphate concentration. *Lancet.* 1975;306(7929):309-310. doi:10.1016/s0140-6736(75)92736-1

27. Aubier M, Murciano D, Lecocguic Y, et al. Effect of hypophosphatemia on diaphragmatic contractility in patients with acute respiratory failure. *N Engl J Med.* 1985;313(7):420-424. doi:10.1056/nejm198508153130705

28. Agusti AG, Torres A, Estopa R, Agustividal A. Hypophosphatemia as a cause of failed weaning: the importance of metabolic factors. *Crit Care Med.* 1984;12(2):142-143.

29. Taylor BE, Huey WY, Buchman TG, Boyle WA, Coopersmith CM. Treatment of hypophosphatemia using a protocol based on patient weight and serum phosphorus level in a surgical intensive care unit. *J Am Coll Surg.* 2004;198(2):198-204.

30. Haider DG, Lindner G, Wolzt M, et al. Hyperphosphatemia is an independent risk factor for mortality in critically ill patients: results from a cross-sectional study. *PLoS One.* 2015;10(8):e0133426.

31. Adler SG, Laidlaw SA, Lubran MM, Kopple JD. Hyperglobulinemia may spuriously elevate measured serum inorganic phosphate levels. *Am J Kidney Dis.* 1988;11(3):260-263.

32. Jamil MG, Abdel-Raheem MM, Potti A, Levitt R. Pseudohyperphosphatemia associated with Waldenström's macroglobulinemia. *Am J Hematol.* 2000;65(4):329.

33. Izzedine H, Camous L, Bourry E, Azar N, Leblond V, Deray G. The case | The case presentation. *Kidney Int.* 2007;72(8):1035-1036. doi:10.1038/sj.ki.5002485

34. Lane JW, Rehak NN, Hortin GL, Zaoutis T, Krause PR, Walsh TJ. Pseudohyperphosphatemia associated with high-dose liposomal amphotericin B therapy. *Clin Chim Acta.* 2008;387(1-2):145-149.

35. Leehey DJ. Spurious hyperphosphatemia due to hyperlipidemia. *Arch Intern Med.* 1985;145(4): 743-744. doi:10.1001/archinte.145.4.743

36. Larner AJ. Pseudohyperphosphatemia. *Clin Biochem.* 1995;28(4):391-393. doi:10.1016/0009-9120(95)00013-y

37. Gumurdulu Y, Serin E, Ozer B, Gokcel A, Boyacioglu S. Age as a predictor of hyperphosphatemia after oral phosphosoda administration for colon preparation. *J Gastroenterol Hepatol.* 2004;19(1):68-72. doi:10.1111/j.1440-1746.2004.03253.x

38. Mendoza J, Legido J, Rubio S, Gisbert JP. Systematic review: the adverse effects of sodium phosphate enema. *Aliment Pharmacol Ther.* 2007;26(1):9-20.

39. Beloosesky Y, Grinblat J, Weiss A, Grosman B, Gafter U, Chagnac A. Electrolyte disorders following oral sodium phosphate administration for bowel cleansing in elderly patients. *Arch Intern Med.* 2003;163(7):803-808.

40. Ori Y, Rozen-Zvi B, Chagnac A, et al. Fatalities and severe metabolic disorders associated with the use of sodium phosphate enemas: a single center's experience. *Arch Intern Med.* 2012;172(3):263-265.
41. González-Parra E, Gracia-Iguacel C, Egido J, Ortiz A. Phosphorus and nutrition in chronic kidney disease. *Int J Nephrol.* 2012;2012:597605.
42. McBryde KD, Wilcox J, Kher KK. Hyperphosphatemia due to fosphenytoin in a pediatric ESRD patient. *Pediatr Nephrol.* 2005;20(8):1182-1185. doi:10.1007/s00467-005-1947-0
43. O'Connor LR, Klein KL, Bethune JE. Hyperphosphatemia in lactic acidosis. *N Engl J Med.* 1977;297(13):707-709. doi:10.1056/nejm197709292971307
44. Kebler R, McDonald FD, Cadnapaphornchai P. Dynamic changes in serum phosphorus levels in diabetic ketoacidosis. *Am J Med.* 1985;79(5):571-576. doi:10.1016/0002-9343(85)90053-1
45. Shoback D. Hypoparathyroidism. *N Engl J Med.* 2008;359(4):391-403. doi:10.1056/nejmcp0803050
46. Hundahl SA, Cady B, Cunningham MP, et al. Initial results from a prospective cohort study of 5583 cases of thyroid carcinoma treated in the United States during 1996. *Cancer.* 2000; 89(1):202-217. doi:10.1002/1097-0142(20000701)89:1<202::aid-cncr27>3.0.co;2-a
47. Feld S, Hirschberg R. Growth hormone, the insulin-like growth factor system, and the kidney. *Endocr Rev.* 1996;17(5):423-480.
48. Sprecher E. Familial tumoral calcinosis: from characterization of a rare phenotype to the pathogenesis of ectopic calcification. *J Invest Dermatol.* 2010;130(3):652-660. doi:10.1038/jid.2009.337
49. Khurana A. The effect of oral sodium phosphate drug products on renal function in adults undergoing bowel endoscopy. *Arch Intern Med.* 2008;168(6):593. doi:10.1001/archinte.168.6.593
50. Helikson MA, Parham WA, Tobias JD. Hypocalcemia and hyperphosphatemia after phosphate enema use in a child. *J Pediatr Surg.* 1997;32(8):1244-1246.

24

Manejo del magnesio en la unidad de cuidados intensivos

Mina El Kateb y Joel M. Topf

INTRODUCCIÓN

El magnesio es el cuarto catión más abundante en el cuerpo humano y, detrás del potasio, es el segundo catión intracelular más abundante. En múltiples estudios, los niveles de magnesio (ya sean altos[1] o bajos[2]) se han asociado con la mortalidad hospitalaria. A pesar de estas asociaciones variables con los resultados, hay pocos datos consistentes que muestren una mejora en los resultados con la administración de suplementos de magnesio en estados deficientes, lo que sugiere que la alteración del magnesio es simplemente un epifenómeno de los enfermos críticos y no el factor causal.

En este capítulo se revisa el tratamiento de la hipo e hipermagnesemia y se repasa la patología subyacente a estas condiciones.

Niveles normales de magnesio

El cuerpo humano contiene en promedio 25 g de magnesio, lo que equivale aproximadamente a 2 000 mEq o 1 mol de magnesio. Casi 99% de este magnesio es intracelular, con algo más de la mitad atrapado en los huesos. Solo 1% es extracelular, un tercio del cual (cerca de 2.6 mmol) está presente en el plasma. Al igual que el calcio, solo la fracción ionizada del magnesio es metabólicamente activa. El magnesio ionizado oscila entre 55 y 70% del magnesio sérico. Aunque los niveles normales varían de un laboratorio a otro, en la **tabla 24-1** se indican los valores típicos de laboratorio para varias unidades.

TABLA 24-1	Niveles normales de magnesio en varias unidades
Unidades	**Concentración normal de magnesio**
mmol/L	0.7-0.85
mEq/L	1.4-1.7
mg/dL	1.7-2.1
mg/L	17-21

HIPOMAGNESEMIA

La hipomagnesemia está definida como un nivel de magnesio sérico inferior a 1.7 mg/dL (0.7 mmol/L). La hipomagnesemia puede encontrarse en hasta dos tercios de los pacientes de la unidad de cuidados intensivos (UCI)[3] y en 11% de la población general de pacientes hospitalizados.[4] Los niveles de magnesio sérico que representan solo 0.3% del magnesio corporal total pueden no corresponderse con el magnesio corporal total y, por lo tanto, la deficiencia de magnesio puede estar presente a pesar de un magnesio sérico normal. Algunos expertos sugieren administrar magnesio a pesar de que los niveles de magnesio sean normales si el paciente presenta síntomas de hipomagnesemia (p. ej., hipocalcemia, hipopotasemia, taquiarritmia). Esto debe considerarse especialmente en pacientes con factores de riesgo de hipomagnesemia (p. ej., alcoholismo, diabetes, diarrea).[5]

Causas de la hipomagnesemia

La hipomagnesemia puede deberse a una disminución de la absorción de magnesio o a un aumento de la pérdida renal de magnesio (**tabla 24-2**).

TABLA 24-2 Etiologías de la hipomagnesemia

Causas extrarrenales	Causas renales
1. Gastrointestinal	**1. Drogas**
• Diarrea	• Inhibidores de la bomba de protones
• Esteatorrea	• Toxicidad por aminoglucósidos
• Malabsorción congénita	• Toxicidad de la pentamidina
• Desnutrición proteico-calórica	• Toxicidad de la anfotericina B
• Alcoholismo	• Diuréticos tiazídicos
• Nutrición enteral	• Inhibidores de la calcineurina
• Enfermedad inflamatoria intestinal	• Foscarnet
• Succión gástrica	• Cisplatino
• Vómito	**2. Asa de Henle**
• Síndrome del intestino corto	• Diuréticos del asa
• Esprúe	• Hipercalcemia
• *Bypass* intestinal para la obesidad	**3. Aumento del flujo tubular**
• Pancreatitis crónica	• Diuréticos osmóticos
2. Piel	• Diabetes tipo I y II
• Quemaduras	• Hiperaldosteronismo
• Necrólisis epidérmica tóxica	• Expansión del volumen
3. Hueso	• Cetoacidosis diabética
• Síndrome del hueso hambriento	**4. Disfunción tubular**
4. Pancreatitis	• Recuperación de la necrosis tubular aguda
	• Recuperación de la obstrucción
	• Recuperación del trasplante
	5. Pérdida de magnesio renal congénita
	• Síndrome de Bartter
	• Síndrome de Gitelman

Etiologías extrarrenales de la hipomagnesemia

La disminución de la ingesta oral, por sí misma, es una causa rara de hipomagnesemia. Aunque, en contextos experimentales, la ingesta prolongada de una dieta pobre en magnesio dio lugar a una hipomagnesemia sintomática, en la práctica clínica esto se observa raramente. Sin embargo, dado que las secreciones gastrointestinales (GI) superiores e inferiores contienen magnesio, las pérdidas GI contribuyen a la disminución de magnesio. Cualquier síndrome de malabsorción, diarrea, fístulas entéricas, tubos de drenaje quirúrgicos, así como esteatorrea, contribuyen sustancialmente a la hipomagnesemia. Asimismo, la resección del intestino delgado y la enfermedad inflamatoria intestinal se relacionan con la hipomagnesemia.[6]

En 2006 se detectó una hipomagnesemia que causaba espasmo carpopedal. La supuesta causa fue un inhibidor de la bomba de protones (IBP). Dos pacientes habían sido tratados durante un año o más antes de desarrollar la hipomagnesemia. El cambio de omeprazol a ranitidina produjo una rápida mejora del magnesio sérico.[7] Una revisión sistemática y un metaanálisis de 110 000 pacientes descubrieron que el uso de IBP provocaba un aumento de 43% del riesgo de hipomagnesemia, aunque un metaanálisis más reciente no pudo reproducir esos resultados debido a la heterogeneidad de los datos.[8,9] El mecanismo de la hipomagnesemia inducida por los IBP no se ha dilucidado, pero se cree que se debe a malabsorción como resultado de la pérdida de la reabsorción de magnesio dependiente del pH a través de los canales de magnesio de tipo receptor potencial transitorio de melastatina (TRPM6) en el intestino delgado.[10]

Entre las pérdidas gastrointestinales y las renales solo hay una enfermedad, el síndrome del hueso hambriento. Después de una paratiroidectomía, la caída repentina de la hormona paratiroidea (PTH) puede provocar una rápida reconstitución del osteoide desmineralizado. Esto puede reducir el calcio, el fósforo y el magnesio séricos.[11]

Pérdidas renales

A diferencia de la mayoría de los electrolitos, donde entre 60 y 70% de la carga filtrada se reabsorbe en el túbulo proximal, solo entre 10 y 20% del magnesio filtrado se reabsorbe en el túbulo proximal. La mayor parte del magnesio filtrado (70%) se reabsorbe junto con el calcio a través de una ruta paracelular en la rama ascendente gruesa del asa de Henle. El 5 a 10% restante se reabsorbe en el túbulo contorneado distal.[12]

La reabsorción de magnesio es inversamente proporcional al flujo tubular, por lo que el aumento del flujo tubular disminuye la retención renal de magnesio. Los diuréticos, la hiperglucemia, la necrosis tubular aguda (NTA) no oligúrica, la expansión de volumen con líquidos intravenosos (IV), el hiperaldosteronismo y el síndrome de secreción inapropiada de la hormona antidiurética (SIADH) aumentan la pérdida renal de magnesio. Dada la importancia del asa de Henle en la reabsorción de magnesio, no debe sorprender que los diuréticos del asa sean la principal causa de hipomagnesemia. Los diuréticos tiazídicos también aumentan la pérdida renal de magnesio y predisponen a la hipomagnesemia.

Los fármacos y las enfermedades que dañan los túbulos disminuyen la reabsorción renal de magnesio. Esto se observa con los aminoglucósidos, el abuso crónico de alcohol, el foscarnet, el cisplatino y la NTA. Las causas genéticas de la pérdida renal incluyen el síndrome de Bartter y, con mayor frecuencia y gravedad, el síndrome de Gitelman.

El factor de crecimiento epitelial (EGF, por sus siglas en inglés) aumenta el transporte de magnesio a través del TRPM6 en el túbulo contorneado distal. Los fármacos contra el EGF, como el cetuximab y el panitumumab, causan pérdida de magnesio renal e hipomagnesemia.[13]

La hipomagnesemia en los alcohólicos es frecuente. De Marchi y cols. estudiaron a 61 pacientes con alcoholismo crónico. Un tercio tenía hipomagnesemia y el magnesio en orina era inapropiadamente elevado. La "fuga" renal de magnesio se resolvió a las 4 semanas de abstinencia.[14] Los pacientes con trastorno por abuso de alcohol también experimentan con frecuencia vómito, diarrea y pancreatitis, lo que puede contribuir a la elevada tasa de hipomagnesemia.

Manifestaciones de la hipomagnesemia

Hipopotasemia e hipocalcemia

La hipomagnesemia provoca manifestaciones tanto bioquímicas como clínicas. Los dos síntomas bioquímicos más destacados son la hipopotasemia y la hipocalcemia. La disminución del magnesio intracelular aumenta la pérdida renal de potasio. Es difícil corregir la hipopotasemia hasta que se corrija la deficiencia de magnesio.[15] La hipocalcemia se debe a la disminución de la liberación de PTH y a la resistencia de los órganos terminales a la PTH en presencia de hipomagnesemia.[16]

Síntomas neuromusculares

La hiperexcitabilidad neuromuscular suele ser el primer síntoma clínico de la hipomagnesemia. El bajo nivel de magnesio y la hipocalcemia concomitante reducen el umbral de excitabilidad. Los síntomas pueden ser sacudidas, calambres y, en casos extremos, tetania. Los signos de Chvostek y Trousseau pueden estar presentes incluso en ausencia de hipocalcemia.[17]

Signos y síntomas cardiovasculares

La hipomagnesemia aumenta la excitabilidad del corazón y altera el electrocardiograma (ECG). Cuando la hipomagnesemia es moderada provoca un ensanchamiento del complejo QRS y un pico de ondas T. Con una hipomagnesemia más grave, los pacientes desarrollan prolongación del intervalo PR, mayor ensanchamiento del complejo QRS y disminución de la onda T. Un nivel bajo de magnesio se correlaciona con la fibrilación auricular. La arritmia ventricular también puede ser más común con la hipomagnesemia.

La fibrilación auricular tras un *bypass* coronario es una complicación frecuente. La hipomagnesemia también es frecuente después del *bypass*. En un metaanálisis de siete ensayos doblemente ciegos y controlados con placebo, Gu y cols. pudieron demostrar que el magnesio intravenoso reducía la fibrilación auricular posoperatoria en 36%.[18]

El magnesio es un elemento básico para el tratamiento de la *torsade de pointes*, aunque, la actualización centrada en 2018 sobre el Advanced Cardiovascular Life Support (ACLS) citó escasa evidencia para apoyar esto y declaró: "El uso rutinario de magnesio para el paro cardiaco no se recomienda en pacientes adultos (clase III: sin beneficio; nivel de evidencia C-LD). El magnesio puede considerarse para tratar la *torsade de pointes* (es decir, taquicardia ventricular polimórfica asociada con un intervalo QT largo) (clase IIb; nivel de evidencia C-LD)". La clase IIb es una evidencia débil, con el beneficio probable de ser mayor o igual al riesgo.[19]

Diagnóstico

El magnesio sérico representa solo 0.3% del magnesio corporal total, por lo que no debería sorprender que los niveles de magnesio sérico no representen de forma confiable las reservas totales de magnesio. En algunos casos, los pacientes pueden tener una deficiencia de magnesio clínicamente significativa a pesar de presentar un magnesio sérico normal. El uso de magnesio ionizado o de magnesio eritrocitario son incapaces de mejorar la evaluación de las reservas corporales totales.[20,21] La orina de 24 h para el magnesio puede ser útil. Si los pacientes son hipomagnesémicos, una excreción de magnesio de más de 1 mmol (24 mg) al día sugiere pérdida renal de magnesio.[22] La otra prueba comúnmente discutida es la prueba de tolerancia al magnesio. En este caso, se comprueba el magnesio en la orina de 24 h de los pacientes y, a continuación, se administra una dosis de carga de magnesio seguida de una segunda orina de 24 h para ver qué fracción de la dosis de carga (0.2 mEq/kg [2.4 mg/kg]) retiene el sujeto. Los individuos sanos con un estado normal de magnesio retuvieron 14%, mientras que los hipomagnesémicos retuvieron 85%. Los pacientes con condiciones médicas que predisponen a la disminución de magnesio retuvieron 51%.[23] Hay pocos datos que demuestren si la prueba de tolerancia al magnesio funciona en pacientes con pérdida renal de magnesio o con enfermedad renal crónica. Debido a que hay pocos datos que demuestren la ventaja de utilizar la tolerancia al magnesio para tomar decisiones de tratamiento y el hecho de que tarda al menos 48 h en completarse, el uso de la prueba de tolerancia al magnesio sigue limitado a aplicaciones de investigación.

Tratamiento

Los pacientes con hipomagnesemia sintomática deben ser tratados con magnesio intravenoso. No se han realizado ensayos para determinar el régimen óptimo para la reposición de magnesio, pero los expertos recomiendan un tratamiento basado en el nivel y la presencia de síntomas, la gravedad de la deficiencia/enfermedad.[24-26] En la **tabla 24-3** se enumeran algunas recomendaciones de prescripciones específicas de magnesio. El magnesio IV puede asociarse con debilidad muscular, arreflexia, hipotensión y disminución de la inotropía. Se

 TABLA 24-3 Recomendaciones para la reposición de magnesio según la gravedad de la enfermedad

Condición	Reposición de magnesio
Torsade de pointes	Sulfato de magnesio intravenoso (IV) 2 g (16 mEq) durante 15 min seguido de 1 g (8 mEq) cada hora[26]
Paro cardiaco	Ya no se recomienda, clase III, riesgo > beneficio[19]
Hipomagnesemia grave y sintomática: niveles de mg < 1 mEq/L con arritmias neuromusculares, neurológicas o cardiacas	2 g (16 mEq) de sulfato de magnesio durante 5-10 min. Como alternativa, puede administrarse durante 1 h si los síntomas no ponen en peligro la vida. Este tratamiento inicial debe ir seguido de 4-6 g (32-48 mEq) al día durante 3-5 días. Tener precaución en pacientes con disminución de la función renal[24,25]
Hipomagnesemia leve a moderada: niveles de mg 1-1.5 mg/dL	Se recomienda la reposición intravenosa de 400 mg de óxido de magnesio 2-3 veces al día si el paciente desarrolla diarrea o tiene alteraciones gastrointestinales
Recomendaciones generales	Continuar la terapia de reposición de magnesio tras la corrección del nivel sérico para reponer la presunta disminución de magnesio intracelular. El uso de amilorida puede minimizar las pérdidas renales de magnesio. Corregir la hipomagnesemia antes de corregir la hipopotasemia y la hipocalcemia

puede utilizar un gramo de gluconato de calcio IV como antídoto para la toxicidad aguda de las infusiones de magnesio.[27] La reposición de magnesio por vía oral está limitada por la diarrea. A medida que aumentan las dosis de magnesio oral, aumenta el riesgo de diarrea. Debido a que la diarrea es una causa de hipomagnesemia, el magnesio oral puede convertirse en una serpiente que se traga su propia cola.

HIPERMAGNESEMIA

La hipermagnesemia se define como el magnesio sérico superior a 2.4 mg/dL (1.98 mEq/L o 0.99 mmol/L). En 1 033 determinaciones consecutivas de electrolitos (no todas ellas con una orden médica de medición de magnesio), solo 59 fueron superiores a 0.99 mmol/L.[28] La hipermagnesemia es poco frecuente porque el riñón es capaz de aumentar la excreción fraccionada de magnesio hasta casi 100% (lo normal es entre 2 y 4%) en respuesta al aumento de los niveles. La hipermagnesemia es en gran medida asintomática, y sus síntomas clínicos son raros por debajo de un magnesio de 4.8 mg/dL (2 mmol/L).

Etiología de la hipermagnesemia

La hipermagnesemia puede ser el resultado de un aumento de la ingesta exógena o de un deterioro de la excreción (*véase* la **tabla 24-4**).

Aumento de la ingesta de magnesio

El magnesio se encuentra en los laxantes y antiácidos. La sal de Epsom es sulfato de magnesio y se utiliza a menudo como remedio popular para el dolor abdominal, el estreñimiento, la artritis y la influenza. Una cucharada de sal de Epsom contiene aproximadamente 35 g de sulfato de magnesio.

Clark y Brown informaron de ocho casos de hipermagnesemia grave debido a la ingesta oral de catárticos o antiácidos que contenían magnesio. La ingesta no era excesiva, pero la enfermedad intestinal concurrente permitía una absorción excesiva. Aunque siete de los

TABLA 24-4 | Situaciones clínicas de la hipermagnesemia

Común	Insuficiencia renal aguda
	Enfermedad renal crónica con ingesta exógena de magnesio
	Tratamiento de la preeclampsia y la eclampsia
Menos común	Enfermedad renal crónica sin ingesta exógena de magnesio
	Administración rectal de soluciones que contienen magnesio
Raro	Parasitosis con ingesta exógena de magnesio
	Terapia con litio
	Hipotiroidismo
	Ciertas neoplasias con afectación del esqueleto
	Hepatitis vírica
	Hiperparatiroidismo con enfermedad renal
	Enanismo hipofisario
	Síndrome de leche-álcali
	Víscera perforada con ingesta exógena de magnesio
	Cetoacidosis diabética aguda
	Enfermedad de Addison

ocho casos no tenían un diagnóstico preexistente de insuficiencia renal, la tasa de filtración glomerular (TFG) estaba probablemente comprometida debido a la edad avanzada de los pacientes (70 ± 6 años).[29]

Otro escenario típico para la hipermagnesemia es el tratamiento del parto prematuro o la preeclampsia/eclampsia. De forma rutinaria, las pacientes son cargadas con magnesio intravenoso sin evaluar sus niveles. Los protocolos de infusión típicos (4-6 g de carga seguidos de 1-2 g/h) resultan en niveles de magnesio sérico de 4 a 8 mg/dL. Afortunadamente, las pacientes suelen tener buenos resultados incluso en los casos en que los accidentes dan lugar a niveles de magnesio muy elevados.[30]

Disminución de la excreción de magnesio

En la mayoría de los casos, la disminución del aclaramiento de magnesio desempeña al menos un papel en el desarrollo de la hipermagnesemia. Por lo general, los pacientes con insuficiencia renal progresiva son capaces de mantener el equilibrio de magnesio con una ingesta normal de magnesio hasta que la TFG desciende a 30 mL/min. A partir de ese momento, se debe advertir a los pacientes que eviten el aumento de magnesio por vía oral.[21]

La hipercalcemia hipocalciúrica familiar (HHF) es un trastorno tubular autosómico dominante con una mutación de pérdida de función del receptor sensor de calcio (CaSR), de modo que el calcio sérico es incapaz de modular la reabsorción de calcio (y magnesio) en la rama ascendente gruesa del asa de Henle. Esta falta de regulación del calcio y el magnesio da lugar a hipercalcemia e hipermagnesemia moderadas, respectivamente.

Manifestaciones de la hipermagnesemia

La hipermagnesemia impide la liberación de acetilcolina presináptica, suprimiendo la transmisión neuromuscular (*véase* la **tabla 24-5**). Clínicamente, el primer lugar en el que esto se manifiesta es en la pérdida del reflejo tendinoso profundo (por lo general en niveles superiores a 4.8 mg/dL). Esto puede ir seguido de somnolencia y, por último, de parálisis muscular, incluidos los músculos de la respiración a un nivel de magnesio en torno a 12 mg/dL. Los efectos cardiovasculares empiezan a observarse en torno a 4 o 5 mg/dL y comienzan con hipotensión. A medida que el nivel de magnesio se eleva por encima de 7, se observan intervalos PR prolongados, aumento de la duración del complejo QRS e intervalos QT prolongados. A esto le sigue la bradicardia. Por último, la hipermagnesemia puede provocar un bloqueo cardiaco completo y paro cardiaco.

El magnesio está estrechamente relacionado con el metabolismo del calcio. La hipermagnesemia inhibe la liberación de PTH, lo que conduce a una hipocalcemia leve, que puede empeorar la prolongación del intervalo QT y agravar la arritmia cardiaca.

TABLA 25-5 Efectos de la hipermagnesemia	
Nivel de magnesio sérico	**Manifestaciones clínicas**
1.7-2.4	Niveles normales
5-8	Náusea, vómito, dolor de cabeza, enrojecimiento, pérdida de los reflejos tendinosos profundos, somnolencia, hipotensión
12-15	Bloqueo auriculoventricular, bradicardia, ampliación del complejo QRS, debilidad muscular y parálisis
> 15	Paro cardiaco, paro respiratorio

Prevención y tratamiento

La primera regla de la hipermagnesemia es prevenirla. Los pacientes con una TFG comprometida deben evitar las cargas de magnesio. El magnesio suele suministrarse en los antiácidos y los catárticos.[29]

Si se produce hipermagnesemia en un paciente con la función renal intacta, la suspensión del magnesio debería permitir una rápida recuperación. Algunos recomiendan añadir una diuresis salina forzada y diuréticos del asa con o sin tiazidas para aumentar el aclaramiento de magnesio. La hipermagnesemia puede causar hipotensión y lesión renal aguda, comprometiendo la capacidad para eliminar el magnesio por vía renal. El calcio bloquea los efectos tóxicos del magnesio, por lo que los pacientes con intoxicación grave deben recibir 1 g de gluconato de calcio intravenoso como antídoto temporal.[21]

Si la función renal está comprometida o el paciente tiene una enfermedad sintomática grave, se debe realizar una diálisis. La hemodiálisis intermitente reduce el magnesio de forma más rápida que las terapias continuas.[31] La terapia de remplazo renal continuo se ha utilizado con éxito y puede prevenir la hipermagnesemia de rebote luego de una sesión de hemodiálisis intermitente; esto es especialmente importante en los pacientes después de grandes ingestas de citrato de magnesio, donde la retención del laxante a base de magnesio en el intestino puede servir como depósito para la absorción continua de magnesio.[32] La diálisis peritoneal también se ha utilizado para tratar con éxito la hipermagnesemia.[33]

Referencias

1. Haider DG, Lindner G, Ahmad SS, et al. Hypermagnesemia is a strong independent risk factor for mortality in critically ill patients: results from a cross-sectional study. *Eur J Intern Med.* 2015;26(7):504-507.
2. Fairley J, Glassford NJ, Zhang L, Bellomo R. Magnesium status and magnesium therapy in critically ill patients: a systematic review. *J Crit Care.* 2015;30(6):1349-1358.
3. Ryzen E, Wagers PW, Singer FR, Rude RK. Magnesium deficiency in a medical ICU population. *Crit Care Med.* 1985;13:312-313.
4. Wong ET, Rude RK, Singer FR, Shaw ST Jr. A high prevalence of hypomagnesemia and hypermagnesemia in hospitalized patients. *Am J Clin Pathol.* 1983;79(3):348-352.
5. Agus ZS. Hypomagnesemia. *J Am Soc Nephrol.* 1999;10(7):1616-1622.
6. Kelly AP, Robb BJ, Gearry RB. Hypocalcaemia and hypomagnesaemia: a complication of Crohn's disease. *N Z Med J.* 2008;121(1287):77-79.
7. Epstein M, McGrath S, Law F. Proton-pump inhibitors and hypomagnesemic hypoparathyroidism. *N Engl J Med.* 2006;355(17):1834-1836.
8. Cheungpasitporn W, Thongprayoon C, Kittanamongkolchai W, et al. Proton pump inhibitors linked to hypomagnesemia: a systematic review and meta-analysis of observational studies. *Ren Fail.* 2015;37(7):1237-1241.
9. Liao S, Gan L, Mei Z. Does the use of proton pump inhibitors increase the risk of hypomagnesemia. *Medicine.* 2019;98(13):e15011. doi:10.1097/md.0000000000015011
10. William JH, Danziger J. Proton-pump inhibitor-induced hypomagnesemia: current research and proposed mechanisms. *World J Nephrol.* 2016;5(2):152-157.
11. Jain N, Reilly RF. Hungry bone syndrome. *Curr Opin Nephrol Hypertens.* 2017;26(4):250-255.
12. Blaine J, Chonchol M, Levi M. Renal control of calcium, phosphate, and magnesium homeostasis. *Clin J Am Soc Nephrol.* 2015;10(7):1257-1272.
13. Petrelli F, Borgonovo K, Cabiddu M, Ghilardi M, Barni S. Risk of anti-EGFR monoclonal antibody-related hypomagnesemia: systematic review and pooled analysis of randomized studies. *Expert Opin Drug Saf.* 2012;11(Suppl 1):S9-S19.
14. De Marchi S, Cecchin E, Basile A, Bertotti A, Nardini R, Bartoli E. Renal tubular dysfunction in chronic alcohol abuse—effects of abstinence. *N Engl J Med.* 1993;329(26):1927-1934.
15. Huang C-L, Kuo E. Mechanism of hypokalemia in magnesium deficiency. *J Am Soc Nephrol.* 2007;18(10):2649-2652.
16. Griffin TP, Murphy M, Coulter J, Murphy MS. Symptomatic hypocalcaemia secondary to PTH resistance associated with hypomagnesaemia after elective embolisation of uterine fibroid. *BMJ Case Rep.* 2013;2013. doi:10.1136/bcr-2013-008708
17. Hansen B-A, Bruserud Ø. Hypomagnesemia in critically ill patients. *J Intensive Care Med.* 2018;6:21.

18. Gu W-J, Wu Z-J, Wang P-F, Aung LHH, Yin R-X. Intravenous magnesium prevents atrial fibrillation after coronary artery bypass grafting: a meta-analysis of 7 double-blind, placebo-controlled, randomized clinical trials. *Trials.* 2012;13:41.

19. Panchal AR, Berg KM, Kudenchuk PJ, et al. 2018 American Heart Association focused update on advanced cardiovascular life support use of antiarrhythmic drugs during and immediately after cardiac arrest: an update to the American Heart Association Guidelines for Cardiopulmonary Resuscitation and Emergency Cardiovascular Care. *Circulation.* 2018;138(23):e740-e749.

20. Elin RJ, Hosseini JM, Gill JR Jr. Erythrocyte and mononuclear blood cell magnesium concentrations are normal in hypomagnesemic patients with chronic renal magnesium wasting. *J Am Coll Nutr.* 1994;13(5):463-466.

21. Swaminathan R. Magnesium metabolism and its disorders. *Clin Biochem Rev.* 2003;24(2):47-66.

22. Fawcett WJ, Haxby EJ, Male DA. Magnesium: physiology and pharmacology. *Br J Anaesth.* 1999;83(2):302-320.

23. Goto K, Yasue H, Okumura K, et al. Magnesium deficiency detected by intravenous loading test in variant angina pectoris. *Am J Cardiol.* 1990;65(11):709-712. doi:10.1016/0002-9149(90)91375-g

24. Ayuk J, Gittoes NJL. Treatment of hypomagnesemia. *Am J Kidney Dis.* 2014;63(4):691-695.

25. Martin KJ, González EA, Slatopolsky E. Clinical consequences and management of hypomagnesemia. *J Am Soc Nephrol.* 2009;20(11):2291-2295.

26. Tzivoni D, Banai S, Schuger C, et al. Treatment of torsade de pointes with magnesium sulfate. *Circulation.* 1988;77(2):392-397.

27. Idama TO, Lindow SW. Magnesium sulphate: a review of clinical pharmacology applied to obstetrics. *Br J Obstet Gynaecol.* 1998;105(3):260-268.

28. Whang R. Frequency of hypomagnesemia and hypermagnesemia. Requested vs routine. *JAMA.* 1990;263(22):3063-3064. doi:10.1001/jama.263.22.3063

29. Clark BA, Brown RS. Unsuspected morbid hypermagnesemia in elderly patients. *Am J Nephrol.* 1992;12(5):336-343.

30. Morisaki H, Yamamoto S, Morita Y, Kotake Y, Ochiai R, Takeda J. Hypermagnesemia-induced cardiopulmonary arrest before induction of anesthesia for emergency cesarean section. *J Clin Anesth.* 2000;12(3):224-226.

31. Schelling JR. Fatal hypermagnesemia. *Clin Nephrol.* 2000;53(1):61-65.

32. Bokhari SR, Siriki R, Teran FJ, Batuman V. Fatal hypermagnesemia due to laxative use. *Am J Med Sci.* 2018;355(4):390-395.

33. Brown AT, Campbell WA. Hazards of hypertonic magnesium enema therapy. *Arch Dis Child.* 1978;53(11):920.

Manejo acidobásico en la unidad de cuidados intensivos

Roger A. Rodby

INTRODUCCIÓN

Los trastornos acidobásicos son amados por los nefrólogos y con frecuencia son odiados por otros, pero no hay lugar más importante para diagnosticar y tratar estas anomalías que el entorno de la unidad de cuidados intensivos (UCI). Los pacientes de la UCI suelen presentar alteraciones de la $[HCO_3]$ o de la $[PCO_2]$ (o de ambas) que dan lugar a valores de pH notablemente anómalos. Sin embargo, es importante reconocer que un pH normal no excluye un trastorno acidobásico, que puede estar oculto y ser clínicamente significativo. El clínico que maneja a estos pacientes necesita diseccionar el pH completo de los gases sanguíneos, el $[HCO_3]$ y la $[PCO_2]$ junto con la brecha aniónica para determinar mejor todos los componentes de un trastorno acidobásico para hacer el diagnóstico correcto. Esto es fundamental en cualquier toma de decisiones que pueda estar indicada con base en estos valores. En este capítulo se revisan los fundamentos para determinar estos trastornos, así como los enfoques de tratamiento.

HENDERSON-HASSELBALCH SIMPLIFICADO

El organismo regula el pH dentro del estrecho rango de 7.38 a 7.42 mediante cambios en el $[HCO_3]$ (riñones) y la $[PCO_2]$ (pulmones). La relación del pH con estos valores se entiende de manera más fácil con una versión simplificada de la ecuación de Henderson-Hasselbalch (H/H), donde

$$[H^+] = 24\,([PCO_2]/[HCO_3])$$

con la $[PCO_2]$ en mm Hg y el $[HCO_3]$ en mmol/L. Utilizando los *valores normales* de $[HCO_3]$ y $[PCO_2]$ de 24 y 40, respectivamente, esto da un $[H^+]$ *normal* de 40. Las unidades de $[H^+]$ están en nanomoles/litro o 40×10^{-9} (los valores de Na y K están en 10^{-3}, lo que habla de la baja concentración de $[H^+]$ que existe en la sangre). Como el pH es el logaritmo negativo del $[H^+]$, traducir estos valores de nanomoles de $[H^+]$ a un pH puede ser un poco desalentador incluso con una calculadora. Sin embargo, debido a que hay un número finito de valores de $[H^+]$ en plasma que son consistentes con la vida, estos pueden presentarse en una tabla fácil de usar (**tabla 25-1**). Usando esto, puede observarse que un $[H^+]$ de 40×10^{-9} se traduce en un pH *normal* de 7.40. La relación del $[H^+]$ con el pH es logarítmica y no lineal, pero es útil saber que un $[H^+]$ de 50×10^{-9} corresponde a un pH de 7.30 y 30×10^{-9} a un pH de 7.50.

Vale la pena mencionar tres puntos. El $[HCO_3]$ puede *medirse* directamente usando muestras de sangre venosa con los típicos autoanalizadores de laboratorio y puede *calcularse* (a partir del pH y la $[PCO_2]$ medidos) cuando se usa una máquina de gasometría para estas mediciones. Esto ha dado lugar a una idea errónea de que los valores de $[HCO_3]$ procedentes de una medición de gases en sangre no son válidos y, con frecuencia, lleva a usar solo los valores de $[HCO_3]$ determinados por el panel de química sanguínea. La razón por la que se

TABLA 25-1 · Valores de pH que acompañan a un amplio rango fisiológico de valores de [H$^+$]

[H$^+$] = 24 ([PCO$_2$]/[HCO$_3$])

pH	[H$^+$]	pH	[H$^+$]	pH	[H$^+$]	pH	[H$^+$]	pH	[H$^+$]	pH	[H$^+$]	pH	[H$^+$]
8.00	10	7.80	16	7.59	26	7.39	41	7.19	65	6.99	102	6.79	162
7.99	10	7.79	16	7.58	26	7.38	42	7.18	66	6.98	105	6.78	166
7.98	10	7.78	17	7.57	27	7.37	43	7.17	68	6.97	107	6.77	170
7.97	11	7.77	17	7.56	28	7.36	44	7.16	69	6.96	110	6.76	174
7.96	11	7.76	17	7.55	28	7.35	45	7.15	71	6.95	112	6.75	178
7.95	11	7.75	18	7.54	29	7.34	46	7.14	72	6.94	115	6.74	182
7.94	11	7.74	18	7.53	30	7.33	47	7.13	74	6.93	117	6.73	186
7.93	12	7.73	19	7.52	30	7.32	48	7.12	76	6.92	120	6.72	191
7.92	12	7.72	19	7.51	31	7.31	49	7.11	78	6.91	123	6.71	196
7.91	12	7.70	20	7.50	32	7.30	50	7.10	79	6.90	126	6.70	200
7.90	13	7.69	20	7.49	32	7.29	51	7.09	81	6.89	129	6.69	204
7.89	13	7.68	21	7.48	33	7.28	52	7.08	83	6.88	132	6.68	209
7.88	13	7.67	21	7.47	34	7.27	54	7.07	85	6.87	135	6.67	214
7.87	13	7.66	22	7.46	35	7.26	55	7.06	87	6.86	138	6.66	219
7.86	14	7.65	22	7.45	35	7.25	56	7.05	89	6.85	141	6.65	224
7.85	14	7.64	23	7.44	36	7.24	58	7.04	91	6.84	145	6.64	229
7.84	14	7.63	23	7.43	37	7.23	59	7.03	93	6.83	148	6.63	234
7.83	15	7.62	24	7.42	38	7.22	60	7.02	95	6.82	151	6.62	240
7.82	15	7.61	25	7.41	39	7.21	62	7.01	98	6.81	155	6.61	245
7.81	15	7.60	25	7.40	40	7.20	63	7.00	100	6.80	159	6.60	251

Valores de [H$^+$] en 10^{-9}.

calcula cuando se determina mediante una máquina de gases en sangre es porque no es necesario medirla. Si se tiene una [PCO$_2$] y un pH *medidos* y, por lo tanto, asumidos como válidos, entonces H/H solo permite un [HCO$_3$] para esa combinación de [PCO$_2$] y pH. Si se cree en la [PCO$_2$] *medida* y en el pH *medido*, realmente no se tiene otra opción que creer en este [HCO$_3$] *calculado*. En segundo lugar, los valores de [HCO$_3$] venosos y arteriales por lo regular difieren, con valores de sangre venosa por lo general de 1 a 2 mmol/L más altos que los arteriales, por lo que no tiene sentido interpretar una gasometría *arterial* usando un [HCO$_3$] *venoso*. Por último, aunque el estándar de oro para medir el pH sistémico es la sangre arterial, las determinaciones de gases en sangre venosa están bien correlacionadas con las muestras de sangre arterial, con muestras venosas que suelen tener valores de [HCO$_3$] de alrededor de 1 mmol/L y valores de [PCO$_2$] de cerca de 4 mm Hg más altos y con valores de pH 0.03 más bajos que los obtenidos utilizando muestras arteriales determinadas de manera simultánea.[1]

CONSIDERACIONES GENERALES EN LA EVALUACIÓN DEL ESTADO ACIDOBÁSICO

Puede existir un pH sanguíneo anormal con cualquier número de combinaciones de valores de pH, [HCO_3] y [PCO_2]. Las acidosis o alcalosis metabólicas y respiratorias simultáneas producen los valores de pH más anómalos, mientras que cuando se producen los opuestos (una acidosis y una alcalosis simultánea), se puede tener un pH casi normal o incluso normal, ya que el efecto de una puede "anular" el efecto de la otra. Por ello, nunca se debe suponer que un pH normal carece de un trastorno acidobásico. Y aunque los pulmones compensan los trastornos metabólicos y los riñones los trastornos respiratorios, ninguno de ellos compensará un pH normal y, por lo tanto, cualquier [HCO_3] o [PCO_2] anómalo que se asocie con un pH normal de manera automática indica que hay dos trastornos acidobásicos *primarios*. Los seres humanos aumentan o disminuyen la ventilación por minuto para atenuar los cambios de pH provocados por las alteraciones del [HCO_3], y el riñón puede excretar o crear HCO_3 para atenuar los cambios de la [PCO_2]. Estas compensaciones siguen ciertas reglas dentro de unos límites (**tabla 25-2**). La compensación respiratoria de los trastornos metabólicos acidobásicos puede ser inmediata (minutos), ya que la [PCO_2] puede cambiar de forma muy rápida con solo aumentar o disminuir la ventilación por minuto. El único retraso en la respuesta respiratoria a los cambios en el [HCO_3] es el retraso en el tiempo para que el líquido cefalorraquídeo se equilibre con el pH sistémico. En la alcalosis respiratoria crónica, el riñón puede excretar con relativa rapidez el HCO_3 simplemente no reabsorbiéndolo (horas), mientras que la generación de nuevo HCO_3 para una acidosis respiratoria crónica puede llevar mucho más tiempo (días). Estos tiempos deben tenerse en cuenta para evaluar si se ha producido o puede producirse una compensación adecuada.

RECONOCER Y DETERMINAR LA CAUSA DE UN TRASTORNO ACIDOBÁSICO

Hay varios pasos para determinar el estado acidobásico de un paciente, e incluyen:

1. ¿El pH de la sangre es anómalo?
2. ¿Se está produciendo una compensación y el grado de compensación es adecuado? (tabla 25-2)

TABLA 25-2	Cambios compensatorios previstos para los trastornos metabólicos y respiratorios
Trastorno	**Cambio previsto**[a]
Acidosis metabólica	[PCO_2] ↓ = $1.0 - 1.4 \times \Delta[HCO_3]$
Alcalosis metabólica	[PCO_2] ↑ = $0.25 - 1.0 \times \Delta[HCO_3]$
Acidosis respiratoria aguda	[HCO_3] ↑ = $0.1 \times \Delta[PCO_2]$ (±0.3 mmol/L)
Acidosis respiratoria crónica	[HCO_3] ↑ = $0.4 \times \Delta[PCO_2]$ (±0.4 mmol/L)
Alcalosis respiratoria aguda	[HCO_3] ↓ = $0.1 - 0.3 \times \Delta[PCO_2]$ (mínimo [HCO_3] 18 mmol/L)
Alcalosis respiratoria crónica	[HCO_3] ↓ = $0.2 - 0.5 \times \Delta[PCO_2]$ (mínimo [HCO_3] 14 mmol/L)

[a][HCO_3] es $24 - [HCO_3]$ y $\Delta[PCO_2]$ is $40 - [PCO_2]$.

3. ¿Hay un aumento en la brecha aniónica (BA)?
4. ¿Coincide el aumento de la BA con la disminución del [HCO_3]?
5. Si el pH no es anómalo, ¿existen dos trastornos primarios que se anulan entre sí?

No hay consenso sobre cuál es la BA [Na] − ([Cl] + [HCO_3]) normal, y oscila en varias publicaciones entre 6 y 12.[2] La BA será menor cuando haya un aumento de cationes no medidos, como puede observarse en la hipergammaglobulinemia (y en la hipercalcemia o hipermagnesemia graves) o cuando haya una disminución de aniones no medidos, lo que suele verse en la hipoalbuminemia. La corrección de esta última suele ser necesaria en la UCI: por cada descenso de 1 g/dL de albúmina sérica a partir de 4.0, hay que añadir 2.5 a la BA. Debido a que una BA normal puede variar, el clínico debe tener cuidado de no sobreinterpretar los aumentos leves de la BA, ya que pueden no representar una acidosis metabólica clínicamente significativa.[2,3]

En una acidosis metabólica con brecha aniónica (AMBA), la BA suele aumentar aproximadamente 1 por cada 1 mmol de disminución del [HCO_3] ($\Delta BA = \Delta[HCO_3]$; **tabla 25-3**). Cualquier cambio en la BA significativamente mayor que esto indica que el [HCO_3] era más alto al inicio (o está siendo impulsado hacia arriba) y determina una alcalosis metabólica simultánea. Si la alcalosis metabólica es lo suficiente grave, el [HCO_3] podría ser normal o incluso elevado por encima de lo normal y, al hacerlo, ¡podría ocultar la acidosis metabólica! Debido a que en la acidosis láctica (AL) puede haber una importante amortiguación intracelular, el grado de producción de ácido puede no reflejarse en el [HCO_3]. Para identificar una alcalosis metabólica simultánea con una AL, el aumento de la BA (la ΔBA usando una BA normal inicial de 10) debe ser 1.5 veces mayor que el cambio en el [HCO_3]. Del mismo modo, si la ΔBA es significativamente menor que el Δ[HCO_3], existe una combinación de AMBA y acidosis metabólica sin brecha aniónica (AMSBA). Teniendo en cuenta estos principios, la tabla 25-3 resume las reglas para identificar una alcalosis o acidosis metabólica oculta, o una combinación de AMBA y AMSBA.

CUÁNDO CONSIDERAR EL TRATAMIENTO DE UNA ACIDOSIS METABÓLICA

¿Por qué es importante diferenciar la AMBA de la AMSBA, diferenciar la acidosis respiratoria de la metabólica y revelar los trastornos acidobásicos ocultos? Una acidemia grave (pH sanguíneo sistémico acidótico) afecta en forma negativa a muchas funciones fisiológicas, pero puede tener su mayor impacto en la estabilidad hemodinámica al causar una reducción de la contractilidad

T A B L A 25-3	Reglas para determinar los trastornos acidobásicos complejos por medio de la brecha aniónica

En presencia de una AMBA
Por cada 1 mmol/L ↓ en [HCO_3], la BA debe ↑ en ~1
Donde:
- Δ[HCO3] = 24 − [HCO3] del paciente
- ΔBA = BA del paciente − 10

Si:
- Δ[HCO_3] > ΔBA = la acidosis es *BA mixta y AMSBA*
- ΔBA > 1.5 × Δ[HCO_3] = *alcalosis metabólica oculta* además de AMBA
- Δ[HCO_3] es cero o negativo ([HCO_3] ≥ 24) = *acidosis metabólica oculta* además de *alcalosis metabólica oculta*

AMBA, acidosis metabólica con brecha aniónica; AMSBA, acidosis metabólica sin brecha aniónica; BA, brecha aniónica.

del ventrículo izquierdo, una vasodilatación arterial y un deterioro de la capacidad de respuesta a las catecolaminas. Un umbral de pH común de interés es inferior o igual a 7.20. Sin embargo, es importante saber que no todos los valores de pH de 7.2 tienen implicaciones clínicas similares. Para demostrarlo, cada uno de los siguientes cuatro ejemplos de acidemia tiene un pH de 7.2 (utilizando la ecuación H/H simplificada: $[H^+] = 24\,([PCO_2]/[HCO_3])$, y todos producen un $[H^+]$ de 63, que de acuerdo con la tabla 25-1 se correlaciona con un pH de 7.2).

pH	[HCO$_3$]	[PCO$_2$]	Interpretación
(A) 7.20	20	53	Acidosis respiratoria y metabólica mixta
(B) 7.20	15	39	Acidosis metabólica descompensada
(C) 7.20	10	26	Acidosis metabólica compensada grave
(D) 7.20	5	13	Acidosis metabólica mixta grave y alcalosis respiratoria

Ahora se disminuye aún más el [HCO$_3$] en A a D en *solo* 2 mmol/L más (*manteniendo constante la [PCO$_2$]*) y se determinan los nuevos valores de pH que corresponden a estos valores más bajos de [HCO$_3$] (E-H):

[HCO$_3$]		[HCO$_3$] –2		Nuevo pH
(E) 20	→	18	→	7.15
(F) 15	→	13	→	7.14
(G) 10	→	8	→	7.11
(H) 5	→	3	→	6.98

Estos ejemplos demuestran que cuanto más bajo es el [HCO$_3$] inicial, cualquier reducción adicional del [HCO$_3$] conduce a una mayor disminución del pH, como se muestra en los casos C y D, que están en un estado acidobásico muy tenue en comparación con A y B, a pesar de tener todos el mismo pH inicial.

Del mismo modo, se aumenta la [PCO$_2$] en solo 5 mm Hg (manteniendo constante el [HCO$_3$]) y se determinan los nuevos valores de pH para cada uno de ellos (I-L):

[PCO$_2$]		[PCO$_2$] +5		Nuevo pH
(I) 53	→	58	→	7.16
(J) 39	→	44	→	7.16
(K) 26	→	31	→	7.13
(L) 13	→	18	→	7.06

De nuevo, cuanto más baja sea la [PCO$_2$] inicial, cualquier aumento posterior de la [PCO$_2$] tendrá un mayor efecto sobre el pH sistémico. Estos ejemplos subrayan la importancia de cómo debe realizarse la disección de los componentes de una gasometría para determinar si es necesario tratar una acidemia y, en caso afirmativo, si el objetivo debe ser aumentar la ventilación o dar una fuente de base (NaHCO$_3$, citrato, acetato). Por ejemplo, aunque los pacientes C y D todavía tienen un pH "tolerable" de 7.2, se debe observar más allá del pH y aumentar el [HCO$_3$] para que tengan un amortiguador para evitar una caída peligrosa del pH en caso de que el [HCO$_3$] disminuya más. El uso de la ecuación H/H simplificada y de la tabla 25-1 es una herramienta en extremo útil y fácil de usar en la cabecera del paciente para predecir los cambios en el pH basándose en los cambios en el $[HCO_3]$ y la $[PCO_2]$ y puede servir como guía para los cambios requeridos en estos parámetros necesarios para lograr un pH deseado. Si se cambia uno, se resuelve el otro.

ACIDOSIS METABÓLICA CON BRECHA ANIÓNICA FRENTE A ACIDOSIS METABÓLICA SIN BRECHA ANIÓNICA EN CONSIDERACIÓN AL TRATAMIENTO DE UNA ACIDOSIS METABÓLICA

Los ejemplos mencionados subrayan cómo pequeños cambios en el $[HCO_3]$ pueden tener un efecto importante en el pH cuando el $[HCO_3]$ es menor o igual a 10 mmol/L. Otra consideración en el tratamiento de una acidosis metabólica es si el paciente tiene o no una AMBA o una AMSBA. Las AMSBA suelen empeorar lentamente (a menos que haya una pérdida masiva de HCO_3 gastrointestinal, como la que se observa en el cólera), y el riesgo de una disminución aguda del $[HCO_3]$ y del pH, como se observó en los ejemplos anteriores, es considerablemente menor. Por lo tanto, el clínico debe preocuparse menos por "amortiguar el amortiguador" si un componente importante del pH acidémico es una AMSBA. Esto es muy distinto a, por ejemplo, la AL, donde los niveles de $[HCO_3]$ pueden disminuir rápida y precipitadamente.

ACIDOSIS METABÓLICA: ¿TRATAR O NO TRATAR?

Se ha argumentado matemáticamente para tratar de forma aguda situaciones específicas de acidemia metabólica grave. En entornos de UCI, esto se consigue por lo general mediante la administración de $NaHCO_3$ intravenoso. Existen numerosas razones por las que la administración de $NaHCO_3$ se considera perjudicial, como el aumento de la acidosis intracelular, la disminución del pH cerebral, el aumento de la producción de CO_2, el aumento de la producción de ácido láctico y la sobrecarga de Na (volumen extracelular).[4-6] Sin embargo, al final la preocupación por los efectos adversos de la acidemia grave suele ganar, y por lo tanto, "a la hora de la verdad", pocos clínicos dejan que esas preocupaciones les impidan tratar una acidemia metabólica grave con $NaHCO_3$, permitiéndoles "ganar tiempo" mientras en forma simultánea abordan y tratan la causa subyacente.

Muchos libros de texto discuten el cálculo del "déficit de bicarbonato": (24 − (el $[HCO_3]$ del paciente) × 60 a 80% del peso corporal en kg); sin embargo, no hay razón para hacer esto porque no hay necesidad de remplazar todo el déficit. Por la misma razón que se muestra en los ejemplos antes mencionados de que una disminución de unos pocos mmol/L en el $[HCO_3]$ puede tener un impacto significativo en el pH sistémico, el aumento del $[HCO_3]$ en solo unos pocos mmol/L puede tener un impacto positivo similar al "amortiguar el amortiguador". Debido a que un paciente promedio que pesa 80 kg tiene 60% de agua, el volumen de distribución para el cálculo de la repleción de HCO_3 es el agua corporal total a 48 L. Y dado que una ampolla de $NaHCO_3$ tiene 50 mmol de HCO_3, "se calcula" que para un paciente de tamaño promedio, cada ampolla de $NaHCO_3$ elevará el $[HCO_3]$ del paciente en aproximadamente 1 mmol/L y, por lo tanto, dos ampollas (100 mmol) pueden ser todo lo que se necesita para sacar a un paciente "del apuro (de la acidemia)". Cada ampolla tiene 50 mmol en 50 mL con una concentración de 1 mmol/mL o 1 000 mL/L y una osmolalidad resultante de 2 000 mOsm/L. Esto es bastante hipertónico y atraerá H_2O del espacio intracelular al espacio extracelular para lograr el equilibrio osmolar. La alternativa es utilizar un goteo isotónico de $NaHCO_3$ que suele prepararse añadiendo tres ampollas de $NaHCO_3$ a 1 L de dextrosa al 5% (D5W) ($[NaHCO_3]$ final = 130 mEq/L). El volumen de este goteo requerido para dar los mismos 100 mmol de $NaHCO_3$ es de 666 mL, y hay poca diferencia entre las expansiones del espacio extracelular con ambos métodos.

CONSIDERACIONES SOBRE LA ACIDOSIS LÁCTICA

Los cálculos anteriores están pensados para un único aumento agudo deseado de $[HCO_3]$ y pH. La AL es la anomalía metabólica acidobásica más común y más grave que se encuentra en la UCI. Aunque puede estar relacionada con un episodio finito de hipoxia tisular (p. ej., una convulsión), la AL se observa con frecuencia en pacientes sépticos con fallo multiorgánico. La producción de ácido láctico puede ser masiva y, de forma similar, las necesidades de $NaHCO_3$ para mantener un pH aceptable serán muy elevadas, lo que puede causar una enorme expansión del compartimento extracelular con riesgo de sobrecarga de líquidos clínicamente peligrosa. El tratamiento debe centrarse al inicio en revertir la causa de la AL. Pero hasta que esto ocurra, el paciente puede requerir suplementos de $NaHCO_3$ para mantener algún valor de pH "aceptable". Sin embargo, no es raro que en la AL se necesiten más o menos 100 mmol de $NaHCO_3$/hora (cerca de 1 L/h de un goteo de $NaHCO_3$ isotónico), y este grado de expansión del volumen extracelular no puede tolerarse indefinidamente. Por otro lado, la terapia de remplazo renal (TRR) puede ser un método mejorado para suministrar $NaHCO_3$ isovolémicamente. La terapia de remplazo renal continuo (TRRC) está diseñado de forma ideal para el paciente hemodinámicamente inestable que suele acompañar a la AL. Por ejemplo, usando la hemofiltración venovenosa continua con un $[NaHCO_3]$ típica del líquido de reposición (LR) de 35 mmol/L, se puede observar con facilidad cómo se suministran grandes cantidades de $NaHCO_3$ isosmóticamente y, por lo tanto, isovolémicamente. Si el paciente tiene un $[HCO_3]$ de 5 mmol/L, cada litro de hemofiltrado (HF) eliminará 5 mmol de $NaHCO_3$. Pero si ese litro de ultrafiltrado se remplaza isovolémicamente usando LR intravenoso que contiene 35 mmol/L de $NaHCO_3$, cada litro de HF resulta en un aumento neto de $35 - 5 = 30$ mmol de $NaHCO_3$. Con las máquinas modernas de TRRC, no es difícil lograr una tasa de HF de 4 a 5 L por hora que proporcione un aumento neto (usando este ejemplo) de 120 a 150 mmol de $NaHCO_3$ por hora sin expansión del volumen extracelular.

OTRAS CONSIDERACIONES SOBRE LA ACIDOSIS METABÓLICA EN LA UNIDAD DE CUIDADOS INTENSIVOS

El síndrome de infusión de propofol puede causar AL al igual que el linezolid.[7,8] La metformina puede causar AL cuando su uso se acompaña de insuficiencia renal.[9] El propilenglicol se utiliza ocasionalmente como vehículo en los goteos intravenosos continuos de lorazepam, fenobarbital, diazepam y fenitoína, y también puede causar AL.[10] Los nuevos inhibidores del SGLT2 (cotransportador de sodio-glucosa 2) pueden causar de manera poco frecuente cetoacidosis diabética euglucémica (*véase* el capítulo 37).[11]

ALCALOSIS METABÓLICA

La alcalosis metabólica grave con un pH mayor o igual a 7.6 es inusual, pero se asocia con arritmia cardiaca y puede ser necesario tratarla. Dependiendo de la etiología, un pequeño porcentaje de estos pacientes puede responder a la acetazolamida y otros a los líquidos intravenosos que contienen cloruro, pero muchos de estos pacientes tienen insuficiencia renal simultánea y, por lo tanto, no cabe esperar la excreción de HCO_3 por los riñones. Esto deja dos opciones de tratamiento: goteo de ácido clorhídrico y TRR. El primero es difícil de obtener y tiene riesgos significativos de daño químico en la vena de infusión. El TRR y, en concreto, la hemodiálisis con una baja concentración de bicarbonato en el dializador pueden ser ideales. Otra opción sería utilizar el TRRC con un dializado bajo o sin bicarbonato (hemodiálisis venovenosa continua o HDVVC) o el LR (hemofiltración venovenosa continua o HVVC). Esto último puede lograrse usando solución salina normal, pero si se hace así, es importante prestar especial atención a los niveles de potasio y calcio sérico, ya que descenderán si no se reponen de manera adecuada. También es importante recordar que la alcalemia disminuye el calcio ionizado, por lo que debe vigilarse con frecuencia. Por último, es imperativo diseccionar toda la gasometría para asegurarse de que un componente respiratorio no está contribuyendo a la alcalosis, ya que manejar eso puede ser una maniobra considerablemente más fácil que bajar el pH sistémico. En situaciones extremas se puede considerar la sedación e incluso la parálisis respiratoria con ventilación por minuto controlada.

TRASTORNOS RESPIRATORIOS ACIDOBÁSICOS

Los trastornos respiratorios pueden causar hipercapnia (acidosis respiratoria) e hipocapnia (alcalosis respiratoria). Aunque la [PCO_2] es un componente igualmente importante del pH a través de la ecuación H/H, estos trastornos se manejan mejor por medio de la gestión de la ventilación por un médico bien instruido en fisiología pulmonar. Sin embargo, es necesario subrayar que todos los trastornos acidobásicos deben desglosarse en sus componentes metabólicos y respiratorios individuales porque puede ser más fácil mejorar cualquier pH anómalo simplemente "arreglando" cualquier anomalía respiratoria acidobásica.

Referencias

1. Treger R, Priouz S, Kamangar N, Corry D. Agreement between venous and arterial blood measurements in the intensive care unit. *Clin J Am Soc Nephrol.* 2010;5(3):390-394.
2. Kraut J, Nagami G. The serum anion gap in the evaluation of acid-base disorders: what are its limitations and can its effectiveness be improved? *Clin J Am Soc Nephrol.* 2018;8:2018-2024.
3. Kraut J, Madias N. Serum anion gap: its uses and limitations in clinical medicine. *Clin J Am Soc Nephrol.* 2007;2:162-174.
4. Kraut J, Kurtz I. Use of bicarb in the treatment of severe acidemic states. *Am J Kidney Dis.* 2001;38(4):703-727.
5. Forsythe SM, Schmidt GA. Sodium bicarbonate for the treatment of lactic acidosis. *Chest.* 2000;117(1):260-267.
6. Stacpolle PW. Lactic acidosis: the case against bicarbonate therapy. *Ann Intern Med.* 1986;105(2):276-279.
7. Mirrakhimov A, Voore P, Halytskyy O, Khan M, Ali A. Propofol infusion syndrome in adults: a clinical update. *Crit Care Res Pract.* https://www.hindawi.com/journals/ccrp/2015/260385/
8. Sawyer A, Haley H, Baty S, McGuffey G, Eiland E. Linezolid-induced lactic acidosis corrected with sustained low-efficiency dialysis: a case report. *Am J Kidney Dis.* 2014;64(3): 457-459.
9. Weisberg L. Lactic acidosis in a patient with type 2 diabetes mellitus. *Clin J Am Soc Nephrol.* 2015;10:1476-1483.
10. Zar T, Yusufzai I, Sullivan A, Graeber C. Acute kidney injury, hyperosmolality and metabolic acidosis associated with lorazepam. *Nat Clin Pract Nephrol.* 2007;3(9):515-520.
11. Galaye A, Haidar A, Kassab C, Kazmi S, Sinha P. Severe ketoacidosis associated with canagliflozin (Invokana): a safety concern. *Case Rep Crit Care.* 2016. doi:10.1155/2016/1656182

SECCIÓN VII

Envenenamientos e intoxicaciones

26 Dosificación de fármacos en la lesión renal aguda

Soo Min Jang y Bruce A. Mueller

FÁRMACOS ASOCIADOS CON LA LESIÓN RENAL AGUDA

La lesión renal aguda (LRA) se produce con frecuencia en la unidad de cuidados intensivos (UCI).[1] Se asocia con una mortalidad de hasta 60% a pesar de los considerables avances en la práctica clínica y en la terapia de remplazo renal (TRR) en las últimas décadas.[2-4] La LRA asociada con fármacos (p. ej., aminoglucósidos, medios de contraste, vancomicina) es frecuente, pero las nefrotoxinas siguen prescribiéndose regularmente en la UCI. En las UCI de adultos de un hospital universitario, 23% de los fármacos más prescritos eran potencialmente nefrotóxicos, mientras que 40% de los fármacos prescritos de manera habitual en las UCI pediátricas eran potencialmente nefrotóxicos.[5]

Las causas de la nefrotoxicidad asociada con los fármacos son multifactoriales (p. ej., la edad, la disminución de volumen, la sepsis y otras comorbilidades), pero muchos casos son prevenibles. Goldstein y cols. mostraron una reducción de 38% en la exposición a medicamentos nefrotóxicos y una reducción de 64% en las tasas de LRA en niños mediante el sistema Nephrotoxic Injury Negated by Just-in-time Action (NINJA).[6] Se trata de un proyecto prospectivo de mejora de la calidad que implementa un proceso sistemático de cribado y apoyo a la toma de decisiones en la historia clínica electrónica desarrollado en un hospital pediátrico. El estudio NINJA demuestra que la vigilancia sistemática de la exposición a la medicación nefrotóxica y la evaluación del riesgo de LRA pueden prevenir daños. Estos hallazgos implican que la LRA puede prevenirse mediante la evaluación del riesgo de LRA del paciente y la prescripción de medicamentos alternativos para limitar la exposición a las nefrotoxinas. Una aplicación práctica de este tipo de enfoque podría usarse para prevenir la necrosis tubular aguda (NTA) asociada con los aminoglucósidos, que se produce entre 11 y 60% de los adultos.[7] Los clínicos que participaron en el estudio NINJA vigilaron intensamente la nefrotoxicidad por aminoglucósidos, en especial cuando el paciente recibía un tratamiento prolongado, tenía concentraciones séricas elevadas de aminoglucósidos o tenía una carga elevada de nefrotoxinas,[6] y ésta es una práctica recomendada que otros pueden emular para reducir las tasas de nefrotoxicidad. La vancomicina es otro antibiótico que clásicamente se relaciona con la LRA debido a la NTA, la nefritis intersticial aguda (NIA) e incluso a la nefropatía por cilindros de vancomicina. Aunque la LRA se asocia con niveles elevados de vancomicina, existe cierta controversia sobre si los niveles elevados son la causa o el resultado de la LRA.[8-10]

La piperacilina/tazobactam se usa con frecuencia en la UCI y también se relaciona con lesiones renales. Cada vez hay más pruebas que sugieren que la vancomicina y la piperacilina/tazobactam concomitantes aumentan el riesgo de nefrotoxicidad.[11] Para este metaanálisis se analizaron seis ensayos observacionales con aproximadamente 1 000 pacientes. La incidencia de nefrotoxicidad aumentó sustancialmente (2.26; intervalo de confianza [IC] 95%: 1.4-3.6; $p < 0.05$) en el grupo de vancomicina y piperacilina/tazobactam simultáneos en comparación con los grupos de control (vancomicina sola o vancomicina/cefepima o meropenem).[11]

La combinación de vancomicina y piperacilina/tazobactam también dio como resultado una mayor liberación de biomarcadores de LRA (inhibidor tisular urinario de las metaloproteínas 2 y proteína de unión al factor de crecimiento similar a la insulina 7) en aproximadamente 700 pacientes de la UCI.[12] La LRA se desarrolló con mayor frecuencia en los pacientes que recibieron esta combinación de fármacos en comparación con los que recibieron monoterapia de piperacilina/tazobactam ($p = 0.03$), pero no de vancomicina ($p = 0.29$). La monitorización terapéutica de los fármacos y la estrecha vigilancia de la función renal para ajustar la dosis de los mismos puede ser fundamental en los pacientes críticos para prevenir la LRA.[13] Los clínicos deben ser cuidadosos al usar nefrotoxinas conocidas y elegir alternativas cuando sea posible en pacientes de alto riesgo. El aumento de la exposición a la medicación nefrotóxica conlleva un mayor riesgo de LRA, lo que supone un aumento de la estancia hospitalaria, de los costos hospitalarios y de la morbilidad del paciente.[14]

CAMBIOS FARMACOCINÉTICOS EN LA LESIÓN RENAL AGUDA

La repercusión farmacocinética de la LRA va más allá de la simple reducción de la capacidad del riñón para eliminar el fármaco. Todos los aspectos de la farmacocinética pueden verse alterados en la LRA, incluido el metabolismo hepático de los fármacos. El aclaramiento no renal (CL_{NR}) en los pacientes con LRA puede ser diferente del observado en sujetos sanos o en pacientes con enfermedad crónica renal terminal (ERCT). En la LRA, los antibióticos como el imipenem, el meropenem y la vancomicina tienen un CL_{NR} menor que el de los sujetos sanos, pero mayor que el de los pacientes con ERCT.[15-17] Debido a que la mayoría de las dosis de fármacos para la insuficiencia renal se han generado en pacientes estables con ERCT, el mayor CL_{NR} en la LRA sugiere que se necesitan dosis más altas para estos antibióticos en la LRA en comparación con lo que se recomienda para los pacientes con ERCT. Esta diferencia en la función hepática en la LRA frente a la ERCT puede afectar también a otros fármacos. De hecho, se ha informado que la propia diálisis altera los procesos metabólicos del hígado.[18] Una enzima metabolizadora de fármacos común, la CYP450 3A4, es mucho más activa inmediatamente después de una sesión de hemodiálisis que inmediatamente antes. Las TRR usadas en la UCI, como terapia de remplazo renal continuo (TRRC), no se han estudiado en este sentido.

La absorción y la distribución de los fármacos también se modifican en la LRA. La absorción de los fármacos puede ser afectada por la disminución de la motilidad gastrointestinal. El uso de vasopresores provoca una alteración de la biodisponibilidad de los fármacos por vía oral debido a la reducción de la perfusión intestinal. Los médicos con frecuencia no consideran la fluidoterapia como una "terapia farmacológica", pero hay pruebas sólidas que relacionan la sobrecarga de líquidos con el empeoramiento de la evolución de los pacientes en la UCI, como se comenta en el capítulo 10.[19,20] La sobrecarga de líquidos también tiene una influencia sustancial en la farmacoterapia. Por ejemplo, la reanimación con líquidos influye significativamente en el volumen de distribución (V_d) de los fármacos debido a los cambios en el volumen extracelular por la pérdida de sangre, la reanimación con líquidos, los desplazamientos de líquidos, la fuga capilar, la ascitis, etc. Los fármacos que tienen un V_d pequeño (< 0.5 L/kg) y/o son solubles en agua, como los aminoglucósidos, son los más propensos a ser afectados. Por ejemplo, se ha informado de que el V_d de la gentamicina se duplica en los pacientes con LRA en comparación con los que tienen una función renal normal (0.25 L/kg vs. 0.35 L/kg). La aplicación clínica de esto es que las dosis iniciales tendrían que ser el doble en los pacientes con LRA para lograr la misma concentración sérica. Debido a que la eficacia de la gentamicina depende de la obtención de concentraciones séricas máximas elevadas, se esperaría que los resultados terapéuticos en los pacientes con sobrecarga de líquidos fueran peores si no se aumentaran las dosis para tener en cuenta la sobrecarga de líquidos.[21] La unión a las proteínas también está alterada en los pacientes con LRA, ya que los pacientes críticos suelen ser hipoalbuminémicos. Puesto que la mayoría de los fármacos unidos a proteínas se unen a la albúmina, una reducción de la albúmina aumentará la fracción libre del fármaco. Un mayor número de fármacos no ligados (libres) conduce a un mayor número de fármacos disponibles para proporcionar actividad farmacológica, ser eliminados por la

TRR y, por último, un mayor V_d. Un mayor V_d significa, de nuevo, que se necesita una dosis inicial (de carga) más alta para que muchos fármacos (especialmente los antibióticos) alcancen las concentraciones séricas críticas para llenar el mayor volumen del paciente. Las dosis de mantenimiento deberán ajustarse a los cambios de volumen a medida que la función renal se recupera o cuando las TRR eliminen el exceso de líquido.

CONSIDERACIONES DE DOSIFICACIÓN EN LAS TERAPIAS DE REMPLAZO RENAL

El grado de eliminación del fármaco puede ser muy diferente entre la TRRC, la hemodiálisis intermitente (HDI) y la TRR híbrida, como la terapia de remplazo renal intermitente prolongada (TRRIP).[22] Una buena regla general para recordar es que habrá más eliminación de fármacos con la TRR de mayor duración, la mayor tasa de efluentes, el menor V_d del fármaco (< 0.8 L/kg), el peso molecular ($< 1\,000$ Da) y la tasa de unión a proteínas. La Food and Drug Administration de EUA no exige a las empresas farmacéuticas que proporcionen recomendaciones de dosificación del fármaco para todos los tipos de TRR. Preferiblemente, las recomendaciones de dosificación deberían surgir de ensayos farmacocinéticos publicados, pero estos estudios rara vez se realizan.[23] En consecuencia, muchas de las tablas de dosificación de fármacos publicadas se basan en opiniones de expertos y no en grandes estudios farmacocinéticos realizados en pacientes que han recibido cada tipo de TRR. Lo anterior supone un reto para los clínicos, ya que la dosificación terapéutica depende de la farmacocinética, la farmacodinámica, la dosis de TRRC y la susceptibilidad a los antibióticos. En los pacientes que reciben TRRIP o hemodiálisis, la dosificación adecuada también depende del momento de la TRR en relación con el tiempo de administración del fármaco.[22] La orientación sobre la dosificación del fármaco para la TRRC para los nuevos fármacos suele estar disponible después de que el fármaco lleva un par de años en el mercado. Debido a la variabilidad (flujos de sangre/diálisis, duración y frecuencia) de la forma en que se realiza la TRRIP, rara vez se encuentran recomendaciones de dosificación que sean ampliamente aplicables.[24]

La HDI estándar proporciona ráfagas de 3 a 4 h de eliminación extracorpórea de fármacos en un calendario asimétrico, tres veces por semana, para la mayoría de los pacientes con enfermedad renal crónica en estadio 5 (ERC5) o con una frecuencia tan alta como diaria en pacientes críticos con LRA.[25] Las guías de dosificación de fármacos para la HDI se generan predominantemente en pacientes con ERC5, no en pacientes críticos con LRA. Como resultado hay muchas razones por las que las dosis de HDI recomendadas en el envase no son apropiadas para guiar la dosificación en la LRA. No solo la farmacocinética es diferente en los pacientes con LRA que en los pacientes con ERC5 debido a las diferencias fisiológicas, sino que los pacientes con LRA también pueden necesitar una HDI más frecuente para un mejor control metabólico y de fluidos. Es poco probable que las dosis de fármacos adecuadas para los pacientes con ERC5 que reciben hemodiálisis tres veces por semana sean equivalentes a las de los pacientes con LRA que requieren una HDI de 5 a 7 veces por semana. Además, el aclaramiento de fármacos que se consigue con la HDI en la UCI suele ser menor que el que puede alcanzarse en pacientes ambulatorios hemodinámicamente estables con un mejor acceso vascular y mayores tasas de flujo sanguíneo.

A diferencia de la HDI, la TRRC está pensado para funcionar las 24 h del día. Sin embargo, con frecuencia se producen interrupciones en la TRRC,[26] que afectan al aclaramiento del fármaco y deben tenerse en cuenta al recomendar la estrategia de dosificación del fármaco para el paciente. A diferencia de la HDI, el flujo sanguíneo es mucho mayor que la tasa de efluente (dializado más ultrafiltrado) en la TRRC. Por lo tanto, la tasa de efluente total suministrada es el determinante más importante del aclaramiento de fármacos por TRRC (CL_{TRRC}). El aclaramiento total del fármaco de los pacientes debe ser igual al aclaramiento renal residual más el CL_{NR} más el CL_{TRRC}. La función renal residual con frecuencia no se tiene en cuenta; sin embargo, es crucial sumar el aclaramiento renal residual al CL_{NR} para determinar el aclaramiento total del fármaco endógeno. Los cambios que experimenta cualquiera de ellos afectarán al aclaramiento total del fármaco y a su vida media.

ESTRATEGIAS DE DOSIFICACIÓN

Objetivos farmacodinámicos

La dosificación de los antibióticos se basa en la relación farmacodinámica entre la concentración del antibiótico y los efectos antibacterianos. Hay dos tipos principales de farmacodinámica de los antibióticos: el efecto bactericida dependiente de la concentración y el efecto bactericida dependiente del tiempo. Los antibióticos dependientes de la concentración, como los aminoglucósidos y las fluoroquinolonas, maximizan su tasa y el alcance de la muerte bacteriana a altas concentraciones del fármaco. El objetivo terapéutico es maximizar la concentración máxima, y suele producirse cuando la concentración del fármaco es cerca de 10 veces la concentración inhibitoria mínima (CIM) del organismo. Los principales parámetros que se correlacionan con la eficacia de los antibióticos son el área bajo la curva de concentración sérica frente al tiempo (ABC)/CIM y la concentración máxima del fármaco ($C_{máx}$)/CIM. Los antibióticos dependientes del tiempo, como los β-lactámicos (penicilinas, cefalosporinas, carbapenem), presentan la máxima tasa y extensión de la eliminación bacteriana cuando las concentraciones séricas están por encima de la concentración bactericida mínima (CBM) del organismo. Alcanzar una $C_{máx}$ más alta no añade un beneficio adicional a la actividad del fármaco. Por lo tanto, el objetivo terapéutico sería maximizar el tiempo por encima de la CBM sin tener que lograr una $C_{máx}$ extremadamente alta que pueda estar asociada con la toxicidad del fármaco. Por lo general, el porcentaje de tiempo por encima de la CBM o el tiempo por encima de la CIM ($T \geq$ CIM) para el intervalo de dosificación se correlaciona con la eficacia del fármaco. Por ejemplo, el meropenem muestra un efecto de eliminación bacteriana muy fuerte cuando su concentración está por encima de la CIM durante 40% del intervalo de dosificación.[27] Esta es también la razón por la que los antibióticos dependientes del tiempo se administran con frecuencia en forma de infusión prolongada o continua.

Administración de fármacos

En general, existen cuatro tipos diferentes de estrategias de administración de fármacos por vía intravenosa (IV): 1) administración rápida en bolo (*push*); 2) infusión intermitente; 3) infusión prolongada y 4) infusión continua. La administración en bolo es cuando la dosis se administra en un minuto, la infusión intermitente es cuando la dosis se administra en 30 a 60 minutos (como se hace con la mayoría de los antibióticos). La infusión prolongada (con frecuencia llamada *extendida*) se produce cuando la dosis se administra con lentitud, durante cerca de 4 h o la mitad del intervalo de dosificación. Por último, la infusión continua es, como su nombre indica, cuando la dosis se administra a un ritmo continuo durante todo el tiempo de tratamiento. Cuando se usan infusiones continuas, se debe usar una dosis de carga (DC) para proporcionar concentraciones terapéuticas iniciales para los medicamentos antibióticos dependientes de la concentración. Para los antibióticos dependientes del tiempo, es beneficioso usar la administración en bolo o la infusión intermitente para evitar una exposición inicial subóptima al antibiótico, que permita a los patógenos desarrollar resistencia. Aunque la administración en bolo es la que alcanza la concentración máxima de forma más rápida, se evita en algunos medicamentos, como la vancomicina, debido a los efectos secundarios (p. ej., el síndrome del hombre rojo). La infusión prolongada y la infusión continua pueden extender la $T \geq$ CIM, pero su eficacia no ha sido estudiada ampliamente en pacientes que reciben TRRC. A pesar de la falta de estudios, prolongar el tiempo de infusión de los β-lactámicos es una intervención sencilla que aumentará la $T \geq$ CIM.[28] Esta intervención debe considerarse en los pacientes con infecciones graves que reciben TRRC y es probable que sea eficaz porque el aclaramiento continuo del fármaco del TRRC puede contabilizarse en la infusión continua. La mejor evidencia para apoyar las infusiones prolongadas es para las cefalosporinas, las penicilinas y los carbapenémicos. Como se indica en la **tabla 26-1**, estos fármacos también son buenos candidatos para las infusiones continuas. Aunque no se usan con frecuencia en la mayoría de los centros, se han publicado estudios que evalúan la vancomicina en infusión continua, ya que los clínicos intentan alcanzar los objetivos farmacodinámicos de la vancomicina evitando grandes concentraciones máximas.[29] En la HDI o en la TRRIP, puede ser problemático adaptar una tasa de infusión continua a los cambios en el aclaramiento del fármaco de la TRR. La tabla 26-1 ilustra consideraciones comunes sobre la farmacodinámica de los antimicrobianos y su estrategia de dosificación.

| | Farmacodinámica de los antimicrobianos comunes y consideraciones de dosificación |

TABLA 26-1

Farmacodinámica antimicrobiana	Medicamentos	Consideraciones sobre la estrategia de dosificación de medicamentos
Muerte dependiente del tiempo	Aciclovir Penicilinas Cefalosporinas Clindamicina Fluconazol Carbapenems Vancomicina	1. Infusión continua o prolongada en TRRC 2. Administración más frecuente de dosis más pequeñas 3. Dosis suplementaria durante la TRRIP y después de la HDI 4. Dosificación basada en el peso
Muerte dependiente de la concentración	AMG Colistina Daptomicina Fluoroquinolonas Metronidazol	1. Dosis de carga para alcanzar los objetivos farmacodinámicos de forma temprana 2. Intervalo de dosificación ampliado para AMG 3. Administración predialítica de AMG en HDI o TRRIP 4. Dosificación basada en el peso

AMG, aminoglucósidos; HDI, hemodiálisis intermitente; TRRC, terapia de remplazo renal continuo; TRRIP, terapia de remplazo renal intermitente prolongada.

Lewis SJ, Mueller BA. Antibiotic dosing in critically ill patients receiving CKRT: underdosing is overprevalent. *Semin Dial.* 2014;27(5):441-445; Trotman RL, Williamson JC, Shoemaker DM, et al. Antibiotic dosing in critically ill adult patients receiving continuous renal replacement therapy. *Clin Infect Dis.* 2005;41(8):1159-1166.

Implicaciones de la dosificación de otros fármacos

Hacer coincidir las técnicas de administración de fármacos con las técnicas de TRR (tabla 26-1) puede ser una forma eficaz de maximizar la capacidad de alcanzar los objetivos farmacodinámicos. La LRA en la UCI es un proceso dinámico; en consecuencia, los clínicos se enfrentan al reto de alterar la prescripción de fármacos a medida que se producen cambios en la TRR (cambio de técnicas, tiempos de administración, tasas de efluentes). A medida que se corrige la sobrecarga de líquidos, es posible que haya que cambiar la dosificación. A medida que se recupera la función renal, es necesario aumentar las dosis de los fármacos eliminados por los riñones. Los prescriptores también pueden considerar otras formas de alterar el tratamiento farmacológico, además de la dosificación, que pueden ayudar a los pacientes con LRA. Por ejemplo, los médicos deben ser conscientes de la cantidad de líquido adicional que prescriben al ordenar la prescripción de fármacos, ya que los pacientes críticos con LRA ya están sobrecargados de líquido, por lo que debe minimizarse la administración de líquidos (p. ej., al evitar grandes bolsas intravenosas al administrar medicamentos y nutrición). Los farmacéuticos pueden ayudar a desarrollar productos farmacológicos con restricción de líquidos cuando sea apropiado. Otra consideración es tener preparados pedidos de medicamentos con las dosis adecuadas, por ejemplo, cuando se interrumpe inesperadamente la TRRC debido a la coagulación del filtro o a problemas de acceso. En la **tabla 26-2** se exponen las consideraciones de dosificación para las clases de fármacos más comunes en la UCI.

Sin embargo, en los ensayos de dosificación VA/ATN y RENAL (como se comenta en el capítulo 30), se usaron los mismos regímenes de dosificación de antibióticos en ambos grupos de intensidad de efluentes. Algunos han sugerido que en estos ensayos se compararon diferencias no solo en la intensidad de la TRRC sino también en la exposición a los antibióticos.[30] Una reciente simulación de Monte Carlo calculó que la influencia del aclaramiento de antibióticos entre los dos grupos de intensidad de efluentes en los ensayos de dosificación

Clase de medicamento	Consideraciones sobre la dosificación de los medicamentos
Antianginosos (p. ej., dinitrato de isosorbida, nitroglicerina, amlodipino, verapamilo, propranolol, atenolol, metoprolol)	Dosis por efecto. Se podría bajar la dosis empíricamente. Monitorizar el dolor torácico/ PaO_2/frecuencia cardiaca de los pacientes
Antiarrítmicos (p. ej., amiodarona, procainamida, digoxina, adrenalina, propranolol)	Dosis por efecto para la mayoría. La digoxina requiere una reducción de la dosis. Incluso la TRR puede no eliminar eficazmente la digoxina debido al alto V_d. Vigilar el ECG/la frecuencia cardiaca de los pacientes
Antibióticos	Determine si el fármaco tiene una actividad bactericida dependiente del tiempo o de la concentración. A continuación, consulte la tabla 26-1
Antiepilépticos (p. ej., diazepam, fenobarbital, fenitoína, levetiracetam, carbamazepina, lamotrigina)	Los medicamentos altamente ligados a las proteínas deben monitorizarse con precaución, ya que hay una mayor fracción de fenitoína no ligada en los pacientes con LRA. Por ejemplo, debe usarse la fenitoína libre en lugar de la fenitoína total para monitorizar las concentraciones. El levetiracetam, la gabapentina y la carbamazepina necesitan ajustes de dosis basados en la función renal. El fenobarbital y la lamotrigina también pueden requerir una reducción de la dosis. El diazepam no requiere un ajuste de dosis
Antifúngico	Determinar si el fármaco tiene una actividad dependiente del tiempo o de la concentración. A continuación, consulte la tabla 26-1
Antiplaquetarios/anticoagulantes (p. ej., heparina, HBPM, warfarina, AAS, clopidogrel)	La HBPM no se recomienda en pacientes con disfunción renal grave debido a la impredecible variabilidad de la respuesta farmacocinética. Se prefiere la heparina a la HBPM. La warfarina, el AAS y el clopidogrel no requieren ajustes de dosis basados en la función renal. Evaluar el riesgo de hemorragia y controlar los valores de las pruebas de laboratorio apropiados (p. ej., el IIN para la warfarina)

Antipsicóticos (p. ej., clorpromazina, haloperidol, risperidona)	Los antipsicóticos suelen estar muy ligados a las proteínas y no se eliminan de forma significativa por diálisis. Los metabolitos activos pueden excretarse por vía renal y provocar una acumulación. Dosificar con precaución y controlar la respuesta de los pacientes
Antivirales (p. ej., aciclovir, lamivudina, tenofovir, estavudina, zidovudina, nevirapina, efavirenz, ritonavir)	El tenofovir, el efavirenz, la lamivudina y la emtricitabina se relacionan con una menor toxicidad en comparación con la estavudina, la zidovudina o la nevirapina. La mayoría de los antivirales requiere ajustes de la dosis en función de la función renal. El efavirenz y el ritonavir no necesitan ajustes de dosis en función de la función renal. El aciclovir se asocia con la LRA; elegir alternativas cuando sea posible
Insulina	Dosis por efecto. El peso molecular de la insulina es > 5000 Da y no se elimina con la TRR. Se podría bajar la dosis empíricamente o no, monitorear la glucosa de los pacientes y titular apropiadamente
Metabolitos de los analgésicos (p. ej., morfina)	La mayoría de los analgésicos no narcóticos son metabolizados por el hígado, por lo que se necesitan pocos o ningún ajuste de la dosis. Ajustar la dosis para que sea eficaz en el tratamiento del dolor. Se ha demostrado que los metabolitos de la morfina y la meperidina se acumulan en pacientes con insuficiencia renal, lo que provoca efectos secundarios graves (depresión respiratoria prolongada en el caso de la morfina y neurotoxicidad en el caso de la meperidina)
Paralíticos	Dosis por efecto. Se podría bajar la dosis empíricamente o no, monitorear la respuesta de los pacientes

AAS, ácido acetilsalicílico; ECG, electrocardiograma; HBPM, heparina de bajo peso molecular; IIN, índice internacional normalizado; LRA, lesión renal aguda; PaO$_2$, presión parcial de oxígeno arterial; TRR, terapia de remplazo renal; V$_d$, volumen de distribución.

VA/ATN y RENAL no era sustancial. Las tasas de consecución del objetivo de antibióticos fueron muy similares entre las TRRC de alta y baja intensidad en ambos ensayos.[31] Sin embargo, encontrar la dosis óptima de antibióticos en la TRRC es difícil. Los estudios sugieren que con frecuencia no se alcanzan los objetivos farmacocinéticos de los antibióticos con las dosis recomendadas en la actualidad. Por ejemplo, solo 53% de los pacientes alcanzó el objetivo farmacodinámico con ceftazidima (2 g cada 12 h) y 0% alcanzó el objetivo farmacodinámico con cefepima (2 g cada 12 h).[32] Por lo tanto, debe buscarse una dosificación más agresiva.[33] No obstante, también puede producirse toxicidad antibiótica por dosis elevadas.[34] Los investigadores del ensayo RENAL informaron de una amplia variabilidad en las concentraciones mínimas de cinco antibióticos diferentes (6.7 veces para meropenem, 3.8 veces para piperacilina, 10.5 veces para tazobactam, 1.9 veces para vancomicina y 3.9 veces para ciprofloxacino) en el ensayo.[13] La dosificación empírica de antibióticos no solo no alcanzó la CIM predeterminada (15%) ni la concentración objetivo más alta (40%), sino que también mostró una concentración excesiva (10%). Esto demuestra la importancia de la monitorización terapéutica de los fármacos (siempre que sea posible) para evitar la infradosificación y la sobredosificación en los pacientes críticos. La mayoría de los fármacos en la UCI no se controlan con concentraciones farmacológicas medidas y deben controlarse y ajustarse de otras maneras.

CONCLUSIÓN

La dosificación de fármacos para pacientes con LRA que reciben cualquier tipo de TRR puede ser una de las tareas más difíciles para los clínicos de la UCI. Los factores farmacocinéticos específicos del paciente hacen que sea necesario tomar decisiones críticas a diario. Las dosis que son terapéuticas el primer día en un paciente con LRA con sobrecarga de líquidos serán con frecuencia incorrectas una semana después debido a los cambios en el volumen y la TRR. El desarrollo de una decisión clínica útil de apoyo a la dosificación de fármacos está siendo superado por las variaciones en las TRR y la introducción de nuevos fármacos. En consecuencia, es esencial comprender los principios farmacocinéticos y farmacodinámicos. Por último, la prevención de la LRA por medio de la evitación de las nefrotoxinas en los pacientes de alto riesgo puede ser la intervención más útil que puede realizarse en la UCI.

Referencias

1. Hoste EA, Clermont G, Kersten A, et al. RIFLE criteria for acute kidney injury are associated with hospital mortality in critically ill patients: a cohort analysis. *Crit Care.* 2006;10(3):R73. doi:10.1186/cc4915
2. Chang JW, Jeng MJ, Yang LY, et al. The epidemiology and prognostic factors of mortality in critically ill children with acute kidney injury in Taiwan. *Kidney Int.* 2015;87(3):632-639. doi:10.1038/ki.2014.299
3. Uchino S, Kellum JA, Bellomo R, et al; Beginning and Ending Supportive Therapy for the Kidney (BEST Kidney) Investigators. Acute renal failure in critically ill patients: a multinational, multicenter study. *JAMA.* 2005;294(7):813-818. doi:10.1001/jama.294.7.813
4. Xu X, Nie S, Liu Z, et al. Epidemiology and clinical correlates of AKI in Chinese hospitalized adults. *Clin J Am Soc Nephrol.* 2015;10(9):1510-1518. doi:10.2215/CJN.02140215
5. Taber SS, Mueller BA. Drug-associated renal dysfunction. *Crit Care Clin.* 2006;22(2):357-374, *viii.* doi:10.1016/j.ccc.2006.02.003
6. Goldstein SL, Mottes T, Simpson K, et al. A sustained quality improvement program reduces nephrotoxic medication-associated acute kidney injury. *Kidney Int.* 2016;90(1):212-221. doi:10.1016/j.kint.2016.03.031
7. Awdishu L, Wu SE. Acute kidney injury. In: Boucher BA, Haas CE, eds. *Critical Care Self-Assessment Program.* American College of Clinical Pharmacy; 2017.
8. Luque Y, Louis K, Jouanneau C, et al. Vancomycin-associated cast nephropathy. *J Am Soc Nephrol.* 2017;28(6):1723-1728. doi:10.1681/ASN.2016080867
9. Htike NL, Santoro J, Gilbert B, Elfenbein IB, Teehan G. Biopsy-proven vancomycin-associated interstitial nephritis and acute tubular necrosis. *Clin Exp Nephrol.* 2012;16(2):320-324. doi:10.1007/s10157-011-0559-1
10. Nolin TD. Vancomycin and the risk of AKI: now clearer than Mississippi mud. *Clin J Am Soc Nephrol.* 2016;11(12):2101-2103. doi:10.2215/CJN.11011016
11. Mellen CK, Ryba JE, Rindone JP. Does piperacillin-tazobactam increase the risk of nephrotoxicity when used with vancomycin: a meta-analysis of observational trials. *Curr Drug Saf.* 2017;12(1):62-66. doi:10.2174/1574886311666161024164859

12. Kane-Gill SL, Ostermann M, Shi J, Joyce EL, Kellum JA. Evaluating renal stress using pharmacokinetic urinary biomarker data in critically ill patients receiving vancomycin and/or piperacillin-tazobactam: a secondary analysis of the multicenter sapphire study. *Drug Saf.* 2019. doi:10.1007/s40264-019-00846-x

13. Roberts DM, Roberts JA, Roberts MS, et al. Variability of antibiotic concentrations in critically ill patients receiving continuous renal replacement therapy: a multicentre pharmacokinetic study. *Crit Care Med.* 2012;40(5):1523-1528. doi:10.1097/CCM.0b013e318241e553

14. Moffett BS, Goldstein SL. Acute kidney injury and increasing nephrotoxic-medication exposure in noncritically-ill children. *Clin J Am Soc Nephrol.* 2011;6(4):856-863. doi:10.2215/CJN.08110910

15. Macias WL, Mueller BA, Scarim SK. Vancomycin pharmacokinetics in acute renal failure: preservation of nonrenal clearance. *Clin Pharmacol Ther.* 1991;50(6):688-694. doi:10.1038/clpt.1991.208

16. Mueller BA, Scarim SK, Macias WL. Comparison of imipenem pharmacokinetics in patients with acute or chronic renal failure treated with continuous hemofiltration. *Am J Kidney Dis.* 1993;21(2):172-179. https://www.ncbi.nlm.nih.gov/pubmed/8430678

17. Ververs TF, van Dijk A, Vinks SA, et al. Pharmacokinetics and dosing regimen of meropenem in critically ill patients receiving continuous venovenous hemofiltration. *Crit Care Med.* 2000;28(10):3412-3416. doi:10.1097/00003246-200010000-00006

18. Nolin TD, Appiah K, Kendrick SA, Le P, McMonagle E, Himmelfarb J. Hemodialysis acutely improves hepatic CYP3A4 metabolic activity. *J Am Soc Nephrol.* 2006;17(9):2363-2367. doi:10.1681/ASN.2006060610

19. Foland JA, Fortenberry JD, Warshaw BL, et al. Fluid overload before continuous hemofiltration and survival in critically ill children: a retrospective analysis. *Crit Care Med.* 2004;32(8):1771-1776. https://www.ncbi.nlm.nih.gov/pubmed/15286557

20. Kim IY, Kim JH, Lee DW, et al. Fluid overload and survival in critically ill patients with acute kidney injury receiving continuous renal replacement therapy. *PLoS One.* 2017;12(2):e0172137. doi:10.1371/journal.pone.0172137

21. Petejova N, Zahalkova J, Duricova J, et al. Gentamicin pharmacokinetics during continuous venovenous hemofiltration in critically ill septic patients. *J Chemother.* 2012;24(2):107-112. doi:10.1179/1120009X12Z.0000000006

22. Scoville BA, Mueller BA. Medication dosing in critically ill patients with acute kidney injury treated with renal replacement therapy. *Am J Kidney Dis.* 2013;61(3):490-500. doi:10.1053/j.ajkd.2012.08.042

23. Mueller BA, Smoyer WE. Challenges in developing evidence-based drug dosing guidelines for adults and children receiving renal replacement therapy. *Clin Pharmacol Ther.* 2009;86(5):479-482. doi:10.1038/clpt.2009.150

24. Hoff BM, Maker JH, Dager WE, Heintz BH. Antibiotic dosing for critically ill adult patients receiving intermittent hemodialysis, prolonged intermittent renal replacement therapy, and continuous renal replacement therapy: an update. *Ann Pharmacother.* 2020;54(1):43-55. doi:10.1177/1060028019865873

25. Clark WR, Mueller BA, Alaka KJ, Macias WL. A comparison of metabolic control by continuous and intermittent therapies in acute renal failure. *J Am Soc Nephrol.* 1994;4(7):1413-1420. https://www.ncbi.nlm.nih.gov/pubmed/8161723

26. Claure-Del Granado R, Macedo E, Chertow GM, et al. Effluent volume in continuous renal replacement therapy overestimates the delivered dose of dialysis. *Clin J Am Soc Nephrol.* 2011;6(3):467-475. doi:10.2215/CJN.02500310

27. Drusano GL. Antimicrobial pharmacodynamics: critical interactions of "bug and drug." *Nat Rev Microbiol.* 2004;2(4):289-300. doi:10.1038/nrmicro862

28. Jang SM, Lewis SJ, Mueller BA. Harmonizing antibiotic regimens with renal replacement therapy. *Expert Rev Anti Infect Ther.* 2020;18(9):887-895. doi:10.1080/14787210.2020.1764845

29. Akers KS, Cota JM, Chung KK, Renz EM, Menck K, Murray CK. Serum vancomycin levels resulting from continuous or intermittent infusion in critically ill burn patients with or without continuous renal replacement therapy. *J Burn Care Res.* 2012;33(6):e254-e262. doi:10.1097/BCR.0b013e31825042fa

30. Kielstein JT, David S. Pro: renal replacement trauma or Paracelsus 2.0. *Nephrol Dial Transplant.* 2013;28(11):2728-2731; discussion 2731-2733. doi:10.1093/ndt/gft049

31. Jang SM, Pai MP, Shaw AR, Mueller BA. Antibiotic exposure profiles in trials comparing intensity of continuous renal replacement therapy. *Crit Care Med.* 2019;47(11):e863-e871.

32. Seyler L, Cotton F, Taccone FS, et al. Recommended beta-lactam regimens are inadequate in septic patients treated with continuous renal replacement therapy. *Crit Care.* 2011;15(3):R137. doi:10.1186/cc10257

33. Lewis SJ, Mueller BA. Antibiotic dosing in critically ill patients receiving CRRT: underdosing is overprevalent. *Semin Dial.* 2014;27(5):441-445. doi:10.1111/sdi.12203

34. Lewis SJ, Mueller BA. Antibiotic dosing in patients with acute kidney injury: "Enough but not too much." *J Intensive Care Med.* 2016;31(3):164-176. doi:10.1177/0885066614555490

Fármacos y antídotos

Jonathan S. Zipursky y David N. Juurlink

INTRODUCCIÓN

La noción de un antídoto universal ha cautivado las mentes de médicos y curanderos desde la antigüedad.[1,2] Hoy en día, la mayoría de los pacientes intoxicados de forma aguda son tratados con éxito solo con cuidados de apoyo. En 2018, 2.8% de los pacientes que acudieron a los centros de envenenamiento de EUA recibieron descontaminación gastrointestinal (GI) (p. ej., carbón activado, irrigación de todo el intestino [ITI]), y menos recibieron un antídoto específico.[3] Desde un punto de vista práctico, debido a que los antídotos son a veces caros, se usan con poca frecuencia y son propensos a caducar, no están disponibles de forma rutinaria en todos los centros.[4] El propósito de este capítulo es revisar las estrategias comunes de descontaminación, así como los antídotos seleccionados que se usan en el tratamiento de los pacientes intoxicados.

DESCONTAMINACIÓN GASTROINTESTINAL

La teoría en la que se basa la descontaminación gastrointestinal es intuitiva: si se puede minimizar la absorción de una sustancia tóxica ingerida, el riesgo de daño debería disminuir. Por desgracia, hay muy pocas pruebas que respalden esta intuición. Existen tres métodos principales de descontaminación gástrica: el carbón activado en dosis única (CADU), el lavado orogástrico y la ITI.

Cuando sea apropiado, la descontaminación GI debe realizarse lo antes posible después de la ingestión. Históricamente, se recomendaba la descontaminación GI en la hora siguiente a la ingestión del tóxico.[5-7] Sin embargo, con frecuencia se justifican ventanas de tratamiento más largas, especialmente en el contexto de ingestiones masivas, preparados de fármacos de liberación retardada o sobredosis que implican fármacos que pueden retrasar el vaciado gástrico, como los opioides y los anticolinérgicos. Además, la cinética de absorción difiere en la sobredosis con respecto al uso terapéutico, y el fármaco suele permanecer en el estómago horas después de la ingestión.[8,9]

Carbón activado

El CADU es el método de descontaminación gastrointestinal más usado.[10] Los compuestos orgánicos no ionizados (es decir, la mayoría de los fármacos) se unen ávidamente al carbón vegetal, mientras que los compuestos altamente ionizados y los metales (p. ej., el litio, el potasio), y los líquidos (p. ej., los hidrocarburos) apenas se adsorben.

Solo dos ensayos controlados aleatorizados han examinado la eficacia del CADU en pacientes intoxicados de forma aguda, y ninguno de ellos mostró diferencias en la duración de la estancia hospitalaria, el ingreso en la unidad de cuidados intensivos (UCI) o la mortalidad.[11,12] Para que el CADU sea eficaz, lo óptimo es una proporción elevada de carbón vegetal:fármaco (basada en la masa). Una proporción típica es de 10:1, aunque algunos han abogado por proporciones más altas (40:1).[10,13] En la mayoría de los contextos, hay poco beneficio clínico o práctico en superar una dosis de 50 g.[10] Puede ser útil administrar CADU más tarde que 1 h después de la ingestión en los siguientes escenarios: a) toxicidad grave esperada con pocos otros tratamientos disponibles; b) ingestión masiva (donde puede haber formación de un

Factores que aumentan acumulativamente la idoneidad de la dosis única de carbón activado

- Ingestión reciente
- Se prevé una toxicidad grave
- Paciente alerta y cooperativo
- Vías respiratorias permeables
- Ausencia de un antídoto disponible
- Relación favorable entre el carbón vegetal y el fármaco
- Ingestión de un preparado de fármaco de liberación modificada/extendida
- Sustancia que se sabe que se adsorbe al carbón activado
- No hay íleo ni obstrucción intestinal

bezoar), y c) coingestión de fármacos que pueden retrasar el vaciado gástrico. Los factores que aumentan acumulativamente la conveniencia de administrar CADU se enumeran en la **tabla 27-1**.

Carbón activado multidosis

El carbón activado se administra a veces de forma secuencial —"dosis múltiples de carbón activado (DMCA)"— para mejorar la eliminación de un xenobiótico interrumpiendo la recirculación enterohepática o la recirculación enteroentérica.[2] También pueden administrarse dosis múltiples de carbón en caso de sobredosis de un preparado farmacológico de liberación modificada o si se sospecha que hay un bezoar. Una pauta de dosificación típica es una tasa de carbón vegetal de 12.5 g/h, que se suele administrar en dosis equivalentes divididas (25 g cada 2 h o 50 g cada 4 h). Las indicaciones y contraindicaciones potenciales de las DMCA se enumeran en la **tabla 27-2**.

 Posibles indicaciones y contraindicaciones del carbón activado en dosis múltiples

Indicaciones
- Ingestión de: *Amanita* sp, amiodarona, amitriptilina, carbamazepina, colchicina, dextropropoxifeno, digitoxina, digoxina, disopiramida, dosulepina, duloxetina, diquat, *Gymnopilus penetrans*, lamotrigina, nadolol, fenobarbital, fenilbutazona, fenitoína, piroxicam, quetiapina, quinina, sotalol, teofilina, ácido valproico, verapamilo, vinorelbina
- La ingestión de una cantidad potencialmente mortal de un veneno que sufre una recirculación enterohepática y se adsorbe al carbón activado
- La ingestión de un preparado de fármacos de liberación prolongada/modificada o en el marco de una ingestión masiva en la que se ha formado un bezoar

Contraindicaciones
- Obstrucción intestinal, íleo o perforación
- Ingestión de un medicamento que no se adsorbe al carbón activado
- Las vías respiratorias desprotegidas o el carbón activado podrían aumentar el riesgo de aspiración
- La endoscopia es necesaria (p. ej., cáusticos)

Lavado orogástrico

El lavado orogástrico (denominado coloquialmente "lavado de estómago") consiste en eva- cuar el contenido del estómago por aspiración a través de una sonda orogástrica de gran calibre. Aunque el lavado gástrico tiene un papel muy limitado en el tratamiento de las in- toxicaciones agudas, las indicaciones y contraindicaciones potenciales se describen en la **tabla 27-3**.[5] El lavado orogástrico solo debe ser intentado por médicos con experiencia adecuada en el procedimiento. En general, los riesgos asociados con el lavado (incluidos la aspiración, la arritmia, la perforación esofágica y gástrica, y los desequilibrios electrolíticos) superan el beneficio potencial para prácticamente todas las ingestas.[5]

Irrigación de todo el intestino

La ITI se refiere a la administración de grandes volúmenes de polietilenglicol (PEG) osmó- ticamente equilibrado para promover el peristaltismo, acelerando el tránsito luminal para minimizar la absorción de xenobióticos. La mayoría de los datos que apoyan su uso proceden de estudios de voluntarios, informes de casos y series de casos de pacientes que han tomado formulaciones de fármacos de liberación prolongada, así como de "*body packers*", personas que tragan o se introducen por vía rectal múltiples paquetes de drogas ilícitas (como la co- caína) envueltos en preservativos o globos con fines de tráfico.[14,15] Ningún ensayo clínico ha evaluado el uso de la ITI en pacientes con intoxicación aguda.[14]

La ITI puede considerarse para las ingestas potencialmente tóxicas de fármacos de li- beración sostenido o con recubrimiento entérico, fármacos no adsorbidos por el carbón ac- tivado (p. ej., litio, potasio, hierro) y la evacuación de drogas ilícitas en los "*body packers*".[14] Las indicaciones y contraindicaciones potenciales del PEG se encuentran en la **tabla 27-4**.[2] Debido a que la velocidad de administración del PEG es del orden de 1 a 2 L/h, la distensibi- lidad puede ser un problema, y es aconsejable el uso de una sonda nasogástrica.

TABLA 27-3 Posibles indicaciones y contraindicaciones del lavado orogástrico

Indicaciones potenciales	Contraindicaciones
Se sabe que la ingestión provoca una toxicidad que pone en peligro la vida, o el paciente muestra indicios de toxicidad que pone en peligro la vida, y: • Razones para creer que todavía existen cantidades sustanciales de xenobióti- cos en el estómago (basándose en el momento de la ingestión) • La sustancia ingerida: a) el CA no la adsorbe; b) el CA no está disponible, y c) la ingestión es tan grande que la dosis apropiada de CA es poco práctica • No existe ningún antídoto o técnica de eliminación adecuada	• Se prevé que la ingestión cause una toxicidad limitada • El xenobiótico se adsorbe bien al CA y no supera la capacidad de adsorción de las dosis habituales • Se ha producido una emesis • El paciente se presenta muchas horas después de la ingestión y hay poca evidencia clínica de toxicidad • Existe un antídoto eficaz • El procedimiento no puede rea- lizarse de forma segura (p. ej., falta de equipo o de experiencia del operador, vía aérea despro- tegida, sospecha de lesión gás- trica, sospecha de bezoar)

CA, carbón activado.

Indicaciones y contraindicaciones de la irrigación de todo el intestino

Indicaciones potenciales

- Ingestión de una cantidad tóxica de una sustancia, no susceptible de descontaminación con carbón activado
- Ingestión de una cantidad tóxica de medicamento de liberación prolongada/modificada
- Retirada de los paquetes de los *body packers*

Contraindicaciones

- Vía aérea desprotegida, o el riesgo de aspiración es alto
- Evidencia de perforación gastrointestinal, íleo, obstrucción, hemorragia
- Inestabilidad hemodinámica
- Vómito incontrolado
- Signos de fuga de xenobióticos/fármacos de los paquetes de los *body packers*

ANTÍDOTOS

Los antídotos se usan para contrarrestar los efectos de los venenos y, con frecuencia, no afectan a la absorción sistémica ni a la eliminación de las sustancias. En la **tabla 27-5** se enumeran las intoxicaciones comunes y los antídotos disponibles.[2,16] Los fármacos específicos y los antídotos de uso común se analizan en el resto del capítulo.

Toxicidad del paracetamol

El paracetamol es uno de los fármacos más comunes responsables de sobredosis accidentales y autolesiones deliberadas en todo el mundo y la causa más común de insuficiencia hepática aguda y hepatotoxicidad en el mundo desarrollado.[17,18] El tratamiento de la toxicidad por acetaminofén incluye uno de los antídotos más estudiados: la *N*-acetilcisteína (NAC).

A dosis terapéuticas típicas, la mayor parte del paracetamol se metaboliza por sulfatación (30%) y glucuronidación (55%).[2,19] Además, pequeñas cantidades se convierten a través

 Antídotos comunes en uso

Antídoto	Indicación de envenenamiento
N-acetilcisteína	Paracetamol
Ácido dimercaptosuccínico	Plomo, mercurio, arsénico
Ácido folínico	Metotrexato
Andexanet	Rivaroxabán, apixabán
Antiveneno	Mordedura de serpiente
Atropina	Pesticida organofosforado β-bloqueador, bloqueador de los canales del calcio (BCC)
Azul de metileno	Metahemoglobinemia, choque refractario
Azul de Prusia	Talio, cesio
Benzodiacepinas	Estimulantes

(*continúa*)

Antídotos comunes en uso (*continuación*)

Antídoto	Indicación de envenenamiento
Bicarbonato de sodio	Fármacos bloqueadores del canal del sodio (p. ej., antidepresivos tricíclicos)
Carboxipeptidasa (glucarpidasa)	Metotrexato
Carnitina	Ácido valproico
Ciproheptadina	Síndrome de la serotonina (p. ej., ISRS, IRSN, IMAO)
Dantroleno	Síndrome neuroléptico maligno Hipertermia maligna
Deferoxamina	Hierro, aluminio
DigiFab	Digoxina Otros glucósidos cardiacos (plantas que contienen digitoxina [adelfa, dedalera], sapos [bufotoxina])
Dimercaprol	Arsénico
Emulsión lipídica	Anestésicos locales (bupivacaína, lidocaína)
Etanol	Metanol, etilenglicol, dietilenglicol
Fisostigmina	Delirio anticolinérgico
Flumazenilo	Benzodiacepinas Zopiclona/zolpidem
Glucagón	β-bloqueador, BCC
Hidroxocobalamina	Cianuro
Idarucizumab	Dabigatrán
Insulina	BCC, β-bloqueadores
Naloxona	Opioides
Octreotida	Sulfonilurea, insulina
Oxígeno (hiperbárico)	Monóxido de carbono, sulfuro de hidrógeno, cianuro
Piridoxina	Isoniazida, etilenglicol
Pralidoxima	Organofosfato
Protamina	Heparina
Sales de calcio	BCC Ácido fluorhídrico
Silibinina	*Amanita* sp
Vitamina K (con concentración de complejo de protrombina)	Warfarina

IMAO, inhibidor de la monoaminooxidasa; IRSN, inhibidor de la recaptación de serotonina-noradrenalina; ISRS, inhibidor selectivo de la recaptación de serotonina.

De Hoffman RS, Howland MA, Lewin NA, Nelson LS, Goldfrank LR. *Goldfrank's Toxicologic Emergencies*. 11.ª ed. McGraw Hill Education; 2019; Nickson C. Antidotes summary. Life in the fastlane. Consultado el 7 de octubre de 2019. https://litfl.com/antidotes-summary/; Buckley NA, Dawson AH, Juurlink DN, Isbister GK. Who gets antidotes? Choosing the chosen few. *Br J Clin Pharmacol*. 2016;81(3):402-407.doi:10.1111/bcp.12894

del citocromo P4502E1 (CYP2E1) en el metabolito tóxico *N*-acetil-*p*-benzoquinoneimina (NAPQI), que es altamente reactivo y puede unirse a macromoléculas hepáticas, lo que provoca hepatotoxicidad (**figura 27-1**). La NAPQI se desintoxica mediante la conjugación con glutatión y se excreta en la orina. Durante una sobredosis de paracetamol, se producen grandes cantidades de NAPQI, lo que sobrecarga las reservas de glutatión y provoca la muerte de las células hepáticas.[20]

La NAC se usa para reponer las reservas intracelulares de glutatión. Se hidroliza a cisteína, un precursor del glutatión.[21] La acetilcisteína también puede suministrar grupos tiol para unirse de manera directa a la NAPQI en el hígado.[22] La NAC puede administrarse tanto por vía intravenosa como por vía oral. En el marco de una sobredosis aguda de paracetamol, la decisión de administrar NAC se basa en una concentración sérica de paracetamol extraída a las 4 h o más del momento de la ingestión. Este valor puede representarse entonces en el nomograma de Rumack-Matthew (**figura 27-2**). En la **tabla 27-6** se resume un régimen típico de NAC. La curva de Rumack-Matthew no debe usarse para guiar el tratamiento en el contexto de la toxicidad crónica del paracetamol o cuando no se conoce el momento de la ingestión. En estos escenarios, la decisión de tratar debe tomarse con la consulta de un experto en toxicología y la orientación de un centro regional de intoxicaciones. El tratamiento con NAC dentro de las 8 a 10 h siguientes a una sobredosis aguda prácticamente garantiza un resultado favorable en el entorno de la toxicidad por acetaminofén, pero no asegura que se evite la hepatotoxicidad.[23]

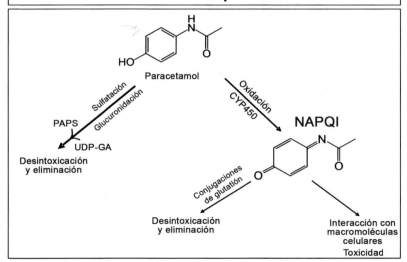

FIGURA 27-1. Metabolismo del paracetamol: la mayor parte del paracetamol se metaboliza por sulfatación y glucuronidación. En caso de sobredosis, una mayor parte del paracetamol se metaboliza en NAPQI, que se une a las proteínas intracelulares y provoca daño hepático. El NAPQI puede ser neutralizado por conjugación con el glutatión. NAPQI, *N*-acetil-*p*-benzoquinoneimina; PAPS, 3'-fosfoadenosina 5'-fosfato; UDP-GA, ácido uridina difosfoglucurónico.

De Moyer AM, Fridley BL, Jenkins GD, et al. Acetaminophen-NAPQI hepatotoxicity: a cell line model system genome-wide association study. *Toxicol Sci.* 2011;120(1):33-41. doi:10.1093/toxsci/kfq375

Nomograma de sobredosis aguda única de paracetamol

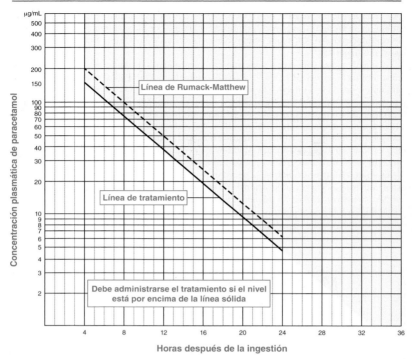

FIGURA 27-2. Nomograma de Rumack-Matthew: trazado de las concentraciones seriadas de paracetamol frente al tiempo transcurrido desde la ingestión aguda para pronosticar la toxicidad hepática. El nomograma se usa para ayudar a tomar decisiones sobre el tratamiento (cuándo iniciar la *N*-acetilcisteína) en el marco de una sobredosis aguda de paracetamol.

Adaptado en línea de la publicación original: Rumack BH, Matthew H. Acetaminophen poisoning and toxicity. *Pediatrics.* 1975;55(6):871-876.

 Protocolo típico de tratamiento con NAC

Usar una solución de NAC al 3%
Este protocolo proporciona 240 mg/kg de NAC en las primeras 4 h y 24 mg/kg en las siguientes 8 horas
La revaluación debe realizarse a las 12 horas
La masa corporal magra máxima es de 100 kg

Dosis de carga	2 mL/kg/h (hasta un máximo de 200 mL/h)
Dosis de mantenimiento	0.2 mL/kg/h (hasta un máximo de 20 mL/h) hasta que un toxicólogo o el centro regional de intoxicaciones aconsejen que se suspenda

NAC, *N*-acetilcisteína.

Naloxona y flumazenilo

La naloxona es un antagonista opioide competitivo en los receptores μ-, κ- y δ-opioides y puede revertir los efectos tanto de los opioides endógenos como de los xenobióticos.[24,25] La naloxona puede administrarse por vía intramuscular, intravenosa, intranasal o a través de un tubo endotraqueal.[26] Actúa rápidamente, por lo general en cuestión de segundos o minutos, y los efectos clínicos duran hasta 1 h. La naloxona puede usarse tanto de forma terapéutica como diagnóstica en el tratamiento de la depresión respiratoria por intoxicación de opiáceos. Las dosis recomendadas son de 0.4 a 2 mg, que suelen ser suficientes para revertir las dosis típicas de opioides. Sin embargo, pueden ser necesarias dosis mucho más altas (e incluso infusiones) para tratar sobredosis de opioides ilícitos, que con frecuencia implican grandes cantidades de fentanilo u opioides similares producidos clandestinamente. Debe tenerse cuidado al usar naloxona en pacientes dependientes de opioides debido al riesgo de inducir una reversión completa y, por lo tanto, precipitar el síndrome de abstinencia.[27]

El flumazenilo es un modificador alostérico negativo de acción corta en el receptor del ácido γ-aminobutírico tipo A (GABA$_A$) y revierte los efectos sedantes de la mayoría de las benzodiacepinas (p. ej., lorazepam, midazolam y diazepam). También puede revertir los efectos de otros fármacos similares no benzodiacepínicos que se unen al mismo sitio en el receptor GABA$_A$: zopiclona y zolpidem. El flumazenilo no tiene efecto reversible sobre otros agonistas del GABA$_A$ que se unen a otros sitios del receptor, como los barbitúricos, el propofol, el etanol y los anestésicos inhalados.[25] El flumazenilo está indicado para el diagnóstico y el tratamiento de la intoxicación/sobredosis de benzodiacepinas. La mayoría de los expertos coincide en que la principal indicación del flumazenilo es en el marco de una sobredosis grave de benzodiacepinas en un paciente que no es dependiente de las mismas. Las dosis típicas son de 0.2 mg por vía intravenosa cada 1 o 2 minutos, tituladas según el efecto clínico.

El mayor riesgo del flumazenilo es el potencial de inducir la abstinencia de benzodiacepinas, que puede provocar convulsiones y agitación. Por lo tanto, el flumazenilo no debe usarse en las intoxicaciones por polisustancias que incluyan fármacos proconvulsivos. En la práctica clínica, el flumazenilo se usa con poca frecuencia, ya que la mayoría de las sobredosis de benzodiacepinas se producen en pacientes que se espera que sean dependientes como resultado de su uso crónico; los pacientes por lo general evolucionan bien con cuidados de apoyo. El flumazenilo solamente debe usarse en circunstancias selectas en las que la intoxicación sea grave y el riesgo de convulsiones o de abstinencia se considere bajo, idealmente en consulta con un toxicólogo.

Alcoholes tóxicos

El metanol, el etilenglicol y el dietilenglicol son sustancias relativamente no tóxicas por sí mismas, pero se vuelven tóxicas tras su metabolismo en metabolitos de ácidos carboxílicos nocivos. El metanol y el etilenglicol se encuentran por lo regular en el líquido limpiaparabrisas y en el anticongelante, de manera respectiva. Son, con mucho, las exposiciones tóxicas al alcohol más comunes en todo el mundo (**figura 27-3**).

El diagnóstico de ingestión de alcohol tóxico se realiza mediante la historia clínica, las anomalías bioquímicas características y la cuantificación de las concentraciones de alcohol tóxico mediante cromatografía líquida. La microscopia de orina puede revelar cristales en forma de aguja o envoltura en la toxicidad por etilenglicol. Los pacientes suelen presentarse poco después de la ingesta con una brecha osmolar elevada (que representa la presencia del alcohol de origen), desarrollándose una brecha aniónica tras la conversión en el metabolito tóxico del ácido carboxílico. Sin embargo, dada la heterogeneidad de las exposiciones al alcohol tóxico, no todos los pacientes tendrán una brecha aniónica u osmolar, y la ausencia de una u otra nunca debe utilizarse para excluir la intoxicación por alcohol tóxico.

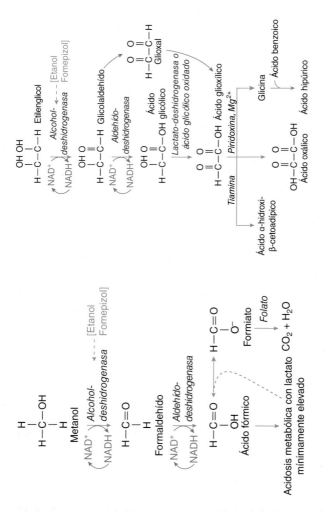

FIGURA 27-3. Metabolismo del metanol y del etilenglicol: los alcoholes parentales se convierten en intermedios aldehídicos mediante la alcohol-deshidrogenasa (ADH). Los intermediarios aldehídicos se convierten posteriormente en derivados del ácido carboxílico (ácido fórmico; metanol; ácido oxálico; etilenglicol), que son responsables de la mayor parte de la toxicidad atribuida a los alcoholes tóxicos. NAD+, dinucleótido de nicotinamida y adenina (oxidado); NADH, dinucleótido de nicotinamida y adenina (reducido). De Hoffman RS, Howland MA, Lewin NA, Nelson LS, Goldfrank LR. *Goldfrank's Toxicologic Emergencies.* 11th ed. McGraw Hill Education; 2019.

Brecha osmolar = osmolalidad sérica medida − osmolalidad calculada
(2Na + BUN/2.8 + glucosa/18 + [1.25 × etanol/3.7])

Brecha aniónica = Na − (Cl + HCO$_3$)

La presencia de etanol puede tenerse en cuenta al calcular una brecha osmolar multiplicando la concentración sérica de etanol por un factor de corrección de 1.25. Una brecha osmolar normal puede oscilar entre −9 y +19, razón por la cual, en parte, una brecha osmolar normal es un método poco fiable para descartar una ingesta tóxica de alcohol.[28] La brecha osmolar es de mayor utilidad cuando es muy elevada (normalmente > 30-40) como indicio de la posibilidad de una ingestión reciente de alcohol tóxico.

El tratamiento con antídoto para el alcohol tóxico implica la inhibición de la alcohol-deshidrogenasa (ADH), que debe iniciarse si se sospecha una intoxicación o si se confirma que la concentración de etilenglicol es de 62 mg/dL; la concentración de metanol es de 32 mg/dL (las concentraciones de metanol o etilenglicol superan los 10 mmol/L), seguida de evaluaciones acidobásicas seriadas.[29] Existen dos opciones para el tratamiento con antídotos: la inhibición con etanol (que es transitoria, porque el propio etanol es metabolizado por la ADH) o la inhibición competitiva con fomepizol, el antídoto preferido. El etanol compite con otros alcoholes tóxicos por la ADH (una afinidad 10 y 20 veces mayor por la ADH en comparación con el metanol y el etilenglicol, respectivamente).[30,31] Un protocolo estándar es la administración oral o intravenosa de etanol en bolo de 600 mg/kg seguido de dosis de mantenimiento de 66 a 154 mg/kg/h.[29] Una concentración de etanol en sangre de 100 mg/dL (22 mmol/L) suele ser suficiente para el bloqueo de la ADH, y las concentraciones de alcohol en sangre deben comprobarse cada 4 a 6 h.[30] La dosis/volumen de etanol administrado depende del porcentaje de contenido de etanol. Una fórmula para calcular la dosis de etanol en mL es:

(Dosis en mg/kg × 0.127 × peso corporal en kg)/% de alcohol por volumen

El fomepizol (4-metilpirazol [4-MP]) es el antídoto preferido para el bloqueo de la ADH. Es un potente inhibidor de la ADH, con una afinidad más de 1 000 veces superior a la del metanol o el etilenglicol.[32] Un régimen de dosificación típico es un bolo intravenoso de 15 mg/kg seguido de 10 mg/kg cada 12 h (2-4 dosis) y 15 mg/kg cada 12 h (5 dosis y posteriores).[29] El aumento de la dosis en la fase más tardía del protocolo refleja el hecho de que el fomepizol induce su propio metabolismo a través del CYP2E1. En el caso de los pacientes que reciben en forma simultánea diálisis, es necesario aumentar la frecuencia de las dosis (normalmente a cada 4 h) porque, al ser una molécula pequeña, el fomepizol se elimina fácilmente con la diálisis.

BLOQUEADOR DEL CANAL DEL CALCIO Y SOBREDOSIS DE β-BLOQUEADOR

En 2018, los bloqueadores de los canales del calcio (BCC) y los β-bloqueadores (BB) fueron responsables de casi 10% de las muertes relacionadas con intoxicaciones notificadas a los centros de intoxicación de EUA.[3] Los BB antagonizan los receptores β1 miocárdicos y, al hacerlo, limitan la afluencia de calcio a los miocitos y disminuyen la inotropía y la cronotropía cardiacas.[33] Los BCC antagonizan directamente los canales del calcio de tipo L activados por voltaje en los miocitos cardiacos y las células musculares lisas, lo que también provoca una disminución de la inotropía y la cronotropía y un efecto añadido de vasodilatación periférica. Los BCC inhiben la liberación de insulina de las células de los islotes en el páncreas, lo que conduce a la hiperglucemia y a la reducción del transporte de glucosa a las células miocárdicas.[33] Por lo tanto, la hiperglucemia inexplicable puede ser una pista clínica importante que puede ayudar a distinguir la sobredosis BCC de la de BB. La toxicidad asociada con los BCC dihidropiridínicos (p. ej., nifedipino, felodipino y amlodipino) provoca un cuadro clínico más consistente con un choque vasodilatador. En comparación, la toxicidad con los BCC no dihidropiridínicos (p. ej., verapamilo, diltiazem) puede causar tanto vasoplejía como disminución de la inotropía y cronotropía a través del bloqueo concomitante del nodo auriculoventricular. Sin embargo, en caso de sobredosis, puede perderse la especificidad del fármaco, lo que da lugar a cuadros clínicos similares con ambos tipos de BCC.

La sobredosis de BB y BCC debe tratarse con descontaminación gastrointestinal y cuidados de apoyo, incluido el manejo temprano de las vías respiratorias.[33] El pilar del tratamiento para las sobredosis de BCC y BB es la terapia euglucémica con insulina en dosis altas (TEIA) (**tabla 27-7**).[33,34] En el contexto de un choque refractario, los tratamientos complementarios pueden incluir bombas de balón intraaórticas, terapia de emulsión lipídica intravenosa, azul de metileno y oxigenación por membrana extracorpórea (OMEC).[35–40]

TABLA
27-7   Antídotos para la sobredosis de BCC y BB

Antídoto	Comentario
Líquidos intravenosos	Existe un riesgo de sobrecarga de volumen ya que la mayoría de los pacientes son euvolémicos. El exceso de líquidos puede empeorar el edema periférico y pulmonar
Vasopresores	Los fármacos con efectos tanto inotrópicos como cronotrópicos son útiles
Infusiones de calcio	Se trata de una medida temporal y tiende a ser más eficaz en la sobredosis de BCC. Existe un riesgo de hipercalcemia
Atropina	Es poco probable que tenga un beneficio sostenido y puede ser contraproducente si se administra ITI para ingesta de liberación modificada del fármaco
Glucagón	Con frecuencia se recomienda para el tratamiento de la sobredosis de BB debido a su capacidad para aumentar el AMPc intracelular evitando el receptor β. Sin embargo, su popularidad ha decaído debido a su eficacia inconsistente, su corta vida media, sus efectos secundarios gastrointestinales (náusea, vómito y diarrea) y a su elevado costo, dadas las dosis inusualmente altas que implica
TEIA	La TEIA tiene varios mecanismos de acción postulados, pero el más importante tiene que ver con la alteración de la utilización energética del miocardio. El miocardio sano usa los ácidos grasos libres como fuente de energía primaria, pero cambia a glucosa en momentos de estrés.[49] La TEIA facilita el transporte de glucosa, oxígeno y lactato al miocardio.[49] La insulina también puede promover de forma independiente los efectos inotrópicos dependientes del calcio en el miocardio.[49] Las dosis iniciales típicas son una carga de insulina intravenosa de 0.5-1.0 unidades/kg (mucho más alta que la usada para la cetoacidosis diabética) seguida de una infusión de mantenimiento de 0.5 hasta 10 unidades/kg/hora titulada según los parámetros hemodinámicos. Las concentraciones séricas de potasio deben controlarse con frecuencia, y a menudo se requiere también la suplementación con una infusión de dextrosa intravenosa

AMPc, monofosfato de adenosina cíclico; BB, β-bloqueador; BCC, bloqueador de los canales del calcio; ITI, irrigación de todo el intestino; TEIA, terapia euglucémica con insulina en dosis altas.

DIGOXINA Y OTROS GLUCÓSIDOS CARDIACOS

Los glucósidos cardiacos representan un grupo diverso de compuestos que engloban a los xenobióticos (digoxina), pero también a los esteroides cardioactivos de origen natural que se encuentran en plantas y animales. Inhiben la Na$^+$-K$^+$-ATPasa cardiaca, aumentando el Na$^+$ intracelular y, como consecuencia, el Ca^{2+} intracelular (**figura 27-4**). La digoxina también puede provocar bradicardia al aumentar el tono vagal y ralentizar la conducción a través del nodo auriculoventricular.

La digoxina tiene una vida media de eliminación larga (20 a 50 h) y se elimina casi por completo a través de la orina.[41] Los primeros síntomas de toxicidad aguda por digoxina son náusea, vómito y diarrea.[42,43] Otros síntomas incluyen malestar general, cambios en la visión y decoloración verde/amarilla de la visión.[42,43] La toxicidad cardiaca es común y puede manifestarse como bradicardia, bloqueo cardiaco u otras disritmias (aunque las taquicardias supraventriculares son infrecuentes). La hiperpotasemia es una de las características de la intoxicación aguda por digoxina y suele estar directamente relacionada con la gravedad de la intoxicación.[44] En el contexto de la toxicidad crónica, es más probable que la hiperpotasemia tenga otras etiologías que contribuyan, como la causa de la toxicidad crónica de la digoxina (p. ej., la lesión renal), y los medicamentos que se le hayan recetado (inhibidores del sistema renina-angiotensina-aldosterona [RAAS]).[42]

El pilar del tratamiento de la toxicidad por glucósidos cardiacos es el Fab antidigoxina: un fragmento de anticuerpo monoclonal con una alta afinidad de unión a la digoxina que la desplaza del canal Na$^+$-K$^+$-ATPasa. Los antídotos y las indicaciones en el contexto de la toxicidad por glucósidos cardiacos se resumen en la **tabla 27-8**.[45]

SOBREDOSIS DE SULFONILUREA E INSULINA

Las sobredosis de sulfonilureas (SU) y de insulina causan principalmente hipoglucemia. Las personas con diabetes pueden presentar síntomas con niveles de glucosa en sangre "normales" porque están acostumbradas a niveles de glucosa en sangre sérica más elevados al inicio, y el tratamiento concomitante con β-bloqueadores puede embotar o enmascarar la respuesta autonómica a la hipoglucemia.

Las SU son secretagogos de insulina, que estimulan la liberación de insulina de las células de los islotes pancreáticos. Tienen una elevada biodisponibilidad oral, un rápido inicio de acción (con frecuencia en 30 minutos) con efectos máximos de secreción de insulina a las 2 o 3 h, y se excretan principalmente por los riñones.[46] En consecuencia, tienen un índice terapéutico estrecho

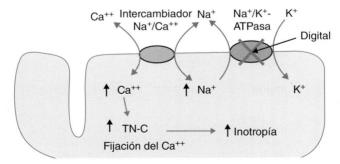

FIGURA 27-4. Mecanismos de toxicidad de la digoxina: la digoxina y otros glucósidos cardiacos ejercen su toxicidad mediante el bloqueo selectivo de la Na$^+$-K$^+$-ATPasa. A su vez, esto provoca un aumento del Na$^+$ intracelular, lo que conduce a la acumulación de Ca^{2+} intracelular a través del intercambiador Na$^+$/Ca^{2+}. Esto conduce a una mayor cantidad de Ca^{2+} del retículo sarcoplásmico, aumentando así la contractilidad cardiaca. El bloqueo de la Na$^+$-K$^+$-ATPasa también conduce a la hiperpotasemia.

De Optician. How blood barrier stands up to drug treatments. https://www.opticianonline.net/cet-archive/143

Antídotos para la toxicidad de los glucósidos cardiacos

Antídoto	Indicación clínica	Dosis	Comentario
Fab antidigoxina	• Dosis ingerida de > 10 mg de digoxina en adultos o > 4 mg en niños (o > 0.1 mg/kg) • Disritmia con suero (digoxina) > 2 ng/mL (2.6 nmol/L) • K sérico > 5 mmol/L • Estado estable (digoxina) > 7.8 ng/mL (10 mmol/L) • (Digoxina) > 11.5 ng/mL (15 nmol/L) • Insuficiencia renal, bradicardia que no responde a la atropina	Cada vial contiene 40 mg de Fab antidigoxina y es capaz de neutralizar 0.5 mg de digoxina Intoxicación aguda: 2 viales Intoxicación crónica: 1 vial y repetir si es necesario en 1 h según la respuesta clínica Paro cardiaco: 5-10 viales durante 30 min	Los niveles séricos de digoxina no son fiables después de la administración de Fab antidigoxina puesto que miden tanto la digoxina libre como la unida a Fab
Insulina/dextrosa	Hiperpotasemia	50 mL de dextrosa al 50% + 10 U de insulina regular IV	
Calcio IV	Hiperpotasemia	1 ampolla de gluconato de calcio	El calcio intracelular está elevado y la administración de calcio adicional puede aumentar la toxicidad y provocar una contracción cardiaca sostenida (corazón de piedra). Sin embargo, se trata de una cuestión teórica, y el calcio puede administrarse con precaución ante una hiperpotasemia grave a pesar de la toxicidad de los glucósidos cardiacos
Atropina IV	Bradicardia	0.5-1 mg IV	

IV, intravenoso.

y el potencial de una toxicidad significativa. La insulina, en cambio, actúa como agonista directo sobre los receptores transmembrana de la insulina, lo que provoca efectos descendentes: aumento de la captación intracelular de glucosa y disminución de la gluconeogénesis y la glucogenólisis hepáticas. Los efectos máximos y la duración de la acción dependen de la absorción en los tejidos subcutáneos, que depende principalmente del preparado de insulina. Sin embargo, en caso de sobredosis, la farmacocinética de absorción puede verse alterada, lo que conduce a una absorción prolongada y, en consecuencia, a efectos prolongados de la insulina.

El tratamiento de las SU y de las sobredosis de insulina requiere restablecer los niveles normales de glucosa, en parte antagonizando los efectos de los niveles elevados de insulina.[47] La dextrosa suele ser el tratamiento inicial para aumentar las concentraciones séricas de glucosa. Sin embargo, hay que tener precaución al administrar dextrosa, sobre todo en la toxicidad de la SU o cuando los pacientes tienen alguna función pancreática innata, porque las dosis en bolo de dextrosa pueden provocar la secreción endógena de insulina, empeorando paradójicamente la hipoglucemia.[48]

Puede administrarse octreotida subcutánea o intravenosa para impedir directamente la liberación de insulina pancreática. La octreotida es un análogo de la somatostatina que se une a los receptores de somatostatina-2 y, al bloquear la afluencia de calcio a las células de los islotes, reduce la secreción de insulina (**figura 27-5**). Es especialmente útil para prevenir la secreción adicional de insulina pancreática tras la administración de dextrosa en la toxicidad de la SU. La mayoría de los expertos recomienda iniciar la octreotida como tratamiento de primera línea, en particular en caso de sobredosis de SU. En el marco de una sobredosis de insulina, la octreotida no afectará a la insulina exógena, pero puede mitigar una mayor liberación de insulina endógena. Los tratamientos y antídotos preferidos para las SU y la toxicidad de la insulina se resumen en la **tabla 27-9**.

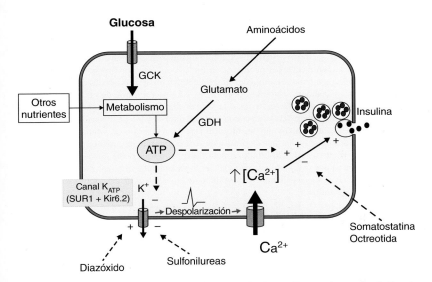

FIGURA 27-5. Mecanismo de acción de la octreotida: las sulfonilureas bloquean los canales de K^+ activados por voltaje en las células de los islotes pancreáticos, lo que provoca una mayor concentración de K^+ intracelular, el consiguiente aumento del Ca^{2+} intracelular y la liberación de insulina por exocitosis. La octreotida se une a los receptores de somatostatina-2 y bloquea la afluencia de Ca^{2+} a las células, lo que provoca una menor secreción de insulina. GCK, glucocinasa; GDH, glutamato-deshidrogenasa.

De Klein-Schwartz W, Stassinos GL, Isbister GK. Treatment of sulfonylurea and insulin overdose. *Br J Clin Pharmacol*. 2016;81(3):496-504. doi:10.1111/bcp.12822

Antídoto	Indicación	Dosis	Posibles efectos adversos
Dextrosa (25-50%)	Corrección inicial de la hipoglucemia Pueden utilizarse infusiones de dextrosa al 5-20% para el mantenimiento de la euglucemia	50-100 mL de solución de dextrosa al 25-50%	Hiperglucemia e hipoglucemia paradójica (sobredosis de SU), flebitis en el sitio IV, hiperosmolalidad
Octreotida	Hipoglucemia recurrente	50-100 μg SC o IV q6-12h	Hiperglucemia, náusea, dolor abdominal, diarrea, bradicardia
Glucagón	*Solo debe utilizarse si no se dispone de acceso intravenoso*	1 mg IM, IV, SC	Náusea, vómito, hipopotasemia, hiperglucemia

IM, intramuscular; IV, intravenoso; SC, subcutáneo; SU, sulfonilurea.

CONCLUSIONES

Los pacientes envenenados pueden presentar desafíos de manejo complejos. Muchas decisiones de tratamiento se toman con base en la experiencia clínica y en la opinión de los expertos, ya que la mayoría de las técnicas de descontaminación y los antídotos no han sido evaluados en ensayos clínicos rigurosos. Cabe mencionar que la mayoría de los pacientes con exposiciones a intoxicaciones pueden ser tratados con éxito con una buena atención de apoyo. Los antídotos pueden desempeñar un papel único en el tratamiento del paciente envenenado pero, en realidad, solo están disponibles para una minoría de las intoxicaciones. Los elevados costos, la falta de existencias, la falta de familiaridad con la administración, la falta de claridad en el historial de ingestión y el calendario, y los posibles efectos adversos pueden hacer que la administración de antídotos esté llena de desafíos. Además, la tentación de usar un antídoto puede distraer de otros aspectos de la atención médica que pueden ser más importantes para un buen resultado clínico. Siempre hay que pedir consejo a los expertos sobre el manejo, ya que el cuidado de cada paciente envenenado debe ser individualizado, y con frecuencia hay matices en cuanto a la utilidad de las técnicas de descontaminación y los antídotos especializados.

Referencias

1. Thompson C. *Poison and Poisoners*. Harold Shaylor; 1931.
2. Hoffman RS, Howland MA, Lewin NA, Nelson LS, Goldfrank LR. *Goldfrank's Toxicologic Emergencies*. 11th ed. McGraw Hill Education; 2019.
3. Gummin DD, Mowry JB, Spyker DA, et al. 2018 Annual Report of the American Association of Poison Control Centers' National Poison Data System (NPDS): 36th Annual Report. *Clin Toxicol.* 2019;3650:1-194. doi:10.1080/15563650.2019.1677022
4. Juurlink DN, McGuigan MA, Paton TW, Redelmeier DA. Availability of antidotes at acute care hospitals in Ontario. *CMAJ.* 2001;165(1):27-30. http://www.ncbi.nlm.nih.gov/pubmed/11468950
5. Benson BE, Hoppu K, Troutman WG, et al. Position paper update: gastric lavage for gastrointestinal decontamination. *Clin Toxicol (Phila).* 2013;51(3):140-146. doi:10.3109/15563650.2013.770154

6. Chyka PA, Seger D, Krenzelok EP, Vale JA; American Academy of Clinical Toxicology, European Association of Poisons Centres and Clinical Toxicologists. Position paper: single-dose activated charcoal. *Clin Toxicol (Phila)*. 2005;43(2):61-87. http://www.ncbi.nlm.nih.gov/pubmed/15822758

7. Vale JA, Kulig K; American Academy of Clinical Toxicology, European Association of Poisons Centres and Clinical Toxicologists. Position paper: gastric lavage. *J Toxicol Clin Toxicol*. 2004;42(7):933-943. http://www.ncbi.nlm.nih.gov/pubmed/15641639

8. Livshits Z, Sampson BA, Howland MA, Hoffman RS, Nelson LS. Retained drugs in the gastrointestinal tracts of deceased victims of oral drug overdose. *Clin Toxicol (Phila)*. 2015;53(2):113-118. doi:10.3109/15563650.2014.992528

9. Miyauchi M, Hayashida M, Yokota H. Evaluation of residual toxic substances in the stomach using upper gastrointestinal endoscopy for management of patients with oral drug overdose on admission: a prospective, observational study. *Medicine (Baltimore)*. 2015;94(4):e463. doi:10.1097/MD.0000000000000463

10. Juurlink DN. Activated charcoal for acute overdose: a reappraisal. *Br J Clin Pharmacol*. 2016;81(3):482-487. doi:10.1111/bcp.12793

11. Cooper GM, Le Couteur DG, Richardson D, Buckley NA. A randomized clinical trial of activated charcoal for the routine management of oral drug overdose. *QJM*. 2005;98(9):655-660. doi:10.1093/qjmed/hci102

12. Eddleston M, Juszczak E, Buckley NA, et al. Multiple-dose activated charcoal in acute self-poisoning: a randomised controlled trial. *Lancet*. 2008;371(9612):579-587. doi:10.1016/S0140-6736(08)60270-6

13. Olson KR. Activated charcoal for acute poisoning: one toxicologist's journey. *J Med Toxicol*. 2010;6(2):190-198. doi:10.1007/s13181-010-0046-1

14. Thanacoody R, Caravati EM, Troutman B, et al. Position paper update: whole bowel irrigation for gastrointestinal decontamination of overdose patients. *Clin Toxicol (Phila)*. 2015;53(1):5-12. doi:10.3109/15563650.2014.989326

15. Kirshenbaum LA, Mathews SC, Sitar DS, Tenenbein M. Whole-bowel irrigation versus activated charcoal in sorbitol for the ingestion of modified-release pharmaceuticals. *Clin Pharmacol Ther*. 1989;46(3):264-271. doi:10.1038/clpt.1989.137

16. Buckley NA, Dawson AH, Juurlink DN, Isbister GK. Who gets antidotes? Choosing the chosen few. *Br J Clin Pharmacol*. 2016;81(3):402-407. doi:10.1111/bcp.12894

17. Larson AM, Polson J, Fontana RJ, et al. Acetaminophen-induced acute liver failure: results of a United States multicenter, prospective study. *Hepatology*. 2005;42(6):1364-1372. doi:10.1002/hep.20948

18. Lancaster EM, Hiatt JR, Zarrinpar A. Acetaminophen hepatotoxicity: an updated review. *Arch Toxicol*. 2015;89(2):193-199. doi:10.1007/s00204-014-1432-2

19. Chiew AL, Isbister GK, Duffull SB, Buckley NA. Evidence for the changing regimens of acetylcysteine. *Br J Clin Pharmacol*. 2016;81(3):471-481. doi:10.1111/bcp.12789

20. Mitchell JR, Jollow DJ, Potter WZ, Gillette JR, Brodie BB. Acetaminophen-induced hepatic necrosis. IV. Protective role of glutathione. *J Pharmacol Exp Ther*. 1973;187(1):211-217. http://www.ncbi.nlm.nih.gov/pubmed/4746329

21. Olsson B, Johansson M, Gabrielsson J, Bolme P. Pharmacokinetics and bioavailability of reduced and oxidized N-acetylcysteine. *Eur J Clin Pharmacol*. 1988;34(1):77-82. doi:10.1007/bf01061422

22. Jones AL. Mechanism of action and value of N-acetylcysteine in the treatment of early and late acetaminophen poisoning: a critical review. *J Toxicol Clin Toxicol*. 1998;36(4):277-285. doi:10.3109/15563659809028022

23. Hendrickson RG, McKeown NJ, West PL, Burke CR. Bactrian ("double hump") acetaminophen pharmacokinetics: a case series and review of the literature. *J Med Toxicol*. 2010;6(3):337-344. doi:10.1007/s13181-010-0083-9

24. Rzasa Lynn R, Galinkin JL. Naloxone dosage for opioid reversal: current evidence and clinical implications. *Ther Adv drug Saf*. 2018;9(1):63-88. doi:10.1177/2042098617744161

25. Sivilotti MLA. Flumazenil, naloxone and the "coma cocktail". *Br J Clin Pharmacol*. 2016;81(3):402-436. doi:10.1111/bcp.12731

26. Wermeling DP. Review of naloxone safety for opioid overdose: practical considerations for new technology and expanded public access. *Ther Adv Drug Saf*. 2015;6(1):20-31. doi:10.1177/2042098614564776

27. Boyer EW. Management of opioid analgesic overdose. *N Engl J Med*. 2012;367(2):146-155. doi:10.1056/NEJMra1202561

28. Aabakken L, Johansen KS, Rydningen EB, Bredesen JE, Ovrebø S, Jacobsen D. Osmolal and anion gaps in patients admitted to an emergency medical department. *Hum Exp Toxicol*. 1994;13(2):131-134. doi:10.1177/096032719401300212

29. McMartin K, Jacobsen D, Hovda KE. Antidotes for poisoning by alcohols that form toxic metabolites. *Br J Clin Pharmacol.* 2016;81(3):505-515. doi:10.1111/bcp.12824

30. Makar AB, Tephly TR, Mannering GJ. Methanol metabolism in the monkey. *Mol Pharmacol.* 1968;4(5):471-483. http://www.ncbi.nlm.nih.gov/pubmed/4972128

31. Weiss B, Coen G. Effect of ethanol on ethylene glycol oxidation by mammalian liver enzymes. *Enzymol Biol Clin (Basel).* 1966;6(4):297-304. http://www.ncbi.nlm.nih.gov/pubmed/4288711

32. Li TK, Theorell H. Human liver alcohol dehydrogenase: inhibition by pyrazole and pyrazole analogs. *Acta Chem Scand.* 1969;23(3):892-902. http://www.ncbi.nlm.nih.gov/pubmed/4308830

33. Graudins A, Lee HM, Druda D. Calcium channel antagonist and beta-blocker overdose: antidotes and adjunct therapies. *Br J Clin Pharmacol.* 2016;81(3):453-461. doi:10.1111/bcp.12763

34. St-Onge M, Anseeuw K, Cantrell FL, et al. Experts consensus recommendations for the management of calcium channel blocker poisoning in adults. *Crit Care Med.* 2017;45(3):e306-e315. doi:10.1097/CCM.0000000000002087

35. Liang CW, Diamond SJ, Hagg DS. Lipid rescue of massive verapamil overdose: a case report. *J Med Case Rep.* 2011;5:399. doi:10.1186/1752-1947-5-399

36. Young AC, Velez LI, Kleinschmidt KC. Intravenous fat emulsion therapy for intentional sustained-release verapamil overdose. *Resuscitation.* 2009;80(5):591-593. doi:10.1016/j.resuscitation.2009.01.023

37. Baud FJ, Megarbane B, Deye N, Leprince P. Clinical review: aggressive management and extracorporeal support for drug-induced cardiotoxicity. *Crit Care.* 2007;11(2):207. doi:10.1186/cc5700

38. Lo JCY, Darracq MA, Clark RF. A review of methylene blue treatment for cardiovascular collapse. *J Emerg Med.* 2014;46(5):670-679. doi:10.1016/j.jemermed.2013.08.102

39. Jang DH, Nelson LS, Hoffman RS. Methylene blue in the treatment of refractory shock from an amlodipine overdose. *Ann Emerg Med.* 2011;58(6):565-567. doi:10.1016/j.annemergmed.2011.02.025

40. Janion M, Stepień A, Sielski J, Gutkowski W. Is the intra-aortic balloon pump a method of brain protection during cardiogenic shock after drug intoxication? *J Emerg Med.* 2010;38(2):162-167. doi:10.1016/j.jemermed.2007.10.037

41. Bateman DN. Digoxin-specific antibody fragments: how much and when? *Toxicol Rev.* 2004;23(3):135-143. http://www.ncbi.nlm.nih.gov/pubmed/15862081

42. Roberts DM, Gallapatthy G, Dunuwille A, Chan BS. Pharmacological treatment of cardiac glycoside poisoning. *Br J Clin Pharmacol.* 2016;81(3):488-495. doi:10.1111/bcp.12814

43. Kelly RA, Smith TW. Recognition and management of digitalis toxicity. *Am J Cardiol.* 1992;69(18):108-119. doi:10.1016/0002-9149(92)91259-7

44. Pap C, Zacher G, Kárteszi M. Prognosis in acute digitalis poisoning. *Orv Hetil.* 2005;146(11):507-513. http://www.ncbi.nlm.nih.gov/pubmed/15813189

45. Chan BSH, Buckley NA. Digoxin-specific antibody fragments in the treatment of digoxin toxicity. *Clin Toxicol (Phila).* 52(8):824-836. doi:10.3109/15563650.2014.943907

46. Ferner RE, Chaplin S. The relationship between the pharmacokinetics and pharmacodynamic effects of oral hypoglycaemic drugs. *Clin Pharmacokinet.* 1987;12(6):379-401. doi:10.2165/00003088-198712060-00001

47. Klein-Schwartz W, Stassinos GL, Isbister GK. Treatment of sulfonylurea and insulin overdose. *Br J Clin Pharmacol.* 2016;81(3):496-504. doi:10.1111/bcp.12822

48. Henquin JC. Triggering and amplifying pathways of regulation of insulin secretion by glucose. *Diabetes.* 2000;49(11):1751-1760. doi:10.2337/diabetes.49.11.1751

49. Kline JA, Leonova E, Raymond RM. Beneficial myocardial metabolic effects of insulin during verapamil toxicity in the anesthetized canine. *Crit Care Med.* 1995;23(7):1251-1263. doi:10.1097/00003246-199507000-00016

28 Terapia extracorpórea para envenenamientos e intoxicaciones

Bourne Lewis Auguste y David N. Juurlink

INTRODUCCIÓN

Las técnicas extracorpóreas se han usado en el tratamiento de las intoxicaciones desde la década de 1950.[1,2] Sin embargo, la falta de grandes ensayos prospectivos aleatorizados, la limitada evidencia de pequeños estudios observacionales y la relativa rareza de las intoxicaciones que podrían justificar dichas terapias han dejado a los clínicos con la incertidumbre de cuándo utilizar los tratamientos extracorpóreos (TREC). En vista de ello, en 2010 se formó el grupo de trabajo EXtracorporeal TReatments In Poisoning (EXTRIP).[3,4] Integrado por personas con experiencia en nefrología, farmacología, toxicología y síntesis de pruebas de todo el mundo, el grupo de trabajo EXTRIP ha publicado desde entonces varias revisiones sistemáticas sobre el uso de los TREC en diversas intoxicaciones.

En 2016, se notificaron más de 2.1 millones de exposiciones humanas a los centros de envenenamiento en los Estados Unidos, y más de 300 000 exposiciones (o 17.1% de todas las exposiciones notificadas) justificaron el ingreso en el hospital.[5] Aunque la mayoría de los casos se gestionó con cuidados de apoyo, 0.9% de todas las exposiciones hospitalizadas requirieron TREC.

La eliminación de los venenos mediante el TREC puede clasificarse en cuatro categorías distintas basadas en los mecanismos de acción. Estos incluyen los mecanismos de aclaramiento difusivo, convectivo, adsortivo y centrífugo. El aclaramiento difusivo se produce con la diálisis peritoneal y la hemodiálisis, mientras que el aclaramiento convectivo se ocasiona con la hemofiltración. Se puede usar una combinación de ambas técnicas, difusiva y convectiva, para aumentar aún más el aclaramiento con la hemodiafiltración. La adsorción se produce con el uso de la hemoperfusión, mientras que la centrifugación de los componentes de la sangre se utiliza en el intercambio de plasma (INPL).[6,7] Este capítulo se centra principalmente en los distintos tipos de aclaramiento difusivo y de adsorción en forma de hemodiálisis y hemoperfusión para la eliminación de venenos. También se ofrece una visión general de las recomendaciones del grupo de trabajo EXTRIP en relación con el uso del INPL en el tratamiento de las intoxicaciones más frecuentes.

TIPOS DE TRATAMIENTO EXTRACORPÓREO

Hemodiálisis y hemofiltración

Beneficios

El flujo a contracorriente del dializado y la sangre durante la hemodiálisis crea un gradiente de concentración favorable en el que los venenos pueden ser eliminados a través de una membrana semipermeable. La hemodiálisis intermitente es más eficaz para eliminar los venenos que son solubles en agua, tienen un peso molecular y un volumen de distribución bajos (por lo general < 1 L/kg) y no están muy unidos (< 80% de unión) a las proteínas plasmáticas.[7,8] La hemodiálisis sigue siendo la forma de TREC más utilizada en el tratamiento de las intoxicaciones.[9]

Inconvenientes

Además de los riesgos relacionados con el procedimiento en sí, como la infección y la hemorragia, un posible inconveniente del tratamiento de hemodiálisis intermitente es la posibilidad de toxicidad de "rebote" tras el cese del tratamiento debido a la redistribución de ciertos venenos dentro de los compartimentos corporales. Para limitar la toxicidad de rebote, en la práctica clínica se ha usado la terapia de remplazo renal (TRR) tras la hemodiálisis intermitente en las formas de hemofiltración venovenosa continua (HVVC), hemodiálisis venovenosa continua (HDVVC) o una forma combinada con hemodiafiltración venovenosa continua (HDFVVC). La TRR se utiliza principalmente en pacientes hemodinámicamente inestables.[10] Permite una eliminación más suave del agua y los tóxicos en comparación con la hemodiálisis intermitente, gracias a las menores tasas de flujo sanguíneo y dializante. Estas tasas de flujo más bajas dan lugar a una reducción significativa (~80%) del aclaramiento en comparación con la hemodiálisis.[6,10] En consecuencia, se prefiere la hemodiálisis intermitente que la TRR en el manejo de los venenos.

La hemofiltración elimina los venenos y los disolventes mediante mecanismos convectivos y sustituye estos últimos por una solución fisiológica. La convección permite eliminar los venenos más grandes con un peso molecular de hasta 25 000 Da.[6] En algunos casos, los mecanismos de convección y difusión pueden combinarse para optimizar la eliminación en un proceso denominado "hemodiafiltración".

Hemoperfusión

Beneficios

En cambio, la hemoperfusión implica la circulación de la sangre a través de cartuchos que contienen una resina de intercambio aniónico o carbón activado para eliminar los venenos por adsorción.[7,10-12] La eliminación de venenos por hemoperfusión no está limitada por el tamaño molecular o las características de unión a proteínas, en comparación con los mecanismos difusivos de la hemodiálisis intermitente.

Inconvenientes

La hemoperfusión tiene inconvenientes importantes, como la adsorción de leucocitos, calcio y plaquetas.[11,13] La adsorción de estas últimas puede dar lugar a una trombocitopenia, lo que perjudica la hemostasia primaria y provoca hemorragias frecuentes en los pacientes que reciben hemoperfusión. Por otra parte, los cartuchos recubiertos de carbón pueden ser 10 veces más costosos que los dializadores de alta eficacia.[9] Estos cartuchos deben cambiarse con frecuencia, ya que se saturan al cabo de unas horas, lo que perjudica la eficacia de la eliminación del tóxico. Los cartuchos para la hemoperfusión también tienen una vida útil corta, limitada a cerca de 2 años.[14] En general, la hemoperfusión es más difícil de realizar que la hemodiálisis y se asocia con mayores costos, además de carecer de la capacidad de corregir las anomalías acidobásicas y electrolíticas.

Intercambio de plasma

Beneficios

El INPL es un método alternativo de TREC para la eliminación de venenos, en particular los fuertemente unidos a las proteínas plasmáticas. El INPL implica la eliminación del plasma (el componente acelular de la sangre) de la circulación, intercambiándolo con plasma donado, junto con albúmina y fluidos isotónicos.[10,15] El INPL también puede considerarse para venenos con grandes pesos moleculares (> 50 000 Da).[15]

Inconvenientes

El perfil de riesgo-beneficio de la utilización de INPL para los venenos no es tan favorable como el de otros TREC, dadas las posibilidades de hipocalcemia y hemorragia.[16] El citrato utilizado como anticoagulante para el sistema extracorpóreo en el INPL forma complejos con el calcio libre, reduciendo así las concentraciones de calcio ionizado, lo que a veces hace que los pacientes se vuelvan sintomáticos con debilidad muscular y parestesias si no se sustituye el calcio.[17] El INPL elimina las plaquetas y reduce los factores de coagulación, sobre todo si se usa albúmina como sustituto en lugar de plasma fresco congelado.

DIALIZABILIDAD DE LOS VENENOS

Las variaciones en el tamaño molecular, la estructura y las propiedades de los venenos explican las diferencias en la dializabilidad. La eliminación del veneno depende en gran medida de la cantidad presente en el compartimento plasmático, y la utilidad clínica viene determinada por el hecho de que su eliminación permita una reducción significativa de la carga total de veneno. La dializabilidad de un tóxico depende de cuatro factores principales: 1) el aclaramiento endógeno; 2) el peso molecular; 3) el volumen de distribución, y 4) la unión a proteínas.[6,7,10]

En los casos en los que el aclaramiento endógeno de un tóxico o fármaco es elevado o es mayor de lo que se conseguiría con el aclaramiento exógeno, el TREC rara vez está indicado. Históricamente, se ha sugerido que el aclaramiento extracorpóreo debe aumentar el aclaramiento total en al menos 30% para que tenga un impacto clínico significativo.[18] Por ejemplo, la cocaína tiene una vida media de 0.5 a 1.5 h y un aclaramiento endógeno rápido. La diálisis no está indicada para la toxicidad relacionada con la cocaína porque el efecto incremental del aclaramiento extracorpóreo sobre el aclaramiento total sería insignificante.[3,19]

El peso molecular es otro determinante importante. Los venenos con pesos moleculares más bajos tienen más probabilidades de ser dializados. La hemodiálisis se basa en la difusión, y los venenos con pesos moleculares más altos no se eliminan fácilmente por este método. Sin embargo, la eficacia de los dializadores ha mejorado sustancialmente en las últimas décadas. Dada la evolución de los nuevos dializadores de alto corte, la hemodiálisis puede utilizarse para despejar venenos con pesos moleculares de hasta 15 000 Da.[20] Por otro lado, la hemofiltración y la hemodiafiltración utilizan la convección y pueden mejorar el aclaramiento de solutos de hasta 25 000 Da. Los venenos de hasta 50 000 Da pueden eliminarse mediante técnicas basadas en la adsorción, como la hemoperfusión.[21]

Los complejos veneno-proteína pueden ser bastante grandes, y en algunos casos superan los 65 000 Da.[10] Estos complejos son demasiado grandes para pasar por los dializadores o filtros de alto corte. Los venenos con más de 80% de unión a proteínas también se eliminan mal con la hemodiálisis.[10] Sin embargo, la unión a las proteínas es saturable, e incluso en el caso de los fármacos con una alta unión a las proteínas, la fracción libre puede aumentar tras una sobredosis, permitiendo que la fracción no unida se elimine mediante TREC como la hemodiálisis o la hemofiltración. Por ejemplo, el ácido valproico se une ávidamente a las proteínas plasmáticas en concentraciones terapéuticas (80-94%).[22] En casos de toxicidad por ácido valproico, un aumento de las concentraciones de ácido valproico libre permite su eliminación con hemodiálisis.[10,22,23]

Otro factor importante que determina la dializabilidad de un veneno es el volumen de distribución (V_D) aparente. La eliminación extracorpórea de venenos solo es eficaz para los venenos que se encuentran en el compartimento intravascular.[10] Por ejemplo, un veneno con un V_D pequeño (< 1 L/kg) se eliminará mucho más fácilmente con TREC en comparación con un veneno con un V_D mayor (> 2 L/kg). En pocas palabras, a medida que aumenta el V_D de una sustancia, su fracción en el compartimento vascular disminuye.[24] Los venenos con propiedades hidrofílicas tienden a distribuirse en el agua corporal total, mientras que los lipofílicos se distribuyen preferentemente en compartimentos extravasculares como el músculo y el tejido adiposo, lo que da lugar a un V_D aparente mayor.[10] Por lo tanto, los venenos lipofílicos se eliminan con menos facilidad con la diálisis. Por ejemplo, el propranolol es altamente lipofílico, con un V_D mayor que el de muchos otros β-bloqueadores, y se elimina mal con la diálisis.[25,26]

Puede haber casos en los que el gran V_D de un tóxico pueda provocar toxicidad de rebote después de la hemodiálisis intermitente. Por ejemplo, puede producirse toxicidad de rebote con el litio y la metformina. Los pacientes deben ser vigilados de cerca para detectar signos de toxicidad de rebote después de la hemodiálisis intermitente. Como alternativa, puede considerarse la administración de TRR después de un tratamiento de hemodiálisis en los casos en los que el riesgo de toxicidad de rebote sea elevado. Los estudios observacionales han demostrado que la TRR reduce el riesgo de rebote del litio tras la terapia al facilitar la eliminación gradual del litio de los compartimentos intracelulares, en especial en los casos de intoxicación crónica.[27]

El grupo de trabajo EXTRIP ha revisado la extensa literatura y ha publicado directrices generales sobre recomendaciones específicas para el TREC para varios venenos.[4,7,28-40] Los resúmenes también proporcionan recomendaciones en contra del uso del TREC para agentes específicos cuando se espera que los posibles efectos adversos del tratamiento superen los posibles beneficios. Las recomendaciones del resumen ejecutivo están disponibles en línea (https://www.extrip-workgroup.org/recommendations). Estas recomendaciones ofrecen a los profesionales orientación y mayor claridad como medio para estandarizar el manejo de las intoxicaciones, especialmente en un campo en el que la evidencia para guiar la práctica es limitada.

USO RECOMENDADO DEL TRATAMIENTO EXTRACORPÓREO PARA AGENTES ESPECÍFICOS

Analgésicos

Los medicamentos analgésicos en forma de compuestos que contienen paracetamol y salicilato siguen siendo las principales causas de agentes notificados a los centros de envenenamiento. Estos agentes se asocian con una mortalidad considerable, en particular cuando se retrasa el diagnóstico y la intervención oportuna. En 2013, 11.8% de todas las muertes notificadas a causa de venenos en los Estados Unidos estuvieron relacionadas con compuestos que contenían paracetamol y salicilato.[41]

Salicilatos

Los salicilatos están presentes en varias formas, siendo el ácido acetilsalicílico (ASA; aspirina) el más comúnmente encontrado en la práctica clínica. Tiene un peso molecular de 180 Da con un V_D muy pequeño (0.2 L/kg).[31,42] Los salicilatos también pueden estar muy unidos a las proteínas (hasta 90%), pero esto puede descender 30% cuando los sitios de unión están saturados.[43] Las características de la intoxicación por salicilatos son inespecíficas y pueden retrasar el diagnóstico y el tratamiento adecuado. Entre ellas se encuentran las náuseas, los vómitos, la confusión y la disnea. Si no se trata, la toxicidad por salicilatos puede progresar muy rápido hacia la agitación, el coma y, finalmente, la muerte.[31] El tratamiento inicial requiere cuidados de apoyo con líquido isotónico intravenoso para tratar o evitar la contracción del volumen intravascular. La terapia de apoyo adicional debe incluir la administración de dextrosa y bicarbonato por vía intravenosa. El bicarbonato se utiliza para promover la alcaluria, atrapando el salicilato (un ácido débil) en su forma ionizada, reduciendo así la reabsorción tubular proximal y mejorando la eliminación por los riñones.[44] Del mismo modo, el mantenimiento de la alcalemia sistémica (pH 7.45-7.55) ayuda a minimizar la transferencia de salicilato a través de la barrera hematoencefálica. Sin embargo, estas terapias suelen ser insuficientes cuando la cantidad de AAS ingerida es grande o cuando los pacientes presentan alteraciones del estado mental o síndrome de dificultad respiratoria aguda.[45] El grupo de trabajo EXTRIP recomienda el tratamiento de emergencia en forma de hemodiálisis intermitente para los pacientes con concentraciones de salicilato muy elevadas (> 7.2 mmol/L [100 mg/dL], con un umbral ligeramente inferior en los pacientes con insuficiencia renal), la intoxicación por salicilato que presente alteraciones del estado mental o la hipoxemia que requiera oxígeno suplementario (**tabla 28-1**). El grupo de trabajo recomienda que la hemodiálisis continúe durante al menos 6 h o hasta que haya una mejora de los síntomas y la concentración de salicilato sérico sea inferior a 1.4 mmol/L (19 mg/dL).[31] Además, debe continuarse la terapia de apoyo con bicarbonato intravenoso entre las sesiones de hemodiálisis. Las modalidades alternativas como la TRR o la hemoperfusión solo deben considerarse si no se dispone de hemodiálisis intermitente.

Paracetamol

El paracetamol es el analgésico más utilizado en todo el mundo. Está frecuentemente implicado en sobredosis y es la principal causa de insuficiencia hepática inducida por medicamentos en Norteamérica y el Reino Unido.[32,46,47] La toxicidad se produce cuando las vías de glucuronidación y sulfatación del paracetamol se saturan, lo que provoca un aumento de la síntesis de N-acetil-p-benzoquinoneimina (NAPQI) por el citocromo P450.[48,49] La NAPQI, un electrófilo altamente reactivo, es normalmente reducida por el glutatión y eliminada por los riñones como conjugados de ácido mercaptúrico y cisteína.[50] Sin embargo, cuando las reservas de glutatión disminuyen, la NAPQI se une a las macromoléculas hepáticas, lo que provoca una lesión hepática aguda y, en algunos casos, falla hepática fulminante.

Aunque el paracetamol tiene características que lo hacen dializable, como un pequeño peso molecular de 151 Da, una baja oferta de proteínas y un V_D bajo (0.9-1.0 L/kg), la terapia de primera línea es la administración de N-acetilcisteína (NAC).[32] La NAC se usa para reponer las reservas de glutatión y limitar los efectos tóxicos de la NAPQI, y cuando se administra en las 10 h siguientes a la ingestión es casi universalmente eficaz. Sin embargo, en raras circunstancias, cuando no se dispone de NAC o existe la preocupación de que se produzcan alergias graves, se puede considerar el TREC como una alternativa para la toxicidad del paracetamol.[32] Además, en casos de sobredosis masiva de paracetamol, la NAC por sí sola puede ser insuficiente para contrarrestar el extenso deterioro mitocondrial causado por la NAPQI, que puede provocar una profunda acidosis metabólica y cambios en el estado mental. En tales pacientes, también puede considerarse la posibilidad de utilizar el TREC para mejorar la acidemia y potenciar la eliminación del paracetamol.[51] Aunque hay pocos estudios que

TABLA 28-1

Recomendaciones para la hemodiálisis en la intoxicación por salicilatos

Si se presenta alguna de las siguientes condiciones, **iniciar** el tratamiento extracorpóreo:

1. Síntomas clínicos:
   a. Alteración del estado mental
   b. Hipoxemia que requiere oxigenación suplementaria
2. Características de los análisis de laboratorio:
   a. Nivel de salicilato sérico > 7.2 mmol/L (100 mg/dL)
   b. Salicilato sérico > 6.5 mmol/L (90 mg/dL) con deterioro de la función renal

Si las medidas de apoyo fracasan, considerar la posibilidad de iniciar un tratamiento extracorpóreo si se da alguna de las siguientes condiciones:

1. Características de los análisis de laboratorio:
   a. Salicilato sérico > 6.5 mmol/L (90 mg/dL)
   b. Salicilato sérico > 5.8 mmol/L (80 mg/dL) con deterioro de la función renal
   c. pH sistémico ≤ 7.20

Juurlink DN, Gosselin S, Kielstein JT, et al; en nombre del grupo de trabajo EXTRIP. Extracorporeal treatment for salicylate poisoning: systematic review and recommendations from the EXTRIP workgroup. *Ann Emerg Med.* 2015;266(2):165-181.

TABLA 28-2	Recomendaciones para la hemodiálisis en la intoxicación por paracetamol

Si se presenta alguna de las siguientes condiciones, **iniciar** el tratamiento extracorpóreo:

Características clínicas y de los análisis de laboratorio:
  a. Nivel de paracetamol > 1 000 mg/L (6 620 µmol/L) y NO se administra *N*-acetilcisteína (NAC)
  b. Nivel de paracetamol > 700 mg/L (4 630 µmol/L) junto con el paciente que tiene un estado mental alterado, acidosis metabólica, lactato elevado, y NO se administra NAC
  c. Nivel de paracetamol > 900 mg/L (5 960 µmol/L) junto con el paciente que tiene un estado mental alterado, acidosis metabólica, lactato elevado, y se administra NAC

Gosselin S, Juurlink DN, Kielstein JT, et al; en nombre del grupo de trabajo EXTRIP. Extracorporeal treatment for acetaminophen poisoning: recommendations from the EXTRIP workgroup. *Clin Toxicol.* 2014;52(8):856-867.

examinen la farmacocinética de la NAPQI y sus marcadores sustitutos en respuesta al TREC, el grupo de trabajo EXTRIP recomienda la hemodiálisis tras una sobredosis masiva como medio para eliminar el paracetamol y corregir la acidosis metabólica.[32] El TREC preferido es la hemodiálisis intermitente, pero la hemoperfusión o la TRR pueden considerarse como alternativas si no se dispone de ella (**tabla 28-2**). Si se utiliza el TREC, debe continuarse hasta que se documente una mejora clínica. Además, el grupo de trabajo recomienda no utilizar el TREC únicamente sobre la base de una dosis ingerida comunicada si no se ha administrado NAC. Es importante destacar que si se utiliza el TREC para una sobredosis masiva de paracetamol, la dosificación de NAC debe continuar a una tasa más alta (por lo general 2 veces), ya que también es eliminada por el TREC.

Anticonvulsivos, estabilizadores del estado de ánimo y sedantes

Ácido valproico

El ácido valproico tiene un alto índice terapéutico junto con amplias indicaciones clínicas más allá del tratamiento de las convulsiones parciales y generalizadas.[52] También se utiliza en el tratamiento del trastorno bipolar y para la profilaxis de la migraña.[53] El ácido valproico tiene un peso molecular de 166 Da y un V_D pequeño (< 0.5 L/kg) junto con una alta capacidad de unión a proteínas.[54] Sin embargo, la unión a proteínas disminuye significativamente con concentraciones séricas superiores a 1 000 mg/L (700 µmol/L).[23] En pacientes con ingestión aguda de ácido valproico, puede considerarse el carbón activado *en dosis única* como método de descontaminación gastrointestinal (GI).[55] La manifestación clínica más común asociada con la toxicidad del ácido valproico es la depresión del sistema nervioso central (SNC), que puede presentarse inicialmente como letargo seguido de depresión respiratoria por edema cerebral.[54,56] Si se presentan síntomas clínicos consistentes con edema cerebral o choque, entonces se recomienda el TREC (**tabla 28-3**). El grupo de trabajo EXTRIP afirma que la hemodiálisis es el TREC preferido en la intoxicación por ácido valproico y debe continuar hasta la mejora clínica o hasta que los niveles de ácido valproico en suero sean de 50 a 100 mg/L (350-700 µmol/L).[36]

Carbamazepina

La carbamazepina, un anticonvulsivo que también se utiliza para el tratamiento del dolor neuropático y el trastorno bipolar, tiene un peso molecular de 236 Da, es lipofílica con un V_D variable y está muy unida a las proteínas.[57] Los pacientes suelen desarrollar síntomas

TABLA 28-3 Recomendaciones para la hemodiálisis en la intoxicación por ácido valproico

Si se presenta alguna de las siguientes condiciones, **iniciar** el tratamiento extracorpóreo:
1. Síntomas clínicos:
    a. Edema cerebral
    b. Choque
2. Características de los análisis de laboratorio:
    a. Niveles de ácido valproico sérico > 1 300 mg/L (9 000 μmol/L)

Considerar la posibilidad de tratamiento extracorpóreo si se da alguna de las siguientes condiciones:

1. Clínica:
    a. Coma o depresión respiratoria que requiera ventilación mecánica
2. Características de los análisis de laboratorio:
    a. Niveles de ácido valproico sérico > 900 mg/L (6 250 μmol/L)
    b. Presencia de hiperamonemia
    c. pH < 7.10

Ghannoum M, Laliberte M, Nolin TD, et al; en nombre del grupo de trabajo EXTRIP. Extracorporeal treatment for valproic acid poisoning: systematic review and recommendations from the EXTRIP workgroup. *Clin Toxicol (Phila)*. 2015;53(5):454-465.

significativos de toxicidad en concentraciones superiores a 40 mg/L (169 μmol/L).[33] La toxicidad de la carbamazepina se caracteriza principalmente por síntomas del SNC con ataxia, alteración del nivel de conciencia y convulsiones paradójicas debido a un metabolito proconvulsivo. La toxicidad grave puede manifestarse como depresión respiratoria y disrritmias cardiacas similares a las de los antidepresivos tricíclicos (ATC), lo que provoca retrasos de alto grado en la conducción cardiaca e hipotensión.[58] Además, la carbamazepina presenta propiedades anticolinérgicas a niveles tóxicos, retrasando el vaciado gástrico y prolongando la absorción[59] (*véase* la **tabla 28-4** para las recomendaciones de EXTRIP).

TABLA 28-4 Recomendaciones para la hemodiálisis en la intoxicación por carbamazepina

Si se presenta alguna de las siguientes condiciones, **iniciar** el tratamiento extracorpóreo:
1. Síntomas clínicos:
    a. Convulsiones múltiples refractarias al tratamiento médico
    b. Disrritmias que amenazan la vida

Considerar la posibilidad de tratamiento extracorpóreo si se da alguna de las siguientes condiciones:

1. Clínica:
    a. Coma o depresión respiratoria que requiera ventilación mecánica
2. Características de los análisis de laboratorio:
    a. La toxicidad persiste a pesar de la administración de carbón activado y otras medidas de apoyo

Ghannoum M, Yates C, Galvao TF, et al; en nombre del grupo de trabajo EXTRIP. Extracorporeal treatment for carbamazepine poisoning: systematic review and recommendations from the EXTRIP workgroup. *Clin Toxicol (Phila)*. 2014;52(10):993-1004.

Fenitoína

Es un agente de primera línea en el tratamiento de las convulsiones tónico-clónicas generalizadas, así como de las focales. La fenitoína tiene un peso molecular de 252 Da y está ligada en 90% a las proteínas con un V_D de 0.6 a 0.8 L/kg.[60] Aunque la fenitoína tiene una baja dializabilidad, se sugiere la hemodiálisis o la hemoperfusión en casos seleccionados en los que se presenten síntomas de toxicidad grave en forma de depresión del SNC.[38,60] Los pacientes también pueden presentar hipotensión, confusión, depresión respiratoria y, en casos inusualmente graves, coma (**tabla 28-5**). Las recomendaciones del grupo de trabajo EXTRIP desaconsejan el TREC basado únicamente en la concentración sérica de fenitoína o en la dosis sospechada.[38]

Barbitúricos

Las propiedades farmacocinéticas de los barbitúricos permiten clasificarlos en agentes de acción prolongada y de acción corta. Entre esta clase, el fenobarbital es el agente más comúnmente implicado en las intoxicaciones.[46] Es un agente de acción prolongada derivado del ácido barbitúrico, con un peso molecular de 232 Da. El fenobarbital está unido en 50% a las proteínas y tiene un V_D pequeño (0.5 L/kg), lo que lo hace susceptible de ser eliminado mediante hemodiálisis o hemoperfusión.[30,61,62] Es un ácido débil y aproximadamente 25% del fármaco se elimina en la orina.[62] La alcalinización urinaria se ha utilizado en casos de intoxicación moderada por fenobarbital para favorecer su eliminación por los riñones.[30] Las dosis múltiples de carbón activado (DMCA) son otra opción para acelerar la eliminación en pacientes hemodinámicamente estables.[63,64] Sin embargo, los niveles séricos superiores a 50 mg/L pueden provocar coma junto con depresión respiratoria;[30] si se dan estos casos, se recomienda la hemodiálisis (**tabla 28-6**).

Litio

El litio se utiliza principalmente en pacientes con trastorno bipolar afectivo y hoy está disponible en una formulación líquida (citrato de litio) o sólida (carbonato de litio).[65,66] Tiene un índice terapéutico estrecho y el riesgo de toxicidad aguda y crónica es elevado. Los pacientes con toxicidad grave pueden presentar alteraciones del nivel de conciencia y convulsiones. El litio tiene un peso atómico de 7 Da, un V_D pequeño (0.8 L/kg) y 0% del fármaco está unido a las proteínas.[66-68] En conjunto, estas propiedades permiten una fácil eliminación del litio con la diálisis. Los expertos han hecho fuertes recomendaciones para el uso de TREC para el tratamiento de la toxicidad del litio en forma de hemodiálisis.[37] La hemodiálisis debe realizarse si hay función renal deteriorada en presencia de [Li$^+$] sérico superior a 4.0 mmol/L o en presencia de cualquiera de los síntomas graves mencionados.[37] Las indicaciones más débiles propuestas por el grupo EXTRIP incluyen un [Li$^+$] sérico superior a 5.0 mmol/L, confusión, o si el tiempo esperado hasta un [Li$^+$] sérico inferior a 1.0 mmol/L supera las 36 h (**tabla 28-7**). La hemodiálisis u otras formas de TREC pueden continuar hasta que el [Li$^+$] sérico sea

TABLA 28-5	Recomendaciones para la hemodiálisis en la intoxicación por fenitoína

Considerar la posibilidad de tratamiento extracorpóreo si se da alguna de las siguientes condiciones:
1. Clínica:
   a. El coma prolongado está presente o se espera
   b. Existe o se espera una ataxia incapacitante prolongada

Anseeuw K, Mowry JB, Burdmann EA, et al; en nombre del grupo de trabajo EXTRIP. Extracorporeal treatment in phenytoin poisoning: systematic review and recommendations from the EXTRIP (Extracorporeal Treatments in Poisoning) workgroup. *Am J Kidney Dis.* 2016;67(2):187-197.

TABLA 28-6 Recomendaciones para la hemodiálisis en la intoxicación por barbitúricos

Si se presenta alguna de las siguientes condiciones, **iniciar** el tratamiento extracorpóreo:
1. Síntomas clínicos:
   a. El coma prolongado está presente o se espera
   b. El choque está presente después de la reanimación con líquidos
   c. Los síntomas de toxicidad persisten a pesar de la administración de dosis múltiples de carbón activado (DMCA)

Considerar la posibilidad de tratamiento extracorpóreo si se da alguna de las siguientes condiciones:
1. Clínica:
   a. Depresión respiratoria que requiere ventilación mecánica
2. Características de los análisis de laboratorio:
   a. A pesar de la administración de DMCA, la concentración sérica de barbitúricos sigue siendo elevada o continúa aumentando

Mactier R, Laliberte M, Mardini J, et al; en nombre del grupo de trabajo EXTRIP. Extracorporeal treatment for barbiturate poisoning: recommendations from the EXTRIP Workgroup. *Am J Kidney Dis.* 2014;64(3):347-358.

inferior a 1.0 mmol/L. El [Li^+] sérico suele correlacionarse mal con los síntomas de toxicidad. Los facultativos deben basarse más en los síntomas clínicos para determinar la necesidad el TREC. Cuando no se disponga de las concentraciones séricas de litio, debe realizarse una hemodiálisis durante un mínimo de 6 h.[37] Debido al riesgo de toxicidad por rebote del litio (que refleja el desplazamiento del compartimento intracelular después de la diálisis), se aconseja realizar mediciones seriadas del nivel de litio durante un periodo de 12 h para determinar la necesidad, en su caso, de realizar más hemodiálisis. Por último, las modalidades de TRR pueden ser una alternativa adecuada.

TABLA 28-7 Recomendaciones para la hemodiálisis en la intoxicación por litio

Si se presenta alguna de las siguientes condiciones, **iniciar** el tratamiento extracorpóreo:
1. Síntomas clínicos:
   a. Disminución del nivel de conciencia, convulsiones o disritmias que pongan en peligro la vida, independientemente del [Li^+] sérico
2. Características de los análisis de laboratorio:
   a. Deterioro de la función renal y [Li^+] sérico > 4.0 mmol/L

Considerar la posibilidad de tratamiento extracorpóreo si se da alguna de las siguientes condiciones:
1. Síntomas clínicos:
   a. La confusión está presente
2. Características de los análisis de laboratorio:
   a. [Li^+] sérico > 5.0 mmol/L
   b. Si se espera obtener un [Li^+] sérico < 1.0 mmol/L con un manejo óptimo superaría las 36 horas

Decker BS, Goldfarb DS, Dargan PI, et al; en nombre del grupo de trabajo EXTRIP. Extracorporeal treatment for lithium poisoning: systematic review and recommendations from the EXTRIP Workgroup. *Clin J Am Soc Nephrol.* 2015;10(5):875-887.

Alcoholes tóxicos

Metanol

El metanol es el alcohol primario más simple, formado por un grupo metilo y un grupo hidroxilo. Históricamente, el metanol se producía por destilación de la madera, y por ello a veces se le llama "alcohol de madera".[69] El metanol es uno de los principales componentes de varios productos domésticos e industriales, sobre todo del líquido limpiaparabrisas, pero también del diluyente de pintura, los disolventes y el alcohol casero mal destilado.[70]

La toxicidad del metanol provoca depresión del SNC poco después de su consumo, seguida de alteraciones del estado acidobásico[71-75] después de su sucesivo metabolismo por la alcohol-deshidrogenasa y la aldehído-deshidrogenasa en ácido fórmico, su principal metabolito tóxico (**figura 28-1**). El ácido fórmico provoca acidosis metabólica con una elevada brecha aniónica, así como toxicidad en la retina y deterioro visual, que puede ser grave.[76] Por el contrario, el etilenglicol se metaboliza sucesivamente en glicolato (el contribuyente dominante a la brecha aniónica) y, por último, en ácido oxálico, que conduce a la deposición de oxalato de calcio en los riñones y al riñón agudo.[77]

Dados sus bajos pesos moleculares y su pequeño V_D, los alcoholes y sus metabolitos se eliminan fácilmente con la hemodiálisis. Sin embargo, la prevención del metabolismo oxidativo a metabolitos tóxicos es un primer paso crítico en el tratamiento de la ingestión de alcohol tóxico. El fomepizol (capítulo 27) es un inhibidor competitivo de la alcohol-deshidrogenasa (ADH) y debe utilizarse precozmente en los casos de ingestión de metanol o etilenglicol para limitar la formación de metabolitos tóxicos (**tabla 28-8**).

Cuando se manifiestan síntomas como el deterioro visual o las convulsiones como resultado de la acumulación de metabolitos tóxicos, se justifica la hemodiálisis. El grupo de trabajo EXTRIP ha publicado recomendaciones que guían el uso del TREC para la toxicidad del metanol, abogando por la hemodiálisis en lugar del TRR (**tabla 28-9**). El grupo de trabajo recomendó que la hemodiálisis podría detenerse una vez que la concentración de metanol fuera inferior a 20 mg/dL (6.2 mmol/L) junto con signos de mejora clínica.[39] Además, los inhibidores de la ADH deben continuar durante la hemodiálisis, junto con el ácido fólico suplementario, cuyo objetivo es facilitar el metabolismo posterior del ácido fórmico a CO_2 y agua. Los pacientes que se presentan de forma precoz con una concentración sérica de metanol elevada y que han recibido un inhibidor de la ADH deben seguir siendo considerados para la

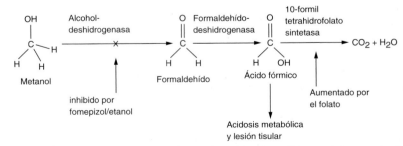

FIGURA 28-1. Transformación metabólica del metanol y manifestaciones clínicas asociadas con cada subproducto del metanol. THF, tetrahidrofolato.

Recomendaciones para el uso de fomepizol o etanol en el tratamiento de la toxicidad por metanol

Cargue con fomepizol 15 mg/kg *o* etanol 600 mg/kg[a] si se da alguno de los siguientes casos:
1. Nivel de metanol en plasma > 20 mg/dL (6.2 mmol/L)
2. Ingesta reciente de metanol confirmada y brecha osmolar > 10 mOsm/kg H_2O[b]
3. Fuerte sospecha clínica de intoxicación por metanol y al menos dos de los siguientes criterios:
   a. pH arterial < 7.3
   b. Bicarbonato sérico < 20 mEq/L (mmol/L)
   c. Brecha osmolar > 10 mOsm/kg H_2O[b]

[a]Análisis de laboratorio solo por el método de depresión del punto de congelación.

[b]Asumir que la concentración inicial de etanol es cero, la dosis es independiente del estado de consumo crónico.

Modificado de Barceloux DG, Bond GR, Krenzelok EP, Cooper H, Vale JA; American Academy of Clinical Toxicology Ad Hoc Committee on the Treatment Guidelines for Methanol Poisoning. American Academy of Clinical Toxicology practice guidelines on the treatment of methanol poisoning. *J Toxicol Clin Toxicol.* 2002;40:415..

hemodiálisis, ya que la vida media del metanol en este entorno es de 40 a 50 h. En estos casos se espera que la hemodiálisis temprana, incluso en ausencia de síntomas, reduzca la necesidad de una terapia prolongada con fomepizol y una hospitalización prolongada. Los principios de manejo son similares para la intoxicación con etilenglicol, mientras que el manejo del alcohol isopropílico es de apoyo y no requiere TREC.

Recomendaciones para la hemodiálisis en la intoxicación por metanol

Si se presenta alguna de las siguientes condiciones, iniciar el tratamiento extracorpóreo:
1. Síntomas clínicos:
   a. Coma
   b. Convulsiones
   c. Nuevos déficits visuales
2. Características de los análisis de laboratorio:
   a. pH de la sangre arterial ≤ 7.15
   b. Acidosis metabólica persistente a pesar de los antídotos y las medidas de apoyo
   c. Brecha aniónica > 24 mEq/L (mmol/L)
   d. Nivel de metanol sérico > 70 mg/dL (21.8 mmol/L) en el contexto de la terapia con fomepizol
   e. Nivel de metanol sérico > 60 mg/dL (18.7 mmol/L) en el contexto del tratamiento con etanol
   f. Nivel de metanol sérico > 50 mg/dL (15.6 mmol/L) en ausencia de un bloqueador de la alcohol-deshidrogenasa

Adaptado de Roberts DM, Yates C, Megarbane B, et al. Recommendations for the role of extracorporeal treatments in the management of acute methanol poisoning: a systematic review and consensus statement. *Crit Care Med.* 2015;43:461-472.

Otras clases de agentes

Metformina

La metformina es un agente antiglicémico biguanida que se usa en el tratamiento de la diabetes mellitus tipo 2 y del síndrome de ovario poliquístico para aumentar la sensibilidad celular a la insulina.[78,79] Más de 90% del fármaco se elimina por vía renal, y la secreción tubular activa es la que más contribuye a su eliminación por los riñones, en comparación con la filtración glomerular.[80] La toxicidad se presenta como acidosis láctica asociada con la metformina (ALAM), con niveles de lactato sérico superiores a 5 mmol/L y un pH arterial inferior a 7.35 en el contexto de una exposición conocida a la metformina y sin otra causa atribuible de acidosis láctica.[81] Aunque la incidencia de la ALAM es inferior a 0.01 a 0.09 casos/1 000 pacientes-año, conlleva una mortalidad de 30% en los pacientes de riesgo.[41,82] La metformina tiene un peso molecular de 129 Da y no se une a las proteínas, pero puede tener un V_D grande de hasta 5 L/kg.[83] Este gran V_D refleja en parte la existencia de un gran compartimento dentro de los eritrocitos, lo cual limita la eliminación del fármaco con TREC como la hemodiálisis. La acidosis láctica puede corregirse con hemodiálisis y, por ello, el grupo de trabajo EXTRIP recomienda que se utilice la hemodiálisis como TREC preferido en los casos de acidosis grave (**tabla 28-10**).

Talio

El talio es un metal tóxico anteriormente usado como componente de agentes medicinales en el tratamiento de la tiña y como raticida.[84,85] Debido al riesgo de toxicidad que conlleva, en la actualidad se utiliza sobre todo en entornos industriales para la fabricación de equipos eléctricos de alta conductividad junto con la iluminación eléctrica.[35] Sin embargo, en todo el mundo siguen produciéndose envenenamientos en los que el talio se utiliza como raticida y también pueden producirse en el contexto de drogas de abuso contaminadas u otros productos a base de hierbas. La acumulación de talio también explica las manifestaciones clínicas comunes que se observan con la intoxicación, como la alopecia, la neuropatía periférica ascendente dolorosa y la inestabilidad autonómica.[35,84,85,86] Las manifestaciones gastrointestinales incluyen náusea, vómito y dolor abdominal acompañados de diarrea o estreñimiento. Los casos graves de envenenamiento se presentan con síntomas de alteración del estado mental, parálisis respiratoria y paro cardiaco[87] (*véanse* en la **tabla 28-11** las recomendaciones del grupo de trabajo EXTRIP para el manejo del envenenamiento por talio).

Teofilina

La teofilina se utiliza en el tratamiento de las enfermedades de las vías respiratorias, concretamente para el broncoespasmo relacionado con el asma y la enfermedad pulmonar obstructiva crónica. También tiene indicaciones clínicas en el tratamiento de la apnea neonatal, el letargo y la pérdida de peso.[34] Es un compuesto de metilxantina con una farmacocinética similar a la de

---

TABLA 28-10 Recomendaciones para la hemodiálisis en la intoxicación por metformina

Si se presenta alguna de las siguientes condiciones, iniciar el tratamiento extracorpóreo:
1. Síntomas clínicos:
   a. Choque
   b. Disminución del nivel de conciencia
2. Características de los análisis de laboratorio:
   a. pH arterial < 7.0
   b. Lactato sérico > 20 mmol/L

Calello DP, Liu KD, Wiegand TJ, et al; en nombre del grupo de trabajo EXTRIP. Extracorporeal treatment for metformin poisoning: systematic review and recommendations from the extracorporeal treatments in poisoning workgroup. *Crit Care Med.* 2015;43(8):1716-1730.

TABLA 28-11	Recomendaciones para la hemodiálisis en la intoxicación por talio

Si está presente alguna de las siguientes condiciones, **considerar** el tratamiento extracorpóreo:
1. Una combinación de historia clínica y síntomas
2. Características de los análisis de laboratorio
   Nivel de talio sérico > 0.4 mg/dL; sin embargo, hay pruebas más sólidas que apoyan el uso de la diálisis en valores > 1.0 mg/dL[a]

[a]Se supone que las concentraciones de talio están disponibles en el centro de la práctica

Ghannoum M, Nolin TD, Goldfarb DS, et al; en nombre del grupo de trabajo EXTRIP. Extracorporeal treatment for thallium poisoning: recommendations from the EXTRIP Workgroup. *Clin J Am Soc Nephrol.* 2012;7(10):1682-1690.

la cafeína.[88] Sin embargo, la teofilina tiene un V_D más pequeño (0.5 L/kg) y un peso molecular de 180 Da, con alrededor de 40 a 60% de fármaco unido a proteínas.[34,88,89] Los primeros síntomas clínicos de la intoxicación por teofilina incluyen náusea y vómito. A medida que aumentan las concentraciones séricas, se desarrollan características cardiovasculares, que incluyen taquicardia supraventricular; pueden manifestarse otras disritmias e hipotensión.[90] La teofilina también funciona como estimulante del SNC y puede provocar dolores de cabeza, agitación y convulsiones con el aumento progresivo de las concentraciones séricas. El rango terapéutico de la teofilina es de 5 a 15 mg/L (28-83 μmol/L), pero los síntomas de toxicidad tienden a producirse con concentraciones superiores a 25 mg/L (> 140 μmol/L).[91,92] El pilar del manejo de la intoxicación por teofilina es la terapia de apoyo que aborda las características subyacentes, como la hipotensión, las disritmias cardiacas junto con la corrección de las anomalías electrolíticas y, en particular, la hipopotasemia. La teofilina es altamente adsorbente al carbón vegetal, y pueden utilizarse DMCA para mejorar su eliminación; esto puede ser difícil de implementar ya que los pacientes tienden a presentar vómitos intratables en la toxicidad por teofilina.[93,94] En los casos de toxicidad en los que no pueden administrarse eficazmente DMCA, se recomienda el TREC con hemoperfusión o hemodiálisis.[34] El grupo de trabajo EXTRIP también recomienda que se proporcione TREC a los pacientes con niveles séricos de teofilina superiores a 100 mg/L (555 μmol/L) en la exposición aguda, con otras indicaciones que se muestran en la **tabla 28-12**. El grupo de trabajo también recomienda que la hemodiálisis sea el TREC preferido para los pacientes y que continúe hasta que haya una mejora clínica o el nivel de teofilina sérica sea inferior a 15 mg/L (83 μmol/L). Siempre que los pacientes no tengan vómitos intratables, las DMCA deben continuar junto con el TREC.

RECOMENDACIONES CONTRA EL USO DEL TRATAMIENTO EXTRACORPÓREO PARA AGENTES ESPECÍFICOS
Antidepresivos cíclicos

A veces llamados ATC, estos fármacos se han usado en el tratamiento de la depresión desde su descubrimiento en la década de 1950. Aunque estos agentes han sido remplazados en gran medida por clases más nuevas de antidepresivos, concretamente los inhibidores selectivos de la recaptación de serotonina y noradrenalina, su uso en la práctica clínica sigue siendo frecuente. Los ATC también se usan en el tratamiento del dolor neuropático, los trastornos obsesivo-compulsivos y el trastorno por déficit de atención e hiperactividad.[95-97] Los ATC están muy unidos a las proteínas y son extremadamente lipofílicos, lo que da como resultado un gran V_D.[98] Estas características dan como resultado, en conjunto, una escasa dializabilidad de esta clase de medicamentos. Los ATC actúan principalmente bloqueando la recaptación presináptica de la serotonina y la noradrenalina junto con el antagonismo muscarínico y α-adrenérgico.[28] Con frecuencia se presentan características de un síndrome anticolinérgico, como taquicardia, hipertermia, retención urinaria, midriasis y piel enrojecida.[99,100] Debido a que los ATC también

TABLA 28-12	Recomendaciones para la hemodiálisis en la intoxicación por teofilina

Si se presenta alguna de las siguientes condiciones, **iniciar** el tratamiento extracorpóreo:
1. Síntomas clínicos:
   a. Convulsiones
   b. Disritmias que amenazan la vida
   c. Empeoramiento de los síntomas clínicos a pesar de la terapia óptima
   d. Choque
2. Características de los análisis de laboratorio:
   a. Niveles de teofilina sérica > 100 mg/L (555 µmol/L)
   b. Los niveles séricos de teofilina siguen aumentando a pesar de la terapia óptima

Considerar la posibilidad de tratamiento extracorpóreo si se da alguna de las siguientes condiciones:
1. Clínica:
   a. No se puede administrar la descontaminación gastrointestinal
2. Características de los análisis de laboratorio:
   a. Niveles de teofilina sérica > 60 mg/L (333 µmol/L) en la exposición crónica
   b. El paciente es < 6 meses o > 60 años y los niveles de teofilina sérica son > 50 mg/L (278 µmol/L) en la exposición crónica

Ghannoum M, Wiegand TJ, Liu KD, et al; en nombre del grupo de trabajo EXTRIP. Extracorporeal treatment for theophylline poisoning: systematic review and recommendations from the EXTRIP workgroup. *Clin Toxicol (Phila).* 2015;53(4):215-229.

provocan el bloqueo del canal del sodio cardiaco, la toxicidad puede ocasionar convulsiones y arritmias de complejo amplio, y las anomalías de la conducción cardiaca son la principal causa de muerte en las intoxicaciones por ATC.[101] La medición de los niveles séricos del fármaco es posible, pero no guía el manejo. El bicarbonato sódico intravenoso desempeña un papel importante en el tratamiento de la intoxicación por ATC. Proporciona una carga de sodio, que puede mejorar la hemodinámica en pacientes hipotensos y ayudar a superar el bloqueo del canal del sodio cardiaco.[102,103] A la luz de la escasa dializabilidad de los ATC, el grupo de trabajo EXTRIP no recomienda ninguna forma de TREC para la toxicidad por ATC.[28]

Digoxina

La digoxina, un medicamento glucósido cardiaco derivado por primera vez de la planta dedalera *Digitalis lanata* en la década de 1930, se ha utilizado desde entonces como un agente eficaz en el tratamiento de la fibrilación auricular, el aleteo auricular y la insuficiencia cardiaca sistólica.[104] La digoxina tiene un peso molecular de 781 Da, entre 20 y 30% está unida a las proteínas y tiene un V_D muy grande (~6 L/kg).[29] Las concentraciones de digoxina más altas se encuentran en el corazón, el riñón y el músculo esquelético, con menos de 1% de su composición corporal total en el plasma.[105] La digoxina se elimina predominantemente por los riñones; por lo tanto, los pacientes con una función renal deteriorada corren un riesgo importante de desarrollar toxicidad. Por lo general, la toxicidad de la digoxina se produce en concentraciones séricas superiores a 2.0 ng/mL (2.6 nmol/L); sin embargo, también puede producirse en concentraciones incluso más bajas en presencia de hipopotasemia, hipomagnesemia o hipercalcemia.[106] Las principales características de la toxicidad son las disritmias cardiacas que pueden evolucionar hacia la fibrilación ventricular o la asistolia, dependiendo de los antecedentes de enfermedad cardiaca preexistente.[107-109] El Fab inmune a la digoxina (Fab) es el tratamiento preferido para la toxicidad, ya que se une a una digoxina libre de neutralización rápida, que impide que se ejerza una mayor inhibición de la bomba miocárdica Na$^+$-K$^+$-ATPasa.[110] El Fab tiene un peso molecular extremadamente grande, de 46 200 Da, y no se elimina fácilmente con la mayoría de los dializadores de alto corte actuales. Los complejos digoxina-Fab son aún más difíciles de despejar y son eliminados de forma muy lenta por el INPL terapéutico.[111] Como resultado, el grupo de trabajo EXTRIP recomienda no utilizar el TREC para el tratamiento de la toxicidad de la digoxina, independientemente de que se haya administrado Fab.[29]

CONCLUSIONES

La mayoría de las intoxicaciones no requiere TREC y puede manejarse con cuidados de apoyo, descontaminación gastrointestinal y, en algunos casos, técnicas de eliminación mejoradas como las DMCA y la alteración del pH urinario. Sin embargo, en los casos de venenos que se eliminan mediante TREC, el inicio rápido de la eliminación extracorpórea puede mejorar los resultados. Además, el TREC temprano en casos seleccionados puede reducir la carga de complicaciones y, a su vez, acortar la duración de la estancia hospitalaria de estos pacientes. Por lo tanto, los clínicos deben familiarizarse con los distintos tipos de intoxicaciones y sus propiedades toxicocinéticas que permiten su eliminación mediante el TREC. Los clínicos también deben conocer los beneficios e inconvenientes de los distintos tipos de TREC. La hemodiálisis es la forma más común de TREC utilizada para el tratamiento de las intoxicaciones debido a su accesibilidad, menor costo, menos complicaciones y corrección concomitante de las alteraciones acidobásicas. La modernización de los dializadores también ha mejorado el aclaramiento extracorpóreo que ofrece la hemodiálisis, haciéndola aún más favorable en el manejo de varias intoxicaciones. Aunque las recomendaciones del grupo de trabajo EXTRIP han pretendido estandarizar la práctica en cuanto al uso de los TREC, el manejo de las intoxicaciones debe ser individualizado según las características del paciente y los recursos disponibles.

Referencias

1. Bywaters EG, Joekes AM. The artificial kidney; its clinical application in the treatment of traumatic anuria. *Proc R Soc Med.* 1948;41(7):420-426.
2. Schreiner GE. The role of hemodialysis (artificial kidney) in acute poisoning. *AMA Arch Intern Med.* 1958;102(6):896-913.
3. Ghannoum M, Nolin TD, Lavergne V, Hoffman RS; EXTRIP Workgroup. Blood purification in toxicology: nephrology's ugly duckling. *Adv Chronic Kidney Dis.* 2011;18(3):160-166.
4. Lavergne V, Nolin TD, Hoffman RS, et al. The EXTRIP (EXtracorporeal TReatments In Poisoning) workgroup: guideline methodology. *Clin Toxicol (Phila).* 2012;50(5):403-413.
5. Gummin DD, Mowry JB, Spyker DA, Brooks DE, Fraser MO, Banner W. 2016 Annual Report of the American Association of Poison Control Centers' National Poison Data System (NPDS): 34th Annual Report. *Clin Toxicol (Phila).* 2017;55(10):1072-1252.
6. Bouchard J, Roberts DM, Roy L, et al. Principles and operational parameters to optimize poison removal with extracorporeal treatments. *Semin Dial.* 2014;27(4):371-380.
7. Ghannoum M, Roberts DM, Hoffman RS, et al. A stepwise approach for the management of poisoning with extracorporeal treatments. *Semin Dial.* 2014;27(4):362-370.
8. Ghannoum M, Lavergne V, Gosselin S, et al. Practice trends in the use of extracorporeal treatments for poisoning in four countries. *Semin Dial.* 2016;29(1):71-80.
9. Bouchard J, Lavergne V, Roberts DM, Cormier M, Morissette G, Ghannoum M. Availability and cost of extracorporeal treatments for poisonings and other emergency indications: a worldwide survey. *Nephrol Dial Transplant.* 2017;32(4):699-706.
10. Ghannoum M, Hoffman RS, Gosselin S, Nolin TD, Lavergne V, Roberts DM. Use of extracorporeal treatments in the management of poisonings. *Kidney Int.* 2018;94(4):682-688.
11. Rahman MH, Haqqie SS, McGoldrick MD. Acute hemolysis with acute renal failure in a patient with valproic acid poisoning treated with charcoal hemoperfusion. *Hemodial Int.* 2006;10(3):256-259.

12. Ouellet G, Bouchard J, Ghannoum M, Decker BS. Available extracorporeal treatments for poisoning: overview and limitations. *Semin Dial.* 2014;27(4):342-349.

13. Shannon MW. Comparative efficacy of hemodialysis and hemoperfusion in severe theophylline intoxication. *Acad Emerg Med.* 1997;4(7):674-678.

14. Shalkham AS, Kirrane BM, Hoffman RS, Goldfarb DS, Nelson LS. The availability and use of charcoal hemoperfusion in the treatment of poisoned patients. *Am J Kidney Dis.* 2006;48(2):239-241.

15. Hastings D, Patel B, Torloni AS, et al. Plasmapheresis therapy for rare but potentially fatal reaction to rituximab. *J Clin Apher.* 2009;24(1):28-31.

16. Perino GC, Grivet V. Hemoperfusion and plasmapheresis complications. *Minerva Urol Nefrol.* 1987;39(2):161-163.

17. Kaplan A. Complications of apheresis. *Semin Dial.* 2012;25(2):152-158.

18. Maher JF, Schreiner GE. The dialysis of poisons and drugs. *Trans Am Soc Artif Intern Organs.* 1968;14:440-453.

19. Jufer RA, Wstadik A, Walsh SL, Levine BS, Cone EJ. Elimination of cocaine and metabolites in plasma, saliva, and urine following repeated oral administration to human volunteers. *J Anal Toxicol.* 2000;24(7):467-477.

20. Kirsch AH, Lyko R, Nilsson LG, et al. Performance of hemodialysis with novel medium cut-off dialyzers. *Nephrol Dial Transplant.* 2017;32(1):165-172.

21. Ghannoum M, Bouchard J, Nolin TD, Ouellet G, Roberts DM. Hemoperfusion for the treatment of poisoning: technology, determinants of poison clearance, and application in clinical practice. *Semin Dial.* 2014;27(4):350-361.

22. Klotz U, Antonin KH. Pharmacokinetics and bioavailability of sodium valproate. *Clin Pharmacol Ther.* 1977;21(6):736-743.

23. van den Broek MP, Sikma MA, Ververs TF, Meulenbelt J. Severe valproic acid intoxication: case study on the unbound fraction and the applicability of extracorporeal elimination. *Eur J Emerg Med.* 2009;16(6):330-332.

24. Oie S. Drug distribution and binding. *J Clin Pharmacol.* 1986;26(8):583-586.

25. Weir MA, Dixon SN, Fleet JL, et al. β-Blocker dialyzability and mortality in older patients receiving hemodialysis. *J Am Soc Nephrol.* 2015;26(4):987-996.

26. Stone WJ, Walle T. Massive propranolol metabolite retention during maintenance hemodialysis. *Clin Pharmacol Ther.* 1980;28(4):449-455.

27. Leblanc M, Raymond M, Bonnardeaux A, et al. Lithium poisoning treated by high-performance continuous arteriovenous and venovenous hemodiafiltration. *Am J Kidney Dis.* 1996;27(3):365-372.

28. Yates C, Galvao T, Sowinski KM, et al. Extracorporeal treatment for tricyclic antidepressant poisoning: recommendations from the EXTRIP Workgroup. *Semin Dial.* 2014;27(4):381-389.

29. Mowry JB, Burdmann EA, Anseeuw K, et al. Extracorporeal treatment for digoxin poisoning: systematic review and recommendations from the EXTRIP Workgroup. *Clin Toxicol (Phila).* 2016;54(2):103-114.

30. Mactier R, Laliberte M, Mardini J, et al. Extracorporeal treatment for barbiturate poisoning: recommendations from the EXTRIP Workgroup. *Am J Kidney Dis.* 2014;64(3):347-358.

31. Juurlink DN, Gosselin S, Kielstein JT, et al. Extracorporeal treatment for salicylate poisoning: systematic review and recommendations from the EXTRIP workgroup. *Ann Emerg Med.* 2015;66(2):165-181.

32. Gosselin S, Juurlink DN, Kielstein JT, et al. Extracorporeal treatment for acetaminophen poisoning: recommendations from the EXTRIP workgroup. *Clin Toxicol (Phila).* 2014;52(8):856-867.

33. Ghannoum M, Yates C, Galvao TF, et al. Extracorporeal treatment for carbamazepine poisoning: systematic review and recommendations from the EXTRIP workgroup. *Clin Toxicol (Phila).* 2014;52(10):993-1004.

34. Ghannoum M, Wiegand TJ, Liu KD, et al. Extracorporeal treatment for theophylline poisoning: systematic review and recommendations from the EXTRIP workgroup. *Clin Toxicol (Phila).* 2015;53(4):215-229.

35. Ghannoum M, Nolin TD, Goldfarb DS, et al. Extracorporeal treatment for thallium poisoning: recommendations from the EXTRIP Workgroup. *Clin J Am Soc Nephrol.* 2012;7(10):1682-1690.

36. Ghannoum M, Laliberte M, Nolin TD, et al. Extracorporeal treatment for valproic acid poisoning: systematic review and recommendations from the EXTRIP workgroup. *Clin Toxicol (Phila).* 2015;53(5):454-465.

37. Decker BS, Goldfarb DS, Dargan PI, et al. Extracorporeal treatment for lithium poisoning: systematic review and recommendations from the EXTRIP workgroup. *Clin J Am Soc Nephrol.* 2015;10(5):875-887.

38. Anseeuw K, Mowry JB, Burdmann EA, et al. Extracorporeal treatment in phenytoin poisoning: systematic review and recommendations from the EXTRIP (extracorporeal treatments in poisoning) workgroup. *Am J Kidney Dis*. 2016;67(2):187-197.
39. Roberts DM, Yates C, Megarbane B, et al. Recommendations for the role of extracorporeal treatments in the management of acute methanol poisoning: a systematic review and consensus statement. *Crit Care Med*. 2015;43(2):461-472.
40. Calello DP, Liu KD, Wiegand TJ, et al. Extracorporeal treatment for metformin poisoning: systematic review and recommendations from the extracorporeal treatments in poisoning workgroup. *Crit Care Med*. 2015;43(8):1716-1730.
41. Mowry JB, Spyker DA, Cantilena LR Jr, McMillan N, Ford M. 2013 Annual Report of the American Association of Poison Control Centers' National Poison Data System (NPDS): 31st Annual Report. *Clin Toxicol (Phila)*. 2014;52(10):1032-1283.
42. Levy G. Pharmacokinetics of salicylate elimination in man. *J Pharm Sci*. 1965;54(7):959-967.
43. Lee S, Johnson D, Klein J, Eppler J. Protein binding of acetylsalicylic acid and salicylic acid in porcine and human serum. *Vet Hum Toxicol*. 1995;37(3):224-225.
44. Temple AR. Acute and chronic effects of aspirin toxicity and their treatment. *Arch Intern Med*. 1981;141(3 Spec No):364-369.
45. Fertel BS, Nelson LS, Goldfarb DS. The underutilization of hemodialysis in patients with salicylate poisoning. *Kidney Int*. 2009;75(12):1349-1353.
46. Mowry JB, Spyker DA, Cantilena LR Jr, Bailey JE, Ford M. 2012 Annual Report of the American Association of Poison Control Centers' National Poison Data System (NPDS): 30th Annual Report. *Clin Toxicol (Phila)*. 2013;51(10):949-1229.
47. Leise MD, Poterucha JJ, Talwalkar JA. Drug-induced liver injury. *Mayo Clin Proc*. 2014;89(1):95-106.
48. Lee SS, Buters JT, Pineau T, Fernandez-Salguero P, Gonzalez FJ. Role of CYP2E1 in the hepatotoxicity of acetaminophen. *J Biol Chem*. 1996;271(20):12063-12067.
49. Kaplowitz N. Acetaminophen hepatoxicity: what do we know, what don't we know, and what do we do next? *Hepatology*. 2004;40(1):23-26.
50. McGill MR, Jaeschke H. Metabolism and disposition of acetaminophen: recent advances in relation to hepatotoxicity and diagnosis. *Pharm Res*. 2013;30(9):2174-2187.
51. Shah AD, Wood DM, Dargan PI. Understanding lactic acidosis in paracetamol (acetaminophen) poisoning. *Br J Clin Pharmacol*. 2011;71(1):20-28.
52. Mattson RH, Cramer JA, Williamson PD, Novelly RA. Valproic acid in epilepsy: clinical and pharmacological effects. *Ann Neurol*. 1978;3(1):20-25.
53. Kinze S, Clauss M, Reuter U, et al. Valproic acid is effective in migraine prophylaxis at low serum levels: a prospective open-label study. *Headache*. 2001;41(8):774-778.
54. Sztajnkrycer MD. Valproic acid toxicity: overview and management. *J Toxicol Clin Toxicol*. 2002;40(6):789-801.
55. Vale J, Krenzelok EP, Barceloux VD. Position statement and practice guidelines on the use of multi-dose activated charcoal in the treatment of acute poisoning. American Academy of Clinical Toxicology; European Association of Poisons Centres and Clinical Toxicologists. *J Toxicol Clin Toxicol*. 1999;37(6):731-751.
56. Isbister GK, Balit CR, Whyte IM, Dawson A. Valproate overdose: a comparative cohort study of self poisonings. *Br J Clin Pharmacol*. 2003;55(4):398-404.
57. Vree TB, Janssen TJ, Hekster YA, Termond EF, van de Dries AC, Wijnands WJ. Clinical pharmacokinetics of carbamazepine and its epoxy and hydroxy metabolites in humans after an overdose. *Ther Drug Monit*. 1986;8(3):297-304.
58. Hojer J, Malmlund HO, Berg A. Clinical features in 28 consecutive cases of laboratory confirmed massive poisoning with carbamazepine alone. *J Toxicol Clin Toxicol*. 1993;31(3):449-458.
59. Graudins A, Peden G, Dowsett RP. Massive overdose with controlled-release carbamazepine resulting in delayed peak serum concentrations and life-threatening toxicity. *Emerg Med (Fremantle)*. 2002;14(1):89-94.
60. Ghannoum M, Troyanov S, Ayoub P, Lavergne V, Hewlett T. Successful hemodialysis in a phenytoin overdose: case report and review of the literature. *Clin Nephrol*. 2010;74(1):59-64.
61. Doenicke A. General pharmacology of barbiturates. Duration of action, metabolism, physicochemical factors. *Acta Anaesthesiol Scand Suppl*. 1965;17:11-16.
62. Roberts DM, Buckley NA. Enhanced elimination in acute barbiturate poisoning—a systematic review. *Clin Toxicol (Phila)*. 2011;49(1):2-12.
63. Pond SM, Olson KR, Osterloh JD, Tong TG. Randomized study of the treatment of phenobarbital overdose with repeated doses of activated charcoal. *JAMA*. 1984;251(23):3104-3108.

64. Mohammed Ebid AH, Abdel-Rahman HM. Pharmacokinetics of phenobarbital during certain enhanced elimination modalities to evaluate their clinical efficacy in management of drug overdose. *Ther Drug Monit.* 2001;23(3):209-216.

65. Cade JF. Lithium salts in the treatment of psychotic excitement. *Med J Aust.* 1949;2(10):349-352.

66. Timmer RT, Sands JM. Lithium intoxication. *J Am Soc Nephrol.* 1999;10(3):666-674.

67. Okusa MD, Crystal LJ. Clinical manifestations and management of acute lithium intoxication. *Am J Med.* 1994;97(4):383-389.

68. Geddes JR, Burgess S, Hawton K, Jamison K, Goodwin GM. Long-term lithium therapy for bipolar disorder: systematic review and meta-analysis of randomized controlled trials. *Am J Psychiatry.* 2004;161(2):217-222.

69. Becker CE. Methanol poisoning. *J Emerg Med.* 1983;1(1):51-58.

70. Barceloux DG, Bond GR, Krenzelok EP, Cooper H, Vale JA; American Academy of Clinical Toxicology Ad Hoc Committee on the Treatment Guidelines for Methanol Poisoning. American Academy of Clinical Toxicology practice guidelines on the treatment of methanol poisoning. *J Toxicol Clin Toxicol.* 2002;40(4):415-446.

71. Choi JH, Lee SK, Gil YE, et al. Neurological complications resulting from non-oral occupational methanol poisoning. *J Korean Med Sci.* 2017;32(2):371-376.

72. Chung JY, Ho CH, Chen YC, et al. Association between acute methanol poisoning and subsequent mortality: a nationwide study in Taiwan. *BMC Public Health.* 2018;18(1):985.

73. Jacobsen D, McMartin KE. Methanol and ethylene glycol poisonings. Mechanism of toxicity, clinical course, diagnosis and treatment. *Med Toxicol.* 1986;1(5):309-334.

74. Paasma R, Hovda KE, Tikkerberi A, Jacobsen D. Methanol mass poisoning in Estonia: outbreak in 154 patients. *Clin Toxicol (Phila).* 2007;45(2):152-157.

75. Rostrup M, Edwards JK, Abukalish M, et al. The methanol poisoning outbreaks in Libya 2013 and Kenya 2014. *PLoS One.* 2016;11(3):e0152676.

76. Sullivan-Mee M, Solis K. Methanol-induced vision loss. *J Am Optom Assoc.* 1998;69(1):57-65.

77. Jacobsen D, Hewlett TP, Webb R, Brown ST, Ordinario AT, McMartin KE. Ethylene glycol intoxication: evaluation of kinetics and crystalluria. *Am J Med.* 1988;84(1):145-152.

78. Lashen H. Role of metformin in the management of polycystic ovary syndrome. *Ther Adv Endocrinol Metab.* 2010;1(3):117-128.

79. Maruthur NM, Tseng E, Hutfless S, et al. Diabetes medications as monotherapy or metformin-based combination therapy for type 2 diabetes: a systematic review and meta-analysis. *Ann Intern Med.* 2016;164(11):740-751.

80. Scheen AJ. Clinical pharmacokinetics of metformin. *Clin Pharmacokinet.* 1996;30(5):359-371.

81. Luft D, Deichsel G, Schmulling RM, Stein W, Eggstein M. Definition of clinically relevant lactic acidosis in patients with internal diseases. *Am J Clin Pathol.* 1983;80(4):484-489.

82. Eppenga WL, Lalmohamed A, Geerts AF, et al. Risk of lactic acidosis or elevated lactate concentrations in metformin users with renal impairment: a population-based cohort study. *Diabetes Care.* 2014;37(8):2218-2224.

83. Graham GG, Punt J, Arora M, et al. Clinical pharmacokinetics of metformin. *Clin Pharmacokinet.* 2011;50(2):81-98.

84. Bank WJ, Pleasure DE, Suzuki K, Nigro M, Katz R. Thallium poisoning. *Arch Neurol.* 1972;26(5):456-464.

85. Mulkey JP, Oehme FW. A review of thallium toxicity. *Vet Hum Toxicol.* 1993;35(5):445-453.

86. Moore D, House I, Dixon A. Thallium poisoning. Diagnosis may be elusive but alopecia is the clue. *BMJ.* 1993;306(6891):1527-1529.

87. Desenclos JC, Wilder MH, Coppenger GW, Sherin K, Tiller R, VanHook RM. Thallium poisoning: an outbreak in Florida, 1988. *South Med J.* 1992;85(12):1203-1206.

88. Lelo A, Birkett DJ, Robson RA, Miners JO. Comparative pharmacokinetics of caffeine and its primary demethylated metabolites paraxanthine, theobromine and theophylline in man. *Br J Clin Pharmacol.* 1986;22(2):177-182.

89. Ogilvie RI. Clinical pharmacokinetics of theophylline. *Clin Pharmacokinet.* 1978;3(4):267-293.

90. Shannon M. Life-threatening events after theophylline overdose: a 10-year prospective analysis. *Arch Intern Med.* 1999;159(9):989-994.

91. Greenberg A, Piraino BH, Kroboth PD, Weiss J. Severe theophylline toxicity. Role of conservative measures, antiarrhythmic agents, and charcoal hemoperfusion. *Am J Med.* 1984;76(5):854-860.

92. Shannon M. Predictors of major toxicity after theophylline overdose. *Ann Intern Med.* 1993;119(12):1161-1167.

93. Berlinger WG, Spector R, Goldberg MJ, Johnson GF, Quee CK, Berg MJ. Enhancement of theophylline clearance by oral activated charcoal. *Clin Pharmacol Ther.* 1983;33(3):351-354.

94. Lim TK, Tan CC. Treatment of severe theophylline toxicity with oral activated charcoal and haemodialysis—a case report. *Singapore Med J.* 1988;29(6):601-603.

95. Benbouzid M, Choucair-Jaafar N, Yalcin I, et al. Chronic, but not acute, tricyclic antidepressant treatment alleviates neuropathic allodynia after sciatic nerve cuffing in mice. *Eur J Pain.* 2008;12(8):1008-1017.

96. Koszewska I, Rybakowski JK. Antidepressant-induced mood conversions in bipolar disorder: a retrospective study of tricyclic versus non-tricyclic antidepressant drugs. *Neuropsychobiology.* 2009;59(1):12-16.

97. McQuay HJ, Tramer M, Nye BA, Carroll D, Wiffen PJ, Moore RA. A systematic review of antidepressants in neuropathic pain. *Pain.* 1996;68(2-3):217-227.

98. Jarvis MR. Clinical pharmacokinetics of tricyclic antidepressant overdose. *Psychopharmacol Bull.* 1991;27(4):541-550.

99. Thorstrand C. Clinical features in poisonings by tricyclic antidepressants with special reference to the ECG. *Acta Med Scand.* 1976;199(5):337-344.

100. Trindade E, Menon D, Topfer LA, Coloma C. Adverse effects associated with selective serotonin reuptake inhibitors and tricyclic antidepressants: a meta-analysis. *CMAJ.* 1998;159(10):1245-1252.

101. Bailey B, Buckley NA, Amre DK. A meta-analysis of prognostic indicators to predict seizures, arrhythmias or death after tricyclic antidepressant overdose. *J Toxicol Clin Toxicol.* 2004;42(6):877-888.

102. Blackman K, Brown SG, Wilkes GJ. Plasma alkalinization for tricyclic antidepressant toxicity: a systematic review. *Emerg Med (Fremantle).* 2001;13(2):204-210.

103. Bradberry SM, Thanacoody HK, Watt BE, Thomas SH, Vale JA. Management of the cardiovascular complications of tricyclic antidepressant poisoning: role of sodium bicarbonate. *Toxicol Rev.* 2005;24(3):195-204.

104. Hollman A. Drugs for atrial fibrillation. Digoxin comes from *Digitalis lanata. BMJ.* 1996;312(7035):912.

105. Mooradian AD. Digitalis. An update of clinical pharmacokinetics, therapeutic monitoring techniques and treatment recommendations. *Clin Pharmacokinet.* 1988;15(3):165-179.

106. Young IS, Goh EM, McKillop UH, Stanford CF, Nicholls DP, Trimble ER. Magnesium status and digoxin toxicity. *Br J Clin Pharmacol.* 1991;32(6):717-721.

107. Smith TW, Antman EM, Friedman PL, Blatt CM, Marsh JD. Digitalis glycosides: mechanisms and manifestations of toxicity. Part III. *Prog Cardiovasc Dis.* 1984;27(1):21-56.

108. Smith TW, Antman EM, Friedman PL, Blatt CM, Marsh JD. Digitalis glycosides: mechanisms and manifestations of toxicity. Part II. *Prog Cardiovasc Dis.* 1984;26(6):495-540.

109. Smith TW, Antman EM, Friedman PL, Blatt CM, Marsh JD. Digitalis glycosides: mechanisms and manifestations of toxicity. Part I. *Prog Cardiovasc Dis.* 1984;26(5):413-458.

110. Antman EM, Wenger TL, Butler VP Jr, Haber E, Smith TW. Treatment of 150 cases of life-threatening digitalis intoxication with digoxin-specific Fab antibody fragments. Final report of a multicenter study. *Circulation.* 1990;81(6):1744-1752.

111. Chillet P, Korach JM, Petitpas D, et al. Digoxin poisoning and anuric acute renal failure: efficiency of the treatment associating digoxin-specific antibodies (Fab) and plasma exchanges. *Int J Artif Organs.* 2002;25(6):538-541.

Terapias extracorpóreas

Acceso vascular para la terapia de remplazo renal

Ayham Bataineh y Paul M. Palevsky

El acceso vascular para la terapia de remplazo renal (TRR) aguda se consigue generalmente mediante catéteres intravenosos de gran calibre. Los catéteres de diálisis suelen tener dos lúmenes y se diferencian de otros catéteres vasculares por su diámetro y longitud, para proporcionar un flujo sanguíneo suficiente para la diálisis o la hemofiltración. En general, los catéteres de diálisis no tunelizados se utilizan en el entorno agudo; sin embargo, también pueden utilizarse catéteres con manguito y tunelizados. En este capítulo se revisa la colocación, los tipos, las complicaciones y los cuidados de rutina de los catéteres para la TRR aguda.

UBICACIÓN ÓPTIMA DEL CATÉTER (FEMORAL, SUBCLAVIA, YUGULAR INTERNA)

Los catéteres para la TRR pueden colocarse en cualquier vena que sea lo suficientemente grande como para suministrar los flujos sanguíneos necesarios para la TRR, incluidas las venas yugular interna, femoral y subclavia. El lugar óptimo para la inserción del catéter es incierto. En general, deben evitarse los catéteres de diálisis subclavios debido a los riesgos de estenosis de la vena subclavia, que pueden limitar la colocación del acceso arteriovenoso en pacientes que siguen siendo dependientes de la diálisis.[1] Además, la ubicación de la vena subclavia impide la capacidad de hemostasia directa en caso de hemorragia, sobre todo en pacientes coagulopáticos. Las guías Kidney Disease Improving Global Outcomes (KDIGO) recomiendan el siguiente orden para la selección del lugar de inserción del catéter de diálisis: vena yugular interna derecha, venas femorales, vena yugular interna izquierda y vena subclavia, utilizando preferentemente el lado dominante para preservar el lado contralateral para un futuro acceso de diálisis, si fuera necesario.[2] Esta recomendación se basó en un estudio que demostró tasas similares de infección con los catéteres de diálisis yugulares y femorales,[3] pero tasas progresivamente más altas de disfunción del catéter en las venas femoral (10.3%) y yugular interna izquierda (19.5%) en comparación con la vena yugular interna derecha (6.6%)[4] (**resúmenes visuales 29-1 y 29-2**). Las venas yugulares externas pueden utilizarse como un acceso alternativo a las venas centrales para la colocación de catéteres cuando las otras venas no son utilizables.[5]

Función

El funcionamiento adecuado del catéter es fundamental para conseguir un flujo sanguíneo adecuado a través del circuito extracorpóreo, evitar la recirculación y prevenir las interrupciones del tratamiento. La función del catéter dependerá de una combinación de factores, como el diseño del catéter y el diámetro del lumen, la posición de la punta, la presencia de una obstrucción intraluminal (con coágulos de sangre o contaminación bacteriana) y la posición del paciente (p. ej., si el paciente flexiona la cadera mientras tiene colocada la línea femoral). En particular, el uso de catéteres de dializador más largos para lograr la colocación de la punta en la aurícula derecha en comparación con la vena cava superior distal se asocia con la permeabilidad del circuito de mayor duración.[6] En concreto, en un estudio de 100 pacientes sometidos a TRR continuo asignados de manera aleatoria a catéteres más largos (20-24 cm) frente a catéteres más cortos (15-20 cm) insertados en una gran vena torácica, los catéteres más largos se asociaron con una prolongación de la supervivencia del hemofiltro con una diferencia media de 6.5 h, una mejor administración de la dosis de diálisis y disminución de los episodios de coagulación (2.3 *vs.* 3.6 episodios)[6] (**resumen visual 29-3**).

Complicaciones

Los catéteres de diálisis se asocian con tasas más altas de complicaciones que otros catéteres venosos centrales, probablemente relacionadas con el mayor diámetro del catéter. En un estudio, los catéteres de diálisis tuvieron que ser retirados en más de la mitad de los casos debido a complicaciones.[7] Estas complicaciones pueden clasificarse como mecánicas, infecciosas y trombóticas.[8] Las complicaciones mecánicas suelen estar relacionadas con el procedimiento de colocación propiamente dicho e incluyen el fracaso de la canulación, la canulación arterial, el hematoma local y, en la posición subclavia o yugular interna, el neumotórax o el hemotórax. En la posición femoral, la inserción del catéter puede provocar una fístula arteriovenosa e insuficiencia arterial. La formación de trombos asociados al catéter sirven como nidos para la formación de coágulos o lesiones mecánicas del endotelio, y el riesgo aumenta con la duración del uso del catéter. Aunque las infecciones relacionadas con los catéteres en los pacientes críticos suelen ser más comunes con los catéteres femorales en comparación con los yugulares internos,[9] las tasas de infección de los catéteres de diálisis en posición femoral y yugular interna son similares, aunque las tasas de infección de los catéteres femorales aumentan con un mayor índice de masa corporal (IMC).[3] El uso de catéteres tunelizados con manguito puede disminuir el riesgo de infección cuando se espera que la necesidad de TRR supere las 1 a 3 semanas.[2,9]

POSICIÓN ÓPTIMA DE LA PUNTA DEL CATÉTER

Una posición óptima de la punta del catéter permitirá flujos sanguíneos más altos con una recirculación mínima de la sangre. En el caso de los catéteres de la vena yugular interna, la mejor función del catéter se consigue cuando la punta del catéter está en la aurícula derecha o en la unión de la vena cava superior y la aurícula derecha, según el tipo de catéter, en lugar de, más distalmente, en la vena cava superior.[6] Esta posición del catéter puede lograrse de forma general usando un catéter de 15 a 20 cm en la vena yugular interna derecha o un catéter de 20 a 24 cm en la vena yugular interna izquierda, según el tamaño del paciente y el diseño del catéter. Cuando se canula la vena femoral, debe utilizarse el catéter más largo posible ($\geq$ 24 cm), con el objetivo de que la punta del catéter esté en la vena cava inferior (**tabla 29-1**).

 Longitud óptima del catéter según el lugar de inserción

Lugar de inserción	Longitud del catéter (cm)
Vena yugular interna derecha[a]	15-20
Vena yugular interna izquierda[a]	20-24
Vena femoral	$\geq$ 24

[a]Aunque deben evitarse los catéteres subclavios, las longitudes óptimas de los catéteres subclavios se corresponden con las de los catéteres yugulares internos.

CATÉTERES TUNELIZADOS FRENTE A CATÉTERES NO TUNELIZADOS

Las guías KDIGO recomiendan iniciar la TRR usando un catéter de diálisis no tunelizado en lugar de un catéter de diálisis tunelizado;[2] sin embargo, esta recomendación se basa en datos mínimos. Los catéteres de diálisis tunelizados se asocian con un menor riesgo de infección que los no tunelizados.[9] Los catéteres tunelizados se recomiendan generalmente para los pacientes en los que se espera que la duración de la diálisis sea prolongada y que el uso del catéter supere 1 a 3 semanas.

ESTRATEGIAS PARA MINIMIZAR LAS COMPLICACIONES ASOCIADAS CON EL USO DE CATÉTER

Complicaciones mecánicas

La guía ecográfica en tiempo real para la inserción de catéteres se asocia con la necesidad de menos pasos para lograr la canulación de los vasos, una menor tasa de punción arterial y menos complicaciones mecánicas, como hematomas locales, neumotórax y hemotórax, en comparación con la inserción de catéteres guiada por puntos de referencia.[2,10]

Infecciones relacionadas con el catéter

Las infecciones relacionadas con el catéter pueden incluir tanto las infecciones del lugar de salida como las infecciones del torrente sanguíneo relacionadas con el catéter (ITSRC). Hay pocos estudios centrados específicamente en la prevención de las infecciones relacionadas con los catéteres de diálisis en el entorno de los cuidados intensivos, y las recomendaciones sobre las mejores prácticas se basan en la orientación general para la inserción y el cuidado de los catéteres venosos centrales y del cuidado de los catéteres de diálisis en el entorno de la diálisis crónica.[9]

Uso del "paquete" de inserción de catéteres para evitar la infección

El uso de un "paquete" de inserción de catéteres que incluya la higiene de las manos; las precauciones de barrera completas, que incluyen gorro, mascarilla, bata estéril, guantes estériles y un paño estéril para todo el cuerpo durante la inserción; y la antisepsia de la piel con clorhexidina (o alcohol al 70% o povidona yodada si hay una contraindicación para la clorhexidina) se asocia con un menor riesgo de ITSRC y debería utilizarse para todas las inserciones de catéteres de diálisis[9] (**tabla 29-2**).

Cuidado del lugar de inserción del catéter

El cuidado del lugar de inserción del catéter debe seguir los protocolos institucionales desarrollados para minimizar las infecciones asociadas con el catéter.[9,11] Deben seguirse las técnicas asépticas estándar, que incluyen el uso de mascarilla, la higiene de las manos y el uso de guantes. El lugar de salida del catéter debe limpiarse con clorhexidina (o povidona yodada si la piel es sensible o alérgica a la clorhexidina).[12] Deben utilizarse gasas estériles o apósitos estériles, transparentes y semipermeables, para cubrir el lugar de inserción del catéter.[9] El papel de los antibióticos tópicos y las pomadas antisépticas en el lugar de salida del catéter es controvertido; aunque generalmente no se recomiendan para otros catéteres venosos centrales debido a su potencial para promover la resistencia a los antibióticos y las infecciones fúngicas, pueden reducir el riesgo de ITSRC asociado con los catéteres de diálisis.[9] Si se usan, es importante asegurarse de que la pomada no interactúa con el material del catéter, ya que algunos catéteres, sobre todo si son de poliuretano, pueden volverse frágiles o agrietarse si se exponen a pomadas incompatibles.[13,14]

Conexión de catéteres para la terapia de remplazo renal

Debe seguirse un protocolo de "friccionar el conector" (*scrub-the-hub*) siempre que se acceda al catéter para iniciar o desconectar la TRR (**tabla 29-3**).[15] El uso de tapones impregnados de antibióticos o antisépticos también puede disminuir el riesgo de ITSRC.[16]

TABLA 29-2 Paquete de inserción de catéteres

Higiene de manos y técnica aséptica

1. Realizar los procedimientos de higiene de manos, ya sea lavándose las manos con agua y jabón convencional o con frotamientos de manos a base de alcohol (FMBA). La higiene de las manos debe realizarse antes y después de palpar los lugares de inserción del catéter, así como antes y después de insertar, sustituir, acceder, reparar o vendar un catéter de hemodiálisis. La palpación del lugar de inserción no debe realizarse después de la aplicación del antiséptico, a menos que se mantenga la técnica aséptica.
2. Mantener una técnica aséptica para la inserción y el cuidado de los catéteres de hemodiálisis.
3. Deben usarse guantes estériles para la inserción de los catéteres de hemodiálisis.
4. Utilizar guantes estériles nuevos antes de manipular el nuevo catéter cuando se realicen intercambios de guías.

Precauciones máximas de barrera estéril

1. Utilizar las precauciones máximas de barrera estéril, incluido el uso de gorro, mascarilla, bata estéril, guantes estériles y un paño estéril de cuerpo entero, para la inserción o el cambio de guía de los catéteres de diálisis.

Preparación de la piel

2. Preparar la piel limpia con un preparado de clorhexidina con alcohol al 0.5% antes de la inserción del catéter de hemodiálisis y durante los cambios de apósito. Si existe una contraindicación a la clorhexidina, se puede utilizar como alternativa tintura de yodo, un yodóforo o alcohol al 70%.
3. Los antisépticos deben dejarse secar según las recomendaciones del fabricante antes de colocar el catéter.

Regímenes de apósitos en el lugar de inserción del catéter

1. Utilizar una gasa estéril o un apósito estéril, transparente y semipermeable para cubrir el lugar del catéter.
2. Si el paciente está diaforético o si el lugar sangra o supura, utilizar un apósito de gasa hasta que esto se resuelva.
3. Sustituir el apósito de la zona del catéter si se humedece, se afloja o se ensucia visiblemente.

Fuente: adaptado de O'Grady NP, Alexander M, Burns LA, et al. Guidelines for the prevention of intravascular catheter-related infections. *Clin Infect Dis.* 2011;52(9):e162-e193.

El "empaquetado" del catéter para prevenir la coagulación y la infección

El método óptimo para lavar y taponar los catéteres de diálisis entre usos es incierto. Las opciones incluyen la solución salina, la solución salina heparinizada y el citrato de sodio.[17-21] En una revisión Cochrane, hubo una diferencia mínima en el mantenimiento de la permeabilidad del catéter con la heparina en comparación con la solución salina.[17] El 4% de citrato de sodio se relaciona de forma variable con una mejor permeabilidad del catéter, menor riesgo de hemorragia y menores tasas de infección del catéter que la heparina o la solución salina;[18-21] sin embargo, la infusión sistémica de soluciones concentradas de citrato puede provocar hipocalcemia grave y arritmia cardiaca.[22] El sello del catéter con antibióticos diluidos en solución no deben usarse de forma rutinaria para prevenir las ITSRC.[9]

Directrices de los CDC para la conexión y desconexión de catéteres de diálisis, incluido el protocolo "friccionar el conector"

Pasos de conexión

1. Realizar higiene de manos y ponerse guantes nuevos y limpios.
2. Pinzar el catéter. (*Nota:* **siempre** pinzar el catéter antes de retirar el capuchón. Nunca dejar un catéter sin tapar sin vigilancia).
3. Desinfectar el conector con las tapas retiradas usando un antiséptico adecuado.
   a. (*Opcional*) Antes de retirar el tapón, desinfectar los tapones y la parte del conector que sea accesible, y desechar la almohadilla antiséptica (es decir, usar otra almohadilla antiséptica para el siguiente paso).
   b. Retirar los tapones y desinfectar el conector con una almohadilla antiséptica nueva para cada conector. Frotar bien los lados (roscas) y el extremo del cubo con fricción, asegurándose de eliminar cualquier residuo (p. ej., sangre).
   c. Usando la misma almohadilla antiséptica, aplicar el antiséptico con fricción al catéter, moviéndose desde el centro al menos varios centímetros hacia el cuerpo. Sujetar la extremidad mientras deja que el antiséptico se seque.
   d. Utilizar una almohadilla antiséptica distinta para cada conector/rama del catéter. Dejar los conectores "abiertos" (es decir, sin tapar y desconectados) durante el menor tiempo posible.
4. Manipular siempre los conectores del catéter de forma aséptica. Una vez desinfectados, no permitir que los conectores del catéter toquen superficies no estériles.
5. Colocar una jeringa estéril, desenganchar el catéter, extraer la sangre y lavar según el protocolo del centro.
6. Repetir la operación para la otra línea del catéter (esto puede ocurrir en paralelo).
7. Conectar los extremos de las líneas de sangre al catéter de forma aséptica.
8. Quitarse los guantes y realizar higiene de manos.

Pasos de desconexión

1. Realizar higiene de manos y ponerse guantes nuevos y limpios.
2. Pinzar el catéter. (*Nota:* **siempre** pinzar el catéter antes de desconectarlo. Nunca dejar un catéter sin pinzar sin atender).
3. Desinfectar el conector del catéter antes de aplicar el nuevo capuchón utilizando un antiséptico adecuado.
   a. (*Opcional*) Desinfectar la conexión antes de desconectarla. Si se hace, utilizar una almohadilla antiséptica independiente para la posterior desinfección del conector.
   b. Desconectar la línea de sangre del catéter y desinfectar el conector con una nueva almohadilla antiséptica. Frotar bien los lados (roscas) y el extremo del conector con fricción, asegurándose de eliminar cualquier residuo (p. ej., sangre).
   c. Usar una almohadilla antiséptica distinta para cada conector. Dejar los conectores "abiertos" (es decir, sin tapar y desconectados) durante el menor tiempo posible.
4. Manipular los conectores del catéter siempre de forma aséptica. Una vez desinfectados, no permitir que los conectores del catéter toquen superficies no estériles. Mantener el catéter hasta que el antiséptico se haya secado.
5. Colocar los nuevos tapones estériles en el catéter de forma aséptica. Tener cuidado si se utiliza cinta adhesiva para fijar los tapones al catéter.
6. Asegurarse de que el catéter sigue pinzado.
7. Quitarse los guantes y realizar higiene de manos.

CDC, Centers for Disease Control and Prevention.
Fuente: de los Centers for Disease Control and Prevention. Hemodialysis central venous catheter scrub-the-hub protocol. Véanse las notas en: https://www.cdc.gov/dialysis/prevention-tools/scrub-protocols.html

Referencias

1. Hernandez D, Diaz F, Rufino M, et al. Subclavian vascular access stenosis in dialysis patients: natural history and risk factors. *J Am Soc Nephrol.* 1998;9(8):1507-1510.
2. Kidney Disease: Improving Global Outcomes (KDIGO) Acute Kidney Injury Work Group. KDIGO clinical practice guideline for acute kidney injury. *Kidney Int.* 2012;2012(Suppl):1-138.
3. Parienti JJ, Thirion M, Megarbane B, et al. Femoral vs jugular venous catheterization and risk of nosocomial events in adults requiring acute renal replacement therapy: a randomized controlled trial. *JAMA.* 2008;299(20):2413-2422.
4. Parienti JJ, Megarbane B, Fischer MO, et al. Catheter dysfunction and dialysis performance according to vascular access among 736 critically ill adults requiring renal replacement therapy: a randomized controlled study. *Crit Care Med.* 2010;38(4):1118-1125.
5. Cho SK, Shin SW, Do YS, Park KB, Choo SW, Choo IW. Use of the right external jugular vein as the preferred access site when the right internal jugular vein is not usable. *J Vasc Interv Radiol.* 2006;17(5):823-829.
6. Morgan D, Ho K, Murray C, Davies H, Louw J. A randomized trial of catheters of different lengths to achieve right atrium versus superior vena cava placement for continuous renal replacement therapy. *Am J Kidney Dis.* 2012;60(2):272-279.
7. Kairaitis LK, Gottlieb T. Outcome and complications of temporary haemodialysis catheters. *Nephrol Dial Transplant.* 1999;14(7):1710-1714.
8. Clark E, Kappel J, MacRae J, et al. Practical aspects of nontunneled and tunneled hemodialysis catheters. *Can J Kidney Health Dis.* 2016;3:2054358116669128.
9. O'Grady NP, Alexander M, Burns LA, et al. Guidelines for the prevention of intravascular catheter-related infections. *Clin Infect Dis.* 2011;52(9):e162-e193.
10. Rabindranath KS, Kumar E, Shail R, Vaux EC. Ultrasound use for the placement of haemodialysis catheters. *Cochrane Database Syst Rev.* 2011;(11):CD005279.
11. Betjes MG. Prevention of catheter-related bloodstream infection in patients on hemodialysis. *Nat Rev Nephrol.* 2011;7(5):257-265.
12. Rosenblum A, Wang W, Ball LK, Latham C, Maddux FW, Lacson E Jr. Hemodialysis catheter care strategies: a cluster-randomized quality improvement initiative. *Am J Kidney Dis.* 2014;63(2):259-267.
13. Rao SP, Oreopoulos DG. Unusual complications of a polyurethane PD catheter. *Perit Dial Int.* 1997;17(4):410-412.
14. Riu S, Ruiz CG, Martinez-Vea A, Peralta C, Oliver JA. Spontaneous rupture of polyurethane peritoneal catheter. A possible deleterious effect of mupirocin ointment. *Nephrol Dial Transplant.* 1998;13(7):1870-1871.
15. Centers for Disease Control and Prevention. Hemodialysis central venous catheter scrub-the-hub protocol. https://www.cdc.gov/dialysis/prevention-tools/scrub-protocols.html; accessed 21 June 2019.
16. Brunelli SM, Van Wyck DB, Njord L, Ziebol RJ, Lynch LE, Killion DP. Cluster-randomized trial of devices to prevent catheter-related bloodstream infection. *J Am Soc Nephrol.* 2018;29(4):1336-1343.
17. Lopez-Briz E, Ruiz Garcia V, Cabello JB, Bort-Marti S, Carbonell Sanchis R, Burls A. Heparin versus 0.9% sodium chloride locking for prevention of occlusion in central venous catheters in adults. *Cochrane Database Syst Rev.* 2018;7:CD008462.
18. Moran JE, Ash SR. Locking solutions for hemodialysis catheters; heparin and citrate—a position paper by ASDIN. *Semin Dial.* 2008;21(5):490-492.
19. Zhao Y, Li Z, Zhang L, et al. Citrate versus heparin lock for hemodialysis catheters: a systematic review and meta-analysis of randomized controlled trials. *Am J Kidney Dis.* 2014;63(3):479-490.
20. Hermite L, Quenot JP, Nadji A, et al. Sodium citrate versus saline catheter locks for non-tunneled hemodialysis central venous catheters in critically ill adults: a randomized controlled trial. *Intensive Care Med.* 2012;38(2):279-285.
21. Weijmer MC, Debets-Ossenkopp YJ, Van De Vondervoort FJ, ter Wee PM. Superior antimicrobial activity of trisodium citrate over heparin for catheter locking. *Nephrol Dial Transplant.* 2002;17(12):2189-2195.
22. Polaschegg HD, Sodemann K. Risks related to catheter locking solutions containing concentrated citrate. *Nephrol Dial Transplant.* 2003;18(12):2688-2690.

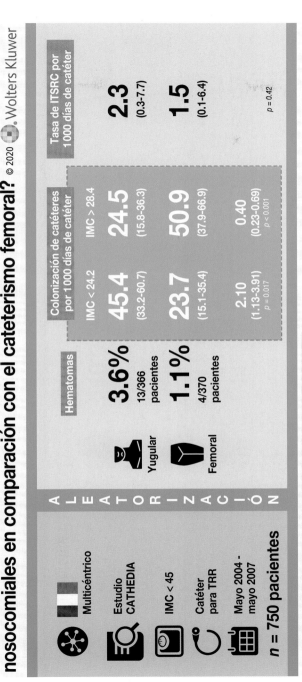

¿El cateterismo yugular disminuye el riesgo de complicaciones nosocomiales en comparación con el cateterismo femoral? © 2020 · Wolters Kluwer

ALEATORIZACIÓN

	Multicéntrico
	Estudio CATHEDIA
	IMC < 45
	Catéter para TRR
	Mayo 2004 - mayo 2007

n = 750 pacientes

Hematomas

Yugular **3.6%**
13/366 pacientes

Femoral **1.1%**
4/370 pacientes

Colonización de catéteres por 1000 días de catéter

IMC <24.2	IMC > 28.4
45.4 (33.2-60.7)	**24.5** (15.8-36.3)
23.7 (15.1-35.4)	**50.9** (37.9-66.9)
2.10 (1.13-3.91) *p* = 0.017	0.40 (0.23-0.69) *p* < 0.001

Tasa de ITSRC por 1000 días de catéter

2.3 (0.3-7.7)

1.5 (0.1-6.4)

p = 0.42

Parienti JJ, Thirion M, Megarbane B, Souweine B, Ouchikhe A, Polito A, et al. Femoral vs jugular venous catheterization and risk of nosocomial events in adults requiring acute kidney replacement therapy: a randomized controlled trial. *JAMA.* 2008;299(20):2413-22.

Conclusión: el acceso venoso yugular para cateterismo no parece reducir el riesgo de infección en comparación con el acceso femoral, excepto entre los adultos con un IMC elevado, y puede tener un mayor riesgo de hematoma.

RESUMEN VISUAL 29-1

337

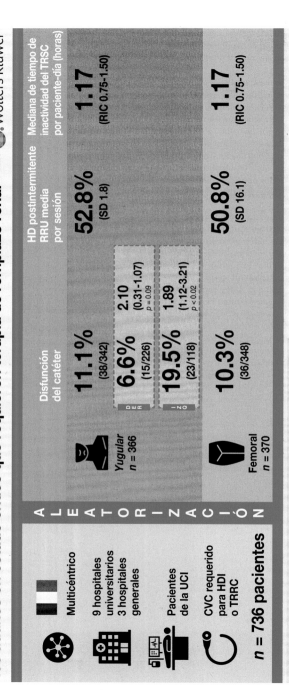

Disfunción del catéter y rendimiento de la diálisis según el acceso vascular entre los adultos en estado crítico que requieren terapia de remplazo renal © 2020 ● Wolters Kluwer

Multicéntrico

9 hospitales universitarios
3 hospitales generales

Pacientes de la UCI

CVC requerido para HDI o TRRC

n = 736 pacientes

	Disfunción del catéter	HD postintermitente RRU media por sesión	Mediana de tiempo de inactividad del TRSC por paciente-día (horas)
Yugular n = 366	11.1% (38/342)	52.8% (SD 1.8)	1.17 (RIC 0.75-1.50)
Femoral n = 370	10.3% (36/348)	50.8% (SD 16.1)	1.17 (RIC 0.75-1.50)

DER: 6.6% (15/226) — 2.10 (0.31-1.07) p = 0.09

INF: 19.5% (23/118) — 1.89 (1.12-3.21) p < 0.02

Parienti JJ, Megarbane B, Fischer MO, Lautrette A, Gazui N, Marin N, et al. Catheter dysfunction and dialysis performance according to vascular access among 736 critically ill adults requiring kidney replacement therapy: a randomized controlled study. *Crit Care Med.* 2010;38(4):1118-25.

Conclusión: en cuanto a la disfunción del catéter y el rendimiento de la diálisis entre los adultos en estado crítico que requieren terapia de remplazo renal agudo, el sitio yugular no superó significativamente la colocación del sitio femoral.

RESUMEN VISUAL 29-2

¿La longitud y la ubicación de la punta del catéter mejoran la vida útil del circuito del dializador utilizado para la TRRC?

© 2020 Wolters Kluwer

ALEATORIZACIÓN		Duración media del dializador (horas) RESULTADO PRIMARIO	Dosis de diálisis suministrada (%)	Núm. de dializadores coagulados	Núm. de circuitos retirados por acceso	Arritmias auriculares
No ciego						
Diseño de estudio de un solo centro						
UCI multidisci-plinar de 31 camas	Catéter largo 20-24 cms n = 47	6.5 (11-32)	91% (85-100)	2.3	0.19	28%
Tratamiento renal sustitutivo continuo	Catéter corto 15-20 cms n = 47	17.5 (8-23)	81% (72-97)	3.6	0.53	21%
	(percentil 25-75)	p = 0.001	p < 0.001	p = 0.04	p = 0.04	p = 0.60

Morgan D, Ho K, Murray C, Davies H, Louw J. A randomized trial of catheters of different lengths to achieve right atrium versus superior vena cava placement for continuous kidney replacement therapy. *Am J Kidney Dis.* 2012;60(2):272-9.

Conclusión: el uso de catéteres de diálisis de corta duración de silicona blanda más largos dirigidos a la colocación en la aurícula derecha parecía ser seguro y podía mejorar la vida útil del dializador y la dosis diaria de diálisis de TRRC administrada en comparación con el uso de catéteres más cortos dirigidos a la colocación en la vena cava superior.

RESUMEN VISUAL 29-3

Dosificación de la terapia de remplazo renal

Huiwen Chen y Paul M. Palevsky

La terapia de remplazo renal (TRR) es el principal medio de apoyo para los pacientes críticos con insuficiencia renal a causa de una lesión renal aguda (LRA). Aunque la hemodiálisis aguda y otras formas de TRR se han usado de forma rutinaria durante más de medio siglo, la evaluación rigurosa de la prescripción óptima del tratamiento solo se ha realizado desde el cambio de milenio.[1-7] Si la dosis administrada de TRR es inadecuada, la eliminación de toxinas y el control de los electrolitos y del estado acidobásico pueden no ser suficientes para controlar los síntomas urémicos y otras complicaciones de la insuficiencia renal. A la inversa, una dosis excesiva puede estar asociada con la disminución de micronutrientes; contribuir a una dosificación inadecuada de los medicamentos, en particular de los antibióticos, y dar lugar a un aumento de los costos.[8-10]

¿QUÉ ES LA DOSIS DE SUSTITUCIÓN RENAL?

La evaluación de la "dosis" de TRR tiene múltiples dimensiones. Estas incluyen el aclaramiento de pequeños solutos hidrosolubles, como la urea, que se eliminan de modo fácil por difusión; el aclaramiento de solutos más grandes ("de peso molecular medio"), como la beta-2-microglobulina y las citocinas, que se eliminan peor por difusión; el manejo del volumen, e incluso la duración del tratamiento dentro de cada modalidad de TRR.[11] Con esta advertencia, la mayoría de los estudios sobre la intensidad de la administración de la TRR han cuantificado la dosis de terapia administrada basándose en el aclaramiento de urea, usado como marcador sustitutivo del aclaramiento de las toxinas urémicas de bajo peso molecular.[12-14] Durante la hemodiálisis intermitente, la eliminación de urea suele cuantificarse basándose en la reducción fraccional de la concentración de urea en sangre (relación de reducción de urea o RRU) o como el índice sin unidades Kt/V_{urea}, donde K es el aclaramiento efectivo de urea del dializador, t es la duración de la diálisis y V es el volumen de distribución de la urea. Los supuestos en los que se basan los métodos estándar para la evaluación del Kt/V_{urea}, incluida la estabilidad del balance de nitrógeno y de las tasas de generación de urea y la consistencia del estado del volumen a lo largo de ciclos de tratamiento repetitivos, pueden no aplicarse en el contexto agudo. Las alteraciones del flujo sanguíneo regional en pacientes hemodinámicamente inestables pueden dar lugar a un desequilibrio entre los compartimentos de fluidos corporales, lo que viola los supuestos de los modelos cinéticos de un solo grupo.[15] Además, el volumen de distribución de la urea puede ampliarse y superar las estimaciones del agua corporal total.[16,17] A pesar de estas limitaciones, y en ausencia de mejores índices de dosis de diálisis, la RRU y el Kt/V_{urea} se han aplicado con éxito para la cuantificación de la dosis en pacientes críticos sometidos a hemodiálisis aguda.[5,15] Aunque el concepto de Kt/V_{urea} también puede aplicarse a las modalidades continuas de TRR,[14] la cuantificación de la dosis de aclaramiento de pequeños volúmenes para estas modalidades se evalúa comúnmente sobre la base de la tasa de flujo del efluente normalizada al peso corporal (mL/kg/h).[1,5,6]

HEMODIÁLISIS INTERMITENTE

La dosis administrada en hemodiálisis intermitente puede variar aumentando el aclaramiento de solutos en un programa de tratamiento de diálisis fijo o aumentando la frecuencia del tratamiento. No hay ensayos controlados aleatorizados que hayan evaluado la dosis adecuada por tratamiento en un programa de tratamiento fijo de 3 veces por semana o todos los días. En un ensayo que asignó a 160 pacientes de forma alterna a la hemodiálisis diaria frente a la realizada cada dos días, la diálisis diaria se asoció con menor mortalidad (28% vs. 46%; p = 0.01).[2] Aunque el estudio tenía como objetivo un Kt/V_{urea} de 1.2 por tratamiento, la dosis real administrada fue sustancialmente menor (0.94 ± 0.11 en el brazo de días alternos frente a 0.92 ± 0.16 en el brazo de diálisis diaria), lo que dio lugar a un nitrógeno ureico en sangre (NUS) promediado en el tiempo relativamente alto (104 ± 18 mg/dL) en el brazo de días alternos, especialmente si se tienen en cuenta las altas tasas de sepsis, insuficiencia respiratoria y alteración del estado mental de la cohorte. Por el contrario, en el estudio Acute Renal Failure Trial Network (ATN), en el que los pacientes asignados al azar a una TRR más intensivo recibieron hemodiálisis intermitente en un programa de 6 días a la semana (a diario, excepto los domingos) cuando estaban hemodinámicamente estables, mientras que los asignados a la TRR menos intensivo recibieron hemodiálisis intermitente 3 veces a la semana (en días alternos, excepto los domingos), no hubo ninguna diferencia en la mortalidad asociada con la TRR más intensiva,[5] incluso en los análisis limitados a los pacientes que permanecieron hemodinámicamente estables durante toda la duración del estudio[18] (*véase* **resumen visual 30-1**). Sin embargo, en el estudio ATN, la dosis administrada de hemodiálisis intermitente se controló de forma cuidadosa, con un objetivo de Kt/V *de* 1.2 a 1.4 por tratamiento, lo que dio lugar a la administración de un Kt/V_{urea} medio de 1.3 por tratamiento en ambos brazos de tratamiento.

Sobre la base de estos datos, la guía de práctica clínica para la LRA del Kidney Disease Improving Global Outcomes (KDIGO) recomienda administrar "...un Kt/V_{urea} de 3.9 por semana cuando se usa la TRR intermitente o prolongada en la LRA".[19] Esta recomendación es algo engañosa, ya que *el Kt/V_{urea} no es una función aritmética y la dosis semanal no puede derivarse simplemente sumando el Kt/V_{urea} administrado para cada tratamiento durante la semana.[20] La declaración de posición de las European Renal Best Practice sugiere no usar el Kt/V_{urea} como medida de la dosis intermitente o extendida de la TRR en la LRA, y recomienda en su lugar que la duración de la diálisis se adapte para permitir el mantenimiento del estado metabólico y de volumen.[21] Debido a la frecuente incapacidad de administrar la dosis realmente prescrita de diálisis intermitente, se recomienda controlar las concentraciones de urea en sangre antes y después de la diálisis. Con base en los resultados del estudio ATN, no se cree que haya un beneficio en aumentar la frecuencia de la terapia más allá de 3 veces por semana, siempre y cuando se consiga un grado adecuado de control de los pequeños volúmenes, como un Kt/V_{urea} superior a 1.2 por tratamiento, y haya un control adecuado del estado electrolítico, acidobásico y de volumen. Puede ser necesario un tratamiento más frecuente si no se puede alcanzar el objetivo de aclaramiento de solutos, para el control del estado electrolítico y acidobásico, especialmente en pacientes hipercatabólicos, o para el manejo del volumen. Además, es importante señalar que en el estudio ATN, a pesar de las estrictas guías de dosificación, la media de Kt/V alcanzada para el primer tratamiento fue solo de 1.1, lo que demuestra la necesidad de monitorización con el fin de garantizar la consecución de la dosis objetivo administrada. Debido a los problemas con la evaluación del Kt/V_{urea}, la evaluación de la RRU puede proporcionar una alternativa razonable en el entorno agudo, con una RRU mayor o igual a 0.67 que sirve como un sustituto razonable para un Kt/V_{urea} mayor o igual a 1.2 (**tabla 30-1**).[22]

| | Dosis objetivo de la terapia de remplazo renal (TRR) en la lesión renal aguda |

Modalidad de TRR	Dosis objetivo típica
Hemodiálisis intermitente (suministrada en un programa de 3×/semana)	$Kt/V_{urea} > 1.2$ por tratamiento; o RRU > 0.67
Terapia de remplazo renal continuo	Flujo total de efluente de 20-25 mL/kg/h

RRU, relación de reducción de urea.

TERAPIA DE REMPLAZO RENAL CONTINUO

Durante la hemofiltración continua, la concentración de solutos de bajo peso molecular en el ultrafiltrado suele aproximarse a su concentración en el agua del plasma. Durante la hemodiálisis continua, la tasa de flujo del dializado suele ser mucho menor que el flujo sanguíneo, lo que permite un equilibrio casi completo entre el plasma y el dializado. Por ello, independientemente de la modalidad de terapia de remplazo renal continuo (TRRC) (p. ej., hemofiltración venovenosa continua [HVVC], hemodiálisis venovenosa continua [HDVVC] o hemodiafiltración venovenosa continua [HDFVVC]), la concentración de solutos de bajo peso molecular, como la urea, en el efluente (que consiste en el dializado gastado más el ultrafiltrado) se aproximará a la del plasma, y la tasa de flujo del efluente será igual a la del aclaramiento. La dosificación del control de solutos durante la TRRC se basa, por lo tanto, en la tasa de flujo del efluente, normalizada con respecto al peso corporal total.

Aunque varios estudios sugirieron que las dosis más altas administradas de TRRC se asociaban con una mayor supervivencia,[1,3] estos resultados no se confirmaron en los dos mayores ensayos controlados aleatorizados multicéntricos.[5,6] En el estudio ATN, 1 124 pacientes en estado crítico con LRA grave en Estados Unidos fueron asignados aleatoriamente a estrategias de TRR más intensivas y menos intensivas[5] (resumen visual 30-1). Dentro de cada estrategia de tratamiento, los pacientes que estaban hemodinámicamente estables recibieron hemodiálisis intermitente convencional (en días alternos, excepto los domingos, en el brazo menos intensivo; y diariamente, excepto los domingos, en el brazo más intensivo) y TRR intermitente prolongada (TRRIP) o HDFVVC cuando estaban hemodinámicamente inestables (con HDFVVC dosificada a 20 mL/kg/h en el brazo menos intensivo y 35 mL/kg/h en el brazo más intensivo). La mortalidad global a los 60 días no fue diferente entre los dos brazos de tratamiento (53.6% en el brazo intensivo *vs.* 51.5% en el brazo menos intensivo; $p = 0.47$). Similarmente, el estudio Randomized Evaluation of Normal versus Augmented Level (RENAL) de tratamiento sustitutivo distribuyó de manera aleatoria a 1 508 pacientes en estado crítico con LRA grave en Australia y Nueva Zelanda a HDFVVC a 25 o 40 mL/kg/h[6] (resumen visual 30-2). La mortalidad por cualquier causa 90 días después de la aleatorización fue de 44.7% en ambos brazos de tratamiento ($p = 0.99$). En los pacientes con LRA asociada con la sepsis, incluso las dosis más altas de hemofiltración no se relacionaron con ningún beneficio adicional.[23] El metaanálisis de los datos a nivel de paciente de múltiples ensayos controlados aleatorizados confirma la falta de beneficio asociado con dosis más altas de TRRC y plantea la preocupación de que estas dosis más altas puedan estar asociadas con una recuperación deficiente de la función renal[24] (resumen visual 30-3). Las guías de práctica clínica KDIGO para la LRA recomiendan "...suministrar un volumen de efluente de 20-25 mL/kg/h para el TRRC en la LRA"[19] (tabla 30-1). Las guías señalan que esto suele requerir una prescripción más alta de volumen de efluente; sin embargo, si se presta una atención cuidadosa para minimizar los tiempos de interrupción del TRRC, esto no es necesario, y por lo regular no se prescriben dosis superiores a 25 mL/kg/h. Además, la prescripción de la terapia debe ser individualizada para garantizar que la terapia administrada logre un control adecuado de todos los aspectos del equilibrio electrolítico, ácido-básico y de fluidos y no se centre únicamente en la eliminación de urea y otros solutos de bajo peso molecular. En los pacientes hipercatabólicos, puede ser necesario un TRRC más intensivo para un control adecuado de la acidosis, la hiperpotasemia y otros electrolitos.

RESUMEN

La dosis de TRR en la LRA comprende múltiples dimensiones, y el TRR en la LRA debe prescribirse para cumplir los múltiples objetivos de equilibrio electrolítico, acidobásico y de fluidos, lo mismo que aclaramiento de pequeños solutos como la urea. Cuando se usa la hemodiálisis intermitente, no hay ningún beneficio adicional en aumentar el aclaramiento de pequeños solutos más allá de un Kt/V_{urea} de 1.2 por tratamiento (correspondiente a una RRU de al menos 0.67) en un programa de tres hemodiálisis por semana. Pueden ser necesarios tratamientos más frecuentes si no puede alcanzarse el aclaramiento de solutos objetivo, para el control de los electrolitos y el estado acidobásico en pacientes marcadamente hipercatabólicos y para el manejo del volumen en el entorno de una marcada sobrecarga de volumen. Cuando se usa la TRRC, la administración de un flujo de efluentes de 20 a 25 mL/kg/h suele ser suficiente; sin embargo, la dosificación debe individualizarse para cada paciente.

Referencias

1. Ronco C, Bellomo R, Homel P, et al. Effects of different doses in continuous veno-venous haemofiltration on outcomes of acute renal failure: a prospective randomised trial. *Lancet.* 2000;356(9223):26-30.
2. Schiffl H, Lang SM, Fischer R. Daily hemodialysis and the outcome of acute renal failure. *N Engl J Med.* 2002;346(5):305-310.
3. Saudan P, Niederberger M, De Seigneux S, et al. Adding a dialysis dose to continuous hemofiltration increases survival in patients with acute renal failure. *Kidney Int.* 2006;70(7):1312-1317.
4. Tolwani AJ, Campbell RC, Stofan BS, Lai KR, Oster RA, Wille KM. Standard versus high-dose CVVHDF for ICU-related acute renal failure. *J Am Soc Nephrol.* 2008;19(6):1233-1238.
5. Palevsky PM, Zhang JH, O'Connor TZ, et al; VA/NIH Acute Renal Failure Trial Network. Intensity of renal support in critically ill patients with acute kidney injury. *N Engl J Med.* 2008;359(1):7-20.
6. Bellomo R, Cass A, Cole L, et al; The RENAL Replacement Therapy Study Investigators. Intensity of continuous renal-replacement therapy in critically ill patients. *N Engl J Med.* 2009;361(17):1627-1638.
7. Faulhaber-Walter R, Hafer C, Jahr N, et al. The Hannover Dialysis Outcome Study: comparison of standard versus intensified extended dialysis for treatment of patients with acute kidney injury in the intensive care unit. *Nephrol Dial Transplant.* 2009;24(7):2179-2186.
8. Mueller BA, Pasko DA, Sowinski KM. Higher renal replacement therapy dose delivery influences on drug therapy. *Artif Organs.* 2003;27(9):808-814.
9. Lewis SJ, Mueller BA. Antibiotic dosing in critically ill patients receiving CRRT: underdosing is overprevalent. *Semin Dial.* 2014;27(5):441-445.
10. Sigwalt F, Bouteleux A, Dambricourt F, Asselborn T, Moriceau F, Rimmele T. Clinical complications of continuous renal replacement therapy. *Contrib Nephrol.* 2018;194:109-117.
11. Vijayan A, Palevsky PM. Dosing of renal replacement therapy in acute kidney injury. *Am J Kidney Dis.* 2012;59(4):569-576.
12. Clark WR, Mueller BA, Kraus MA, Macias WL. Renal replacement therapy quantification in acute renal failure. *Nephrol Dial Transplant.* 1998;13(Suppl 6):86-90.
13. Garred L, Leblanc M, Canaud B. Urea kinetic modeling for CRRT. *Am J Kidney Dis.* 1997;30(5 Suppl 4):S2-S9.
14. Clark WR, Leblanc M, Ricci Z, Ronco C. Quantification and dosing of renal replacement therapy in acute kidney injury: a reappraisal. *Blood Purif.* 2017;44(2):140-155.
15. Kanagasundaram NS, Greene T, Larive AB, et al. Dosing intermittent haemodialysis in the intensive care unit patient with acute renal failure—estimation of urea removal and evidence for the regional blood flow model. *Nephrol Dial Transplant.* 2008;23(7):2286-2298.

16. Himmelfarb J, Evanson J, Hakim RM, Freedman S, Shyr Y, Ikizler TA. Urea volume of distribution exceeds total body water in patients with acute renal failure. *Kidney Int.* 2002;61(1):317-323.

17. Ikizler TA, Sezer MT, Flakoll PJ, et al. Urea space and total body water measurements by stable isotopes in patients with acute renal failure. *Kidney Int.* 2004;65(2):725-732.

18. Vijayan A, Delos Santos RB, Li T, Goss CW, Palevsky PM. Effect of frequent dialysis on renal recovery: results from the acute renal failure trial network study. *Kidney Int Rep.* 2018;3(2):456-463.

19. KDIGO Clinical Practice Guidelines for Acute Kidney Injury. Section 5: dialysis interventions for treatment of AKI. *Kidney Int Suppl (2011).* 2012;2(1):89-115.

20. Gotch FA, Sargent JA, Keen ML. Whither goes Kt/V? *Kidney Int Suppl.* 2000;76:S3-S18.

21. Jorres A, John S, Lewington A, et al. A European Renal Best Practice (ERBP) position statement on the Kidney Disease Improving Global Outcomes (KDIGO) Clinical Practice Guidelines on Acute Kidney Injury: part 2: renal replacement therapy. *Nephrol Dial Transplant.* 2013;28(12):2940-2945.

22. Liang KV, Zhang JH, Palevsky PM. Urea reduction ratio may be a simpler approach for measurement of adequacy of intermittent hemodialysis in acute kidney injury. *BMC Nephrol.* 2019;20(1):82.

23. Joannes-Boyau O, Honore PM, Perez P, et al. High-volume versus standard-volume haemofiltration for septic shock patients with acute kidney injury (IVOIRE study): a multicentre randomized controlled trial. *Intensive Care Med.* 2013;39(9):1535-1546.

24. Wang Y, Gallagher M, Li Q, et al. Renal replacement therapy intensity for acute kidney injury and recovery to dialysis independence: a systematic review and individual patient data meta-analysis. *Nephrol Dial Transplant.* 2018;33(6):1017-1024.

Intensidad óptima del de la terapia de remplazo renal en pacientes críticos con lesión renal aguda (LRA)

© 2020 Wolters Kluwer

Pacientes en estado crítico

Lesión renal aguda

+

Fallo de al menos 1 órgano no renal o sepsis

n = 1124

ALEATORIZACIÓN

TRATAMIENTO INTENSIVO
n = 563

HDI 6×/semana
HSBE 6×/semana
HVVC 35 mL/kg/h

MENOS INTENSIVO
n = 561

HDI 3×/semana
HSBE 3×/semana
HVVC 20 mL/kg/h

Tasa de mortalidad por cualquier causa en el día 60

CRITERIO DE VALORACIÓN PRIMARIO

53.6%

1.09
(0.86 a 1.40)
p = 0.47

51.5%

No hay diferencias significativas entre los 2 grupos

Duración del TRR

Tasa de recuperación de la función renal o de la insuficiencia de órganos no renales

La hipotensión durante la HDI se produjo en más pacientes del grupo intensivo

Conclusión: el soporte renal intensivo en pacientes críticos con lesión renal aguda no disminuyó la mortalidad, ni mejoró la recuperación de la función renal, ni redujo la tasa de insuficiencia orgánica no renal en comparación con una terapia menos intensiva que incluía una dosis definida de hemodiálisis intermitente tres veces por semana y una terapia de remplazo renal continuo a 20 mL/kg/h.

VA/NIH Acute Kidney Failure Trial Network, Palevsky PM, Zhang JH, O'Connor TZ, Chertow GM, Crowley ST, et al. Intensity of kidney support in critically ill patients with acute kidney injury. *N Engl J Med.* 2008;359(1):7-20.

RESUMEN VISUAL 30-1

Efecto de la intensidad de la terapia de remplazo renal continuo (TRRC) en la mortalidad de los pacientes críticos

© 2020 Wolters Kluwer

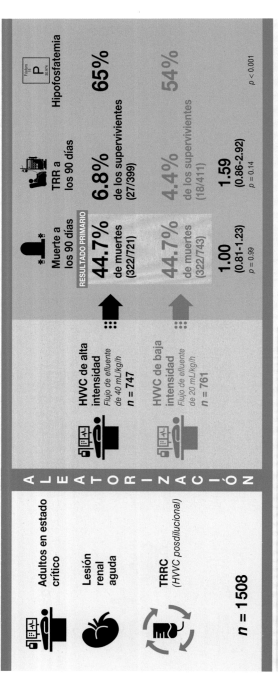

Conclusión: en los pacientes críticos con lesión renal aguda, el TRRC de alta intensidad no redujo la mortalidad a los 90 días.

The KIDNEY Replacement Therapy Study Investigators, Bellomo R, Cass A, Cole L, Finfer S, Gallagher M, et al. Intensity of continuous kidney-replacement therapy in critically ill patients. *N Engl J Med.* 2009;361(17):1627-38.

RESUMEN VISUAL 30-2

¿Se asocia la terapia de remplazo renal (TRR) de alta intensidad con un beneficio de supervivencia y una mejor recuperación renal en la lesión renal aguda (LRA)?

© 2020 Wolters Kluwer

METAANÁLISIS

Pacientes de la UCI

Lesión renal aguda (LRA) grave

8 ensayos controlados aleatorizados prospectivos

n = 3682

	Alta intensidad	Baja intensidad	
RESULTADO PRIMARIO Mortalidad en el día 28	**40.8%** (769/1184)	**41.4%** (744/1798)	0.93 (1.80-1.09) p = 0.40
RESULTADO SECUNDARIO Dependencia de la TRSC en el día 28	**29.7%** (292/983)	**24.9%** (235/943)	1.15 (1.00-1.33) p = 0.05

El tiempo hasta el cese de la TRR a los 28 días fue mayor en los pacientes que recibieron TRR de alta intensidad (prueba de rango logarítmico p = 0.02) y cuando se utilizó la TRRC como modalidad inicial de la TRR (prueba de rango logarítmico p = 0.03).

Conclusión: en los pacientes con LRA grave, la TRR de alta intensidad no afecta a la mortalidad pero parece retrasar la recuperación renal.

Wang Y, Gallagher M, Li Q, Lo S, Cass A, Finfer S, et al. Kidney replacement therapy intensity for acute kidney injury and recovery to dialysis independence: a systematic review and individual patient data meta-analysis. *Nephrol Dial Transplant.* 2018;33(6): 1017-24.

RESUMEN VISUAL 30-3

347

31

Momento de la terapia de remplazo renal

Alejandro Y. Meraz-Muñoz,
Sean M. Bagshaw y Ron Wald

INTRODUCCIÓN

La lesión renal aguda (LRA) es una complicación frecuente de las enfermedades críticas que afecta hasta a dos tercios de los pacientes ingresados en la unidad de cuidados intensivos (UCI).[1,2] Los pacientes que reciben terapia de remplazo renal (TRR) para su LRA corren un alto riesgo de muerte, con una mortalidad a corto plazo que supera 50%.[3,4] Sin embargo, incluso los pacientes que sobreviven a la fase aguda de la enfermedad siguen corriendo el riesgo de padecer una enfermedad renal crónica persistente, y algunos progresan hasta la dependencia de la diálisis a largo plazo.[5-8] Estudios anteriores informaron que 16 y 22% de los pacientes con LRA grave seguían siendo dependientes de la diálisis a los 90 días y al año, respectivamente, posteriores al inicio de la TRR.[3,9] La prescripción de TRR en pacientes críticos con LRA se basa en pruebas de alta calidad con respecto al aclaramiento de moléculas pequeñas,[10,11] la elección de la modalidad de la TRR[12] y la anticoagulación.[13] Sin embargo, la cuestión más fundamental de cuándo iniciar la TRR ha sido fuente de debate durante décadas.

ALCANCE DEL PROBLEMA

En los pacientes críticos con complicaciones de la LRA que suponen una amenaza inequívoca para la vida (p. ej., hiperpotasemia grave, acidemia y sobrecarga de líquidos que son refractarias a las medidas médicas), no hay debate sobre la necesidad de iniciar urgentemente la TRR,[14] suponiendo que esto sea coherente con los objetivos de atención del paciente. Sin embargo, los datos observacionales sugieren que estas indicaciones de "emergencia" no son los desencadenantes más comunes para iniciar la TRR en la práctica habitual.[2,15,16] Parece que, para la mayoría de los pacientes, la decisión de iniciar la TRR tiende a ser más matizada e incorpora las tendencias de los marcadores de la función renal y la disfunción de órganos no renales. La subjetividad inherente que guía el inicio de la TRR en el contexto de la LRA se pone de manifiesto en la diversidad de la práctica clínica, tal como demuestran los estudios epidemiológicos[15,16] y las encuestas sobre la propia práctica.[17-20] La justificación del inicio de la TRR en ausencia de una emergencia relacionada con la LRA se basa en el razonamiento de que el inicio temprano o preventivo de la TRR conducirá de forma proactiva a un control más eficaz del volumen, así como al mantenimiento de la homeostasis electrolítica y acidobásica. Además, el inicio más temprano de la TRR acelerará la eliminación de los solutos urémicos que se acumulan en el contexto de la LRA y que posiblemente median la toxicidad sistémica. Sin embargo, no se ha delineado la identidad precisa de estas supuestas toxinas, lo que hace que este componente de la TRR agudo sea mucho más difícil de evaluar objetivamente. Varios estudios observacionales[21-25] y un ensayo controlado aleatorizado (ECA)[26] apoyan un enfoque "preventivo" o "temprano".

El entusiasmo por la TRR preventiva debe atenuarse por los riesgos bien establecidos de la TRR, incluidas las complicaciones iatrogénicas que se producen durante la inserción del catéter, las infecciones del torrente sanguíneo relacionadas con el catéter, la inestabilidad hemodinámica iatrogénica, la hipofosfatemia y el compromiso de los niveles terapéuticos de los medicamentos vitales. Además, la reducción del umbral para el inicio de la TRR probablemente provocaría un aumento de los costos sanitarios, al menos a corto plazo. El costo incremental ajustado de una hospitalización en la que un paciente recibió TRR por LRA es de 10 000-15 000 dólares.[27,28]

Las decisiones relativas al momento de iniciar la TRR se complican aún más por el hecho de que muchos pacientes con LRA grave pueden experimentar una recuperación espontánea de la función renal. Por lo tanto, una política de inicio preventivo de la TRR podría llevar a su administración a algunos individuos que están destinados a recuperar la función renal independientemente de la recepción de la TRR. En la actualidad, no existen puntuaciones de predicción que anticipen con exactitud la necesidad de TRR en pacientes críticos con LRA. Aunque varios biomarcadores parecen prometedores, un metaanálisis reciente concluyó que la solidez de las pruebas impide su uso rutinario[29] (*véanse* los capítulos 16 y 17). Por último, como se comentó en el capítulo 16, la prueba de esfuerzo con furosemida es una herramienta que predice con precisión los pacientes con riesgo de progresión a una LRA más grave y puede ayudar a orientar la toma de decisiones en torno al inicio de la terapia de remplazo renal.

ENSAYOS CONTROLADOS ALEATORIZADOS RECIENTES

La calidad de las pruebas sobre el tema del inicio de la TRR ha mejorado mucho desde el año 2016 con la publicación de cuatro grandes ECA que compararon diferentes estrategias para el inicio de la TRR en pacientes críticos con LRA (**tabla 31-1**).

El ensayo Early versus Late Initiation of Renal Replacement Therapy in Critically Ill Patients with Acute Kidney Injury (ELAIN) fue un ECA monocéntrico realizado en Alemania (**resumen visual 31-1**).[26] En él se inscribieron 231 pacientes en estado crítico, de los cuales la gran mayoría tenía una intervención quirúrgica reciente (50% cirugía cardiaca), con un estadio 2 de Kidney Disease Improving Global Outcomes (KDIGO) (duplicación de la creatinina sérica con respecto al valor inicial o 12 h de oliguria) y al menos uno de los siguientes factores: sepsis, sobrecarga de líquidos refractaria, empeoramiento de la puntuación de la evaluación de la falla orgánica secuencial (SOFA, Sequential Organ Failure Assessment) o necesidad de apoyo vasoactivo. Los participantes fueron asignados aleatoriamente a dos grupos: inicio temprano de la TRR (la TRR debía iniciar en las 8 h siguientes al cumplimiento de los criterios de LRA en estadio 2 de KDIGO, $n = 112$) o inicio tardío (la TRR debía iniciar si el paciente progresaba a LRA en estadio 3 de KDIGO o en caso de que sobreviniera una indicación clínica tradicional, $n = 119$). La terapia de remplazo renal continuo (TRRC) fue la modalidad obligatoria para todos los pacientes que iniciaron la TRR en ambos brazos del ensayo. Todos los pacientes del brazo de inicio temprano recibieron TRR, al igual que 91% del brazo de inicio tardío. La mediana de la diferencia intergrupal en el tiempo hasta el inicio de la TRR desde la asignación aleatoria fue de 21 h (rango intercuartil, 18-24). El inicio temprano de la TRR confirió una reducción de la mortalidad a 90 días en comparación con el inicio tardío (39% *vs.* 55%; $p = 0.03$).

El ensayo Artificial Kidney Initiation in Kidney Injury (AKIKI) fue un ECA multicéntrico realizado en 31 centros de Francia que se diseñó para probar la hipótesis de que el retraso en el inicio de la TRR conferiría una menor morbilidad en pacientes críticos con LRA grave (**resumen visual 31-2**).[30] En el ensayo se inscribieron 620 pacientes con LRA en estadio 3 KDIGO que requerían ventilación mecánica, infusión de catecolaminas, o ambas cosas, y que no presentaban una complicación potencialmente mortal relacionada con la LRA. Cerca de dos tercios de los pacientes de esta cohorte mixta médico-quirúrgica tenían un choque séptico. Los participantes fueron asignados aleatoriamente a una estrategia de inicio temprano

TABLA 31-1 Resumen de los ensayos controlados aleatorizados recientes que examinan el momento de inicio de la TRR en pacientes críticos con LRA

	ELAIN (*n* = 231)	AKIKI (*n* = 620)	IDEAL-ICU (*n* = 488)	STARRT-AKI (*n* = 3019)
Entorno y población	Un solo centro en Alemania; 95% de pacientes quirúrgicos (47% de cirugía cardiaca)	31 centros en Francia; 80% de pacientes con problema médico no quirúrgico	24 centros en Francia; 100% de pacientes con choque séptico	168 centros en 15 países; 67% de pacientes con problema médico no quirúrgico
Criterios clave de inclusión	KDIGO, LRA etapa 2, más NGAL > 150 ng/mL y sepsis, vasopresores, sobrecarga de volumen	KDIGO, LRA estadio 3, más ventilación mecánica o uso de catecolamina	Estadio F de RIFLE, LRA en las 48 h siguientes al inicio del vasopresor	KDIGO, LRA estadios 2-3
Criterios clave de exclusión	Indicaciones de emergencia para la TRR. TFGe preexistente < 30 mL/min/1.73 m²	Indicaciones de emergencia para la TRR. ClCr preexistente < 30 mL/min	Indicaciones de emergencia para la TRR	Indicaciones de emergencia para TRR. TRR anterior, TFGe preexistente < 20 mL/min/1.73 m². Percepción del clínico de la necesidad obligatoria de TRR o de la inminente recuperación renal
Puntuación de la SOFA (temprano *vs.* tardío)	15.6 *vs.* 16.0	10.9 *vs.* 10.8	12.2 *vs.* 12.4	11.6 *vs.* 11.8
Ventana para el inicio de la TRR en el brazo temprano	Dentro de las 8 h del estadio 2 de LRA	Dentro de las 6 h del estadio 3 de LRA	Dentro de las 12 h del estadio F de LRA	Dentro de las 12 h de elegibilidad para el ensayo completo

Factores desencadenantes del inicio de la TRR en el brazo tardío	Dentro de las 12 h de la progresión al estadio 3 de LRA, NUS > 100 mg/dL, K > 6 MEq/L, o edema resistente a los diuréticos	Si NUS > 112 mg/dL, K > 6 mmol/L, pH < 7.1, oliguria > 72 h, edema pulmonar agudo	48 h después de la inclusión, a menos que se recupere la función renal, o si K > 6 mmol/L, pH < 7.1, sobrecarga de líquidos	K ≥ 6.0 mmol/L, pH ≤ 7.20, HCO_3 ≤ 12 mmol/L, hipoxia grave (PaO_2/FiO_2 ≤ 200) por sobrecarga de volumen, o LRA persistente ≥ 72 h
Porcentaje de pacientes que recibió TRR en el grupo tardío	91% en una mediana de 25 h después de la aleatorización	51% en una mediana de 57 h después de la aleatorización	62% en una mediana de 51 h después de la aleatorización	62% en una mediana de 31 h después de la aleatorización
Modalidad inicial de TRR	TRRC (HDFVVC)	Mixto (TRRC 45%)	Mixto (TRRC 56%)	Mixto (TRRC 70%)
Resultado primario (temprano vs. tardío)	Mortalidad a los 90 días: 39% vs. 54% (p = 0.03)	Mortalidad a los 60 días: 49% vs. 50% (p = 0.79)	Mortalidad a los 90 días: 58% vs. 54% (p = 0.38)	Mortalidad a los 90 días: 44% vs. 44% (p = 0.92)

ClCr, aclaramiento de creatinina; HDFVVC, hemodiafiltración venovenosa continua; KDIGO, Kidney Disease Improving Global Outcomes; LRA, lesión renal aguda; NGAL, lipocalina asociada con la gelatinasa de neutrófilos; NUS, nitrógeno ureico en sangre; PaO$_2$/FiO$_2$, relación entre la presión parcial de oxígeno arterial en mm Hg y la fracción de oxígeno inspirado; RIFLE, Risk, Injury, Failure, Loss, End stage kidney disease; SOFA, evaluación de la falla orgánica secuencial; TFGe, tasa de filtración glomerular estimada; TRR, terapia de remplazo renal; TRRC, terapia de remplazo renal continuo.

(dentro de las 6 h siguientes a la aparición de la LRA en estadio 3 KDIGO, $n = 311$) o de inicio tardío (la TRR inició en presencia de oliguria persistente durante > 72 h, nitrógeno ureico en sangre [NUS] > 112 mg/dL, hiperpotasemia, acidosis metabólica o edema pulmonar por sobrecarga de líquidos, $n = 308$). La modalidad de TRR administrada se dejó a discreción del equipo clínico y la mayoría de los participantes que iniciaron la TRR recibieron una terapia intermitente. Casi todos los pacientes de la estrategia temprana recibieron TRR, mientras que solo alrededor de la mitad de los pacientes del brazo de inicio tardío comenzó la TRR. Entre los participantes que iniciaron la TRR, los asignados al azar al brazo de la estrategia tardía comenzaron la TRR 55 h más tarde que los del brazo de la estrategia temprana. La mortalidad a los 60 días no difirió entre las estrategias temprana y tardía (48.5% en la estrategia temprana *vs.* 49.7% en la estrategia tardía, cociente de riesgos [CRI] 1.03, intervalo de confianza [IC] 95%: 0.82-1.29, $p = 0.79$). Los pacientes asignados de manera aleatoria al inicio temprano de la TRR tuvieron menos días libres de diálisis (17 *vs.* 19 días, $p < 0.001$) y mayor riesgo de complicaciones iatrogénicas, especialmente infecciones asociadas con el catéter venoso central e hipofosfatemia.

El ensayo Initiation of Dialysis Early versus Delayed in the Intensive Care Unit (IDEAL-ICU) se realizó en 29 centros de Francia y puso a prueba la hipótesis de que un inicio más temprano de la TRR conferiría una reducción absoluta de 10% en la mortalidad por todas las causas a los 90 días en pacientes críticos con choque séptico y LRA grave (**resumen visual 31-3**).[31] Los pacientes del grupo de estrategia temprana debían recibir la TRR en las 12 h siguientes a la documentación de una LRA en estadio 3, mientras que los asignados aleatoriamente al brazo de estrategia tardía debían iniciar la TRR si se producía una indicación emergente o tras 48 h de LRA persistente. Los investigadores planearon reclutar a 864 pacientes, pero el reclutamiento cesó tras la asignación aleatoria de 488 participantes debido a la futilidad percibida. Casi todos los pacientes (97%) asignados al grupo de estrategia temprana recibieron TRR, mientras que 62% en el grupo de estrategia tardía recibió TRR. Entre los pacientes del brazo de estrategia tardía que no iniciaron la TRR, la mayoría tuvo una recuperación espontánea de la función renal. El resultado primario de mortalidad por todas las causas a los 90 días no se redujo con la estrategia de inicio más temprano de la TRR (58% *vs.* 54% en los brazos de inicio temprano y tardío, respectivamente, $p = 0.38$).

El ensayo Standard versus Accelerated initiation of Renal Replacement Therapy in Acute Kidney Injury (STARRT-AKI) se llevó a cabo en 168 centros de 15 países y probó si una estrategia acelerada de inicio de la TRR conferiría una reducción de la mortalidad por todas las causas a los 90 días en comparación con una estrategia estándar (**resumen visual 31-4**).[32] Se incluyeron pacientes con LRA en estadio 2 o 3 pero, a diferencia de los ensayos anteriores, la elegibilidad no se basó en la duración de la LRA. Las exclusiones clave incluyeron indicaciones manifiestas para el inicio de la TRR (es decir, hiperpotasemia, acidosis metabólica grave), falta de compromiso para ofrecer la TRR y enfermedad renal crónica avanzada preexistente. Una vez que los pacientes cumplían los criterios básicos de inclusión y se eliminaban las exclusiones preliminares, los pacientes eran elegibles provisionalmente. La elegibilidad final dependía del equipo de médicos: en concreto, se pidió a los médicos de cabecera que excluyeran a los pacientes que, a su juicio, necesitaban el inicio inmediato de la TRR o su aplazamiento obligatorio debido a la previsión de una recuperación inminente de la función renal. Este enfoque ayudó a garantizar que el ensayo solo incluyera a pacientes para los que la decisión de si debía iniciarse la TRR y cuándo hacerlo fuera una cuestión de auténtica incertidumbre clínica. Una vez que los clínicos confirmaron la presencia de equilibrio, los pacientes fueron declarados plenamente elegibles y se les asignó aleatoriamente una estrategia acelerada (la TRR debía iniciar en las 12 h siguientes a los criterios de elegibilidad plena) o una estrategia estándar, que desaconsejaba a los clínicos iniciar la TRR a menos que se dieran uno o más de los siguientes criterios: potasio sérico 6.0 mmol/L o más, pH inferior o igual a 7.20, bicarbonato sérico 12 mmol/L o menos, o insuficiencia respiratoria grave con una relación entre la presión parcial de oxígeno arterial y la fracción de oxígeno inspirado inferior o igual a 200 percibida como resultado de una sobrecarga de volumen. Si la LRA persistía durante más de 72 h, la decisión de iniciar o no la TRR se dejaba a criterio del clínico. A diferencia de los ensayos anteriores, la estrategia estándar no conllevaba la obligación de iniciar la TRR aunque se cumpliera una de las condiciones mencionadas.

Entre los 3 019 pacientes asignados aleatoriamente, 2 927 (1 465 y 1 462 en las estrategias acelerada y estándar, respectivamente) fueron elegibles para el análisis modificado por intención de tratar. La mayoría de los pacientes asignados aleatoriamente al brazo de la estrategia acelerada iniciaron la TRR en una mediana de 6 h desde el momento de la elegibilidad, mientras que 62% de los participantes de la estrategia estándar iniciaron la TRR en una mediana de 31 h desde el momento de la elegibilidad. El resultado primario de mortalidad por cualquier causa a los 90 días fue de 43.9% en el brazo acelerado frente a 43.7% en el brazo estándar (riesgo relativo [RR] 1.00; 0.93-1.09). Estos hallazgos fueron consistentes en todos los subgrupos preespecificados, incluyendo aquellos con y sin sepsis y enfermedad renal crónica preexistente, respectivamente. No hubo pruebas de heterogeneidad del efecto del tratamiento entre las categorías de enfermedad aguda. Entre los supervivientes, hubo una probabilidad significativamente mayor de dependencia de la diálisis persistente a los 90 días en los pacientes asignados aleatoriamente a la estrategia acelerada (10.4% vs. 6.0% en el brazo estándar; RR 1.74, IC 95%: 1.24-2.43). Los acontecimientos adversos fueron más frecuentes en el brazo acelerado (23% vs. 16.5%), principalmente motivados por la hipotensión y la hipofosfatemia.

A pesar de las diferencias en el diseño de los estudios entre los diversos ECA que han estudiado las estrategias del momento de inicio de la TRR, la preponderancia de las pruebas no favorece el inicio preventivo de la TRR antes de la aparición de los desencadenantes objetivos. Además, un enfoque temprano tiene el costo de una variedad de efectos adversos y una mayor probabilidad de dependencia persistente de la TRR, tal vez debido a la inestabilidad hemodinámica que confiere su administración.

ÁREAS RESTANTES DE INCERTIDUMBRE

Aunque los ensayos clínicos demuestran que el inicio temprano de la TRR no mejora los resultados y puede ser perjudicial, no está claro cuánto tiempo es seguro retrasar la TRR ante una LRA grave y persistente, incluso si no surge una indicación convencional para su uso. Es de esperar que el ensayo AKIKI-2, recientemente finalizado, que evaluó el efecto de retrasar la TRR más allá del umbral de inicio de la TRR en el brazo tardío del ensayo AKIKI original, arroje luz sobre esto (ClinicalTrials. gov Identifier: NCT03396757). Además, tal y como pone de manifiesto el importante número de pacientes que no recibieron TRR en los brazos tardío/ estándar de AKIKI, IDEAL-ICU y STARRT-AKI, la identificación y validación de biomarcadores que anticipen la progresión de la LRA puede ayudar a informar sobre la administración precisa de la TRR.

RESUMEN Y CONCLUSIONES

En el caso de los pacientes críticos con LRA cuya filosofía de atención incluye la intensificación del tratamiento con la adición de una terapia de soporte orgánico, la TRR debe iniciar inmediatamente en presencia de cualquier complicación de LRA que ponga en peligro la vida y que pueda ser remediada por este tratamiento. El inicio de la TRR en ausencia de tal complicación no ha dado lugar a una mejora de la supervivencia de los pacientes y los expone a un mayor riesgo de acontecimientos adversos. Ante una LRA grave que no está acompañada de complicaciones metabólicas o de volumen, se aconseja a los médicos que aplacen el inicio de la la TRR con una estrecha vigilancia de la recuperación renal.

Referencias

1. Hoste EA, Clermont G, Kersten A, et al. RIFLE criteria for acute kidney injury are associated with hospital mortality in critically ill patients: a cohort analysis. *Crit Care*. 2006;10(3):R73.
2. Hoste EAJ, Bagshaw SM, Bellomo R, et al. Epidemiology of acute kidney injury in critically ill patients: the multinational AKI-EPI study. *Intensive Care Med*. 2015;41(8):1411-1423.
3. Bagshaw SM, Laupland KB, Doig CJ, et al. Prognosis for long-term survival and renal recovery in critically ill patients with severe acute renal failure: a population-based study. *Crit Care*. 2005;9(6):R700.
4. Uchino S, Bellomo R, Goldsmith D, et al. An assessment of the RIFLE criteria for acute renal failure in hospitalized patients. *Crit Care Med*. 2006;34(7):1913-1917.
5. Hoste EAJ, Kellum JA, Selby NM, et al. Global epidemiology and outcomes of acute kidney injury. *Nat Rev Nephrol*. 2018;14:607-625.
6. Wald R, Quinn RR, Luo J, et al; for the University of Toronto Acute Kidney Injury Research Group. Chronic dialysis and death among survivors of acute kidney injury requiring dialysis. *JAMA*. 2009;302(11):1179.
7. Wald R, Shariff S, Adhikari NK, et al. The association between renal replacement therapy modality and long-term outcomes among critically ill adults with acute kidney injury: a retrospective cohort study. *Crit Care Med*. 2014;42(4):868-877.
8. Chua H-R, Wong W-K, Ong VH, et al. Extended mortality and chronic kidney disease after septic acute kidney injury. *J Intensive Care Med*. 2020;35(6):527-535.
9. Wald R, McArthur E, Adhikari NKJ, et al. Changing incidence and outcomes following dialysis-requiring acute kidney injury among critically ill adults: a population-based cohort study. *Am J Kidney Dis*. 2015;65(6):870-877.
10. Palevsky PM, Zhang JH, O'Connor TZ, et al. Intensity of renal support in critically ill patients with acute kidney injury. The VA/NIH Acute Renal Failure Trial Network. *N Engl J Med*. 2008;359(1):7-20.
11. The RENAL Replacement Therapy Study Investigators, Bellomo R, Cass A. Intensity of continuous renal-replacement therapy in critically ill patients. *N Engl J Med*. 2009;361(17):1627-1638.
12. Vinsonneau C, Camus C, Combes A, et al. Continuous venovenous haemodiafiltration versus intermittent haemodialysis for acute renal failure in patients with multiple-organ dysfunction syndrome: a multicentre randomised trial. *The Lancet*. 2006;368(9533):379-385.
13. Kutsogiannis DJ, Gibney RTN, Stollery D, et al. Regional citrate versus systemic heparin anticoagulation for continuous renal replacement in critically ill patients. *Kidney Int*. 2005;67(6):2361-2367.
14. Kellum JA, Lameire N, Aspelin P, et al. Kidney disease: improving global outcomes (KDIGO) Acute Kidney Injury work group. KDIGO clinical practice guideline for acute kidney injury. *Kidney Int*. 2012;2(1):1-138.
15. Bagshaw SM, Wald R, Barton J, et al. Clinical factors associated with initiation of renal replacement therapy in critically ill patients with acute kidney injury—a prospective multicenter observational study. *J Crit Care*. 2012;27(3):268-275.
16. Clark E, Wald R, Levin A, et al. Timing the initiation of renal replacement therapy for acute kidney injury in Canadian intensive care units: a multicentre observational study. *Can J Anesth Can Anesth*. 2012;59(9):861-870.
17. RENAL Study Investigators. Renal replacement therapy for acute kidney injury in Australian and New Zealand intensive care units: a practice survey. *Crit Care Resusc*. 2008;10(3):225-230.
18. Mehta RL, Letteri JM. Current status of renal replacement therapy for acute renal failure. *Am J Nephrol*. 1999;19(3):377-382.
19. Uchino S, Bellomo R, Morimatsu H, et al. Continuous renal replacement therapy: a worldwide practice survey. *Intensive Care Med*. 2007;33(9):1563-1570.
20. Clark E, Wald R, Walsh M, et al. Timing of initiation of renal replacement therapy for acute kidney injury: a survey of nephrologists and intensivists in Canada. *Nephrol Dial Transplant*. 2012;27(7):2761-2767.
21. Sugahara S, Suzuki H. Early start on continuous hemodialysis therapy improves survival rate in patients with acute renal failure following coronary bypass surgery. *Hemodial Int*. 2004;8(4):320-325.
22. Bagshaw SM, Uchino S, Bellomo R, et al. Timing of renal replacement therapy and clinical outcomes in critically ill patients with severe acute kidney injury. *J Crit Care*. 2009;24(1):129-140.

23. Shiao C-C, Wu V-C, Li W-Y, et al. Late initiation of renal replacement therapy is associated with worse outcomes in acute kidney injury after major abdominal surgery. *Crit Care.* 2009;13(5):R171.
24. Carl DE, Grossman C, Behnke M, et al. Effect of timing of dialysis on mortality in critically ill, septic patients with acute renal failure. *Hemodial Int.* 2010;14(1):11-17.
25. Vaara ST, Reinikainen M, Wald R, et al. Timing of RRT based on the presence of conventional indications. *Clin J Am Soc Nephrol.* 2014;9(9):1577-1585.
26. Zarbock A, Kellum JA, Schmidt C, et al. Effect of early vs delayed initiation of renal replacement therapy on mortality in critically ill patients with acute kidney injury: the ELAIN randomized clinical trial. *JAMA.* 2016;315(20):2190.
27. Collister D, Pannu N, Ye F, et al. Health care costs associated with AKI. *Clin J Am Soc Nephrol.* 2017;12(11):1733-1743.
28. Silver SA, Long J, Zheng Y, et al. Cost of acute kidney injury in hospitalized patients. *J Hosp Med.* 2017;12(2):70-76.
29. Klein SJ, Brandtner AK, Lehner GF, et al. Biomarkers for prediction of renal replacement therapy in acute kidney injury: a systematic review and meta-analysis. *Intensive Care Med.* 2018;44(3):323-336.
30. Gaudry S, Hajage D, Schortgen F, et al. Initiation strategies for renal-replacement therapy in the intensive care unit. *N Engl J Med.* 2016;375(2):122-133.
31. Barbar SD, Clere-Jehl R, Bourredjem A, et al. Timing of renal-replacement therapy in patients with acute kidney injury and sepsis. *N Engl J Med.* 2018;379(15):1431-1442.
32. The STARRT-AKI Investigators, Canadian Critical Care Trials Group, Australian and New Zealand Intensive Care Society Clinical Trials Group, et al. Timing of initiation of renal-replacement therapy in acute kidney injury. *N Engl J Med.* 2020;383(3):240-251.

Efecto del inicio temprano frente al tardío de la terapia de remplazo renal (TRR) en la mortalidad de los pacientes críticos con lesión renal aguda (LRA): ELAIN © 2020 Wolters Kluwer

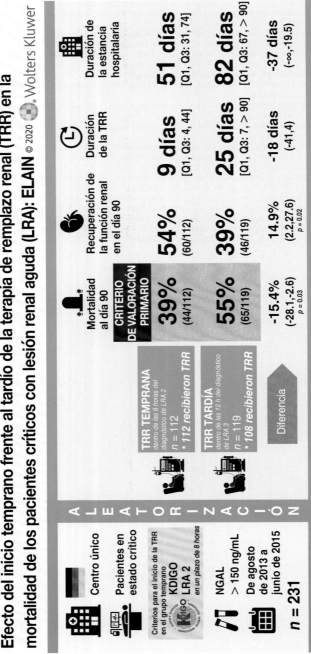

Conclusión: entre los pacientes críticos con LRA, el inicio temprano de la TRR redujo la mortalidad por todas las causas a los 90 días, en comparación con una estrategia de inicio tardío.

Zarbock A, Kellum JA, Schmidt C, Van Aken H, et al. Effect of Early vs Delayed Initiation of Kidney Replacement Therapy on Mortality in Critically Ill Patients With Acute Kidney Injury: The ELAIN Randomized Clinical Trial. JAMA. 2016 May 24-31;315(20):2190-9

RESUMEN VISUAL 31-1

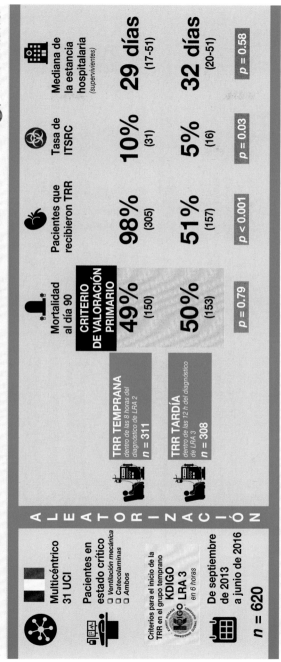

Estrategias de inicio de la terapia de remplazo renal (TRR) en la unidad de cuidados intensivos (UCI): AKIKI

© 2020 Wolters Kluwer

ALEATORIZACIÓN

Multicéntrico
31 UCI

Pacientes en estado crítico
☐ Ventilación mecánica
☐ Catecolaminas
☐ Ambos

Criterios para el inicio de la TRR en el grupo temprano
KDIGO LRA 3
en 6 horas

De septiembre de 2013 a junio 2016

n = 620

TRR TEMPRANA
dentro de las 8 horas del diagnóstico de LRA 2
n = 311

TRR TARDÍA
dentro de las 12 h del diagnóstico de LRA 3
n = 308

	Mortalidad al día 90	Pacientes que recibieron TRR	Tasa de ITSRC	Mediana de la estancia hospitalaria (supervivientes)
	CRITERIO DE VALORACIÓN PRIMARIO			
TRR TEMPRANA	49% (150)	98% (305)	10% (31)	29 días (17-51)
TRR TARDÍA	50% (153)	51% (157)	5% (16)	32 días (20-51)
	p = 0.79	p < 0.001	p = 0.03	p = 0.58

Gaudry S, Hajage D, Schortgen F, Martin-Lefevre L, et al. Initiation Strategies for Kidney-Replacement Therapy in the Intensive Care Unit. *N Engl J Med.* 2016 Jul 14;375(2):122-33.

Conclusión: entre los pacientes críticos con LRA grave, no hubo diferencias significativas en la mortalidad entre una estrategia temprana y una tardía de inicio de la TRR.

RESUMEN VISUAL 31-2

Momento de la terapia de remplazo renal (TRR) en pacientes con lesión renal aguda y sepsis: IDEAL-ICU

© 2020 Wolters Kluwer

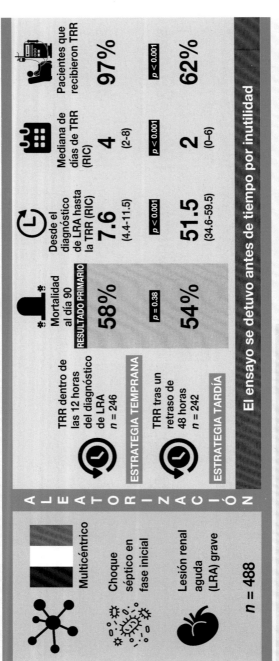

		Mortalidad al día 90 RESULTADO PRIMARIO	Desde el diagnóstico de LRA hasta la TRR (RIC)	Mediana de días de TRR (RIC)	Pacientes que recibieron TRR
ALEATORIZACIÓN					
Multicéntrico	ESTRATEGIA TEMPRANA — TRR dentro de las 12 horas del diagnóstico de LRA *n* = 246	58%	7.6 (4.4-11.5)	4 (2-8)	97%
Choque séptico en fase inicial		*p* = 0.38	*p* < 0.001	*p* < 0.001	*p* < 0.001
Lesión renal aguda (LRA) grave	ESTRATEGIA TARDÍA — TRR tras un retraso de 48 horas *n* = 242	54%	51.5 (34.6-59.5)	2 (0-6)	62%
n = 488					

El ensayo se detuvo antes de tiempo por inutilidad

Conclusión: entre los pacientes con LRA y choque séptico, no hubo diferencias significativas en la mortalidad global a los 90 días entre los pacientes que fueron asignados a una estrategia de inicio temprano de la TRR y quienes fueron asignados a una estrategia tardía.

Barbar SD, Clere-Jehl R, Bourredjem A, Hernu R, et al. Timing of Kidney-Replacement Therapy in Patients With Acute Kidney Injury and Sepsis. *N Engl J Med*. 2018 Oct 11;379(15):1431-1442.

RESUMEN VISUAL 31-3

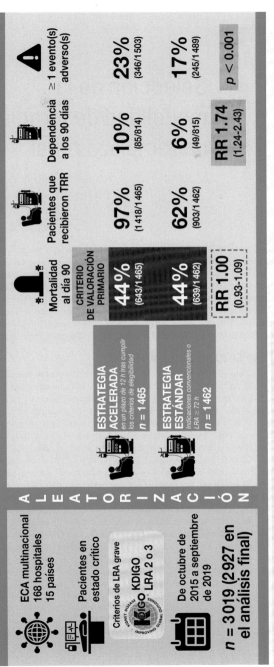

Momento de inicio de la terapia de remplazo renal (TRR) en la lesión renal aguda (LRA): STARRT-AKI

© 2020 Wolters Kluwer

ALEATORIZACIÓN

ECA multinacional 168 hospitales 15 países

Pacientes en estado crítico

Criterios de LRA grave KDIGO LRA 2 o 3

De octubre de 2015 a septiembre de 2019

n = 3 019 (2 927 en el análisis final)

ESTRATEGIA ACELERADA en un plazo de 12 h tras cumplir los criterios de elegibilidad *n* = 1 465

ESTRATEGIA ESTÁNDAR Indicaciones convencionales o LRA ≥ 72 h *n* = 1 462

	Mortalidad al día 90 CRITERIO DE VALORACIÓN PRIMARIO	Pacientes que recibieron TRR	Dependencia a los 90 días	≥ 1 evento(s) adverso(s)
	44% (643/1 465)	97% (1 418/1 465)	10% (85/814)	23% (346/1 503)
	44% (639/1 462)	62% (903/1 462)	6% (49/815)	17% (245/1 489)
	RR 1.00 (0.93-1.09)		RR 1.74 (1.24-2.43)	*p* < 0.001

Investigadores de STARRT-AKI. Timing of Initiation of Kidney-Replacement Therapy in Acute Kidney Injury. *N Engl J Med.* 2020;383(3):240-251.

Conclusión: entre los pacientes críticos con LRA, una estrategia acelerada de TRR no confirió un menor riesgo de muerte a los 90 días que una estrategia estándar.

RESUMEN VISUAL 31-4

Selección de la modalidad de terapia de remplazo renal

Madhuri Ramakrishnan y Anitha Vijayan

INTRODUCCIÓN

Proporcionar una terapia de remplazo renal (TRR) segura y eficaz a las personas con lesión renal aguda (LRA) en la unidad de cuidados intensivos (UCI) es fundamental para mejorar los resultados de los pacientes. Hay varios tipos de modalidades de TRR disponibles para su uso, y la selección de una modalidad concreta depende de los factores del paciente, las preferencias del médico y los recursos institucionales. Las modalidades de TRR disponibles incluyen la terapia de remplazo renal continuo (TRRC), la terapia de remplazo renal intermitente prolongada (TRRIP), la hemodiálisis intermitente (HDI) y la diálisis peritoneal (DP). En este capítulo, se comparan y contrastan las distintas modalidades de TRR usadas en el tratamiento de la LRA.

TERAPIA DE REMPLAZO RENAL CONTINUO

El aclaramiento de solutos durante la TRRC se produce por convección (arrastre de disolventes), por difusión o por una combinación de ambos mecanismos. La adsorción (adherencia de las moléculas a la membrana del filtro) no desempeña un papel importante en el aclaramiento de solutos durante la TRRC. La hemofiltración venovenosa continua (HVVC), la hemodiálisis venovenosa continua (HDVVC) y la hemodiafiltración venovenosa continua (HDFVVC) son las tres modalidades de TRRC para la eliminación de solutos y la ultrafiltración. Además, se puede prescribir la ultrafiltración continua lenta (UFCL) cuando el único objetivo del soporte extracorpóreo es la eliminación de volumen. La TRRC es la modalidad recomendada para los pacientes hemodinámicamente inestables y en estado crítico con LRA.[1] La TRRC es también la modalidad preferida en los pacientes con LRA que presentan una lesión cerebral aguda o un edema cerebral, porque las fluctuaciones hemodinámicas durante la LRA pueden aumentar potencialmente la presión intracraneal e incrementar el riesgo de deterioro neurológico.[1-3] La dosis recomendada para la TRRC es un flujo de efluente de 20 a 25 mL/kg/h.[1] Las diferentes modalidades de TRRC se describen más adelante. En la **tabla 32-1** se describen las tasas de flujo de dializado, líquido de sustitución, ultrafiltración y sangre entre las tres modalidades.

Hemofiltración venovenosa continua. La HVVC usa el aclaramiento convectivo para la eliminación de solutos. El movimiento del fluido a través de la membrana, impulsado por el gradiente de presión transmembrana (PTM), mueve los solutos por medio de la membrana. El aclaramiento de solutos está determinado por la tasa de ultrafiltración, que tiene que ser alta para permitir una eliminación de solutos eficaz. El líquido de reposición (una solución con composición electrolítica similar a la del líquido extracelular) se añade de nuevo a la circulación con el fin de evitar la hipovolemia y mantener la homeostasis. Por lo tanto, la tasa

32-1   Características de las modalidades de TRRC

Parámetro	HVVC	HDVVC	HDFVVC
Transporte de solutos	Convección	Difusión	Convección + difusión
Tasa de flujo sanguíneo [Q_B] (mL/min)	150-300	150-300	150-300
Tasa de flujo de dializado [Q_D] (mL/kg/hr)	0	20-25	10-12.5
Tasa de líquido de reposición [Q_R] (mL/kg/hr)	20-25	0	10-12.5
Tasa de ultrafiltración [Q_{UF}] (mL/kg/hr)[a]	20-31	0-6	10-18.5
Tasa de ultrafiltración neta [Q_{NET}]	$Q_{UF} - Q_R$	Q_{UF}	$Q_{UF} - Q_R$
Tasa de flujo de efluente [Q_{EFF}]	Q_{UF}	$Q_D + Q_{NET}$	$Q_{UF} + Q_D$

HDVVC, hemodiálisis venovenosa continua; HDFVVC, hemodiafiltración venovenosa continua; HVVC, hemofiltración venovenosa continua; TRRC, terapia de remplazo renal continuo; UF, ultrafiltración.

[a]Las tasas de UF mostradas son un ejemplo. Las tasas de UF exactas pueden variar en función de los objetivos de UF por hora.

neta de ultrafiltración o tasa neta de eliminación de líquidos es la diferencia entre la tasa de flujo de ultrafiltración aplicada y la tasa de flujo de líquido de reposición. El aclaramiento convectivo es eficaz para eliminar tanto las moléculas pequeñas ($<$ 100 Da) como las medianas (100-5 000 Da), como las citocinas. El líquido de reposición puede administrarse antes o después del filtro (**figura 32-1 A y B**). La dilución prefiltro produce una reducción de aproximadamente 15% en el aclaramiento de solutos.[4] La posdilución aumenta la fracción de filtración y se asocia con una reducción de la vida del filtro debido a la coagulación.[5]

Hemodiálisis venovenosa continua. La HDVVC utiliza el aclaramiento difusivo para la eliminación de moléculas a través de una membrana semipermeable. La solución de dializado circula a contracorriente de la sangre y las moléculas se mueven a través de la membrana de mayor a menor concentración (**figura 32-1 C**). La HDVVC es ideal para la eliminación de moléculas pequeñas, pero no proporciona una eliminación significativa de las moléculas medianas.[4] La ultrafiltración permite la eliminación de líquidos; sin embargo, en comparación con la hemofiltración continua, la tasa de ultrafiltración es menor y se limita únicamente a la eliminación neta de líquidos.

Hemodiafiltración venovenosa continua. La HDFVVC combina el aclaramiento difusivo y convectivo para la eliminación de solutos. La ultrafiltración neta, similar a la HVVC, es la diferencia entre la tasa de ultrafiltración aplicada y la tasa de líquido de reposición. De forma similar a la HVVC, el líquido de reposición puede administrarse antes o después del filtro (**figura 32-1 D y E**).

Ultrafiltración continua lenta. La UFCL es la aplicación de la ultrafiltración sola para la eliminación del agua del plasma. La tasa de ultrafiltración es baja y no hay una eliminación efectiva de solutos. Por lo tanto, la UFCL se recomienda solo cuando el único propósito para iniciar la TRR es la eliminación de líquidos.

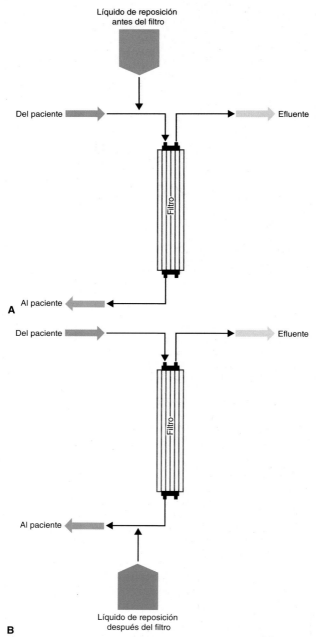

FIGURA 32-1. A. Esquema de la hemofiltración venovenosa continua (HVVC) con administración de líquido de reposición antes del filtro. **B.** Esquema de la HVVC con administración de líquido de reposición después del filtro (*continúa*).

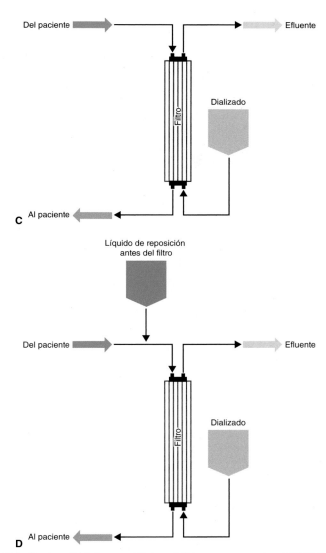

FIGURA 32-1. (*Continuación*) **C.** Esquema de la hemodiálisis venovenosa continua (HDVVC). **D.** Esquema de la hemodiafiltración venovenosa continua (HDFVVC) con administración de líquido de reposición antes del filtro (*continúa*).

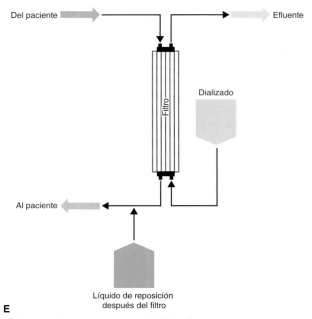

Del paciente ➡ ➡ Efluente

Filtro

Dializado

Al paciente ⬅

Líquido de reposición
después del filtro

E

FIGURA 32-1. (*Continuación*) **E.** Esquema de la HDFVVC con administración de líquido de reposición después del filtro.

CONVECCIÓN FRENTE A DIFUSIÓN EN LA TERAPIA DE REMPLAZO RENAL CONTINUO

No hay diferencia para el aclaramiento de moléculas pequeñas entre las modalidades difusiva y convectiva.[4] Algunos estudios sugieren que el aclaramiento convectivo reduce los mediadores de la inflamación en el síndrome de respuesta inflamatoria sistémica.[6] Sin embargo, la disminución del nivel de citocinas plasmáticas y otros mediadores inflamatorios con la HVVC[6,7] no se ha traducido de manera sistemática en una diferencia en los resultados de los pacientes.[8] En el estudio Optimal Mode of Clearance in critically ill patients with AKI (OMAKI), realizado por Wald y cols., la HVVC, en comparación con la HDVVC, se asoció con una disminución de las necesidades de vasopresores; sin embargo, no hubo ninguna mejora en la supervivencia (**resumen visual 32-1**).[8] En un estudio monocéntrico de 371 pacientes con LRA, la HDFVVC se asoció con una mayor supervivencia a los 28 días, en comparación con la HVVC (59% *vs.* 39%, respectivamente).[9] Sin embargo, hay que tener en cuenta que la dosis de TRR fue significativamente mayor en el grupo de HDFVVC (42 *vs.* 25 mL/kg/h) y, por lo tanto, el beneficio observado con la HDFVVC no puede explicarse únicamente con base en la diferencia en el mecanismo de eliminación de solutos. Un metaanálisis de 19 estudios controlados aleatorizados que compararon la HVVC con la HDVVC no demostró ninguna diferencia en la mortalidad ni en otros resultados clínicos.[10]

HEMODIÁLISIS INTERMITENTE

La HDI se utiliza principalmente para el tratamiento de la LRA en pacientes hemodinámicamente estables. La HDI es una opción ideal cuando se requiere la eliminación rápida de un soluto (p. ej., hiperpotasemia potencialmente mortal), la corrección rápida de una acidosis

	TRRC	HDI
Estabilidad hemodinámica	+ +	−
Logro del equilibrio de fluidos	+	−
Control metabólico continuo	+	−
Presión intracraneal estable	+ +	−
Nutrición ilimitada	+	−
Necesidad de apoyo de enfermería en cuidados intensivos	+	−
Eliminación rápida de las toxinas	−	+
Anticoagulación limitada	−	+
Necesidad de apoyo de enfermería en la hemodiálisis	±	+
Movilidad del paciente	−	+

HDI, hemodiálisis intermitente; TRRC, terapia de remplazo renal continuo.

metabólica grave o la eliminación inmediata de una toxina dializable (p. ej., sobredosis de litio), incluso en pacientes hemodinámicamente inestables. La recomendación actual es prescribir la HDI para suministrar un Kt/V_{urea} monocompartimental de 1.3 (**tabla 32-2**), tres veces por semana.[11-13] Pueden proporcionarse tratamientos adicionales de HDI según sea necesario para la hipervolemia, la hiperpotasemia u otras indicaciones. El aumento rutinario de la frecuencia de la HDI a más de tres tratamientos por semana no ha demostrado una mejora de los resultados y puede perjudicar la recuperación renal.[11,14]

COMPARACIÓN DE LA HEMODIÁLISIS INTERMITENTE CON LA TERAPIA DE REMPLAZO RENAL CONTINUO

Los ensayos prospectivos observacionales y controlados aleatorizados, después de ajustar la gravedad de la enfermedad, no han demostrado una mejor supervivencia de los pacientes con la TRRC en comparación con la HDI (**resumen visual 32-2; tabla 32-3**).[15-22] Además, los datos no muestran que una modalidad pueda ser superior a otra en cuanto a la recuperación renal. Un metaanálisis sugirió que el tratamiento inicial con HDI puede estar asociado con tasas más altas de dependencia de la diálisis, pero esta conclusión se basó en 16 estudios observacionales.[23] Los ensayos controlados aleatorizados no han demostrado ninguna diferencia en la tasa de recuperación renal entre los pacientes con LRA iniciados con HDI y con TRRC (resumen visual 32-2).[15,20,21] En los pacientes con LRA que presentan una lesión cerebral traumática, otras causas de elevación de la presión intracraneal (PIC) o una hepatopatía terminal con encefalopatía, la TRRC se asocia con la estabilización de la PIC y la mejora de la perfusión cerebral en comparación con la HDI.[24] La hipoperfusión cerebral y las fluctuaciones súbitas de la osmolalidad sérica pueden ser algunos de los factores asociados con los cambios en la PIC durante la HDI.[2,3] Los pacientes con inestabilidad hemodinámica, en especial a causa de la sepsis, pueden beneficiarse de una modalidad continua, ya que ofrece la opción de una eliminación más lenta de solutos y de la ultrafiltración, que no son factibles durante una sesión de HDI de 4 horas.

| | Ensayos prospectivos que comparan la TRRC con la HDI |

Investigador/año de publicación	Número de pacientes	Diseño del estudio	HDI % mortalidad	TRRC % mortalidad	Valor p
Guerin y cols. (2002)[17,a]	587	IHD/CVVH o CVVHDF	58.8	79.4	< 0.001
Mehta y cols. (2001)[41]	166	IHD vs. CVVHDF[b]	47.6	65.5	< 0.02
Gasparovic y cols. (2003)[16]	104	IHD vs. CVVH	59.6	71.1	ns
Augustine y cols. (2004)[15]	80	IHD vs. CVVHD	70	67.5	ns
Uehlinger y cols. (2005)[20]	125	IHD vs. CVVHDF	51	47	0.72
Vinsonneau y cols. (2006)[21]	259	IHD vs. CVVHDF	68.5	67.4	0.98
Lins y cols. (2009)[18]	316	IHD vs. CVVH	62.5	58.1	0.43
Schefold y cols. (2014)[19]	252	IHD vs. CVVH	60.5	56.1	0.5
Truche y cols. (2016)[22,a]	1360	IHD vs. CVVH o CVVHD	35	46.5	ns

Mortalidad comunicada como mortalidad intrahospitalaria, mortalidad a los 14 días, mortalidad a los 30 días o mortalidad a los 60 días en diferentes estudios. HDFVVC, hemodiafiltración venovenosa continua; HDI, hemodiálisis intermitente; HDVVC, hemodiálisis venovenosa continua; HVVC, hemofiltración venovenosa continua; TRRC, terapia de remplazo renal continuo.
[a]Ensayos observacionales multicéntricos prospectivos.
[b]El 15.5% de las TRRC fueron tratadas con HDFVVC.

TERAPIA DE REMPLAZO RENAL INTERMITENTE PROLONGADA

El término TRRIP engloba una amplia gama de TRR híbridas que no entran en el ámbito tradicional de los procedimientos continuos o intermitentes. En una de las primeras descripciones del TRRIP, se utilizó una máquina de HDI modificada para realizar un aclaramiento difusivo durante 6 a 8 h durante la noche, con un flujo sanguíneo de 200 mL/min y un flujo de dializado de 300 mL/min a pacientes en estado crítico con LRA.[25] Más tarde, numerosas publicaciones han descrito terapias híbridas que utilizan diversos equipos y modalidades de aclaramiento.[26] El término más utilizado es el de hemodiálisis sostenida de baja eficacia (HSBE), en la que se produce un aclaramiento difusivo lento durante un periodo prolongado. Aunque la mayoría de las publicaciones informan del aclaramiento difusivo durante la TRRIP, pocas han informado del aclaramiento convectivo o de la combinación de ambos.[27-30] La mayoría de los centros ha utilizado una máquina de HDI modificada, pero nuestro centro y otros utilizan una máquina TRRC tradicional para administrar la TRRIP.[26,28] La TRRIP puede utilizarse como sustituto de la TRRC o la HDI, o como terapia de transición de la TRR continuo al intermitente. En la mayoría de las instituciones de todo el mundo, la TRRIP se utiliza como sustituto de la TRRC y no como sustituto de la HDI.[31] En comparación con la

HDI, la TRRIP ofrece una mayor duración de la terapia, con menores tasas de flujo sanguíneo y de dializado y, por lo tanto, más estabilidad hemodinámica. La TRRIP también puede anular la necesidad de la enfermería de diálisis individual que normalmente se requiere durante la HDI en la UCI.[25,32] A diferencia de la TRRC, la TRRIP no somete al paciente a una TRR durante 24 h; al mismo tiempo, la TRRIP permite un aclaramiento adecuado de moléculas pequeñas y una ultrafiltración sin fluctuaciones hemodinámicas significativas.[26] La TRRIP permite al paciente hemodinámicamente inestable acudir a procedimientos radiológicos y quirúrgicos y realizar fisioterapia mientras recibe una TRR suficiente para el aclaramiento de solutos y el control metabólico. En nuestro centro, la TRRIP se realiza por la noche, dejando el día para diversos procedimientos y la fisioterapia. Las principales diferencias entre la HDI, la TRRC y la TRRIP se destacan en la **tabla 32-4**. A diferencia de la HDI y la TRRC, no hay consenso en cuanto a la dosis y la frecuencia de la TRRIP.

COMPARACIÓN DE LA TERAPIA DE REMPLAZO RENAL INTERMITENTE PROLONGADA CON LA TERAPIA DE REMPLAZO RENAL CONTINUO

La TRRIP se considera una alternativa a la TRRC para los pacientes hemodinámicamente inestables.[12] En el mayor ensayo controlado aleatorizado que comparó la HSBE (utilizando dializado por lotes) con la HVVC en 232 pacientes críticos con LRA, no hubo diferencias en el resultado primario de mortalidad a los 90 días (49.6 y 55.6%, en forma respectiva) (**resumen visual 32-3**).[32] No hubo diferencias en los parámetros hemodinámicos entre los dos grupos, pero el grupo de HSBE demostró una menor duración de la ventilación mecánica, la estancia en la UCI y un menor tiempo de recuperación renal. La HSBE también se asoció con una reducción del tiempo de enfermería. Hay que tener en cuenta que se trató de un estudio monocéntrico y que a los pacientes con HVVC se les prescribió un flujo de efluente de 35 mL/kg/h, y lograron un flujo de efluente de casi 31 mL/kg/h, que es superior a los flujos de efluente recomendados de 20 a 25 mL/kg/h. No se midió el aclaramiento de solutos (p. ej., el aclaramiento de urea) y, por lo tanto, es difícil determinar si la dosis administrada de la terapia fue similar entre los dos grupos. Un análisis conjunto de estudios observacionales demostró un menor riesgo de mortalidad con la TRRIP en comparación con la TRRC, pero esto probablemente reflejó un sesgo de selección, ya que la TRRIP puede haberse elegido en específico para los pacientes menos enfermos.[33] En el mismo artículo, el metaanálisis de siete ensayos controlados aleatorizados no mostró diferencias en la mortalidad entre la HSBE y la TRRC.[33]

DIÁLISIS PERITONEAL

La diálisis peritoneal (DP) fue la primera modalidad de TRR utilizada en la LRA, pero su uso disminuyó con la llegada de la HDI. La DP siguió utilizándose en pacientes hemodinámicamente inestables hasta que los avances tecnológicos llevaron al desarrollo de la TRRC en la década de 1980. Sin embargo, las guías más recientes de la International Society of Peritoneal Dialysis (ISPD) recomiendan que la DP se considere como una alternativa adecuada a las terapias basadas en la sangre para tratar la LRA.[34] La DP se utiliza con mayor frecuencia en la población pediátrica y en los adultos de entornos con pocos recursos.[34] En entornos con pocos recursos, la DP manual ofrece la ventaja sobre la TRR basada en la sangre ya que no requiere electricidad. Otras ventajas de la DP son el menor potencial de desequilibrio de la diálisis, el evitar el contacto de la sangre con una membrana sintética y el no requerir anticoagulación. Las desventajas incluyen la imprevisibilidad de la ultrafiltración y el aclaramiento de solutos, el riesgo de peritonitis y la imposibilidad de realizar la DP en personas con cirugías abdominales y/o lesiones peritoneales.

La administración de DP en la UCI es similar a la de los entornos ambulatorios y puede ser tanto una DP automatizada a través de una cicladora como un intercambio manual. El

TABLA 32-4

Comparación de las diferentes modalidades de TRR extracorpórea

	HDI	TRRC	TRRIP
Aclaramiento	Difusión	Difusión, convección o ambos	Difusión, convección o ambos[a]
Tipo de máquina	Máquina de HDI estándar	Máquina de TRRC estándar	Máquina de HDI o TRRC[b]
Q_b (mL/min)	400-500	100-200	150-400
Q_d (mL/min)	600-800	25-30	100-200
Duración	3-4 h	Continua	6-12 h
Frecuencia	3 d/sem	Continua	3-7 d/sem
Tiempo del procedimiento	Normalmente de día	Continuo	De día o de noche
Anticoagulación	Puede realizarse sin anticoagulación	Suele requerir anticoagulación	Puede realizarse sin anticoagulación
Acceso vascular	FAV/IAV/CVC	CVC[c]	CVC[c]
Tasa de UF habitual	0-5 000 mL/3-4 h	0-200 mL/h	0-4 000 mL/6-12 h
Tiempo de enfermería requerido para la diálisis	Alto	Bajo	De bajo a moderado
Ubicación del paciente	UCI, pabellón, unidad de descenso	UCI	UCI o unidad de descenso
Costo	$	$$$	$$

CVC, catéter venoso central; FAV, fístula arteriovenosa; HDI, hemodiálisis intermitente; IAV, injerto arteriovenoso; Q_b, tasa de flujo sanguíneo; Q_d, tasa de flujo de dializado; TRR, terapia de remplazo renal; TRRC, terapia de remplazo renal continuo; TRRIP, tratamiento de remplazo renal intermitente prolongada; UCI, unidad de cuidados intensivos; UF, ultrafiltración.

[a]La mayoría de los ensayos de TRRIP han informado de una modalidad difusiva.

[b]La mayoría de los ensayos de TRRIP han usado una máquina de HDI.

[c]Un centro ha informado del uso seguro de FAV e IAV para la TRRC.[42]

Tabla adaptada de Edrees F, Li T, Vijayan A. Prolonged intermittent kidney replacement therapy. *Adv Chronic Kidney Dis.* 2016;23(3):195-202, con permiso de Elsevier.

acceso para la DP requiere la colocación de un catéter flexible o rígido, y las guías de la ISPD recomiendan que se coloquen catéteres tunelizados para evitar fugas y reducir las tasas de infección.[34] Al igual que en el caso de la DP ambulatoria, se recomienda un sistema de administración con conexión en Y cerrada, pero esto puede no ser factible en zonas de bajos recursos. La DP ambulatoria estándar utiliza una solución tamponada con lactato. Sin embargo, al igual que en la TRRC, puede preferirse la solución a base de bicarbonato para los pacientes en estado crítico, ya que se relacionó con una mejora más rápida de la acidosis metabólica en un pequeño estudio.[35] La dosis de DP para el tratamiento de la LRA es indeterminada, aunque una revisión sistemática recomendó un Kt/V_{urea} estándar de 2.1, basado en la extrapolación de las terapias extracorpóreas.

COMPARACIÓN DE LA DIÁLISIS PERITONEAL CON LA HEMODIÁLISIS INTERMITENTE Y LA TERAPIA DE REMPLAZO RENAL CONTINUO

Los datos relativos al uso de la DP en el tratamiento de la LRA son limitados. Los estudios observacionales sugieren que la DP puede ser una alternativa segura a la HDI y a la TRRC para la LRA en la UCI.[36] Pocos ensayos aleatorizados han comparado la DP con la TRR extracorpórea para el tratamiento de la LRA y han mostrado resultados contradictorios.[37-40] Una revisión sistemática de 24 estudios, incluidos 4 estudios controlados aleatorizados, concluyó que no hay pruebas que sugieran ninguna diferencia significativa en la mortalidad entre la DP y los métodos extracorpóreos de terapia de remplazo renal.[36]

RESUMEN

La TRR desempeña un papel de soporte vital en el tratamiento de los pacientes críticos con LRA. La TRR puede realizarse utilizando cualquiera de las modalidades (TRRC, TRRIP, HDI y DP) en función del equipo, el personal y los recursos disponibles. Ciertos factores del paciente y situaciones clínicas pueden dictar el uso de una modalidad sobre otra al iniciar la TRR. Sin embargo, la selección de la modalidad de la TRR debe considerarse como un proceso dinámico, y el estado clínico de un paciente puede justificar la transición de una modalidad a otra en función del estado hemodinámico y otros factores. Los estudios futuros deben dirigirse a optimizar la prescripción de las distintas modalidades, en lo que respecta a la estandarización de la dosis de TRR, al tratamiento de la dosificación de los medicamentos con cada modalidad y a la estandarización de la terminología y el equipo utilizados para la terapia de remplazo renal.

Referencias

1. KDIGO. Section 5: dialysis interventions for treatment of AKI. *Kidney Int Suppl*. 2012;2(1):89-115.
2. Lund A, Damholt MB, Wiis J, Kelsen J, Strange DG, Moller K. Intracranial pressure during hemodialysis in patients with acute brain injury. *Acta Anaesthesiol Scand*. 2019;63(4):493-499.
3. Regolisti G, Maggiore U, Cademartiri C, et al. Cerebral blood flow decreases during intermittent hemodialysis in patients with acute kidney injury, but not in patients with end-stage renal disease. *Nephrol Dial Transplant*. 2013;28(1):79-85.
4. Brunet S, Leblanc M, Geadah D, Parent D, Courteau S, Cardinal J. Diffusive and convective solute clearances during continuous renal replacement therapy at various dialysate and ultrafiltration flow rates. *Am J Kidney Dis*. 1999;34(3):486-492.
5. Uchino S, Fealy N, Baldwin I, Morimatsu H, Bellomo R. Pre-dilution vs. post-dilution during continuous veno-venous hemofiltration: impact on filter life and azotemic control. *Nephron Clin Pract*. 2003;94(4):c94-c98.
6. Kellum JA, Johnson JP, Kramer D, Palevsky P, Brady JJ, Pinsky MR. Diffusive vs. convective therapy: effects on mediators of inflammation in patient with severe systemic inflammatory response syndrome. *Crit Care Med*. 1998;26(12):1995-2000.
7. Morgera S, Slowinski T, Melzer C, et al. Renal replacement therapy with high-cutoff hemofilters: impact of convection and diffusion on cytokine clearances and protein status. *Am J Kidney Dis*. 2004;43(3):444-453.

8. Wald R, Friedrich JO, Bagshaw SM, et al. Optimal mode of clearance in critically ill patients with acute kidney injury (OMAKI)—a pilot randomized controlled trial of hemofiltration versus hemodialysis: a Canadian Critical Care Trials Group project. *Crit Care.* 2012;16(5):R205.

9. Saudan P, Niederberger M, De Seigneux S, et al. Adding a dialysis dose to continuous hemofiltration increases survival in patients with acute renal failure. *Kidney Int.* 2006;70(7):1312-1317.

10. Friedrich JO, Wald R, Bagshaw SM, Burns KE, Adhikari NK. Hemofiltration compared to hemodialysis for acute kidney injury: systematic review and meta-analysis. *Crit Care.* 2012;16(4):R146.

11. Palevsky PM, Zhang JH, O'Connor TZ, et al; VA/NIH Acute Renal Failure Trial Network. Intensity of renal support in critically ill patients with acute kidney injury. *N Engl J Med.* 2008;359(1):7-20.

12. Palevsky PM, Liu KD, Brophy PD, et al. KDOQI US commentary on the 2012 KDIGO clinical practice guideline for acute kidney injury. *Am J Kidney Dis.* 2013;61(5):649-672.

13. Vijayan A, Palevsky PM. Dosing of renal replacement therapy in acute kidney injury. *Am J Kidney Dis.* 2012;59(4):569-576.

14. Vijayan A, Delos Santos RB, Li T, Goss CW, Palevsky PM. Effect of frequent dialysis on renal recovery: results from the acute renal failure trial network study. *Kidney Int Rep.* 2018;3(2): 456-463.

15. Augustine JJ, Sandy D, Seifert TH, Paganini EP. A randomized controlled trial comparing intermittent with continuous dialysis in patients with ARF. *Am J Kidney Dis.* 2004;44(6): 1000-1007.

16. Gasparovic V, Filipovic-Grcic I, Merkler M, Pisl Z. Continuous renal replacement therapy (CRRT) or intermittent hemodialysis (IHD)—what is the procedure of choice in critically ill patients? *Ren Fail.* 2003;25(5):855-862.

17. Guerin C, Girard R, Selli JM, Ayzac L. Intermittent versus continuous renal replacement therapy for acute renal failure in intensive care units: results from a multicenter prospective epidemiological survey. *Intensive Care Med.* 2002;28(10):1411-1418.

18. Lins RL, Elseviers MM, Van der Niepen P, et al; SHARF Investigators. Intermittent versus continuous renal replacement therapy for acute kidney injury patients admitted to the intensive care unit: results of a randomized clinical trial. *Nephrol Dial Transplant.* 2009;24(2):512-518.

19. Schefold JC, von Haehling S, Pschowski R, et al. The effect of continuous versus intermittent renal replacement therapy on the outcome of critically ill patients with acute renal failure (CONVINT): a prospective randomized controlled trial. *Crit Care.* 2014;18(1):R11.

20. Uehlinger DE, Jakob SM, Ferrari P, et al. Comparison of continuous and intermittent renal replacement therapy for acute renal failure. *Nephrol Dial Transplant.* 2005;20(8):1630-1637.

21. Vinsonneau C, Camus C, Combes A, et al. Continuous venovenous haemodiafiltration versus intermittent haemodialysis for acute renal failure in patients with multiple-organ dysfunction syndrome: a multicentre randomised trial. *Lancet.* 2006;368(9533):379-385.

22. Truche AS, Darmon M, Bailly S, et al. Continuous renal replacement therapy versus intermittent hemodialysis in intensive care patients: impact on mortality and renal recovery. *Intensive Care Med.* 2016;42(9):1408-1417.

23. Schneider AG, Bellomo R, Bagshaw SM, et al. Choice of renal replacement therapy modality and dialysis dependence after acute kidney injury: a systematic review and meta-analysis. *Intensive Care Med.* 2013;39(6):987-997.

24. Davenport A, Will EJ, Davison AM. Continuous vs. intermittent forms of haemofiltration and/ or dialysis in the management of acute renal failure in patients with defective cerebral autoregulation at risk of cerebral oedema. *Contrib Nephrol.* 1991;93:225-233.

25. Kumar VA, Craig M, Depner TA, Yeun JY. Extended daily dialysis: a new approach to renal replacement for acute renal failure in the intensive care unit. *Am J Kidney Dis.* 2000;36(2):294-300.

26. Edrees F, Li T, Vijayan A. Prolonged intermittent renal replacement therapy. *Adv Chronic Kidney Dis.* 2016;23(3):195-202.

27. Abe M, Okada K, Suzuki M, et al. Comparison of sustained hemodiafiltration with continuous venovenous hemodiafiltration for the treatment of critically ill patients with acute kidney injury. *Artif Organs.* 2010;34(4):331-338.

28. Gashti CN, Salcedo S, Robinson V, Rodby RA. Accelerated venovenous hemofiltration: early technical and clinical experience. *Am J Kidney Dis.* 2008;51(5):804-810.

29. Marshall MR, Ma T, Galler D, Rankin AP, Williams AB. Sustained low-efficiency daily diafiltration (SLEDD-f) for critically ill patients requiring renal replacement therapy: towards an adequate therapy. *Nephrol Dial Transplant.* 2004;19(4):877-884.

30. Naka T, Baldwin I, Bellomo R, Fealy N, Wan L. Prolonged daily intermittent renal replacement therapy in ICU patients by ICU nurses and ICU physicians. *Int J Artif Organs.* 2004;27(5): 380-387.

31. Marshall MR, Creamer JM, Foster M, et al. Mortality rate comparison after switching from continuous to prolonged intermittent renal replacement for acute kidney injury in three intensive care units from different countries. *Nephrol Dial Transplant.* 2011;26(7):2169-2175.

32. Schwenger V, Weigand MA, Hoffmann O, et al. Sustained low efficiency dialysis using a single-pass batch system in acute kidney injury—a randomized interventional trial: the Renal Replacement Therapy Study in Intensive Care Unit Patients. *Crit Care.* 2012;16(4):R140.

33. Zhang L, Yang J, Eastwood GM, Zhu G, Tanaka A, Bellomo R. Extended daily dialysis versus continuous renal replacement therapy for acute kidney injury: a meta-analysis. *Am J Kidney Dis.* 2015;66(2):322-330.

34. Cullis B, Abdelraheem M, Abrahams G, et al. Peritoneal dialysis for acute kidney injury. *Perit Dial Int.* 2014;34(5):494-517.

35. Thongboonkerd V, Lumlertgul D, Supajatura V. Better correction of metabolic acidosis, blood pressure control, and phagocytosis with bicarbonate compared to lactate solution in acute peritoneal dialysis. *Artif Organs.* 2001;25(2):99-108.

36. Chionh CY, Soni SS, Finkelstein FO, Ronco C, Cruz DN. Use of peritoneal dialysis in AKI: a systematic review. *Clin J Am Soc Nephrol.* 2013;8(10):1649-1660.

37. Phu NH, Hien TT, Mai NT, et al. Hemofiltration and peritoneal dialysis in infection-associated acute renal failure in Vietnam. *N Engl J Med.* 2002;347(12):895-902.

38. Al-Hwiesh A, Abdul-Rahman I, Finkelstein F, et al. Acute kidney injury in critically ill patients: a prospective randomized study of tidal peritoneal dialysis versus continuous renal replacement therapy. *Ther Apher Dial.* 2018;22(4):371-379.

39. George J, Varma S, Kumar S, Thomas J, Gopi S, Pisharody R. Comparing continuous venovenous hemodiafiltration and peritoneal dialysis in critically ill patients with acute kidney injury: a pilot study. *Perit Dial Int.* 2011;31(4):422-429.

40. Gabriel DP, Caramori JT, Martim LC, Barretti P, Balbi AL. High volume peritoneal dialysis vs daily hemodialysis: a randomized, controlled trial in patients with acute kidney injury. *Kidney Int Suppl.* 2008(108):S87-S93.

41. Mehta RL, McDonald B, Gabbai FB, et al; Collaborative Group for Treatment of ARF in the ICU. A randomized clinical trial of continuous versus intermittent dialysis for acute renal failure. *Kidney Int.* 2001;60(3):1154-1163.

42. Al Rifai A, Sukul N, Wonnacott R, Heung M. Safety of arteriovenous fistulae and grafts for continuous renal replacement therapy: the Michigan experience. *Hemodial Int.* 2018;22(1):50-55.

¿Puede compararse de forma viable la HVVC con la HDVVC en pacientes críticos con lesión renal aguda que requieren TRRC?

© 2020 Wolters Kluwer

Ensayo aleatorizado piloto de grupos paralelos de etiqueta abierta

347 examinados → 143 elegibles

- Adultos en estado crítico
- Lesión renal aguda
- Inestabilidad hemodinámica
- Sepsis en 82%
  Media de referencia similar
  Puntuaciones SOFA (15.9 ± 3.2)
- Inscripción
  Durante un período de 24 meses

TRRC = terapia de remplazo renal continuo
SOFA = evaluación de la falla orgánica secuencial

78

Hemofiltración venovenosa continua (HVVC)

Aclaramiento de solutos pequeños prescrito de 35 mL/kg/h

39

También se prescribe un aclaramiento de solutos pequeños de 35 mL/kg/h

39

Hemodiálisis venovenosa continua (HDVVC)

Resultados

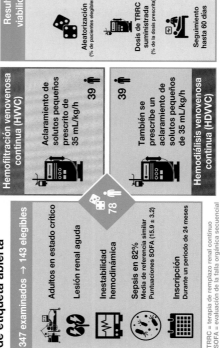

Resultado primario: viabilidad del ensayo

	Objetivo	Conseguido
Aleatorización (% de pacientes elegibles)	> 25%	55%
Dosis de TRRC suministrada (% de la dosis prescrita)	> 75%	> 80%
Seguimiento hasta 60 días	> 95%	100%

Análisis secundario

p = no significativo

Disminución de la puntuación SOFA durante la primera semana (HVVC vs. HDVVC)
-0.8 [-2.1 a +0.5]

Mortalidad en el día 60
54% 24%

Debido a la reducción de las necesidades de vasopresores
55%

Dependencia de la diálisis en los supervivientes en el día 60
19%

Conclusión: sería factible realizar un gran ensayo que comparara la HVVC con la HDVVC. Existe una tendencia a mejorar las necesidades de vasopresores entre los pacientes tratados con HVVC durante la primera semana de tratamiento.

Wald R, Friedrich JO, Bagshaw SM, et al. Optimal Mode of clearance in critically ill patients with Acute Kidney Injury (OMAKI)--a pilot randomized controlled trial of hemofiltration versus hemodialysis: a Canadian Critical Care Trials Group project. *Crit Care*. 2012;16(5): R205.

RESUMEN VISUAL 33.1

¿Es mejor el TRRC que la HDI para el tratamiento de la insuficiencia renal aguda en pacientes críticos?

© 2020 Wolters Kluwer

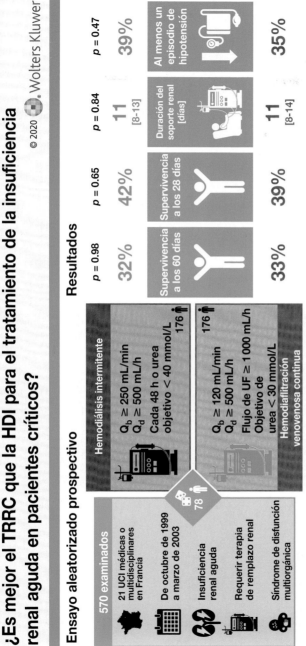

Ensayo aleatorizado prospectivo

570 examinados

- 21 UCI médicas o multidisciplinares en Francia
- De octubre de 1999 a marzo de 2003
- Insuficiencia renal aguda
- Requerir terapia de reemplazo renal
- Síndrome de disfunción multiorgánica

78

Hemodiálisis intermitente

$Q_b \geq 250$ mL/min
$Q_d \geq 500$ mL/h

Cada 48 h o urea objetivo < 40 mmol/L

176

176

$Q_b \geq 120$ mL/min
$Q_d \geq 500$ mL/h

Flujo de UF $\geq 1\,000$ mL/h

Objetivo de urea < 30 mmol/L

Hemodiafiltración venovenosa continua

Resultados

$p = 0.98$	$p = 0.65$	$p = 0.84$	$p = 0.47$
32%	42%	11 [8-13]	39%
Supervivencia a los 60 días	Supervivencia a los 28 días	Duración del soporte renal [días]	Al menos un episodio de hipotensión
33%	39%	11 [8-14]	35%

Vinsonneau C, Camus C, Combes A, et al. *Continuous venovenous haemodiafiltration versus intermittent haemodialysis for acute kidney failure in patients with multiple-organ dysfunction syndrome: a multicentre randomised trial.* Lancet. 2006;368(9533);379-85.

Conclusión: en este estudio aleatorizado que comparó la HDFVVC con la HDI para el tratamiento de la insuficiencia renal aguda en la puntuación de disfunción orgánica múltiple, no hubo diferencias en la supervivencia en ningún momento.

RESUMEN VISUAL 32-2

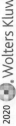

¿Es la HSBE o la HVVC un mejor tratamiento para la LRA que requiere terapia de remplazo renal (TRR) en una UCI quirúrgica?

© 2020 Wolters Kluwer

Ensayo aleatorizado prospectivo

570 examinados

- UCI quirúrgica única en Alemania
- De abril de 2006 a enero de 2009
- Edad ≥ 18 años
- Insuficiencia renal aguda
- Requerir TRR

232

Hemodiálisis sostenida de baja eficacia

Q_b 100-120 mL/min
12 horas de diálisis

115

Hemodiafiltración venovenosa continua

Q_b 100-120 mL/min
Continuo

117

Resultados

$p = 0.43$	$p = 0.024$	$p = 0.049$	$p = 0.047$
50%	149 ± 4.4	10.0 ± 15.2	17.7 ± 19.4
Mortalidad a los 60 días	**Duración del tratamiento [horas]**	**Tiempo de recuperación del riñón [días]**	**Duración de la ventilación mecánica [días]**
56%	15.9 ± 4.2	10.5 ± 14.0	20.9 ± 19.8

Schwenger V, Weigand MA, Hoffmann O, et al. Sustained low efficiency dialysis using a single-pass batch system in acute kidney injury - a randomized interventional trial: the Kidney Replacement Therapy Study in Intensive Care Unit PatiEnts. *Crit Care*. 2012;16(4): R140.

Conclusión: en este estudio aleatorizado prospectivo que comparó la HVVC con la HSBE para el tratamiento de la LRA en una UCI quirúrgica, no hubo diferencias en la mortalidad en ningún momento entre los tratamientos.

RESUMEN VISUAL 32-3

33

Anticoagulación y terapia de remplazo renal

Andrew B. Barker y Ashita J. Tolwani

INTRODUCCIÓN

La terapia de remplazo renal continuo (TRRC) es la forma preferida de diálisis en pacientes críticos hemodinámicamente inestables con lesión renal aguda (LRA) y a menudo requiere anticoagulación para evitar la coagulación del circuito extracorpóreo. El contacto de la sangre con la superficie extraña del circuito extracorpóreo provoca la activación de las vías intrínseca y extrínseca de la coagulación y la activación de las plaquetas.[1] Aunque la TRRC está pensado para funcionar durante 24 h al día, se ha informado que el promedio del tratamiento diario se acerca a las 16 h debido a las interrupciones, incluida la coagulación del circuito.[2,3] La coagulación del circuito puede disminuir notablemente la eficacia de la TRRC.[4] Se ha descrito una supervivencia adecuada del hemofiltro de la TRRC sin anticoagulación en pacientes críticos con alto riesgo de hemorragia debido a la coagulopatía y la disfunción hepática.[5-8] Cuando el flujo sanguíneo, el hematocrito y los caudales totales de efluentes se mantienen constantes, los modos de terapia puramente convectiva, como la hemofiltración venovenosa continua (HVVC), siempre tienen una fracción de filtración mayor en comparación con las terapias de difusión. Mantener una fracción de filtración inferior a 20 o 25% puede prolongar la permeabilidad del hemofiltro. La supervivencia del hemofiltro sin anticoagulación también puede prolongarse mediante un acceso vascular que funcione bien, un mayor flujo sanguíneo, el uso de líquido de reposición de predilución para reducir la fracción de filtración en la TRRC convectivo, la disminución del contacto sangre-aire en la trampa de burbujas y garantizando una reacción rápida a las alarmas.[9,10]

A pesar de estas medidas, la mayoría de los pacientes sometidos a TRRC requiere alguna forma de anticoagulación (**tabla 33-1**). En este capítulo se analizarán las opciones de

| TABLA 33-1 | Selección del anticoagulante para la TRRC |

Elección del anticoagulante para la TRRC		
Condición clínica	**Sin falla hepática**	**Insuficiencia hepática grave**
Riesgo de hemorragia bajo	ARC, HNF	HNF, sin anticoagulación
Riesgo de hemorragia alto	ARC	Sin anticoagulación
Trombocitopenia inducida por heparina	ARC, argatrobán	Bivalirudina

ARC, anticoagulación regional con citrato; HNF, heparina no fraccionada; TRRC, terapia de remplazo renal continuo.

TABLA 33-2 Dosificación de anticoagulantes comunes para la terapia de remplazo renal continuo

Anticoagulante	Dosis de carga	Tasa	Monitorización
Heparina 500 U/mL	2 000-5 000 U	5-10 U/kg/h	Objetivo de TTPa en el circuito 45-60 s o actividad anti-Xa 0.3-0.6 UI/mL
Heparina regional con protamina	N/A	Heparina prefiltro: 1 000-1 500 U/h Protamina posfiltro: 10-12 mg/h	TTPa del paciente < 45 s y TTPa del circuito 50-80 s
Anticoagulación regional con citrato	N/A	Infusión para lograr una concentración de citrato en sangre de 3-4 mmol/L	Objetivo de iCa^{++} posfiltro < 0.35 mmol/L
Enoxaparina	0.15 mg/kg	0.05 mg/kg/h	Objetivo anti-Xa 0.25-0.35
Dalteparina	15-25 U/kg	5 U/kg/h	Objetivo anti-Xa 0.25-0.35
Argatrobán	100 µg/kg	1 µg/kg/min	Objetivo de TTPa a 1.5-2 veces el valor inicial Reducir la dosis inicial a 0.5 µg/kg/min en caso de insuficiencia hepática
Prostaciclina	N/A	2-8 ng/kg/min de prefiltro en infusión	N/A

iCa, calcio ionizado; TTPa, tiempo de tromboplastina parcial activada.

anticoagulación más comunes disponibles para la TRRC: la heparina no fraccionada (HNF) y la anticoagulación regional con citrato (ARC). Las opciones menos comunes incluyen la HNF con reversión de protamina, la heparina de bajo peso molecular (HBPM), los antagonistas de la trombina (argatrobán y bivalirudina), los heparinoides y los agentes inhibidores de las plaquetas. En la **tabla 33-2** se resume la dosificación de los anticoagulantes para la terapia de remplazo renal continuo.

HEPARINA NO FRACCIONADA

La HNF se utiliza ampliamente para la TRRC.[11] Potencia 1 000 veces la antitrombina III, lo que provoca la inhibición de los factores IIa (trombina) y Xa.[12] El peso molecular de la HNF oscila entre 5 000 y 30 000 Da. Los fragmentos de heparina más grandes principalmente tienen actividad anti-IIa, mientras que los fragmentos más pequeños inhiben el factor Xa. Los fragmentos más grandes se eliminan más rápido que los más pequeños. En consecuencia, puede producirse un efecto anticoagulante por la inhibición del factor Xa en el marco de un tiempo de tromboplastina parcial activada (TTPa) normal debido al retraso en la eliminación de los fragmentos más pequeños.[13-15] La vida media plasmática de la HNF es de aproximadamente 90 minutos, pero puede aumentar hasta 3 h en presencia de insuficiencia renal. Existen muchos protocolos de TRRC para la anticoagulación sistémica con heparina; sin embargo, no se ha identificado un régimen ideal para la anticoagulación con heparina con TRRC. Normalmente, la heparina se administra como un bolo inicial de 25 a 50 U/kg o de 2 000 a 5 000 UI, seguido de una infusión continua de 5 a 10 UI/kg/h en la línea arterial del circuito de diálisis. El TTPa óptimo (es decir, el nivel en el que se produce una coagulación mínima del filtro, con poco o ningún aumento del riesgo de hemorragia) no se conoce con certeza.[6,7,15-20] Los protocolos típicos tienen como objetivo el TTPa en el circuito extracorpóreo entre 45 y 60 segundos (s) o la actividad anti-Xa entre 0.3 y 0.6 UI/mL.

Las ventajas de la HNF son que es barata, está ampliamente disponible y es familiar para médicos y enfermeras, es fácil de administrar, sencilla de controlar y reversible con protamina. Las desventajas son la farmacocinética imprevisible y compleja de la HNF (que da lugar a una variabilidad de la dosis), el desarrollo de trombocitopenia inducida por heparina (TIH), la resistencia a la heparina debido a los bajos niveles de antitrombina del paciente y el mayor riesgo de hemorragia.[15] Van de Wetering y cols.[16] demostraron que la eficacia de la HNF para prolongar la vida del filtro era proporcional al TTPa y no a la dosis de heparina. La coagulación del hemofiltro se producía con menos frecuencia cuando el TTPa se incrementaba en 10 s, pero coincidía con un aumento de 50% en la incidencia de hemorragias intracraneales o retroperitoneales. Teniendo en cuenta los métodos de administración de heparina, la incidencia de episodios de hemorragia oscila entre 10 y 50%, con una mortalidad por hemorragia tan elevada como 15%.[16-18] Para minimizar los efectos sistémicos de la heparina, se ha intentado la anticoagulación regional de la heparina mediante la administración de HNF antes del filtro y de sulfato de protamina después del filtro, restringiendo así la anticoagulación al circuito. Sin embargo, el sulfato de protamina se asocia con hipotensión y anafilaxia, y los protocolos que usan heparina y protamina son difíciles de estandarizar.[21,22] Se ha recomendado una proporción inicial entre la heparina prefiltro (en unidades) y la protamina (en mg) de 100, con un ajuste posterior según el TTPa. La relación se ajusta para conseguir un TTPa del paciente inferior a 45 s y un TTPa del circuito entre 50 y 80 s. La cantidad de protamina necesaria para lograr un TTPa objetivo puede variar sustancialmente porque el complejo heparina-protamina es captado por el sistema reticuloendotelial y se descompone, liberando así heparina libre y protamina en la circulación.[23] En la práctica, la HNF a 1 000 a 1 500 unidades/hora se infunde en el prefiltro y se neutraliza con protamina en el posfiltro a 10 a 12 mg/h. Si se utiliza este enfoque, tanto el TTPa del circuito como el del paciente deben vigilarse estrechamente. Es importante destacar que la heparinización regional aún puede provocar TIH.

ANTICOAGULACIÓN REGIONAL CON CITRATO

Se reportó por primera vez al citrato como anticoagulante para la hemodiálisis en la década de 1960 por Morita y cols.[24] y para la TRRC en 1990 por Mehta y cols.[25] El citrato se infunde en la sangre al principio del circuito extracorpóreo y proporciona anticoagulación al quelar el calcio ionizado (iCa^{++})[26-28] (**figura 33-1**). El magnesio ionizado también es quelado por el citrato pero en menor medida. La anticoagulación regional óptima se produce cuando la concentración de iCa^{++} en el circuito extracorpóreo es inferior a 0.35 mmol/L (medido como nivel de iCa^{++} posfiltro), lo que corresponde aproximadamente a 3 a 4 mmol de citrato por litro de sangre.[29] Como el citrato es una molécula pequeña, la mayor parte del complejo calcio-citrato se elimina a través del hemofiltro. Cualquier complejo calcio-citrato que permanezca tras el filtro se devuelve al paciente y se metaboliza en bicarbonato por el hígado, el riñón y el músculo esquelético. Cada molécula de citrato produce potencialmente tres moléculas de bicarbonato: $3Na$ citrato + $3H_2CO_3$ ↔ ácido cítrico + $3NaHCO_3$.[26-28] El calcio liberado por el complejo calcio-citrato ayuda a restablecer las concentraciones normales de iCa^{++}, aunque se requiere una infusión sistémica de calcio para remplazar el calcio que se pierde en el efluente. La ARC se invierte mediante la infusión de cloruro de calcio o gluconato de calcio en el extremo del circuito o directamente a través de una línea intravenosa separada.[26-28] Esta tasa se

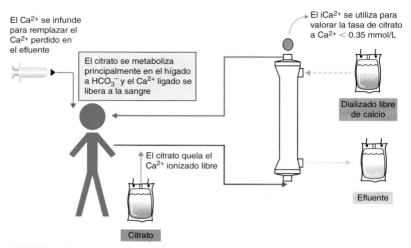

FIGURA 33-1. Circuito de anticoagulación regional con citrato.

ajusta constantemente de acuerdo con las mediciones frecuentes de la concentración de calcio en el plasma para evitar la hipocalcemia o la hipercalcemia. Las ventajas de la anticoagulación con citrato son que se evita la anticoagulación sistémica y la TIH. La desventaja es que el citrato añade complejidad e intensidad de trabajo a la terapia de remplazo renal continuo.

Aunque la ARC tiene varias ventajas, sus complicaciones potenciales incluyen la hipernatremia por el uso de soluciones de citrato hipertónicas disponibles en el mercado (como el citrato trisódico [CTS] al 4% y la solución de citrato dextrosa anticoagulante [CDA] al 2.2%), la hipocalcemia, la hipercalcemia y los trastornos acidobásicos.[26-28] Por lo tanto, es necesario vigilar con frecuencia el estado acidobásico, los electrolitos y el calcio ionizado en la circulación sistémica. Puede producirse una alcalosis metabólica debido a una carga excesiva de citrato. Las estrategias para reducir el riesgo de alcalosis incluyen la disminución del flujo sanguíneo y, por lo tanto, de la cantidad de citrato necesaria para mantener el nivel terapéutico, o el aumento de la velocidad de flujo del efluente.[30,31] Los pacientes con insuficiencia hepática grave y acidosis láctica pueden tener dificultades con el metabolismo del citrato y desarrollar acumulación de citrato, que se caracteriza por iCa^{++} sistémico bajo, calcio sérico total elevado, acidosis metabólica y aumento de la brecha aniónica.[32-35] La acumulación de citrato hace que la concentración sistémica de iCa^{++} descienda, mientras que la fracción ligada de calcio aumenta. Si se aumenta la infusión de calcio para corregir el iCa^{++} bajo, la mayor parte del calcio se une al citrato. Se produce un aumento desproporcionado del calcio total, mientras que el iCa^{++} permanece bajo. Como resultado, aumenta la brecha de calcio (calcio total - iCa^{++}) o la proporción de calcio (calcio total/iCa^{++}). La acumulación de citrato es probable cuando la relación entre el calcio sérico total y la concentración de iCa^{++} supera 2.5. La acumulación de citrato puede gestionarse al disminuir el flujo sanguíneo, aumentar la tasa de efluente, reducir la concentración de citrato objetivo en el hemofiltro o al cambiar a una forma alternativa de anticoagulación.[30,31] También puede producirse acidosis metabólica si el aporte de citrato es insuficiente para amortiguar adecuadamente la acidosis. Esto puede corregirse aumentando el flujo sanguíneo o disminuyendo la tasa de efluente.[30,31] Si se vigilan de forma adecuada, las complicaciones regionales relacionadas con el citrato son poco frecuentes; la ARC se ha utilizado con seguridad en pacientes con enfermedad hepática avanzada, así como en pacientes con trasplante hepático perioperatorio.[36-38]

Debido a la posibilidad de que se produzcan anomalías electrolíticas, los electrolitos del paciente deben controlarse al menos cada 6 h y deben incluir el iCa^{++}, el magnesio y el cálculo de la brecha aniónica. Al menos dos veces al día, debe monitorizarse la concentración total de calcio en sangre para calcular la tasa de calcio o la brecha de calcio. La necesidad de controlar la eficacia de la anticoagulación en el circuito depende del método de administración de citrato. Si la dosis de citrato es fija en relación con el flujo sanguíneo, no es necesaria la monitorización frecuente de los niveles de iCa^{++} del circuito (es decir, los niveles de iCa^{++} posfiltro) mientras el flujo sanguíneo sea constante. Si la dosis de citrato no se fija en relación con un flujo sanguíneo constante, los niveles de iCa^{++} posfiltro deben medirse al menos cada 6 h y la infusión de citrato debe titularse para obtener un iCa^{++} inferior a 0.35 mmol/L. Una vez que se alcanza el estado estable después de 48 a 72 h y el paciente permanece estable, la monitorización de los electrolitos puede reducirse a cada 12 horas.

En la literatura se describen diversos métodos de ARC.[39-56] El citrato se administra como una solución de citrato separada o se añade a un líquido de reposición de predilución libre de calcio. El efecto anticoagulante del citrato puede medirse por el iCa posfiltro y el citrato se titula para mantener el iCa^{++} del circuito por debajo de 0.35 mmol/L, o bien puede calcularse la cantidad de citrato necesaria para mantener una concentración de 3 a 4 mmol/L en la sangre y fijarla al flujo sanguíneo sin medir los niveles de iCa^{++} posfiltro. La **tabla 33-3** enumera la tasa de citrato fija necesaria para varias tasas de flujo sanguíneo utilizando las soluciones de citrato más comunes, CTS al 4% y CDA-A al 2.2%. El uso de la anticoagulación con citrato puede requerir la modificación de la composición del dializador, dependiendo de la formulación de citrato utilizada. El uso de CTS al 4% u otras soluciones de citrato hipertónicas provoca una

T A B L A 33-3	Dosis de formulaciones comunes de citrato para una tasa de flujo sanguíneo fijo	
Q_B (mL/min)	CTS al 4% (mL/h)	CDA-A (mL/h)
Cantidad de citrato suministrada para lograr una concentración de citrato en sangre de 3 mmol/L		
100	132	159
125	165	200
150	199	239
200	265	319
Cantidad de citrato suministrada para lograr una concentración de citrato en sangre de 4 mmol/L		
100	175	210
125	218	262
150	262	315
200	350	420

CDA-A, citrato dextrosa anticoagulante A; CTS, citrato trisódico; Q_B, tasa de flujo sanguíneo.

carga de sodio muy significativa para el paciente (420 mmol/L en una solución de CTS al 4%), y puede ser necesario soluciones de reposición o dializado hiponatrémicas o ambas para evitar el desarrollo de anomalías electrolíticas. Debido a que el citrato proporciona una carga alcalina, puede ser necesario reducir la concentración de amortiguadores (p. ej., bicarbonato, lactato) o eliminarlos del dializador y de los líquidos de reposición. El dializador y los fluidos de reposición suelen estar libres de calcio para evitar la inversión del efecto del citrato en el circuito extracorpóreo, aunque se han utilizado con éxito soluciones que contienen calcio.[57,58]

Múltiples ensayos aleatorizados[39-43,59-62] y tres metaanálisis[63-65] han sugerido que la ARC es mejor que la heparina para preservar la permeabilidad del filtro y disminuir el riesgo de acontecimientos adversos, incluida la hemorragia. No parece haber un beneficio para la supervivencia ni de la heparina ni de la ARC (*véanse* los **resúmenes visuales 33-1, 33-2 y 33-3**).[63-65] El mayor metaanálisis (11 ensayos aleatorizados, 992 pacientes) comparó la ARC con la heparina sistémica (9 ensayos) o regional (2 ensayos).[65] El riesgo de pérdida del circuito fue menor con la ARC en comparación con la heparina regional (cociente de riesgos [CRI] 0.52; intervalo de confianza [IC] 95%: 0.35-0.77; $p = 0.001$) y la heparina sistémica (CRI 0.76; IC 95%: 0.59-0.98; $p = 0.04$). El riesgo de hemorragia fue menor con la ARC en comparación con la heparina sistémica (riesgo relativo [RR] 0.36; IC 95%: 0.21-0.60; $p < 0.001$) y similar entre la ARC y la heparina regional. Los autores informaron una mayor incidencia de TIH en los grupos de heparina, mientras que la hipocalcemia aumentó en los grupos de citrato. No se observaron diferencias significativas de supervivencia entre los grupos. Concluyeron que la ARC debe considerarse como un mejor anticoagulante que la heparina para la TRRC en los pacientes con LRA que no tienen contraindicaciones para el citrato.

ARGATROBÁN

El argatrobán es un inhibidor directo de la trombina de segunda generación utilizado en pacientes con TIH. Es el anticoagulante para TRRC preferido en pacientes con TIH. Para el argatrobán, la literatura más reciente sugiere un bolo de 100 µg/kg seguido de una infusión inicial de 1 µg/kg/min, o una dosificación basada en el grado de enfermedad crítica. Una fórmula propuesta para determinar la tasa de infusión de argatrobán en µg/kg/min es la siguiente: $2.15 - (0.06 \times$ puntuación de fisiología aguda y evaluación de salud crónica [APACHE] II) o $2.06 - (0.03 \times$ puntuación de fisiología aguda simplificada [SAPS] II).[66] Se requiere una reducción de la dosis en caso de insuficiencia hepática. El objetivo de TTPa es de 1.5 a 2 veces el valor inicial. Si el paciente tiene una enfermedad hepática grave, la infusión de argatrobán se reduce a 0.5 µg/kg/min.

CONCLUSIÓN

La elección del anticoagulante para la TRRC debe determinarse en función de la disponibilidad, las características del paciente, la experiencia del médico y del personal de enfermería, y la facilidad de monitorización. Aunque la heparinización sistémica se consideró el estándar de atención para la TRRC en el pasado, múltiples ensayos controlados aleatorizados sugieren que la ARC es superior en cuanto a la supervivencia del hemofiltro y el riesgo de hemorragia en comparación con la anticoagulación sistémica basada en la heparina. Las complicaciones metabólicas con la ARC pueden evitarse mediante el uso de protocolos estrictos, una formación adecuada y la disponibilidad de soluciones de citrato más seguras y un programa de citrato integrado en la TRRC. Estudios recientes demuestran que el citrato puede utilizarse incluso en pacientes con insuficiencia hepática con una mayor supervisión y ajuste de la dosis de citrato. Por estas razones, las guías de práctica clínica de la Kidney Disease Improving Global Outcomes (KDIGO) para la LRA han recomendado la ARC como la modalidad de anticoagulación preferida para la TRRC en los pacientes en estado crítico en los que no está contraindicada.[67]

Referencias

1. Schetz M. Anticoagulation in continuous renal replacement therapy. *Contrib Nephrol.* 2001;(132):283-303.
2. Venkataraman R, Kellum JA, Palevsky P. Dosing patterns for continuous renal replacement therapy at a large academic medical center in the United States. *J Crit Care.* 2002;17:246-250.
3. Luyckx VA, Bonventre JV. Dose of dialysis in acute renal failure. *Semin Dial.* 2004;17:30-36.
4. Tolwani A. Continuous renal-replacement therapy for acute kidney injury. *N Engl J Med.* 2012;367:2505-2514.
5. Bellomo R, Parkin G, Love J, Boyce N. Use of continuous haemodiafiltration: an approach to the management of acute renal failure in the critically ill. *Am J Nephrol.* 1992;12:240-245.
6. Morabito S, Guzzo I, Solazzo A, et al. Continuous renal replacement therapies: anticoagulation in the critically ill at high risk of bleeding. *J Nephrol.* 2003;16:566-571.
7. Tan HK, Baldwin I, Bellomo R. Continuous veno-venous hemofiltration without anticoagulation in high-risk patients. *Intensive Care Med.* 2000;26:1652-1657.
8. Uchino S, Fealy N, Baldwin I, et al. Continuous venovenous hemofiltration without anticoagulation. *ASAIO J.* 2004;50:76-80.
9. Davies H, Leslie G. Maintaining the CRRT circuit: non-anticoagulant alternatives. *Aust Crit Care.* 2006;19:133-138.
10. Joannidis M, Oudemans-van Straaten HM. Clinical review: patency of the circuit in continuous renal replacement therapy. *Crit Care.* 2007;11:218.
11. Uchino S, Bellomo R, Morimatsu H, et al. Continuous renal replacement therapy: a worldwide practice survey. The beginning and ending supportive therapy for the kidney (B.E.S.T. kidney) investigators. *Intensive Care Med.* 2007;33:1563-1570.
12. Damus PS, Hicks M, Rosenberg RD. Anticoagulant action of heparin. *Nature.* 1973;246: 355-357.
13. Baker BA, Adelman MD, Smith PA, Osborn JC. Inability of the activated partial thromboplastin time to predict heparin levels. Time to reassess guidelines for heparin assays. *Arch Intern Med.* 1997;157:2475-2479.
14. Greaves M, Control of Anticoagulation Subcommittee of the Scientific and Standardization Committee of the International Society of Thrombosis and Haemostasis. Limitations of the laboratory monitoring of heparin therapy. Scientific and Standardization Committee Communications: on behalf of the Control of Anticoagulation Subcommittee of the Scientific and Standardization Committee of the International Society of Thrombosis and Haemostasis. *Thromb Haemost.* 2002;87:163-164.
15. Hirsh J, Warkentin TE, Shaughnessy SG, et al. Heparin and low-molecular-weight heparin: mechanisms of action, pharmacokinetics, dosing, monitoring, efficacy, and safety. *Chest.* 2001;119:64S-94S.
16. van de Wetering J, Westendorp RG, van der Hoeven JG, et al. Heparin use in continuous renal replacement procedures: the struggle between filter coagulation and patient hemorrhage. *J Am Soc Nephrol.* 1996;7:145-150.
17. Davenport A, Will EJ, Davison AM. Comparison of the use of standard heparin and prostacyclin anticoagulation in spontaneous and pump-driven extracorporeal circuits in patients with combined acute renal and hepatic failure. *Nephron.* 1994;66:431-437.
18. Martin PY, Chevrolet JC, Suter P, et al. Anticoagulation in patients treated by continuous venovenous hemofiltration: a retrospective study. *Am J Kidney Dis.* 1994;24:806-816.
19. Bellomo R, Teede H, Boyce N. Anticoagulant regimens in acute continuous hemodiafiltration: a comparative study. *Intensive Care Med.* 1993;19:329-332.
20. Leslie GD, Jacobs IG, Clarke GM. Proximally delivered dilute heparin does not improve circuit life in continuous venovenous haemodiafiltration. *Intensive Care Med.* 1996;22:1261-1264.
21. Kaplan AA, Petrillo R. Regional heparinization for continuous arterio-venous hemofiltration (CAVHV). *ASAIO Trans.* 1987;33:312-315.
22. Horrow JC. Protamine: a review of its toxicity. *Anesth Analg.* 1985;64:348-361.
23. Blaufox MD, Hampers CL, Merrill JP. Rebound anticoagulation occurring after regional heparinization for hemodialysis. *Trans Am Soc Artif Intern Organs.* 1966;12:207-209.
24. Morita Y, Johnson RW, Dorn RE, et al. Regional anticoagulation during hemodialysis using citrate. *Am J Med Sci.* 1961;242:32-43.
25. Mehta RL, McDonald BR, Aguilar MM, et al. Regional citrate anticoagulation for continuous arteriovenous hemodialysis in critically ill patients. *Kidney Int.* 1990;38:976-981.
26. Oudemans-van Straaten HM, Ostermann M. Bench-to-bedside review: citrate for continuous renal replacement therapy, from science to practice. *Crit Care.* 2012;16:249.
27. Tolwani A, Wille KM. Advances in continuous renal replacement therapy. Citrate anticoagulation update. *Blood Purif.* 2012;34:88-93.

28. Davenport A, Tolwani A. Citrate anticoagulation for continuous renal replacement therapy (CRRT) in patients with acute kidney injury admitted to the intensive care unit. *NDT Plus* 2009;2:439-447.
29. Calatzis A, Toepfer M, Schramm W, et al. Citrate anticoagulation for extracorporeal circuits: effects on whole blood coagulation activation and clot formation. *Nephron.* 2001;89:233-236.
30. Morabito S, Pistolesi V, Tritapepe L, et al. Regional citrate anticoagulation for RRTs in critically ill patients with AKI. *Clin J Am Soc Nephrol.* 2014;9:2173-2188.
31. Schneider AG, Journois D, Rimmelé T. Complications of regional citrate anticoagulation: accumulation or overload? *Crit Care.* 2017;21(1):281.
32. Apsner R, Schwarzenhofer M, Derfler K, et al. Impairment of citrate metabolism in acute hepatic failure. *Wien Klin Wochenschr.* 1997;109:123-127.
33. Kramer L, Bauer E, Joukhadar C, et al. Citrate pharmacokinetics and metabolism in cirrhotic and noncirrhotic critically ill patients. *Crit Care Med.* 2003;31:2450-2455.
34. Meier-Kriesche HU, Gitomer J, Finkel K, DuBose T. Increased total to ionized calcium ratio during continuous venovenous hemodialysis with regional citrate anticoagulation. *Crit Care Med.* 2001;29:748-752.
35. Bakker AJ, Boerma EC, Keidel H, et al. Detection of citrate overdose in critically ill patients on citrate-anticoagulated venovenous haemofiltration: use of ionised and total/ionised calcium. *Clin Chem Lab Med.* 2006;44:962-966.
36. Saner FH, Treckmann JW, Geis A, et al. Efficacy and safety of regional citrate anticoagulation in liver transplant patients requiring post-operative renal replacement therapy. *Nephrol Dial Transplant.* 2012;127:1651-1657.
37. Slowinski T, Morgera S, Joannidis M, et al. Safety and efficacy of regional citrate anticoagulation in continuous venovenous hemodialysis in the presence of liver failure: the liver citrate anticoagulation threshold (L-CAT) observational study. *Crit Care.* 2015;19:349.
38. Zhang W, Bai M, Yu Y, et al. Safety and efficacy of regional citrate anticoagulation for continuous renal replacement therapy in liver failure patients: a systematic review and meta-analysis. *Crit Care.* 2019;23:22.
39. Monchi M, Berghmans D, Ledoux D, et al. Citrate vs. heparin for anticoagulation in continuous venovenous hemofiltration: a prospective randomized study. *Intensive Care Med.* 2004;30:260-265.
40. Hetzel GR, Schmitz M, Wissing H, et al. Regional citrate versus systemic heparin for anticoagulation in critically ill patients on continuous venovenous haemofiltration: a prospective randomized multicentre trial. *Nephrol Dial Transplant.* 2011;26:232-239.
41. Oudemans-van Straaten HM, Bosman RJ, Koopmans M, et al. Citrate anticoagulation for continuous venovenous hemofiltration. *Crit Care Med.* 2009;37:545-552.
42. Gattas DJ, Rajbhandari D, Bradford C, et al. A randomized controlled trial of regional citrate versus regional heparin anticoagulation for continuous renal replacement therapy in critically ill adults. *Crit Care Med.* 2015;43:1622-1629.
43. Stucker F, Ponte B, Tataw J, et al. Efficacy and safety of citrate-based anticoagulation compared to heparin in patients with acute kidney injury requiring continuous renal replacement therapy: a randomized controlled trial. *Crit Care.* 2015;19:91.
44. Tolwani AJ, Prendergast MB, Speer RR, et al. A practical citrate anticoagulation continuous venovenous hemodiafiltration protocol for metabolic control and high solute clearance. *Clin J Am Soc Nephrol.* 2006;1:79-87.
45. Mehta RL, McDonald BR, Ward DM. Regional citrate anticoagulation for continuous arteriovenous hemodialysis. An update after 12 months. *Contrib Nephrol.* 1991;93:210-214.
46. Gabutti L, Marone C, Colucci G, et al. Citrate anticoagulation in continuous venovenous hemodiafiltration: a metabolic challenge. *Intensive Care Med.* 2002;28:1419-1425.
47. Bagshaw SM, Laupland KB, Boiteau PJ, Godinez-Luna T. Is regional citrate superior to systemic heparin anticoagulation for continuous renal replacement therapy? A prospective observational study in an adult regional critical care system. *J Crit Care.* 2005;20:155-161.
48. Thoenen M, Schmid ER, Binswanger U, et al. Regional citrate anticoagulation using a citrate-based substitution solution for continuous venovenous hemofiltration in cardiac surgery patients. *Wien Klin Wochenschr.* 2002;114:108-114.
49. Hofmann RM, Maloney C, Ward DM, Becker BN. A novel method for regional citrate anticoagulation in continuous venovenous hemofiltration (CVVHF). *Ren Fail.* 2002;24:325-335.
50. Mitchell A, Daul AE, Beiderlinden M, et al. A new system for regional citrate anticoagulation in continuous venovenous hemodialysis (CVVHD). *Clin Nephrol.* 2003;59:106-114.
51. Morgera S, Scholle C, Melzer C, et al. A simple, safe and effective citrate anticoagulation protocol for the genius dialysis system in acute renal failure. *Nephron Clin Pract.* 2004;98:c35-c40.
52. Swartz R, Pasko D, O'Toole J, Starmann B. Improving the delivery of continuous renal replacement therapy using regional citrate anticoagulation. *Clin Nephrol.* 2004;61:134-143.

53. Cointault O, Kamar N, Bories P, et al. Regional citrate anticoagulation in continuous venovenous haemodiafiltration using commercial solutions. *Nephrol Dial Transplant.* 2004;19:171-178.

54. Egi M, Naka T, Bellomo R, et al. A comparison of two citrate anticoagulation regimens for continuous veno-venous hemofiltration. *Int J Artif Organs.* 2005;28:1211-1218.

55. Bihorac A, Ross EA. Continuous venovenous hemofiltration with citrate-based replacement fluid: efficacy, safety, and impact on nutrition. *Am J Kidney Dis.* 2005;46:908-918.

56. Naka T, Egi M, Bellomo R, et al. Low-dose citrate continuous veno-venous hemofiltration (CVVH) and acid-base balance. *Int J Artif Organs.* 2005;28:222-228.

57. Ong SC, Wille KM, Speer R, Tolwani AJ. A continuous veno-venous hemofiltration protocol with anticoagulant citrate dextrose formula A and a calcium-containing replacement fluid. *Int J Artif Organs.* 2014;37:499-502.

58. Kirwan CJ, Hutchison R, Ghabina S, et al. Implementation of a simplified regional citrate anticoagulation protocol for post-dilution continuous hemofiltration using a bicarbonate buffered, calcium containing replacement solution. *Blood Purif.* 2016;42:349-355.

59. Kutsogiannis DJ, Gibney RT, Stollery D, et al. Regional citrate versus systemic heparin anticoagulation for continuous renal replacement in critically ill patients. *Kidney Int.* 2005;67:2361-2367.

60. Betjes MG, van Oosterom D, van Agteren M, et al. Regional citrate versus heparin anticoagulation during venovenous hemofiltration in patients at low risk for bleeding: similar hemofilter survival but significantly less bleeding. *J Nephrol.* 2007;20:602-608.

61. Fealy N, Baldwin I, Johnstone M, et al. A pilot randomized controlled crossover study comparing regional heparinization to regional citrate anticoagulation for continuous venovenous hemofiltration. *Int J Artif Organs.* 2007;30:301-307.

62. Schilder L, Nurmohamed SA, Bosch FH, et al. Citrate anticoagulation versus systemic heparinisation in continuous venovenous hemofiltration in critically ill patients with acute kidney injury: a multi-center randomized clinical trial. *Crit Care.* 2014;18:472.

63. Zhang Z, Hongying N. Efficacy and safety of regional citrate anticoagulation in critically ill patients undergoing continuous renal replacement therapy. *Intensive Care Med.* 2012;38:20-28.

64. Wu MY, Hsu YH, Bai CH, et al. Regional citrate versus heparin anticoagulation for continuous renal replacement therapy: a meta-analysis of randomized controlled trials. *Am J Kidney Dis.* 2012;59:810-818.

65. Bai M, Zhou M, He L, et al. Citrate versus heparin anticoagulation for continuous renal replacement therapy: an updated meta-analysis of RCTs. *Intensive Care Med.* 2015;41:2098-2110.

66. Link A, Girndt M, Selejan S, Mathes A, Bohm M, Rensing H. Argatroban for anticoagulation in continuous renal replacement therapy. *Crit Care Med.* 2009;37(1):105-110.

67. Kidney Disease: Improving Global Outcomes (KDIGO) Acute Kidney Injury Work Group. KDIGO clinical practice guideline for acute kidney injury. *Kidney Int Suppl.* 2012;2:1.

¿El citrato regional es superior a la heparina regional para la anticoagulación del circuito en la TRRC?

© 2020 Wolters Kluwer

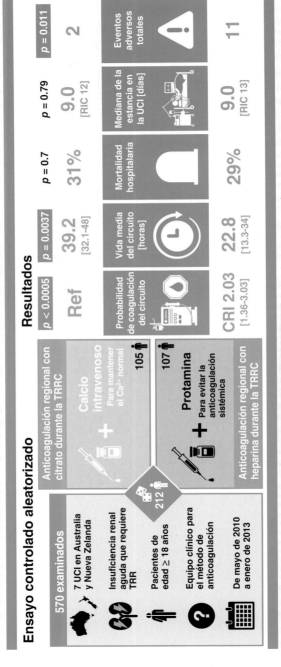

Ensayo controlado aleatorizado

570 examinados

- 7 UCI en Australia y Nueva Zelanda
- Insuficiencia renal aguda que requiere TRR
- Pacientes de edad ≥ 18 años
- Equipo clínico para el método de anticoagulación
- De mayo de 2010 a enero de 2013

212

Anticoagulación regional con citrato durante la TRRC

Calcio intravenoso
Para mantener el Ca²⁺ normal

105

107

Protamina
Para evitar la anticoagulación sistémica

Anticoagulación regional con heparina durante la TRRC

Resultados

	$p < 0.0005$	$p = 0.0037$	$p = 0.7$	$p = 0.79$	$p = 0.011$
	Probabilidad de coagulación del circuito	Vida media del circuito [horas]	Mortalidad hospitalaria	Mediana de la estancia en la UCI [días]	Eventos adversos totales
	Ref	39.2 [32.1-48]	31%	9.0 [RIC 12]	2
	CRI 2.03 [1.36-3.03]	22.8 [13.3-34]	29%	9.0 [RIC 13]	11

Gattas DJ, Rajbhandari D, Bradford C, Buhr H, Lo S, Bellomo R. A Randomized Controlled Trial of Regional Citrate Versus Regional Heparin Anticoagulation for Continuous Kidney Replacement Therapy in Critically Ill Adults. *Crit Care Med.* 2015;43(8):1622-9.

Conclusión: en este ensayo aleatorizado que comparó la anticoagulación regional con citrato con la anticoagulación regional con heparina durante la TRRC, hubo una mayor duración del circuito con la anticoagulación regional con citrato.

RESUMEN VISUAL 22.1

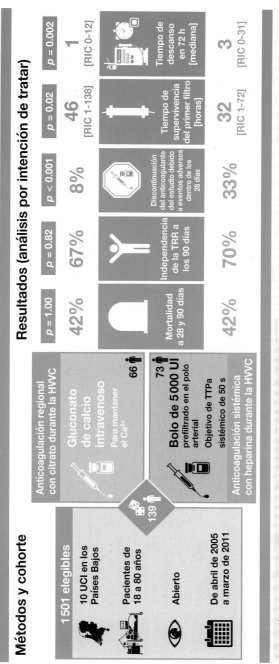

¿La anticoagulación regional con citrato es superior a la anticoagulación sistémica con heparina en la HVVC?

© 2020 Wolters Kluwer

Métodos y cohorte

1501 elegibles

- 10 UCI en los Países Bajos
- Pacientes de 18 a 80 años
- Abierto
- De abril de 2005 a marzo de 2011

139

Anticoagulación regional con citrato durante la HVVC

Gluconato de calcio intravenoso
Para mantener el Ca²⁺

66

Bolo de 5000 UI prefiltrado en el polo arterial
Objetivo de TTPa sistémico de 50 s

73

Anticoagulación sistémica con heparina durante la HVVC

Resultados (análisis por intención de tratar)

	Mortalidad a 28 a 90 días	Independencia de la TRR a los 90 días	Discontinuación del anticoagulante del estudio debido a eventos adversos dentro de los 28 días	Tiempo de supervivencia del primer filtro [horas]	Tiempo de descanso en 72 h [mediana]
	p = 1.00	p = 0.82	p < 0.001	p = 0.02	p = 0.002
Citrato	42%	67%	8%	46 [RIC 1-138]	1 [RIC 0-12]
Heparina	42%	70%	33%	32 [RIC 1-72]	3 [RIC 0-31]

Conclusión: este ensayo controlado aleatorizado multicéntrico demostró que la anticoagulación regional con citrato para la HVVC tenía beneficios en comparación con la heparina en términos de seguridad y eficacia, pero no en términos de resultados renales y de pacientes.

Schilder L, Nurmohamed SA, Bosch FH, et al. Citrate anticoagulation versus systemic heparinisation in continuous venovenous hemofiltration in critically ill patients with acute kidney injury: a multi-center randomized clinical trial. *Crit Care.* 2014;18(4):472.

RESUMEN VISUAL 33-2

¿Qué pasa con el citrato frente a la heparina como anticoagulante en la HDFVVC?

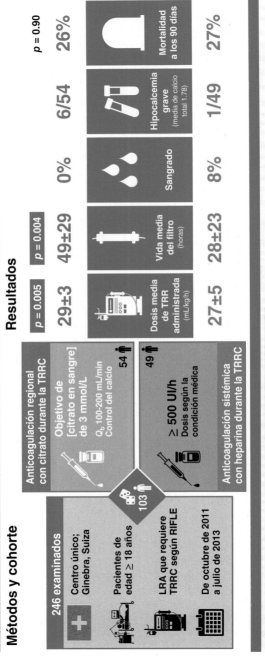

© 2020 Wolters Kluwer

Métodos y cohorte

246 examinados

- Centro único; Ginebra, Suiza
- Pacientes de edad ≥ 18 años
- LRA que requiere TRRC según RIFLE
- De octubre de 2011 a julio de 2013

103

Anticoagulación regional con citrato durante la TRRC

Objetivo de [citrato en sangre] de 3 mmol/L
Q_b 100-200 mL/min
Control del calcio

54

49

≥ 500 UI/h
Dosis según la condición médica

Anticoagulación sistémica con heparina durante la TRRC

Resultados

	Dosis media de TRR administrada (mL/kg/h)	Vida media del filtro (horas)	Sangrado	Hipocalcemia grave (media de calcio total 1.78)	Mortalidad a los 90 días
	$p = 0.005$	$p = 0.004$			$p = 0.90$
	29±3	49±29	0%	6/54	26%
	27±5	28±23	8%	1/49	27%

Stucker F, Ponte B, Tataw J, et al. Efficacy and safety of citrate-based anticoagulation compared to heparin in patients with acute kidney injury requiring continuous kidney replacement therapy: a randomized controlled trial. *Crit Care*. 2015;19:91.

Conclusión: en este estudio monocéntrico abierto de pacientes de la UCI con LRA tratados con HDFVVC, la anticoagulación regional con citrato fue superior a la heparina en cuanto a la vida útil del filtro y la dosis de TRR administrada.

RESUMEN VISUAL 33-3

34

Purificación de la sangre en la unidad de cuidados intensivos

Aron Jansen y Peter Pickkers

INTRODUCCIÓN

La sepsis, definida como una disfunción orgánica potencialmente mortal causada por una respuesta desregulada del huésped a la infección, es una de las principales causas de falla orgánica, incluida la lesión renal aguda (LRA), y de muerte en los pacientes de la unidad de cuidados intensivos (UCI).[1] A pesar de los avances en los cuidados de apoyo durante las 2 últimas décadas, todavía no existe una terapia específica para la sepsis y las tasas de mortalidad siguen superando 30%.[2] Por lo tanto, existe una necesidad médica insatisfecha de intervenciones específicas que puedan mejorar el resultado clínico de los pacientes con sepsis.

En la fisiopatología de la sepsis, los patrones moleculares asociados con patógenos (PMAP) circulantes, incluidas las endotoxinas (lipopolisacáridos, LPS), son reconocidos por las células inmunitarias y desencadenan una cascada inflamatoria rápida y abrumadora. A su vez, la producción excesiva de citocinas proinflamatorias puede conducir a la inestabilidad hemodinámica y a la falla de los órganos terminales, mientras que la liberación igualmente excesiva de citocinas antiinflamatorias puede suprimir gravemente el sistema inmunitario y hacer que el huésped sea susceptible a infecciones secundarias.[3] En consecuencia, los niveles plasmáticos elevados de LPS y citocinas se asocian con una mayor incidencia y gravedad de la LRA y a un aumento de la mortalidad en los pacientes con sepsis.[4-6] Por lo tanto, la eliminación del exceso de citocinas y endotoxinas de la circulación parece una opción de tratamiento plausible que puede mejorar el resultado de la sepsis.

En las últimas décadas, se han desarrollado varios instrumentos de purificación de la sangre con diferentes capacidades de unión. Estos instrumentos pueden clasificarse en diferentes grupos en función de su mecanismo de acción: dispositivos de unión de LPS (p. ej., el dispositivo de hemoperfusión de polimixina [PMX] B; Toraymyxin®, Toray Medical Co., Ltd, Tokio, Japón), dispositivos de hemoadsorción extracorpórea de citocinas (p. ej., CytoSorb®, Cytosorbents Co., NJ, EUA), una combinación de dispositivos de captura de LPS y citocinas (p. ej., oXiris®, Baxter, Meyzieu, Francia), y el intercambio de plasma terapéutico (IPT). En la **figura 34-1** se muestra un resumen gráfico de las diferencias y similitudes entre estos dispositivos.

El dispositivo Toraymyxin® consiste en una columna de hemoperfusión que contiene fibras inmovilizadas con polimixina B que se unen selectivamente a las endotoxinas en la sangre de los pacientes, pero no capturan los mediadores inflamatorios endógenos. Además, como no ofrece ninguna depuración de solutos, el tratamiento con PMX no puede servir como terapia de remplazo renal (TRR).[7] El dispositivo de purificación de fibra hueca oXiris® tiene una membrana de acrilonitrilo y metanosulfonato (AN69) que captura tanto las endotoxinas como las citocinas y puede usarse de manera simultánea como una forma de TRR, mientras que CytoSorb®, un dispositivo de perlas de polímero adsorbente poroso, no permite simultáneamente la TRR o la unión de endotoxinas, pero elimina en forma

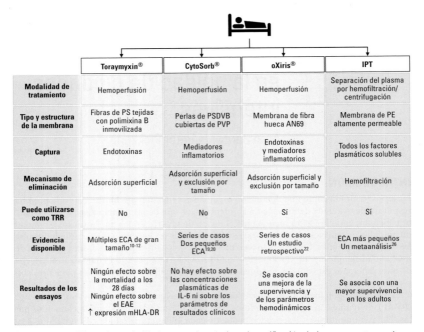

	Toraymyxin®	CytoSorb®	oXiris®	IPT
Modalidad de tratamiento	Hemoperfusión	Hemoperfusión	Hemoperfusión	Separación del plasma por hemofiltración/ centrifugación
Tipo y estructura de la membrana	Fibras de PS tejidas con polimixina B inmovilizada	Perlas de PSDVB cubiertas de PVP	Membrana de fibra hueca AN69	Membrana de PE altamente permeable
Captura	Endotoxinas	Mediadores inflamatorios	Endotoxinas y mediadores inflamatorios	Todos los factores plasmáticos solubles
Mecanismo de eliminación	Adsorción superficial	Adsorción superficial y exclusión por tamaño	Adsorción superficial y exclusión por tamaño	Hemofiltración
Puede utilizarse como TRR	No	No	Sí	Sí
Evidencia disponible	Múltiples ECA de gran tamaño[10-12]	Series de casos Dos pequeños ECA[19,20]	Series de casos Un estudio retrospectivo[22]	ECA más pequeños Un metaanálisis[26]
Resultados de los ensayos	Ningún efecto sobre la mortalidad a los 28 días Ningún efecto sobre el EAE ↑ expresión mHLA-DR	No hay efecto sobre las concentraciones plasmáticas de IL-6 ni sobre los parámetros de resultados clínicos	Se asocia con una mejora de la supervivencia y de los parámetros hemodinámicos	Se asocia con una mayor supervivencia en los adultos

FIGURA 34-1. Diferencias y similitudes entre las técnicas de purificación de la sangre extracorpóreas actualmente disponibles. AN69, acrilonitrilo y metanosulfonato; EAE, ensayo de actividad de endotoxinas; ECA, ensayo controlado aleatorizado; HLA, antígeno mayor de histocompatibilidad; IL-6, interleucina 6; IPT, intercambio de plasma terapéutico; PE, polietileno; PS, poliestireno; PSDVB, poliestireno divinilbenceno poroso; PVP, polivinilpirrolidona; TRR, terapia de remplazo renal.

selectiva las citocinas circulantes con un peso molecular de hasta 60 kDa (p. ej., interleucina [IL]-1β, IL-6, IL-8, IL-10 y factor de necrosis tumoral [TNF]-α) por adsorción superficial y exclusión de tamaño.[7] El IPT se basa en el principio de la separación del plasma contaminado de la sangre total y su remplazo por plasma fresco congelado (PFC), albúmina o solución salina, para eliminar endotoxinas, citocinas y otras sustancias potencialmente dañinas de la circulación. Además, las sustancias beneficiosas potencialmente agotadas, como los factores de coagulación, pueden reponerse mediante el IPT. A lo largo de los años, se han realizado varios estudios para evaluar la eficacia clínica de las diferentes técnicas de purificación de la sangre. En este capítulo se reflexiona sobre la bibliografía relevante sobre las técnicas de purificación de la sangre y se ofrece a los médicos asesoramiento sobre el uso de estas técnicas en la práctica clínica.

HEMOPERFUSIÓN DE POLIMIXINA B

La hemoperfusión de polimixina B, desarrollada desde 1981 y aprobada para el tratamiento de la endotoxemia por el sistema Japanese Health Insurance en 1994,[8] es una de las formas más tempranas y mejor investigadas de purificación de la sangre que se conocen hoy en día. La técnica se basa en la unión selectiva de las endotoxinas circulantes por parte de la polimixina B, un antibiótico derivado de la bacteria *Bacillus polymyxa* con una fuerte actividad bactericida contra los microorganismos gramnegativos y propiedades de unión a los LPS. Se descubrió en 1947 y se usó en forma eficaz para combatir las infecciones por bacterias gramnegativas. Sin embargo, la administración sistémica temprana de las polimixinas se asoció con una alta incidencia de acontecimientos adversos en los riñones, como insuficiencia renal, hematuria, proteinuria y necrosis tubular aguda.[9] El mecanismo propuesto es que las polimixinas, debido a su contenido en D-aminoácidos y a su componente de ácidos grasos, pueden aumentar la permeabilidad de la membrana, lo que provoca la inflamación y la lisis de las células. Además, las polimixinas pueden interactuar con las neuronas, que tienen un alto contenido de lípidos, y por ello pueden provocar efectos secundarios neurológicos como mareos, parestesias, sordera (parcial) e incluso un bloqueo neuromuscular que provoque debilidad muscular e insuficiencia respiratoria.[9] Debido a estos fuertes efectos nefrotóxicos y neurotóxicos, la administración sistémica de la polimixina B está restringida. Para permitir la adsorción selectiva de las endotoxinas circulantes, se inmovilizó covalentemente la polimixina B en la superficie de las fibras portadoras derivadas del poliestireno en la columna de hemoperfusión Toraymyxin®.

RESULTADOS DE ENSAYOS CLÍNICOS ALEATORIZADOS

Tres grandes ensayos han investigado la eficacia clínica de la PMX en pacientes con sepsis.[10-12] El ensayo Early Use of Polymyxin B Hemoperfusion in Abdominal Septic Shock (EUPHAS),[10] publicado en 2009, fue un ensayo controlado aleatorizado (ECA) abierto en 10 UCI italianas de atención terciaria (**resumen visual 34-1**). Fueron asignados al azar 64 pacientes con choque séptico abdominal posoperatorio a la atención estándar ($n = 30$) o a la atención estándar más dos sesiones de PMX de 2 h en días consecutivos ($n = 34$). El ensayo EUPHAS, originalmente planeado para incluir a 60 pacientes en cada grupo, terminó de manera prematura después de que un análisis intermedio demostrara un beneficio de supervivencia en el grupo de PMX. Además, se informó que los criterios de valoración fisiológicos, como la presión arterial media (PAM), la puntuación inotrópica, el índice de dependencia de los vasopresores y las puntuaciones de la evaluación de la falla orgánica secuencial (SOFA, Sequential Organ Failure Assessment), mejoraron de modo significativo con el tiempo en el grupo de PMX, mientras que estos parámetros no cambiaron en el grupo de control. Aunque estos resultados parecen muy prometedores a primera vista, el ensayo EUPHAS recibió críticas debido a varias limitaciones en el análisis estadístico. En primer lugar, aunque los parámetros clínicos mejoraron de forma significativa en el grupo de PMX y no en el grupo de control, los cambios a lo largo del tiempo no fueron muy diferentes entre los dos grupos. En segundo lugar, la diferencia notificada en la mortalidad, expresada como un cociente de riesgos de 0.36 (intervalo de confianza [IC] 95%: 0.16-0.80), ilustra una mejora importante en el tiempo de supervivencia, mientras que la mortalidad absoluta a los 28 días no difirió mucho entre los dos grupos (11/34 pacientes [32%] en el grupo de PMX vs. 16/30 pacientes [53%] en el grupo de control, $\chi^2(1) = 2.88$, $p = 0.09$). En tercer lugar, el criterio de valoración principal de este estudio era el cambio en los parámetros hemodinámicos y el estudio no tenía potencia para demostrar una diferencia en la mortalidad. Por último, con una elevada tasa de mortalidad de 53% en el grupo de control, el sesgo de selección puede limitar la generalización de estos resultados a otras poblaciones de pacientes.

El ensayo Effects of Hemoperfusion With a Polymyxin B Membrane in Peritonitis With Septic Shock (ABDO-MIX),[11] publicado en el año 2015, fue el segundo gran ensayo aleatorizado multicéntrico europeo para evaluar la eficacia clínica de la PMX en pacientes con sepsis abdominal (**resumen visual 34-2**). En este ensayo abierto francés, se comparó la atención estándar con la atención estándar más dos ciclos de PMX durante 2 h en 243 pacientes. La PMX no demostró un beneficio en la supervivencia, ni un efecto en la resolución de la disfunción orgánica o los biomarcadores inflamatorios. Se informó de sesiones incompletas de PMX en 38% de los pacientes. En un análisis *post hoc* por protocolo, ajustando las diferencias basales y los factores de confusión, no se demostraron diferencias en la mortalidad u otros resultados clínicos entre los dos grupos. Sin embargo, con una mortalidad observada de 23% y una puntuación media de 59 puntos en la puntuación simplificada de fisiológica aguda (PSFA)-II de 2 de 59 en el grupo de control, la población de pacientes seleccionada estaba menos enferma de lo esperado y, por lo tanto, puede haberse beneficiado menos del tratamiento con PMX. Además, como no se evaluaron los niveles de endotoxina circulante, es posible que se hayan inscrito pacientes con niveles bajos de endotoxina, lo que teóricamente disminuye la eficacia del tratamiento con PMX.

En 2018 se publicó el ensayo Evaluating the Use of Polymyxin B Hemoperfusion in a Randomized controlled trial of Adults Treated for Endotoxemia and Septic Shock (EUPHRATES) (**resumen visual 34-3**).[12] A diferencia de los ensayos EUPHAS y ABDO-MIX, solo se inscribieron pacientes con endotoxemia confirmada (definida como un ensayo de actividad de endotoxinas [EAE] > 0.6) (n = 244). Además, se utilizó un procedimiento detallado de simulación como mecanismo de cegamiento del tratamiento. El tratamiento con PMX no produjo mejoras en la mortalidad a los 28 días ni en otros criterios de valoración clínicos, ni tampoco tuvo ningún efecto en un grupo seleccionado de pacientes con una puntuación de disfunción orgánica múltiple (MODS, Multiple Organ Dysfunction Score) superior a 9. Curiosamente, los cambios en el EAE a lo largo del tiempo no difirieron entre los grupos de tratamiento con PMX y los de tratamiento simulado, lo que sugiere que el régimen de tratamiento actual de sesiones de PMX de 2 h podría ser demasiado corto para eliminar de forma suficiente la endotoxina de la circulación en pacientes con endotoxemia continua.

En un análisis *post hoc*, los autores informaron un beneficio de supervivencia ajustado significativo en los pacientes tratados con PMX en el subgrupo con un nivel de EAE "abordable" (definido como un EAE entre 0.6 y 0.89) que terminaron dos sesiones completas de PMX.[13] No se observó ningún beneficio terapéutico en los pacientes con un nivel de EAE más elevado. Varias limitaciones metodológicas debilitan la credibilidad de estos resultados *post hoc*, como se describe ampliamente en otra parte.[14]

En conclusión, a pesar de la sólida teoría fisiopatológica en la que se basa la hemoperfusión de polimixina B, las pruebas actuales no apoyan el uso de PMX en pacientes con sepsis y, por lo tanto, debería limitarse únicamente a los entornos de investigación.

HEMOADSORCIÓN EXTRACORPÓREA DE CITOCINAS

Debido a que las citocinas circulantes son impulsores clave de la respuesta inflamatoria sistémica en la sepsis, asociada con la disfunción de órganos y la mortalidad,[17] los dispositivos que capturan y eliminan las citocinas de la circulación podrían mejorar el resultado de los pacientes con sepsis. Otra posible ventaja de dirigirse a las citocinas en lugar de a las endotoxinas es que estos dispositivos podrían usarse también en síndromes hiperinflamatorios distintos de la sepsis, como las enfermedades autoinmunes, los traumatismos (quirúrgicos), las quemaduras o el síndrome de liberación de citocinas asociado con la terapia de células T con receptores de antígenos quiméricos (CAR). A día de hoy, existen dos dispositivos de este tipo. Sin embargo, al ser relativamente nuevos, aún no se han probado de forma exhaustiva en grandes ECA, y las pruebas disponibles se limitan a ensayos más pequeños o series de casos.

CytoSorb® es un dispositivo de hemoadsorción que puede incorporarse fácilmente a los circuitos de las bombas de sangre extracorpóreas. Consiste en una columna de hemoperfusión que contiene perlas de copolímero de poliestireno divinilbenceno (PSDVB) altamente porosas y recubiertas de polivinilpirrolidona (PVP) que eliminan las citocinas y otras moléculas de peso molecular medio (hasta 60 kDa) por adsorción superficial y exclusión de tamaño. Aunque sus capacidades de adsorción de citocinas se han demostrado en varios estudios preclínicos,[7,18] el tratamiento con CytoSorb® (colocado en el circuito de *bypass* cardiopulmonar) no alteró los niveles plasmáticos de IL-6 y otras citocinas en 19 pacientes de cirugía cardiaca, ni afectó los parámetros de resultado clínico en comparación con el grupo de control ($n = 18$).[19] Del mismo modo, añadir 6 h de hemoperfusión con CytoSorb® al día durante un máximo de 7 días a la terapia estándar no alteró los niveles plasmáticos de IL-6 ni de otras citocinas inflamatorias en 47 pacientes con ventilación mecánica y choque séptico, en comparación con 51 pacientes del grupo de control.[20] Curiosamente, las tasas de eliminación de IL-6 sobre el filtro oscilaron entre 5 y 18% a lo largo de todo el periodo de hemoperfusión de 6 h, por lo que se demostró la eliminación de citocinas en estos pacientes. Aunque estos hallazgos puedan parecer contradictorios, no son inusuales a la luz de la teoría citocinética.[21] Dado que las citocinas son producidas principalmente por los macrófagos residentes en los tejidos, los niveles de citocinas en plasma pueden permanecer estables durante la hemoperfusión con CytoSorb® debido a un desplazamiento de citocinas del intersticio a la circulación. La circulación actúa como un sumidero, drenando así los tejidos.

El dispositivo de membrana AN69 de fibra hueca oXiris® tuvo una capacidad de adsorción de citocinas similar a la de CytoSorb® en un modelo de circulación de circuito cerrado.[7] Sin embargo, a diferencia de CytoSorb®, oXiris® también captura endotoxinas y puede utilizarse simultáneamente como una forma de TRR. Aunque solo se dispone de series de casos y no de ensayos clínicos prospectivos, el uso del filtro oXiris® se asoció con una mejora de la supervivencia y del estado hemodinámico en un estudio de cohorte retrospectivo en 31 pacientes con choque séptico.[22] Actualmente se está planificando un ensayo para ver si estos resultados pueden reproducirse de forma prospectiva (NCT03914586).

INTERCAMBIO DE PLASMA TERAPÉUTICO

El IPT es una modalidad de tratamiento extracorpóreo que se basa en el principio de separar el plasma que contiene sustancias nocivas, como las endotoxinas y los mediadores inflamatorios, de la sangre total y reponerlo con PFC, restaurando así las proteínas plasmáticas deficientes, como los factores de coagulación. Debido a su mecanismo de acción, el IPT se ha probado tradicionalmente en enfermedades que se caracterizan por la presencia de un exceso de solutos plasmáticos. En los pacientes con mieloma, por ejemplo, los niveles plasmáticos elevados de cadenas ligeras monoclonales se filtran en el riñón y forman cilindros obstructivos en el túbulo distal, lo que provoca una "nefropatía por cilindros" y, finalmente, insuficiencia renal. Aunque las pruebas actuales no apoyan el uso rutinario del IPT para el tratamiento de la insuficiencia renal en pacientes con mieloma,[23] hay indicios de que puede ser eficaz cuando se utiliza solo en pacientes con nefropatía por cilindros confirmada por biopsia y cuando la dosificación del IPT se guía por un objetivo de reducción de las cadenas ligeras en suero.[24]

En cuanto al uso del IPT en pacientes con sepsis, los datos de alta calidad sobre su eficacia son escasos y muchos ensayos fueron de naturaleza preclínica o tuvieron un bajo número de reclutamiento, como se describe ampliamente en otra parte.[25] En un metaanálisis, que incluyó cuatro ensayos (uno en adultos, dos en niños y uno en ambos) que reclutaron un total de 194 pacientes críticos con sepsis y choque séptico, el uso del IPT no se asoció con una reducción significativa de la mortalidad por todas las causas.[26] Sin embargo, en un análisis de subgrupos, el recambio plasmático se asoció con una menor tasa de mortalidad en adultos (riesgo relativo [RR]: 0.63; intervalo de confianza [IC] 95%: 0.42-0.96; I^2 0%), pero no en niños (RR: 0.96; IC 95%: 0.28-3.38; I^2 60%). Actualmente se está planificando un ECA prospectivo para evaluar el uso del IPT en la sepsis (NCT03065751). Hasta que los resultados de los grandes ensayos sugieran lo contrario, no se recomienda el uso del IPT para el tratamiento de la sepsis.

COMPLICACIONES DE LAS TÉCNICAS DE PURIFICACIÓN DE LA SANGRE

Los clínicos deben ser conscientes de que la aplicación de las técnicas de purificación de la sangre no está exenta de riesgos. Los riesgos potenciales asociados con estas técnicas pueden delimitarse a grandes rasgos en dos ámbitos: los riesgos comunes a cualquier tratamiento extracorpóreo y los riesgos asociados específicamente con la purificación de la sangre.

Los acontecimientos adversos más comunes de las terapias extracorpóreas en general son las complicaciones relacionadas con el catéter (como la hemorragia del lugar de punción o el tromboembolismo), la formación de coágulos dentro del circuito extracorpóreo, la hemólisis, la hipotermia, la hipotensión o las respuestas alérgicas a los materiales del dispositivo.

El efecto secundario más frecuente de la hemoperfusión es la trombocitopenia, aunque el recuento de plaquetas suele restablecerse en el plazo de uno o dos días tras la hemoperfusión.[28] Otros efectos secundarios comunes son la hipocalcemia, la hipoglucemia, la neutropenia y la hipotermia, aunque estos efectos suelen ser menores y se corrigen de forma espontánea o fácilmente. El recubrimiento de los absorbentes con una solución polimérica puede reducir la frecuencia de estos efectos secundarios al impedir la adhesión de las plaquetas y la activación del complemento. Otra consideración importante para los clínicos es que la mayoría de los tratamientos de hemoperfusión eliminan sus moléculas objetivo de forma inespecífica y otras sustancias potencialmente beneficiosas (como los antibióticos o los agentes vasoactivos) también pueden ser eliminadas de la circulación. Estos riesgos pueden reducirse posponiendo la administración de estos fármacos hasta después de cada sesión en los regímenes de hemoperfusión intermitente, mientras que la monitorización del fármaco terapéutico y los ajustes de la dosis pueden mejorar la eficacia del fármaco durante la hemoperfusión continua.

La frecuencia y los tipos de complicaciones del IPT dependen del volumen total que se remplace y del tipo de líquido de reposición que se utilice. La hipocalcemia inducida por citrato (y los síntomas asociados, como las parestesias o la prolongación del intervalo QT) y la eliminación inadvertida de la medicación pueden producirse con cualquier líquido de reposición. El remplazo con fluidos no plasmáticos específicamente puede conducir a la disminución de inmunoglobulinas, y se recomienda la monitorización de los niveles de inmunoglobulina G (IgG) en los pacientes sometidos a IPT agresivo.[29] El uso de plasma de donante como fluido de reposición puede desencadenar reacciones alérgicas, y la urticaria y las sibilancias, por ejemplo, son efectos secundarios comunes.[30] La anafilaxia y la lesión pulmonar aguda relacionada con la transfusión (LPART) son efectos adversos poco frecuentes pero potencialmente letales de la reposición con plasma de donante; debe realizarse una monitorización continua de las constantes vitales durante el IPT.

CONCLUSIÓN

En conclusión, las técnicas de purificación de la sangre pueden dividirse a grandes rasgos en tres categorías principales en función de su mecanismo de acción: dispositivos de unión a LPS, dispositivos de adsorción de citocinas y e IPT. Aunque el fundamento de estas diferentes técnicas se basa en teorías fisiopatológicas válidas, ninguna de estas terapias ha demostrado mejorar los resultados de los pacientes. En la actualidad, la calidad de algunas de las pruebas disponibles es discutible debido al pequeño tamaño de las muestras de los ensayos y a las fallas en la metodología. Sin embargo, hay indicios de que la purificación de la sangre podría ser beneficiosa para ciertos subgrupos de pacientes y para criterios de valoración distintos de la mortalidad, como la estabilización hemodinámica y los parámetros inmunológicos. Esto debería seguir explorándose en futuros ensayos. Es importante destacar que las técnicas de purificación de la sangre no están exentas de riesgos y pueden causar complicaciones graves relacionadas con los procedimientos necesarios o sus propiedades de captación. Por lo tanto, sobre la base de las pruebas actuales, las técnicas de purificación de la sangre deben considerarse como una terapia experimental que debe usarse únicamente en entornos de investigación.

Referencias

1. Zarjou A, Agarwal A. Sepsis and acute kidney injury. *JASN*. 2011;22:999-1006.
2. Fleischmann C, Scherag A, Adhikari NKJ, et al. Assessment of global incidence and mortality of hospital-treated sepsis. Current estimates and limitations. *Am J Respir Crit Care Med*. 2016;193:259-272.
3. Osuchowski MF, Welch K, Siddiqui J, Remick DG. Circulating cytokine/inhibitor profiles reshape the understanding of the SIRS/CARS continuum in sepsis and predict mortality. *J Immunol*. 2006;177:1967-1974.
4. Kellum JA, Kong L, Fink MP, et al. Understanding the inflammatory cytokine response in pneumonia and sepsis: results of the Genetic and Inflammatory Markers of Sepsis (GenIMS) study. *Arch Inter Med*. 2007;167:1655-1663.
5. Opal SM, Scannon PJ, Vincent JL, et al. Relationship between plasma levels of lipopolysaccharide (LPS) and LPS-binding protein in patients with severe sepsis and septic shock. *J Infect Dis*. 1999;180:1584-1589.
6. Payen D, Lukaszewicz AC, Legrand M, et al. A multicentre study of acute kidney injury in severe sepsis and septic shock: association with inflammatory phenotype and HLA genotype. *PLoS One*. 2012;7:e35838.
7. Malard B, Lambert C, Kellum JA. In vitro comparison of the adsorption of inflammatory mediators by blood purification devices. *Intensive Care Med Exp*. 2018;6:12.
8. Shimizu T, Miyake T, Tani M. History and current status of polymyxin B-immobilized fiber column for treatment of severe sepsis and septic shock. *Ann Gastroenterol Surg*. 2017;1:105-113.
9. Falagas ME, Kasiakou SK. Toxicity of polymyxins: a systematic review of the evidence from old and recent studies. *Crit Care*. 2006;10:R27.
10. Cruz DN, Antonelli M, Fumagalli R, et al. Early use of polymyxin B hemoperfusion in abdominal septic shock: the EUPHAS randomized controlled trial. *JAMA*. 2009;301:2445-2452.
11. Payen DM, Guilhot J, Launey Y, et al. Early use of polymyxin B hemoperfusion in patients with septic shock due to peritonitis: a multicenter randomized control trial. *Intensive Care Med*. 2015;41:975-984.
12. Dellinger RP, Bagshaw SM, Antonelli M, et al. Effect of targeted polymyxin B hemoperfusion on 28-day mortality in patients with septic shock and elevated endotoxin level: the EUPHRATES randomized clinical trial. *JAMA*. 2018;320:1455-1463.
13. Klein DJ, Foster D, Walker PM, et al. Polymyxin B hemoperfusion in endotoxemic septic shock patients without extreme endotoxemia: a post hoc analysis of the EUPHRATES trial. *Intensive Care Med*. 2018;44:2205-2212.
14. Pickkers P, Russell JA. Treatment with a polymyxin B filter to capture endotoxin in sepsis patients: is there a signal for therapeutic efficacy? *Intensive Care Med*. 2019;45:282-283.
15. Chang T, Tu YK, Lee CT, et al. Effects of polymyxin B hemoperfusion on mortality in patients with severe sepsis and septic shock: a systemic review, meta-analysis update, and disease severity subgroup meta-analysis. *Crit Care Med*. 2017;45:e858-e864.
16. Srisawat N, Tungsanga S, Lumlertgul N, et al. The effect of polymyxin B hemoperfusion on modulation of human leukocyte antigen DR in severe sepsis patients. *Crit Care*. 2018;22: 279.
17. Schulte W, Bernhagen J, Bucala R. Cytokines in sepsis: potent immunoregulators and potential therapeutic targets—an updated view. *Mediators Inflamm*. 2013;2013:165974.
18. Kellum JA, Song M, Venkataraman R. Hemoadsorption removes tumor necrosis factor, interleukin-6, and interleukin-10, reduces nuclear factor-kappaB DNA binding, and improves short-term survival in lethal endotoxemia. *Crit Care Med*. 2004;32:801-805.
19. Bernardi MH, Rinoesl H, Dragosits K, et al. Effect of hemoadsorption during cardiopulmonary bypass surgery—a blinded, randomized, controlled pilot study using a novel adsorbent. *Crit Care*. 2016;20:96.
20. Schadler D, Pausch C, Heise D, et al. The effect of a novel extracorporeal cytokine hemoadsorption device on IL-6 elimination in septic patients: a randomized controlled trial. *PLoS One*. 2017;12:e0187015.
21. Honoré PM, Matson JR. Extracorporeal removal for sepsis: acting at the tissue level—the beginning of a new era for this treatment modality in septic shock. *Crit Care Med*. 2004;32:896-897.
22. Schwindenhammer V, Girardot T, Chaulier K, et al. oXiris® use in septic shock: experience of two French centres. *Blood Purif*. 2019; 47:29-35. https://www.karger.com/Article/FullText/499510

23. Clark WF, Stewart AK, Rock GA, et al. Plasma exchange when myeloma presents as acute renal failure: a randomized, controlled trial. *Ann Intern Med.* 2005;143:777-784.

24. Leung N, Gertz MA, Zeldenrust SR, et al. Improvement of cast nephropathy with plasma exchange depends on the diagnosis and on reduction of serum free light chains. *Kidney Int.* 2008;73:1282-1288.

25. Rimmelé T, Kellum JA. Clinical review: blood purification for sepsis. *Crit Care.* 2011;15:205.

26. Rimmer E, Houston BL, Kumar A, et al. The efficacy and safety of plasma exchange in patients with sepsis and septic shock: a systematic review and meta-analysis. *Crit Care.* 2014;18:699.

27. Knaup H, Stahl K, Schmidt BMW. Early therapeutic plasma exchange in septic shock: a prospective open-label nonrandomized pilot study focusing on safety, hemodynamics, vascular barrier function, and biologic markers. *Crit Care.* 2018;22:285.

28. Weston MJ, Langley PG, Rubin MH, et al. Platelet function in fulminant hepatic failure and effect of charcoal haemoperfusion. *Gut.* 1977;18:897-902.

29. Keller AJ, Urbaniak SJ. Intensive plasma exchange on the cell separator: effects on serum immunoglobulins and complement components. *Br J Haematol.* 1978;38:531-540.

30. Reutter JC, Sanders KF, Brecher ME, Jones HG, Bandarenko N. Incidence of allergic reactions with fresh frozen plasma or cryo-supernatant plasma in the treatment of thrombotic thrombocytopenic purpura. *J Clin Apher.* 2001;16:134-138.

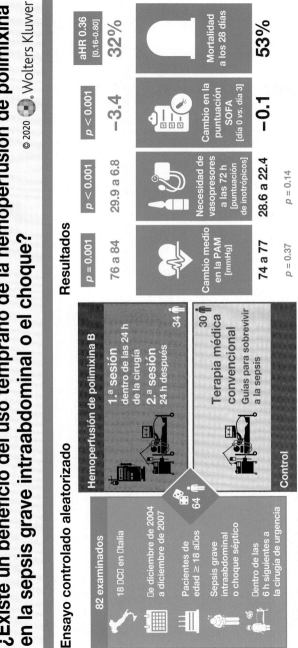

¿Existe un beneficio del uso temprano de la hemoperfusión de polimixina en la sepsis grave intraabdominal o el choque?

© 2020 Wolters Kluwer

Ensayo controlado aleatorizado

82 examinados

- 18 UCI en Italia
- De diciembre de 2004 a diciembre de 2007
- Pacientes de edad ≥ 18 años
- Sepsis grave intraabdominal o choque séptico
- Dentro de las 6 h siguientes a la cirugía de urgencia

64

Hemoperfusión de polimixina B

- 1.ª sesión dentro de las 24 h de la cirugía
- 2.ª sesión 24 h después

34

Control

Terapia médica convencional

Guías para sobrevivir a la sepsis

30

Resultados

	Cambio medio en la PAM [mmHg]	Necesidad de vasopresores a las 72 h [puntuación de inotrópicos]	Cambio en la puntuación SOFA [día 0 vs. día 3]	Mortalidad a los 28 días
	p = 0.001	p < 0.001	p < 0.001	aHR 0.36 [0.16-0.80]
	76 a 84	29.9 a 6.8	-3.4	32%
	74 a 77	28.6 a 22.4	-0.1	53%
	p = 0.37	p = 0.14		

Conclusión: en este ensayo de pacientes con sepsis grave intraabdominal o choque séptico, no hubo diferencias significativas en la mortalidad de los pacientes que recibieron una hemoperfusión temprana de polimixina B en comparación con el control.

Cruz DN, Antonelli M, Fumagalli R, et al. Early use of polymyxin B hemoperfusion in abdominal septic shock: the EUPHAS randomized controlled trial. *JAMA.* 2009;301(23): 2445-52.

RESUMEN VISUAL 34-1

¿Es beneficiosa la hemoperfusión de polimixina B en pacientes con choque séptico por peritonitis?

© 2020 Wolters Kluwer

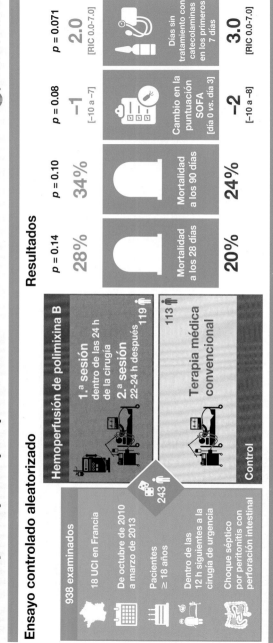

Ensayo controlado aleatorizado

938 examinados

18 UCI en Francia

De octubre de 2010 a marzo de 2013

Pacientes ≥ 18 años

Dentro de las 12 h siguientes a la cirugía de urgencia

Choque séptico por peritonitis con perforación intestinal

243

Hemoperfusión de polimixina B

1.ª sesión dentro de las 24 h de la cirugía
2.ª sesión 22-24 h después   119

Control

Terapia médica convencional   113

Resultados

p = 0.14	p = 0.10	p = 0.08	p = 0.071
28%	**34%**	**−1** [−10 a −7]	**2.0** [RIC 0.0-7.0]
Mortalidad a los 28 días	Mortalidad a los 90 días	Cambio en la puntuación SOFA [día 0 vs. día 3]	Días sin tratamiento con catecolaminas en los primeros 7 días
20%	**24%**	**−2** [−10 a −8]	**3.0** [RIC 0.0-7.0]

Conclusión: en este ensayo de pacientes con choque séptico inducido por peritonitis, no hubo diferencias significativas en la mortalidad de los pacientes que recibieron hemoperfusión de polimixina B en comparación con el tratamiento convencional.

Payen DM, Guilhot J, Launey Y, et al. Early use of polymyxin B hemoperfusion in patients with septic shock due to peritonitis: a multicenter randomized control trial. *Intensive Care Med.* 2015;41(6):975-84.

RESUMEN VISUAL 24.2

¿Es beneficiosa la hemoperfusión de polimixina B en pacientes en choque con altos niveles de endotoxina circulante?

© 2020 Wolters Kluwer

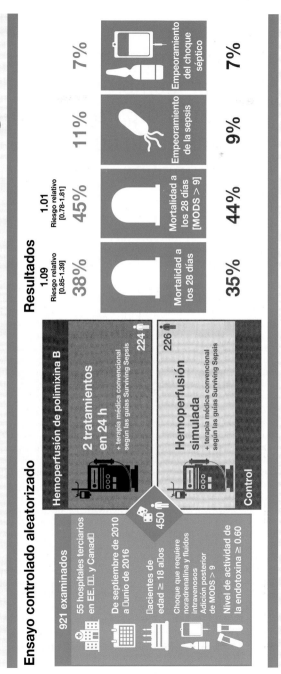

Ensayo controlado aleatorizado

921 examinados

- 55 hospitales terciarios en EE. UU. y Canadá
- De septiembre de 2010 a junio de 2016
- Pacientes de edad ≥ 18 años
- Choque que requiere noradrenalina y fluidos intravenosos. Adición posterior de MODS > 9
- Nivel de actividad de la endotoxina ≥ 0.60

450

Hemoperfusión de polimixina B

2 tratamientos en 24 h

+ terapia médica convencional según las guías Surviving Sepsis

224

Hemoperfusión simulada

+ terapia médica convencional según las guías Surviving Sepsis

Control

226

Resultados

1.09
Riesgo relativo [0.85-1.39]
38%

Mortalidad a los 28 días

35%

1.01
Riesgo relativo [0.78-1.81]
45%

Mortalidad a los 28 días [MODS > 9]

44%

Empeoramiento de la sepsis

11%

9%

Empeoramiento del choque séptico

7%

7%

Dellinger RP, Bagshaw SM, Antonelli M, et al. Effect of Targeted Polymyxin B Hemoperfusion on 28-Day Mortality in Patients With Septic Shock and Elevated Endotoxin Level: The EUPHRATES Randomized Clinical Trial. *JAMA*. 2018;320(14): 1455-1463.

Conclusión: en este ensayo aleatorizado de pacientes con choque séptico y alta, actividad de endotoxina circulante, la hemoperfusión de polimixina B no disminuyó la mortalidad a los 28 días en comparación con la hemoperfusión simulada.

RESUMEN VISUAL 34-3

35

Oxigenación por membrana extracorpórea en la unidad de cuidados intensivos

Danielle Laufer y Kevin C. Thornton

INTRODUCCIÓN

La oxigenación por membrana extracorpórea (OMEC) es una forma avanzada de soporte vital cardiopulmonar temporal para pacientes con insuficiencia cardiaca o respiratoria grave. Desde su desarrollo en la década de 1970, la tecnología de la OMEC ha cambiado y mejorado, pero el concepto básico sigue siendo el mismo: la circulación extracorpórea continua de la sangre a un dispositivo que proporciona intercambio de gases y perfusión al cuerpo. En resumen, el circuito de OMEC drena la sangre del sistema venoso, la bombea a través de un pulmón artificial donde se elimina el dióxido de carbono y se añade oxígeno, y la devuelve al cuerpo. Existen dos formas principales de OMEC, que pueden diferenciarse en función de los vasos canulados: dos vasos venosos en la configuración venovenosa (V-V) o un vaso venoso y uno arterial en la configuración venoarterial (V-A). La OMEC V-V está indicada en la insuficiencia respiratoria aislada en pacientes con un gasto cardiaco adecuado, y la OMEC V-A está indicada en pacientes con insuficiencia cardiaca o cardiopulmonar mixta.

HISTORIA

Numerosos avances científicos, como el descubrimiento de la heparina y el desarrollo de la máquina de circulación extracorpórea, precedieron el primer uso con éxito de la OMEC en un paciente adulto con traumatismo en 1971.[1,2] Este paciente sobrevivió a la insuficiencia respiratoria después de recibir asistencia con OMEC durante 3 días.[3] Otro momento crucial llegó en 1975 con el primer uso con éxito de la OMEC para dar soporte a un bebé con síndrome de dificultad respiratoria.[2]

En 1979, un ensayo controlado aleatorizado comparó la OMEC con la ventilación mecánica convencional en adultos con insuficiencia respiratoria aguda grave. Los resultados fueron desalentadores, con una supervivencia baja en ambos grupos y una tasa de complicaciones alta.[4] A pesar de los malos resultados en adultos en esta época, los resultados del uso de la OMEC en recién nacidos fueron más prometedores y la OMEC se convirtió en una terapia bien establecida en el tratamiento de la insuficiencia respiratoria en neonatos.[3]

El uso de la OMEC en adultos no se hizo más común hasta finales de la década de 2000. En 2009, un ensayo aleatorizado multicéntrico comparó la asistencia ventilatoria convencional con la OMEC en pacientes con síndrome de dificultad respiratoria aguda (SDRA) grave (**resumen visual 35-1**). Este estudio mostró un beneficio de supervivencia en los pacientes que fueron tratados en un centro de OMEC.[5] También en 2009, la pandemia de gripe H1N1 provocó un aumento de adultos con SDRA grave y de rápida evolución que fue tratado con éxito con OMEC (**resúmenes visuales 35-2 y 35-3**).[6,7] En 2018, se publicó el gran ensayo aleatorizado ECMO to Rescue Lung Injury in Severe ARDS (EOLIA), que evaluó el inicio temprano de la OMEC en pacientes con SDRA en comparación con la atención estándar (**resumen visual 35-4**). Aunque no se encontraron diferencias estadísticamente significativas en la mortalidad a los 60 días entre los dos grupos, la OMEC demostró ser superior en varios criterios de valoración secundarios. En particular, los pacientes del grupo de OMEC tuvieron más días sin terapia de remplazo renal (TRR) que los del grupo de control a los 60 días (50 *vs.* 32 días; intervalo de confianza [IC] 95%, 0 a 51).[8] A pesar de estos ensayos recientes, sigue siendo necesario disponer de más datos para definir mejor el papel de la OMEC, así como las estrategias de tratamiento óptimas.

INDICACIONES

La principal indicación de la OMEC es la insuficiencia cardiaca o respiratoria grave.

Insuficiencia respiratoria

La OMEC es una terapia de rescate para determinados pacientes con insuficiencia respiratoria grave cuando han fracasado las terapias más convencionales (p. ej., parálisis farmacológica, vasodilatadores pulmonares, ventilación en posición prona). Los procesos patológicos comunes tratados con OMEC se enumeran en la **tabla 35-1** e incluyen afecciones que provocan insuficiencia respiratoria tanto hipoxémica como hipercápnica. El SDRA es la más común de estas indicaciones.[9] La OMEC también es una opción de tratamiento para los pacientes con enfermedad vascular pulmonar descompensada, incluida la hipertensión pulmonar y la embolia pulmonar aguda y masiva. La OMEC se utiliza con frecuencia como puente para el trasplante de pulmón, aunque la duración del apoyo previo al trasplante varía mucho entre los centros.[10]

Insuficiencia cardiaca

El uso de la OMEC en el contexto de la insuficiencia cardiaca está bien establecido y sus indicaciones comunes se enumeran en la **tabla 35-2**. La indicación cardiaca más común es la

 TABLA 35-1   Indicaciones de OMEC en la insuficiencia respiratoria

Síndrome de dificultad respiratoria aguda
Neumonía
Traumatismo
Exacerbación de la EPOC
Estado asmático
Enfermedad vascular pulmonar
Puente hacia el trasplante de pulmón

EPOC, enfermedad pulmonar obstructiva crónica; OMEC, oxigenación por membrana extracorpórea.

 TABLA 35-2   Indicaciones de OMEC en la insuficiencia cardiaca

Incapacidad de destetar el *bypass* cardiopulmonar después de la cirugía cardiaca
Cirugía cardiaca de alto riesgo
Choque cardiogénico tras un infarto de miocardio
Miocarditis
Miocardiopatía dilatada
Insuficiencia cardiaca secundaria a la toxicidad de los medicamentos
Falla primaria del injerto posterior al trasplante cardiaco
Puente hacia el dispositivo de asistencia ventricular o el trasplante
Reanimación cardiopulmonar extracorpórea

OMEC, oxigenación por membrana extracorpórea.

incapacidad de destetar del *bypass* cardiopulmonar después de una cirugía cardiaca.[11] Los pacientes con afecciones cardiacas irreversibles también pueden ser candidatos a la OMEC como puente para la implantación de un dispositivo de asistencia ventricular (DAV), la cirugía cardiaca de alto riesgo o el trasplante de corazón.[12,13] Recientemente, la OMEC se ha utilizado para restablecer la circulación después de un paro cardiaco refractario a las terapias estándar, lo que se denomina "reanimación cardiopulmonar extracorpórea" (RCPe). Existen algunos estudios iniciales prometedores, pero la OMEC no es todavía una terapia establecida en este entorno.[14]

CONTRAINDICACIONES

El inicio de la OMEC es una decisión importante que debe tomar un equipo multidisciplinario de neumólogos, cardiólogos, cirujanos cardiacos e intensivistas. Las contraindicaciones absolutas de la OMEC incluyen la enfermedad cardiaca o pulmonar irreversible en pacientes que no son candidatos a la implantación de un DAV o un trasplante, la enfermedad terminal (como la enfermedad metastásica generalizada) y la hemorragia activa no controlada.[15] Entre sus contraindicaciones relativas se encuentran las lesiones cerebrales importantes, las condiciones que impiden el uso de anticoagulación, la edad avanzada (con frecuencia > 65 años), la falla multiorgánica, la incompetencia aórtica grave, la disección aórtica y la ventilación mecánica durante más de 5 a 10 días.[11]

CONFIGURACIONES DE LA OXIGENACIÓN POR MEMBRANA EXTRACORPÓREA

Oxigenación por membrana extracorpórea venovenosa

La OMEC V-V implica tradicionalmente dos sitios de canulación venosa, uno para el drenaje venoso y el otro para el retorno de la sangre oxigenada. Lo más habitual es colocar una cánula en la vena femoral y la otra en la vena yugular interna derecha. Las desventajas de esta estrategia de canulación incluyen la inmovilidad del paciente a causa de la cánula femoral y la recirculación de sangre oxigenada en el circuito si las cánulas están muy cerca.[16] Un sistema de canulación más reciente, que utiliza una cánula de doble lumen de una sola etapa, permite un solo sitio de punción venosa. Esta cánula de doble lumen se coloca en la vena yugular interna derecha, drena la sangre de la vena cava superior (VCS) y la vena cava inferior (VCI), y reinfunde la sangre oxigenada en la aurícula derecha dirigida hacia la válvula tricúspide. Esto permite una mayor movilidad y una menor recirculación. Una desventaja de esta técnica es que se necesita una guía ecocardiográfica o fluoroscópica durante la canulación para asegurarse de que la cánula esté bien colocada.

Oxigenación por membrana extracorpórea venoarterial

El acceso vascular para la OMEC V-A suele realizarse a través de los vasos femorales. Una cánula se coloca en la aurícula derecha a través de la vena femoral y extrae la sangre del cuerpo. Esta sangre desoxigenada viaja hasta la máquina de OMEC y luego regresa a través de una cánula colocada en la arteria femoral. La sangre oxigenada viaja de forma retrógrada por la aorta para abastecer las arterias coronarias y las ramas del arco aórtico, incluida la circulación cerebral. Casi todos los pacientes tendrán algún grado de función cardiaca con la sangre de los pulmones del paciente siendo expulsada a través de la válvula aórtica. Esta sangre se encuentra con la sangre oxigenada retrógrada del circuito de OMEC en algún punto de la aorta, dependiendo de los flujos relativos en cada dirección. Esta zona se denomina "zona de mezcla". En el contexto de una insuficiencia respiratoria coexistente, la sangre que sale del corazón puede no estar bien oxigenada. A medida que cambia la función cardiaca o se altera el flujo de OMEC, esta "zona" puede desplazarse más proximal o distalmente en la aorta. Por esta razón, a menudo se colocan líneas arteriales en la extremidad superior derecha y los oxímetros cerebrales pueden ser útiles para garantizar una oxigenación cerebral adecuada. Las estrategias para manejar este problema incluyen el aumento del soporte del ventilador para mejorar la oxigenación o el aumento del flujo a través de la cánula arterial femoral para mover la zona de mezcla más proximal en la aorta ascendente. Otros lugares para la canulación arterial son la arteria axilar/subclavia o la arteria carótida, aunque estas técnicas aumentan el riesgo de isquemia de las extremidades o de lesiones neurológicas, respectivamente.[17]

La OMEC V-A central implica la canulación de la aurícula derecha (cánula venosa) y la aorta (cánula arterial). Se realiza a través de una esternotomía media y se utiliza con mayor frecuencia en el contexto de una falla posterior a la cardiotomía.[17] Esta técnica utiliza cánulas más grandes que permiten aumentar el flujo y el apoyo hemodinámico. Las desventajas incluyen un mayor riesgo de hemorragia, infección y trombosis cardiaca.[18]

COMPONENTES

El circuito de OMEC está compuesto por cinco componentes principales.

Tubos y cánulas

Los tubos se encargan de transportar la sangre fuera del paciente hasta el oxigenador de membrana y la bomba y luego de vuelta al paciente. El flujo máximo obtenido por la bomba suele depender del tamaño de las cánulas, que depende de la ubicación y el tamaño del vaso canulado. Los caudales típicos en adultos se sitúan entre 60 y 80 mL/kg/min.[19] Los tubos suelen estar recubiertos de heparina, lo que reduce el riesgo de trombosis y minimiza la respuesta inflamatoria al exponer la sangre a materiales extraños.[20]

La bomba

La bomba es responsable de los flujos obtenidos por el circuito. Hay dos tipos de bombas de sangre: las de rodillo y las centrífugas. Las bombas centrífugas son las más empleadas en las plataformas modernas de OMEC, ya que provocan menos hemólisis, lo que minimiza la necesidad de transfusiones frecuentes.[20]

Las presiones en la línea venosa se miden continuamente. Una presión normal en la línea venosa es de -50 a -80 mm Hg, y los valores inferiores a -100 mm Hg implican un deterioro del drenaje venoso.[21] Si hay una acumulación de presión negativa en la línea, puede producirse un "castañeteo" o sacudida de la cánula. Esto suele mejorar disminuyendo el flujo de la bomba o la administración de volumen.

Oxigenador de membrana

Existen dos tipos de membranas: las de silicona y las de fibra hueca; las de silicona son las más populares en Estados Unidos.[11] La sangre pasa por un lado de la membrana y el flujo de gas de "barrido" pasa en dirección opuesta, por el otro lado de la membrana. Una mezcla de aire y oxígeno llega a la membrana y mantiene un gradiente de difusión para el suministro de oxígeno y la extracción de dióxido de carbono. En términos simples, una FiO_2 establecida determina el porcentaje de oxígeno que se añade a la sangre, y la tasa de flujo de barrido determina la tasa de extracción de dióxido de carbono. La función de la membrana se controla midiendo la diferencia de las presiones pre y posmembrana (denominadas presiones transmembrana), así como los gases sanguíneos posteriores al oxigenador. Una disminución de la presión parcial de O_2 o un aumento del CO_2 en la sangre de muestreo después del oxigenador indica una falla del oxigenador. Asimismo, un aumento de la presión transmembrana, normalmente debido a un trombo, también es un indicador de falla del oxigenador.[20] El cambio de oxigenador implica la sustitución del circuito de OMEC de forma controlada. Esto se hace disminuyendo de manera temporal los flujos, sujetando el circuito, cortando el tubo de conexión y volviendo a conectarlo rápidamente a un nuevo circuito cebado de forma estéril.

Intercambiador de calor

El intercambiador de calor evita que la sangre pierda calor mientras fluye dentro del circuito de OMEC. El calentamiento se consigue haciendo circular agua caliente alrededor del oxigenador o del tubo. El agua se suele calentar hasta 37 a 40 °C, pero no más de 42 °C para evitar el sobrecalentamiento.[11]

Consola

La consola de la bomba muestra la velocidad de la bomba (RPM) y el caudal (L/min). Existen algunos mecanismos de seguridad en caso de falla eléctrica. Estos incluyen una batería independiente en la consola, así como una manivela de emergencia para alimentar la bomba.

DESTETE

El destete debe intentarse una vez que el proceso de la enfermedad subyacente haya mejorado, aunque existen pocas pruebas para guiar este proceso. Una estrategia propuesta para el destete de la OMEC V-V[22] es la siguiente:

- Los caudales del circuito se reducen (normalmente de 0.5 a 1.0 L/min) a menos de 2.5 L/min.
- El ventilador se ajusta a los parámetros de protección pulmonar: volúmenes corrientes a menos o igual a 6 mL/kg, presiones máximas de la vía aérea a menos de 30 mm H_2O, FiO_2 disminuida para mantener una saturación de oxígeno superior a 90%.
- El barrido se reduce gradualmente a menos de 1 L/min.

Si los gases sanguíneos permanecen estables con estos ajustes reducidos, el paciente está listo para la decanulación. Se puede hacer una prueba de decanulación desconectando el flujo de barrido del oxigenador. La sangre circulará por el circuito de OMEC sin intercambio de gases adicional. El barrido puede reiniciarse si el paciente no tolera el ensayo.

Para evaluar el estado de preparación para el destete de la OMEC V-A, hay que tener en cuenta tanto la función cardiaca como la pulmonar. Una estrategia propuesta para el destete de la OMEC V-A[23] es la siguiente:

- Recuperación del flujo arterial pulsátil y de la presión arterial media (PAM) superior a 60 con un apoyo inotrópico mínimo
- La función pulmonar no debe estar gravemente deteriorada, como demuestra una PaO_2/FiO_2 superior a 100 mm Hg con la FiO_2 de la OMEC ajustada a un nivel bajo. Si no es así, considérese la posibilidad de hacer un puente de OMEC V-A a V-V.
- La función cardiaca y la hemodinámica deben controlarse en tiempo real a medida que los flujos de OMEC se reducen de manera gradual hasta un mínimo de 1.5 a 1 L/min. Los predictores de un destete exitoso durante un ensayo de reducción de flujo incluyen una presión de pulso adecuada y una ecocardiografía que muestre una mejora de las fracciones de eyección del ventrículo izquierdo y del ventrículo derecho.[23]

COMPLICACIONES

La complicación más común de la OMEC es la hemorragia en los lugares de canulación, que aumenta debido a la necesidad de anticoagulación sistémica.[15] Otras complicaciones hematológicas son la trombosis, la hemólisis, la trombocitopenia y la coagulopatía vascular diseminada.[16] El evento vascular cerebral, típicamente hemorrágico, es una de las complicaciones más temidas que conlleva un aumento de la mortalidad.[24] Los pacientes corren el riesgo de sufrir isquemia en las extremidades y síndrome compartimental cuando se les canula a través de una cánula arterial, lo que puede comprometer la perfusión distal. La inserción de una cánula de perfusión distal que proporcione un flujo hacia delante a la extremidad canulada puede disminuir este riesgo.[25] Las complicaciones infecciosas se producen a un ritmo variable y dependen del número de días de OMEC, la duración de la ventilación mecánica y la duración de la estancia hospitalaria.[26]

LA OXIGENACIÓN POR MEMBRANA EXTRACORPÓREA Y EL RIÑÓN

La lesión renal aguda (LRA) se observa con frecuencia en los pacientes sometidos a OMEC, y aproximadamente 50% de ellos requiere TRR.[27] Se ha informado de que la LRA durante la terapia con OMEC puede multiplicar cuatro veces la mortalidad.[28] Las posibles causas de LRA durante la terapia con OMEC incluyen la disminución de la perfusión renal debido al flujo no pulsátil, la hemólisis, el estado hipercoagulable, factores hormonales como la alteración del eje renina-angiotensina-aldosterona y una fuerte respuesta inflamatoria.[25,26,29] La TRR permite optimizar el equilibrio de líquidos, los electrolitos y el estado acidobásico en estos pacientes.

La terapia de remplazo renal continuo (TRRC) es el tratamiento más común para la LRA mientras se apoya en la OMEC debido a su estabilidad hemodinámica, aunque la combinación de estas dos técnicas presenta retos únicos.[28] En concreto, la necesidad de un gran acceso vascular adicional es difícil cuando el circuito de OMEC ya ocupa uno o dos sitios. Las presiones en el circuito de OMEC suelen ser incompatibles con los límites de presión de la TRRC y pueden hacer que la máquina se detenga. La mayoría de las máquinas de TRRC están diseñadas para conectarse a presiones venosas que oscilan entre 0 y 20 mm Hg. La presión en el circuito de OMEC puede variar desde muy negativa en los segmentos de prebomba (< -100 mm Hg) hasta muy positiva en los segmentos de posbomba ($> +300$ mm Hg).[19,30]

Existen tres técnicas para combinar OMEC y TRRC.

1. Circuitos separados de OMEC y TRRC

Esta técnica implica dos circuitos independientes y sitios de acceso vascular. Las ventajas de esta técnica incluyen que no hay influencia de los flujos de OMEC en la funcionalidad de la TRRC, y que la tasa de ultrafiltración está controlada en forma exclusiva por la máquina de TRRC. La obtención de un gran acceso vascular adicional para la TRRC no está exenta de riesgos en el contexto de la anticoagulación sistémica. Además, la presión negativa aplicada a la línea venosa del circuito de OMEC aumenta el riesgo de arrastre de aire durante la canulación venosa. Esto puede evitarse colocando temporalmente una pinza en el tubo de OMEC y disminuyendo los flujos durante la punción venosa.

2. Técnica en línea

Se coloca un hemofiltro en la porción de alta presión y posbombeo del circuito de OMEC y la sangre puede ser devuelta antes o después de la bomba (**figura 35-1**). Las ventajas de esta técnica son la eficiencia económica y el menor volumen de cebado. La principal desventaja de esta técnica es que requiere bombas de infusión externas que pueden provocar grandes errores de medición en el balance de fluidos (> 800 mL).[29]

3. Combinación de los circuitos OMEC y TRRC

Una máquina TRRC puede conectarse al circuito de OMEC en diversas configuraciones (**figura 35-2 A-D**). Los riesgos al unir una máquina de TRRC a un circuito de OMEC preexistente incluyen la pérdida sustancial de sangre cuando se conecta a una parte de alta presión del circuito y el atrapamiento de aire cuando se conecta a una parte de baja presión del circuito.[29] En la figura 35-2 C, la máquina de TRRC se conecta a través de los puertos de acceso previos y posteriores al oxigenador. Las ventajas de esta configuración son la facilidad de conexión a los puertos preexistentes, el hecho de que el oxigenador actúe como una trampa de burbujas y coágulos, y la facilidad para medir las presiones previas y posteriores al oxigenador.

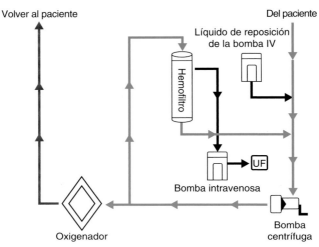

FIGURA 35-1. Técnica en línea. El flujo de entrada del hemofiltro se conecta después de la bomba centrífuga y la sangre regresa al circuito antes de la bomba. Alternativamente, la sangre puede retornar después de la bomba. IV, intravenoso; UF, ultrafiltrado.

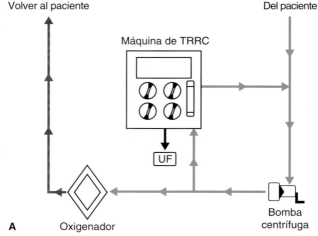

FIGURA 35-2. Cuatro configuraciones para conectar una máquina de TRRC a un circuito de OMEC. **A.** El flujo de entrada de la TRRC se conecta después de la bomba y el flujo de salida está antes de la bomba. **B.** La máquina de TRRC se conecta entre la bomba y el oxigenador. **C.** La máquina de TRRC se conecta a través de los puertos de acceso previos y posteriores al oxigenador. **D.** El flujo de entrada de la TRRC está conectado distalmente al oxigenador de membrana y el flujo de salida está conectado proximalmente a la bomba centrífuga. OMEC, oxigenación por membrana extracorpórea; TRRC, terapia de remplazo renal continuo; UF, ultrafiltrado.

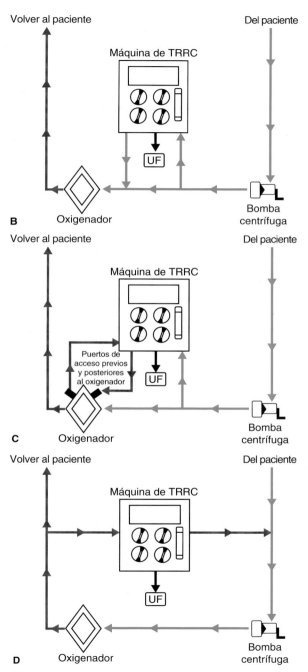

FIGURA 35-2. (*Continuación*)

MANEJO DE LA TERAPIA DE REMPLAZO RENAL EN LA OXIGENACIÓN POR MEMBRANA EXTRACORPÓREA

La OMEC provoca una fuerte respuesta inflamatoria sistémica que puede provocar fugas en los capilares.[27] Por esta razón, muchos pacientes no toleran una eliminación significativa de líquidos al principio de su curso de OMEC. Con el tiempo, se puede aumentar la filtración para eliminar mayores volúmenes de líquido y ayudar a la recuperación pulmonar/cardiaca. Unas tasas de ultrafiltración excesivas también pueden contribuir a disminuir los flujos de OMEC. El movimiento de las cánulas puede significar un volumen intravascular agotado y sería aconsejable disminuir la tasa de ultrafiltración en este escenario. La anticoagulación sistémica utilizada en la OMEC suele ser suficiente para evitar la coagulación dentro del circuito de TRR. Si se consigue la OMEC sin anticoagulación, es importante utilizar los anticoagulantes típicos del circuito de TRR, como el citrato.[27]

CONCLUSIONES

La OMEC sigue siendo una opción de tratamiento en expansión para los pacientes con insuficiencia cardiopulmonar refractaria. Con los avances en la tecnología y los ensayos clínicos que evalúan su eficacia, la OMEC se ha vuelto más segura y se utiliza con más frecuencia en el entorno de la UCI. Debido a su complejidad, los pacientes que requieren OMEC deben ser derivados a centros con experiencia en esta tecnología. La lesión renal aguda es una complicación común en el paciente de OMEC y a menudo requiere TRR. El inicio y el manejo de la TRR mientras se está en OMEC es complejo y requiere que los nefrólogos de cuidados críticos tengan un conocimiento profundo de esta modalidad en crecimiento.

Referencias

1. Rashkind WJ, Freeman A, Klein D, et al. Evaluation of a disposable plastic, low volume, pumpless oxygenator as a lung substitute. *J Pediatr.* 1965;66:94-102.
2. Chauhan S, Subin S. Extracorporeal membrane oxygenation, an anesthesiologist's perspective: physiology and principles. Part 1. *Ann Card Anaesth.* 2011;14:218-229.
3. Wolfson PJ. The development and use of extracorporeal membrane oxygenation in neonates. *Ann Thorac Surg.* 2003;76(6):S2224-S2229.
4. Zapol WM, Snider MT, Hill JD, et al. Extracorporeal membrane oxygenation in severe acute respiratory failure. A randomized prospective study. *JAMA.* 1979;242:2193-2196.
5. Peek GJ, Mugford M, Tiruvoipati R, et al. Efficacy and economic assessment of conventional ventilatory support versus extracorporeal membrane oxygenation for severe adult respiratory failure (CESAR): a multicentre randomised controlled trial. *Lancet.* 2009;374(9698):1351-1363.
6. Davies A, Jones D, Bailey M, et al. Extracorporeal membrane oxygenation for 2009 influenza A(H1N1) acute respiratory distress syndrome. *JAMA.* 2009;302:1888-1895.
7. Noah MA, Peek GJ, Finney SJ, et al. Referral to an extracorporeal membrane oxygenation center and mortality among patients with severe 2009 influenza A(H1N1). *JAMA.* 2011;306(15):1659-1668.
8. Combes A, Hajage D, Capellier G, et al. Extracorporeal membrane oxygenation for severe acute respiratory distress syndrome. *New Eng J Med.* 2018;378(21):1965-1975.
9. Abrams D, Brodie D. Extracorporeal membrane oxygenation for adult respiratory failure. *Chest.* 2017;152(3):639-649.
10. Tsiouris A, Budev M, Yun J. Extracorporeal membrane oxygenation as a bridge to lung transplantation in the United States: a multicenter survey. *ASAIO J.* 2018;64(5):689-693.
11. Allen S, Holena D, McCunn M, et al. A review of the fundamental principles and evidence base in the use of extracorporeal membrane oxygenation (ECMO) in critically ill adult patients. *J Intensive Care Med.* 2011;26(1):13-26.
12. Napp L, Kühn C, Bauersachs J. ECMO in cardiac arrest and cardiogenic shock. *Herz.* 2017;42(1):27-44.
13. Dobrilovic N, Lateef O, Michalak L, et al. Extracorporeal membrane oxygenation bridges inoperable patients to definitive cardiac operation. *ASAIO J.* 2019;65(1):43-48.
14. Chen Y, Lin J, Yu H, et al. Cardiopulmonary resuscitation with assisted extracorporeal life-support versus conventional cardiopulmonary resuscitation in adults with in-hospital cardiac arrest: an observational study and propensity analysis. *Lancet.* 2008;372(9638):554-561.

15. Kulkarni T, Sharma NS, Diaz-Guzman E. Extracorporeal membrane oxygenation in adults: a practical guide for internists. *Cleve Clin J Med.* 2016;83(5):373-384.

16. Abrams D, Brodie D. Respiratory extracorporeal membrane oxygenation in the cardiothoracic intensive care unit. In: Valchanov K, Jones N, Hogue CW, eds. *Core Topics in Cardiothoracic Critical Care.* 2nd ed. Cambridge University Press; 2018:202-209.

17. Ali J, Jenkins D. Cardiac extracorporeal membrane oxygenation. In: Valchanov K, Jones N, Hogue CW, eds. *Core Topics in Cardiothoracic Critical Care.* 2nd ed. Cambridge University Press; 2018:193-201.

18. Pavlushkov E, Berman M, Valchanov K. Cannulation techniques for extracorporeal life support. *Ann Trans Med.* 2017;5(4):70.

19. ELSO Guidelines for Cardiopulmonary Extracorporeal Life Support. Extracorporeal Life Support Organization, Version 1.4. 2017.

20. Vuylsteke A, Brodie D, Combes A, et al. The ECMO circuit. In: *ECMO in the Adult Patient (Core Critical Care).* Cambridge University Press; 2017:25-57.

21. Miller, RD ed. *Miller's Anesthesia.* 7th ed. Elsevier; 2015.

22. Vuylsteke A, Brodie D, Combes A, et al. Liberation from ECMO. In: *ECMO in the Adult Patient (Core Critical Care).* Cambridge University Press; 2017:165-170.

23. Ortuno S, Delmas C, Diehl J, et al. Weaning from veno-arterial extra-corporeal membrane oxygenation: which strategy to use? *Ann Cardiothorac Surg.* 2019;8(1):E1-E8.

24. Fletcher-Sandersjöö A, Thelin EP, Bartek J, et al. Incidence, outcome, and predictors of intracranial hemorrhage in adult patients on extracorporeal membrane oxygenation: a systematic and narrative review. *Front Neurol.* 2018;9:548.

25. Madershahian N, Nagib R, Wippermann J, et al. A simple technique of distal limb perfusion during prolonged femoro-femoral cannulation. *J Card Surg.* 2006;21(2):168-169.

26. Schmidt M, Bréchot N, Hariri S, et al. Nosocomial infections in adult cardiogenic shock patients supported by venoarterial extracorporeal membrane oxygenation. *Clin Infect Dis.* 2012;55(12):1633-1641.

27. Vuylsteke A, Brodie D, Combes A, et al. Specifics of intensive care management. In: *ECMO in the Adult Patient (Core Critical Care).* Cambridge University Press; 2017:171-196.

28. Villa G, Katz N, Ronco C. Extracorporeal membrane oxygenation and the kidney. *Cardiorenal Med.* 2015;6(1):50–60.

29. Seczyńska B, Królikowski W, Nowak I, et al. Continuous renal replacement therapy during extracorporeal membrane oxygenation in patients treated in medical intensive care unit: technical considerations. *Ther Apher Dial.* 2014;18(6):523-534.

30. Tymowski CD, Augustin P, Houissa H, et al. CRRT connected to ECMO: managing high pressures. *ASAIO J.* 2017;63(1):48-52.

RESÚMENES VISUALES

¿Qué efecto y costo tiene el uso de OMEC en pacientes con insuficiencia respiratoria grave?

Ensayo controlado aleatorizado

Resultados (análisis por intención de tratar)

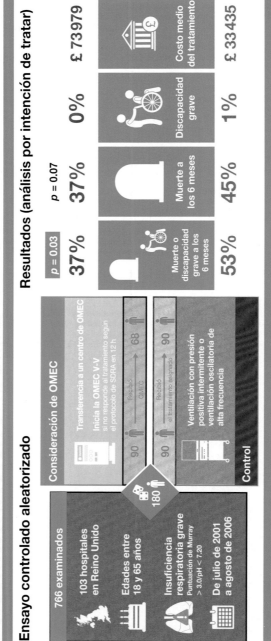

766 examinados

103 hospitales en Reino Unido

Edades entre 18 y 65 años

Insuficiencia respiratoria grave
Puntuación de Murray > 3.0/pH < 7.20

De julio de 2001 a agosto de 2006

180

Consideración de OMEC

Transferencia a un centro de OMEC
Inicia la OMEC V-V si no responde al tratamiento según el protocolo de SDRA en 12 h

90 → Recibió OMEC → 68

90 → Recibió el tratamiento asignado → 90

Ventilación con presión positiva intermitente o ventilación oscilatoria de alta frecuencia

Control

p = 0.03
37%
Muerte o discapacidad grave a los 6 meses
53%

p = 0.07
37%
Muerte a los 6 meses
45%

0%
Discapacidad grave
1%

£ 73979
Costo medio del tratamiento
£ 33435

Conclusión: hubo una mejora significativa en la supervivencia sin discapacidad grave a los 6 meses en los pacientes trasladados para considerar el tratamiento con OMEC en comparación con la ventilación convencional continua.

Peek GJ, Mugford M, Tiruvoipati R, et al. Efficacy and economic assessment of conventional ventilatory support versus extracorporeal membrane oxygenation for severe adult respiratory failure (CESAR): a multicentre randomised controlled trial. *Lancet.* 2009; 374(9698):1351-63.

¿La OMEC reduce la mortalidad en el SDRA grave?

© 2020 Wolters Kluwer

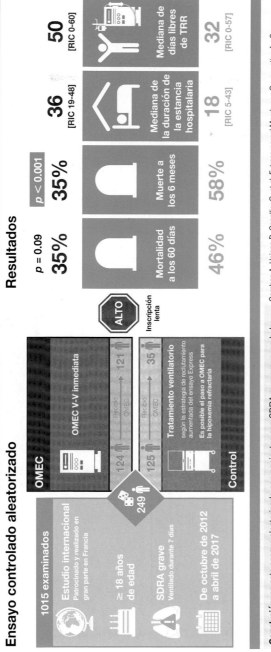

Ensayo controlado aleatorizado

1015 examinados

Estudio internacional
Patrocinado y realizado en gran parte en Francia

≥ 18 años de edad

SDRA grave
Ventilado durante 7 días

De octubre 2012 a abril de 2017

249

OMEC

OMEC V-V inmediata

124 → Recibió OMEC → 121

125 → Recibió OMEC → 35

Control

Tratamiento ventilatorio
según la estrategia de reclutamiento aumentada del ensayo Express
Es posible el paso a OMEC para la hipoxemia refractaria

ALTO
Inscripción lenta

Resultados

$p = 0.09$	$p < 0.001$
35%	**35%**
Mortalidad a los 60 días	Muerte a los 6 meses
46%	58%

36 [RIC 19-48]	**50** [RIC 0-60]
Mediana de la duración de la estancia hospitalaria	Mediana de días libres de TRR
18 [RIC 5-43]	**32** [RIC 0-57]

Combes A, Hajage D, Capellier G, et al. Extracorporeal Membrane Oxygenation for Severe Acute Respiratory Distress Syndrome. *N Engl J Med*. 2018;378(21):1965-1975.

Conclusión: en este ensayo aleatorizado con pacientes con SDRA muy grave, no hubo reducción de la mortalidad a los 60 días con la aplicación temprana de la OMEC en comparación con el control.

RESUMEN VISUAL 35-2

409

¿La OMEC reduce la mortalidad en el SDRA relacionado con el H1N1?

Estudio de cohortes emparejadas

Métodos

- Cohorte de triaje de la gripe porcina y registro de OMEC H1N1 del Reino Unido

- Sospecha o confirmación de insuficiencia respiratoria asociada con el H1N1

- SDRA grave
  Recibir ventilación durante < 7 días

- 192 hospitales de agudos en Reino Unido

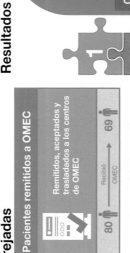

Pacientes remitidos a OMEC

Remitidos, aceptados y trasladados a los centros de OMEC

80 → Recibió OMEC → 69

80 Elegible para la equiparación

No remitidos, aceptados y trasladados a los centros de OMEC

Pacientes no remitidos a OMEC

Resultados

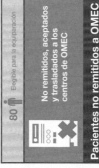

Pares emparejados

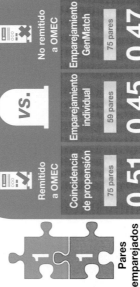

Riesgo relativo de mortalidad hospitalaria

Remitido a OMEC vs. No remitido a OMEC

	Coincidencia de propensión	Emparejamiento individual	Emparejamiento GenMatch
	75 pares	59 pares	75 pares
	0.51	0.45	0.47
	[0.31-0.84] $p = 0.008$	[0.26-0.79] $p = 0.006$	[0.31-0.72] $p = 0.001$

Noah MA, Peek GJ, Finney SJ, et al. Referral to an extracorporeal membrane oxygenation center and mortality among patients with severe 2009 influenza A(H1N1). *JAMA.* 2011;306(15):1659-68.

Conclusión: en comparación con una cohorte de pacientes con SDRA grave relacionado con el H1N1 y remitidos, aceptados y trasladados a centros de OMEC del Reino Unido, la mortalidad hospitalaria de los pacientes emparejados no remitidos a OMEC fue aproximadamente el doble.

RESUMEN VISUAL 35-3

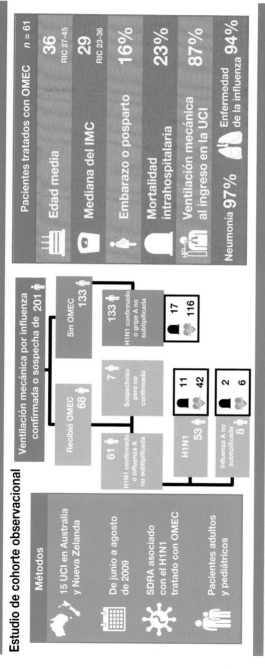

¿Qué se sabe de los pacientes que recibieron OMEC por el SDRA asociado con la influenza A (H1N1) de 2009?

© 2020 Wolters Kluwer

Estudio de cohorte observacional

Métodos

- 15 UCI en Australia y Nueva Zelanda
- De junio a agosto de 2009
- SDRA asociado con el H1N1 tratado con OMEC
- Pacientes adultos y pediátricos

Ventilación mecánica por influenza confirmada o sospecha de 201

- Recibió OMEC 68
  - H1N1 confirmado o influenza A no subtipificada 61
    - H1N1 53 — 11 / 42
    - Influenza A no subtipificada 8 — 2 / 6
  - Sospechoso pero no confirmado 7
- Sin OMEC 133
  - H1N1 confirmado o gripe A no subtipificada 133 — 17 / 116

Pacientes tratados con OMEC   n = 61

Edad media	36	RIC 27-45
Mediana del IMC	29	RIC 23-36
Embarazo o posparto	16%	
Mortalidad intrahospitalaria	23%	
Ventilación mecánica al ingreso en la UCI	87%	
Neumonía 97%	Enfermedad de la influenza	94%

Davies A, Jones D, Bailey M, et al. Extracorporeal Membrane Oxygenation for 2009 Influenza A(H1N1) Acute Respiratory Distress Syndrome. *JAMA.* 2009;302(17):1888-95.

Conclusión: un tercio de los pacientes recibió OMEC durante la pandemia invernal de influenza A (H1N1) de 2009 en Australia y Nueva Zelanda. Estos pacientes eran con frecuencia adultos jóvenes con hipoxemia grave. La tasa de mortalidad al final del periodo de estudio fue de 21%.

RESUMEN VISUAL 35-4

411

SECCIÓN IX

Condiciones específicas

Lesión renal aguda asociada con sepsis

Steven D. Pearson, Neal R. Klauer
y Jason T. Poston

INTRODUCCIÓN

La sepsis es un síndrome definido por la disfunción de los órganos debido a una respuesta desregulada del huésped a la infección. El choque séptico es un subconjunto de la sepsis definido por hipotensión que requiere vasopresores para mantener una presión arterial media (PAM) de 65 mm Hg o superior y lactato sérico superior a 2 mmol/L después de la reanimación (**tabla 36-1**).[1] Tanto la definición como el tratamiento de la sepsis se han perfeccionado a lo largo de varias décadas a medida que ha evolucionado la comprensión de la fisiopatología subyacente, lo que ha dado lugar a una disminución de la mortalidad asociada con la sepsis. Los pilares del tratamiento de la sepsis y el choque séptico son en gran medida de apoyo e incluyen la administración temprana de antibióticos, la reanimación con líquidos prudente, la selección adecuada de vasopresores y las estrategias de protección pulmonar para la ventilación mecánica.[2] La lesión renal aguda (LRA) es una complicación frecuente, ya que hasta 60% de los casos de sepsis se asocian con LRA.[3] Este capítulo resume las definiciones, los factores de riesgo, la fisiopatología y el tratamiento de la LRA asociada con sepsis (LRA-AS).

DEFINICIONES

La sepsis ha sido reconocida desde hace tiempo como una causa importante de morbilidad y mortalidad, pero apenas a finales del siglo XX existieron definiciones de consenso para guiar la práctica clínica y la investigación. Las primeras definiciones de consenso introdujeron el síndrome de respuesta inflamatoria sistémica (SRIS), y se definió a la *sepsis* como la presencia de SRIS además de un proceso infeccioso confirmado. La *sepsis grave* se definió como sepsis con disfunción orgánica y el *choque séptico* como sepsis con hipotensión persistente, haciendo hincapié en un continuo de anormalidades fisiológicas y de laboratorio como resultado de la respuesta inflamatoria y la falla orgánica.[4] Estas definiciones, con una modesta revisión en 2001, pasaron a guiar la práctica clínica y la investigación de la sepsis durante casi 25 años.[5] Aunque facilitaron avances fundamentales, las limitaciones de estas definiciones y de los criterios del SRIS quedaron expuestas por la experiencia clínica en las décadas posteriores. Se descubrió que el SRIS era inespecífico y excesivamente sensible y que no lograba predecir resultados clínicos significativos.[6,7] En 2016, se introdujeron las definiciones de Sepsis-3 como respuesta de base empírica a estas deficiencias. Se eliminaron el SRIS y la sepsis grave, y se redefinió la *sepsis* como "una disfunción orgánica potencialmente mortal causada por la respuesta desregulada del huésped a la infección". La presencia de una disfunción orgánica se detecta por un cambio de al menos dos puntos en la evaluación de la falla orgánica secuencial (SOFA, Sequential Organ Failure Assessment), que se asocia con 10% de mortalidad.[1,8] El *choque séptico* se define como sepsis con hipotensión que requiere vasopresores para mantener una PAM de 65 mm Hg o superior y un lactato sérico superior a 2 mmol/L después de una reanimación adecuada, y se asocia con una mortalidad superior a 40%.[9] El cribado de la sepsis en pacientes con infección puede realizarse a pie de cama con la evaluación rápida de la falla orgánica secuencial (ErFOS),

TABLA 36-1 Puntuación de la evaluación de la falla orgánica secuencial

Puntuación de la SOFA	1	2	3	4
Respiración[a]				
PaO$_2$/FiO$_2$ (mm Hg)	< 400	< 300	< 220	< 100
SaO$_2$/FiO$_2$	221-301	142-220	67-141	< 67
Coagulación				
Plaquetas × 10^3/mm^3	< 150	< 100	< 50	< 20
Hígado				
Bilirrubina (mg/dL)	1.2-1.9	2.0-5.9	6.0-11.9	> 12.0
Cardiovascular[b]				
Hipotensión	PAM < 70	Dopamina ≤ 5 o dobutamina (cualquiera)	Dopamina > 5 o noradrenalina ≤ 0.1	Dopamina > 15 o noradrenalina > 0.1
SNC				
Puntuación de coma de Glasgow	13-14	10-12	6-9	< 6
Riñón				
Creatinina (mg/dL) o producción de orina (mL/d)	1.2-1.9	2.0-3.4	3.5-4.9 o < 500	> 5.0 o < 200

[a]Se utilizó preferentemente la relación PaO$_2$/FiO$_2$. Si no estaba disponible, se utilizó la relación SaO$_2$/FiO$_2$.

[b]Se administran medicamentos vasoactivos durante al menos 1 h (dopamina y noradrenalina µg/kg/min).

PAM, presión arterial media; SAO$_2$, saturación de oxígeno arterial periférica; SNC, sistema nervioso central; SOFA, evaluación de la falla orgánica secuencial.

De Jones AE, Trzeciak S, Kline JA. The Sequential Organ Failure Assessment score for predicting outcome in patients with severe sepsis and evidence of hypoperfusion at the time of emergency department presentation. *Crit Care Med.* 2009;37(5):1649-1654.

en la que cumplir dos o más de los tres criterios sugiere sepsis.[5] Aunque se ha adoptado ampliamente, el rendimiento diagnóstico y predictivo de las definiciones de Sepsis-3 es variable en los distintos entornos clínicos (servicio de urgencias, sala, unidad de cuidados intensivos [UCI]), y los modelos de predicción más recientes pueden ofrecer tanto precisión diagnóstica como capacidad de pronóstico superiores.[10-12]

Los criterios para identificar la LRA en presencia de sepsis son los mismos que los usados para la LRA de otras formas. Al igual que en el caso de la sepsis, estas definiciones han sido objeto de frecuentes revisiones. El estándar actual son las guías Kidney Disease Improving Global Outcomes (KDIGO),[13] que fueron precedidas por las clasificaciones Acute Kidney Injury Network (AKIN) y Risk, Injury, Failure, Loss, End-Stage Kidney Disease (RIFLE).[14,15] El capítulo 5 ofrece más detalles sobre estas definiciones. Numerosos pacientes que cumplen los criterios consensuados para la sepsis o el choque séptico también cumplen los criterios establecidos para la LRA y se considera que tienen LRA-AS.[3] Es importante destacar que los pacientes con sepsis complicada con LRA tienen una tasa de mortalidad más alta que los pacientes sépticos sin LRA, y que la LRA-AS se relaciona con una tasa de mortalidad más alta que la LRA de otras etiologías.[16]

EPIDEMIOLOGÍA

La incidencia de la sepsis parece estar en aumento, mientras que la mortalidad parece disminuir. En Estados Unidos, entre los años 1979 y 2000, la incidencia de la sepsis aumentó de 82.7 a 240.4 por cada 100 000 habitantes, mientras que la tasa de mortalidad intrahospitalaria disminuyó de 28 a 18%, con un aumento neto del número total de muertes relacionadas con la sepsis.[17] Los datos de Inglaterra, Nueva Zelanda y Australia confirman estas tendencias de aumento de la incidencia con disminución de la mortalidad.[2,18-20] Aunque la LRA se observa con frecuencia en los pacientes con sepsis, la obtención de información precisa sobre la incidencia y las tendencias de la LRA-AS sigue siendo difícil debido a los numerosos factores de confusión que se encuentran habitualmente en una población de UCI. A partir de los datos disponibles, la LRA puede observarse en hasta 60% de los pacientes con choque séptico y se asocia con un aumento de la mortalidad.[3]

FISIOPATOLOGÍA

Durante mucho tiempo se pensó que la disfunción de los órganos en la sepsis se debía principalmente a la hipoperfusión y a la consiguiente hipoxia tisular y lesión isquémica. Sin embargo, los avances recientes han demostrado que la disfunción de los órganos durante la sepsis se desarrolla incluso en ausencia de una disminución del suministro de oxígeno. Otros mecanismos que contribuyen a la disfunción de los órganos son la disfunción microvascular, la lesión endotelial, las alteraciones del metabolismo celular y la desregulación del sistema inmunitario.[21] De forma similar, la hipotensión renal y la lesión isquémica no son la única causa de la LRA-AS, ya que los cambios inflamatorios, vasculares y metabólicos desempeñan un papel.[22-24] Las variaciones en la microcirculación renal, la limitación de la difusión por el edema y la inflamación, la producción de especies reactivas de oxígeno y el daño a la barrera endotelial y al glucocáliz probablemente contribuyen a los cambios estructurales y funcionales observados en la LRA-AS.[25,26] Recientemente, las investigaciones han sugerido que la desregulación mitocondrial también puede desempeñar un papel importante.[27] Aunque estos mecanismos no se comprenden del todo en la actualidad, una mayor investigación mejorará la comprensión de la cascada inflamatoria de la sepsis, así como sus efectos en los cambios de la histología renal, la microcirculación y la macrocirculación, y puede aportar información sobre posibles terapias novedosas para la prevención y el tratamiento de la LRA-AS.

DETECCIÓN DE LA LESIÓN RENAL AGUDA ASOCIADA CON SEPSIS

Debido a que la LRA que acompaña a la sepsis se asocia de forma independiente con un aumento de la morbilidad y la mortalidad, la detección temprana es imprescindible para garantizar cuidados de apoyo y terapia convenientes. Los actuales sistemas de clasificación para identificar y diagnosticar la LRA están limitados por la dependencia de la diuresis y la creatinina sérica y los retos inherentes circunscritos a estas medidas, como se comentó en el capítulo 5.[13] El análisis de orina y la microscopia de orina ofrecen una herramienta potencial para la identificación temprana de la LRA, específicamente en pacientes con sepsis, ya que la LRA-AS presenta mayor evidencia microscópica de lesión tubular en comparación con la LRA de otras etiologías.[28] Además, la presencia de una nueva albuminuria se ha asociado con el desarrollo de LRA en pacientes críticos con sepsis y puede predecir la LRA antes de su deterioro funcional.[29] Los biomarcadores séricos y su potencial para predecir el desarrollo de LRA se analizan con detalle en los capítulos 16 y 17.

PREVENCIÓN Y TRATAMIENTO MÉDICO

En la **tabla 36-2** se destacan algunos ensayos clínicos controlados y aleatorizados que informan sobre las estrategias actuales de tratamiento de los pacientes con LRA-AS.

TABLA 36-2 Resúmenes de ensayos clínicos controlados aleatorizados

Estudio	Diseño del ensayo	Número de sujetos	Población de pacientes	Intervención y control	Resultado primario	Conclusión principal
Cristaloides equilibrados vs. solución salina en pacientes críticos[51]	Ensayo aleatorizado y cruzado múltiple por grupos	Total: 15 802 Cristaloide equilibrado: 7 942 (50.2%) Solución salina al 0.9%: 7 860 (49.8%)	Población de la UCI de un solo centro académico	Solución salina al 0.9% vs. solución cristaloide equilibrada (lactato de Ringer o plasma-Lyte A)	Resultado compuesto en 30 días (mortalidad por todas las causas, nueva TRR o insuficiencia renal persistente definida como aumento de la Cr > 200% del valor inicial)	El uso de líquidos cristaloides equilibrados se asoció con una reducción absoluta significativa del 1% en el resultado compuesto
Momento del TRR en pacientes con lesión renal aguda[75]	Ensayo controlado aleatorizado	Total: 477 Intervención temprana: 239 (50.1%) Intervención tardía: 238 (49.9%)	Población multicéntrica de la UCI con choque séptico	Intervención temprana (TRR en las 12 h siguientes a la insuficiencia renal) vs. intervención tardía (TRR a las 48 h siguientes a la insuficiencia renal). La diálisis inició de forma temprana si se cumplía la indicación aguda para cualquiera de los dos grupos	Mortalidad por todas las causas a los 90 días	No hay diferencias significativas en la mortalidad a los 90 días de los pacientes con choque séptico con TRR de inicio temprano o tardío

Estudio	Tipo	Participantes	Población	Intervención	Variable de resultado	Resultados
Ensayo de reanimación temprana dirigida por objetivos para el choque séptico[92]	Ensayo controlado aleatorizado	Total: 1 260 Tratamiento temprano dirigido por objetivos: 623 (49.4%) Atención habitual: 620 (49.2%)	Población multicéntrica de la UCI con choque séptico	Tratamiento temprano dirigido por objetivos (es decir, reanimación dirigida por protocolo usando la monitorización de la $ScvO_2$) vs. la atención habitual	Mortalidad por todas las causas a los 90 días	No hay diferencias significativas en la mortalidad a los 90 días entre la reanimación dirigida por objetivos y la atención habitual
Reanimación dirigida por objetivos para pacientes con choque séptico temprano[93]	Ensayo controlado aleatorizado	Total: 1 600 Tratamiento temprano dirigido por objetivos: 796 (49.8%) Atención habitual: 804 (50.3%)	Población multicéntrica de la UCI con choque séptico	Tratamiento temprano dirigido por objetivos (es decir, reanimación dirigida por protocolo usando la monitorización de la $ScvO_2$) vs. la atención habitual	Mortalidad por todas las causas a los 90 días	No hay diferencias significativas en la mortalidad a los 90 días entre la reanimación dirigida por objetivos y la atención habitual
Un ensayo aleatorizado de la atención basada en un protocolo para el choque séptico temprano[94]	Ensayo controlado aleatorizado	Total: 1 341 Tratamiento temprano dirigido por objetivos: 439 (32.7%) Terapia estándar basada en el protocolo: 446 (33.2%) Atención habitual: 456 (34%)	Población multicéntrica de urgencias con choque séptico	Tratamiento temprano dirigido por objetivos (es decir, reanimación basada en el protocolo usando la monitorización de la $ScvO_2$) vs. la atención estándar basada en el protocolo (es decir, reanimación temprana menos agresiva) vs. la atención habitual	Mortalidad intrahospitalaria por todas las causas a los 60 días	No hay diferencias significativas en la mortalidad intrahospitalaria por todas las causas a los 60 días entre ninguno de los grupos de intervención

Cr, creatinina; $SvcO_2$, saturación venosa central de oxígeno; TRR, terapia de remplazo renal; UCI, unidad de cuidados intensivos.

Reanimación

La disfunción endotelial, el aumento de la permeabilidad capilar y la disminución del tono venomotor resultantes de la cascada inflamatoria de la sepsis provocan hipovolemia relativa y disminución de la resistencia vascular sistémica. Estos cambios hemodinámicos iniciales dan lugar a una hipotensión que requiere una pronta reanimación de la circulación con líquidos intravenosos, seguida de medicamentos vasoactivos si es necesario. Sin embargo, dichos líquidos intravenosos deben administrarse de forma cuidadosa, ya que una reanimación excesiva y un mayor balance de líquidos acumulado en pacientes con sepsis y choque séptico se asocian con aumento de la mortalidad.[30] Múltiples estudios han demostrado los perjuicios de la administración excesiva de líquidos y de su acumulación durante y después del desarrollo de la LRA, y han comprobado que el balance positivo de líquidos es un factor independiente de riesgo de muerte.[31-34] La cantidad exacta de reanimación necesaria para evitar los daños de la administración excesiva de líquidos sigue siendo un tema de debate y discusión. La reanimación basada en un protocolo que tiene como objetivo la normalización de los parámetros fisiológicos estáticos, como la presión venosa central, la PAM y la saturación venosa central de oxígeno, resultó prometedora inicialmente.[35] No obstante, estudios más recientes han demostrado que la reanimación basada en protocolos da lugar a una mayor administración acumulada de líquidos sin una reducción de la mortalidad o la LRA en comparación con los cuidados estándar, aunque esto puede deberse en parte a las mejoras en los cuidados estándar.[36,37] Asimismo, un umbral de transfusión más conservador de 7 g/dL (en comparación con 9 g/dL) mejoró la mortalidad y no se asoció con una mayor necesidad de terapia de remplazo renal (TRR).[38] Las guías clínicas actuales recomiendan un moderado bolo inicial de líquidos intravenosos de 30 mL/kg en un plazo de 3 h, seguido de una evaluación frecuente de la respuesta a los fluidos mediante medidas dinámicas (p. ej. ejemplo, la variación de la presión del pulso arterial, la elevación pasiva de las piernas) para guiar la reanimación con líquidos adicionales o el inicio de medicamentos vasoactivos.[39] Las investigaciones recientes han intentado conciliar estas discrepancias identificando varios fenotipos de sepsis que, según la hipótesis, tienen respuestas diferentes al tratamiento dirigido por objetivos.[40]

Selección de fluidos

Múltiples estudios han demostrado que el uso de soluciones hiperoncóticas de almidón (pentastarch e hidroxietil almidón) para la reanimación en la sepsis puede provocar un mayor riesgo de LRA, necesidad de TRR y muerte. Estas soluciones deben evitarse en los pacientes con sepsis y en todos los pacientes con riesgo de desarrollar LRA.[41-44] Los datos sólidos acerca del uso de albúmina frente a las soluciones cristaloides no han demostrado una mejora en los resultados renales o en la mortalidad y, en consecuencia, no es posible recomendar la albúmina frente a las soluciones cristaloides menos costosas para la reanimación en la sepsis.[45-47] La selección de la solución cristaloide parece ser importante, con un conjunto creciente de pruebas que comparan el uso de cristaloides equilibrados con soluciones salinas isotónicas.[48,49] La mayoría de los estudios, aunque no todos, han demostrado que el uso de cristaloides equilibrados da lugar a una mejora de los resultados renales y sugiere un beneficio en cuanto a la mortalidad, en especial en el subconjunto de pacientes críticos con sepsis; ninguno ha demostrado una mejora de los resultados con las soluciones salinas isotónicas.[50-53] En su totalidad, este conjunto de pruebas sugiere que las soluciones cristaloides equilibradas deben usarse como líquido de reanimación en la sepsis en ausencia de contraindicaciones.

Medicamentos vasoactivos

La noradrenalina ha sido generalmente favorecida como el agente de primera línea de elección en el choque séptico, ya que los datos disponibles sugieren en gran medida una mejora de los resultados o menores tasas de eventos adversos en comparación con otros vasopresores. La dopamina en dosis bajas para la prevención y el tratamiento de la LRA ha demostrado ser ineficaz,[54] y cuando se compara con la noradrenalina para el choque, el uso de la dopamina conduce a tasas más altas de arritmia y aumento de la mortalidad.[55,56] También se ha demostrado que la adrenalina tiene tasas más altas de acontecimientos adversos en comparación con la noradrenalina.[57] No se ha descubierto que la fenilefrina sea superior a la noradrenalina en el choque séptico,[58] y su uso como vasopresor de primera línea se asoció con un aumento de la mortalidad relacionada con la sepsis durante una escasez nacional de noradrenalina en EUA.[59] En comparación con la noradrenalina, la vasopresina ha demostrado tener tasas similares de eventos adversos, así como resultados similares en términos de insuficiencia renal y mortalidad, y puede considerarse una alternativa viable de primera línea a la noradrenalina.[60-62] Recientemente, la angiotensina II ha surgido como un agente vasoactivo novedoso y eficaz para el tratamiento del choque vasodilatador, aunque todavía no se ha comparado directamente con otros vasopresores.[63] Los datos iniciales también sugieren un beneficio específicamente en el subgrupo de pacientes con choque vasodilatador y LRA tratados con angiotensina II en comparación con el placebo.[64]

Al titular la dosis de vasopresores, los objetivos de PAM por encima de 65 mm Hg dieron lugar a tasas más bajas de TRR en el subconjunto de pacientes con antecedentes de hipertensión, pero no mostraron un beneficio en cuanto a la mortalidad y causaron un aumento de las arritmias.[65] Las guías de consenso recomiendan la noradrenalina y la vasopresina como vasopresores de primera línea con un objetivo de PAM de 65 mm Hg, aunque las características individuales de los pacientes también deben guiar estas decisiones de tratamiento.[66]

Corticoesteroides

El uso de corticoesteroides adyuvantes en el choque séptico sigue siendo controvertido debido a décadas de datos contradictorios. Mientras que algunos grandes ensayos clínicos controlados y aleatorizados han demostrado un beneficio en la mortalidad,[67] otros no han mostrado ninguna mejora en los resultados.[68] Además, múltiples metaanálisis de gran tamaño han mostrado un pequeño beneficio en cuanto a la mortalidad o un acortamiento de la duración del choque sin beneficio en cuanto a la mortalidad, y ningún ensayo ha mostrado una mejora ni en la LRA ni en la necesidad de TRR.[69,70] Las guías actuales de los expertos desaconsejan el uso rutinario de corticoesteroides en la sepsis y sugieren que su uso se reserve para aquellos con choque refractario con inestabilidad hemodinámica persistente a pesar de una reanimación con líquidos y vasopresores adecuados.[66]

Ventilación mecánica

Los pacientes con sepsis y choque séptico suelen requerir ventilación mecánica invasiva con presión positiva debido a la hipoxemia y acidosis resultantes de la falla orgánica multisistémica. La ventilación mecánica invasiva es un factor de riesgo independiente conocido para el desarrollo de LRA, cuyo mecanismo está probablemente relacionado con cambios hemodinámicos, neurohormonales e inflamatorios deletéreos.[71,72] Mientras que algunos estudios han demostrado menor insuficiencia renal con la ventilación de bajo volumen corriente, otros no han mostrado diferencias en los resultados renales con diferentes estrategias de ventilación mecánica.[73,74] Se desconoce la estrategia óptima de ventilación mecánica para prevenir la lesión renal sin comprometer el soporte del sistema respiratorio, y deben seguirse las mejores prácticas para una estrategia de ventilación protectora de los pulmones, como se comenta en el capítulo 3.

Terapia de remplazo renal

La mayoría de los datos relativos a la TRR en el contexto de la sepsis proceden de estudios de poblaciones heterogéneas de pacientes de la UCI, aunque varios estudios han investigado la TRR específicamente en la LRA-AS. El momento para iniciar la TRR es un área de gran interés práctico. Los datos disponibles no suelen mostrar ningún beneficio, y un estudio sugiere un daño potencial con el inicio temprano; en el mayor de estos estudios, cerca de 60%

de los pacientes inscritos tenía sepsis en el momento de la aleatorización.[75-79] También se ha estudiado la dosis de TRR administrada en el contexto específico de la LRA-AS, con múltiples ensayos que no muestran ningún beneficio de la TRR continuo en dosis más altas (70 a 80 mL/kg/h) en comparación con las dosis convencionales (35 a 40 mL/kg/h).[80,81] Estos resultados concuerdan con los ensayos más amplios realizados en todos los pacientes críticos con insuficiencia renal, que informan las actuales guías de dosificación, y el capítulo 30 ofrece más detalles sobre este tema.[82,83] Además, ningún estudio ha demostrado mejores resultados con la TRR continuo o la hemodiálisis intermitente cuando se comparan entre sí.[84] Independientemente del momento, la dosis o la modalidad, un análisis retrospectivo reciente mostró una tendencia a la mejora de la mortalidad en los pacientes que recibieron TRR en la UCI durante la última década. Sin embargo, los mecanismos específicos que explican estas observaciones no están claros.[85]

Terapias emergentes

Aunque todavía no se ha demostrado la eficacia de ninguna terapia farmacológica específica para el tratamiento de la LRA-AS, se han estudiado y se están estudiando varios agentes novedosos y establecidos. En modelos de sepsis animal, la fosfatasa alcalina atenuó la respuesta inflamatoria sistémica y redujo la disfunción de los órganos. Sin embargo, no consiguió mejorar la función renal en pacientes en estado crítico con LRA-AS establecida, aunque la mortalidad por todas las causas fue menor en el grupo de la fosfatasa alcalina.[86] En un análisis secundario *post hoc* de un ensayo controlado aleatorizado de tiamina en pacientes con choque séptico, aquellos que recibieron tiamina tuvieron niveles de creatinina sérica más bajos y menos necesidad de TRR que el grupo de placebo, aunque estos resultados aún no se han reproducido en un análisis primario.[87] Considerando los hallazgos preliminares de la mejora de los resultados de los pacientes con LRA que requieren TRR en un análisis de subgrupos del ensayo ATHOS-3, la angiotensina II ofrece ser una opción prometedora de medicación vasoactiva que puede tener beneficios adicionales en pacientes con sepsis y LRA, aunque se necesita un mayor número de estudios prospectivos.[64] La vitamina C también ha ganado mucha atención después de que un estudio observacional informara una disminución significativa de la mortalidad de los pacientes con choque séptico tratados con una combinación de vitamina C, tiamina y corticoesteroides.[88] Sin embargo, los estudios controlados aleatorizados posteriores no han podido replicar esos resultados.[89,90] Aunque se están realizando más estudios, el beneficio potencial de la vitamina C debe sopesarse con el riesgo conocido de nefropatía por oxalato de calcio asociado con las dosis intravenosas elevadas.[91]

Referencias

1. Singer M, Deutschman CS, Seymour CW, et al. The Third International Consensus Definitions for Sepsis and Septic Shock (Sepsis-3). *JAMA.* 2016;315:801-810.
2. Gotts JE, Matthay MA. Sepsis: pathophysiology and clinical management. *BMJ.* 2016;353:i1585.
3. Bagshaw SM, Lapinsky S, Dial S, et al. Acute kidney injury in septic shock: clinical outcomes and duration of hypotension prior to initiation of antimicrobial therapy. *Intensive Care Med.* 2009;35:871-881.
4. Bone RC, Balk RA, Cerra FB, et al. Definitions for sepsis and organ failure and guidelines for the use of innovative therapies in sepsis. *Chest.* 1992;101:1644-1655.
5. Levy MM, Fink MP, Marshall JC, et al. 2001 SCCM/ESICM/ACCP/ATS/SIS International Sepsis Definitions Conference. *Intensive Care Med.* 2003;29:530-538.
6. Alberti C, Brun-Buisson C, Goodman SV, et al. Influence of systemic inflammatory response syndrome and sepsis on outcome of critically ill infected patients. *Am J Respir Crit Care Med.* 2003;168:77-84.
7. Sprung CL, Sakr Y, Vincent J-L, et al. An evaluation of systemic inflammatory response syndrome signs in the sepsis occurrence in acutely ill patients (SOAP) study. *Intensive Care Med.* 2006;32:421-427.
8. Ferreira FL, Bota DP, Bross A, et al. Serial evaluation of the SOFA score to predict outcome in critically ill patients. *JAMA.* 2001;286:1754-1758.

9. Shankar-Hari M, Phillips GS, Levy ML, et al. Developing a new definition and assessing new clinical criteria for septic shock: for the Third International Consensus Definitions for Sepsis and Septic Shock (Sepsis-3). *JAMA*. 2016;315:775-787.

10. Churpek MM, Snyder A, Han X, et al. Quick sepsis-related organ failure assessment, systemic inflammatory response syndrome, and early warning scores for detecting clinical deterioration in infected patients outside the intensive care unit. *Am J Respir Crit Care Med*. 2017;195:906-911.

11. Freund Y, Lemachatti N, Krastinova E, et al. Prognostic accuracy of Sepsis-3 criteria for in-hospital mortality among patients with suspected infection presenting to the emergency department. *JAMA*. 2017;317:301-308.

12. Seymour CW, Liu VX, Iwashyna TJ, et al. Assessment of clinical criteria for sepsis: for the Third International Consensus Definitions for Sepsis and Septic Shock (Sepsis-3). *JAMA*. 2016;315:762-774.

13. Kellum JA, Lameire N; KDIGO AKI Guideline Work Group. Diagnosis, evaluation, and management of acute kidney injury: a KDIGO summary (Part 1). *Crit Care*. 2013;17:204.

14. Joannidis M, Metnitz B, Bauer P, et al. Acute kidney injury in critically ill patients classified by AKIN versus RIFLE using the SAPS 3 database. *Intensive Care Med*. 2009;35:1692-1702.

15. Thakar CV, Christianson A, Freyberg R, et al. Incidence and outcomes of acute kidney injury in intensive care units: a veterans administration study. *Crit Care Med*. 2009;37:2552-2558.

16. Bagshaw SM, Uchino S, Bellomo R, et al. Septic acute kidney injury in critically ill patients: clinical characteristics and outcomes. *Clin J Am Soc Nephrol*. 2007;2:431-439.

17. Martin GS, Mannino DM, Eaton S, et al. The epidemiology of sepsis in the United States from 1979 through 2000. *N Engl J Med*. 2003;348:1546-1554.

18. Kaukonen K-M, Bailey M, Suzuki S, et al. Mortality related to severe sepsis and septic shock among critically ill patients in Australia and New Zealand, 2000-2012. *JAMA*. 2014;311:1308-1316.

19. McPherson D, Griffiths C, Williams M, et al. Sepsis-associated mortality in England: an analysis of multiple cause of death data from 2001 to 2010. *BMJ Open*. 2013;3:e002586.

20. Kadri SS, Rhee C, Strich JR, et al. Estimating ten-year trends in septic shock incidence and mortality in United States academic medical centers using clinical data. *Chest*. 2017;151:278-285.

21. Pool R, Gomez H, Kellum JA. Mechanisms of organ dysfunction in sepsis. *Crit Care Clin*. 2018;34:63-80.

22. Gómez H, Kellum JA. Sepsis-induced acute kidney injury. *Curr Opin Crit Care*. 2016;22:546-553.

23. Langenberg C, Gobe G, Hood S, et al. Renal histopathology during experimental septic acute kidney injury and recovery. *Crit Care Med*. 2014;42:e58-e67.

24. Maiden MJ, Otto S, Brealey JK, et al. Structure and function of the kidney in septic shock. A prospective controlled experimental study. *Am J Respir Crit Care Med*. 2016;194:692-700.

25. Post EH, Kellum JA, Bellomo R, et al. Renal perfusion in sepsis: from macro-to microcirculation. *Kidney Int*. 2017;91:45-60.

26. Chelazzi C, Villa G, Mancinelli P, et al. Glycocalyx and sepsis-induced alterations in vascular permeability. *Crit Care*. 2015;19:26.

27. Sun J, Zhang J, Tian J, et al. Mitochondria in sepsis-induced AKI. *J Am Soc Nephrol*. 2019;30:1151-1161.

28. Bagshaw SM, Haase M, Haase-Fielitz A, et al. A prospective evaluation of urine microscopy in septic and non-septic acute kidney injury. *Nephrol Dial Transplant*. 2011;27:582-588.

29. Neyra JA, Manllo J, Li X, et al. Association of de novo dipstick albuminuria with severe acute kidney injury in critically ill septic patients. *Nephron Clin Pract*. 2014;128:373-380.

30. Neyra JA, Li X, Canepa-Escaro F, et al. Cumulative fluid balance and mortality in septic patients with or without acute kidney injury and chronic kidney disease. *Crit Care Med*. 2016;44:1891-1900.

31. Grams ME, Estrella MM, Coresh J, et al. Fluid balance, diuretic use, and mortality in acute kidney injury. *Clin J Am Soc Nephrol*. 2011;6:966-973.

32. Liu KD, Thompson BT, Ancukiewicz M, et al. Acute kidney injury in patients with acute lung injury: impact of fluid accumulation on classification of acute kidney injury and associated outcomes. *Crit Care Med*. 2011;39:2665-2671.

33. Payen D, de Pont AC, Sakr Y, et al. A positive fluid balance is associated with a worse outcome in patients with acute renal failure. *Crit Care*. 2008;12:R74.

34. Bouchard J, Soroko SB, Chertow GM, et al. Fluid accumulation, survival and recovery of kidney function in critically ill patients with acute kidney injury. *Kidney Int*. 2009;76:422-427.

35. Rivers E, Nguyen B, Havstad S, et al. Early goal-directed therapy in the treatment of severe sepsis and septic shock. *N Engl J Med*. 2001;345:1368-1377.

36. Rowan K, Angus D, Bailey M, et al. Early, goal-directed therapy for septic shock—a patient-level meta-analysis. *N Engl J Med*. 2017;376:2223-2234.

37. Kellum JA, Chawla LS, Keener C, et al. The effects of alternative resuscitation strategies on acute kidney injury in patients with septic shock. *Am J Respir Crit Care Med*. 2016; 193:281-287.

38. Holst LB, Haase N, Wetterslev J, et al. Lower versus higher hemoglobin threshold for transfusion in septic shock. *N Engl J Med*. 2014;371:1381-1391.

39. Howell MD, Davis, AM. Management of sepsis and septic shock. *JAMA*. 2017;317:847-848.

40. Seymour CW, Kennedy JN, Wang S, et al. Derivation, validation, and potential treatment implications of novel clinical phenotypes for sepsis. *JAMA*. 2019;321:2003-2017.

41. Brunkhorst FM, Engel C, Bloos F, et al. Intensive insulin therapy and pentastarch resuscitation in severe sepsis. *N Engl J Med*. 2008;358:125-139.

42. Myburgh JA, Finfer S, Bellomo R, et al. Hydroxyethyl starch or saline for fluid resuscitation in intensive care. *N Engl J Med*. 2012;367:1901-1911.

43. Perner A, Haase N, Guttormsen AB, et al. Hydroxyethyl starch 130/0.42 versus Ringer's acetate in severe sepsis. *N Engl J Med*. 2012;367:124-134.

44. Zarychanski R, Abou-Setta AM, Turgeon AF, et al. Association of hydroxyethyl starch administration with mortality and acute kidney injury in critically ill patients requiring volume resuscitation: a systematic review and meta-analysis. *JAMA*. 2013;309:678-688.

45. Caironi P, Tognoni G, Masson S, et al. Albumin replacement in patients with severe sepsis or septic shock. *N Engl J Med*. 2014;370:1412-1421.

46. The SAFE Study Investigators. Impact of albumin compared to saline on organ function and mortality of patients with severe sepsis. *Intensive Care Med*. 2011;37:86-96.

47. Xu J-Y, Chen Q-H, Xie J-F, et al. Comparison of the effects of albumin and crystalloid on mortality in adult patients with severe sepsis and septic shock: a meta-analysis of randomized clinical trials. *Crit Care*. 2014;18:702.

48. Raghunathan K, Bonavia A, Nathanson BH, et al. Association between initial fluid choice and subsequent in-hospital mortality during the resuscitation of adults with septic shock. *Anesthesiology*. 2015;123:1385-1393.

49. Raghunathan K, Shaw A, Nathanson B, et al. Association between the choice of IV crystalloid and in-hospital mortality among critically ill adults with sepsis. *Crit Care Med*. 2014;42:1585-1591.

50. Self WH, Semler MW, Wanderer JP, et al. Balanced crystalloids versus saline in noncritically ill adults. *N Engl J Med*. 2018;378:819-828.

51. Semler MW, Self WH, Wanderer JP, et al. Balanced crystalloids versus saline in critically ill adults. *N Engl J Med*. 2018;378:829-839.

52. Young P, Bailey M, Beasley R, et al. Effect of a buffered crystalloid solution vs saline on acute kidney injury among patients in the intensive care unit: the SPLIT randomized clinical trial. *JAMA*. 2015;314:1701-1710.

53. Yunos NaM, Bellomo R, Hegarty C, et al. Association between a chloride-liberal vs chloride-restrictive intravenous fluid administration strategy and kidney injury in critically ill adults intravenous strategy for kidney injury in adults. *JAMA*. 2012;308:1566-1572.

54. Kellum JA, Decker JM. Use of dopamine in acute renal failure: a meta-analysis. *Crit Care Med*. 2001;29:1526-1531.

55. De Backer D, Biston P, Devriendt J, et al. Comparison of dopamine and norepinephrine in the treatment of shock. *N Engl J Med*. 2010;362:779-789.

56. De Backer D, Aldecoa C, Njimi H, et al. Dopamine versus norepinephrine in the treatment of septic shock: a meta-analysis. *Crit Care Med*. 2012;40:725-730.

57. Myburgh JA, Higgins A, Jovanovska A, et al. A comparison of epinephrine and norepinephrine in critically ill patients. *Intensive Care Med*. 2008;34:2226-2234.

58. Morelli A, Ertmer C, Rehberg S, et al. Phenylephrine versus norepinephrine for initial hemodynamic support of patients with septic shock: a randomized, controlled trial. *Crit Care*. 2008;12:R143.

59. Vail E, Gershengorn HB, Hua M, et al. Association between US norepinephrine shortage and mortality among patients with septic shock. *JAMA*. 2017;317:1433-1442.

60. Gordon AC, Mason AJ, Thirunavukkarasu N, et al. Effect of early vasopressin vs norepinephrine on kidney failure in patients with septic shock: the VANISH randomized clinical trial. *JAMA*. 2016;316:509-518.

61. Lauzier F, Lévy B, Lamarre P, et al. Vasopressin or norepinephrine in early hyperdynamic septic shock: a randomized clinical trial. *Intensive Care Med*. 2006;32:1782-1789.

62. Russell JA, Walley KR, Singer J, et al. Vasopressin versus norepinephrine infusion in patients with septic shock. *N Engl J Med*. 2008;358:877-887.

63. Khanna A, English SW, Wang XS, et al. Angiotensin II for the treatment of vasodilatory shock. *N Engl J Med*. 2017;377:419-430.

64. Tumlin JA, Murugan R, Deane AM, et al. Outcomes in patients with vasodilatory shock and renal replacement therapy treated with intravenous angiotensin II. *Crit Care Med*. 2018;46:949-957.

65. Asfar P, Meziani F, Hamel J-F, et al. High versus low blood-pressure target in patients with septic shock. *N Engl J Med*. 2014;370:1583-1593.

66. Rhodes A, Evans LE, Alhazzani W, et al. Surviving sepsis campaign: international guidelines for management of sepsis and septic shock: 2016. *Crit Care Med*. 2017;45:486-552.

67. Annane D, Renault A, Brun-Buisson C, et al. Hydrocortisone plus fludrocortisone for adults with septic shock. *N Engl J Med*. 2018;378:809-818.

68. Venkatesh B, Finfer S, Cohen J, et al. Adjunctive glucocorticoid therapy in patients with septic shock. *N Engl J Med*. 2018;378:797-808.

69. Rochwerg B, Oczkowski SJ, Siemieniuk RAC, et al. Corticosteroids in sepsis: an updated systematic review and meta-analysis. *Crit Care Med*. 2018;46:1411-1420.

70. Rygård SL, Butler E, Granholm A, et al. Low-dose corticosteroids for adult patients with septic shock: a systematic review with meta-analysis and trial sequential analysis. *Intensive Care Med*. 2018;44:1003-1016.

71. Koyner JL, Murray PT. Mechanical ventilation and lung–kidney interactions. *Clin J Am Soc Nephrol*. 2008;3:562-570.

72. Kuiper JW, Groeneveld ABJ, Slutsky AS, et al. Mechanical ventilation and acute renal failure. *Crit Care Med*. 2005;33:1408-1415.

73. Brower RG, Matthay MA, Morris A, et al. Ventilation with lower tidal volumes as compared with traditional tidal volumes for acute lung injury and the acute respiratory distress syndrome. *N Engl J Med*. 2000;342:1301-1308.

74. van den Akker JP, Egal M, Groeneveld AJ. Invasive mechanical ventilation as a risk factor for acute kidney injury in the critically ill: a systematic review and meta-analysis. *Crit Care*. 2013;17:R98.

75. Barbar SD, Clere-Jehl R, Bourredjem A, et al. Timing of renal-replacement therapy in patients with acute kidney injury and sepsis. *N Engl J Med*. 2018;379:1431-1442.

76. Gaudry S, Hajage D, Schortgen F, et al. Timing of renal support and outcome of septic shock and acute respiratory distress syndrome. A post hoc analysis of the AKIKI randomized clinical trial. *Am J Respir Crit Care Med*. 2018;198:58-66.

77. Payen D, Mateo J, Cavaillon JM, et al. Impact of continuous venovenous hemofiltration on organ failure during the early phase of severe sepsis: a randomized controlled trial. *Crit Care Med*. 2009;37:803-810.

78. Zarbock A, Kellum JA, Schmidt C, et al. Effect of early vs delayed initiation of renal replacement therapy on mortality in critically ill patients with acute kidney injury: the ELAIN randomized clinical trial. *JAMA*. 2016;315:2190-2199.

79. STARRT-AKI Investigators. Timing of initiation of renal-replacement therapy in acute kidney injury. *N Engl J Med*. 2020;383:240-251.

80. Joannes-Boyau O, Honoré PM, Perez P, et al. High-volume versus standard-volume haemofiltration for septic shock patients with acute kidney injury (IVOIRE study): a multicentre randomized controlled trial. *Intensive Care Med*. 2013;39:1535-1546.

81. Park JT, Lee H, Kee YK, et al. High-dose versus conventional-dose continuous venovenous hemodiafiltration and patient and kidney survival and cytokine removal in sepsis-associated acute kidney injury: a randomized controlled trial. *Am J Kidney Dis*. 2016;68:599-608.

82. Bellomo R, Cass A, Cole L, et al. Intensity of continuous renal-replacement therapy in critically ill patients. *N Engl J Med*. 2009;361:1627-1638.

83. Palevsky P, Zhang JH, O'Connor TZ, et al. Intensity of renal support in critically ill patients with acute kidney injury. *N Engl J Med*. 2008;359:7-20.

84. Schefold JC, von Haehling S, Pschowski R, et al. The effect of continuous versus intermittent renal replacement therapy on the outcome of critically ill patients with acute renal failure (CONVINT): a prospective randomized controlled trial. *Crit Care*. 2014;18:R11.

85. Miyamoto Y, Iwagami M, Aso S, et al. Temporal change in characteristics and outcomes of acute kidney injury on renal replacement therapy in intensive care units: analysis of a nationwide administrative database in Japan, 2007–2016. *Crit Care*. 2019;23:172.

86. Pickkers P, Mehta RL, Murray PT, et al. Effect of human recombinant alkaline phosphatase on 7-day creatinine clearance in patients with sepsis-associated acute kidney injury: a randomized clinical trial. *JAMA*. 2018;320:1998-2009.

87. Moskowitz A, Andersen LW, Cocchi MN, et al. Thiamine as a renal protective agent in septic shock. a secondary analysis of a randomized, double-blind, placebo-controlled trial. *Ann Am Thorac Soc*. 2017;14:737-741.

88. Marik PE, Khangoora V, Rivera R, et al. Hydrocortisone, vitamin C, and thiamine for the treatment of severe sepsis and septic shock: a retrospective before-after study. *Chest*. 2017;151:1229-1238.

89. Fowler AA, III, Truwit JD, Hite RD, et al. Effect of vitamin c infusion on organ failure and bio-markers of inflammation and vascular injury in patients with sepsis and severe acute respira-tory failure: the CITRIS-ALI randomized clinical trial. *JAMA.* 2019;322:1261-1270.

90. Fujii T, Luethi N, Young PJ, et al. Effect of vitamin c, hydrocortisone, and thiamine vs hydrocor-tisone alone on time alive and free of vasopressor support among patients with septic shock: the VITAMINS randomized clinical trial. *JAMA.* 2020;323:423-431.

91. Cossey LN, Rahim F, Larsen CP. Oxalate nephropathy and intravenous vitamin C. *Am J Kidney Dis.* 2013;61:1032-1035.

92. Mouncey PR, Osborn TM, Power GS, et al. Trial of early, goal-directed resuscitation for septic shock. *N Engl J Med.* 2015;372:1301-1311.

93. The ARISE Investigators, the ANZICS Clinical Trials Group. Goal-directed resuscitation for patients with early septic shock. *N Engl J Med.* 2014;371:1496-1506.

94. The ProCESS Investigators. A randomized trial of protocol-based care for early septic shock. *N Engl J Med.* 2014;370:1683-1693.

Cetoacidosis diabética

Joel M. Topf, Nirali Ramani, Claudia Rodriguez Rivera y Andrew Kowalski

INTRODUCCIÓN

La diabetes no controlada puede dar lugar a una enfermedad aguda grave que requiere cuidados críticos denominada crisis hiperglucémica. Este síndrome se divide en dos estados según la presencia de cetoacidosis. El estado hiperglucémico hiperosmolar (EHH) es una diabetes grave e incontrolada debido a la falta relativa de insulina que provoca hiperglucemia grave, hiperosmolalidad y alteración del estado mental que va desde el letargo hasta el coma. En la cetoacidosis diabética (CAD), la falta absoluta de insulina hace que el organismo pase de la glucosa a las cetonas como combustible principal, lo que conduce a una acidosis metabólica con brecha aniónica grave. Ambos síndromes presentan una serie de anomalías metabólicas que requieren vigilancia y manejo cuidadosos.

PATOLOGÍA

Las crisis hiperglucémicas comienzan con falta de insulina, ya sea relativa o absoluta. Esto provoca hipoglucemia intracelular a pesar de la hiperglucemia extracelular y desencadena la liberación de hormonas contrarreguladoras (glucagón, catecolaminas, cortisol, hormona del crecimiento) en un intento por aumentar la glucosa intracelular. Si hay una falta absoluta de insulina, el organismo pasa de la glucosa, como carbohidrato principal, a las cetonas (p. ej., 3-β-hidroxibutirato, acetoacetato o acetona); este es el camino hacia la CAD. De lo contrario, una pequeña cantidad de insulina mantiene la cetosis bajo control a pesar de ser incapaz de corregir la hiperglucemia. Esto conduce al EHH.

La falta de insulina junto con el aumento del glucagón provoca la lipólisis en los adipocitos, liberando triglicéridos que se metabolizan en glicerol y ácidos grasos libres. El hígado los recoge y convierte el glicerol en glucosa mediante la gluconeogénesis y los ácidos grasos en acetil coenzima A (CoA) mediante la betaoxidación. La acetil CoA puede entrar en el ciclo del ácido tricarboxílico (TCA) para producir trifosfato de adenosina (ATP) para el hepatocito, pero para proporcionar energía al resto del organismo se convierte en cetonas mediante la cetogénesis (*véase* la **figura 37-1**).

El β-hidroxibutirato y el acetoacetato son ácidos fuertes y son los responsables de la acidosis metabólica con brecha aniónica característica de la CAD. El β-hidroxibutirato se acumula al principio de la enfermedad y es la cetona dominante hasta el final de la misma, cuando predomina el acetoacetato.

En el EHH, las hormonas contrarreguladoras aumentan la glucosa. La insulina disponible es inadecuada para controlar la hiperglucemia pero es suficiente para suprimir la cetoacidosis. Los acontecimientos precipitantes del EHH son condiciones que estimulan la liberación de hormonas contrarreguladoras y promueven la deshidratación.

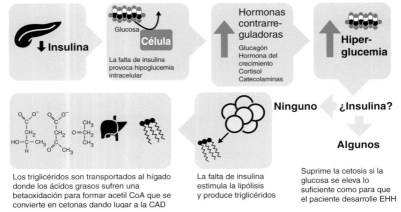

FIGURA 37-1. Los caminos hacia la CAD y el EHH. CAD, cetoacidosis diabética; CoA, coenzima A; EHH, estado hiperglucémico hiperosmolar.

EPIDEMIOLOGÍA

Entre los años 2009 y 2014 la tasa de CAD aumentó de 19.5 a 30.2 por cada 1000 personas. Afortunadamente, la tasa de letalidad ha descendido de 1.1% en 2000 a 0.4% en 2014.[1] En general, la tasa de mortalidad en adultos con CAD es inferior a 1%, pero puede aumentar hasta más de 5% en los adultos mayores.[2] Debido a que la etiología de la CAD requiere una falta absoluta de insulina, es más común en pacientes con diabetes mellitus de tipo 1, por lo que la edad media tiende a ser más joven que en el caso del EHH. A pesar de este estereotipo, un tercio de los pacientes con CAD tiene diabetes de tipo 2.[2]

El EHH está menos estudiado. La mortalidad del EHH es bastante más elevada que la encontrada en la CAD, en parte debido a la mayor edad de los pacientes. En una revisión de series de casos, Fadini y cols. informaron de una mortalidad hospitalaria media de 17%.[3]

DIAGNÓSTICO

Evaluación de laboratorio

El diagnóstico de la CAD y el EHH depende principalmente de los parámetros bioquímicos. Para la CAD, los pacientes deben presentar cetonas en sangre u orina, acidosis (pH < 7.3) e hiperglucemia. Esta última puede ser muy variable, ya que algunos pacientes presentan CAD euglucémica, es decir, azúcares en sangre inferiores a 200 o 300 mg/dL.

En el EHH, los pacientes tienen hiperglucemia sin cetoacidosis, por lo que el pH es superior a 7.3 y el bicarbonato sérico es superior a 18 mEq/L. En comparación con la CAD, la glucosa tiende a ser más alta en el EHH (> 650 mg/dL). La osmolalidad sérica suele ser superior a 350 mOsm/kg.[4] Existe una correlación lineal positiva entre la osmolalidad y los cambios del estado mental.[5] Si los pacientes presentan estupor significativo con una osmolalidad inferior a 320, debe considerarse una etiología alternativa.[2]

Schwab y cols. analizaron de forma retrospectiva a casi 700 personas que acudieron al hospital con una enfermedad aguda e hiperglucemia. Las cetonas urinarias tenían una sensibilidad de 99% con un valor predictivo negativo de 100% para el diagnóstico de CAD.[6] Otra pista para el diagnóstico es la presencia de una brecha aniónica elevada de modo anormal. Una brecha aniónica superior a 16 tuvo una sensibilidad de 92%.

En la evaluación de los pacientes con CAD, la gasometría venosa es tan precisa como la arterial.[7] Otros hallazgos electrolíticos incluyen la hiponatremia debido a que la hiperglucemia provoca un movimiento de agua intracelular hacia el compartimento extracelular diluyendo el sodio sérico. Se encuentra hiperpotasemia a pesar de que los pacientes generalmente presentan una disminución total de potasio corporal.

Signos y síntomas

Los síntomas principales de la CAD y del EHH son fatiga, poliuria, polidipsia y cambios en el estado mental. En la exploración física, los pacientes parecen deshidratados con signos de disminución de volumen, como taquicardia, sequedad de las mucosas e hipotensión. Pueden observarse respiraciones de Kussmaul en la CAD, ya que los pacientes hiperventilan para compensar la acidosis metabólica. La náusea, el vómito y el dolor abdominal difuso son más frecuentes en la CAD. Los síntomas neurológicos más graves, como el coma y las convulsiones, así como los hallazgos focales (hemianopía y hemiparesia) son más comunes con el EHH.

La pancreatitis es una causa conocida de CAD. Los pacientes con CAD suelen tener síntomas gastrointestinales (GI) que incluyen vómito así como dolor abdominal, por lo que la pancreatitis suele considerarse una etiología instigadora que en algunos casos puede deberse a la CAD. Los triglicéridos elevados y la acidemia de la CAD pueden desencadenar una pancreatitis aguda. La lipasa suele estar elevada en la CAD. En algunos casos, esto se debe a la pancreatitis aguda, pero en otros es simplemente un epifenómeno de la CAD.[8] Yadav y cols. examinaron 150 casos consecutivos de CAD y descubrieron que un tercio tenía la lipasa elevada.[9]

TRATAMIENTO

Las crisis hiperglucémicas se caracterizan principalmente por la hiperglucemia, que impulsa la diuresis osmótica que conduce a la pérdida de agua, sodio y potasio. De ahí se pueden deducir los tres medicamentos más importantes para el tratamiento de las crisis hiperglucémicas:

1. Volumen
2. Insulina
3. Potasio

El resto se comenta.

Volumen

Los pacientes con CAD y EHH suelen presentar un profundo déficit de líquidos, que puede ser de hasta 5 L, y 9 a 12 L, respectivamente.

En la enfermedad moderada, la reanimación con líquidos inicial debe ser un bolo de 20 mL/kg (aproximadamente 1 L) seguido de 500 mL/h durante las primeras 4 h, después de lo cual el ritmo puede reducirse a 250 mL/h. En los casos leves, es posible que los pacientes no necesiten un bolo y puedan empezar simplemente con 250 mL/h de cristaloides isotónicos. En los casos graves, los fluidos deben administrarse "en abierto" hasta que mejore la perfusión. El objetivo de los líquidos intravenosos (IV) es restaurar la perfusión y reponer el déficit de fluidos; una mayor cantidad de fluidos puede lavar las cetonas séricas, dando lugar a una fase prolongada de acidosis metabólica sin brecha aniónica después de corregir la cetosis.[10]

El líquido de reanimación estándar es la solución salina normal (SN), pero debido al efecto secundario de la acidosis metabólica sin brecha aniónica inducida por la SN, puede que no sea el líquido de reanimación ideal. Sin embargo, los ensayos controlados aleatorizados no han encontrado ninguna ventaja para el uso de soluciones equilibradas en la CAD. El único ensayo en adultos de SN frente a lactato de Ringer (LR) en la CAD tuvo poca potencia para su resultado primario, la normalización del pH, y no encontró diferencias. Sin embargo, los pacientes asignados al azar a LR tardaron más tiempo en conseguir que sus niveles de azúcar en sangre fueran inferiores a 250 que los pacientes asignados al azar a SN (410 *vs.* 300 minutos).[11] Un pequeño ensayo ($N = 66$) de SN frente a la solución equilibrada Plasma-Lyte en la CAD pediátrica tampoco halló diferencias en la incidencia de LRA nueva o progresiva, en el tiempo hasta la resolución de la CAD, en la necesidad de terapia de remplazo renal (TRR), en la mortalidad o en la duración de la estancia en la unidad de cuidados intensivos pediátricos (UCIP) y en el hospital.[12]

La diuresis osmótica suele provocar la pérdida de más agua que sodio, lo que eleva la osmolalidad y la concentración de sodio. Sin embargo, el sodio sérico suele ser normal o bajo en la presentación debido a la dilución por el movimiento osmótico del agua desde el compartimento intracelular hasta el extracelular. La conversión de Katz permite al médico ver cuál sería el sodio con una glucosa sérica normal[13] (*véase* la **ecuación 37-1**).

$$\text{Sodio ajustado} = \text{sodio medido} + (0.016 \times [\text{glucosa} - 100]) \qquad \text{(ecuación 37.1)}$$

Si el sodio sérico ajustado es elevado (y algunos dicen que es muy normal), debe considerarse la posibilidad de cambiar los líquidos intravenosos de SN a una solución hipotónica como 0.45% de NaCl.[4] *Nota:* el sodio ajustado no debe utilizarse para calcular la brecha aniónica, solo se usa para dar una idea de dónde estará el sodio después de la corrección de la glucosa, para orientar a los proveedores sobre cualquier disnatremia subyacente.

Insulina

En los pacientes con disminución de volumen grave (lo que es más frecuente en el EHH), la insulina no debe administrarse hasta que la reanimación con líquidos se haya corregido al menos de forma parcial. La insulina traslada la glucosa al interior de la célula, lo que reduce rápidamente la osmolalidad extracelular y provoca que el líquido extracelular vuelva a entrar en las células, lo que puede empeorar la disminución de volumen extracelular y precipitar el colapso cardiovascular. Las recomendaciones de la American Diabetes Association (ADA) son las mismas para ambas condiciones:

- Insulina intravenosa
- Iniciar el tratamiento con un bolo de 0.1 unidades/kg
- Seguido de un goteo a 0.1 unidades/kg/h

Alternativamente:

- Sin bolo
- Infusión intravenosa de insulina a 0.16 unidades/kg

Un estudio retrospectivo no reveló ninguna diferencia en los resultados con la terapia de bolo o sin bolo para la CAD con episodios equivalentes de hipoglucemia, tasa de cambio de glucosa y duración de la estancia.[14] Aunque la insulina intravenosa es el estándar de atención debido a su vida media corta y a su fácil titulación, es posible manejar la CAD de leve a moderada con insulina subcutánea con inyecciones horarias de insulinas regulares o similares de efecto rápido. Una revisión sistemática y metaanálisis Cochrane sobre la insulina subcutánea revisó cinco ensayos controlados aleatorizados y encontró que los datos eran de baja a muy baja calidad, y no pudieron encontrar ninguna ventaja o desventaja en comparación con la insulina regular intravenosa para tratar la CAD leve o moderada.[15]

En la CAD, la insulina intravenosa se usa no solo para reducir la glucosa sérica, sino, sobre todo, para invertir la cetosis. Es esencial que el goteo de insulina se mantenga hasta que la glucosa sea inferior a 200 y se cumplan al menos dos de las siguientes condiciones:

1. pH > 7.3
2. Bicarbonato sérico > 15 mEq/L
3. Brecha aniónica < 12

La hiperglucemia suele corregirse en las primeras 6 h de ingreso, pero la cetosis suele persistir durante 12 h, por lo que es imprescindible administrar insulina durante mucho más tiempo del necesario para solo corregir la hiperglucemia. Los pacientes deben empezar a recibir infusiones de dextrosa para evitar la hipoglucemia durante este periodo.

En el EHH, la administración de insulina IV debe continuar hasta que la osmolalidad y el estado mental vuelvan a la normalidad. La insulina subcutánea debe iniciarse 2 h antes de suspender la insulina intravenosa.

Potasio

Los pacientes con crisis hiperglucémicas presentan déficits significativos de potasio (3-5 mmol/kg), ya que se pierde potasio debido a la diuresis osmótica.[16] A pesar de estos déficits de potasio, los pacientes suelen presentar hiperpotasemia. Una vez iniciada la insulina, el potasio puede corregirse rápidamente, revelando el déficit de potasio subyacente. El potasio debe iniciarse tan pronto como el potasio sérico esté en el rango normal. Si el potasio está por encima de 3.3 mEq/L, pueden añadirse de 20 a 30 mEq de KCl a cada litro de líquidos de reanimación. Si el potasio está por debajo de 3.2 mEq/L, la insulina debe retrasarse hasta que el potasio se normalice para evitar arritmias cardiacas potencialmente letales.[4] Antes de administrar potasio a cualquier paciente, los médicos deben evaluar la función renal.

OTRAS CUESTIONES DE MANEJO
Bicarbonato

Las pruebas que apoyan el uso del bicarbonato en la CAD no solo son inexistentes, sino que cuando se ha investigado, la tendencia es hacia el daño. Una revisión sistemática del año 2011 sobre el bicarbonato en la CAD, encontró que solo dos estudios mostraron un aumento a corto plazo (a las 2 h) del pH con el bicarbonato.[17] Otros cinco estudios que buscaron mejoras tempranas en el pH no pudieron encontrar ninguna. Más preocupantes fueron las señales de daño de la terapia con bicarbonato. Tres estudios encontraron una cetosis prolongada asociada con el uso del bicarbonato. Otros tres estudios mostraron un aumento en los suplementos de potasio con el uso de álcalis. La guía actual de la ADA no recomienda el bicarbonato para un pH superior a 7.1, valores en los que los estudios han mostrado daños sin evidencia de beneficios. Para los pacientes con un pH inferior a 6.9, la ADA recomienda administrar 50 mmol de bicarbonato isotónico por hora hasta que el pH sea superior a 7.0.[2]

Fósforo

Los pacientes con CAD suelen tener hiperfosfatemia en el momento de la presentación, pero al igual que el potasio, esta hiperfosfatemia solo disfraza la disminución del fósforo corporal total. La insulina devuelve rápidamente el fósforo a las células y suele revelar la hipofosfatemia subyacente. Existen algunas pruebas de que el tratamiento de la hipofosfatemia puede mejorar la respiración y la función cardiaca (*véase* el capítulo 23); sin embargo, las pruebas en la CAD no muestran ningún beneficio clínico y sí algunos daños (hipocalcemia e hipomagnesemia).[18,19] Si el fósforo es inferior a 1 mmol/L, puede tratarse añadiendo 20 a 30 mmol de fósforo sódico a los líquidos de reanimación. El déficit medio de fósforo en la CAD es de 1 mmol/kg.[2] No hay datos sobre el tratamiento de la hipofosfatemia en el EHH.

Estado hipercoagulable

Se cree que tanto la CAD como el EHH son estados hipercoagulables con numerosos informes de casos de eventos trombóticos arteriales y venosos.[20-21] En la actualidad, los pacientes deben recibir una anticoagulación profiláctica estándar, ya que no hay estudios ni recomendaciones para una anticoagulación completa.

El suceso iniciador primario

El EHH y la CAD suelen producirse después de un acontecimiento incitante. Estos acontecimientos pueden ser problemas médicos graves, como la sepsis, el traumatismo, la pancreatitis aguda y el infarto de miocardio. La falta de adherencia a la insulina es un acontecimiento incitante importante. La naturaleza del acontecimiento incitante probablemente impulsa gran parte de la morbilidad de la enfermedad. La diabetes de nueva aparición es una causa común de CAD y EHH.

Lesión renal aguda

La lesión renal aguda (LRA) es frecuente en la CAD; sin embargo, es en gran medida hemodinámica y gran parte de ella se resuelve con la reanimación con líquidos. En una serie retrospectiva de casos de CAD ingresados en la UCI, Orban y cols. descubrieron que 50% presentaba al menos un aumento de 50% de la creatinina con respecto al valor inicial al ingreso. A las 24 h, la mitad de esa LRA se había recuperado por completo. Se recurrió a la diálisis aguda en 3% de los pacientes en las primeras 24 h.[23] Al igual que se ha encontrado con la LRA en general, tras la recuperación de la LRA a causa de la CAD, los pacientes tienen una pérdida más rápida de la tasa de filtración glomerular (TFG) y peores resultados renales y de supervivencia en comparación con los pacientes con CAD sin LRA.[24]

CASOS ESPECIALES

Cetoacidosis diabética euglucémica

La CAD euglucémica se define como una CAD con una glucosa inferior a 250 mg/dL. No es lo mismo que la inanición o la cetosis alcohólica. En la inanición y la cetosis alcohólica, la hipoglucemia suprime la insulina endógena y estimula el glucagón, lo que desencadena la lipólisis y la cetosis. La acidosis suele ser más leve que la encontrada en la CAD, pero la diferencia clave es que la inanición y el alcohol responden a infusiones de glucosa en las que los pacientes liberan rápidamente la insulina endógena, suprimiendo la cetosis. A menos que el paciente tenga una diabetes concurrente, no deberían necesitarse infusiones de insulina para revertir la cetosis en la cetosis alcohólica o por inanición (*véase* la **tabla 37-1**). La CAD euglucémica fue descrita por primera vez por Munro, quien informó de una CAD con glucemia inferior a 300 mg/dL en 37 de 311 casos.[25] En la actualidad es mucho menos frecuente. Entre las posibles causas de la CAD euglucémica se encuentran los inhibidores del cotransportador 2 de sodio-glucosa (SGLT2i), la administración de insulina antes de llegar al hospital, la restricción alimentaria concurrente, el vómito y otras inhibiciones de la gluconeogénesis (tabla 37-1).

Los SGLT2i se introdujeron en 2013 como una nueva clase de medicamentos antihiperglucémicos. Desde entonces se ha descubierto que tienen una potente actividad protectora cardiovascular y renal en pacientes con y sin diabetes. Su principal mecanismo de acción es el bloqueo de la reabsorción de glucosa en el túbulo proximal, lo que da lugar a la glucosuria. Fralick y cols. realizaron un estudio de propensión a la comparación de pacientes con diabetes de tipo 2 y descubrieron que los pacientes iniciados con SGLT2i tenían 4.9 episodios de CAD por cada 1 000 personas-año, frente a 2.3 eventos por cada 1 000 personas-año en los pacientes iniciados con dipeptidil peptidasa 4 (DPP4).[26] Estas tasas son aproximadamente 10 veces superiores a las tasas de CAD encontradas en los grandes ensayos de fase 4 que

	CAD	EHH	Cetosis por inanición	Acidosis urémica	Cetosispor alcohol	Acidosis láctica	Ingestión de alcohol tóxico
pH	↓	Normal	Normal	Leve ↓	Variable	↓	↓
Glucosa plasmática	↑/↑↑	↑↑↑	↓/normal	Normal	↓/normal	Normal	Normal
Cetonas plasmáticas	+++	+/−	Leve +	−	+	−	−
Brecha aniónica	↑/↑↑	Normal	Leve ↑	Leve ↑	↑	↑	↑
Osmolalidad	↑	↑↑	Normal	↑↑	Normal	Normal	↑↑

CAD, cetoacidosis diabética; EHH, estado hiperglucémico hiperosmolar.

demostraron la protección cardiovascular y renal.[27] Cabe destacar que la mitad de los pacientes con CAD en el ensayo CANVAS parecían ser en realidad diabéticos de tipo 1 que habían sido diagnosticados erróneamente como de tipo 2.[28] Los SGLT2i provocan la CAD cuando la glucosuria inducida por el fármaco suprime la insulina al tiempo que estimula el glucagón; sin embargo, estos pacientes presentan una menor gluconeogénesis hepática junto con una pérdida urinaria continua de glucosa que da lugar a una hiperglucemia leve o ausente. La disminución de la insulina y el aumento del glucagón estimulan la lipólisis, lo que conduce a la cetoacidosis como en la fisiopatología estándar de la CAD.[29] El tratamiento requiere tanto insulina para revertir la cetosis como glucagón para evitar la hipoglucemia inducida por la insulina.[30] Los niveles bajos de azúcar en sangre minimizan la diuresis osmótica y gran parte de los hallazgos metabólicos de la CAD. Los pacientes suelen tener brechas aniónicas muy elevadas, a menudo por encima de 30, y requieren infusiones de insulina prolongadas para corregir la acidosis.[31,32]

Terapia de remplazo renal continuo

Los pacientes sometidos a terapia de remplazo renal continuo (TRRC) pueden desarrollar, a veces, una cetosis euglucémica. Dos grupos han informado de casos, ambos relacionados con líquidos de reposición libres de glucosa.[33,34] Los pacientes no comían debido a la falla multiorgánica y el dializado libre glucosa puede eliminar de 30 a 60 g de glucosa al día, agotando de manera rápida las reservas de glucógeno, suprimiendo la insulina y estimulando las hormonas contrarreguladoras, lo que hace que el paciente entre en cetosis.[35] Los pacientes responden rápidamente a las infusiones de glucosa e insulina.

Enfermedad renal terminal

Las crisis hiperglucémicas en la enfermedad renal terminal (ERT) anúrica son muy diferentes a las de los pacientes con función renal conservada debido a la falta de diuresis osmótica. Esto significa que no tienen la profunda deficiencia de volumen y el choque que es típico de las personas que presentan una crisis hiperglucémica. La hiperglucemia aumenta la tonicidad extracelular provocando un desplazamiento osmótico de líquido del compartimento intracelular al extracelular, lo que hace que la sobrecarga de líquidos y el edema sean frecuentes. Si los pacientes tienen una sobrecarga de líquidos, ya sea por la ingesta normal de líquidos o por la redistribución patológica de líquidos del compartimento intracelular al extracelular, puede ser necesaria la hemodiálisis para restablecer el volumen normal. Si los pacientes anúricos tienen una deficiencia de volumen, deben recibir bolos de 250 a 500 mL seguidos de una revaluación en lugar de la reanimación con líquidos más agresiva que se suele usar en pacientes con CAD y función renal intacta.

La falta de diuresis osmótica también da lugar a glucosas más elevadas; en un estudio de casos controlados de crisis hiperglucémicas en la ERT en comparación con pacientes con función renal normal (TFG estimada > 60 mL/min/1.73 m^2), la glucemia en el momento de la presentación fue de 836 mg/dL con ERT en comparación con 659 mg/dL con función renal normal.[36]

Los pacientes con ERT tampoco presentan la disminución del potasio corporal total típica de las crisis hiperglucémicas, por lo que es necesario reconsiderar los protocolos que exigen el uso agresivo de suplementos de potasio.

Debido a que la deficiencia de sodio, potasio y fosfato es menos común en la ERT anúrica, el tratamiento de la CAD en la ERT puede realizarse en gran medida solo con infusiones de insulina. La glucosa debe reducirse entre 50 y 75 mg/dL/h. Basándose en datos observacionales, se recomienda una tasa de infusión de insulina más baja (0.05-0.07 unidades/kg/h).[36,37]

Referencias

1. Benoit SR, Zhang Y, Geiss LS, Gregg EW, Albright A. Trends in diabetic ketoacidosis hospitalizations and in-hospital mortality—United States, 2000-2014. *MMWR Morb Mortal Wkly Rep.* 2018;67(12):362-365.
2. Kitabchi AE, Umpierrez GE, Miles JM, Fisher JN. Hyperglycemic crises in adult patients with diabetes. *Diabetes Care.* 2009;32(7):1335-1343.
3. Fadini GP, de Kreutzenberg SV, Rigato M, et al. Characteristics and outcomes of the hyperglycemic hyperosmolar non-ketotic syndrome in a cohort of 51 consecutive cases at a single center. *Diabetes Res Clin Pract.* 2011;94(2):172-179.
4. Dingle HE, Evan Dingle H, Slovis C. Diabetic ketoacidosis and hyperosmolar hyperglycemic syndrome management. *Emerg Med.* 2018;50(8):161-171. doi:10.12788/emed.2018.0100
5. Umpierrez GE, Kelly JP, Navarrete JE, Casals MM, Kitabchi AE. Hyperglycemic crises in urban blacks. *Arch Intern Med.* 1997;157(6):669-675.
6. Schwab TM, Hendey GW, Soliz TC. Screening for ketonemia in patients with diabetes. *Ann Emerg Med.* 1999;34(3):342-346.
7. Ma OJ, Rush MD, Godfrey MM, Gaddis G. Arterial blood gas results rarely influence emergency physician management of patients with suspected diabetic ketoacidosis. *Acad Emerg Med.* 2003;10(8):836-841.
8. Manikkan AT. Hyperlipasemia in diabetic ketoacidosis. *Clin Diabetes.* 2013;31(1):31-32.
9. Yadav D, Nair S, Norkus EP, Pitchumoni CS. Nonspecific hyperamylasemia and hyperlipasemia in diabetic ketoacidosis: incidence and correlation with biochemical abnormalities. *Am. J. Gastroenterol.* 2000;95(11):3123-3128.
10. Adrogue HJ. Salutary effects of modest fluid replacement in the treatment of adults with diabetic ketoacidosis. Use in patients without extreme volume deficit. *JAMA.* 1989;262(15):2108-2113. doi:10.1001/jama.262.15.2108
11. Van Zyl DG, Rheeder P, Delport E. Fluid management in diabetic-acidosis—Ringer's lactate versus normal saline: a randomized controlled trial. *QJM.* 2011;105(4):337-343.
12. Williams V, Jayashree M, Nallasamy K, Dayal D, Rawat A. 0.9% saline versus Plasma-Lyte as initial fluid in children with diabetic ketoacidosis (SPinK trial): a double-blind randomized controlled trial. *Crit Care.* 2020;24(1):1.
13. Katz MA. Hyperglycemia-induced hyponatremia—calculation of expected serum sodium depression. *N Engl J Med.* 1973;289(16):843-844.
14. Goyal N, Miller JB, Sankey SS, Mossallam U. Utility of initial bolus insulin in the treatment of diabetic ketoacidosis. *J Emerg Med.* 2010;38(4):422-427.
15. Andrade-Castellanos CA, Colunga-Lozano LE, Delgado-Figueroa N, Gonzalez-Padilla DA. Subcutaneous rapid-acting insulin analogues for diabetic ketoacidosis. *Cochrane Database Syst Rev.* 2016;(1):CD011281.
16. Fayfman M, Pasquel FJ, Umpierrez GE. Management of hyperglycemic crises: diabetic ketoacidosis and hyperglycemic hyperosmolar state. *Med Clin North Am.* 2017;101(3):587-606.
17. Chua HR, Schneider A, Bellomo R. Bicarbonate in diabetic ketoacidosis—a systematic review. *Ann Intensive Care.* 2011;1(1):23.

18. Fisher JN, Kitabchi AE. A randomized study of phosphate therapy in the treatment of diabetic ketoacidosis. *J Clin Endocrinol Metab.* 1983;57(1):177-180.
19. Winter RJ, Harris CJ, Phillips LS, Green OC. Diabetic ketoacidosis. Induction of hypocalcemia and hypomagnesemia by phosphate therapy. *Am J Med.* 1979;67(5):897-900.
20. Ho J, Pacaud D, Hill MD, Ross C, Hamiwka L, Mah JK. Diabetic ketoacidosis and pediatric stroke. *CMAJ.* 2005;172(3):327-328.
21. Burzynski J. DKA and thrombosis. *CMAJ.* 2005;173(2):132; author reply 132-133.
22. Whelton MJ, Walde D, Havard CW. Hyperosmolar non-ketotic diabetic coma: with particular reference to vascular complications. *Br Med J.* 1971;1(5740):85-86.
23. Orban J-C, Maizière E-M, Ghaddab A, Van Obberghen E, Ichai C. Incidence and characteristics of acute kidney injury in severe diabetic ketoacidosis. *PLoS One.* 2014;9(10):e110925.
24. Chen J, Zeng H, Ouyang X, et al. The incidence, risk factors, and long-term outcomes of acute kidney injury in hospitalized diabetic ketoacidosis patients. *BMC Nephrol.* 2020;21(1):48.
25. Munro JF, Campbell IW, McCuish AC, Duncan LJ. Euglycaemic diabetic ketoacidosis. *Br Med J.* 1973;2(5866):578-580.
26. Fralick M, Schneeweiss S, Patorno E. Risk of diabetic ketoacidosis after initiation of an SGLT2 inhibitor. *N Engl J Med.* 2017;376(23):2300-2302.
27. Neal B, Perkovic V, Mahaffey KW, et al. Canagliflozin and cardiovascular and renal events in type 2 diabetes. *N Engl J Med.* 2017;377(7):644-657.
28. Erondu N, Desai M, Ways K, Meininger G. Diabetic ketoacidosis and related events in the Canagliflozin type 2 diabetes clinical program. *Diabetes Care.* 2015;38(9):1680-1686.
29. Rosenstock J, Ferrannini E. Euglycemic diabetic ketoacidosis: a predictable, detectable, and preventable safety concern with SGLT2 inhibitors. *Diabetes Care.* 2015;38(9):1638-1642.
30. Wang KM, Isom RT. SGLT2 inhibitor–induced euglycemic diabetic ketoacidosis: a case report. *Kidney Med.* 2020;2(2):218-221.
31. Taylor SI, Blau JE, Rother KI. SGLT2 inhibitors may predispose to ketoacidosis. *J Clin Endocrinol Metab.* 2015;100(8):2849-2852.
32. Kum-Nji JS, Gosmanov AR, Steinberg H, Dagogo-Jack S. Hyperglycemic, high anion-gap metabolic acidosis in patients receiving SGLT-2 inhibitors for diabetes management. *J Diabetes Complications.* 2017;31(3):611-614.
33. Coutrot M, Hékimian G, Moulin T, et al. Euglycemic ketoacidosis, a common and underrecognized complication of continuous renal replacement therapy using glucose-free solutions. *Intensive Care Med.* 2018;44(7):1185-1186.
34. Sriperumbuduri S, Clark E, Biyani M, Ruzicka M. High anion gap metabolic acidosis on continuous renal replacement therapy. *Kidney Int Rep.* 2020;5(10):1833-1835. doi:10.1016/j.ekir.2020.07.014
35. Stevenson JM, Heung M, Vilay AM, Eyler RF, Patel C, Mueller BA. In vitro glucose kinetics during continuous renal replacement therapy: implications for caloric balance in critically ill patients. *Int J Artif Organs.* 2013;36(12):861-868.
36. Schaapveld-Davis CM, Negrete AL, Hudson JQ, et al. End-stage renal disease increases rates of adverse glucose events when treating diabetic ketoacidosis or hyperosmolar hyperglycemic state. *Clin Diabetes.* 2017;35(4):202-208.
37. Seddik AA, Bashier A, Alhadari AK, et al. Challenges in management of diabetic ketoacidosis in hemodialysis patients, case presentation and review of literature. *Diabetes Metab Syndr.* 2019;13(4):2481-2487.

Lesión renal aguda obstétrica

Jessica Sheehan Tangren y Michelle A. Hladunewich

INTRODUCCIÓN

La lesión renal aguda (LRA) es una complicación rara pero grave del embarazo. Aunque cualquier forma de LRA que afecte a los adultos de la población general también puede afectar a las mujeres embarazadas, hay varias etiologías que son más comunes en ellas. El paso más importante en el diagnóstico de la LRA en el embarazo es diferenciar entre las afecciones con características que se solapan, como la preeclampsia/hemólisis, las enzimas hepáticas elevadas y las plaquetas bajas (HELLP, Hemolysis, Elevated Liver Enzymes, and Low Platelets); la nefritis lúpica; la púrpura trombocitopénica trombótica (PTT)/el síndrome urémico hemolítico (SUH), y el hígado graso agudo del embarazo (HGAE), ya que las estrategias de tratamiento varían drásticamente. En este capítulo, revisaremos la incidencia de la LRA en el embarazo, el enfoque del diagnóstico, así como las etiologías comunes y las estrategias de tratamiento recomendadas.

EPIDEMIOLOGÍA DE LA LESIÓN RENAL AGUDA EN EL EMBARAZO

La LRA durante el embarazo está disminuyendo tanto en los países en desarrollo como en los desarrollados. En la India, las tasas de LRA asociada con el embarazo disminuyeron de 15% en la década de 1980 a 1.5% en la década de 2010.[1] Este descenso también se ha relacionado con cambios en el calendario de la LRA: la mayoría de los casos de LRA se desarrollan ahora en el periodo posparto, lo que refleja un descenso de las complicaciones por abortos. En una serie de China, las causas más comunes de LRA fueron la hipertensión y la hemorragia posparto; 6% requirió diálisis.[2] Afortunadamente, la tasa de mortalidad materna asociada con LRA en el embarazo también ha mejorado en el mundo en desarrollo, con estimaciones actuales en torno a 4 o 6%, en comparación con tasas superiores a 20% durante la década de 1980.

En el mundo desarrollado, los datos sobre la tasa de LRA son contradictorios. Una cohorte italiana informó un descenso de la LRA asociada con el embarazo de 1 por cada 3 000 a 1 por cada 18 000 embarazos desde la década de 1960 hasta la de 1990, mientras que estudios recientes de Canadá y Estados Unidos señalan un aumento de la incidencia de LRA en el embarazo.[3-5] Aunque las tasas globales se mantuvieron bajas, la incidencia aumentó de 1.66 a 2.68 por cada 10 000 embarazos de 2003 a 2010 en Canadá y de 2.4 a 6.3 por cada 10 000 partos de 1999 a 2001 y de 2010 a 2011 en Estados Unidos. Por fortuna, la mayoría de los casos fueron leves y reversibles (87%), lo que sugiere al menos cierto grado de sesgo de constatación. Los resultados renales a largo plazo no han sido bien estudiados en las mujeres con LRA. De forma similar que en las pacientes no embarazadas, la LRA grave muestra una recuperación renal favorable, y únicamente entre 4 y 9% de las mujeres con LRA grave siguen siendo dependientes de la diálisis entre 4 y 6 meses posteriores al parto.[6]

REVISIÓN DE LOS CAMBIOS EN LA FUNCIÓN RENAL DURANTE EL EMBARAZO Y EL DIAGNÓSTICO DE LA LESIÓN RENAL AGUDA

El embarazo induce cambios en la hemodinámica sistémica, lo que conlleva un aumento del volumen sanguíneo total circulante y del gasto cardiaco junto con una disminución de la resistencia vascular sistémica. Esto da lugar a múltiples cambios en la fisiología renal, incluido un aumento del flujo plasmático renal y, por lo tanto, de la hiperfiltración glomerular. Así, la hiperfiltración gestacional conduce a una disminución de los niveles de nitrógeno ureico en sangre y de creatinina sérica durante la gestación, y estas adaptaciones son fundamentales para los resultados favorables del embarazo.

Debido a los cambios en la hemodinámica glomerular, las fórmulas basadas en la creatinina sérica no permiten estimar con precisión la tasa de filtración glomerular (TFG) en el embarazo, subestimando la TFG medida por el aclaramiento de inulina en cerca de 40%.[7] Dados los cambios dinámicos de la TFG a lo largo del embarazo, definir la LRA también puede ser un reto. Las definiciones estándar de LRA, incluidos los criterios Risk, Injury, Failure, Loss of kidney function, and End-stage kidney disease (RIFLE) y Acute Kidney Injury Network (AKIN), no han sido validadas en poblaciones de mujeres embarazadas; sin embargo, en general, se han usado para delimitar la LRA en esta población en algunos estudios. No obstante, en el contexto clínico se confía en la creatinina sérica para evaluar la disfunción renal; hay que tener en cuenta que una creatinina "normal" puede reflejar un compromiso significativo de la función renal en una mujer embarazada. Un estudio reciente basado en la población con más de 300 000 mediciones de creatinina sérica generó estimaciones de la función renal específicas para la edad de gestación en cada etapa del embarazo y en el posparto temprano.[8] Se observó una diferencia de aproximadamente 0.17 mg/dL (15 μmol/L) entre los percentiles 50 y 95, y se sugirió que los valores por encima del percentil 95 en las diferentes etapas del embarazo deberían impulsar la evaluación y la investigación adicionales (**tabla 38-1**).

DIAGNÓSTICO DIFERENCIAL DE LA LESIÓN RENAL AGUDA EN EL EMBARAZO

Al igual que la LRA en la población no embarazada, es posble clasificar la LRA asociada con el embarazo como prerrenal, intrarrenal y posrenal. El momento en que se produce la LRA puede ser muy útil para acotar el diagnóstico diferencial.[9] En el primer trimestre, predomina la lesión renal hemodinámica (azoemia prerrenal/necrosis tubular aguda [NTA]) como resultado de la hiperémesis gravídica o el aborto séptico. La LRA que se desarrolla en el segundo y tercer trimestres puede atribuirse a la preeclampsia/síndrome HEHPB, a microangiopatías trombóticas, al HGAE o a una hemorragia obstétrica. El síndrome urémico hemolítico atípico (SUHa)

 Rango de valores de creatinina sérica durante la gestación

Momento	Rango de la creatinina (mg/dL)
Antes del embarazo	0.68-0.88
Primer trimestre (12 sem)	0.53-0.69
Segundo trimestre (24 sem)	0.51-0.68
Tercer trimestre (36 sem)	0.54-0.63
Posparto	0.71-0.95

Los valores por encima del límite superior deben considerarse anómalos e investigarse.[8]

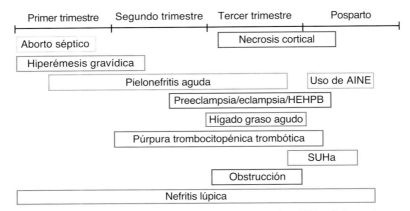

FIGURA 38-1. Etiologías de la LRA en diferentes etapas de la gestación. AINE, antiinflamatorio no esteroideo; HEHPB, hemólisis, enzimas hepáticas elevadas y plaquetas bajas; SUHa, síndrome urémico hemolítico atípico.

y otros trastornos de la regulación del complemento suelen producirse cerca del término o en el posparto.

La glomerulonefritis puede presentarse en cualquier trimestre del embarazo o en el periodo posparto. En la **figura 38-1** se muestran las principales causas de LRA en el embarazo a diferentes edades gestacionales.

Lesión renal hemodinámica y necrosis cortical bilateral

La lesión renal hemodinámica es una etiología común de la LRA en el embarazo. La lesión puede ir desde la azoemia prerrenal hasta la necrosis cortical bilateral. La hipotensión en el embarazo puede producirse por diversas causas, como la disminución de volumen (p. ej., la hiperémesis gravídica), la sepsis (p. ej., el aborto séptico, la corioamnionitis, la pielonefritis, la sepsis puerperal) u otras complicaciones obstétricas graves (p. ej., la hemorragia posparto).

La necrosis cortical renal bilateral, la forma más extrema de lesión renal hemodinámica, es un diagnóstico patológico caracterizado por una necrosis cortical difusa en la biopsia renal con evidencia de trombosis intravascular. La necrosis cortical es poco frecuente y se relaciona con emergencias obstétricas catastróficas, como el desprendimiento de la placenta con hemorragia masiva o la embolia de líquido amniótico, y se produce en el contexto de un choque hipotensivo a menudo complicado por coagulación intravascular diseminada (CID).[10] Las mujeres embarazadas con isquemia grave que afecta a los riñones tienen más probabilidades de desarrollar necrosis cortical que la población general, presumiblemente debido al estado de hipercoagulabilidad que acompaña al embarazo en el contexto de la disfunción endotelial. El síndrome se caracteriza por la aparición repentina de oliguria/anuria. La tomografía computarizada o la ecografía demuestran áreas hipoecoicas o hipodensas en la corteza renal. La mayoría de los pacientes requiere diálisis y los resultados renales a largo plazo son malos.

Preeclampsia/hemólisis, enzimas hepáticas elevadas y plaquetas bajas

La preeclampsia es un síndrome multisistémico asociado con el embarazo que se caracteriza por el desarrollo de hipertensión y proteinuria después de las 20 semanas de gestación.

Complica aproximadamente 5% de los embarazos en Estados Unidos. Aunque la LRA es una complicación poco frecuente de la preeclampsia (1%), se observa con mayor frecuencia con el síndrome HEHPB (7-15%), que se considera una variante extrema de la preeclampsia. La endoteliosis glomerular o la inflamación generalizada del endotelio glomerular es el hallazgo patológico característico del riñón en esta enfermedad. La insuficiencia renal en el contexto de la preeclampsia/HEHPB tiene características clínicas que se solapan con otras causas de LRA relacionadas con el embarazo, como el HGAE, la nefritis lúpica, la PTT y el SUHa (**tabla 38-2**). Los factores antiangiogénicos placentarios desempeñan un papel clave en la patogénesis de la preeclampsia. La tirosina cinasa soluble similar al fms 1 (sFlt1) es un receptor soluble del factor de crecimiento endotelial vascular que se une a factores proangiogénicos como el factor de crecimiento placentario (PlGF), neutralizando sus efectos.[11] El exceso de sFlt1 de la placenta provoca disfunción endotelial generalizada. La sFlt1 aumenta antes de la aparición de la preeclampsia y se correlaciona con la gravedad de la enfermedad.[12,13] Los niveles circulantes de sFlt1 y PlGF se han mostrado como prometedores biomarcadores predictivos de la preeclampsia en diversos estudios; se usan hoy en varios países para ayudar al diagnóstico de este padecimiento.[13] Las mujeres con alto riesgo de desarrollar preeclampsia deben recibir dosis bajas de aspirina a partir de las 16 semanas de edad gestacional para ayudar a prevenir su evolución.[14]

Hígado graso agudo del embarazo

El HGAE es una enfermedad rara que se desarrolla en el tercer trimestre del embarazo. La provoca una oxidación anormal de los ácidos grasos por parte de las mitocondrias fetales. La deficiencia fetal de la 3-hidroxiacil CoA deshidrogenasa de cadena larga conduce a un exceso de ácidos grasos libres fetales que atraviesan la placenta y provocan una hepatotoxicidad materna. La presentación clínica incluye fatiga, vómito e ictericia, y los análisis de laboratorio muestran niveles elevados de transaminasas séricas y bilirrubina. Son frecuentes la trombocitopenia, la hipoglucemia, la acidosis láctica y la LRA. Los hallazgos de la biopsia renal en el HGAE incluyen NTA, vacuolización grasa de las células tubulares y oclusión de los lúmenes capilares por material similar a la fibrina. Tanto la insuficiencia renal como la hepática suelen resolverse después del parto, pero en casos extremos puede ser necesario un trasplante de hígado.[15]

Distinguir el HGAE del síndrome HEHPB puede ser un reto debido a los hallazgos de laboratorio comunes. Las características clínicas más comunes del HGAE son malestar, náusea, vómito, dolor abdominal e ictericia. Por lo general, el síndrome HEHPB se presenta con dolor de cabeza, dolor abdominal o epigástrico e hipertensión. Los indicios de disfunción hepática sintética, como la hipoglucemia, y los parámetros de coagulación anómalos son característicos del HGAE. La LRA también es más frecuente en el HGAE que en el HEHPB.

Microangiopatías trombóticas

La PTT y el SUH son causas importantes de LRA en el embarazo que se caracterizan por trombocitopenia inexplicable y anemia hemolítica microangiopática. Clínicamente, se considera la PTT cuando predominan los síntomas del sistema nervioso central y el SUH cuando hay insuficiencia renal profunda o cuando el síndrome se desarrolla en el periodo posparto.

La deficiencia de la proteasa destructora del factor de von Willebrand (ADAMTS-13) es la causa de la PTT. La mayoría de los casos de PTT se desarrollan durante el segundo o tercer trimestres de gestación. El embarazo se asocia con una disminución de los niveles de ADAMTS-13 y, por lo tanto, parece ser un factor desencadenante de una nueva aparición o una recaída de la PTT. El SUHa relacionado con el embarazo es el resultado de una desregulación del complemento, a menudo secundaria a mutaciones genéticas en las proteínas reguladoras del complemento.

TABLA 38-2 Características de las microangiopatías trombóticas que se presentan en el embarazo

Características	HEHPB	PTT	SUH	HGAE
Inicio clínico	Tercer trimestre	En cualquier momento	Posparto	Tercer trimestre
Único en el embarazo	Sí	No	No	Sí
Fisiopatología subyacente	Placentación anómala	Deficiencia de ADAMTS-13	Mutaciones en los genes que regulan la función del complemento	La β-oxidación fetal defectuosa de los ácidos grasos
Hipertensión	Sí	Variable	Sí	Con frecuencia
Insuficiencia renal	Rara	Rara	Común	Posible
Trombocitopenia	Presente	Grave	Presente	Presente
Pruebas de función hepática	↑↑	Normal	Normal	↑↑↑
Características clínicas/ diagnósticas útiles	↑ sFlt:PlGF	Actividad de ADAMTS-13 < 10%	Disminución de los niveles de complemento	Dolor abdominal, hipoglucemia
Tratamiento	Parto	Intercambio de plasma	Eculizumab	Parto

FCP, factor de crecimiento placentario; HEHPB, hemólisis, enzimas hepáticas elevadas y plaquetas bajas; HGAE, hígado graso agudo del embarazo; PTT, púrpura trombocitopénica trombótica; sFlt, tirosina cinasa soluble similar al fms; SUH, síndrome urémico hemolítico.

El embarazo puede ser un factor desencadenante del SUHa; sin embargo, más de dos tercios de los casos se presentan después del parto. Curiosamente, el riesgo de desarrollar SUHa es mayor durante un segundo embarazo que durante el primero. Al igual que en la población no embarazada, pueden identificarse defectos genéticos en las proteínas reguladoras del complemento en más de la mitad de las pacientes con SUHa asociado con el embarazo. Las pacientes con variantes genéticas del complemento detectadas tienen más probabilidades de padecer una enfermedad grave, incluida la necesidad de diálisis en el momento de la presentación, y peores resultados a largo plazo, como un mayor riesgo de recaída y de progresión a una enfermedad renal terminal (ERT).[16] Por ello, es fundamental un alto nivel de sospecha del SUHa que permita un diagnóstico y un tratamiento tempranos. Los errores de diagnóstico son frecuentes. En una cohorte española de casos de SUHa relacionados con el embarazo, 17/22 cumplían criterios clínicos de preeclampsia.[17] Los resultados son mejores con una duración más corta desde el diagnóstico hasta el tratamiento.

Distinguir PTT/SUH de la preeclampsia grave acompañada del síndrome HEHPB puede ser un reto. La trombocitopenia, la anemia hemolítica microangiopática, la LRA, la proteinuria y la hipertensión ocurren tanto en la PTT-SUH como en el HEHPB, aunque la elevación de las enzimas hepáticas es más frecuente en el síndrome HEHPB. Al igual que en el estado de no embarazo, los niveles bajos de ADAMTS-13 son diagnósticos de PTT, mientras que los niveles de complemento (C3) deprimidos se observan en el SUHa. Los marcadores antiangiogénicos (sFlt-1/PlGF) también pueden ayudar a diagnosticar la preeclampsia.

Nefritis lúpica y otras enfermedades glomerulares

El lupus eritematoso sistémico afecta predominantemente a las mujeres en edad fértil, y la enfermedad renal clínicamente significativa se desarrolla en 30% de las mujeres. Los cambios inmunológicos y hormonales relacionados con el embarazo pueden causar brotes o nefritis lúpica *de novo*. La preeclampsia es una complicación frecuente del embarazo en las mujeres con lupus, con una mayor incidencia en quienes tienen nefritis lúpica en comparación con las pacientes con lupus sin afectación renal. Los brotes de nefritis lúpica pueden ser difíciles de distinguir de la preeclampsia. La presencia de niveles de complemento circulante bajos (o poco normales), anticuerpos contra el ADN de doble cadena, sedimento de orina activo y manifestaciones de lupus extrarrenal pueden ayudar al diagnóstico. La vasculitis es poco frecuente en las mujeres en edad fértil, pero debe considerarse en aquellas que presentan LRA, proteinuria y enfermedad sistémica (síndrome pulmonar-renal, dolor articular/muscular, fiebre, poco aumento o pérdida de peso, etc.). Al igual que en la población no embarazada, la serología es diagnóstica. Otras enfermedades glomerulares pueden requerir una biopsia renal para el diagnóstico. Cuando no se puede hacer un diagnóstico por motivos clínicos, el consenso de los expertos recomienda que la biopsia renal se realice antes de las 32 semanas de edad gestacional.[18] La biopsia renal no debe realizarse si la preeclampsia está en el diagnóstico diferencial, ya que la hipertensión y la coagulopatía pueden desarrollarse rápidamente y hacer de este un procedimiento de alto riesgo.

Pielonefritis

La bacteriuria asintomática tiene más probabilidades de convertirse en infecciones sintomáticas del tracto urinario, incluida la pielonefritis, durante el embarazo. La relajación del músculo liso provoca la dilatación del sistema colector urinario, lo que favorece la translocación bacteriana de la vía urinaria inferior a la superior. La pielonefritis gestacional se asocia con resultados maternos y fetales adversos, como la sepsis materna, el parto prematuro y la restricción del crecimiento fetal. La LRA se desarrolla hasta en una cuarta parte de los casos. El cribado y el tratamiento rutinario de la bacteriuria asintomática han permitido reducir la incidencia de la pielonefritis gestacional.[19]

Lesión renal aguda posrenal

La LRA posrenal es rara en el embarazo. La obstrucción puede ser difícil de diferenciar de la hidronefrosis fisiológica del embarazo, que se acentúa a medida que la gestación se acerca al término. La causa de la obstrucción puede ser la nefrolitiasis bilateral o las lesiones iatrogénicas de la vejiga y los uréteres durante las cesáreas. La obstrucción patológica de los uréteres por el útero es inusual, pero puede desarrollarse en el caso de embarazos multifetales o si existen anomalías estructurales y preexistentes que afectan a los riñones. La resonancia magnética puede ayudar a distinguir la hidronefrosis fisiológica de la obstrucción en el embarazo, mientras que la ecografía es menos confiable en ese contexto.

TRATAMIENTO DE LA LESIÓN RENAL AGUDA EN EL EMBARAZO

El éxito del tratamiento de la LRA requiere una estrecha colaboración entre nefrólogos, obstetras e intensivistas; la identificación de la causa subyacente de la LRA es fundamental para dirigirlo. En el caso de la glomerulonefritis, es necesario un tratamiento con esteroides e inmunosupresores. Los agentes inmunosupresores seguros para el embarazo son la prednisona, los inhibidores de la calcineurina y la azatioprina. En el caso de las mujeres con lupus preexistente, debe continuar el uso de hidroxicloroquina durante el embarazo, ya que su interrupción se ha relacionado con brotes de lupus. El tratamiento de la PTT en el embarazo se maneja de la misma manera que en la paciente no embarazada. El intercambio de plasma debe iniciar rápidamente, incluso antes de que se confirme el diagnóstico si se sospecha PTT. La inhibición de C5 con eculizumab es la terapia de elección para el SUHa y se ha usado con seguridad en el embarazo para indicaciones no renales.[20] En los casos de preeclampsia grave/síndrome HEHPB o HGAE, está indicado el parto inmediato del feto. El magnesio intravenoso (IV) se usa para prevenir la aparición de convulsiones en mujeres con preeclampsia grave. Debido a que el magnesio se excreta por vía renal, las mujeres con LRA grave corren el riesgo de sufrir toxicidad por magnesio, por lo que deben recibir una dosis reducida y ser vigiladas de cerca para detectar la toxicidad (hiporreflexia, hipotensión). Las complicaciones de la LRA pueden tratarse de forma similar a las de las pacientes no embarazadas: la sobrecarga de volumen puede tratarse con diuréticos del asa, la hiperpotasemia con resinas de intercambio catiónico, la acidosis metabólica con terapia alcalina y la anemia con agentes estimulantes de la eritropoyetina y hierro oral o IV cuando esté indicado.

En el caso de las mujeres que desarrollan síntomas urémicos, es necesario la terapia de remplazo renal (TRR). En casi todos los casos, el parto del feto precede a la necesidad de TRR. En la rara circunstancia de que el parto no esté indicado, la TRR debe reflejar el manejo de la diálisis en embarazadas con ERT con sesiones de diálisis más largas y frecuentes, teniendo cuidado de no hacer caer la presión arterial materna.[21]

Agradecimiento

JST cuenta con el apoyo de una beca de investigación de los National Institutes of Health (K23DK120874).

Referencias

1. Prakash J, Pant P, Prakash S, et al. Changing picture of acute kidney injury in pregnancy: study of 259 cases over a period of 33 years. *Indian J Nephrol.* 2016;26:262-267.
2. Huang C, Chen S. Acute kidney injury during pregnancy and puerperium: a retrospective study in a single center. *BMC Nephrol.* 2017;18:146.
3. Stratta P, Besso L, Canavese C, et al. Is pregnancy-related acute renal failure a disappearing clinical entity? *Ren Fail.* 1996;18:575-584.
4. Mehrabadi A, Dahhou M, Joseph KS, Kramer MS. Investigation of a rise in obstetric acute renal failure in the United States, 1999-2011. *Obstet Gynecol.* 2016;127:899-906.

5. Mehrabadi A, Liu S, Bartholomew S, et al. Hypertensive disorders of pregnancy and the recent increase in obstetric acute renal failure in Canada: population based retrospective cohort study. *BMJ.* 2014;349:g4731.

6. Liu Y, Ma X, Zheng J, Liu X, Yan T. Pregnancy outcomes in patients with acute kidney injury during pregnancy: a systematic review and meta-analysis. *BMC Pregnancy Childbirth.* 2017;17:235.

7. Ahmed SB, Bentley-Lewis R, Hollenberg NK, Graves SW, Seely EW. A comparison of prediction equations for estimating glomerular filtration rate in pregnancy. *Hypertens Pregnancy.* 2009;28:243-255.

8. Harel Z, McArthur E, Hladunewich M, et al. Serum creatinine levels before, during, and after pregnancy. *JAMA.* 2019;321:205-207.

9. Fakhouri F, Vercel C, Fremeaux-Bacchi V. Obstetric nephrology: AKI and thrombotic microangiopathies in pregnancy. *Clin J Am Soc Nephrol.* 2012;7:2100-2106.

10. Frimat M, Decambron M, Lebas C, et al. Renal cortical necrosis in postpartum hemorrhage: a case series. *Am J Kidney Dis.* 2016;68:50-57.

11. Maynard SE, Min J-Y, Merchan J, et al. Excess placental soluble fms-like tyrosine kinase 1 (sFlt1) may contribute to endothelial dysfunction, hypertension, and proteinuria in preeclampsia. *J Clin Invest.* 2003;111:649-658.

12. Rana S, Karumanchi SA, Levine RJ, et al. Sequential changes in antiangiogenic factors in early pregnancy and risk of developing preeclampsia. *Hypertension.* 2007;50:137-142.

13. Zeisler H, Llurba E, Chantraine F, et al. Predictive value of the sFlt-1:PlGF ratio in women with suspected preeclampsia. *N Engl J Med.* 2016;374:13-22.

14. Rolnik DL, Wright D, Poon LC, et al. Aspirin versus placebo in pregnancies at high risk for preterm preeclampsia. *N Engl J Med.* 2017;377:613-622.

15. Kushner T, Tholey D, Dodge J, Saberi B, Schiano T, Terrault N. Outcomes of liver transplantation for acute fatty liver disease of pregnancy. *Am J Transplant.* 2019;19:2101-2107.

16. Bruel A, Kavanagh D, Noris M, et al. Hemolytic uremic syndrome in pregnancy and postpartum. *Clin J Am Soc Nephrol.* 2017;12:1237-1247.

17. Huerta A, Arjona E, Portoles J, et al. A retrospective study of pregnancy-associated atypical hemolytic uremic syndrome. *Kidney Int.* 2018;93:450-459.

18. Lindheimer MD, Davison JM. Renal biopsy during pregnancy: "to b... or not to b...?". *Br J Obstet Gynaecol.* 1987;94:932-934.

19. Hill JB, Sheffield JS, McIntire DD, Wendel GD Jr. Acute pyelonephritis in pregnancy. *Obstet Gynecol.* 2005;105:18-23.

20. Kelly RJ, Hochsmann B, Szer J, et al. Eculizumab in pregnant patients with paroxysmal nocturnal hemoglobinuria. *N Engl J Med.* 2015;373:1032-1039.

21. Tangren J, Nadel M, Hladunewich MA. Pregnancy and end-stage renal disease. *Blood Purif.* 2018;45:194-200.

39

Lesión renal aguda después de la cirugía cardiaca

Raphael Weiss y Alexander Zarbock

INTRODUCCIÓN

Datos recientes sugieren que la incidencia de la lesión renal aguda (LRA) ha sido subestimada.[1] En este contexto, la cirugía cardiaca tiene un papel especial, ya que se diferencia de otros tipos de intervenciones debido al uso de la derivación cardiopulmonar (DCP). El empleo de la derivación extracorpórea durante la cirugía cardiaca puede inducir hemólisis, inflamación y desequilibrio de la perfusión, que después puede provocar disfunción de los órganos.[2,3] Estas circunstancias hacen necesaria la monitorización continua de los pacientes mucho más allá de la propia operación. Hasta 30 o 50% de los pacientes sometidos a cirugía cardiaca desarrollan una LRA,[4-6] lo que aumenta la duración de la estancia en la unidad de cuidados intensivos (UCI)/hospital, la morbilidad y la mortalidad. Por lo tanto, deben tomarse medidas para disminuir los riesgos, evitar situaciones e interacciones perjudiciales y lograr los mejores cuidados de apoyo.

FISIOPATOLOGÍA

La depresión circulatoria perioperatoria (p. ej., anestesia, disfunciones miocárdicas, inestabilidad circulatoria, asistencia extracorpórea), la liberación de mediadores proinflamatorios (inducida por las medidas quirúrgicas y el uso de DCP), el estrés (aumento de la actividad simpática), la influencia hormonal y las pérdidas o redistribuciones de volumen reducen el flujo sanguíneo renal y, en consecuencia, el aporte de oxígeno al riñón. La liberación de hormonas y la estimulación del sistema nervioso simpático provocan daños en el endotelio y la contracción de las pequeñas arteriolas, mientras que se produce una vasodilatación desencadenada por la liberación de otras hormonas. Los leucocitos se activan y se adhieren al endotelio.[7] La alteración hemodinámica de la microcirculación[7,8] y la oclusión de los pequeños vasos por la respuesta inflamatoria conducen a la isquemia del riñón, lo que provoca el deterioro de la función renal y la acumulación de líquidos y residuos.

Resumiendo, la reducción de la perfusión renal con isquemia e inflamación concurrentes son los principales factores de riesgo para el desarrollo de la LRA. La cirugía y el uso de DCP inducen tanto una reacción inflamatoria como una isquemia de los riñones.

LESIÓN RENAL AGUDA SUBCLÍNICA Y BIOMARCADOR DE DAÑO RENAL

Estudios recientes han demostrado que varios nuevos biomarcadores renales proporcionan información sobre el daño renal;[9-11] el propósito de medirlos es identificar y tratar una LRA subclínica. Este estado describe una condición de biomarcador positivo pero (todavía) de creatinina sérica negativa, lo que implica un daño renal sin pérdida de función.[12] La mayoría de los biomarcadores de daño renal son liberados por las células epiteliales tubulares. Los nuevos biomarcadores son superiores a los marcadores convencionales en el diagnóstico temprano, el pronóstico y la mortalidad a largo plazo.[13,14] Debido a que los pacientes positivos a los biomarcadores experimentan un mayor riesgo de complicaciones (es decir, duración de la estancia, mortalidad),[10,11] hace un par de años se propuso el concepto de "LRA subclínica".[15] La liberación temprana de biomarcadores por parte de las células epiteliales tubulares renales estresadas o dañadas podría proporcionar una ventana de tiempo para prevenir un daño mayor y un deterioro de la función renal.[16-18] La aplicación adicional de puntuaciones de riesgo clínico (entre estas el índice de riesgo renal) aumenta el valor informativo.[19] Además, al incluir los biomarcadores en los pacientes de alto riesgo teniendo en cuenta el contexto clínico, se mejoró el valor predictivo negativo de los biomarcadores.[13,14,20] Para más detalles sobre los biomarcadores, *véase* el capítulo 16.

MEDIDAS PREVENTIVAS

La fisiopatología de la LRA es compleja. La prevención de este síndrome requiere un enfoque multimodal y hay que identificar a los pacientes de alto riesgo, ya que las medidas preventivas son especialmente beneficiosas en esta población. Debido a que la incidencia de la LRA alcanza 50% en estas personas,[5,6,21] el número necesario para su tratamiento es bajo. Los biomarcadores pueden ayudar a identificar a aquellos con alto riesgo de LRA, pero también hay que examinar al paciente, la medicación prescrita, la situación hemodinámica y otras pruebas de laboratorio para comprender la causa subyacente de esta enfermedad.

Paquete Kidney Disease Improving Global Outcomes

Las guías Kidney Disease Improving Global Outcomes (KDIGO) recomiendan aplicar un paquete de medidas de apoyo en los pacientes con alto riesgo de sufrir LRA. El paquete KDIGO consiste en evitar los agentes nefrotóxicos, optimizar el estado del volumen y la presión de perfusión, mantener la normoglucemia, controlar la creatinina sérica y la excreción de orina y, si es necesario, ampliar la monitorización hemodinámica.[22] Dos ensayos controlados aleatorizados publicados recientemente demostraron que la aplicación del paquete KDIGO guiada por biomarcadores redujo de forma significativa la aparición de LRA en pacientes después de una cirugía cardiaca o abdominal (PrevAKI: 55.1% *vs.* 71.1%, $p = 0.004$; BigpAK: 27.1% *vs.* 48.0%, $p = 0.03$).[18,22,23]

Precondicionamiento isquémico remoto

El precondicionamiento isquémico remoto (PCIR) se refiere a la protección de un órgano diana (riñón) frente a la isquemia mediante la aplicación previa de pequeños periodos de isquemia en un tejido distante (extremidad). Esto puede hacerse perioperatoriamente usando un manguito de presión sanguínea convencional. En un inicio, los experimentos en animales demostraron que los episodios de isquemia cortos interrumpidos por intervalos de reperfusión tienen un efecto protector considerando el daño del órgano isquémico tanto en los tejidos locales como en los remotos.[24-27] En la mayoría de los casos, el PCIR se realiza mediante un manguito de presión arterial que se bombea repetidamente por encima de la presión arterial del paciente (p. ej., $3\times$ durante 5 minutos en un brazo, 50 mm Hg por encima de la presión arterial sistólica). Los efectos del PCIR en la función renal se han investigado en varios ensayos clínicos con resultados mixtos. Debido a la heterogeneidad de los pacientes y a los diferentes criterios de valoración en estos estudios, los datos solo pueden compararse de forma limitada. Algunos estudios pudieron demostrar un efecto protector del PCIR sobre la función renal,[28,29] mientras que otros no.[30,31] Una razón de los resultados contradictorios podría ser el uso de propofol en algunos estudios, que se cree que atenúa los efectos del PCIR.[32-35] Como el procedimiento de PCIR preventivo es barato y no es perjudicial, algunos autores lo recomiendan, especialmente en pacientes de alto riesgo.[31,36]

HEMODINAMIA

La literatura reciente relativa a los pacientes de cirugía no cardiaca ha demostrado que la hipotensión perioperatoria se asocia con un mayor riesgo de desarrollar LRA después de la cirugía.[37,41] Esto afecta incluso a los pacientes más jóvenes (< 60 años).[40] De acuerdo con estos datos, es probable que la hipotensión (especialmente durante la cirugía cardiaca) se relacione con un mayor riesgo de LRA, porque la mayoría de los pacientes cardiacos ya tienen factores de riesgo de LRA adicionales. Varios estudios, incluida una revisión sistemática, subrayan esta hipótesis.[42,43]

En el paciente sano, la autorregulación de los riñones mantiene la tasa de filtración glomerular hasta que la presión arterial media (PAM) cae por debajo de 80 mm Hg.[44] Las comorbilidades y la medicación pueden provocar un deterioro de la autorregulación, aunque la PAM esté en el rango normal.[44] Además, durante la cirugía cardiaca, la PAM suele estar por debajo del rango normal y, por lo tanto, a menudo por debajo de los límites de la autorregulación. Los estudios han descubierto que los episodios hipotensivos persistentes provocan una alteración de este proceso,[37] lo que es un caso común cuando los riñones se perfunden artificialmente durante los tiempos de la DCP. Además, durante la DCP hay un flujo no pulsátil. Se ha demostrado que la presión de perfusión de la DCP y el modo de flujo afectan al flujo sanguíneo regional hacia los riñones y otros órganos viscerales. Los estudios sugieren que, en términos de perfusión de órganos y resultados, un flujo pulsátil es superior a uno no pulsátil.[45,46] Mantener una PAM adecuada durante las fases de DCP puede tener un efecto significativo en la prevención de las disfunciones de los órganos.[47,48]

Los estudios han demostrado que, independientemente del tipo de monitorización hemodinámica, la vigilancia hemodinámica (es decir, la variación del volumen sistólico, el gasto cardiaco) redujo de forma importante la tasa de LRA.[49-52] Por lo tanto, la pregunta principal que queda es, ¿cuán alta debe mantenerse la presión arterial para prevenir la LRA? Algunos estudios demuestran que el riesgo de LRA aumenta drásticamente si la PAM cae por debajo de 55 mm Hg durante más de 10 minutos perioperatorios,[39,41] mientras que otros estudios demuestran que la PAM no debe caer por debajo de 65 mm Hg durante más de 10 minutos.[53] Otro estudio reciente descubrió que la LRA posoperatoria estaba asociada con el producto de la duración y la gravedad de la hipotensión.[38] Aunque estos estudios no incluyen a pacientes de cirugía cardiaca, subrayan la importancia del manejo hemodinámico, el fundamento de la agudeza y la necesidad de actuar. No hay razón para suponer que esto pueda ser diferente en los pacientes sometidos a cirugía cardiaca, porque experimentan un riesgo particular de fluctuaciones hemodinámicas. En el periodo posoperatorio, una fracción de eyección reducida es otra causa de hipotensión. La incapacidad del corazón para mantener un gasto cardiaco adecuado se relaciona con una menor perfusión de los órganos y podría asociarse con un mayor riesgo de LRA.[54] En resumen, las fases de hipotensión (solo minutos, más cerca de los segundos que de las horas) durante cualquier procedimiento, en especial el cardiaco, deben evitarse o, al menos, ser lo más breves posible.[55] Para conseguirlo, hay que identificar el problema subyacente y rectificarlo de inmediato.

La disfunción del ventrículo derecho con gasto cardiaco bajo es una fuente potencial de hipotensión. Si el ventrículo derecho está comprometido, podría producirse una congestión venosa, lo que potencialmente conduce a una reducción de la perfusión renal.[54] Como el riñón está encapsulado en la fascia de Gerota, el edema intersticial podría provocar un aumento de la presión en el riñón. La alteración del drenaje aumenta la resistencia del órgano, lo que, junto con un índice cardiaco bajo, puede dar lugar a una reducción significativa del flujo sanguíneo renal y, por consiguiente, a un mayor riesgo de LRA.[54] Mantener el índice cardiaco parece importante en este contexto.[56] La presión venosa central (PVC) también podría aportar información útil, ya que una PVC elevada puede indicar un aumento de la congestión venosa, lo que, según han constatado diferentes estudios, se relaciona no solo con un mayor riesgo, sino también con una mayor gravedad de la LRA.[57-59]

Otra razón común para la hipotensión arterial es la hipovolemia. En el pasado, los intentos de tratar una hipotensión con líquidos solían resultar en la aplicación de grandes cantidades de líquido, lo que provocaba una sobrecarga de volumen. Hoy, los estudios han demostrado que la sobrecarga de líquidos se asocia con la congestión de los órganos, la formación de edemas y el aumento de la mortalidad.[55] Por lo tanto, la hipervolemia también podría conducir a la acumulación de líquidos en el tejido renal, provocando un aumento de la presión en el riñón que reduce la perfusión renal. La elección del líquido también es importante. Las soluciones salinas isotónicas contienen una proporción de cloruro poco fisiológica, lo que provoca una acidosis hiperclorémica que podría inducir posteriormente una vasoconstricción renal y disminuir la tasa de filtración glomerular,[60] lo que llevaría al desarrollo de una LRA.[61] Por lo tanto, se prefieren las soluciones cristaloides equilibradas.[62]

En este contexto, también debe mencionarse la interacción entre órganos. El desarrollo de la LRA induce un aumento de la permeabilidad en los órganos remotos (p. ej., edema pulmonar, síndrome de dificultad respiratoria aguda).[63-65] Por lo tanto, el objetivo debe ser mantener a los pacientes en euvolemia sin llegar a la hipo o hipervolemia.[66,67] En conjunto, la sustitución de volumen debe evaluarse de manera cuidadosa, así como la transfusión de productos sanguíneos. La anemia preoperatoria (niveles de hemoglobina < 8 mg/dL) se relaciona con un riesgo cuatro veces mayor de LRA.[68,69] Por desgracia, las transfusiones también son un factor de riesgo independiente de LRA tanto en pacientes de cirugía cardiaca como no cardiaca.[68-73] Por ello, en cirugía cardiaca, algunos autores recomiendan las transfusiones solo para niveles de hemoglobina < 8 g/dL (< 5 mmol/L), a menos que haya hipotensión.[72]

DROGAS

Otra forma de contrarrestar la hipotensión persistente en pacientes de cirugía (poscirugía) cardiaca es la adición de inotrópicos y fármacos vasoactivos. Esto puede ser necesario no solo por la mala función cardiaca sino también por la vasoplejía peri/posoperatoria. Si se necesita apoyo de catecolaminas, la mayoría de las guías recomienda la noradrenalina como tratamiento de primera línea. Aunque todavía no se sabe qué vasopresor tiene el mayor efecto protector sobre el desarrollo de la LRA, la noradrenalina aumenta la presión arterial global y medular. En caso de insuficiencia cardiaca, puede administrarse adrenalina. Sin embargo, aunque estos agentes mejoran el gasto cardiaco, también pueden aumentar el consumo de oxígeno del miocardio, las arritmias, la hipoperfusión sistémica y la isquemia de los órganos.[74]

Los sensibilizadores del calcio, como el levosimendán, se diseñaron para tratar el gasto cardiaco bajo, pero cada vez hay más pruebas de que estos fármacos no disminuyen la incidencia de la LRA ni la necesidad de terapia de remplazo renal (TRR) ni de dispositivos de asistencia cardiaca mecánica. Aunque pueden mejorar los índices cardiacos, los recientes ensayos aleatorizados multicéntricos no han podido demostrar que estos fármacos contribuyan a una menor mortalidad o morbilidad en el entorno peri o posoperatorio.[75-77]

La sedación posoperatoria ligera constituye una columna vertebral esencial en la recuperación de los pacientes sometidos a cirugía cardiaca. La sedación se usa para reducir el malestar del paciente, el estrés y el consumo de oxígeno del miocardio. El propofol y la dexmedetomidina se han convertido en los agentes más usados en este contexto.[78] La dexmedetomidina es un agonista α-2 altamente selectivo con efectos pleiotrópicos (incluidos efectos sedantes, analgésicos y ansiolíticos; disminución de la liberación endógena de noradrenalina; mejora de la estabilidad hemodinámica y equilibrio de la demanda/suministro de oxígeno miocárdico). En el campo de la cirugía cardiaca, la dexmedetomidina provocó una reducción significativa de la LRA en pacientes con una función renal preoperatoria normal y ligeramente deteriorada (estadio 2 de la enfermedad renal crónica).[79-81] Se cree que el efecto renoprotector causado por la dexmedetomidina se debe a la simpatólisis y a las propiedades antiinflamatorias.[82] Además, la dexmedetomidina reduce la duración de la intubación, así como la incidencia y la duración del delirio posoperatorio.[83,84] Sin embargo, los ensayos aleatorizados multicéntricos de mayor amplitud tienen que confirmar los efectos positivos de la dexmedetomidina en la función renal antes de poder recomendarla.

Cabe mencionar que hay más medicamentos que se cree que reducen la incidencia de la LRA. Entre los más famosos están las estatinas, el bicarbonato de sodio, el manitol y la *N*-acetilcisteína. Sin embargo, ninguno de los fármacos ha demostrado ser eficaz para prevenir o tratar la LRA en los grandes ensayos multicéntricos. Por lo tanto, no se puede recomendar el uso de estos fármacos en pacientes sometidos a cirugía cardiaca.[85-98]

TERAPIA DE REMPLAZO RENAL

La TRR es la única opción terapéutica en los pacientes con LRA grave. Sin embargo, la cuestión central es cuándo debe iniciar la TRR. En la actualidad, las guías KDIGO recomiendan el inicio de la TRR en pacientes con complicaciones que pongan en peligro su vida (indicación absoluta), incluyendo la sobrecarga de volumen resistente a los diuréticos o desequilibrios metabólicos/electrolíticos significativos.[22] Sin embargo, la mayoría de los pacientes desarrollan LRA grave sin complicaciones inmediatas que pongan en peligro su vida, por lo que la decisión de cuándo iniciar la TRR se basa en la evaluación del médico de cuidados intensivos o del nefrólogo. La TRR puede prevenir complicaciones como la sobrecarga de volumen, que se relaciona con un aumento de la mortalidad, mientras que un inicio prematuro del tratamiento da lugar a un procedimiento invasivo y costoso que, al final, podría ser innecesario.

La importante cuestión de cuándo iniciar la TRR en pacientes con LRA sin síntomas urémicos, desequilibrios electrolíticos o sobrecarga de volumen aún es controvertida, en parte debido a las diferentes definiciones de inicio "temprano" o "tardío" en los ensayos.[99] Sin embargo, solo existe un ensayo controlado aleatorizado en pacientes de cirugía cardiaca. El ensayo ELAIN fue un ensayo monocéntrico que reclutó de forma principal a pacientes después de una cirugía cardiaca. En este ensayo, "temprano" se definió como el estadio 2 de LRA, mientras que "tardío" se definió como el estadio 3 de LRA. El resultado primario, la mortalidad por todas las causas a los 90 días, fue bastante menor en el grupo "temprano" en comparación con el grupo "tardío".[100] Otros dos ensayos controlados aleatorizados, centrados principalmente en pacientes sépticos, no mostraron diferencias en la mortalidad entre los grupos "temprano" y "tardío". En estos estudios, un gran porcentaje de pacientes del grupo "tardío" no llegó a requerir TRR, ya que se recuperó espontáneamente de la LRA. En el ensayo ELAIN, 90.8% de los pacientes del grupo "tardío" recibió TRR.[100] Tal vez esto indique una selección más adecuada de los pacientes con LRA en fase temprana, para probar la hipótesis en torno al inicio temprano frente al tardío de la TRR, de acuerdo con las definiciones actuales.

Referencias

1. Li PK, Burdmann EA, Mehta RL; World Kidney Day Steering Committee 2013. Acute kidney injury: global health alert. *Kidney Int.* 2013;83(3):372-376.
2. Silvestry FE. Postoperative complications among patients undergoing cardiac surgery. Up-ToDate; 2015.
3. Scott Stephens R, Whitman GJR. Postoperative critical care of the adult cardiac surgical patient. Part I: routine postoperative care. *Crit Care Med.* 2015 Jul; 43(7):1477-1497.
4. Lagny MG, Jouret F, Koch JN, et al. Incidence and outcomes of acute kidney injury after cardiac surgery using either criteria of the RIFLE classification. *BMC Nephrol.* 2015 May 30;16:76.
5. Bellomo R, Kellum JA, Ronco C. Acute kidney injury. *Lancet.* 2012;380:756-766.
6. Hoste EA, Bagshaw SM, Bellomo R, et al. Epidemiology of acute kidney injury in critically ill patients: the multinational AKI-EPI study. *Intensive Care Med.* 2015;41(8):1411-1423.
7. Bonventre JV, Yang L. Cellular pathophysiology of ischemic acute kidney injury. *J Clin Invest.* 2011;121(11):4210-4221.
8. Aird WC. The role of the endothelium in severe sepsis and multiple organ dysfunction syndrome. *Blood.* 2003;101(10):3765-3777.
9. Heimbürger O, Stenvinkel P, Bárány P. The enigma of decreased creatinine generation in acute kidney injury. *Nephrol Dial Transplant.* 2012;27(11):3973-3974.

10. Nickolas TL, Schmidt-Ott KM, Canetta P, et al. Diagnostic and prognostic stratification in the emergency department using urinary biomarkers of nephron damage: a multicenter prospective cohort study. *J Am Coll Cardiol*. 2012;59(3):246-255.
11. Haase M, Devarajan P, Haase-Fielitz A, et al. The outcome of neutrophil gelatinase-associated lipocalin-positive subclinical acute kidney injury: a multicenter pooled analysis of prospective studies. *J Am Coll Cardiol*. 2011;57(17):1752-1761.
12. Haase M, Kellum JA, Ronco C. Subclinical AKI—an emerging syndrome with important consequences. *Nat Rev Nephrol*.2012;8(12):735-739.
13. Malhotra R, Siew ED. Biomarkers for the early detection and prognosis of acute kidney injury. *Clin J Am Soc Nephrol*. 2017;12(1):149-173.
14. McMahon BA, Koyner JL. Risk stratification for acute kidney injury: are biomarkers enough? *Adv Chronic Kidney Dis*. 2016; 23:167-178.
15. Chawla LS, Bellomo R, Bihorac A, et al; Acute Disease Quality Initiative Workgroup. Acute kidney disease and renal recovery: consensus report of the Acute Disease Quality Initiative (ADQI) 16 Workgroup. *Nat Rev Nephrol*. 2017;13:241-257.
16. Meersch M, Schmidt C, Hoffmeier A, et al. Prevention of cardiac surgery-associated AKI by implementing the KDIGO guidelines in high risk patients identified by biomarkers: the PrevAKI randomized controlled trial. *Intensive Care Med*. 2017;43:1551-1561.
17. Gocze I, Koch M, Renner P, et al. Urinary biomarkers TIMP-2 and IGFBP7 early predict acute kidney injury after major surgery. *PLoS One*. 2015;10(3):e0120863.
18. Meersch M, Schmidt C, Van Aken H, et al. Urinary TIMP-2 and IGFBP7 as early biomarkers of acute kidney injury and renal recovery following cardiac surgery. *PLoS One*. 2014; 9(3):e93460.
19. Basu RK, Wang Y, Wong HR, Chawla LS, Wheeler DS, Goldstein SL. Incorporation of biomarkers with the renal angina index for prediction of severe AKI in critically ill children. *Clin J Am Soc Nephrol*. 2014;9:654-662.
20. Goldstein SL, Chawla LS. Renal angina. *Clin J Am Soc Nephrol*. 2010;5:943-949.
21. Reents W, Hilker M, Börgermann J, et al. Acute kidney injury after on-pump or off-pump coronary artery bypass grafting in elderly patients. *Ann Thorac Surg*. 2014;98:9-15.
22. KDIGO. KDIGO clinical practice guideline for acute kidney injury. *Kidney Int Suppl*. 2012;2:1-138.
23. Göcze I, Jauch D, Götz M, et al. Biomarker-guided intervention to prevent acute kidney injury after major surgery: the prospective randomized BigpAK study. *Ann Surg*. 2018;267:1013-1020.
24. Murry CE, Jennings RB, Reimer KA. Preconditioning with ischemia: a delay of lethal cell injury in ischemic myocardium. *Circulation*. 1986;74:1124-1136.
25. Tapuria N, Kumar Y, Habib MM, Abu Amara M, Seifalian AM, Davidson BR. Remote ischemic preconditioning: a novel protective method from ischemia reperfusion injury—a review. *J Surg Res*. 2008;150:304-330.
26. Jensen HA, Loukogeorgakis S, Yannopoulos F. Remote ischemic preconditioning protects the brain against injury after hypothermic circulatory arrest. *Circulation*. 2011;123:714-721.
27. Er F, Nia AM, Dopp H, et al. Ischemic preconditioning for prevention of contrast medium-induced nephropathy: randomized pilot RenPro trial (renal protection trial). *Circulation*. 2012;126:296-303.
28. Zimmerman RF, Ezeanuna PU, Kane JC, et al. Ischemic preconditioning at a remote site prevents acute kidney injury in patients following cardiac surgery. *Kidney Int*. 2011;80:861-867.
29. Zarbock A, Schmidt C, Van Aken H, et al. Effect of remote ischemic preconditioning on kidney injury among high-risk patients undergoing cardiac surgery: a randomized clinical trial. *JAMA*. 2015;313:2133-2141.
30. Meybohm P, Hasenclever D, Zacharowski K. Remote ischemic preconditioning and cardiac surgery. *N Engl J Med*. 2016;374:489-492.
31. Hausenloy DJ, Candilio L, Evans R, et al. Remote ischemic preconditioning and outcomes of cardiac surgery. *N Engl J Med*. 2015;373:1408-1417.
32. Kottenberg E, Thielmann M, Bergmann L, et al. Protection by remote ischemic preconditioning during coronary artery bypass graft surgery with isoflurane but not propofol—a clinical trial. *Acta Anaesthesiol Scand*. 2012;56:30-38.
33. Ney J, Hoffmann K, Meybohm P, et al. Remote ischemic preconditioning does not affect the release of humoral factors in propofol-anesthetized cardiac surgery patients: a secondary analysis of the RIPHeart study. *Int J Mol Sci*. 2018;19(4):1094.
34. Behmenburg F, van Caster P, Bunte S, et al. Impact of anesthetic regimen on remote ischemic preconditioning in the rat heart in vivo. *Anesth Analg*. 2018;126(4):1377-1380.

35. Bunte S, Behmenburg F, Eckelskemper F, et al. Cardioprotection by humoral factors released after remote ischemic preconditioning depends on anesthetic regimen. *Crit Care Med.* 2019;47(3):e250-e255.

36. Ovize M, Bonnefoy E. Giving the ischaemic heart a shot in the arm. *Lancet.* 2010;375:699-700.

37. Gu WJ, Hou BL, Kwong JSW, et al. Association between intraoperative hypotension and 30-day mortality, major adverse cardiac events, and acute kidney injury after non-cardiac surgery: a meta-analysis of cohort studies. *Int J Cardiol.* 2018;258:68-73.

38. Maheshwari K, Turan A, Mao G, et al. The association of hypotension during non-cardiac surgery, before and after skin incision, with postoperative acute kidney injury: a retrospective cohort analysis. *Anesthesia.* 2018; 73(10):1223-1228.

39. Sun LY, Wijeysundera DN, Tait GA, Beattie WS. Association of intraoperative hypotension with acute kidney injury after elective noncardiac surgery. *Anesthesiology.* 2015;123(3):515-523.

40. Tang Y, Zhu C, Liu J, et al. Association of intraoperative hypotension with acute kidney injury after noncardiac surgery in patients younger than 60 years old. *Kidney Blood Press Res.* 2019;44(2):211-221.

41. Walsh M, Devereaux PJ, Garg AX, et al. Relationship between intraoperative mean arterial pressure and clinical outcomes after noncardiac surgery: toward an empirical definition of hypotension. *Anesthesiology.* 2013;119(3):507-515.

42. Weir MR, Aronson S, Avery EG, Pollack CV. Acute kidney injury following cardiac surgery: role of perioperative blood pressure control. *Am J Nephrol.* 2011;33(5):438-452.

43. Aronson S, Fontes ML, Miao Y, Mangano DT; Investigators of the Multicenter Study of Perioperative Ischemia Research Group; Ischemia Research and Education Foundation. Risk index for perioperative renal dysfunction/failure: critical dependence on pulse pressure hypertension. *Circulation.* 2007;115(6):733-742.

44. Abuelo JG. Normotensive ischemic acute renal failure. *N Engl J Med.* 2007;357(8):797-805.

45. Haines N, Wang S, Ündar A, Alkan T, Akcevin A. Clinical outcomes of pulsatile and non-pulsatile mode of perfusion. *J Extra Corpor Technol.* 2009;41(1):P26-P29.

46. Nakamura K, Harasaki H, Fukumura F, Fukamachi K, Whalen R. Comparison of pulsatile and non-pulsatile cardiopulmonary bypass on regional renal blood flow in sheep. *Scand Cardiovasc J.* 2004;38(1):59-63.

47. Plestis KA, Gold JP. Importance of blood pressure regulation in maintaining adequate tissue perfusion during cardiopulmonary bypass. *Semin Thorac Cardiovasc Surg.* 2001;13(2):170-175.

48. Fischer UM, Weissenberger WK, Warters RD, Geissler HJ, Allen SJ, Mehlhorn U. Impact of cardiopulmonary bypass management on postcardiac surgery renal function. *Perfusion.* 2002;17(6):401-406.

49. Pearse RM, Harrison DA, MacDonald N, et al. Effect of a perioperative, cardiac output-guided hemodynamic therapy algorithm on outcomes following major gastrointestinal surgery: a randomized clinical trial and systematic review. *JAMA.* 2014;311:2181-2190.

50. Grocott MP, Dushianthan A, Hamilton MA, et al. Perioperative increase in global blood flow to explicit defined goals and outcomes after surgery: a Cochrane systematic review. *Br J Anaesth.* 2013;111:535-548.

51. Benes J, Chytra I, Altmann P, et al. Intraoperative fluid optimization using stroke volume variation in high risk surgical patients: results of prospective randomized study. *Crit Care.* 2010;14:R118.

52. Brienza N, Giglio MT, Marucci M, Fiore T. Does perioperative hemodynamic optimization protect renal function in surgical patients? A meta-analytic study. *Crit Care Med.* 2009;37:2079-2090.

53. Wesselink EM, Kappen TH, Torn HM, Slooter AJC, van Klei WA. Intraoperative hypotension and the risk of postoperative adverse outcomes: a systematic review. *Br J Anaesth.* 2018; 121(4):706-721.

54. Mullens W, Abrahams Z, Francis GS, et al. Importance of venous congestion for worsening of renal function in advanced decompensated heart failure. *J Am Coll Cardiol.* 2009;53: 589-596.

55. Haase-Fielitz A, Haase M, Bellomo R, et al. Perioperative hemodynamic instability and fluid overload are associated with increasing acute kidney injury severity and worse outcome after cardiac surgery. *Blood Purif.* 2017;43(4):298-308.

56. Westaby S, Balacumaraswami L, Sayeed R. Maximizing survival potential in very high risk cardiac surgery. *Heart Fail Clin.* 2007;3(2):159-180.

57. Tarvasmäki T, Haapio M, Mebazaa A, et al. Acute kidney injury in cardiogenic shock: definitions, incidence, haemodynamic alterations, and mortality. *Eur J Heart Fail.* 2018;20(3):572-581.

58. Chen X, Wang X, Honore PM, Spapen HD, Liu D. Renal failure in critically ill patients, beware of applying (central venous) pressure on the kidney. *Ann Intensive Care.* 2018;8(1):91.

59. Damman K, van Deursen VM, Navis G, Voors AA, van Veldhuisen DJ, Hillege HL. Increased central venous pressure is associated with impaired renal function and mortality in a broad spectrum of patients with cardiovascular disease. *J Am Coll Cardiol.* 2009;53(7):582-588.

60. Bullivant EM, Wilcox CS, Welch WJ. Intrarenal vasoconstriction during hyperchloremia: role of thromboxane. *Am J Physiol.* 1989;256:152-157.

61. McCluskey SA, Karkouti K, Wijeysundera D, Minkovich L, Tait G, Beattie WS. Hyperchloremia after noncardiac surgery is independently associated with increased morbidity and mortality: a propensity-matched cohort study. *Anesth Analg.* 2013;117:412-421.

62. Kümpers P. Volumensubstitution mit NaCl 0,9% internist. *Der Internist.* 2015;56(7):773-778.

63. Basu RK, Wheeler DS. Kidney-lung cross-talk and acute kidney injury. *Pediatr Nephrol.* 2013;28(12):2239-2248.

64. Grams ME, Rabb H. The distant organ effects of acute kidney injury. *Kidney Int.* 2012; 81(10):942-948.

65. Feltes CM, Hassoun HT, Lie ML, Cheadle C, Rabb H. Pulmonary endothelial cell activation during experimental acute kidney injury. *Shock.* 2011;36(2):170-176.

66. Shin CH, Long DR, McLean D, et al. Effects of intraoperative fluid management on postoperative outcomes: a hospital registry study. *Ann Surg.* 2018;267(6):1084-1092.

67. Chong MA, Wang Y, Berbenetz NM, McConachie I. Does goal-directed haemodynamic and fluid therapy improve peri-operative outcomes? A systematic review and meta-analysis. *Eur J Anaesthesiol.* 2018;35(7):469-483.

68. Fowler AJ, Ahmad T, Phull MK, Allard S, Gillies MA, Pearse RM. Meta-analysis of the association between preoperative anaemia and mortality after surgery. *Br J Surg.* 2015;102:1314-1324.

69. Walsh M, Garg AX, Devereaux PJ, Argalious M, Honar H, Sessler DI. The association between perioperative hemoglobin and acute kidney injury in patients having noncardiac surgery. *Anesth Analg.* 2013;117:924-931.

70. Karkouti K, Stukel TA, Beattie WS, et al. Relationship of erythrocyte transfusion with short-and long-term mortality in a population-based surgical cohort. *Anesthesiology.* 2012;117:1175-1183.

71. Karkouti K, Grocott HP, Hall R, et al. Interrelationship of preoperative anemia, intraoperative anemia, and red blood cell transfusion as potentially modifiable risk factors for acute kidney injury in cardiac surgery: a historical multicentre cohort study. *Can J Anaesth.* 2015;62:377-384.

72. Haase M, Bellomo R, Story D, et al. Effect of mean arterial pressure, haemoglobin and blood transfusion during cardiopulmonary bypass on post-operative acute kidney injury. *Nephrol Dial Transplant.* 2012;27:153-160.

73. Kindzelski BA, Corcoran P, Siegenthaler MP, Horvath KA. Postoperative acute kidney injury following intraoperative blood product transfusions during cardiac surgery. *Perfusion.* 2018;33(1):62-70.

74. Parissis JT, Rafouli-Stergiou P, Stasinos V, Psarogiannakopoulos P, Mebazaa A. Inotropes in cardiac patients: update 2011. *Curr Opin Crit Care.* 2010;16(5):432-441

75. Slawsky MT, Colucci WS, Gottlieb SS, et al. Acute hemodynamic and clinical effects of levosimendan in patients with severe heart failure. Study Investigators. *Circulation.* 2000;102(18):2222-2227.

76. Mehta RH, Leimberger JD, van Diepen S, et al. Levosimendan in patients with left ventricular dysfunction undergoing cardiac surgery. *N Engl J Med.* 2017;376(21):2032-2042.

77. Landoni G, Lomivorotov VV, Alvaro G, et al. Levosimendan for hemodynamic support after cardiac surgery. *N Engl J Med.* 2017;376(21):2021-2031.

78. Barr J, Fraser GL, Puntillo K, et al. Clinical practice guidelines for the management of pain, agitation, and delirium in adult patients in the intensive care unit. *Crit Care Med.* 2013;41:263-306.

79. Ji F, Li Z, Young JN, Yeranossian A, Liu H. Post-bypass dexmedetomidine use and postoperative acute kidney injury in patients undergoing cardiac surgery with cardiopulmonary bypass. *PLoS One.* 2013;8:e77446.

80. Xue F, Zhang W, Chu HC. Assessing perioperative dexmedetomidine reduces the incidence and severity of acute kidney injury following valvular heart surgery. *Kidney Int.* 2016;89:1164.

81. Kwiatkowski DM, Axelrod DM, Sutherland SM, Tesoro TM, Krawczeski CD. Dexmedetomidine is associated with lower incidence of acute kidney injury after congenital heart surgery. *Pediatr Crit Care Med.* 2016;17:128-134.

82. Ji F, Li Z, Young JN, Yeranossian A, Liu H. Post-bypass dexmedetomidine use and postoperative acute kidney injury in patients undergoing cardiac surgery with cardiopulmonary bypass. *PLoS One.* 2013;8:e77446.

83. Liu X, Xie G, Zhang K, et al. Dexmedetomidine vs propofol sedation reduces delirium in patients after cardiac surgery: a meta-analysis with trial sequential analysis of randomized controlled trials. *J Crit Care*. 2017;38:190-196.
84. Djaiani G, Silverton N, Fedorko L, et al. Dexmedetomidine versus propofol sedation reduces delirium after cardiac surgery: a randomized controlled trial. *Anesthesiology*. 2016;124(2):362-368.
85. Murugan R, Weissfeld L, Yende S, et al. Association of statin use with risk and outcome of acute kidney injury in community-acquired pneumonia. *Clin J Am Soc Nephrol*. 2012;7:895-905.
86. Billings FT, Hendricks PA, Schildcrout JS, et al. High-dose perioperative atorvastatin and acute kidney injury following cardiac surgery: a randomized clinical trial. *JAMA*. 2016;315:877-888.
87. Thakar CV. Perioperative acute kidney injury. *Adv Chronic Kidney Dis*. 2013;20:67-75.
88. Halliwell B, Gutteridge JM. Role of free radicals and catalytic metal ions in human disease: an overview. *Methods Enzymol*. 1990;186:1-85.
89. Haase M, Haase-Fielitz A, Plass M, et al. Prophylactic perioperative sodium bicarbonate to prevent acute kidney injury following open heart surgery: a multicenter double-blinded randomized controlled trial. *PLoS Med*. 2013;10:e1001426.
90. McGuinness SP, Parke RL, Bellomo R, Van Haren FM, Bailey M. Sodium bicarbonate infusion to reduce cardiac surgery-associated acute kidney injury: a phase II multicenter double-blind randomized controlled trial. *Crit Care Med*. 2013;41:1599-1607.
91. Bailey M, McGuinness S, Haase M, et al. Sodium bicarbonate and renal function after cardiac surgery: a prospectively planned individual patient meta-analysis. *Anesthesiology*. 2015;122(2):294-306.
92. Bragadottir G, Redfors B, Ricksten SE. Mannitol increases renal blood flow and maintains filtration fraction and oxygenation in postoperative acute kidney injury: a prospective interventional study. *Crit Care*. 2012;16(4):R159.
93. Kong YG, Park JH, Park JY, et al. Effect of intraoperative mannitol administration on acute kidney injury after robot-assisted laparoscopic radical prostatectomy: a propensity score matching analysis. *Medicine*. 2018;97(26):e11338.
94. DiMari J, Megyesi J, Udvarhelyi N, Price P, Davis R, Safirstein R. N-acetyl cysteine ameliorates ischemic renal failure. *Am J Physiol*. 1997;272:F292-F298.
95. Savluk OF, Guzelmeric F, Yavuz Y, et al. N-acetylcysteine versus dopamine to prevent acute kidney injury after cardiac surgery in patients with preexisting moderate renal insufficiency. *Braz J Cardiovasc Surg*. 2017;32(1):8-14.
96. Naughton F, Wijeysundera D, Karkouti K, Tait G, Beattie WS. N-acetylcysteine to reduce renal failure after cardiac surgery: a systematic review and meta-analysis. *Can J Anaesth*. 2008;55(12):827-835.
97. Nigwekar SU, Kandula P. N-acetylcysteine in cardiovascular-surgery associated renal failure: a meta-analysis. *Ann Thorac Surg*. 2009;87:139-147.
98. Mei M, Zhao HW, Pan QG, Pu YM, Tang MZ, Shen BB. Efficacy of N-acetylcysteine in preventing acute kidney injury after cardiac surgery: a meta-analysis study. *J Invest Surg*. 2018;31(1):14-23.
99. Wierstra BT, Kadri S, Alomar S, Burbano X, Barrisford GW, Kao RL. The impact of "early" versus "late" initiation of renal replacement therapy in critical care patients with acute kidney injury: a systematic review and evidence synthesis. *Crit Care*. 2016;20:122.
100. Zarbock A, Kellum JA, Schmidt C, et al. Effect of early vs delayed initiation of renal replacement therapy on mortality in critically ill patients with acute kidney injury: the ELAIN randomized clinical trial. *JAMA*. 2016;315(20):2190-2199.

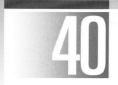

Síndrome cardiorrenal

David Mariuma y Steven Coca

INTRODUCCIÓN, DEFINICIÓN Y EPIDEMIOLOGÍA

Datos recientes indican que cada año se producen más de 5 millones de visitas al servicio de urgencias y más de 4 millones de hospitalizaciones por insuficiencia cardiaca primaria o comórbida. Los pacientes que experimentan una enfermedad renal crónica (ERC) o aguda junto con insuficiencia cardiaca padecen el "síndrome cardiorrenal (SCR)".[1]

El SCR se definió formalmente en 2008 para describir el espectro de enfermedades que implican una disfunción bidireccional del corazón y el riñón.[2] Se ha intentado dividir en cinco clasificaciones para distinguir entre la dirección de la causalidad de la insuficiencia cardiaca y renal y la agudeza o cronicidad del deterioro, pero en la práctica clínica, esta direccionalidad es difícil de determinar y, por lo general, no tiene ningún papel al orientar el tratamiento.[3] Esto es especialmente cierto en el contexto de comorbilidades como la diabetes mellitus y la hipertensión, que afectan a ambos órganos en forma simultánea a lo largo del tiempo, y la prevalencia de pacientes en estado crítico afectados por cirrosis o sepsis que desarrollan SCR (clasificados como "SCR tipo V").

El deterioro renal agudo o crónico en los pacientes ingresados en el hospital con insuficiencia cardiaca aguda descompensada (ICAD) se asocia con un mayor riesgo de ventilación mecánica, ingreso en la unidad de cuidados intensivos (UCI), diálisis de nueva aparición, mortalidad cardiovascular y mortalidad por todas las causas, en comparación con los que tienen una función renal conservada.[4,5] Entre 20 y 40% de los pacientes hospitalizados por ICAD desarrollará algún grado de lesión renal aguda o empeoramiento de la función renal (EFR) durante el ingreso.[6,7] Sin embargo, es un reto utilizar la creatinina sérica por sí sola para definir la insuficiencia renal en los pacientes con insuficiencia cardiaca, ya que la disminución de la nutrición y la masa muscular pueden alterar la creatinina sérica sin cambiar la tasa de filtración glomerular (TFG) y la sobrecarga de líquidos puede tener un efecto de dilución que disminuya falsamente la creatinina sérica y, por lo tanto, la tasa de filtración glomerular estimada (TFGe). Por el momento, no existe ninguna alternativa fácilmente disponible o de rutina al uso de la creatinina sérica (*véase* el capítulo 16). Estas preocupaciones y un cambio de paradigma en la fisiopatología teórica del SCR han llevado a transformaciones significativas en el enfoque del manejo de los pacientes con SCR a lo largo de los años.

FISIOPATOLOGÍA

Tradicionalmente, la fisiopatología del SCR se definía mediante la hipótesis de Guyton, que afirma que el deterioro de la función cardiaca conduce a una reducción del gasto cardiaco, lo que provoca un llenado insuficiente de las arteriolas del riñón y, por consiguiente, una mala perfusión renal.[8] Esto da lugar a la liberación de renina por parte del riñón, lo que aumenta la retención de sodio, la congestión vascular y la vasoconstricción arteriolar aferente, que disminuye aún más la TFG.[3] Sin embargo, los ensayos clínicos no han demostrado una correlación entre la insuficiencia renal y el gasto cardiaco y que las mejoras en el gasto cardiaco no se tradujeron en una mejora de la función renal en pacientes sin choque cardiogénico.[9] Además, la teoría del "subllenado" es cuestionada por la experiencia clínica, que revela un EFR en pacientes con SCR sin ningún episodio de hipotensión manifiesta.[6] Recientemente, varios estudios han demostrado un papel importante y probablemente principal del aumento de la congestión venosa, la insuficiencia cardiaca derecha y la sobrecarga total de líquidos corporales en la promoción de la insuficiencia renal. Los aumentos de la presión venosa central (PVC), un marcador de la congestión venosa y la sobrecarga de volumen, se correlacionan con el EFR en los pacientes con SCR y sirven como factor predictivo independiente de la mortalidad.[10] La filtración glomerular depende de la diferencia entre la presión arterial media (PAM) y la PVC, por lo que los aumentos de la PVC provocan distensión capilar tubular y edema intersticial renal. Esto conduce a la hipoxia y, en consecuencia, a la estimulación del sistema nervioso simpático (SNS), el sistema renina-angiotensina-aldosterona (RAAS) y la liberación de citocinas inflamatorias (**figura 40-1**). Estos mecanismos ayudan inicialmente a evitar el descenso de la TFG pero, con el tiempo, desencadenan una disfunción en cascada tanto del corazón como de los riñones.[6] La alteración de la función tubular en el contexto de la estimulación del SNS y del eje del RAAS, la sobrecarga de volumen y la activación inmunitaria aumentan aún más la retención de sodio y agua, provocando un bucle de retroalimentación patológico, que eleva aún más la PVC.[11,12] El eje del RAAS contribuye a ello con el aumento de la liberación de angiotensina II (Ang II) y aldosterona. La Ang II estimula la vasoconstricción sistémica para preservar la presión arterial, pero también promueve el aumento de la retención de sodio y la expansión del volumen extracelular junto con la hipertrofia y la fibrosis cardiaca, y la fibrosis tubular renal.[13] La aldosterona, estimulada por la liberación de Ang II, promueve una mayor reabsorción de sodio y, por lo tanto, de agua en los túbulos distales ICC, insuficiencia cardíaca congestiva; PNA, péptido natriurético auricular; RAAS, sistema renina-angiotensina-aldosterona; SNS, sistema nervioso simpático; TFG, tasa de

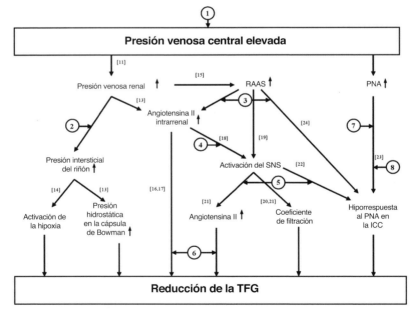

FIGURA 40-1. Las presiones venosas centrales elevadas provocan perturbaciones hemodinámicas y neurohormonales que dan lugar a una reducción de la función renal. De Damman K, Navis G, Smilde TD, et al. Decreased cardiac output, venous congestion and the association with renal impairment in patients with cardiac dysfunction. *Eur J Heart Fail.* 2007;9(9):872-878.

filtración glomerular. Otros mecanismos de lesión en el SCR son el estrés oxidativo y la disfunción mitocondrial, los efectos de las toxinas urémicas ligadas a proteínas (TULP), la acidosis metabólica, la anemia y los trastornos electrolíticos.[15]

Los efectos conocidos de la insuficiencia renal tienen un efecto perjudicial sobre la función cardiaca. La acidosis metabólica reduce la contractilidad miocárdica a través de alteraciones en la expresión de los receptores β y la sensibilidad al calcio intracelular, y reduce la respuesta a los vasopresores en los pacientes críticamente hipotensos.[16,17] Los TULP, como la dimetilarginina, el sulfato de indoxilo y el sulfato de p-cresilo, disminuyen el gasto cardiaco en humanos, promueven la ateroesclerosis y empeoran el estrés oxidativo tanto en el corazón como en el riñón.[3,18] Se ha demostrado repetidamente que el factor de crecimiento de fibroblastos 23, elevado en pacientes con insuficiencia renal como mecanismo para aumentar la excreción de fósforo, induce la hipertrofia del ventrículo izquierdo (VI) y se asocia con un aumento de la mortalidad.[19] La anemia relacionada con la deficiencia de eritropoyetina por la insuficiencia renal puede empeorar el estrés oxidativo tanto en el corazón como en el riñón al disminuir el aporte de antioxidantes de los eritrocitos.[20] Y lo que es más importante, la sobrecarga de volumen mantenida por la insuficiencia renal (ya sea por anuria o por aumento de la retención de sodio) propaga todos los mecanismos patológicos descritos, de modo que el tratamiento en el SCR ha pasado de elevar el gasto cardiaco para evitar la infravaloración a centrarse en la eliminación de volumen como objetivo terapéutico principal.

MANEJO

Objetivos

Los pacientes con SCR deben clasificarse inicialmente en función del volumen y el estado de perfusión. La mayoría de los pacientes presenta un estado "húmedo y caliente", en el que la congestión venosa impulsa el daño de los órganos terminales sin evidencia de choque. En este caso, el tratamiento se centra tanto en la inhibición farmacológica de los efectos descendentes de la activación del RAAS y del SNS como en la reducción agresiva de la congestión venosa sistémica. Con menos frecuencia, los pacientes presentan un estado "húmedo y frío" debido a un choque cardiogénico, en cuyo caso el manejo se centra en el uso de inotrópicos y presores para mantener el gasto cardiaco y la perfusión sistémica con una inhibición mínima de los ejes del RAAS y el SNS.

En los pacientes hipervolémicos sin choque, el objetivo es eliminar líquido minimizando el riesgo de hipotensión o hipoperfusión franca. La tensión clínica entre la descongestión y el mantenimiento o la maximización de la función renal es un enigma común. Sin embargo, numerosos estudios han demostrado repetidamente que el EFR (definido como un aumento de la creatinina superior a 0.3 por encima del valor inicial o un descenso de 20% en la TFGe) en el contexto de una diuresis agresiva en los pacientes con SCR se asocia con menor riesgo de mortalidad, y en los pacientes en estado crítico que requieren terapia de remplazo renal (TRR), un balance de líquidos diario negativo se relaciona con una mejora de los resultados (**figura 40-2**).[21-23] Además, los análisis *post hoc* del ensayo DOSE demostraron que los pacientes con una función renal mejorada (FRM, definida como una disminución de la creatinina > 0.3 por debajo del valor inicial) que recibían tratamiento para el SCR tenían un resultado compuesto más elevado de muerte y rehospitalización.[24] Estos resultados están en consonancia tanto con los nuevos conocimientos sobre la fisiopatología del SCR como con el hecho de que el EFR puede representar un desenmascaramiento del efecto de dilución de la sobrecarga de volumen en la creatinina sérica.[25] Por lo tanto, un aumento razonable de la creatinina (es decir, 20 a 30%) no solo debe tolerarse, sino que debe considerarse un factor pronóstico positivo en los pacientes que logran un balance de líquidos diario negativo mediante la diuresis en el contexto de una hipervolemia continua. Todavía no se ha establecido en los estudios un punto de corte numérico exacto de la elevación de la creatinina, y se justifica una mayor investigación para determinar qué aumento de la creatinina debe hacer reconsiderar el estado de volumen y el uso de diuréticos.

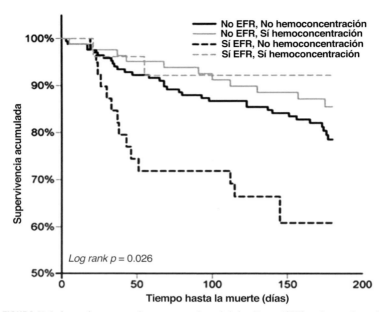

FIGURA 40-2. Los pacientes que tuvieron empeoramiento de la función renal (EFR) en el marco de una hemo-concentración alcanzada durante el ingreso por insuficiencia cardiaca aguda descompensada tuvieron la mejor supervivencia a los 6 meses en comparación con los pacientes sin hemoconcentración y sin EFR. Los pacientes que presentaron EFR pero sin hemoconcentración tuvieron la peor supervivencia a los 6 meses.

Vasodilatadores e inotrópicos

De acuerdo con la fisiopatología del SCR, que sugiere que las mejoras en el índice cardiaco no mejoran la función renal en la mayoría de los pacientes con SCR, los estudios han demostrado repetidamente que no hay mejoras en los resultados clínicos o renales en los pacientes tratados con inotrópicos. En particular, estos estudios excluyeron a los pacientes con choque cardiogénico, en los que la norma de atención es utilizar inotrópicos para mantener el gasto cardiaco. Sin embargo, en los pacientes con SCR sin choque cardiogénico, los inotrópicos como la dobutamina y la dopamina no tienen ningún beneficio demostrado.[26,27] Los vasodilatadores como la nesiritida y el tezosentan, teóricamente destinados a mejorar el gasto cardiaco y, por consiguiente, la perfusión renal, no han mostrado ningún cambio en los criterios de valoración cardiacos o renales.[28-30] En un reciente estudio retrospectivo de más de 8 000 pacientes con ICAD, quienes recibieron un tratamiento vasodilatador agudo (incluidos los nitratos) no presentaron diferencias en cuanto a la mortalidad o la duración de la estancia en la UCI en comparación con quienes no recibieron vasodilatadores, excepto en el caso de los pacientes con presiones sanguíneas sistólicas superiores a 180.[31] Han surgido algunos datos que sugieren una mejora de la función renal en las personas con dispositivos mecánicos que aumentan el gasto cardiaco: un ensayo retrospectivo mostró mejoría de la TFG en los pacientes con insuficiencia cardiaca que recibieron terapia de resincronización cardiaca (TRC) en comparación con los que no la recibieron, aunque el periodo de seguimiento fue de solo 6 meses.[32] Sin embargo, en última instancia, los inotrópicos y los vasodilatadores no tienen actualmente un papel rutinario en el tratamiento de los pacientes con SCR sin choque cardiogénico.

Diuréticos

Uno de los pilares farmacológicos para reducir la congestión venosa es el uso de diuréticos del asa como la furosemida (cuya dosis intravenosa [IV] equivale a 2 veces la dosis oral), la torsemida (20 mg equivale a 40 mg de furosemida) o la bumetanida (1 mg equivale a 40 mg de furosemida). Los diuréticos del asa pueden lograr la excreción de hasta 25% de la carga de sodio filtrada.[33] DOSE fue un ensayo histórico que aleatorizó a los pacientes con ICAD, en un diseño factorial 2 × 2, a la furosemida en bolos intravenosos dos veces al día o en infusión continua, y a los grupos de dosis baja (igual a la dosis oral domiciliaria) o de dosis alta (2.5 veces la dosis oral domiciliaria). Aunque la terapia de dosis alta mostró una modesta mejora en los resultados, no hubo diferencias en los resultados entre la dosis continua y la de bolos.[34] Aunque no existen guías formales para la dosificación de diuréticos y el aumento de dosis, se intenta establecer algoritmos estandarizados. En 2017, Ellison y Felker sugirieron un protocolo basado en un algoritmo escalonado en el ensayo CARRESS-HF[35] (**tabla 40-1**). En este protocolo, los pacientes deben comenzar con dosis intravenosas de furosemida dos veces al día hasta sumar 2.5 veces la dosis diaria domiciliaria. Debe evaluarse la diuresis diaria con un objetivo de 3 a 5 L de diuresis en 24 h hasta alcanzar la euvolemia clínica. En caso de que no se alcance el objetivo, debe calcularse la dosis diaria total de furosemida y utilizarse para decidir la dosis en bolo del día siguiente y la dosis diaria total de furosemida (administrada de forma continua o mediante bolo), y debe añadirse metolazona (un diurético tiazídico) o aumentar su frecuencia.[36]

Uno de los retos del uso de diuréticos en pacientes con SCR es el desarrollo de resistencia a los diuréticos, en la que se consiguen aumentos mínimos de la diuresis incluso con dosis altas de diuréticos en un paciente con sobrecarga de volumen. La causa de la resistencia a los diuréticos es múltiple. Los diuréticos están ligados a la albúmina y, por lo tanto, la hipoalbuminemia en los pacientes con SCR provoca un menor aporte a los riñones y menor capacidad de respuesta.[6] Sin embargo, no hay pruebas de que la administración de albúmina

TABLA 40-1 Régimen diurético escalonado según el nivel actual de diuresis

Paso[a]	Dosis equivalente de furosemida[b]	Dosis de tiazida
A	≤ 80 mg	N/A
B	81-160 mg	5 mg de metolazona al día
C	161-240 mg	5 mg de metolazona dos veces al día
D	> 240 mg	5 mg de metolazona dos veces al día

Diuresis	Acción
3-5 L	Mantener la dosis actual
< 3 L	Avanzar un paso
> 5 L	Reduzca la dosis si lo desea[c]

[a]Paso inicial: 2.5 veces la dosis domiciliaria vía oral.
[b]A lo largo de 24 h, ya sea como dosis intravenosa en bolo dos veces al día o como goteo continuo con un bolo precedente.
[c]Aproximación a la euvolemia, preocupación por los cambios hemodinámicos rápidos, etc.

con diuresis mejore los resultados o la producción de orina. También se ha teorizado que el edema intestinal conduce a una menor absorción de los diuréticos en las personas con sobrecarga de volumen, razón por la cual los pacientes hospitalizados suelen beneficiarse de la diuresis intravenosa en lugar de la administración de diuréticos por vía oral. Quienes reciben diuréticos del asa de forma crónica, pueden desarrollar hipertrofia del túbulo contorneado distal y del conducto colector que limitan los efectos terapéuticos. Esto empeora por la hipopotasemia a través de la activación del simportador de cloruro de sodio.[37-39] Una aproximación a esta forma de resistencia a los diuréticos (distinta de la repleción de potasio) es cambiar a la infusión continua.[36] Otro enfoque es dirigirse a distintos segmentos del túbulo con diferentes fármacos. Por ejemplo, los diuréticos del asa, que actúan en el asa de Henle, pueden administrarse de forma concomitante con los diuréticos tiazídicos, que actúan en el túbulo contorneado distal, junto con la amilorida y los antagonistas de los receptores de mineralocorticoides (ARM), que actúan principalmente en el conducto colector. También pueden considerarse los inhibidores del cotransportador de sodio-glucosa 2 (SGLT2), que tienen un papel novedoso en el tratamiento de la nefropatía diabética al reducir la congestión glomerular y potenciar la natriuresis en el túbulo proximal. Sin embargo, hay que tener en cuenta que la estrategia de "bloqueo secuencial de las nefronas" descrita aquí aún no se ha estudiado con ensayos controlados aleatorizados (ECA) de gran potencia, aunque varios ECA observacionales y de menor alcance han sugerido beneficios, como cuando se añade espironolactona a pacientes con resistencia a los diuréticos.[40] Aunque el uso de múltiples diuréticos a menudo se dificulta por discrepancias electrolíticas como la hiponatremia, la hipopotasemia o la hiperpotasemia, estas condiciones individuales pueden tratarse y no deben disuadir necesariamente la diuresis cuando es eficaz para mejorar la producción de orina. Por ejemplo, la hiperpotasemia puede tratarse con intercambiadores de iones de potasio como el patiromer,[41] y en los pacientes hipervolémicos con alcalosis metabólica inducida por diuréticos, el inhibidor de la anhidrasa carbónica acetazolamida puede utilizarse tanto para mejorar la bicarbonaturia como para proporcionar un efecto diurético. Por último, la resistencia a los diuréticos puede producirse debido a un deterioro funcional renal grave y a una reducción de la TFG, en cuyo caso la única opción factible es la ultrafiltración continua lenta (SCUF, por sus siglas en inglés) o la terapia de remplazo renal.

Ultrafiltración

Otra forma de reducir la congestión es mediante la SCUF venovenosa, un método de eliminación de volumen extracorpóreo que puede conseguirse con un acceso venoso periférico y que da lugar a una eliminación isotónica de volumen y sodio. Los estudios han obtenido resultados contradictorios al comparar la SCUF con la diuresis farmacológica de forma directa, especialmente en lo que respecta a la eficacia de la reducción de peso, la eliminación de líquidos y la tasa de efectos adversos.[35,42-44] Actualmente, las guías sugieren el uso de diuréticos como tratamiento de primera línea y el inicio de la SCUF solo en caso de fracaso de los diuréticos.[45] En general, las tasas de ultrafiltración no deben superar los 250 mL/h cuando se utiliza la SCUF para evitar el compromiso hemodinámico.[46] Algunos han defendido el uso de la hemofiltración venovenosa continua (HVVC), una forma de diálisis, en los pacientes con SCR en lugar de la SCUF. Un estudio observacional de 120 pacientes a lo largo de 2 años demostró una mejora del tiempo medio de supervivencia en los pacientes sometidos a HVVC frente a la SCUF, pero esto solo se observó en los pacientes con SCR debido a una cardiomiopatía intrínseca (a diferencia de la enfermedad arterial coronaria o la cardiopatía valvular) y no se ha investigado a fondo con un ECA.[47]

Otra modalidad para la eliminación de volumen en pacientes con SCR que se ha explorado es la diálisis peritoneal (DP). La DP es un medio eficaz para la eliminación del sodio corporal total; una prescripción de DP estándar puede ajustarse para permitir una mayor eliminación de sodio. Algunos ajustes incluyen el uso de icodextrina como líquido de diálisis y el uso de la diálisis peritoneal ambulatoria continua (DPAC) en lugar de la DP automatizada, ya que los ciclos más largos permiten una mayor eliminación de sodio por convección.[48]

Seguimiento para mejorar el estado del volumen

Cuando se usa cualquier modalidad para reducir la congestión, el estado del volumen debe vigilarse de forma rutinaria para poder reducir la dosis de diuréticos o SCUF cuando se alcance la euvolemia. Algunos medios para vigilar el estado del volumen son la evolución de la presión arterial, la evolución del peso, la exploración física (mejora del edema periférico, de la humedad o sequedad de las mucosas, de la presión venosa yugular y de la turgencia de la piel), el diagnóstico por imagen y la auscultación pulmonar para evaluar el edema pulmonar, el diámetro de la vena cava inferior (VCI) y la colapsabilidad en la ecografía a pie de cama y, en raras ocasiones, la medición invasiva de las presiones de enclavamiento pulmonar y de las presiones venosas del corazón derecho mediante el cateterismo de Swan-Ganz. Un estudio *post hoc* que utilizó datos de los ensayos DOSE y CARRESS descubrió que, siempre que el descenso de la función renal se acompañara de una disminución de los niveles de propéptido natriurético cerebral N-terminal (NT-proBNP), el riesgo de mortalidad era menor, lo que pone de manifiesto la importancia de utilizar marcadores de congestión cuando se intenta descongestionar a los pacientes con EFR.[49] Un fenómeno similar se observa en los pacientes que alcanzan la hemoconcentración durante el tratamiento de la ICAD, definida como un aumento de la hemoglobina o el hematocrito por encima de los valores de admisión. Cuando se produce en una fase temprana del tratamiento, la hemoconcentración se asocia con una mayor eliminación de líquidos y un menor riesgo de mortalidad a corto plazo y de tasas de rehospitalización.[50]

Inhibición del sistema nervioso simpático/eje del sistema renina-angiotensina-aldosterona

La inhibición de los efectos de los ejes del SNS y del RAAS constituye otra rama del tratamiento del SCR, aunque debe evitarse en casos de choque cardiogénico. Aunque las guías formales[51] se centran en el uso de estos medicamentos principalmente para la insuficiencia cardiaca congestiva, con independencia de la insuficiencia renal concomitante o el EFR, varios ensayos han demostrado una reducción de la hospitalización, los eventos cardiovasculares, la mortalidad y los síntomas cuando se utilizan estos fármacos en comparación con el placebo en pacientes con SCR.[52-54] Los medicamentos recomendados incluyen los inhibidores de la enzima convertidora de la angiotensina (IECA) o los bloqueadores de los receptores de la angiotensina (BRA), los β-bloqueadores y, en algunos casos, los ARM. Los IECA deben aumentarse hasta la dosis más alta recomendada según se tolere, por lo general mediante incrementos cada 4 a 8 semanas. Sin embargo, un aumento de la creatinina superior a 30% de los niveles previos al fármaco justifica mantener los IECA e investigar si hay estenosis de la arteria renal u otras causas de hipoperfusión renal.[50] No obstante, sin pruebas de hipoperfusión o hipovolemia, los IECA no deben mantenerse de forma rutinaria en el contexto de un EFR en pacientes con ICAD. Aunque la nueva píldora combinada de sacubril-valsartán (inhibidor dual de la neprisilina-receptor de la angiotensina, [INRA]) ha demostrado reducciones en las tasas de mortalidad y hospitalización en pacientes con insuficiencia cardiaca sistólica, muchos estudios publicados excluyeron a los pacientes con ERC o lesión renal aguda (LRA) durante el tratamiento.[6] Un análisis descubrió que los INRA, en comparación con los IECA, conducían a una tasa más lenta de disminución de la TFG, y el beneficio clínico de los INRA sobre la mortalidad cardiovascular en los pacientes con insuficiencia cardiaca era consistente entre los pacientes con ERC.[55] Aunque teóricamente el aliskiren, un inhibidor directo de la renina, debería mejorar los resultados en los pacientes con SCR, los estudios no han demostrado ninguna reducción de la mortalidad o de la rehospitalización con un aumento de los efectos adversos en los pacientes a los que se les añadió a la terapia estándar.[56]

Referencias

1. Jackson SL, Tong X, King RJ, Loustalot F, Hong Y, Ritchey MD. National burden of heart failure events in the United States, 2006 to 2014. *Circulation.* 2018;11.
2. Ronco C. The cardiorenal syndrome: basis and common ground for a multidisciplinary patient-oriented therapy. *Cardiorenal Med.* 2011;1:3-4.
3. Kumar U, Wettersten N, Garimella PS. Cardiorenal syndrome: pathophysiology. *Cardiol Clin.* 2019;37:251-265.
4. Hata N, Yokoyama S, Shinada T, et al. Acute kidney injury and outcomes in acute decompensated heart failure: evaluation of the RIFLE criteria in an acutely ill heart failure population. *Eur J Heart Fail.* 2009;12:32-37.
5. Heywood JT, Fonarow GC, Costanzo MR, et al. High prevalence of renal dysfunction and its impact on outcome in 118,465 patients hospitalized with acute decompensated heart failure: a report from the ADHERE database. *J Card Fail.* 2007;13:422-430.
6. Ronco C, Bellasi A, Di Lullo L. Implication of acute kidney injury in heart failure. *Heart Fail Clin.* 2019;15:463-476.
7. Nohria A, Hasselblad V, Stebbins A, et al. Cardiorenal interactions: insights from the ESCAPE trial. *J Am Coll Cardiol.* 2008;51:1268-1274.
8. Ronco C, Cicoira M, McCullough PA. Syndrome type 1: pathophysiological crosstalk leading to combined heart and kidney dysfunction in the setting of acutely decompensated heart failure. *J Am Coll Cardiol.* 2012;60:1031-1042.
9. Binanay C, Califf RM, Hasselblad V, et al. Evaluation study of congestive heart failure and pulmonary artery catheterization effectiveness: the ESCAPE trial. *JAMA.* 2005;294:1625-1633.
10. Damman K, van Deursen VM, Navis G, et al. Increased central venous pressure is associated with impaired renal function and mortality in a broad spectrum of patients with cardiovascular disease. *J Am Coll Cardiol.* 2009;53:582-588.
11. Mullens W, Abrahams Z, Francis GS, et al. Importance of venous congestion for worsening of renal function in advanced decompensated heart failure. *J Am Coll Cardiol.* 2009; 53:589-596.
12. Colombo PC, Jorde UP. The active role of venous congestion in the pathophysiology of acute decompensated heart failure. *Rev Esp Cardiol.* 2010;63:5-8.
13. Brilla CG, Rupp H. Myocardial collagen matrix remodeling and congestive heart failure. *Cardiologia.* 1994;39:389-393.
14. Harrison-Bernard LM. The renal renin-angiotensin system. *Adv Physiol Educ.* 2009;33:270-274.
15. Di Lullo L, Reeves PB, Bellasi A, Ronco C. Cardiorenal syndrome in acute kidney injury. *Semin Nephrol.* 2019;39:31-40.
16. Saegusa N, Garg V, Spitzer KW. Modulation of ventricular transient outward K^+ current by acidosis and its effects on excitation-contraction coupling. *Am J Physiol Heart Circ Physiol.* 2013;304:H1680-H1696.
17. Nimmo AJ, Than N, Orchard CH, Whitaker EM. The effect of acidosis on beta-adrenergic receptors in ferret cardiac muscle. *Exp Physiol.* 1993;78:95-103.
18. Kielstein JT, Impraim B, Simmel S, et al. Cardiovascular effects of systemic nitric oxide synthase inhibition with asymmetrical dimethylarginine in humans. *Circulation.* 2004;109:172-177.
19. Faul C, Amaral AP, Oskouei B, et al. FGF23 induces left ventricular hypertrophy. *J Clin Invest.* 2011;121:4393-4408.
20. Grune T, Sommerburg O, Siems WG. Oxidative stress in anemia. *Clin Nephrol.* 2000;53: S18-S22.
21. Grams ME, Estrella MM, Coresh J, Brower RG, Liu KD. Fluid balance, diuretic use, and mortality in acute kidney injury. *Clin J Am Soc Nephrol.* 2011;6:966-973.
22. Bellomo R, Cass A, Cole L, et al. RENAL replacement therapy study investigators: an observational study fluid balance and patient outcomes in the randomized evaluation of normal vs. augmented level of replacement therapy trial. *Crit Care Med.* 2012;40:1753-1760.
23. Testani JM, Chen J, McCauley BD, et al. Potential effects of aggressive decongestion during the treatment of decompensated heart failure on renal function and survival. *Circulation.* 2010;122:265-272.
24. Brisco MA, Zile MR, Hanberg JS, et al. Relevance of changes in serum creatinine during a heart failure trial of decongestive strategies: insights from the DOSE trial. *J Card Fail.* 2016;22: 753-760.
25. Testani JM, McCauley BD, Chen J, Shumski M, Shannon RP. Worsening renal function defined as an absolute increase in serum creatinine is a biased metric for the study of cardio-renal interactions. *Cardiology.* 2010;116:206-212.
26. Bellomo R, Chapman M, Finfer S, Hickling K, Myburgh J. Low-dose dopamine in patients with early renal dysfunction: a placebo-controlled randomised trial. Australian and New Zealand Intensive Care Society (ANZICS) Clinical Trials Group. *Lancet.* 2000;356:2139-2143.

27. Lauschke A, Teichgräber UKM, Frei U, EcKardt KU. "Low-dose" dopamine worsens renal perfusion in patients with acute renal failure. *Kidney Int.* 2006;69:1669-1674.

28. O'Connor CM, Starling RC, Hernandez AF, et al. Effect of Nesiritide in patients with acute decompensated heart failure. *N Engl J Med.* 2011;365:32-43.

29. Witteles RM, Kao D, Christophers D, et al. Impact of Nesiritide on renal function in patients with acute decompensated heart failure and pre-existing renal dysfunction. *J Am Coll Cardiol.* 2007;50:1835-1840.

30. McMurray JJ, Teerlink RJ, Cotter G, et al. Effects of Tezosentan on symptoms and clinical outcomes in patients with acute heart failure. *JAMA.* 2007;298:2009-2019.

31. Shiraishi Y, Kohsaka S, Katsuki T. Benefit and harm of intravenous vasodilators across the clinical profile spectrum in acute cardiogenic pulmonary oedema patients. *Eur Heart J Acute Cardiovasc Care.* 2020. doi:10.1177/2048872619891075

32. Boerrigter G, Costello-Boerrigter LC, Abraham WT. Cardiac resynchronization therapy improves renal function in human heart failure with reduced glomerular filtration rate. *J Card Fail.* 2008;14:539-546.

33. Puschett JB. Pharmacological classification and renal actions of diuretics. *Cardiology.* 1994;84:4-13.

34. Felker GM, Lee KL, Bull DA, et al. Diuretic strategies in patients with acute decompensated heart failure. *N Engl J Med.* 2011;364:797-805.

35. Bart BA, Goldsmith SR, Lee KL, et al. Ultrafiltration in decompensated heart failure with cardiorenal syndrome. *N Engl J Med.* 2012;367:2296-2304.

36. Ellison DH, Felker GM. Diuretic treatment in heart failure—from physiology to clinical trials. *N Engl J Med.* 2017;377:1964-1975.

37. Terker AS, Zhang C, McCormick JA, et al. Potassium modulates electrolyte balance and blood pressure through effects on distal cell voltage and chloride. *Cell Metab.* 2015;21:39-50.

38. Wade JB, Liu J, Coleman RA, Grimm PR, Delpire E, Welling PA. SPAK mediated NCC regulation in response to low K+ Diet. *Am J Physiol Renal Physiol.* 2015;308:F923-F931.

39. Vitzthum H, Seniuk A, Schulte LH, Muller ML, Hetz H, Ehmke H. Functional coupling of renal K+ and Na+ handling causes high blood pressure in Na+ replete mice. *J Physiol.* 2014;592:1139-1157.

40. Bansal S, Munoz K, Brune S, Bailey S, Prasad A, Velagapudi C. High-dose spironolactone when patients with acute decompensated heart failure are resistant to loop diuretics: a pilot study. *Ann Intern Med.* 2019;171:443.

41. Di Lullo L, Ronco C, Granata A, et al. Chronic hyperkalemia in cardiorenal patients: risk factors, diagnosis, and new treatment options. *Cardiorenal Med.* 2019;9:8-21.

42. Costanzo MR, Saltzberg MT, Jessup M, et al. Ultrafiltration is associated with fewer rehospitalizations than continuous diuretic infusion in patients with decompensated heart failure: results from UNLOAD. *J Card Fail.* 2010;16:277-284.

43. Costanzo MR, Ronco C. Isolated ultrafiltration in heart failure patients. *Curr Cardiol Rep.* 2012;14:254-264.

44. Bart BA, Boyle A, Bank AJ, et al. Ultrafiltration versus usual care for hospitalized patients with heart failure: the relief for acutely fluid-overloaded patients with decompensated congestive heart failure (RAPID-CHF) trial. *J Am Coll Cardiol.* 2005;46:2043-2046.

45. Yancy CW, Jessup M, Bozkurt B, et al. 2013 ACCF/AHA guideline for the management of heart failure: executive summary: a report of the American College of Cardiology Foundation/American Heart Association Task Force on practice guidelines. *Circulation.* 2013;128:1810.

46. Gheorghiade M, Follath F, Ponikowski P, et al. Assessing and grading congestion in acute heart failure: a scientific statement from the acute heart failure committee of the heart failure association of the European Society of Cardiology and endorsed by the European Society of Intensive Care Medicine. *Eur J Heart Fail.* 2010;12:423-433.

47. Premuzic V, Basic-Jukic N, Jelakovic B, Kes P. Continuous veno-venous hemofiltration improves survival of patients with congestive heart failure and cardiorenal syndrome compared to slow continuous ultrafiltration. *Ther Apher Dial.* 2017;21:279-286.

48. Kazory A, Koratala A, Ronco C. Customization of peritoneal dialysis in cardiorenal syndrome by optimization of sodium extraction. *Cardiorenal Med.* 2019;9:117-124.

49. McCallum W, McCallum W, Tighiouart H, Kiernan MS, Huggins GS, Sarnak MJ. Relation of kidney function decline and NT-proBNP with risk of mortality and readmission in acute decompensated heart failure. *Am J Med.* 2020;133(1):115-122.e2.

50. Rubinstein J, Sanford D. Treatment of cardiorenal syndrome. *Cardiol Clin.* 2019;37:267-273.

51. Ponikowski P, Voors AA, Anker SD, et al. 2016 ESC guidelines for the diagnosis and treatment of acute and chronic heart failure. *Eur Heart J.* 2016;27:2129-2200.

52. Bowling CB, Sanders PW, Allman RM, et al. Effects of enalapril in systolic heart failure patients with and without chronic kidney disease: insights from the SOLVD treatment trial. *Int J Cardiol.* 2013;167:151-156.

53. Anand IS, Bishu K, Rector TS, et al. Proteinuria, chronic kidney disease, and the effect of an angiotensin receptor blocker in addition to an angiotensin-converting enzyme inhibitor in patients with moderate to severe heart failure. *Circulation.* 2009;120:1577-1584.
54. Florea VG, Rector TS, Anand IS, Cohn JN. Heart failure with improved ejection fraction: clinical characteristics, correlates of recovery, and survival: results from the Valsartan Heart Failure Trial. *Circ Heart Fail.* 2016;9(7).
55. Damman K, Gori M, Claggett B, et al. Renal effects and associated outcomes during angiotensin-neprilysin inhibition in heart failure. *JACC Heart Fail.* 2018;6:489-498.
56. Gheorghiade M, Bohm M, Greene SJ, et al. Effect of aliskiren on post-discharge mortality and heart failure readmissions among patients hospitalized for heart failure. *JAMA.* 2013;309:1125-1135.

41

Dispositivos de asistencia ventricular izquierda en la unidad de cuidados intensivos

Bethany Roehm, Gaurav Gulati
y Daniel E. Weiner

INTRODUCCIÓN

Se calcula que en Estados Unidos hay 6.5 millones de personas con insuficiencia cardiaca, que a menudo coincide con una enfermedad renal crónica (ERC).[1] Las personas con insuficiencia cardiaca avanzada, con o sin ERC, tienen una supervivencia a un año de 25%; esta cifra puede mejorar más de 3 veces con la implantación de un dispositivo de asistencia ventricular izquierda (DAVI) (**resúmenes visuales 41-1 y 41-2**).[2] Desde el año 2006, más de 25 000 adultos han recibido un DAVI en Estados Unidos.[3]

PRINCIPIOS BÁSICOS DE LOS DISPOSITIVOS DE ASISTENCIA VENTRICULAR IZQUIERDA

Indicaciones y tipos de dispositivos de asistencia ventricular izquierda

Un DAVI es una bomba mecánica que se acopla quirúrgicamente al vértice del ventrículo izquierdo de un paciente a través de una cánula de entrada y a su aorta a través de una cánula de salida, moviendo la sangre del corazón al resto del cuerpo como medio para aumentar el gasto cardiaco.[4] Los DAVI pueden ser un "puente hacia el trasplante" para apoyar a las personas mientras esperan un trasplante de corazón, una terapia permanente de "destino" si un sujeto no es candidato a un trasplante de corazón, o un "puente hacia la decisión" si la elegibilidad

TABLA 41-1 Indicaciones y contraindicaciones del dispositivo de asistencia ventricular izquierda

Indicaciones	Contraindicaciones
Insuficiencia cardiaca en fase D	Insuficiencia cardiaca derecha grave
≥ 3 hospitalizaciones/año por insuficiencia cardiaca	Cuestiones anatómicas
Dependencia de los inotrópicos	Incapacidad para tomar warfarina
Insuficiencia renal por insuficiencia cardiaca	Infección activa
Insuficiencia hepática por insuficiencia cardiaca	Comorbilidades médicas significativas

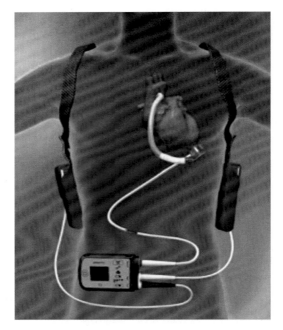

FIGURA 41-1. Dispositivo de asistencia ventricular izquierda HeartMate 3.

para el trasplante de corazón no está clara. Las indicaciones y contraindicaciones del DAVI se enumeran en la **tabla 41-1**.[4-6]

Los DAVI actuales incluyen el HeartMate II, que usa una bomba de flujo axial extrapericárdica; el dispositivo de asistencia ventricular HeartWare, que tiene una bomba de flujo centrífugo intrapericárdica cuyo impulsor está parcialmente levitado de forma magnética, y el HeartMate 3 (**figura 41-1**), una bomba de flujo centrífugo intrapericárdica con un impulsor totalmente levitado de modo magnético. En la actualidad HeartMate 3 es el preferido frente a los dos dispositivos más antiguos debido al menor riesgo de trombosis de la bomba, ya que menos de 2% de los DAVI HeartMate 3 se complicaron por este motivo, en comparación con 14% de los DAVI de flujo axial en un reciente ensayo seminal.[7]

Mecánica general

Los DAVI actuales son dispositivos de flujo continuo y no pulsátil. El flujo del DAVI depende de la precarga, la poscarga y la velocidad de la bomba; esta última la programa el cardiólogo y se individualiza en función de los factores del paciente. Existe un diferencial de presión entre la cánula de entrada en el ventrículo izquierdo y la cánula de salida en la aorta contra el que el DAVI debe bombear. El mayor flujo se genera durante la sístole ventricular, cuando la diferencia entre las presiones del ventrículo izquierdo y de la aorta es menor.[8] El flujo es estimado por el dispositivo a partir de la velocidad de bombeo ajustada y el uso de energía medido. El índice de pulsatilidad mide la diferencia entre los flujos máximo y mínimo a lo largo del tiempo y se afecta por varios factores, como la velocidad de la bomba, el estado del volumen, la poscarga del ventrículo izquierdo y la función del ventrículo derecho.

Alarmas comunes del dispositivo de asistencia ventricular izquierda

Muchas alarmas del DAVI están relacionadas con problemas de flujo. Las alarmas de alta potencia pueden producirse si hay una obstrucción en la bomba, como se observa en la trombosis de la bomba, donde la potencia aumenta en un intento de mantener su velocidad. Las alarmas de bajo flujo pueden verse en estados de bajo volumen circulante o con eventos obstructivos como la obstrucción y el taponamiento de la cánula. Las alarmas por eventos de succión se producen cuando la cánula de entrada tira contra el tabique intraventricular, como cuando la precarga del ventrículo izquierdo es insuficiente para satisfacer las demandas de la velocidad de la bomba. Estos dos eventos suelen tratarse al principio con una infusión de volumen; los eventos de succión también pueden responder a la disminución de la velocidad de la bomba.

CUIDADO DE PACIENTES CON DISPOSITIVOS DE ASISTENCIA VENTRICULAR IZQUIERDA EN EL ENTORNO DE LA UNIDAD DE CUIDADOS INTENSIVOS

Presión arterial y dispositivos de asistencia ventricular izquierda

Muchos pacientes con DAVI no tienen pulso palpable, por lo que la medición tradicional de la presión arterial mediante un manguito automático o la auscultación no es posible. En consecuencia, la presión arterial suele evaluarse mediante una sonda Doppler; esta "presión de apertura" se aproxima a la presión arterial media (PAM) en quienes tienen baja pulsatilidad.[9] En los raros sujetos con una contractilidad cardiaca residual importante, puede palparse el pulso y medirse con un manguito automático. En estos pacientes, si se utiliza una sonda Doppler, la "presión de apertura" se aproxima más a la presión arterial sistólica que a la PAM. También puede utilizarse una vía arterial en entornos de cuidados críticos. El objetivo de la PAM es de 70 a 90 mm Hg, y la hipotensión se define como una PAM inferior a 60 mm Hg.[10] Deben evitarse tanto la hiper como la hipotensión. Una mayor poscarga por una hipertensión mal controlada provoca disminución del flujo a través del DAVI y se asocia con un mayor riesgo de evento cerebral vascular, eventos tromboembólicos e insuficiencia aórtica.[11] En casos de hipotensión, pueden utilizarse vasopresores e inotrópicos en consulta con un cardiólogo especialista en insuficiencia cardiaca, pero en última instancia debe abordarse la causa de la hipotensión.

Anticoagulación

Todos los pacientes con DAVI son anticoagulados con agentes antitrombóticos y antiplaquetarios. La aspirina y la warfarina se utilizan en el ámbito ambulatorio, con un objetivo típico de índice internacional normalizado (IIN) de 2 a 3. La heparina no fraccionada intravenosa y la enoxaparina se utilizan como terapias puente para procedimientos o IIN subterapéuticos. En los casos de trombocitopenia inducida por la heparina, los inhibidores directos de la trombina sustituyen a la heparina.[6] Los anticoagulantes orales directos, como el apixabán, no se han estudiado formalmente en pacientes con DAVI.

Reanimación cardiopulmonar

Existe la preocupación teórica de que las compresiones torácicas estándar puedan desalojar la cánula del DAVI, a pesar de que dos pequeños estudios no mostraron ningún desprendimiento de la cánula tras la reanimación cardiopulmonar (RCP).[12,13] Debido a que los pacientes con DAVI suelen carecer de pulso, la evaluación del paro cardiaco puede ser un reto, y la presión arterial debe medirse con una sonda Doppler. Las indicaciones para las compresiones torácicas incluyen la hipotensión con falta de respuesta o la ausencia de flujo a través del DAVI, y la RCP sigue las pautas habituales del soporte vital cardiaco avanzado (SVCA). De forma similar, no hay contraindicaciones para la desfibrilación externa o la cardioversión.

COMPLICACIONES DEL DISPOSITIVO DE ASISTENCIA VENTRICULAR IZQUIERDA

Insuficiencia cardiaca derecha

La insuficiencia ventricular derecha suele producirse en las primeras semanas tras la implantación del DAVI, aunque puede ocurrir insuficiencia ventricular derecha tardía. Hay dos mecanismos principales para la insuficiencia ventricular derecha. En primer lugar, cuando el DAVI descarga el ventrículo izquierdo, el tabique interventricular se desplaza hacia la izquierda, cambiando la forma del ventrículo derecho y reduciendo su contractilidad. En segundo lugar, cuando el gasto cardiaco del ventrículo izquierdo mejora con el DAVI, el ventrículo derecho debe ser capaz de igualar ese gasto cardiaco. Esto puede resultar difícil porque muchos pacientes tienen una disfunción ventricular derecha concomitante y también porque la insuficiencia ventricular izquierda de larga duración puede provocar hipertensión pulmonar con el consiguiente aumento de la poscarga en un ventrículo derecho ya comprometido.[14] El manejo de la insuficiencia ventricular derecha en un receptor de DAVI queda fuera del alcance de este capítulo.

Trombosis de la bomba

La trombosis de la bomba del DAVI es la formación de un trombo en el impulsor. Los picos de potencia del DAVI y los signos de laboratorio de hemólisis sugieren una trombosis de la bomba, con deshidrogenasa láctica más de 2.5 veces el límite superior de la normalidad considerada diagnóstica.[15] Otros marcadores de laboratorio son la hemoglobinuria y el aumento de la hemoglobina libre de plasma. La trombosis de la bomba también puede diagnosticarse con un ecocardiograma al demostrar la falta de descompresión del ventrículo izquierdo con el aumento de la velocidad de la bomba o, en casos raros, al visualizar directamente un trombo con una tomografía computarizada (TC) con contraste. El tratamiento médico incluye la anticoagulación intravenosa con heparina no fraccionada o inhibidores directos de la trombina, o incluso la trombólisis. Puede estar indicada la cirugía para cambiar el DAVI. Si el trombo se encuentra en la cánula de salida, se puede colocar una endoprótesis.[11]

Sangrado gastrointestinal

Los pacientes con DAVI son propensos a sufrir hemorragias gastrointestinales (GI) debido a la anticoagulación sistémica y a la propensión a desarrollar malformaciones arteriovenosas (AV), lo que se adjudica al síndrome de von Willebrand adquirido debido al aumento del aclaramiento del factor de von Willebrand relacionado con un mayor esfuerzo de cizallamiento en el DAVI,[16] similar a la fisiopatología de las hemorragias GI relacionadas con la estenosis aórtica. Esto puede ser especialmente común con la ERC coincidente. El tratamiento es similar al de la población general, con una cuidadosa evaluación del riesgo de utilización de anticoagulantes.[11,16] La octreotida y la talidomida son terapias potenciales emergentes para los casos refractarios.

Evento vascular cerebral

Los pacientes con DAVI corren un alto riesgo de sufrir un evento vascular cerebral (EVC), ya sea isquémico o hemorrágico. Los datos observacionales sugieren menor riesgo de EVC isquémico con una PAM inferior a 85 mm Hg, así como con el uso de agentes antiplaquetarios y warfarina.[11,17] Las guías más recientes de la European Association for Cardio-Thoracic Surgery (EACTS) de 2019 desaconsejan el uso de trombolíticos sistémicos en pacientes con DAVI que sufren un EVC isquémico agudo debido a un riesgo de hemorragia inaceptablemente alto.[11] El EVC hemorrágico tiene una supervivencia a un mes de 45% y a un año de 30%.[18] El tratamiento es difícil, pero suele implicar la reversión de la anticoagulación.[11]

Infecciones por dispositivos

Las infecciones relacionadas con la bomba son la complicación más frecuente asociada con el dispositivo después del periodo de implantación inicial.[2,3] Las infecciones del dispositivo pueden afectar a cualquier parte del DAVI y pueden ser el resultado de una infección que se propague en otro lugar del dispositivo o que entre a través de la línea de conducción. La flora cutánea, como el *Staphylococcus aureus* y el *Staphylococcus epidermidis*, es responsable de más de la mitad de las infecciones. [19,20] El manejo puede ser difícil, con un tratamiento prolongado y a veces con terapia supresiva de por vida.[19]

LOS DISPOSITIVOS DE ASISTENCIA VENTRICULAR IZQUIERDA Y EL RIÑÓN

La interacción entre el soporte circulatorio mecánico proporcionado por un DAVI y la función renal es compleja. A pesar de que la mayoría de los pacientes presenta una mejora de la función renal tras la implantación de un DAVI, con el tiempo este progreso no se mantiene (**resumen visual 41-3**).

Lesión renal aguda y diálisis aguda

Los pacientes con DAVI corren un alto riesgo de sufrir lesión renal aguda (LRA) y pueden requerir terapia de remplazo renal (TRR). La LRA se produce con mayor frecuencia en los periodos perioperatorio y posoperatorio inmediato tras la implantación del DAVI debido a las lesiones hemodinámicas. Otras etiologías de la LRA son cualquier causa de choque, la insuficiencia cardiaca derecha y la trombosis de la bomba. La mortalidad es elevada entre los pacientes que desarrollan LRA, de hasta un 75% en quienes requieren diálisis.[21,22] No está claro si la insuficiencia renal en sí misma provoca un mayor riesgo de mortalidad o si es un marcador de falla multiorgánica.[23] Si es hemodinámicamente inestable, la terapia de remplazo renal continuo (TRRC) puede ser la modalidad inicial, antes de la transición a la hemodiálisis intermitente (HDI) o a la diálisis peritoneal.

Diálisis de mantenimiento

Aunque muchos de los receptores de DAVI que requieren TRR agudo morirán, algunos tendrán recuperación de la función renal, mientras que otros necesitarán diálisis de mantenimiento. La HDI es la modalidad de mantenimiento más utilizada, pero la diálisis peritoneal y la hemodiálisis domiciliaria diaria también son opciones.[23-25] Estas dos últimas modalidades pueden ser preferibles, ya que las tasas de ultrafiltración son más bajas, con la consiguiente menor demanda cardiaca, sobre todo en el caso de las personas con insuficiencia ventricular derecha.

Los catéteres se utilizan con mayor frecuencia para el acceso a la hemodiálisis en los pacientes con DAVI que reciben diálisis, a pesar del alto riesgo de infección y la complejidad de las infecciones del torrente sanguíneo en caso de que se produzcan. El uso frecuente de catéteres refleja la naturaleza a menudo aguda de la lesión renal, así como las opciones potencialmente limitadas de las venas debido a procedimientos como los dispositivos cardiacos implantables con cables transvenosos y la colocación de catéteres centrales de inserción periférica (CCIP) para los inotrópicos domiciliarios. Estos procedimientos pueden dañar los vasos, limitando las opciones de fístulas e injertos AV.[26] Si hay vasos adecuados, debe considerarse la posibilidad de realizar una fístula AV o un injerto; varios informes describen la creación de fístulas AV con éxito en pacientes con DAVI, incluso en aquellos sin flujo pulsátil, [27-29] lo que subraya la importancia de las estrategias de preservación de las venas en los pacientes con DAVI con riesgo de insuficiencia renal.

Los agentes estimulantes de la eritropoyesis (AEE) generalmente se evitan en los pacientes con DAVI debido a la preocupación por el aumento del riesgo de trombosis de la bomba, basándose en un informe observacional de un aumento del riesgo de trombosis del DAVI dependiente de la dosis de AEE utilizada en pacientes con una tasa media de filtración glomerular estimada (TFGe) > 60 mL/min/1.73 m^2 y sin anemia grave.[30] Dadas las limitaciones de este informe, parece razonable considerar el uso de AEE en pacientes con DAVI y enfermedad renal avanzada según las guías actuales para poblaciones con insuficiencia renal, evitando la administración de dosis altas de AEE. La atención debe ser individualizada para cada paciente, sopesando los posibles riesgos y beneficios.

Aunque muchos de los pacientes con DAVI en estado crítico que requieren TRR comenzarán inicialmente con una TRRC una vez que estén hemodinámicamente estables, las personas con DAVI a menudo pasarán a la HDI. Especialmente entre aquellos pacientes que permanecen en estado crítico en el entorno de la unidad de cuidados intensivos (UCI), establecer y lograr un "peso seco" puede ser un reto. Esto es particularmente notable dada la caquexia que suele producirse con la hospitalización prolongada.

La evaluación del volumen incorpora no solo los hallazgos de la exploración física, sino también los datos que pueden estar disponibles en los catéteres del corazón derecho existentes y los datos derivados del propio DAVI. Como se comentó, la presión arterial puede monitorizarse a través de una vía arterial, si está presente, o mediante la presión Doppler. El índice de pulsatilidad puede utilizarse junto con estos métodos para ayudar a determinar el estado del volumen, pero no debe usarse como único medio para hacerlo. Recuérdese que el índice de pulsatilidad refleja la magnitud de la diferencia entre los flujos máximo y mínimo del DAVI a lo largo del tiempo.[8] Una mayor precarga puede provocar distensión del ventrículo izquierdo, lo que sugiere hipervolemia; por el contrario, la hipovolemia puede provocar un índice de pulsatilidad menor.[31] Sin embargo, otros factores como la poscarga elevada pueden causar un índice de pulsatilidad alto. La insuficiencia ventricular derecha, el taponamiento o la trombosis de la bomba pueden causar un índice de pulsatilidad bajo, independientemente del estado del volumen.[31,32] Reconocer estos factores clínicos que pueden influir en el índice de pulsatilidad e incorporarlos a otros datos existentes puede ayudar a optimizar el estado del volumen.

CONCLUSIONES

Los pacientes con DAVI en estado crítico son complejos, a menudo tienen afectación de múltiples órganos, incluida la enfermedad renal aguda o ERC, y requieren un enfoque multidisciplinario. Siempre debe intervenir un cardiólogo especialista en insuficiencia cardiaca con experiencia en estos casos. Las personas con DAVI que presentan enfermedad renal concurrente, en particular quienes están en diálisis, tienen malos resultados.

Agradecimientos

Bethany Roehm está financiada por el NIH T32 DK007777. Gaurav Gulati está financiado por los NIH F32HL149251 y TL1TR002546.

Referencias

1. Benjamin EJ, Virani SS, Callaway CW, et al. Heart disease and stroke statistics—2018 update: a report from the American Heart Association. *Circulation.* 2018;137:e67-e492.
2. Kirklin JK, Pagani FD, Kormos RL, et al. Eighth annual INTERMACS report: special focus on framing the impact of adverse events. *J Heart Lung Transplant.* 2017;36:1080-1086.
3. Kormos RL, Cowger J, Pagani FD, et al. The Society of Thoracic Surgeons Intermacs database annual report: evolving indications, outcomes, and scientific partnerships. *J Heart Lung Transplant.* 2019;38:114-126.
4. Englert JAR 3rd, Davis JA, Krim SR. Mechanical circulatory support for the failing heart: continuous-flow left ventricular assist devices. *Ochsner J.* 2016;16:263-269.
5. Ammirati E, Oliva F, Cannata A, et al. Current indications for heart transplantation and left ventricular assist device: a practical point of view. *Eur J Intern Med.* 2014;25:422-429.
6. Miller LW, Guglin M. Patient selection for ventricular assist devices: a moving target. *J Am Coll Cardiol.* 2013;61:1209-1221.
7. Mehra MR, Uriel N, Naka Y, et al. A fully magnetically levitated left ventricular assist device—final report. *N Engl J Med.* 2019;380:1618-1627.
8. Tchoukina I, Smallfield MC, Shah KB. Device management and flow optimization on left ventricular assist device support. *Crit Care Clin.* 2018;34:453-463.
9. Bennett MK, Roberts CA, Dordunoo D, et al. Ideal methodology to assess systemic blood pressure in patients with continuous-flow left ventricular assist devices. *J Heart Lung Transplant.* 2010;29:593-594.
10. Feldman D, Pamboukian SV, Teuteberg JJ, et al. The 2013 International Society for Heart and Lung Transplantation Guidelines for mechanical circulatory support: executive summary. *J Heart Lung Transplant.* 2013;32:157-187.
11. Potapov EV, Antonides C, Crespo-Leiro MG, et al. 2019 EACTS Expert Consensus on long-term mechanical circulatory support. *Eur J Cardiothorac Surg.* 2019;56:230-270.
12. Shinar Z, Bellezzo J, Stahovich M, et al. Chest compressions may be safe in arresting patients with left ventricular assist devices (LVADs). *Resuscitation.* 2014;85:702-704.

13. Garg S, Ayers CR, Fitzsimmons C, et al. In-hospital cardiopulmonary arrests in patients with left ventricular assist devices. *J Card Fail*. 2014;20:899-904.

14. Bellavia D, Iacovoni A, Scardulla C, et al. Prediction of right ventricular failure after ventricular assist device implant: systematic review and meta-analysis of observational studies. *Eur J Heart Fail*. 2017;19:926-946.

15. Scandroglio AM, Kaufmann F, Pieri M, et al. Diagnosis and treatment algorithm for blood flow obstructions in patients with left ventricular assist device. *J Am Coll Cardiol*. 2016;67:2758-2768.

16. Kim JH, Brophy DF, Shah KB. Continuous-flow left ventricular assist device-related gastrointestinal bleeding. *Cardiol Clin*. 2018;36:519-529.

17. Teuteberg JJ, Slaughter MS, Rogers JG, et al. The HVAD left ventricular assist device: risk factors for neurological events and risk mitigation strategies. *JACC Heart Fail*. 2015;3:818-828.

18. Acharya D, Loyaga-Rendon R, Morgan CJ, et al. INTERMACS analysis of stroke during support with continuous-flow left ventricular assist devices: risk factors and outcomes. *JACC Heart Fail*. 2017;5:703-711.

19. Kusne S, Mooney M, Danziger-Isakov L, et al. An ISHLT consensus document for prevention and management strategies for mechanical circulatory support infection. *J Heart Lung Transplant*. 2017;36:1137-1153.

20. Gordon RJ, Weinberg AD, Pagani FD, et al. Prospective, multicenter study of ventricular assist device infections. *Circulation*. 2013;127:691-702.

21. Topkara VK, Coromilas EJ, Garan AR, et al. Preoperative proteinuria and reduced glomerular filtration rate predicts renal replacement therapy in patients supported with continuous-flow left ventricular assist devices. *Circ Heart Fail*. 2016;9(12):e002897.

22. Walther CP, Winkelmayer WC, Niu J, et al. Acute kidney injury with ventricular assist device placement: national estimates of trends and outcomes. *Am J Kidney Dis*. 2019;74(5):650-658.

23. Roehm B, Vest AR, Weiner DE. Left ventricular assist devices, kidney disease, and dialysis. *Am J Kidney Dis*. 2018;71:257-266.

24. Guglielmi AA, Guglielmi KE, Bhat G, et al. Peritoneal dialysis after left ventricular assist device placement. *ASAIO J*. 2014;60:127-128.

25. Hanna RM, Cruz D, Selamet U, et al. Left ventricular assist device patient maintained on home hemodialysis: a novel class of patients to the home dialysis population. *Hemodial Int*. 2018;22:E36-E38.

26. Drew DA, Meyer KB, Weiner DE. Transvenous cardiac device wires and vascular access in hemodialysis patients. *Am J Kidney Dis*. 2011;58:494-496.

27. Schaefers JF, Ertmer C. Native arteriovenous fistula placement in three patients after implantation of a left ventricular assist device with non-pulsatile blood flow. *Hemodial Int*. 2017;21:E54-E57.

28. Chin AI, Tong K, McVicar JP. Successful hemodialysis arteriovenous fistula creation in a patient with continuous-flow left ventricular assist device support. *Am J Kidney Dis*. 2017;69:314-316.

29. Sasson T, Wing RE, Foster TH, et al. Assisted maturation of native fistula in two patients with a continuous flow left ventricular assist device. *J Vasc Interv Radiol*. 2014;25:781-783.

30. Nassif ME, Patel JS, Shuster JE, et al. Clinical outcomes with use of erythropoiesis stimulating agents in patients with the HeartMate II left ventricular assist device. *JACC Heart Fail*. 2015;3:146-153.

31. Schaefer JJ, Sajgalik P, Kushwaha SS, et al. Left ventricular assist device pulsatility index at the time of implantation is associated with follow-up pulmonary hemodynamics. *Int J Artif Organs*. 2020;43(7):452-460.

32. Uriel N, Morrison KA, Garan AR, et al. Development of a novel echocardiography ramp test for speed optimization and diagnosis of device thrombosis in continuous-flow left ventricular assist devices: the Columbia ramp study. *J Am Coll Cardiol*. 2012;60:1764-1775.

¿Cuál fue la experiencia inicial del uso de DAVI en pacientes como puente al trasplante?

© 2020 · Wolters Kluwer

Estudio de casos y controles

		Edad media	Causa de la cardiomiopatía	Mediana de la duración del implante	Trasplantado	Mortalidad a los 60 días
DAVI HeartMate 1000 IP Candidato a trasplante de corazón Cumple los criterios hemodinámicos para el DAVI + presión de enclavamiento pulmonar 20 mm Hg + índice cardíaco 2 L/min/m² o PA sistólica 80 mm Hg No cumple los criterios de exclusión	**Cumplió los criterios del estudio + recibió un DAVI** _n = 26_	**46** RIC 39-49	Idiopática	**37** RIC 10-114	**74%**	**35%**
	No cumplió los criterios del estudio + recibió un DAVI _n = 8_	**52.5** RIC 41-55	Idiopática + isquémica	**3** RIC 1-24	**38%**	**88%**
Sin DAVI	**Cumplió los criterios del estudio + no recibió un DAVI** _n = 6_	**51** RIC 29-53	Isquémica	**N/A**	**50%**	**83%**

De agosto de 1985 a febrero de 1991

7 centros médicos en Estados Unidos

Conclusión: el DAVI HeartMate 1000 IP demostró ser un medio eficaz para apoyar a los pacientes con miocardiopatía en fase terminal hasta el trasplante.

Frazier OH, Rose EA, Macmanus Q, et al. Multicenter clinical evaluation of the HeartMate 1000 IP left ventricular assist device. *Ann Thorac Surg.* 1992;53(6):1080-90.

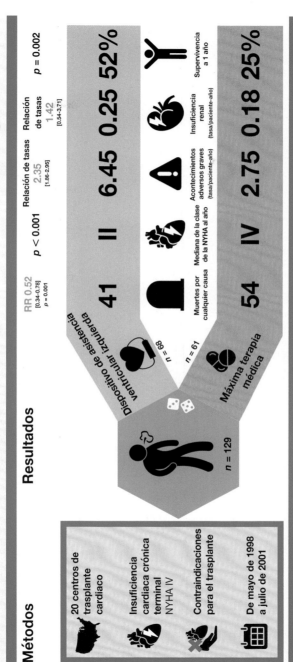

¿Cuales son los resultados a largo plazo tras la insercion de un dispositivo de asistencia ventricular izquierda (DAVI) para la insuficiencia cardiaca terminal?

© 2020 Wolters Kluwer

Métodos

- 20 centros de trasplante cardiaco
- Insuficiencia cardiaca crónica terminal NYHA IV
- Contraindicaciones para el trasplante
- De mayo de 1998 a julio de 2001

Resultados

n = 129

Dispositivo de asistencia ventricular izquierda n = 68

Máxima terapia médica n = 61

	Muertes por cualquier causa	Mediana de la clase de la NYHA al año	Acontecimientos adversos graves (tasa/paciente-año)	Insuficiencia renal (tasa/paciente-año)	Supervivencia a 1 año
Dispositivo de asistencia ventricular izquierda	41	II	6.45	0.25	52%
Máxima terapia médica	54	IV	2.75	0.18	25%
	RR 0.52 [0.34-0.78] p = 0.001	p < 0.001	Relación de tasas 2.35 [1.86-2.95]	Relación de tasas 1.42 [0.54-3.71]	p = 0.002

Conclusión: el uso de un DAVI en pacientes con insuficiencia cardiaca avanzada supuso un beneficio de supervivencia clínicamente significativo y una mejora de la calidad de vida. Un DAVI podría ser una terapia alternativa en pacientes seleccionados que no son candidatos a un trasplante cardiaco.

Rose EA, Gelijns AC, Moskowitz AJ, et al. Long-term use of a left ventricular assist device for end-stage heart failure. *N Engl J Med.* 2001;345(20):1435-43.

RESUMEN VISUAL 41-2

¿Cómo cambia la función renal tras la implantación de un dispositivo de asistencia circulatoria mecánica?

© 2020 Wolters Kluwer

Métodos

Registro INTERMACS
Centros de implantación de soportes circulatorios mecánicos aprobados por los Medicare and Medicaid Services

Implantación del dispositivo
Excluido el corazón artificial total o el soporte ventricular derecho solamente

Mediciones de creatinina
al inicio y al mes

De junio de 2006 a marzo de 2011

Resultados *n* = 3363

Cambios en la TFGe después de la inserción del dispositivo

	1 mes	3 meses	6 meses	1 año
≥ 50% ↑	39%	28%	21%	19%
≥ 25% →	10%	28%	39%	41%
≥ 50% ↓	3%	4%	7%	9%

Mediana de mejora de la TFGe a 1 año
2.6 [RIC 10.1-17.2] mL/min/1.73 m²

Disminución tardía de la TFGe: Se restringe predominantemente a los pacientes con una mejora temprana de la función renal

Conclusión: tras la implantación de un dispositivo de asistencia circulatoria mecánica, la mayoría de los pacientes experimenta una mejora temprana sustancial de la función renal, que no se mantiene.

Brisco MA, Kimmel SE, Coca SG, et al. Prevalence and prognostic importance of changes in kidney function after mechanical circulatory support. *Circ Heart Fail.* 2014;7(1):68-75.

RESUMEN VISUAL 41-3

472

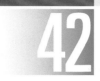

42

Lesión renal aguda
en la enfermedad hepática

Yan Zhong, Claire Francoz, Francois Durand
y Mitra K. Nadim

INTRODUCCIÓN

La lesión renal aguda (LRA) es una complicación frecuente en las personas con cirrosis, que se produce en aproximadamente 50% de los pacientes cirróticos hospitalizados. En el contexto de la cirrosis, la vasoconstricción dentro del riñón junto con los cambios en la circulación sistémica (hipotensión) provocan una disminución del flujo sanguíneo a los riñones y son fundamentales para el desarrollo de la LRA. El reconocimiento y el diagnóstico tempranos de la etiología de la LRA son cruciales para identificar las medidas terapéuticas adecuadas.

FISIOPATOLOGÍA

Los avances actuales en la comprensión de la fisiopatología del síndrome hepatorrenal (SHR) sugieren la implicación de la inflamación sistémica y los cambios circulatorios intrarrenales simultáneamente con los cambios circulatorios sistémicos y esplácnicos (**figura 42-1**).[1,2] En la cirrosis descompensada, el aumento del gasto cardiaco ya no satisface la demanda del efecto de vasodilatación sistémica, lo que da lugar a un volumen efectivo bajo y a la consiguiente activación del sistema renina-angiotensina-aldosterona (RAAS), el sistema nervioso simpático (SNS) y la vasopresina. A medida que la insuficiencia hepática avanza con la vasodilatación sistémica no controlada, el potente efecto de vasoconstricción del RAAS, el SNS y la vasopresina anula el efecto de vasodilatación de las prostaglandinas, lo que provoca una falla circulatoria dentro del riñón.

Las alteraciones de la permeabilidad intestinal, un rasgo distintivo de la hipertensión portal, facilitan la translocación de bacterias y productos bacterianos, lo que da lugar a un aumento de los niveles de citocinas proinflamatorias circulantes, así como de los niveles de factores vasoactivos. Estos mediadores inflamatorios pueden conducir a un mayor deterioro de la disfunción circulatoria, empeorando el desarrollo del SHR.[2]

EVALUACIÓN DE LA FUNCIÓN RENAL

La creatinina sérica (SCr) aún es la base de las definiciones clínicas existentes de la LRA y es un componente clave en la puntuación Model for End-Stage Liver Disease (MELD). Sin embargo, en los pacientes con cirrosis, la SCr sobrestima la tasa de filtración glomerular (TFG) debido a una combinación de disminución de la producción de creatina por parte del hígado, malnutrición proteico-calórica, desgaste muscular y gran volumen de distribución en el contexto de la sobrecarga de líquidos. Por lo tanto, una SCr dentro del rango normal no excluye una insuficiencia renal. La cistatina C es menos afectada por la edad, el sexo y la masa muscular en comparación con la SCr y parece detectar la LRA antes que esta. No obstante, todavía

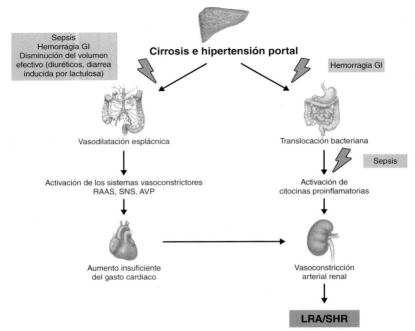

FIGURA 42-1. Mecanismos que contribuyen a la lesión renal aguda (LRA) en la cirrosis descompensada. En la cirrosis descompensada, varios factores como la sepsis, la hemorragia gastrointestinal (GI), la hipovolemia por los diuréticos y la diarrea provocan una disminución del volumen efectivo y una profunda vasodilatación esplácnica/sistémica, lo que da lugar a la posterior activación del sistema renina-angiotensina-aldosterona (RAAS), el sistema nervioso simpático (SNS) y la arginina vasopresina (AVP). Junto con un aumento insuficiente del gasto cardiaco, los potentes sistemas vasoconstrictores causan una falla circulatoria en los riñones que conduce al desarrollo del síndrome hepatorrenal (SHR). Además, la inflamación sistémica inducida por la translocación bacteriana intestinal provoca la activación de citocinas proinflamatorias circulantes, así como a un aumento de los niveles de factores vasoactivos. Estos mediadores inflamatorios pueden provocar un mayor deterioro de la disfunción circulatoria, empeorando el desarrollo del SHR.

es costosa y no está ampliamente disponible. El aclaramiento de inulina o de radioisótopos se considera el estándar de oro para la evaluación de la TFG. Sin embargo, no se utilizan de forma rutinaria en la práctica clínica y no se han estudiado rigurosamente en pacientes con cirrosis avanzada y ascitis. Cuando se realiza de forma adecuada, la recolección cronometrada de creatinina y urea supera algunas de estas limitaciones; sin embargo, están sujetas a una recolección inexacta o incompleta, principalmente debido al aumento de la secreción tubular de creatinina a medida que disminuye la TFG.

En los pacientes con cirrosis, la precisión de todas las ecuaciones de la TFG estimada (TFGe) es escasa y tiende a sobreestimar la TFG real, especialmente en aquellos con una TFG inferior a 40 mL/min. La ecuación derivada del estudio MDRD-6 (Modified Diet in Renal

Disease 6) ha demostrado ser la ecuación basada en la creatinina más precisa para la cirrosis.[3] Sin embargo, más recientemente, en un estudio monocéntrico con más de 10 000 muestras de iotalamato, la ecuación GRAIL (del inglés *glomerular filtration rate assessment in liver disease* o evaluación de la TFG en la enfermedad hepática; www.bswh.md/grail) demostró más precisión y menos sesgo en comparación con la ecuación MDRD-6 en pacientes con una TFG baja y clasificó en forma correcta a 75% de la cohorte con una TFG medida inferior a 30 mL/min/1.73 m² frente a 52.8% de MDRD-6 ($p < 0.01$).[4]

DEFINICIÓN DE LESIÓN RENAL AGUDA Y SÍNDROME HEPATORRENAL

En el año 2010, la Acute Disease Quality Initiative (ADQI) propuso una nueva definición de LRA en pacientes con cirrosis, que se basaba en los criterios de la Acute Kidney Injury Network (AKIN).[5] En 2015, el International Club of Ascites (ICA) revisó la definición de LRA basándose únicamente en los criterios de SCr de la Kidney Disease Improving Global Outcomes (KDIGO) e incluyó cambios en la definición de SCr inicial y SHR.[6] De acuerdo con los criterios de la ICA, el valor de SCr más reciente en los últimos 3 meses debe considerarse como la SCr inicial. Como resultado del cambio en la definición de LRA, también se modificó la definición de SHR y, en lugar de la definición tradicional, donde se utiliza un valor de corte de SCr fijo superior a 1.5 mg/dL, se define con base en la definición KDIGO de la ICA para la SCr. Otros criterios para el SHR, que no se modifican respecto a los criterios anteriores, son: a) ausencia de respuesta después 2 días consecutivos de retirada de diuréticos y expansión del volumen plasmático con albúmina; b) ausencia de choque; c) ausencia de uso actual o reciente de fármacos nefrotóxicos, y d) ausencia de signos de lesión renal estructural, como indican la proteinuria (> 500 mg/día), la microhematuria (> 50 eritrocitos por campo de alta potencia) y la ecografía renal anómala. Además, la forma aguda del SHR, antes SHR-1, se renombró como SHR-LRA y la forma más crónica, antes SHR-2, se renombró como SHR-enfermedad renal crónica (ERC). Aunque la oliguria no se incluyó en la definición actual de LRA en pacientes con enfermedad hepática, se ha comprobado que la diuresis es un marcador sensible y precoz de LRA y que se asocia con resultados adversos en pacientes en estado crítico.[7] Una reunión reciente de consenso internacional sobre el manejo de los pacientes cirróticos en estado crítico recomendó que, independientemente de cualquier aumento de la SCr, la oliguria (diuresis < 400 mL/24 h) debe considerarse como LRA en los pacientes con cirrosis hasta que se demuestre lo contrario.[8]

ETIOLOGÍA DE LA INSUFICIENCIA RENAL

Las causas más comunes de LRA en pacientes hospitalizados son la azoemia prerrenal (la mayoría por LRA inducida por hipovolemia y solo un tercio por SHR), seguida de la necrosis tubular aguda (NTA). La causa de la LRA suele distinguirse por los antecedentes, así como por el análisis de orina y la respuesta a la retirada de diuréticos y la estimulación de volumen. Debe iniciarse un ensayo de expansión de volumen, tanto como medida terapéutica potencial como herramienta diagnóstica (para diferenciar la LRA del SHR de otras formas de azoemia prerrenal). Las opciones de fluidos incluyen sangre (en casos de hemorragia gastrointestinal), cristaloides isotónicos (en casos de diarrea o diuresis excesiva) y albúmina (en casos de SHR, PBE o precipitante desconocido) (**figura 42-2**). Sin embargo, estos criterios pueden ser engañosos en determinadas circunstancias, como la presencia de ERC o el uso reciente de diuréticos. Estudios recientes han sugerido el uso de biomarcadores en orina, además de la microalbuminuria en orina o la excreción fraccional de sodio, para poder diferenciar el SHR de la NTA.[9,10] Sin embargo, en todos estos estudios, el diagnóstico de la NTA se basó en criterios inespecíficos sin un estándar de oro (la biopsia) y, por lo tanto, debe interpretarse

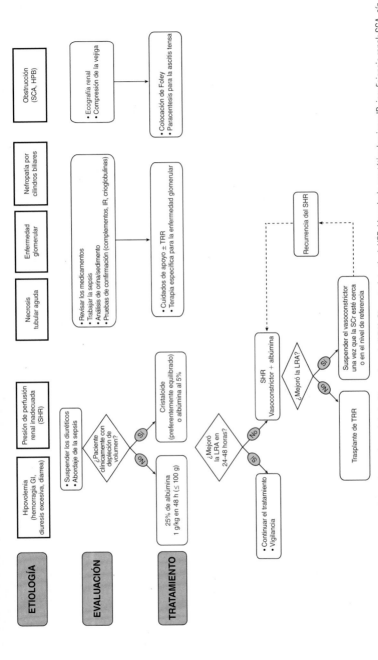

FIGURA 42-2. Algoritmo para la evaluación y el tratamiento de la lesión renal aguda (LRA). GI, gastrointestinal; HPB, hiperplasia prostática benigna; IR, insuficiencia renal; SCA, síndrome coronario agudo; SCr, creatinina sérica; SHR, síndrome hepatorrenal; TRR, terapia de remplazo renal.

TABLA 42-1 Afecciones renales asociadas con la enfermedad hepática

Enfermedad hepática	Condición renal
Hepatitis C	GNMP; nefropatía membranosa; crioglobulinemia; nefritis tubulointersticial; GN fibrilar; nefropatía IgA
Hepatitis B	Nefropatía membranosa; GEFS; GNMP; poliarteritis nodosa; nefropatía IgA
Cirrosis alcohólica	Nefropatía IgA
Cirrosis biliar primaria	ATR distal; nefritis tubulointersticial; vasculitis ANCA positiva; enfermedad anti-MBG; nefropatía membranosa; poliangitis microscópica
Colangitis esclerosante primaria	Nefropatía membranosa; GNMP; vasculitis ANCA positiva
Esteatohepatitis no alcohólica (EHNA)	Nefropatía diabética
Hepatitis autoinmunitaria	GN del complejo inmunitario; ATR
Hiperbilirrubinemia	Nefropatía por cilindros biliares

ANCA, anticuerpos citoplasmáticos antineutrófilos; ATR, acidosis tubular renal; GEFS, glomeruloesclerosis focal-segmentaria; GN, glomerulonefritis; GNMP, glomerulonefritis membranoproliferativa; IgA, inmunoglobulina A; MBG, membrana basal glomerular.

con precaución. Además de las causas de LRA mencionadas, los pacientes con enfermedad hepática pueden presentar una variedad de condiciones específicas que afectan a los riñones y que deben tenerse en cuenta al evaluar a los pacientes con LRA (**tabla 42-1**).

PREVENCIÓN DE LA LESIÓN RENAL AGUDA

Es importante identificar y eliminar los posibles agentes precipitantes en el desarrollo de la LRA/SHR y prevenir los factores que deterioran aún más el estado circulatorio y reducen la perfusión renal. El uso prudente de diuréticos, la infusión de albúmina durante la paracentesis de gran volumen (6-8 g/L de líquido ascítico extraído en 5 L), la profilaxis antibiótica después una hemorragia gastrointestinal y la administración precoz de antibióticos de amplio espectro han demostrado reducir la incidencia del SHR. La administración de albúmina a largo plazo en pacientes con cirrosis descompensada demostró, en un gran ensayo controlado y aleatorizado, una relación con la reducción de las tasas de peritonitis bacteriana espontánea (PBE), de las infecciones bacterianas distintas de la PBE, del SHR-1, de la insuficiencia renal definida por una SCr superior a 1.5 mg/dL y mejora de la supervivencia.[11]

TRATAMIENTO DE LA LESIÓN RENAL AGUDA

La expansión del volumen es crucial no solo en el tratamiento sino también en el diagnóstico diferencial de la etiología de la LRA. El tipo de líquido necesario para la reanimación debe adaptarse en función de la causa de la LRA y del estado de volumen del paciente (figura 42-2). Es imprescindible tener precaución al administrar líquidos en pacientes cirróticos con LRA para evitar el desarrollo de sobrecarga de líquidos y edema pulmonar.

Terapia farmacológica

Una vez realizado el diagnóstico de SHR, el objetivo del tratamiento médico es mejorar la hemodinámica sistémica con vasoconstrictores y restaurar el volumen circulatorio efectivo con albúmina (**tabla 42-2**). Se recomienda utilizar albúmina concentrada de 1 g/kg con un máximo de 100 g inicialmente, seguido de dosis de 20 a 40 g/d. La elección de los vasoconstrictores se rige por la ubicación de los pacientes hospitalizados (UCI vs. sala general) y la disponibilidad, ya que la terlipresina no está disponible actualmente en muchos países, incluidos los Estados Unidos. Varios ensayos controlados aleatorizados han demostrado que la combinación de terlipresina y albúmina (administrada en una dosis inicial de 1 g/kg de albúmina al 20-25%, seguida de dosis diarias de 20-50 g) fue más eficaz que la albúmina sola en la reversión del SHR (**resúmenes visuales 42-1 y 42-2**). Para los pacientes en estado crítico y los que se encuentran en la UCI, puede utilizarse el tratamiento combinado con noradrenalina (objetivo de 10-15 mm Hg de aumento de la presión arterial media) y albúmina. Sin embargo, no se ha observado ninguna diferencia significativa al comparar la terlipresina con la noradrenalina.[12] Para los pacientes en sala, especialmente en los países en los que no se dispone de terlipresina, puede utilizarse una combinación de midodrina 7.5 a 12.5 mg por vía oral tres veces al día (un agonista α-adrenérgico administrado por vía oral) y octeotida 100 a 200 μg por vía subcutánea tres veces al día (un análogo de la somatostatina de acción prolongada) para reducir la hipertensión portal y la vasoconstricción esplácnica. Los predictores de respuesta incluyen el aumento de la presión arterial media de más de 5 mm Hg, el inicio de los vasoconstrictores cuando la SCr es inferior a 5 mg/dL y la bilirrubina sérica inferior a 10 mg/dL. El tratamiento con vasoconstrictores debe interrumpirse si no hay mejora de la SCr después de 5 a 7 días, en los pacientes que iniciaron terapia de remplazo renal (TRR) o en los que presenten efectos secundarios.

Ensayo por tiempo limitado de la terapia de remplazo renal

El inicio de la TRR en pacientes que no son candidatos a un trasplante, especialmente en aquellos con SHR, es controvertido. Aun así, se ha demostrado que la gravedad de la enfermedad y el número de fallas orgánicas en pacientes con insuficiencia hepática aguda o crónica son más predictivos de la mortalidad que la etiología de la LRA.[13,14] Por ello, los autores creen que debe considerarse un ensayo de TRR en pacientes seleccionados, independientemente de la candidatura al trasplante o de la etiología de la LRA. El inicio de la TRR debe tener motivos clínicos (**tabla 42-3**) y debe considerarse en el contexto clínico más amplio, para el tratamiento terapéutico o de apoyo de las indicaciones "no renales", antes de que se hayan desarrollado complicaciones manifiestas de la LRA; el umbral de inicio debe reducirse cuando la LRA se produzca como parte de una falla multiorgánica.[8,15] La TRR continuo debe preferirse a otras modalidades en pacientes con inestabilidad hemodinámica grave.

Vasoconstrictores para el tratamiento del síndrome hepatorrenal

Fármaco	Mecanismo de acción	Dosis	Comentarios
Terlipresina	Análogo de la vasopresina	1 mg cada 4-6 h como bolo IV continua. La dosis puede aumentar a 2 mg IV cada 4-6 h después de 48 h si la SCr no ha disminuido en > 25% con respecto al valor inicial hasta un máximo de 12 mg/día siempre que no haya efectos secundarios. Tratamiento máximo 14 días.	No disponible en Estados Unidos En los países en los que no se dispone de terlipresina, puede iniciarse la combinación de octreotida/midodrina, y si no se produce un descenso de la SCr en un máximo de 3 días, el paciente debe ser trasladado a la UCI para probar la noradrenalina Contraindicado en pacientes con cardiopatía isquémica preexistente, enfermedad cerebrovascular, enfermedad arterial periférica, hipertensión o asma
Noradrenalina	Agonista α-adrenérgico	0.5-3.0 mg/h (infusión continua). Titular para lograr un aumento de 15 mm Hg en la PAM	Requiere UCI
Midodrina + octreotida	Agonista α-adrenérgico (midodrina) Análogo de la somatostatina (octreotida)	7.5 mg por vía oral TID con un aumento a 12.5-15 mg TID según sea necesario para aumentar la PAM en 15 mm Hg Octreotida SQ 100 µg TID, titulada a 200 µg TID el día 2, si la función renal no ha mejorado	

IV, intravenoso; PAM, presión arterial media; SCr, creatinina sérica; SQ, subcutáneo; TID, tres veces al día; UCI, unidad de cuidados intensivos.

TABLA 42-3 Consideraciones para el inicio de la terapia de remplazo renal en pacientes con enfermedad hepática

- Lesión renal aguda
- Sobrecarga de líquidos con o sin edema pulmonar con falla en el balance negativo de fluidos
- Pacientes con riesgo de desarrollar una sobrecarga de líquidos (p. ej., necesidad de productos sanguíneos masivos, NPT, antibióticos de gran volumen)
- Anomalías electrolíticas y acidobásicas graves/que ponen en peligro la vida
- Resistente/intolerante a los diuréticos
- Complicaciones urémicas: pericarditis, hemorragia, derrame pericárdico, encefalopatía
- Hiperamonemia (> 100-120 mmol/L) con o sin encefalopatía hepática en el marco de una insuficiencia hepática fulminante

NPT, nutrición parenteral total.

Referencias

1. Durand F, Graupera I, Gines P, et al. Pathogenesis of hepatorenal syndrome: implications for therapy. *Am J Kidney Dis*. 2016;67:318-328.
2. Gines P, Sola E, Angeli P, et al. Hepatorenal syndrome. *Nat Rev Dis Primers*. 2018;4:23.
3. Francoz C, Nadim MK, Baron A, et al. Glomerular filtration rate equations for liver-kidney transplantation in patients with cirrhosis: validation of current recommendations. *Hepatology*. 2014;59:1514-1521.
4. Asrani SK, Jennings LW, Trotter JF, et al. A model for glomerular filtration rate assessment in liver disease (GRAIL) in the presence of renal dysfunction. *Hepatology*. 2019;69:1219-1230.
5. Nadim MK, Kellum JA, Davenport A, et al. Hepatorenal syndrome: the 8th International Consensus Conference of the Acute Dialysis Quality Initiative (ADQI) group. *Crit Care*. 2012;16:R23.
6. Angeli P, Gines P, Wong F, et al. Diagnosis and management of acute kidney injury in patients with cirrhosis: revised consensus recommendations of the International Club of Ascites. *J Hepatol*. 2015;62:968-974.
7. Amathieu R, Al-Khafaji A, Sileanu FE, et al. Significance of oliguria in critically ill patients with chronic liver disease. *Hepatology*. 2017;66:1592-1600.
8. Nadim MK, Durand F, Kellum JA, et al. Management of the critically ill patient with cirrhosis: a multidisciplinary perspective. *J Hepatol*. 2016;64:717-735.
9. Francoz C, Nadim MK, Durand F. Kidney biomarkers in cirrhosis. *J Hepatol*. 2016;65:809-824.
10. Huelin P, Sola E, Elia C, et al. Neutrophil gelatinase-associated lipocalin for assessment of acute kidney injury in cirrhosis. A prospective study. *Hepatology*. 2019;70:319-333.
11. Caraceni P, Riggio O, Angeli P, et al. Long-term albumin administration in decompensated cirrhosis (ANSWER): an open-label randomised trial. *Lancet*. 2018;391:2417-2429.
12. Best LM, Freeman SC, Sutton AJ, et al. Treatment for hepatorenal syndrome in people with decompensated liver cirrhosis: a network meta-analysis. *Cochrane Database Syst Rev*. 2019;9:CD013103.
13. Allegretti AS, Parada XV, Eneanya ND, et al. Prognosis of patients with cirrhosis and AKI who initiate RRT. *Clin J Am Soc Nephrol*. 2018;13:16-25.
14. Angeli P, Rodriguez E, Piano S, et al. Acute kidney injury and acute-on-chronic liver failure classifications in prognosis assessment of patients with acute decompensation of cirrhosis. *Gut*. 2015;64:1616-1622.
15. Rosner MH, Ostermann M, Murugan R, et al. Indications and management of mechanical fluid removal in critical illness. *Br J Anaesth*. 2014;113:764-771.

¿La terlipresina con albúmina puede REVERTIR el síndrome hepatorrenal tipo 1?

© 2020 Wolters Kluwer

Ensayo controlado aleatorizado

2221 examinados

América del Norte
50 sitios en Estados Unidos.
2 en Canadá

Pacientes adultos ≥ 18 años

Cirrosis y ascitis

De octubre de 2010 a febrero de 2013

Síndrome hepatorrenal tipo 1
Criterios del International Club of Ascites 2007

196

Terlipresina + albúmina

Terlipresina 1 mg cada 6 h + albúmina (20-40g/día)

97

99

Placebo cada 6 h + albúmina (20-40g/día)

Placebo + albúmina

Resultados

	p = 0.22	NS	*p* = 0.60	
	20%	**23.8**	**58%**	**37%**
	Confirmación de la reversión del síndrome hepatorrenal	Mediana de supervivencia sin trasplante (días)	Tasa de supervivencia a los 90 días	Uso de la terapia de remplazo renal en el día 90
	13%	**20.7**	**55%**	**42%**

Conclusión: en este ensayo controlado de pacientes con SHR-1 que comparó la terlipresina con el placebo, no hubo diferencias estadísticamente significativas en el número de personas que lograron la reversión confirmada del síndrome hepatorrenal.

Boyer TD, Sanyal AJ, Wong F, et al. Terlipressin Plus Albumin Is More Effective Than Albumin Alone in Improving Kidney Function in Patients With Cirrhosis and Hepatorenal Syndrome Type 1. *Gastroenterology*. 2016;150(7):1579-1589.e2.

RESUMEN VISUAL 42-1

¿La terlipresina provoca la resolución del síndrome hepatorrenal en el día 14?

© 2020 Wolters Kluwer

Ensayo controlado aleatorizado

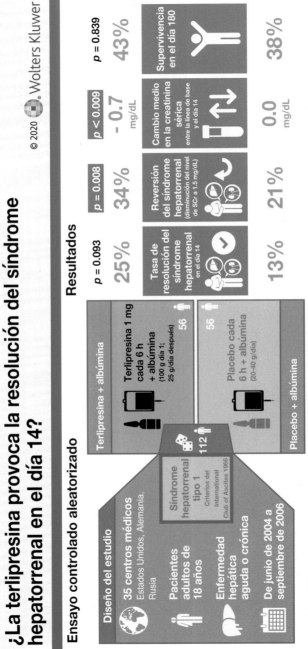

Diseño del estudio

35 centros médicos
Estados Unidos, Alemania, Rusia

Pacientes adultos de 18 años

Enfermedad hepática aguda o crónica

De junio de 2004 a septiembre de 2006

Síndrome hepatorrenal tipo 1
Criterios del International Club of Ascites 1966

112

Terlipresina + albúmina

Terlipresina 1 mg cada 6 h + albúmina (100 g día 1; 25 g/día después)
56

Placebo cada 6 h + albúmina (20-40 g/día)
56

Placebo + albúmina

Resultados

p = 0.093

25%

Tasa de resolución del síndrome hepatorrenal en el día 14

13%

p = 0.008

34%

Reversión del síndrome hepatorrenal (disminución del nivel de SCr a 1.5 mg/dL)

21%

p < 0.009

- 0.7 mg/dL

Cambio medio en la creatinina sérica entre la línea de base y el día 14

0.0 mg/dL

p = 0.839

43%

Supervivencia en el día 180

38%

Conclusión: en un ensayo de terlipresina frente a placebo en pacientes con síndrome hepatorrenal, los pacientes tratados con terlipresina presentaron mejoras significativas en la función renal sin índices de resolución significativos del síndrome hepatorrenal.

Sanyal AJ, Boyer T, Garcia-tsao G, et al. A randomized, prospective, double-blind, placebo-controlled trial of terlipressin for type 1 hepatorenal syndrome. *Gastroenterology.* 2008; 134(5):1360-8.

RESUMEN VISUAL 42-2

43 Síndrome compartimental abdominal

Anis Abdul Rauf, Joel M. Topf
y Emily Temple-Woods

INTRODUCCIÓN Y DEFINICIONES

El síndrome compartimental abdominal se caracteriza por una presión elevada en el abdomen con el consiguiente daño de los órganos terminales y es una causa importante de morbilidad y mortalidad en pacientes con patología intraabdominal y traumatismos. La insuficiencia renal es característica del síndrome junto con el colapso cardiovascular.[5]

La World Society of the Abdominal Compartment Syndrome (WSACS) estableció definiciones consensuadas de presión intraabdominal (PIA), hipertensión intraabdominal (HIA) y síndrome compartimental abdominal (SCA).[1]

La medición de la PIA se realiza mediante un catéter de presión intravesical.[1] Estas mediciones son afectadas por la posición del paciente, el ciclo respiratorio y las contracciones de los músculos abdominales; por lo tanto, la PIA debe medirse en la línea axilar media cuando el paciente está en posición supina, al final de la espiración, sin contracciones de los músculos abdominales.[1-3]

En el estado normal, la PIA tiene una media de 5 a 7 mm Hg, que se eleva a 10 mm Hg en los enfermos críticos.[1,4] La HIA se define como presiones sostenidas o repetidas de más de 12 mm Hg, y el SCA se produce cuando la PIA supera los 20 mm Hg y existe una falla orgánica concomitante (p. ej., una nueva lesión renal aguda [LRA]). La presión de perfusión abdominal (PPA) es igual a la presión arterial media (PAM) menos la PIA; una PPA inferior a 60 mm Hg no es necesaria para diagnosticar un SCA pero es un hallazgo de apoyo.[1]

En los pacientes adultos en estado crítico, la HIA se asocia con un aumento de la morbilidad y la mortalidad debido al posterior falla multiorgánica, en particular el colapso cardiovascular y la LRA.[5] En un metaanálisis de 1 669 pacientes de 19 centros distintos, Malbrain y cols. demostraron que la HIA es un factor predictivo independiente de la mortalidad en la enfermedad crítica (riesgo relativo [RR] = 1.85; intervalo de confianza [IC] 95%: 1.12-3.0; p = 0.01).[6] La manifestación más temprana de la HIA es la LRA.[5,7]

ETIOLOGÍA Y FISIOPATOLOGÍA

Las causas de la HIA y del subsiguiente SCA se clasifican de acuerdo con la fisiopatología subyacente:

1.   Disminución de la distensibilidad del compartimento abdominal.
2.   Aumento del contenido intraabdominal o intraluminal.
3.   Terceras partes u otros desequilibrios del agua corporal.
4.   Aumento de la presión torácica.[1]

Se puede pensar en el abdomen como un simple compartimento con bordes parcialmente distensibles en el diafragma y la pared abdominal anterior. Cualquier condición que disminuya la distensibilidad del diafragma o de la pared abdominal anterior aumentará la HIA.[8] A medida que el volumen del abdomen comienza a aumentar, la pared abdominal empieza a compensar estirándose, cambiando finalmente la forma del abdomen en la sección coronal de un óvalo a un círculo. Una vez que el recto abdominal y la fascia que lo acompaña se estiran al máximo, un mayor aumento del volumen abdominal provoca un rápido incremento de la PIA.[4]

La causa más común de HIA y SCA es el tejido adiposo abdominal y el edema grave. La grasa abdominal (visceral o subcutánea) y el edema provocan que el compartimento asuma una sección coronal circular incluso con PIA normales, lo que permite una rápida progresión de la PIA normal a un SCA franco. Las escaras y las adherencias disminuyen la distensibilidad general al impedir que el compartimento cambie de forma en respuesta al aumento del volumen intracompartimental. Asimismo, el aplanamiento diafragmático secundario a la enfermedad pulmonar obstructiva crónica (EPOC) disminuye la distensibilidad cefálica del compartimento.[4]

Los compartimentos torácico y abdominal están separados por el diafragma, y el aumento de la PIA reducirá la distensibilidad torácica y el de la presión torácica disminuirá la distensibilidad abdominal. Muchos pacientes en estado crítico presentan un aumento de la presión torácica debido a las demandas ventilatorias. Los factores de riesgo para la transmisión de la presión torácica elevada al compartimento abdominal incluyen la utilización de la ventilación con presión positiva, la presión positiva al final de la espiración (PEEP) elevada, la auto-PEEP y la elevación de la cabecera de la cama más de 30 grados.[9,10]

A nivel vascular, la HIA se caracteriza por una compresión inicial de la microvasculatura, que afecta en gran medida a los capilares. A medida que la presión se acumula en los lechos capilares, el flujo venoso es afectado y el flujo arterial disminuye. A medida que la PIA aumenta, la vena cava inferior (VCI) se comprime en el abdomen, lo que provoca una mayor congestión venosa. La transmisión de la presión del compartimento abdominal al torácico a través del diafragma también provoca una compresión directa sobre el corazón, lo que causa una fisiología equivalente al taponamiento (deterioro del llenado y disminución de la contractilidad). Todos estos mecanismos dan lugar a una isquemia visceral. Además, la congestión venosa, tanto en la circulación esplácnica como en la portal, provoca edema y aumenta el volumen intraabdominal, incrementando aún más la HIA en un bucle de retroalimentación positiva.[5]

Factores de riesgo

En la **tabla 43-1** se muestran varios factores de riesgo establecidos para el desarrollo del SCA.

DIAGNÓSTICO

El diagnóstico de la HIA y el SCA depende de la medición consistente y oportuna de la PIA, no de los hallazgos del examen físico o del laboratorio.[1,15] La HIA y el SCA no presentan signos físicos consistentes ni anomalías de laboratorio más allá de las alteraciones que suelen indicar daños en los órganos terminales. Además, el WSACS recomienda la medición seriada de la PIA (cada 4 h) en los pacientes de riesgo y en los que tienen una PIA elevada.[1] La medición de la presión venosa femoral (PVF) no es un sustituto adecuado de la medición intravesical de la PIA, pero la PVF o la manometría intragástrica pueden utilizarse como estimación cuando la medición intravesical está contraindicada.[8,16]

Los signos de HIA y SCA son manifestaciones de falla orgánica final. En los pacientes en estado crítico, con múltiples etiologías de daño orgánico, otros procesos fisiopatológicos pueden ocultar los signos de SCA.

PREVENCIÓN

En un paciente con HIA que aún no ha evolucionado a SCA, es esencial una intervención temprana para reducir la PIA y optimizar así la perfusión a las vísceras abdominales. Vigilar

43-1   Factores de riesgo para el desarrollo del SCA

Historia	Comorbilidades	Tratamiento	Quirúrgico	Ventilador
Edad[7]	Obesidad[11]	Administración temprana o de gran volumen de cristaloides[8]	Escara[8]	Posicionamiento en prono[12,a]
Adherencias intraabdominales[8]	SDRA[5]	Choque[8]	Laparotomía el día del ingreso[10,11]	PEEP > 10 cm H_2O[10]
Cirrosis, ascitis[11]	Pancreatitis aguda[13,b]	Íleo[8]	OMEC o *bypass*[14,c]	PaO_2/FiO_2 < 300[11]
	Traumatismo abdominal[8]	Necesidad de presores o inotrópicos		
	Quemaduras graves[8]			
	Hemorragia GI[8]			
	Ruptura del AAA[8]			

AAA, aneurisma aórtico abdominal; SCA, síndrome compartimental abdominal; SDRA, síndrome de dificultad respiratoria aguda; OMEC, oxigenación por membrana extracorpórea; GI, gastrointestinal; PIA, presión intraabdominal; PEEP, presión positiva al final de la espiración.

[a]La pronación provoca un aumento de la PIA, pero no hay pruebas de su importancia clínica en el contexto del SCA.

[b]Entre los factores de riesgo independientes para el desarrollo de un SCA en el marco de una pancreatitis aguda se encuentran el balance de líquidos positivo en las primeras 24 h de tratamiento, las alteraciones del calcio sérico y las múltiples colecciones de líquido intraabdominal.[13]

[c]En pacientes de cirugía cardiaca.[14]

y minimizar el exceso de líquidos puede ayudar a prevenir el aumento de la PIA. La WSACS recomienda un objetivo de PIA inferior a 15 mm Hg.[1] La PAA puede ser un predictor de la supervivencia y de la intervención quirúrgica superior a la PIA.[5,17]

Equilibrio de fluidos

Evitar una reanimación excesiva y atenerse a los principios de reanimación con líquidos dirigidos por objetivos puede prevenir el SCA iatrogénico basado en fluidos.[1,8] El aumento de la PIA provoca la compresión de la VCI, imitando la aparición de hipovolemia. Del mismo modo, la disminución de la distensibilidad torácica provocará un aumento de la variación de la presión del pulso (VPP), que podría confundirse con hipotensión por respuesta a los fluidos. Por lo tanto, en los casos en los que se conoce la existencia de HIA, la VPP y el diámetro de la VCI no son indicadores fiables del estado hemodinámico y pueden interpretarse erróneamente, provocando una sobrecarga de líquidos.[8]

El balance de líquidos de cero a negativo en el tercer día de ingreso con el uso de fluidos hipertónicos y coloides en los casos en los que está indicada la reanimación con líquidos puede prevenir el desarrollo o el empeoramiento de la HIA.[1] En servicio de mantener un balance de líquidos de cero a negativo, también se recomienda la diuresis mesurada o la hemodiálisis con ultrafiltrado alto.[1,8]

Distensibilidad de la pared abdominal

El aumento de la distensibilidad de la pared abdominal puede reducir la HIA. Un tono muscular abdominal elevado, que puede deberse al dolor y a la ansiedad, es capaz aumentar la PIA. Por lo tanto, el alivio de los síntomas, incluyendo la sedación y el bloqueo neuromuscular, puede aumentar sustancialmente la distensibilidad de la pared abdominal.[1,8]

La posición del cuerpo también puede contribuir a la HIA, especialmente la elevación de la cabecera de la cama por encima de los 30° y la flexión prolongada de la cadera. Las fajas abdominales se asocian con aumento de la PIA y están contraindicadas en la HIA.[1,4,8] En el contexto de la HIA posoperatoria, puede estar indicada una escarotomía para aumentar la distensibilidad de la pared.[1]

Uso del abdomen abierto

El uso profiláctico del abdomen abierto está indicado en pacientes con traumatismo o posoperatorios con SCA. Esto puede ser necesario en aquellos con inflamación visceral o retroperitoneal extrema intraoperatoria. En estos casos, pueden utilizarse sistemas de presión negativa de la herida para el cierre temporal, pero estos pacientes requieren múltiples procedimientos repetidos cada 48 h.[8] El abdomen abierto profiláctico está contraindicado en pacientes sépticos.

Volumen enteral e intraperitoneal

El aumento agudo del volumen enteral es un factor de riesgo para desarrollar HIA y SCA. Dependiendo de si el aumento de volumen está en el tracto gastrointestinal (GI) superior o inferior, puede ser útil el tratamiento mecánico descompresivo o el uso de fármacos procinéticos.[8]

Las sondas nasogástricas (NG) son apropiadas cuando existen otras indicaciones; no hay pruebas de la eficacia de la descompresión del tracto gastrointestinal superior como profilaxis de la HIA.[1,4,18] Los enemas y las sondas rectales pueden utilizarse para descomprimir el tracto gastrointestinal inferior.[1,5] También es apropiado minimizar o interrumpir la alimentación enteral.[5] La descompresión colonoscópica puede utilizarse en casos de síndrome de Ogilvie o de seudoobstrucción; también es útil cuando los agentes procinéticos no han conseguido producir una descompresión enteral sustancial.[1,4]

La neostigmina es un agente potencialmente apropiado para el tratamiento del íleo colónico en el contexto de la HIA.[19] Otros agentes procinéticos son la cisaprida, la metoclopramida y la eritromicina.[1,4] La paracentesis no es superior a la laparotomía descompresiva; sin embargo, la eliminación de las lesiones que ocupan espacio en el abdomen (p. ej., un hematoma de más de 1 L de volumen) puede ser terapéutica.[1,4,8]

Manejo del ventilador

Debido a que las presiones intratorácicas se transmiten a través del diafragma al compartimento abdominal, el manejo adecuado de las presiones en las vías respiratorias puede ser un complemento importante para prevenir el SCA. En particular, aunque la presencia de PEEP en los pacientes ventilados mecánicamente aumentará la PIA, no está claro en qué momento esto se convierte en algo clínicamente relevante.[8]

HISTORIA NATURAL Y SECUELAS

Si no se trata, la historia natural del SCA tiende a la muerte inevitable. Incluso cuando se trata de forma rápida y adecuada, la HIA tiene una serie de secuelas clínicas, que pueden caracterizarse como diferentes formas de daño de los órganos terminales.

Gastrointestinal y hepatobiliar

La compresión de la luz entérica se produce relativamente pronto en el desarrollo de la HIA, siempre que la causa final de la elevación de la PIA no sea el aumento del volumen entérico. El edema de la pared intestinal se produce como secuela de la isquemia debido a la resistencia vascular esplácnica o al balance de líquidos positivo. El hígado es afectado de forma similar, ya que las compresiones directa y vascular provocan isquemia.[5,8]

Riñón

La etiología de la LRA con SCA es multifactorial. El aumento de la presión en las venas renales impide el flujo sanguíneo glomerular y activa el sistema renina-angiotensina-aldosterona, causando vasoconstricción. El aumento de la PIA se transmite al parénquima renal y a los túbulos, dañando aún más los riñones.[5,8]

Respiratorio

Al aumentar la PIA, la presión se transmite al compartimento torácico, lo que reduce la distensibilidad pulmonar en aproximadamente 50% y eleva las presiones meseta, pico y media de las vías respiratorias, reduciendo el volumen corriente. También provoca una pérdida de capacidad residual funcional por compresión directa del parénquima pulmonar. La suma de estos efectos supone un importante desajuste ventilación-perfusión.[5,8]

Cardiovascular

El aumento de las presiones pulmonares del SCA incrementa la poscarga del ventrículo derecho y disminuye el retorno venoso pulmonar, perjudicando el gasto cardiaco. La compresión de la VCI disminuye la precarga, lo que reduce aún más el gasto cardíaco;[8] también provoca presiones elevadas en el sistema venoso de las extremidades inferiores y aumento de la resistencia arterial, que reduce su flujo sanguíneo.[8]

Neurológico

La PIA elevada se asocia con aumento de la presión intracraneal (PIC) y disminución concomitante de la presión de perfusión cerebral (PPC).[20] Se cree que esto es el resultado de la compresión de la vena cava que provoca altas presiones en la vena yugular y, por lo tanto, congestión vascular cerebral.[8]

TRATAMIENTO

Los casos de SCA primario (es decir, los causados por una patología abdominopélvica primaria) pueden producirse a pesar de los mejores esfuerzos de prevención del clínico. En estos casos, la WSACS recomienda una laparotomía descompresiva urgente con cierre retardado y la colocación de un sistema de cuidado de heridas con presión negativa en lugar de medidas conservadoras.[1] El tratamiento del SCA es la laparotomía descompresiva.[8] En las **figuras 43-1** y **43-2** se describe un protocolo para hacer frente al aumento de la PIA y los pasos para el manejo médico.

En los casos en los que el manejo quirúrgico no es posible, también se pueden emplear medidas médicas de prevención para el tratamiento. En estos casos, la PPA es el indicador más adecuado del éxito de la reanimación, superior a la PAM o la PIA por sí solas, el pH arterial, el déficit de bases, el ácido láctico y la diuresis. Cheatham y cols., realizaron un análisis de regresión multivariante de la PPA como criterio de valoración en un estudio prospectivo de 149 pacientes de la unidad de cuidados intensivos (UCI) quirúrgicos y de traumatología y descubrieron que era superior a estos otros criterios de valoración de la reanimación para predecir la supervivencia en pacientes con HIA ($p = 0.002$).[17] La importancia de la PPA como objetivo de tratamiento abre la viabilidad de aumentar la PAM mediante el uso de presores para manejar temporalmente el SCA. Algunos expertos sugieren como objetivo una PAM de 60 mm Hg + PIA.[21]

Cuando se opta por tratar el SCA con una laparotomía descompresiva o una paracentesis, existe la posibilidad de que se produzca hipotensión y colapso cardiovascular debido a la repentina disminución de la presión abdominal. Esto ocurre debido a la caída repentina de la resistencia vascular sistémica (RVS) y a la incapacidad del paciente en estado crítico para compensarla adecuadamente. También se hipotetiza que un elemento de lesión por reperfusión contribuye en cualquier modo de tratamiento descompresivo o de reanimación en estos pacientes.[8]

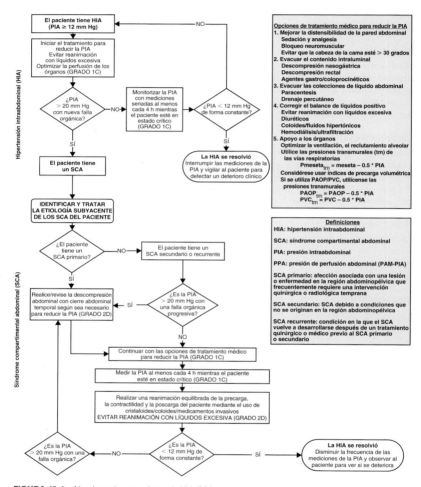

FIGURA 43-1. Algoritmo de tratamiento de HIA/SCA.

Adaptado de Kirkpatrick AW, Roberts DJ, De Waele J, et al. Intra-abdominal hypertension and the abdominal compartment syndrome: updated consensus definitions and clinical practice guidelines from the World Society of the Abdominal Compartment Syndrome. *Intensive Care Med.* 2013;39(7):1190-1206. doi:10.1007/s00134-013-2906-z. © 2014 World Society of the Abdominal Compartment Syndrome. Todos los derechos reservados.

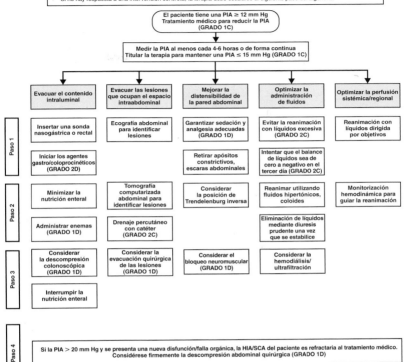

FIGURA 43-2. Algoritmo de tratamiento médico de HIA/SCA. HIA, hipertensión intraabdominal; SCA, síndrome compartimental abdominal.

Adaptado de Kirkpatrick AW, Roberts DJ, De Waele J, *et al*. Intra-abdominal hypertension and the abdominal compartment syndrome: updated consensus definitions and clinical practice guidelines from the World Society of the Abdominal Compartment Syndrome. *Intensive Care Med.* 2013;39(7):1190-1206. doi:10.1007/s00134-013-2906-z. © 2014 World Society of the Abdominal Compartment Syndrome. Todos los derechos reservados.

Referencias

1. Kirkpatrick AW, Roberts DJ, De Waele J, et al. Intra-abdominal hypertension and the abdominal compartment syndrome: updated consensus definitions and clinical practice guidelines from the World Society of the Abdominal Compartment Syndrome. *Intensive Care Med.* 2013;39(7):1190-1206. doi:10.1007/s00134-013-2906-z

2. Cheatham ML, De Waele JJ, De Laet I, et al. The impact of body position on intra-abdominal pressure measurement: a multicenter analysis. *Crit Care Med.* 2009;37(7):2187-2190. doi:10.1097/CCM.0b013e3181a021fa

3. Yi M, Leng Y, Bai Y, Yao G, Zhu X. The evaluation of the effect of body positioning on intra-abdominal pressure measurement and the effect of intra-abdominal pressure at different body positioning on organ function and prognosis in critically ill patients. *J Crit Care.* 2012;27(2):222.e1-222.e6. doi:10.1016/j.jcrc.2011.08.010

4. Malbrain MLNG, Peeters Y, Wise R. The neglected role of abdominal compliance in organ-organ interactions. *Crit Care.* 2016;20(1):67. doi:10.1186/s13054-016-1220-x

5. Sosa G, Gandham N, Landeras V, Calimag AP, Lerma E. Abdominal compartment syndrome. *Dis Mon.* 2019;65(1):5-19. doi:10.1016/j.disamonth.2018.04.003

6. Malbrain MLNG, Chiumello D, Cesana BM, et al. A systematic review and individual patient data meta-analysis on intra-abdominal hypertension in critically ill patients: the wake-up project. World initiative on Abdominal Hypertension Epidemiology, a Unifying Project (WAKE-Up!). *Minerva Anestesiol.* 2014;80(3):293-306.

7. Dalfino L, Tullo L, Donadio I, Malcangi V, Brienza N. Intra-abdominal hypertension and acute renal failure in critically ill patients. *Intensive Care Med.* 2008;34(4):707-713. doi:10.1007/s00134-007-0969-4

8. Rogers WK, Garcia L. Intraabdominal hypertension, abdominal compartment syndrome, and the open abdomen. *Chest.* 2018;153(1):238-250. doi:10.1016/j.chest.2017.07.023

9. Kirkpatrick AW, Pelosi P, De Waele JJ, et al. Clinical review: intra-abdominal hypertension: does it influence the physiology of prone ventilation? *Crit Care.* 2010;14(4):232. doi:10.1186/cc9099

10. De Waele JJ, Malbrain ML, Kirkpatrick AW. The abdominal compartment syndrome: evolving concepts and future directions. *Crit Care.* 2015;19(1). doi:10.1186/s13054-015-0879-8

11. Blaser AR, Parm P, Kitus R, Starkopf J. Risk factors for intra-abdominal hypertension in mechanically ventilated patients. *Acta Anaesthesiol Scand.* 2011;55(5):607-614. doi:10.1111/j.1399-6576.2011.02415.x

12. Hering R, Wrigge H, Vorwerk R, et al. The effects of prone positioning on intraabdominal pressure and cardiovascular and renal function in patients with acute lung injury. *Anesth Analg.* 2001;92(5):1226-1231. doi:10.1097/00000539-200105000-00027

13. Ke L, Ni H-B, Sun J-K, et al. Risk factors and outcome of intra-abdominal hypertension in patients with severe acute pancreatitis. *World J Surg.* 2012;36(1):171-178. doi:10.1007/s00268-011-1295-0

14. Dalfino L, Sicolo A, Paparella D, Mongelli M, Rubino G, Brienza N. Intra-abdominal hypertension in cardiac surgery. *Interact Cardiovasc Thorac Surg.* 2013;17(4):644-651. doi:10.1093/icvts/ivt272

15. Kirkpatrick AW, Brenneman FD, McLean RF, Rapanos T, Boulanger BR. Is clinical examination an accurate indicator of raised intra-abdominal pressure in critically injured patients? *Can J Surg J Can Chir.* 2000;43(3):207-211.

16. De Keulenaer BL, Regli A, Dabrowski W, et al. Does femoral venous pressure measurement correlate well with intrabladder pressure measurement? A multicenter observational trial. *Intensive Care Med.* 2011;37(10):1620-1627. doi:10.1007/s00134-011-2298-x

17. Cheatham ML, White MW, Sagraves SG, Johnson JL, Block EF. Abdominal perfusion pressure: a superior parameter in the assessment of intra-abdominal hypertension. *J Trauma.* 2000;49(4):621-626; discussion 626-627. doi:10.1097/00005373-200010000-00008

18. Nelson R, Edwards S, Tse B. Prophylactic nasogastric decompression after abdominal surgery. *Cochrane Database Syst Rev.* 2007;(3):CD004929. doi:10.1002/14651858.CD004929.pub3

19. Valle RGL, Godoy FL. Neostigmine for acute colonic pseudo-obstruction: a meta-analysis. *Ann Med Surg (Lond).* 2014;3(3):60-64. doi:10.1016/j.amsu.2014.04.002

20. Deeren DH, Dits H, Malbrain MLNG. Correlation between intra-abdominal and intracranial pressure in nontraumatic brain injury. *Intensive Care Med.* 2005;31(11):1577-1581. doi:10.1007/s00134-005-2802-2

21. Farkas J. Abdominal compartment syndrome. EMCrit Project. Published March 13, 2019. Accessed November 2, 2020. https://emcrit.org/ibcc/abdominal-compartment-syndrome/

Lesión renal aguda asociada con el contraste

Winn Cashion y Steven D. Weisbord

INTRODUCCIÓN

La lesión renal aguda (LRA) es una complicación ampliamente reconocida de la exposición a medios de contraste yodados intravasculares. La LRA asociada con el contraste (LRA-AC) se manifiesta típicamente como una pequeña y transitoria disminución de la función renal que se desarrolla en los 4 días siguientes a la administración del contraste. Se relaciona con resultados adversos graves, que incluyen la muerte y la pérdida de la función renal a largo plazo; sin embargo, sigue sin demostrarse una conexión causal. Esto es importante si se tiene en cuenta la creciente evidencia de que los procedimientos angiográficos clínicamente indicados, que pueden salvar vidas, se infrautilizan en pacientes con enfermedad renal crónica (ERC) y síndrome coronario agudo (SCA), probablemente por la preocupación de los proveedores de precipitar la LRA-AC. Debido a que las personas hospitalizadas en la unidad de cuidados intensivos (UCI) requieren con frecuencia imágenes con contraste con fines diagnósticos y terapéuticos, los proveedores de la UCI deben conocer bien los factores de riesgo, los resultados asociados y las pruebas empíricas para la prevención de esta complicación iatrogénica.

FISIOPATOLOGÍA E INCIDENCIA DE LA LESIÓN RENAL AGUDA ASOCIADA CON EL CONTRASTE

Los efectos de la administración de contraste intravascular que se cree que subyacen a la fisiopatología de la LRA-AC incluyen el desajuste entre el suministro y la demanda de oxígeno en la médula renal, donde la presión parcial de oxígeno es especialmente baja, la toxicidad directa de las células epiteliales y la generación de radicales libres de oxígeno que aumentan la lesión epitelial tubular (**figura 44-1**). La incidencia de LRA-AC varía en función de la población de pacientes estudiada, el tipo de procedimiento realizado y el aumento del umbral de creatinina sérica (SCr) utilizado para definir la LRA. Entre las personas con ERC en estadios 3 y 4, Weisbord y cols. descubrieron que la LRA-AC, definida por un aumento de la SCr de 25% o más, se desarrolló en 13.2, 8.5 y 6.5% después de una angiografía no coronaria no urgente, una angiografía coronaria y una tomografía computarizada (TC) con contraste, respectivamente.[1] Entre los pacientes hospitalizados en una UCI quirúrgica, Valette y cols. descubrieron que la LRA-AC se desarrolló hasta en 19%, mientras que 10% de todos los sujetos requirió terapia de remplazo renal (TRR).[2] La revisión de Case y cols. de la investigación epidemiológica informó de que la incidencia de LRA-AC oscilaba entre 11.5 y 19% en los pacientes de la UCI.[3] La interpretación de esta incidencia requiere reconocer que los incrementos de la SCr pueden producirse de forma simultánea pero independientemente a la administración del contraste yodado. Bruce y cols. descubrieron que entre los pacientes con ERC (definidos como estadios de ERC 1 a 5, incluidos muchos sujetos con tasa de filtración glomerular estimada [TFGe] > 60 mL/min/1.73 m^2), la incidencia de LRA después de la

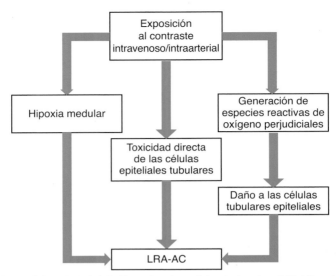

FIGURA 44-1. Fisiopatología de la lesión renal aguda asociada con el contraste (LRA-AC) que implica la hipoxia medular, la toxicidad tubular directa y los efectos nocivos de las especies reactivas de oxígeno.

TC sin contraste (8.8%) era comparable a la que se producía tras la TC con contraste (9.7% con iodixanol isoosmolar y 9.9% con iohexol de baja osmolaridad).[4] Una serie de estudios observacionales más recientes ha cuestionado la nefrotoxicidad del contraste yodado y ha planteado la posibilidad de que los cambios en la función renal de las personas sometidas a procedimientos con contraste, incluso en la UCI, se deban a menudo a factores distintos del contraste intravascular.[5-9] Un metaanálisis de 13 estudios realizado por McDonald y cols. descubrió que el riesgo de LRA después de procedimientos radiográficos con contraste se comparaba al riesgo tras procedimientos radiográficos sin contraste (riesgo relativo [RR] = 0.79; intervalo de confianza [IC] 95%: 0.62-1.02).[10] En un estudio observacional de 6 877 pacientes de la UCI, este mismo grupo no encontró diferencias en el riesgo de LRA entre los que recibieron contraste (razón de probabilidades [RP] = 0.88; IC 95%: 0.75-1.05) después del ajuste por puntuación de propensión.[11] Las limitaciones metodológicas de esta investigación incluyen su diseño observacional y los probables factores de confusión no medidos. No obstante, estos estudios destacan el hecho de que la fluctuación inicial de la SCr y los factores causales no relacionados con el contraste yodado deben tenerse en cuenta al estimar la incidencia de LRA-AC, especialmente si se define por pequeños cambios en la SCr.

FACTORES DE RIESGO DE LA LESIÓN RENAL AGUDA ASOCIADA CON EL CONTRASTE

Los factores de riesgo para la LRA-AC se clasifican como relacionados con el paciente y con el procedimiento (**tabla 44-1**). La insuficiencia renal subyacente es el principal factor de riesgo relacionado con el paciente.[12] La diabetes amplifica el riesgo si la ERC está presente, pero no parece aumentarlo en personas con una función renal normal. La disminución absoluta o efectiva del volumen intravascular puede magnificar el efecto de la

| **TABLA 44-1** | Factores de riesgo de lesión renal aguda asociada con el contraste |

Paciente asociado	Procedimiento asociado
Deterioro de la función renal, agudo o crónico	Contraste de alta osmolaridad
Diabetes mellitus[a]	Gran volumen de contraste
Reducción del volumen intravascular	Procedimientos de contraste repetidos
Medicamentos nefrotóxicos concomitantes	

[a]Aumenta el riesgo en los pacientes con deterioro subyacente de la función renal.

vasoconstricción renal inducida por el contraste y aumentar el riesgo de LRA-AC.[13,14] De forma similar, el uso de medicamentos antiinflamatorios no esteroideos selectivos y no selectivos, que inhiben la producción de prostaglandinas renales vasodilatadoras, puede incrementar la exposición a LRA-AC.[15] El uso de grandes volúmenes de contraste aumenta el riesgo, aunque no se ha determinado definitivamente la cantidad umbral a partir de la cual los pacientes de riesgo pueden experimentar una lesión renal.[16-19] La recepción repetida de contraste intravascular en un periodo corto también confiere un mayor peligro. El contraste de baja osmolaridad es menos nefrotóxico que el de alta osmolaridad; sin embargo, actualmente, se cree que en general no existen diferencias notables en el riesgo de LRA-AC comparando el contraste isoosmolar con el de baja osmolaridad.[20] Por último, el riesgo parece ser mayor luego de la exposición al contraste intraarterial en comparación con el intravenoso (IV).

RESULTADOS RELACIONADOS CON LA LESIÓN RENAL AGUDA ASOCIADA CON EL CONTRASTE

Una multitud de estudios informó que la LRA-AC está relacionada con un mayor riesgo de mortalidad a corto y largo plazos (**tabla 44-2**).[17,21-25] McCullough y cols. descubrieron que, entre los pacientes sometidos a una intervención percutánea, aquellos que desarrollaron LRA-AC eran considerablemente más propensos a experimentar una muerte intrahospitalaria (7.1% vs. 1.1%, $p < 0.0001$).[17] Solomon y cols. demostraron un riesgo aproximadamente 3 veces mayor de muerte, evento vascular cerebral, infarto de miocardio o enfermedad renal terminal (ERT) a 1 año entre los pacientes que desarrollaron LRA-AC después de una angiografía, en comparación con las personas sin LRA-AC.[26]

La LRA-AC también se relaciona con una hospitalización prolongada. Adolph y cols. descubrieron que los pacientes con LRA-AC fueron hospitalizados una media de 2 días más que los que no la tenían.[27] La hospitalización prolongada con LRA-AC conlleva un aumento de los costos de más de 10 000 dólares, según un análisis de decisión realizado por Subramanian y cols.[8] La LRA-AC también se asocia con una tasa más rápida de progresión de la ERC subyacente.[29-32] Goldenberg y cols. demostraron que los pacientes que manifestaron LRA-AC transitoria experimentaron mayor pérdida de la función renal 2 años después de la angiografía que los pacientes sin esta enfermedad (ΔTFGe -20 ± 11 vs. -6 ± 16 mL/min/1.73 m^2, $p = 0.02$).[30] Otros han documentado una progresión acelerada de la ERC en pacientes con LRA-AC.[29,32] Es importante reconocer que la naturaleza causal de las asociaciones de la LRA-AC con los resultados graves y adversos y el aumento de los costos sigue sin demostrarse. Más que ser un mediador de tales resultados, la LRA-AC puede ser simplemente un marcador de pacientes más susceptibles a estos resultados a través de una

| **TABLA 44-2** | Lesión renal aguda asociada con el contraste (LRA-AC) y mortalidad |

Autores del estudio	(N)	Definición de LRA-AC	RP/CRI ajustado	IC 95%
Mortalidad a corto plazo				
Levy y cols.[21]	357	↑ SCr ≥ 25% a ≥ 2.0 mg/dL	5.5	2.9-13.2
Gruberg y cols.[33]	439	↑ SCr > 25%	3.9	2.0-7.6
Shema y cols.[34]	1111	↑ SCr ≥ 50% o ↓ TFGe ≥ 25%	3.9	1.2-12.0
McCullough y cols.[17]	1826	↑ SCr > 25%	6.6	3.3-12.9
From y cols.[23]	3236	↑ SCr ≥ 25% or ≥ 0.5 mg/dL	3.4	2.6-4.4
Rihal y cols.[25]	7586	↑ SCr > 0.5 mg/dL	10.8	6.9-17.0
Bartholomew y cols.[22]	20479	↑ SCr ≥ 1.0 mg/dL	22	16-31
Weisbord y cols.[24]	27608	↑ SCr 0.25-0.5 mg/dL	1.8	1.4-2.5
Mortalidad a largo plazo				
Goldenberg y cols.[30]	78	↑ SCr ≥ 0.5 mg/dL o ≥ 25%	2.7	1.7-4.5
Solomon y cols.[26]	294	↑ SCr ≥ 0.3 mg/dL	3.2[a]	1.1-8.7
Harjai y cols.[35]	985	↑ SCr ≥ 0.5 mg/dL	2.6	1.5-4.4
Roghi y cols.[36]	2860	↑ SCr ≥ 0.5 mg/dL	1.8	1.0-3.4
Brown y cols.[37]	7856	↑ SCr ≥ 0.5 mg/dL	3.1	2.4-4.0

[a]Denota la tasa de incidencia del resultado compuesto de muerte, evento vascular cerebral, infarto de miocardio y enfermedad renal terminal.
CRI, cociente de riesgos; IC, intervalo de confianza; RP, razón de probabilidades; SCr, creatinina sérica; TFGe, tasa de filtración glomerular estimada.

mayor inestabilidad hemodinámica y una reserva renal disminuida. Reconocer esta posibilidad es importante debido a las múltiples publicaciones que documentan la infrautilización de procedimientos angiográficos clínicamente indicados y que potencialmente pueden salvar vidas en pacientes con ERC y SCA, probablemente debido a la preocupación de los proveedores por precipitar la LRA-AC. Esta práctica, conocida como "renalismo", fue descrita inicialmente por Chertow y cols. en un estudio de más de 57000 pacientes con infarto agudo de miocardio en el cual los sujetos con ERC tenían aproximadamente 50% menos de probabilidades de someterse a una angiografía coronaria que aquellos sin ERC.[38] Estos hallazgos se recapitularon en otras múltiples publicaciones.[39-42] Aunque probablemente bienintencionada, la práctica del "renalismo" puede ser iatrogénica dados los datos observacionales que demuestran una ventaja de supervivencia en aquellos con ERC que se someten a una angiografía coronaria y revascularización, así como las guías de práctica clínica de la American Heart Association/American College of Cardiology que apoyan el uso de cuidados coronarios invasivos en muchos pacientes con ERC con SCA.[38,41,43-45] En este contexto, y con el reconocimiento de que la LRA-AC no se ha vinculado de forma causal con resultados adversos y, aunque exista realmente una conexión causal, que el beneficio neto de la intervención cardiaca con contraste puede superar los riesgos renales, es importante que los procedimientos con contraste se realicen cuando estén clínicamente indicados, aunque con la aplicación de cuidados preventivos basados en la evidencia.

PREVENCIÓN DE LA LESIÓN RENAL AGUDA ASOCIADA CON EL CONTRASTE

Una vez que se ha determinado que se requiere un procedimiento con contraste yodado intravascular, la atención debe centrarse en la aplicación de cuidados preventivos con base en la evidencia. Las investigaciones previas han estudiado cuatro enfoques preventivos principales: a) las TRR para eliminar el contraste intravascular; b) la identificación de medios de contraste menos nefrotóxicos; c) el uso de medicamentos que contrarresten los efectos nefrotóxicos del contraste, y d) el suministro de líquidos intravenosos para mitigar los efectos hemodinámicos renales adversos y la toxicidad tubular directa del contraste. Se ha demostrado que la hemodiálisis profiláctica es potencialmente deletérea y no es un enfoque preventivo recomendado.[46] Los datos sobre el uso de la TRR continuo son contradictorios y no hay pruebas suficientes para apoyar esta estrategia. A lo largo de varias décadas, las propiedades químicas del contraste yodado han evolucionado. Los antiguos agentes de "alta osmolaridad" se relacionaban con un riesgo significativamente elevado de LRA-AC en comparación con el contraste de "baja osmolaridad". Por el contrario, los ensayos y metaanálisis que comparan el contraste de baja osmolaridad e isoosmolar han sido contradictorios. Por ello, las guías de práctica clínica del American College of Cardiology/American Heart Association and European Society of Urogenital Radiology recomiendan el uso de contraste de baja osmolaridad o isoosmolar.[47,48]

Se han evaluado múltiples agentes farmacológicos para prevenir la LRA-AC. Algunos resultaron ser ineficaces y, en algunos casos, potencialmente deletéreos (p. ej., la dopamina), mientras que los datos sobre otros agentes son contradictorios, ya que algunos estudios demuestran que son beneficiosos y otros no tienen ningún efecto (**tabla 44-3**). Los resultados contradictorios de numerosos ensayos clínicos y metaanálisis que evaluaron el efecto de la *N*-acetilcisteína (NAC) provocaron una prolongada incertidumbre sobre el beneficio

TABLA 44-3 Agentes farmacológicos previamente probados para la prevención de la lesión renal aguda asociada con el contraste

Ineficaz	Eficacia indeterminada
Furosemida[a]	Péptido natriurético auricular
Dopamina[a]	Teofilina/aminofilina
Fenoldopam[a]	Atorvastatina/rosuvastatina
Bloqueadores de los canales del calcio	Análogos de la prostaglandina
N-acetilcisteína	Alopurinol
	Acetazolamida

[a]Potencialmente perjudicial.

de este antioxidante vasodilatador. El ensayo recientemente publicado Prevention of Serious Adverse Events Following Angiography (PRESERVE), en el que participaron 4 993 pacientes sometidos a una angiografía no urgente, demostró que, en comparación con una placebo oral, 5 días de NAC oral (600 mg dos veces al día) no se relacionaron con una reducción de la muerte a los 90 días, la necesidad de diálisis o el deterioro persistente de la función renal (RP = 1.02; IC 95%: 0.78-1.33) o LRA-AC, definida como un aumento de la SCr mayor o igual a 25% o 0.5 mg/dL a los 4 días de la angiografía (RP = 1.06; IC 95%: 0.87-1.28). Por lo tanto, actualmente no hay ningún papel para la NAC u otras intervenciones farmacéuticas para la prevención de la LRA-AC (**resumen visual 44-1**).

Las investigaciones recientes sobre la composición de los líquidos intravenosos y la prevención de la LRA-AC se han centrado en los efectos comparativos del bicarbonato sódico isotónico y el cloruro sódico isotónico. El ensayo inicial de Merten y cols. inscribió a 119 pacientes y mostró una menor incidencia de LRA-AC con el bicarbonato isotónico IV en comparación con la solución salina isotónica IV (1.6% *vs.* 13.6%, *p* = 0.02).[49] Este hallazgo dio lugar a una proliferación de ensayos clínicos y metaanálisis, algunos de los cuales informaron una menor incidencia de LRA-AC con el bicarbonato sódico IV y otros no demostraron ninguna diferencia.[27,31,50-64] Para abordar en definitiva el persistente equívoco clínico sobre el papel del bicarbonato sódico IV, el ensayo PRESERVE aleatorizó a pacientes de alto riesgo para que recibieran bicarbonato sódico isotónico IV (*N* = 2 511) o cloruro sódico isotónico IV (*N* = 2 482) antes, durante y después de la angiografía.[65] En comparación con el cloruro sódico IV, el bicarbonato sódico no produjo una disminución de la muerte a los 90 días, de la necesidad de diálisis o del deterioro persistente de la función renal (RP = 0.93; IC 95%: 0.72-1.22) ni de la incidencia de LRA-AC (RP = 1.16; IC 95%: 0.96-1.41).[65] Así, teniendo en cuenta los datos actuales, el cristaloide isotónico IV debe considerarse la intervención de líquidos intravenosos de referencia para la prevención de la LRA-AC y los resultados adversos relacionados.

Recomendaciones actuales para la prevención de la lesión renal aguda asociada con el contraste

Para los pacientes que se consideren en riesgo de LRA-AC, deben considerarse las opciones de técnicas de imagen alternativas que no requieran contraste yodado pero que proporcionen un rendimiento diagnóstico comparable. Entre quienes requieren contraste intravascular, los antiinflamatorios no esteroideos deben suspenderse antes de la administración del contraste y mantenerse hasta que se haya descartado la LRA-AC. Debe usarse el menor volumen necesario de contraste de baja osmolaridad o isoosmolar, y administrarse cloruro sódico isotónico por vía intravenosa antes, durante y después del procedimiento, siempre que exista un bajo riesgo de sobrecarga de volumen fisiológicamente perjudicial (p. ej., si el paciente presenta insuficiencia cardiaca descompensada antes de la carga de líquidos por vía intravenosa).[65] En el caso de las personas hospitalizadas que se someten a procedimientos no urgentes, los regímenes adecuados incluyen 1 mL/kg/h durante 12 h, durante y después del procedimiento o 3 mL/kg/h durante 1 h antes, 1 a 1.5 mL/kg/h durante y 4 a 6 h después de la exposición al contraste. El ensayo Prevention of Contrast Renal Injury with Different Hydration Strategies (POSEIDON) demostró que la administración de líquidos intravenosos a los pacientes que se someten a una angiografía coronaria con una presión diastólica final del ventrículo izquierdo elevada es eficaz y segura.[66] Por lo tanto, debe suministrarse cloruro sódico isotónico por vía intravenosa a las personas con insuficiencia cardiaca no descompensada, aunque con una cuidadosa vigilancia para evitar el desarrollo de congestión pulmonar. Los datos disponibles no apoyan la interrupción de los diuréticos o de los inhibidores del eje renina-angiotensina-aldosterona antes de la administración del contraste. Además, no hay datos suficientes en la actualidad para apoyar el uso rutinario de estatinas para mitigar el riesgo de LRA-AC. En las personas con riesgo de LRA-AC, incluidas quienes reciben una atención preventiva adecuada, es esencial evaluar la SCr entre 48 y 96 h después de la administración del contraste para determinar si se ha desarrollado LRA-AC, alertando así al médico para que proporcione una atención renal de apoyo.

FIBROSIS SISTÉMICA NEFROGÉNICA

Fenotipo de la fibrosis sistémica nefrogénica y toxicología del gadolinio

La fibrosis sistémica nefrogénica (FSN; antes conocida como dermatopatía fibrosante nefrogénica) se caracteriza por la fibrosis de la piel y los tejidos conectivos y puede afectar a los órganos internos. La afección se relaciona con la administración de medios de contraste a base de gadolinio en pacientes con una grave alteración de la función renal en el marco de una resonancia magnética (RM).[67,68] El gadolinio interfiere en las vías metabólicas y de señalización del calcio, y la FSN se caracteriza histológicamente por infiltrados de fibroblastos y macrófagos.[69,70] El diagnóstico de referencia requiere una biopsia de piel y tejidos blandos y una correlación clínica/histológica.[71]

El gadolinio libre por sí mismo es altamente tóxico. En los agentes de contraste basados en el gadolinio (ACBG), este está complejado con un ligando lineal (grupo I) o macrocíclico (grupo II), que se une ávidamente al gadolinio.[70] Antes de que se reconociera la FSN, las RM potenciadas con gadolinio eran una modalidad de imagen preferida en los pacientes con enfermedad renal debido a la preocupación por precipitar la LRA con la administración de medios de contraste yodados en esta población.[70]

Epidemiología de la fibrosis sistémica nefrogénica

Hasta la fecha, se ha informado de un pequeño número de casos de FSN en la literatura, con pocos casos documentados desde el año 2009, cuando se estableció su asociación con los ACBG.[72] La mayoría de los casos de FSN se han producido en pacientes con ERT, ERC en estadio 5 o LRA grave, aunque se han documentado raros casos en ERC en estadio 4.[68,73] Por el contrario, se ha informado de la resolución parcial o completa de la FSN tras la recuperación de la LRA o el trasplante de riñón.[74,75]

A pesar de que el gadolinio se utiliza desde 1988, la FSN no se reconoció hasta el año 2000 en una publicación de la revista *Lancet* sobre 15 casos que se remontan a 1997.[76,77] La asociación con el gadolinio se sugirió por primera vez en 2006.[78] El inicio de los síntomas de la FSN suele producirse entre semanas y meses después de la exposición al gadolinio, aunque se han notificado casos tan pronto como el día de la RM y hasta años después.[70]

La Food and Drug Administration (FDA) emitió una advertencia en forma de recuadro sobre el riesgo del gadolinio en 2007, con un posterior descenso en el número de nuevos casos de FSN notificados.[79] Por ejemplo, una revisión sistemática de 2019 de 173 publicaciones y 639 pacientes con FSN confirmada por biopsia encontró que solo 7 de los 639 casos se produjeron con gadolinio administrado después de 2008.[72] Existen pruebas de que el riesgo de FSN depende en gran medida del tipo de exposición al gadolinio; se ha demostrado empíricamente que las formulaciones macrocíclicas (grupo II) presentan un riesgo mucho menor. Un metaanálisis realizado en 2020 sobre casi 5 000 pacientes con ERC en estadios 4 a 5 y exposición a ACBG del grupo II no observó ningún caso posterior de FSN.[80]

Hemodiálisis para prevenir potencialmente la fibrosis sistémica nefrogénica

Entre los pacientes en estado crítico, la decisión de utilizar ACBG en el contexto de una ERC avanzada o LRA debe individualizarse en función de la necesidad del procedimiento de obtención de imágenes y del riesgo de FSN evaluado. Cuando se disponga de un procedimiento de imagen alternativo que no requiera ACBG y se considere equivalente en cuanto a capacidad diagnóstica, debe evaluarse firmemente. Entre quienes requieran una RM con contraste, deben utilizarse volúmenes de gadolinio prudentes y formulaciones asociadas con tasas de FSN más bajas. En el pasado, se recomendaba proporcionar tres sesiones diarias de hemodiálisis (HD) a los pacientes a los que se les administrara ACBG para reducir el riesgo de FSN;[72] sin embargo, las orientaciones más recientes de la National Kidney Foundation y del American College of Radiology ya no apoyan esta práctica.[81] Además, no hay datos sólidos sobre el uso de la hemodiálisis entre los sujetos que no están en esta terapia antes de la administración de ACBG o entre los que reciben diálisis peritoneal crónica.

CONCLUSIÓN

Los riesgos y beneficios de los contrastes yodados y de gadolinio deben equilibrarse en cada paciente. La administración de medios de contraste yodados intravasculares se relaciona con la LRA, una observación que probablemente ha contribuido a la infrautilización de los procedimientos diagnósticos y terapéuticos indicados que requieren contraste en las personas con ERC. Sin embargo, la naturaleza causal de estas asociaciones sigue sin demostrarse y renunciar a estos procedimientos puede tener implicaciones clínicas perjudiciales. Por lo tanto, los pacientes con indicaciones clínicas para procedimientos que requieren contraste yodado intravascular que tienen un mayor riesgo de LRA-AC deben someterse a ellos, aunque con la aplicación de cuidados preventivos basados en la evidencia. La piedra angular de la prevención es el cristaloide isotónico intravenoso periprocedimiento. Son necesarias investigaciones adicionales bien diseñadas para determinar si (y en qué medida) la LRA-AC media en los resultados graves y adversos y, de ser así, para identificar otros cuidados preventivos eficaces para esta afección iatrogénica. La indicación de la RM con gadolinio, la formulación específica del gadolinio y el volumen de contraste deben elegirse para maximizar el rendimiento diagnóstico de la RM y minimizar el riesgo de fibrosis sistémica nefrogénica.

Referencias

1. Weisbord SD, Mor MK, Resnick AL, et al. Prevention, incidence, and outcomes of contrast-induced acute kidney injury. *Arch Intern Med.* 2008;168:1325-1332.
2. Valette X, Parienti JJ, Plaud B, et al. Incidence, morbidity, and mortality of contrast-induced acute kidney injury in a surgical intensive care unit: a prospective cohort study. *J Crit Care.* 2012;27:322.e1-322.e5.
3. Case J, Khan S, Khalid R, et al. Epidemiology of acute kidney injury in the intensive care unit. *Crit Care Res Pract.* 2013;2013:479730.
4. Bruce RJ, Djamali A, Shinki K, et al. Background fluctuation of kidney function versus contrast-induced nephrotoxicity. *AJR Am J Roentgenol.* 2009;192:711-718.
5. McDonald JS, McDonald RJ, Carter RE, et al. Risk of intravenous contrast material-mediated acute kidney injury: a propensity score-matched study stratified by baseline-estimated glomerular filtration rate. *Radiology.* 2014;271:65-73.
6. McDonald JS, McDonald RJ, Lieske JC, et al. Risk of acute kidney injury, dialysis, and mortality in patients with chronic kidney disease after intravenous contrast material exposure. *Mayo Clin Proc.* 2015;90:1046-1053.
7. McDonald RJ, McDonald JS, Bida JP, et al. Intravenous contrast material-induced nephropathy: causal or coincident phenomenon? *Radiology.* 2013;267:106-118.
8. McDonald RJ, McDonald JS, Newhouse JH, et al. Controversies in contrast material-induced acute kidney injury: closing in on the truth? *Radiology.* 2015;277:627-632.
9. Wilhelm-Leen E, Montez-Rath ME, Chertow G. Estimating the risk of radiocontrast-associated nephropathy. *J Am Soc Nephrol.* 2017;28:653-659.
10. McDonald JS, McDonald RJ, Comin J, et al. Frequency of acute kidney injury following intravenous contrast medium administration: a systematic review and meta-analysis. *Radiology.* 2013;267:119-128.
11. McDonald JS, McDonald RJ, Williamson EE, et al. Post-contrast acute kidney injury in intensive care unit patients: a propensity score-adjusted study. *Intensive Care Med.* 2017;43:774-784.

12. McCullough PA, Adam A, Becker CR, et al. Risk prediction of contrast-induced nephropathy. *Am J Cardiol.* 2006;98:27K-36K.
13. Taliercio CP, Vlietstra RE, Fisher LD, et al. Risks for renal dysfunction with cardiac angiography. *Ann Intern Med.* 1986;104:501-504.
14. Gomes AS, Baker JD, Martin-Paredero V, et al. Acute renal dysfunction after major arteriography. *AJR Am J Roentgenol.* 1985;145:1249-1253.
15. Ahmad SR, Kortepeter C, Brinker A, et al. Renal failure associated with the use of celecoxib and rofecoxib. *Drug Saf.* 2002;25:537-544.
16. Marenzi G, Assanelli E, Campodonico J, et al. Contrast volume during primary percutaneous coronary intervention and subsequent contrast-induced nephropathy and mortality. *Ann Intern Med.* 2009;150:170-177.
17. McCullough PA, Wolyn R, Rocher LL, et al. Acute renal failure after coronary intervention: incidence, risk factors, and relationship to mortality. *Am J Med.* 1997;103:368-375.
18. Nyman U, Almen T, Aspelin P, et al. Contrast-medium-Induced nephropathy correlated to the ratio between dose in gram iodine and estimated GFR in ml/min. *Acta Radiol.* 2005;46:830-842.
19. Worasuwannarak S, Pornratanarangsi S. Prediction of contrast-induced nephropathy in diabetic patients undergoing elective cardiac catheterization or PCI: role of volume-to-creatinine clearance ratio and iodine dose-to-creatinine clearance ratio. *J Med Assoc Thai.* 2010;93(suppl 1):S29-S34.
20. Laskey W, Aspelin P, Davidson C, et al. Nephrotoxicity of iodixanol versus iopamidol in patients with chronic kidney disease and diabetes mellitus undergoing coronary angiographic procedures. *Am Heart J.* 2009;158:822-828.e3.
21. Levy EM, Viscoli CM, Horwitz RI. The effect of acute renal failure on mortality. A cohort analysis. *JAMA.* 1996;275:1489-1494.
22. Bartholomew BA, Harjai KJ, Dukkipati S, et al. Impact of nephropathy after percutaneous coronary intervention and a method for risk stratification. *Am J Cardiol.* 2004;93:1515-1519.
23. From AM, Bartholmai BJ, Williams AW, et al. Mortality associated with nephropathy after radiographic contrast exposure. *Mayo Clin Proc.* 2008;83:1095-1100.
24. Weisbord SD, Chen H, Stone RA, et al. Associations of increases in serum creatinine with mortality and length of hospital stay after coronary angiography. *J Am Soc Nephrol.* 2006;17:2871-2877.
25. Rihal CS, Textor SC, Grill DE, et al. Incidence and prognostic importance of acute renal failure after percutaneous coronary intervention. *Circulation.* 2002;105:2259-2264.
26. Solomon RJ, Mehran R, Natarajan MK, et al. Contrast-induced nephropathy and long-term adverse events: cause and effect? *Clin J Am Soc Nephrol.* 2009;4:1162-1169.
27. Adolph E, Holdt-Lehmann B, Chatterjee T, et al. Renal Insufficiency Following Radiocontrast Exposure Trial (REINFORCE): a randomized comparison of sodium bicarbonate versus sodium chloride hydration for the prevention of contrast-induced nephropathy. *Coron Artery Dis.* 2008;19:413-419.
28. Subramanian S, Tumlin J, Bapat B, et al. Economic burden of contrast-induced nephropathy: implications for prevention strategies. *J Med Econ.* 2007;10:119-134.
29. James MT, Ghali WA, Tonelli M, et al. Acute kidney injury following coronary angiography is associated with a long-term decline in kidney function. *Kidney Int.* 2010;78:803-809.
30. Goldenberg I, Chonchol M, Guetta V. Reversible acute kidney injury following contrast exposure and the risk of long-term mortality. *Am J Nephrol.* 2009;29:136-144.
31. Maioli M, Toso A, Leoncini M, et al. Sodium bicarbonate versus saline for the prevention of contrast-induced nephropathy in patients with renal dysfunction undergoing coronary angiography or intervention. *J Am Coll Cardiol.* 2008;52:599-604.
32. James MT, Ghali WA, Knudtson ML, et al. Associations between acute kidney injury and cardiovascular and renal outcomes after coronary angiography. *Circulation.* 2011;123:409-416.
33. Gruberg L, Mintz GS, Mehran R, et al. The prognostic implications of further renal function deterioration within 48 h of interventional coronary procedures in patients with pre-existent chronic renal insufficiency. *J Am Coll Cardiol.* 2000;36:1542-1548.
34. Shema L, Ore L, Geron R, Kristal B. Contrast-induced nephropathy among Israeli hospitalized patients: incidence, risk factors, length of stay and mortality. *Isr Med Assoc J.* 2009;11:460-464.
35. Harjai KJ, Raizada A, Shenoy C, et al. A comparison of contemporary definitions of contrast nephropathy in patients undergoing percutaneous coronary intervention and a proposal for a novel nephropathy grading system. *Am J Cardiol.* 2008;101:812-819.
36. Roghi A, Savonitto S, Cavallini C, et al. Impact of acute renal failure following percutaneous coronary intervention on long-term mortality. *J Cardiovasc Med (Hagerstown).* 2008;9:375-381.

37. Brown JR, Block CA, Malenka DJ, et al. Sodium bicarbonate plus N-acetylcysteine prophylaxis: a meta-analysis. *JACC Cardiovasc Interv.* 2009;2:1116-1124.

38. Chertow GM, Normand SL, McNeil BJ. "Renalism": inappropriately low rates of coronary angiography in elderly individuals with renal insufficiency. *J Am Soc Nephrol.* 2004;15:2462-2468.

39. Han JH, Chandra A, Mulgund J, et al. Chronic kidney disease in patients with non-ST-segment elevation acute coronary syndromes. *Am J Med.* 2006;119:248-254.

40. Szummer K, Lundman P, Jacobson SH, et al. Relation between renal function, presentation, use of therapies and in-hospital complications in acute coronary syndrome: data from the SWEDEHEART register. *J Intern Med.* 2010;268:40-49.

41. Goldenberg I, Subirana I, Boyko V, et al. Relation between renal function and outcomes in patients with non-ST-segment elevation acute coronary syndrome: real-world data from the European Public Health Outcome Research and Indicators Collection Project. *Arch Intern Med.* 2010;170:888-895.

42. Nauta ST, van Domburg RT, Nuis RJ, et al. Decline in 20-year mortality after myocardial infarction in patients with chronic kidney disease: evolution from the prethrombolysis to the percutaneous coronary intervention era. *Kidney Int.* 2013;84:353-358.

43. Amsterdam EA, Wenger NK, Brindis RG, et al. 2014 AHA/ACC guideline for the management of patients with non-ST-elevation acute coronary syndromes: a report of the American College of Cardiology/American Heart Association Task Force on Practice Guidelines. *Circulation.* 2014;130:e344-e426.

44. Amsterdam EA, Wenger NK. The 2014 American College of Cardiology ACC/American Heart Association guideline for the management of patients with non-ST-elevation acute coronary syndromes: ten contemporary recommendations to aid clinicians in optimizing patient outcomes. *Clin Cardiol.* 2015;38:121-123.

45. Fox CS, Muntner P, Chen AY, et al. Use of evidence-based therapies in short-term outcomes of ST-segment elevation myocardial infarction and non-ST-segment elevation myocardial infarction in patients with chronic kidney disease: a report from the National Cardiovascular Data Acute Coronary Treatment and Intervention Outcomes Network registry. *Circulation.* 2010;121:357-365.

46. Reinecke H, Fobker M, Wellmann J, et al. A randomized controlled trial comparing hydration therapy to additional hemodialysis or N-acetylcysteine for the prevention of contrast medium-induced nephropathy: the Dialysis-versus-Diuresis (DVD) Trial. *Clin Res Cardiol.* 2007;96:130-139.

47. Anderson JL, Adams CD, Antman EM, et al. 2012 ACCF/AHA focused update incorporated into the ACCF/AHA 2007 guidelines for the management of patients with unstable angina/non-ST-elevation myocardial infarction: a report of the American College of Cardiology Foundation/American Heart Association Task Force on Practice Guidelines. *Circulation.* 2013;127:e663-e828.

48. European Society of Urogenital Radiology. ESUR guidelines on contrast media. 2008. www.esur.org

49. Merten GJ, Burgess WP, Gray LV, et al. Prevention of contrast-induced nephropathy with sodium bicarbonate: a randomized controlled trial. *JAMA.* 2004;291:2328-2334.

50. Brar SS, Shen AY, Jorgensen MB, et al. Sodium bicarbonate vs. sodium chloride for the prevention of contrast medium-induced nephropathy in patients undergoing coronary angiography: a randomized trial. *JAMA.* 2008;300:1038-1046.

51. Kanbay M, Covic A, Coca SG, et al. Sodium bicarbonate for the prevention of contrast-induced nephropathy: a meta-analysis of 17 randomized trials. *Int Urol Nephrol.* 2009;41:617-627.

52. Masuda M, Yamada T, Mine T, et al. Comparison of usefulness of sodium bicarbonate versus sodium chloride to prevent contrast-induced nephropathy in patients undergoing an emergent coronary procedure. *Am J Cardiol.* 2007;100:781-786.

53. Ozcan EE, Guneri S, Akdeniz B, et al. Sodium bicarbonate, N-acetylcysteine, and saline for prevention of radiocontrast-induced nephropathy. A comparison of 3 regimens for protecting contrast-induced nephropathy in patients undergoing coronary procedures. A single-center prospective controlled trial. *Am Heart J.* 2007;154:539-544.

54. Pakfetrat M, Nikoo MH, Malekmakan L, et al. A comparison of sodium bicarbonate infusion versus normal saline infusion and its combination with oral acetazolamide for prevention of contrast-induced nephropathy: a randomized, double-blind trial. *Int Urol Nephrol.* 2009;41:629-634.

55. Recio-Mayoral A, Chaparro M, Prado B, et al. The reno-protective effect of hydration with sodium bicarbonate plus N-acetylcysteine in patients undergoing emergency percutaneous coronary intervention: the RENO Study. *J Am Coll Cardiol.* 2007;49:1283-1288.

56. Vasheghani-Farahani A, Sadigh G, Kassaian SE, et al. Sodium bicarbonate plus isotonic saline versus saline for prevention of contrast-induced nephropathy in patients undergoing coronary angiography: a randomized controlled trial. *Am J Kidney Dis.* 2009;54:610-618.

57. Zoungas S, Ninomiya T, Huxley R, et al. Systematic review: sodium bicarbonate treatment regimens for the prevention of contrast-induced nephropathy. *Ann Intern Med.* 2009;151:631-638.

58. Navaneethan SD, Singh S, Appasamy S, et al. Sodium bicarbonate therapy for prevention of contrast-induced nephropathy: a systematic review and meta-analysis. *Am J Kidney Dis.* 2009;53:617-627.

59. Meier P, Ko DT, Tamura A, et al. Sodium bicarbonate-based hydration prevents contrast-induced nephropathy: a meta-analysis. *BMC Med.* 2009;7:23.

60. Hoste EA, De Waele JJ, Gevaert SA, et al. Sodium bicarbonate for prevention of contrast-induced acute kidney injury: a systematic review and meta-analysis. *Nephrol Dial Transplant.* 2010;25(3):747-758.

61. Joannidis M, Schmid M, Wiedermann CJ. Prevention of contrast media-induced nephropathy by isotonic sodium bicarbonate: a meta-analysis. *Wien Klin Wochensch.* 2008;120:742-748.

62. Hogan SE, L'Allier P, Chetcuti S, et al. Current role of sodium bicarbonate-based preprocedural hydration for the prevention of contrast-induced acute kidney injury: a meta-analysis. *Am Heart J.* 2008;156:414-421.

63. Ho KM, Morgan DJ. Use of isotonic sodium bicarbonate to prevent radiocontrast nephropathy in patients with mild pre-existing renal impairment: a meta-analysis. *Anaesth Intensive Care.* 2008;36:646-653.

64. Kunadian V, Zaman A, Spyridopoulos I, et al. Sodium bicarbonate for the prevention of contrast induced nephropathy: a meta-analysis of published clinical trials. *Eur J Radiol.* 2011;79(1):48-55.

65. Weisbord SD, Gallagher M, Jneid H, et al. Outcomes after angiography with sodium bicarbonate and acetylcysteine. *N Engl J Med.* 2018;378(7):603-614.

66. Brar SS, Aharonian V, Mansukhani P, et al. Haemodynamic-guided fluid administration for the prevention of contrast-induced acute kidney injury: the POSEIDON randomised controlled trial. *Lancet.* 2014;383:1814-1823.

67. Galan A, Cowper SE, Bucala R. Nephrogenic systemic fibrosis (nephrogenic fibrosing dermopathy). *Curr Opin Rheumatol.* 2006;18(6):614-617.

68. Rudnick M, Wahba I, Miskulin D. Nephrogenic systemic fibrosis/nephrogenic fibrosing dermopathy in advanced kidney disease. *UpToDate.* Retrieved June 22, 2020. https://www.uptodate.com/contents/nephrogenic-systemic-fibrosis-nephrogenic-fibrosing-dermopathy-in-advanced-kidney-disease?search=NSF&source=search_result&selectedTitle=1~41&usage_type=default&display_rank=1

69. Idée JM, Port M, Raynal I, et al. Clinical and biological consequences of transmetallation induced by contrast agents for magnetic resonance imaging: a review. *Fundam Clin Pharmacol.* 2006;20(6):563-576.

70. Wagner B, Drel V, Gorin Y. Pathophysiology of gadolinium-associated systemic fibrosis. *Am J Physiol Renal Physiol.* 2016;311(1):F1-F11.

71. Girardi M, Kay J, Elston DM, et al. Nephrogenic systemic fibrosis: clinicopathological definition and workup recommendations. *J Am Acad Dermatol.* 2011;65(6):1095-1106.e7.

72. Attari H, Cao Y, Elmholdt TR, et al. A systematic review of 639 patients with biopsy-confirmed nephrogenic systemic fibrosis. *Radiology.* 2019;292(2):376-386.

73. Shibui K, Kataoka H, Sato N, et al. A case of NSF attributable to contrast MRI repeated in a patient with Stage 3 CKD at a renal function of eGFR >30 mL/min/1.73 m². *Jpn J Nephrol.* 2009;51:676.

74. Leung N, Shaikh A, Cosio FG, et al. The outcome of patients with nephrogenic systemic fibrosis after successful kidney transplantation. *Am J Transplant.* 2010;10(3):558-562.

75. Wilson J, Gleghorn K, Seigel Q, et al. Nephrogenic systemic fibrosis: a 15-year retrospective study at a single tertiary care center. *J Am Acad Dermatol.* 2017;77(2):235-240.

76. Lohrke J, Frenzel T, Endrikat J, et al. 25 years of contrast-enhanced MRI: developments, current challenges and future perspectives. *Adv Ther.* 2016;33(1):1-28.

77. Cowper SE, Robin HS, Steinberg SM, et al. Scleromyxoedema-like cutaneous diseases in renal-dialysis patients. *Lancet.* 2000;356(9234):1000-1001.

78. Grobner T. Gadolinium—a specific trigger for the development of nephrogenic fibrosing dermopathy and nephrogenic systemic fibrosis? *Nephrol Dial Transplant.* 2006;21(4):1104-1108.

79. U.S. Food & Drug Administration. FDA Drug Safety Communication: new warnings for using gadolinium-based contrast agents in patients with kidney dysfunction. 2018. https://www.fda.gov/drugs/drug-safety-and-availability/fda-drug-safety-communication-new-warnings-using-gadolinium-based-contrast-agents-patients-kidney

80. Woolen SA, Shankar PR, Gagnier JJ, et al. Risk of nephrogenic systemic fibrosis in patients with stage 4 or 5 chronic kidney disease receiving a group II gadolinium-based contrast agent: a systematic review and meta-analysis. *JAMA Intern Med.* 2019;180(2):223-230.

81. Weinreb JC, Rodby RA, Yee J, et al. Use of intravenous gadolinium-based contrast media in patients with kidney disease: consensus statements from the American College of Radiology and the National Kidney Foundation. *Radiology.* 2021;298(1):28-35. doi:10.1148/radiol.2020202903

RESÚMENES VISUALES

¿El bicarbonato sódico intravenoso o la acetilcisteína previenen la lesión renal aguda asociada con el contraste?

© 2020 Wolters Kluwer

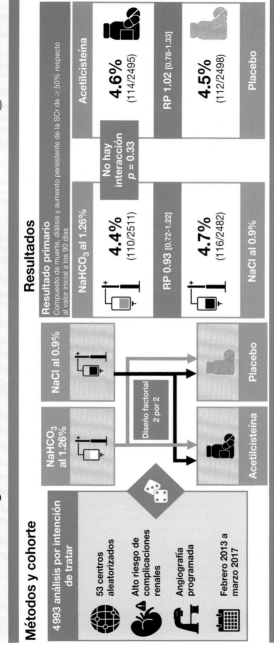

Métodos y cohorte

4993 análisis por intención de tratar

- 53 centros aleatorizados
- Alto riesgo de complicaciones renales
- Angiografía programada
- Febrero 2013 a marzo 2017

Diseño factorial 2 por 2

NaHCO₃ al 1.26%
NaCl al 0.9%
Placebo
Acetilcisteína

Resultados

Resultado primario
Compuesto de muerte, diálisis y aumento persistente de la SCr de ≥ 50% respecto al valor inicial a los 90 días

NaHCO₃ al 1.26%
4.4% (110/2511)

RP 0.93 [0.72-1.22]

NaCl al 0.9%
4.7% (116/2482)

No hay interacción p = 0.33

Acetilcisteína
4.6% (114/2495)

RP 1.02 [0.78-1.33]

Placebo
4.5% (112/2498)

Weisbord SD, Gallagher M, Jneid H et al; PRESERVE Trial Group. Outcomes after angiography with Sodium Bicarbonate and Acetylcysteine. *N Engl J Med*. 2018 Feb 15;378(7):603-614.

Conclusión: no hubo ningún beneficio del bicarbonato sódico intravenoso sobre el cloruro de sodio intravenoso o de la acetilcisteína oral sobre el placebo para la prevención de la muerte, la necesidad de diálisis o la disminución persistente de la función renal a los 90 días o para la prevención de la lesión renal aguda asociada con el contraste en esta cohorte.

RESUMEN VISUAL 44-1

Emergencia hipertensiva

Waleed E. Ali y George L. Bakris

INTRODUCCIÓN

Los aumentos graves y mayores de la presión arterial (PA) en adultos se caracterizan y precisan en función de la evidencia de daño agudo de los órganos diana. Las emergencias hipertensivas se definen como una PA sistólica superior a 180 mm Hg o una PA diastólica superior a 120 mm Hg con signos o síntomas de daño agudo de los órganos terminales.

Por el contrario, las urgencias hipertensivas son relativa o totalmente asintomáticas a pesar de que el aumento de la PA se encuentra en el mismo rango. El enfoque del tratamiento es diferente, ya que las emergencias hipertensivas requieren atención médica inmediata y tratamiento con agentes antihipertensivos intravenosos (IV) bajo una estrecha vigilancia para garantizar una reducción rápida pero controlada de la PA con el fin de proteger la función de los órganos diana. Las urgencias hipertensivas necesitan una reducción gradual de la PA durante más tiempo y asegurar un seguimiento adecuado para mejorar el control de la hipertensión a largo plazo. En este capítulo se aborda la patogenia, la epidemiología y el enfoque diagnóstico de las emergencias y urgencias hipertensivas y se presentan las opciones farmacológicas actuales para el tratamiento de estas afecciones.

Una *emergencia hipertensiva* se define como un aumento agudo de la PA asociado con un daño grave de los órganos diana potencialmente mortal, como la isquemia coronaria, el aneurisma aórtico disecante, el edema pulmonar, la encefalopatía hipertensiva, la hemorragia cerebral y la eclampsia. En esta situación, con frecuencia se requiere la hospitalización y el ingreso en una unidad de cuidados intensivos (UCI) para controlar rápidamente la PA en un plazo de minutos a 1 h mediante una terapia farmacológica parenteral para limitar el daño de los órganos terminales.[1]

La *urgencia hipertensiva* se presenta en un contexto clínico de aumento significativo de la PA sin disfunción aguda de órganos diana. Tales pacientes no requieren ni hospitalización ni descenso agudo de la PA y pueden manejarse con seguridad en el ámbito ambulatorio para reducir gradualmente la PA en unas horas con un tratamiento farmacológico antihipertensivo oral.[2-4]

ETIOLOGÍA Y PATOGENIA

Las emergencias y urgencias hipertensivas, es decir, las crisis hipertensivas, se relacionan con resultados adversos y con una mayor tasa de rehospitalizaciones y utilización del sistema sanitario. En este contexto, comprender la etiología y los factores de riesgo es un primer paso para reducir la carga asistencial.[5] El **recuadro 45-1** ilustra las etiologías más comunes de las crisis hipertensivas. Varios estudios han evaluado las características tanto del sistema sanitario como del comportamiento de los pacientes para abordar los factores de riesgo asociados con estas crisis. Se ha informado que el sexo masculino, la edad avanzada y los antecedentes de comorbilidades cardiovasculares aumentan la probabilidad de sufrir una crisis hipertensiva.[6] También se descubrió que el escaso acceso a la atención sanitaria y la falta de seguridad social son fuertes factores de predicción en las poblaciones de las zonas marginales de las ciudades, donde los problemas financieros contribuyen a un mal control de la PA y, posteriormente, a la crisis hipertensiva.[6,7]

Recuadro 45-1 Desencadenantes comunes de las crisis hipertensivas

Aceleración de la hipertensión crónica

- Afecciones cardiovasculares
  - Isquemia/infarto agudo de miocardio causado por enfermedad arterial coronaria
  - Disección aórtica aguda
  - Hipertensión grave después de un *bypass* coronario u otra cirugía vascular
- Afecciones renales
  - Glomerulonefritis aguda o rápidamente progresiva
  - Hipertensión renal-vascular
  - Crisis renales por esclerodermia o enfermedad vascular del colágeno
- Condiciones neurológicas
  - Encefalopatía hipertensiva
  - Hemorragia intracerebral
  - Hemorragia subaracnoidea
  - Traumatismo craneal agudo
- Condiciones de exceso de catecolamina circulante
  - Crisis de feocromocitoma
  - Interacciones de los alimentos que contienen tiramina con los inhibidores de la monoaminooxidasa
  - Hipertensión de rebote tras la retirada repentina de α_2-agonistas de acción central (clonidina, metildopa u otros)
  - Uso de fármacos simpaticomiméticos (fenciclidina, fenilpropanolamina, cocaína u otros)
  - Hiperreflexia automática después de una lesión medular
- Condición relacionada con el embarazo
  - Preeclampsia y eclampsia

En algunas crisis hipertensivas, un factor desencadenante o una afección subyacente es la causa clara del aumento agudo de la PA (recuadro 45-1). Sin embargo, en algunos casos puede ser difícil diferenciar si la elevación de la PA es la causa o el resultado de una crisis hipertensiva. Por ejemplo, en un paciente con hemorragia intracerebral, un aumento agudo y marcado de la PA puede ser la causa principal; alternativamente, puede haberse producido una hemorragia de otra etiología (es decir, un déficit de coagulación), seguida de una elevación de la PA para preservar el riego sanguíneo del tejido cerebral. Así pues, una cuidadosa evaluación diagnóstica de las emergencias y urgencias hipertensivas es esencial para orientar el tratamiento adecuado.

La patogenia precisa de la crisis hipertensiva es compleja y no se comprende del todo. Sin embargo, se propone que al menos dos mecanismos integrados desempeñan un papel importante en su fisiopatología. El primer mecanismo, que se cree que tiene un papel central, es el fracaso de la capacidad intrínseca de los vasos sanguíneos para dilatarse o constreñirse en respuesta a los cambios de la presión de perfusión, la llamada autorregulación. Así, las arterias de individuos normotensos pueden mantener el flujo en un amplio rango de presiones arteriales medias, de 70 a 150 mm Hg, asociadas con una PA sistólica de alrededor de 90 a 180 mm Hg. Sin embargo, los aumentos crónicos de la PA provocan cambios compensatorios en la circulación arteriolar y permiten a los pacientes hipertensos mantener una perfusión normal con niveles de PA más elevados.[8,9] Con el tiempo, estos mecanismos compensatorios pueden conducir a una incapacidad progresiva de las arteriolas para autorregularse adecuadamente.[4,10,11]

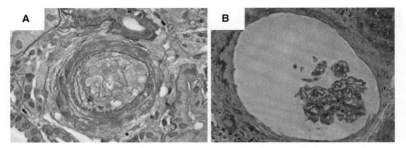

FIGURA 45-1. Nefroesclerosis hipertensiva con cambios fibrinoides: consecuencias de años de hipertensión mal controlada. **A.** Efectos de presiones sanguíneas muy elevadas durante mucho tiempo. **B.** Necrosis fibrinoide.

El segundo mecanismo implica la activación del sistema renina-angiotensina (RAS) después de la disfunción renal y la nefroesclerosis de las pequeñas arteriolas como resultado de una PA elevada crónica. Esto, a su vez, promueve una mayor vasoconstricción y genera así un círculo vicioso de lesión vascular endotelial y aumento sostenido de la PA. En consecuencia, estos acontecimientos nocivos aumentan la isquemia tisular y, en última instancia, conducen a la necrosis fibrinoide (**figura 45-1**).[4,9]

Los estudios que examinaron los cambios histológicos y patológicos de los pacientes con nefropatía relacionada con la emergencia hipertensiva demostraron cambios estructurales característicos del riñón descritos como engrosamiento edematoso subendotelial concéntrico (aspecto de piel de cebolla) de las arterias pequeñas. La necrosis fibrinoide y la microangiopatía trombótica de las arterias pequeñas, aunque prevalecen en muchos procesos patológicos, son menos frecuentes en las emergencias hipertensivas.[10]

EPIDEMIOLOGÍA

A pesar de la importancia y las implicaciones clínicas de las crisis hipertensivas, la incidencia exacta y la carga de la enfermedad siguen siendo controvertidas y varían según la población estudiada. En informes anteriores se estimó que entre 1 y 2% de los individuos con hipertensión desarrollan emergencias hipertensivas en algún momento de su vida.[12,13] Un estudio reciente investigó la incidencia de las emergencias hipertensivas en los servicios de urgencias (SU) de todo Estados Unidos en el periodo comprendido entre 2006 y 2013.[14] Los autores informaron un aumento del número total de emergencias hipertensivas de 16.2% anual entre 2006 y 2013. En este estudio, entre los diagnósticos de daño orgánico agudo, la insuficiencia cardiaca fue la presentación más común, seguida por el evento vascular cerebral (EVC) y las complicaciones cerebrovasculares.

Por el contrario, las urgencias hipertensivas son mucho más frecuentes y representan 5% de los pacientes que acuden a los servicios de urgencias, ya sea por la falta de control de la PA o por otros motivos. Un estudio descubrió que las urgencias hipertensivas eran frecuentes en 5% de los pacientes en el ámbito ambulatorio.[15] A diferencia de las emergencias hipertensivas, ningún estudio ha concluido que las urgencias de este tipo supongan un riesgo agudo similar durante el seguimiento a corto plazo. Sin embargo, una PA gravemente descontrolada durante un periodo prolongado presagia resultados cardiovasculares y renales adversos.[16] En un estudio de 120 pacientes con hipertensión maligna y una mediana de seguimiento de 67 meses, 24% desarrolló enfermedad renal terminal (ERT) y empezó a someterse a diálisis, y otro 7% tuvo un descenso de la tasa de filtración glomerular estimada (TFGe) de 50% o más.[17]

EVALUACIÓN DIAGNÓSTICA

El objetivo principal del proceso diagnóstico es diferenciar una verdadera emergencia de una urgencia hipertensiva, debido a los diferentes enfoques terapéuticos. Para ello, la evaluación diagnóstica debe centrarse en una historia clínica específica, una exploración física atenta y algunos exámenes de laboratorio para diferenciar los dos trastornos e identificar y evaluar rápidamente el tipo y la gravedad del daño de los órganos diana en curso (**recuadro 45-2**). En algunas emergencias hipertensivas, los antecedentes (p. ej., traumatismo craneoencefálico agudo, preeclampsia, esclerodermia) o los síntomas y signos manifiestos (p. ej., dolor torácico/de espalda, disnea, masa abdominal palpitante) pueden orientar el diagnóstico, mientras que en otros casos (p. ej., hipertensión grave con alteración del estado mental), la evaluación es más exhaustiva.

Los signos de hipertensión secundaria no deben pasarse por alto en este examen inicial. Por ejemplo, un soplo abdominal puede indicar hipertensión renovascular; una masa abdominal palpable sugiere un aneurisma abdominal o riñones poliquísticos; un retraso del pulso radial-femoral sugiere una coartación aórtica; las estrías abdominales y la obesidad central se observan con el síndrome de Cushing, y el exoftalmos puede indicar hipertiroidismo. Los pacientes con rasgos de anemia hemolítica y trombocitopenia deben ser evaluados en busca de causas de microangiopatía trombótica.

Los estudios de laboratorio iniciales son métodos importantes y valiosos para investigar y documentar el daño orgánico agudo. Los exámenes de laboratorio deben incluir: 1) una biometría hemática completa con frotis periférico, para buscar fragmentación eritrocitaria,

---

Recuadro 45-2 Evaluación diagnóstica de las emergencias y las urgencias hipertensivas

Historia
- Síntomas, diagnósticos previos y tratamiento de los daños cardiacos, cerebrales, renales y visuales
- Ingesta de agentes presores: simpaticomiméticos, sustancias ilícitas

Examen físico
- Mediciones repetidas de la presión arterial (primera medición en ambos brazos)
- Cardiaco
- Pulmonar
- Neurológico
- Fondo óptico

Estudios de laboratorio y de imagen
- Recuento sanguíneo completo (eritrocitos, plaquetas, leucocitos), análisis de orina, creatinina, urea, electrolitos
- Actividad de la renina plasmática, aldosterona y catecolaminas si se sospecha de hipertensión secundaria
- Electrocardiografía
- Radiografía de tórax
- Ecografía renal
- TC cerebral o RM
- Ecocardiografía (transtorácica, transesofágica)
- TC toracoabdominal o RM

RM, resonancia magnética; TC, tomografía computarizada..

que sugiera anemia hemolítica microangiopática; 2) un panel metabólico completo (concentración de creatinina y urea, y valores de electrolitos), y 3) un análisis de orina centrado en los productos de los eritrocitos y los cilindros, un hallazgo importante en la lesión glomerular y tubular aguda.[4,18] Si se sospecha una forma secundaria de hipertensión, también deben extraerse muestras para la actividad de la renina plasmática, la concentración de aldosterona y las catecolaminas y metanefrinas libres en plasma *antes de* iniciar el tratamiento. En los pacientes sintomáticos debe realizarse una electrocardiografía para descartar la isquemia miocárdica y la distensión o hipertrofia del ventrículo izquierdo, así como una radiografía de tórax.[18] La ecografía renal también es útil para descartar anomalías como diferencias de tamaño o de perfusión, especialmente en pacientes con una función renal alterada o con anomalías en el análisis de orina.

El diagnóstico por neuroimagen en situaciones de emergencia se realiza mejor con una tomografía computarizada (TC), ya que proporciona un diagnóstico definitivo en el entorno de los síntomas neurológicos agudos relacionados con las emergencias hipertensivas. La ecocardiografía, la TC o la RM toracoabdominal, o la ecografía abdominal pueden ser necesarias en pacientes con sospecha de disección aórtica o feocromocitoma.

TRATAMIENTO

Principios generales para el manejo de las emergencias hipertensivas

No existen pruebas procedentes de ensayos controlados aleatorizados (ECA) que apoyen que el tratamiento de la emergencia hipertensiva reduzca la morbilidad o la mortalidad; sin embargo, si no se trata, conlleva una tasa de mortalidad a un año de 79% y una supervivencia media de 10.4 meses.[19] Además, la experiencia clínica demuestra que el tratamiento de la emergencia hipertensiva podría limitar o prevenir mayores daños en los órganos diana. Aunque la terapia con agentes antihipertensivos parenterales puede iniciar en el servicio de urgencias, los pacientes con una emergencia hipertensiva deben ser ingresados en una UCI para la monitorización continua de la PA, la vigilancia clínica y la administración parenteral continua de un agente apropiado (**tablas 45-1** y **45-2**). La necesidad de una reducción gradual y estrictamente controlada de la PA requiere el uso de fármacos intravenosos de acción corta (tabla 45-1), cuyos efectos pueden revertirse rápidamente si la respuesta es excesiva. Las revisiones sistemáticas y los metaanálisis anteriores mostraron diferencias menores en el grado de reducción de la PA y ninguna diferencia en la morbilidad o la mortalidad entre estos agentes, debido a la relativa escasez de ECA grandes con un seguimiento adecuado.[20,21] La tabla 45-1 ofrece las características farmacológicas y los efectos adversos de los agentes que se han utilizado en el tratamiento de las emergencias hipertensivas. La tabla 45-2 incluye una guía general para el uso de estos fármacos según el tipo de emergencia hipertensiva.[1]

La comprensión de la autorregulación es crucial para las decisiones terapéuticas. En la mayoría de los pacientes con una emergencia hipertensiva, la curva PA-flujo sanguíneo se desplaza hacia la derecha, manteniendo una perfusión tisular razonable a niveles de PA más elevados.[9] Por lo tanto, un descenso repentino de la PA a un rango "normal" podría conducir a una perfusión tisular inadecuada y a eventos isquémicos.[22] Los datos clínicos documentan que el descenso de la PA en las emergencias hipertensivas es beneficioso: el papiledema y los exudados retroceden, la encefalopatía hipertensiva desaparece y el edema pulmonar se resuelve y la función renal mejora. Sin embargo, también hay pruebas de que el descenso brusco de la PA puede ser perjudicial. Por ejemplo, el uso de nifedipino sublingual con una bajada potente pero imprevisible de la PA puede desviar la sangre de la zona de penumbra cerebral (penumbra isquémica), dando lugar a un infarto vascular.[23,24] Así, el objetivo del tratamiento antihipertensivo no es normalizar la PA rápidamente, sino prevenir el daño de los órganos diana reduciendo de forma gradual la PA y minimizando el riesgo de hipoperfusión.

Fármaco	Mecanismo de acción	Dosis	Inicio de la acción	Duración de la acción	Efectos adversos[a]	Indicaciones especiales
Vasodilatadores						
Clorhidrato de nicardipino	Bloqueador de los canales del calcio	5-15 mg IV cada h	5-15 min	15-30 min, puede superar las 4 h	Taquicardia, dolor de cabeza, rubor, náusea, vómito, flebitis local	La mayoría de las emergencias hipertensivas, excepto la insuficiencia cardiaca aguda
Mesilato de fenoldopam	Agonista del receptor de la dopamina 1	0.1-0.3 µg/kg/min infusión IV	> 5 min	30 min	Taquicardia, dolor de cabeza, náusea, rubor	La mayoría de las emergencias hipertensivas; precaución con el glaucoma
Butirato de clevidipino	Bloqueador de los canales del calcio	1-2 mg/h en infusión IV; aumentar cada 5-10 min hasta 16 mg/h	2-4 min	5-15 min	Taquicardia, dolor de cabeza, rubor, deterioro de la insuficiencia cardiaca	La mayoría de las emergencias hipertensivas; precaución con la estenosis aórtica grave
Nitroprusiato de sodio	↑ GMP cíclico, bloquea el aumento del Ca^{2+} intracelular	0.25-10 µg/kg/min infusión IV[b]	Inmediata	1-2 min	Náusea, vómito, espasmos musculares, intoxicación por tiocianato y cianuro, alteración de la autorregulación cerebral, síndrome de robo coronario	Precaución en situaciones asociadas con manifestaciones del SNC, insuficiencia hepática o renal; probablemente debe evitarse si se administran otros agentes, especialmente el fenoldopam
Nitroglicerina	↑ receptores de nitrato	5-100 µg/min infusión IV	2-5 min	5-10 min	Dolor de cabeza, vómito, metahemoglobinemia, taquifilaxia	Isquemia coronaria, edema pulmonar

(continúa)

TABLA 45-1 Agentes farmacológicos para el tratamiento de las emergencias hipertensivas (*continuación*)

Fármaco	Mecanismo de acción	Dosis	Inicio de la acción	Duración de la acción	Efectos adversos[a]	Indicaciones especiales
Enalaprilat	IECA	1.25-5 mg cada 6 h IV	15-30 min	6-12 h	Caída precipitada de la PA en estados de alta renina, respuesta variable, insuficiencia renal aguda	Insuficiencia ventricular izquierda aguda; evitar en el infarto agudo de miocardio
Isradipino	Bloqueador de los canales del calcio	0.15 µg/kg/min IV, aumentar en 0.0025 µg/kg/min cada 15 min. Infusión de mantenimiento 0.15 µg/kg/min	1-10 min	1-2 h	Dolor de cabeza, rubor, edema periférico, mareo, taquicardia	Perioperatorio, embarazo
Clorhidrato de hidralazina	Abre los canales de K^+	10-20 mg IV	10-20 min	1-4 h	Taquicardia, rubor, dolor de cabeza, vómito, empeoramiento de la angina de pecho	Debe administrarse con β-bloqueadores IV concomitantes para evitar la precipitación de la angina. *No* es una opción inicial de tratamiento preferida
Inhibidores adrenérgicos						
Clorhidrato de labetalol	α_1-, β-bloqueador	20-80 mg IV en bolo cada 10 min *o* 0.5-2 mg/min en infusión IV	5-10 min	3-6 h	Náusea, vómito, hormigueo en el cuero cabelludo, broncoconstricción, mareo, bloqueo cardiaco, insuficiencia cardiaca	La mayoría de las emergencias hipertensivas, excepto la insuficiencia cardiaca aguda

Clorhidrato de esmolol	Bloqueador-β1	0.5-2.0 mg/min en infusión IV o 250-500 µg/kg/min en bolo IV, luego 50-100 µg/kg/min en infusión; puede repetir el bolo después de 5 min o aumentar la infusión a 300 µg/min	1-2 min	10-30 min	Náusea, broncoconstricción, bloqueo cardiaco de primer grado, insuficiencia cardiaca, tromboflebitis, EPOC	Disección aórtica, perioperatorio, aumento del gasto cardiaco o de la frecuencia cardiaca
Urapidilo	Bloqueador-α1, agonista del receptor de la serotonina (5-HT1A)	12.5-25 mg en bolo IV seguido de 5-40 mg/h en infusión IV	3-5 min	4-6 h	Dolor de cabeza, mareo	Perioperatorio
Fentolamina	α-bloqueador	5-15 mg en bolo IV	1-2 min	10-30 min	Taquicardia, rubor, dolor de cabeza	Exceso de catecolaminas

EPOC, enfermedad pulmonar obstructiva crónica; GMP, monofosfato de guanosina; IECA, inhibidor de la enzima convertidora de la angiotensina; IV, intravenoso(a); PA, presión arterial; SNC, sistema nervioso central.

aPuede producirse hipotensión con todos los agentes.

bRequiere un sistema de suministro resistente a la luz.

Tratamiento de tipos específicos de emergencias hipertensivas

Tipo de emergencia	Medicamento(s) de primera elección	Medicamento(s) de segunda elección o adicional(es)	Medicamentos que hay que evitar	Objetivo de la reducción de la PA
Cardiaca				
Isquemia/infarto coronario	Nitroglicerina, nicardipino, clevidipino, labetalol	Nitroprusiato de sodio, esmolol si no hay insuficiencia cardiaca	Diazóxido, hidralazina	Mejora de la perfusión cardiaca
Insuficiencia cardiaca, edema pulmonar	Nitroglicerina, fenoldopam, clevidipino	Nitroprusiato de sodio, enalaprilato; diuréticos del asa	Diazóxido, hidralazina; β-bloqueadores	Disminución de la poscarga
Disección aórtica	Labetalol o combinación de esmolol con nitroprusiato de sodio, fenoldopam o nicardipino		Diazóxido, hidralazina	Disminución de la tensión de la pared aórtica con reducción de la PA sistólica < 100-120 mm Hg en 20 min (si es posible)
Renal				
Glomerulonefritis aguda, enfermedad renal vascular del colágeno o estenosis de la arteria renal	Fenoldopam	Nicardipino, labetalol, clevidipino; diuréticos para la sobrecarga de volumen	Nitroprusiato de sodio; inhibidores de la ECA y ARA	Reducción de la resistencia vascular y de la sobrecarga de volumen sin comprometer el flujo sanguíneo renal o la tasa de filtración glomerular
Crisis de esclerodermia	Enalaprilato u otro IECA	BRA, fenoldopam	Corticoesteroides,[a] diuréticos	Disminución de la PA a < 140/90 mm Hg con el objetivo a largo plazo de < 130/85 mm Hg

Neurológica

Encefalopatía hipertensiva	Nicardipino, fenoldopam, labetalol, clevidipino	Nitroprusiato, esmolol, urapidilo	Reducción de 20-25% de la PA media en 1-2 h
Evento vascular cerebral isquémico	Nicardipino, labetalol, clevidipino	Nitroprusiato, nimodipino, esmolol, urapidilo	Reducción de la PA si está por encima de 220/120 mm Hg (PA media > 130) en no más de 10-15% en las primeras 24 h para evitar el deterioro del flujo sanguíneo cerebral en la penumbra
Hemorragia intracerebral	Nicardipino, labetalol, clevidipino	Fenoldopam, nitroprusiato, esmolol, urapidilo, nimodipino para la hemorragia subaracnoidea	Para los pacientes que se presentan con una PAS de 150-220 mm Hg y sin contraindicación para el tratamiento agudo de la PA, disminúyase la PAS a 140 mm Hg, ya que es seguro y puede mejorar el resultado funcional. Para los pacientes que presentan una PAS > 220 mm Hg, puede ser razonable considerar una reducción agresiva de la PA con una infusión intravenosa continua y monitorización frecuente de la PA para la hemorragia subaracnoidea en pacientes normotensos, reducción a una PA sistólica de 130-160 mm Hg

(continúa)

Tratamiento de tipos específicos de emergencias hipertensivas (*continuación*)

Tipo de emergencia	Medicamento(s) de primera elección	Medicamento(s) de segunda elección o adicional(es)	Medicamentos que hay que evitar	Objetivo de la reducción de la PA
Estados de exceso de catecolaminas				
Feocromocitoma	Fentolamina o labetalol	β-bloqueador en presencia de fentolamina, nitroprusiato de sodio	Diuréticos, β-bloqueadores solos	Control de la PA paroxística por estimulación simpática
Ingestión de cocaína u otro simpaticomimético	Fentolamina o labetalol	β-bloqueador en presencia de fentolamina, nitroprusiato de sodio	Diuréticos	Control de la PA paroxística por estimulación simpática
Hipertensión perioperatoria/posoperatoria				
Cirugía de la arteria coronaria	Nitroglicerina, nicardipino, clevidipino	Esmolol, labetalol, fenoldopam, isradipino, urapidilo		Protección contra el daño de los órganos diana y las complicaciones quirúrgicas (mantener la PA < 140/90 o la PA media < 105 mm Hg)
Cirugía no cardiaca	Esmolol, labetalol, fenoldopam, nicardipino, clevidipino, urapidilo, nitroglicerina			Protección contra los daños en los órganos diana y las complicaciones quirúrgicas
Relacionada con el embarazo				
Eclampsia	Labetalol, urapidilo	Nifedipino, isradipino, nicardipino, MgSO₄, metildopa	Nitroprusiato, IECA, BRA	Controlar la PA (normalmente < 90 mm Hg diastólica pero a menudo más baja) y proteger el flujo sanguíneo de la placenta

BRA, bloqueador del receptor de la angiotensina; IECA, inhibidor de la enzima convertidora de la angiotensina; PA, presión arterial; PAS, presión arterial sistólica.

[a]Los corticoesteroides pueden empeorar la hipertensión en la crisis renal de la esclerodermia.

Con excepción de las situaciones que requieran una reducción rápida de la PA, la PA media en casi todos los pacientes con una emergencia hipertensiva debe reducirse gradualmente en no más de 20 a 25% en la primera hora, y luego hasta 160/100 a 110 mm Hg en las siguientes 2 a 6 h.[7,12,25] La reducción de la presión diastólica a menos de 90 mm Hg o en 35% de la PA media inicial se relaciona con una disfunción orgánica importante, el coma y la muerte. Si el grado de disminución de la PA se tolera bien y el paciente está clínicamente estable, deben aplicarse nuevas reducciones graduales hacia niveles inferiores a 140/90 mm Hg en las siguientes 24 a 48 horas.

Una consideración importante antes de iniciar la terapia intravenosa es la evaluación del estado de volumen del paciente. Con excepción de las personas que presentan sobrecarga de volumen y edema pulmonar, varios pacientes con emergencia hipertensiva pueden tener un volumen agotado debido a la natriuresis por presión, y no suelen recomendárseles diuréticos; la administración de fluidos puede ayudar a restablecer la perfusión de los órganos y evitar una caída precipitada de la PA.[4] Sin embargo, podría considerarse el uso cauteloso de diuréticos tras la utilización prolongada de agentes vasodilatadores intravenosos (excepto el fenoldopam) que suelen causar retención de agua y resistencia a una mayor reducción de los niveles de PA.

Las principales excepciones a estas recomendaciones de tratamiento son: a) los pacientes con EVC agudo. En el EVC isquémico no hay pruebas claras que apoyen el descenso inmediato de la PA, excepto en los pacientes que pueden recibir tratamiento con trombolíticos o que presentan hipertensión extrema. En estos casos, se recomienda el inicio temprano del tratamiento para evitar las transformaciones hemorrágicas;[26] b) los pacientes con EVC hemorrágico requieren un enfoque diferente y una reducción más intensiva de la PA. El ensayo Intensive Blood Pressure Reduction in Acute Cerebral Hemorrhage Trial (INTERACT2) en pacientes con EVC hemorrágico reciente demostró que bajar la PA sistólica a menos de 140 mm Hg en una h es seguro y puede mejorar el resultado funcional,[27] lo que ha llevado a cambiar las guías pertinentes,[7] y c) los pacientes con disección aórtica aguda deben disminuir su PA sistólica a niveles entre 100 y 120 mm Hg.[12,18]

Después de que la PA se reduzca a niveles seguros durante un periodo suficiente, normalmente de 12 a 24 h, que permita el restablecimiento de la autorregulación, puede iniciar la terapia oral con una reducción continua de los medicamentos parenterales para la PA para evitar la hipertensión de rebote. Por lo general, puede utilizarse un bloqueador de los canales del calcio (BCC), un bloqueador α y β, o un bloqueador del RAS, dependiendo de la causa sospechada y de las posibles investigaciones en curso para la hipertensión secundaria.[11]

Tratamiento de las urgencias hipertensivas

Aunque las urgencias hipertensivas son especialmente frecuentes, es evidente que faltan estudios de calidad sobre el valor de las pruebas diagnósticas exhaustivas para detectar daños en los órganos diana, la necesidad de hospitalización, el tipo de tratamiento y el seguimiento óptimo en personas asintomáticas con aumento de la PA.[28] A todos los pacientes con urgencia hipertensiva se les debe proporcionar una habitación tranquila en la cual descansar, ya que esta maniobra se asoció con una caída de la PA mayor o igual a 20/10 mm Hg en un tercio de estos sujetos.[29]

Ya que no se ha demostrado el beneficio de una reducción rápida de la PA en pacientes asintomáticos sin evidencia de daños agudos en los órganos diana, existen pruebas de los daños, que incluyen el desarrollo de EVC e incluso la muerte. Por ello, la mayoría está de acuerdo en que la disminución de la PA debe producirse a lo largo de un periodo de horas a días. La reducción de la PA a niveles inferiores a 160/100 mm Hg puede lograrse en un plazo de 2 a 4 h en urgencias con los fármacos orales que se describen más adelante. El aspecto más importante del tratamiento de la urgencia hipertensiva no es lograr un objetivo de PA, sino garantizar un seguimiento adecuado, generalmente en el plazo de una semana, a un centro de atención apropiado para la hipertensión crónica, con el fin de optimizar la atención y mejorar el control de la PA de los pacientes hipertensos no controlados.[4,18,22] Sin embargo, hay datos que sugieren que la mayoría de estas personas no recibe la medicación o las instrucciones en la sala de urgencias, tal y como se describe tradicionalmente en la literatura, y que los proveedores de servicios de salud sobrestiman la frecuencia con la que remiten a los pacientes para su seguimiento, lo que da lugar a una mejora cuestionable del control de la PA a largo plazo en la consulta externa.[28]

Otro factor importante a tener en cuenta antes de prescribir la medicación es la evaluación del dolor. Los pacientes con dolor intenso no secundario a un origen cardiaco o cerebral deben recibir primero analgésicos. Si presentan una urgencia hipertensiva y se les administran medicamentos de acción aguda como la clonidina o el labetalol, podrían volverse hipotensos una vez que se alivie el dolor con agentes no esteroideos, opioides o esteroides.

La elección de fármacos para el tratamiento de las urgencias hipertensivas es mucho más amplia que para las emergencias, ya que casi todos los antihipertensivos reducen la PA de forma eficaz durante un tiempo razonable (**tabla 45-3**). Hay que tener en cuenta que los fármacos utilizados deben asociarse con una buena adherencia, ser asequibles y tener gran probabilidad de que el paciente los tome. Por lo tanto, la clonidina, el captopril y el labetalol, que deben tomarse tres veces al día, no son agentes ideales. El uso de antagonistas del calcio una vez al día con un bloqueador de los receptores de la angiotensina una vez al día y un diurético en combinación en dosis bajas o moderadas es razonable para el alta con una cita de seguimiento en un plazo de 2 a 3 semanas por un médico de atención primaria.

Los inhibidores de la enzima convertidora de la angiotensina (IECA) deben usarse con precaución porque pueden causar o empeorar la insuficiencia renal en los pacientes ocasionales con estenosis crítica de la arteria renal.[9,18] La furosemida también puede reducir eficazmente la PA si la presión elevada está relacionada con la sobrecarga de volumen, en especial si hay insuficiencia renal. Sin embargo, una respuesta fisiológica común del riñón al aumento de la PA es la natriuresis, por lo que muchos pacientes, en especial los que tienen una función renal normal, tienen una disminución de volumen en lugar de una expansión de volumen.[4,18] Además, la furosemida no se considera un fármaco de elección para la hipertensión primaria debido a su corta duración de acción.

Como se señaló, el nifedipino sublingual u oral de acción corta, aunque antes se utilizó con frecuencia, ahora está contraindicado debido a una mayor incidencia de EVC, infarto de miocardio y muerte relacionados con episodios hipotensivos precipitados después del alta en urgencias.[23,24] Una excepción a esta regla son posiblemente las embarazadas con aumentos agudos de la PA, en quienes el nifedipino oral demostró reducir la PA de forma más rápida que el labetalol intravenoso y sin problemas de seguridad en estudios aleatorizados.[30] Los BCC de acción más prolongada, p. ej. el nifedipino de una sola dosis al día o el nifedipino XL, el amlodipino y el isradipino de liberación sostenida, no tienen un papel en la reducción de la PA en el servicio de urgencias. Sin embargo, éstos y los agentes de acción prolongada de otras clases principales de antihipertensivos son herramientas valiosas para el control de la PA a largo plazo. Los aspectos más importantes del tratamiento en estos pacientes ya se han discutido.

Agentes farmacológicos para el tratamiento de las urgencias hipertensivas

Fármaco[a]	Mecanismo de acción	Dosis	Inicio de la acción	Duración de la acción	Efectos adversos	Indicaciones especiales
Captopril	IECA	12.5-25 mg PO cada 1-2 h	15-30 min	4-6 h	Angioedema, tos, insuficiencia renal aguda	Estenosis de la arteria renal conocida o sospechada
Clonidina	Agonista α_2-central	0.1-0.2 mg PO cada 1-2 h	30-60 min	6-8 h	Sedación, sequedad de boca, bradicardia, hipertensión de rebote tras la retirada	Ninguna
Labetalol	α_1-, β-bloqueador	200-400 mg PO cada 2-3 h	30-120 min	6-8 h	Broncoconstricción, bloqueo cardiaco, insuficiencia cardiaca congestiva	Ruptura de aneurisma, arritmia
Furosemida	Diuréticos del asa	20-40 mg PO cada 2-3 h	30-60 min	8-12 h	Disminución de volumen, hiponatremia, hipopotasemia	Sobrecarga de volumen por insuficiencia renal o cardiaca
Isradipino	Bloqueador de los canales del calcio	5-10 mg PO cada 4-6 h	30-90 min	8-16 h	Dolor de cabeza, taquicardia, rubor, edema periférico	Vasoespasmo arterial

IECA, inhibidor de la enzima convertidora de la angiotensina; PO, por vía oral.

[a]Agentes de acción corta que se utilizan con frecuencia en el ámbito de las urgencias. Sin embargo, como se indica en el texto, a veces también pueden utilizarse fármacos de acción más prolongada.

Referencias

1. Muiesan ML, Salvetti M, Amadoro V, et al. For the working Group on Hypertension, Prevention, Rehabilitation of the Italian Society of Cardiology, the Societa' Italiana dell'Ipertensione Arteriosa: an update on hypertensive emergencies and urgencies. *J Cardiovasc Med (Hagerstown).* 2015;16(5):372-382.

2. Elliott WJ. Clinical features and management of selected hypertensive emergencies. *J Clin Hypertens (Greenwich).* 2004;6:587-592.

3. Rosei EA, Salvetti M, Farsang C. European Society of Hypertension Scientific Newsletter: treatment of hypertensive urgencies and emergencies. *J Hypertens.* 2006;24(12):2482-2485.

4. Sarafidis PA, Georgianos PI, Malindretos P, Liakopoulos V. Pharmacological management of hypertensive emergencies and urgencies: focus on newer agents. *Expert Opin Investig Drugs.* 2012;21:1089-1106.

5. Benenson I, Waldron FA, Jadotte YT, et al. Risk factors for hypertensive crisis in adult patients: a systematic review protocol. *JBI Database System Rev Implement Rep.* 2019;17(11):2343-2349.

6. Hyman DJ, Pavlik VN. Characteristics of patients with uncontrolled hypertension in the United States. *N Engl J Med.* 2001;345(7):479-486.

7. Shea S, Misra D, Ehrlich MH, et al. Predisposing factors for severe, uncontrolled hypertension in an inner-city minority population. *N Engl J Med.* 1992;327(11):776-781.

8. Palmer BF. Renal dysfunction complicating the treatment of hypertension. *N Engl J Med.* 2002;347:1256-1261.

9. Kaplan NM, Victor RG. Hypertensive crises. In: Kaplan NM, Victor RG, eds. *Kaplan's Clinical Hypertension.* Wolters Kluwer; 2014.

10. Nonaka K, Ubara Y, Sumida K, et al. Clinical and pathological evaluation of hypertensive emergency-related nephropathy. *Intern Med.* 2013;52:45-53.

11. Ruland S, Aiyagari V. Cerebral autoregulation and blood pressure lowering. *Hypertension.* 2007;49(5):977-978.

12. Marik PE, Rivera R. Hypertensive emergencies: an update. *Curr Opin Crit Care.* 2011;17:569-580.

13. Chobanian AV, Bakris GL, Black HR, et al; National Heart, Lung, and Blood Institute Joint National Committee on Prevention, Detection, Evaluation, and Treatment of High Blood Pressure; National High Blood Pressure Education Program Coordinating Committee. The Seventh Report of the Joint National Committee on Prevention, Detection, Evaluation, and Treatment of High Blood Pressure: the JNC 7 report [published correction appears in *JAMA.* 2003;290(2):197]. *JAMA.* 2003;289:2560-2572.

14. Janke A, McNaughton C, Body A, et al. Trends in the incidence of hypertensive emergencies in US Emergency Departments from 2006 to 2013. *J Am Heart Assoc.* 2016;5(12) e004511.

15. Patel KK, Young L, Howell EH, et al. Characteristics and outcomes of patients presenting with hypertensive urgency in the office setting. *JAMA Intern Med.* 2016;176(7):981-988.

16. Lewington S, Clarke R, Qizilbash N, et al; Prospective Studies Collaboration. Age-specific relevance of usual blood pressure to vascular mortality: a meta-analysis of individual data for one million adults in 61 prospective studies. *Lancet.* 2002;360(9349):1903-1913.

17. Amraoui F, Bos S, Vogt L, van den Born BJ. Long-term renal outcome in patients with malignant hypertension: a retrospective cohort study. *BMC Nephrol.* 2012;13:71.

18. Agabiti-Rosei E, Salvetti M, Farsang C. European Society of Hypertension Scientific Newsletter: treatment of hypertensive urgencies and emergencies. *J Hypertens.* 2006;24:2482-2485.

19. Keith NM, Wagener HP, Barker NW. Some different types of essential hypertension: their course and prognosis. *Am J Med Sci.* 1974;268(6):336-345.

20. Cherney D, Straus S. Management of patients with hypertensive urgencies and emergencies: a systematic review of the literature. *J Gen Intern Med.* 2002;17:937-945.

21. Perez MI, Musini VM. Pharmacological interventions for hypertensive emergencies: a Cochrane systematic review. *J Hum Hypertens.* 2008;22:596-607.

22. Elliott WJ. Clinical features in the management of selected hypertensive emergencies. *Prog Cardiovasc Dis.* 2006;48:316-325.

23. Messerli FH, Grossman E. The use of sublingual nifedipine: a continuing concern. *Arch Intern Med.* 1999;159:2259-2260.

24. Chobanian AV, Bakris GL, Black HR, et al. Seventh Report of the Joint National Committee on Prevention, Detection, Evaluation, and Treatment of High Blood Pressure. *Hypertension.* 2003;42:1206-1252.

25. Mancia G, Fagard R, Narkiewicz K, et al. 2013 ESH/ESC guidelines for the management of arterial hypertension: the Task Force for the management of arterial hypertension of the European Society of Hypertension (ESH) and of the European Society of Cardiology (ESC). *J Hypertens.* 2013;31:1281-1357.

26. Wajngarten M, Silva GS. Hypertension and stroke: update on treatment. *Eur Cardiol*. 2019;14(2):111-115.

27. Anderson CS, Heeley E, Huang Y, et al. Rapid blood-pressure lowering in patients with acute intracerebral hemorrhage. *N Engl J Med*. 2013;368:2355-2365.

28. Wolf SJ, Lo B, Shih RD, Smith MD, Fesmire FM. Clinical policy: critical issues in the evaluation and management of adult patients in the emergency department with asymptomatic elevated blood pressure. *Ann Emerg Med*. 2013;62:59-68.

29. Grassi D, O'Flaherty M, Pellizzari M, et al. Hypertensive urgencies in the emergency department: evaluating blood pressure response to rest and to antihypertensive drugs with different profiles. *J Clin Hypertens (Greenwich)*. 2008;10:662-667.

30. Shekhar S, Sharma C, Thakur S, Verma S. Oral nifedipine or intravenous labetalol for hypertensive emergency in pregnancy: a randomized controlled trial. *Obstet Gynecol*. 2013;122:1057-1063.

46 Lesión renal aguda en pacientes quemados

Anthony P. Basel, Garrett W. Britton
y Kevin K. Chung

INTRODUCCIÓN

El cuidado de los pacientes quemados en estado crítico es complejo y desafiante. Los quemados graves son una población especialmente vulnerable debido a la naturaleza de las lesiones por quemaduras. Los pacientes de la unidad de cuidados intensivos (UCI) para quemados corren el riesgo de desarrollar choque recurrente a lo largo de su evolución, y cada episodio aumenta el riesgo de falla orgánica y mortalidad. El manejo exitoso de la lesión por quemadura comprende en gran medida el apoyo multiorgánico mientras se protege al individuo de más laceraciones hasta que las heridas de la quemadura se curen. Debido a la compleja fisiopatología y a la amenaza constante, la lesión por quemadura se asocia con una morbilidad y mortalidad asombrosas, especialmente en quienes desarrollan lesión renal aguda (LRA). En el pasado, la LRA asociada con traumatismos por quemaduras suponía una mortalidad estimada de entre 50 y 100%; la mayor mortalidad era la experimentada por aquellos que requerían terapia de remplazo renal (TRR).[1,2]

Este capítulo ofrece información sobre la aparición de LRA en la población de quemados, destaca el concepto de lesión funcional frente a daño celular, proporciona una visión general en la reanimación del traumatismo por quemadura y analiza la aplicación de la TRR y otras modalidades extracorpóreas específicas para los pacientes con quemaduras graves.

PREVALENCIA, ESTADIAJE E IMPACTO

En la última década, se han aplicado definiciones validadas y estandarizadas de LRA dentro de la población de quemados, que revelan que entre 20 y 40% de los pacientes con quemaduras ingresados en la UCI desarrollan algún grado de LRA, en comparación con 1 a 2% de los pacientes con quemaduras que no requieren cuidados en la UCI.[3-5] Al aplicar los criterios del sistema Risk, Injury, Failure, Loss, and End-Stage Renal Disease (RIFLE) y de la Acute Kidney Injury Network (AKIN) en estudios comparativos, se descubrió que había algún grado de LRA en 24 y 33% de los pacientes quemados de la UCI, respectivamente.[4,6] Curiosamente, la aplicación de los criterios AKIN identificó una cohorte que, de otro modo, no se hubiera descubierto con la aplicación del sistema RIFLE debido a pequeños cambios en la creatinina sérica. La importancia de detectar la LRA en su fase inicial está delineada por el aumento asociado de la duración de las estancias, el incremento de la mortalidad y para orientar las terapias específicas. La definición de LRA de la KDIGO (Kidney Disease: Improving Global outcomes) es una más específica comparada con los criterios AKIN, al detectar menores cambios en la creatinina sérica durante un periodo prolongado. La definición de la KDIGO aún no ha sido validada en la población de quemados, pero la investigación está en curso.[7,8]

En la población de quemados, se ha demostrado que el estadio I de la AKIN se asocia con una mortalidad de 8 a 12%, mientras que los estadios II y III de la AKIN se relacionan con una mortalidad de 15 a 19% y de 53 a 57%, respectivamente.[6] Los pacientes quemados que requirieron alguna forma de TRR experimentaron la mayor mortalidad (62 a 100%).[4,9]

DETECCIÓN TEMPRANA DE LA LESIÓN RENAL AGUDA (DAÑO FUNCIONAL *VS.* CELULAR)

Las limitaciones de la creatinina sérica y la diuresis para la evaluación de la LRA son bien conocidas, y la introducción de nuevos biomarcadores para la detección de la lesión celular renal ha cambiado el paradigma de la detección de la LRA. La utilidad de muchos biomarcadores novedosos de suero y orina se ha evaluado con respecto a su capacidad para predecir el desarrollo de la LRA según criterios formales, como se comenta en el capítulo 16. Se ha demostrado que la lipocalina asociada con la gelatinasa de neutrófilos (NGAL) en plasma y orina supera a la cistatina C en suero y a la creatinina en suero por sí solas para la predicción del desarrollo de LRA en la población de quemados.[10,11] Se han evaluado muchos otros biomarcadores para la detección de la LRA en la población de quemados con resultados mixtos, y la investigación está en curso.

TRATAMIENTO

El mayor factor que contribuye a la mortalidad entre los pacientes quemados es la extensión de la carga de la herida sin cicatrizar.[12] El objetivo de la reanimación temprana del paciente gravemente quemado es optimizar la perfusión para preservar la función de los órganos terminales y la microcirculación a los lechos de las heridas. Una reanimación agresiva dirigida por objetivos y la reversión del choque permiten que los pacientes reciban una intervención quirúrgica temprana, cuando los lechos de las heridas son más grandes y capaces de aceptar el tejido injertado.[13]

Se han usado muchas fórmulas para predecir el volumen adecuado de reanimación necesario durante las primeras 24 a 48 h después de la lesión por quemadura. En el US Army Institute of Surgical Research (USAISR), se desarrolló la "Regla de los 10" que parte del principio de que todos los demás cálculos usados para estimar la reanimación con líquidos se aplican como tasas iniciales y que las titulaciones continuas deben realizarse en función de la respuesta de los pacientes. La "Regla de los 10" estima la tasa de fluidos inicial en mL por hora multiplicando el área total de la superficie corporal (ATSC %) afectada, al 10% más cercano, por 10 y añadiendo 100 mL/h por cada 10 kg para aquellos pacientes de más de 80 kg.[14] Tras la tasa inicial, la administración adicional de fluidos se individualiza en función del escenario clínico y se guía por varios criterios de valoración de la reanimación, como la diuresis y el lactato sérico. Sin embargo, el clínico tratante debe permanecer atento para evitar una reanimación excesiva. Un volumen de reanimación superior a 250 mL/kg aplicado durante un periodo de 24 h (el índice Ivy) suele citarse como una reanimación desbocada y aumenta el riesgo de síndrome compartimental abdominal.[15] Las terapias adyuvantes usadas para evitar una reanimación desbocada y disminuir la morbilidad y la mortalidad incluyen la reanimación con coloides, mediante la cual se inicia una dosis de albúmina al 5% a un tercio de la frecuencia horaria de la infusión de cristaloides.[16,17] Otro coadyuvante que está volviendo a cobrar fuerza y se está estudiando en la actualidad es el uso de la reanimación con plasma para limitar el arrastre de líquidos en la reanimación de personas con quemaduras.[18] Por último, se cree que la vitamina C en dosis altas restablece el glucocáliz endotelial y limita la formación de edema y la pérdida de líquido intravascular.[19] Cabe destacar que se ha informado de una nefropatía por oxalato con el uso de altas dosis de vitamina C.[20]

La prevención de la LRA en los centros de traumatismos por quemaduras pasa por una reanimación temprana y agresiva y por evitar la lesión renal. La detección temprana de la LRA es fundamental para el tratamiento de las víctimas de quemaduras. Se cree que un enfoque termodiagnóstico que utilice nuevos biomarcadores permitiría a los clínicos adaptar las terapias de una manera más específica para cada paciente. La identificación de los pacientes de alto riesgo podría evitar la exposición innecesaria a nefrotóxicos como el contraste intravenoso y ciertos agentes antimicrobianos y quizás, en última instancia, proporcionar una identificación temprana de aquellos que se beneficiarían de la terapia de remplazo renal.

Terapia de remplazo renal

Históricamente, la necesidad de TRR en pacientes con quemaduras graves conllevaba una tasa de mortalidad comunicada de hasta 100%.[5] Es un reto implementar la hemodiálisis intermitente (HDI), debido al estado hemodinámico con frecuencia tenue de estos pacientes.[21] A medida que la tecnología ha avanzado y se han implementado diferentes métodos de TRR, se ha observado una mejora en los resultados de estas personas.

Terapia de remplazo renal continuo

La terapia de remplazo renal continuo (TRRC) se ha adoptado mucho en la última década en la comunidad de quemados. Es bien sabido y está documentado que las terapias continuas se toleran mucho mejor y, por consiguiente, son más deseables para los pacientes que son hemodinámicamente inestables. Esto hace que la TRRC sea una modalidad ideal para el paciente quemado, en especial en el periodo posterior al autoinjerto, ya que permite mantener una perfusión adecuada en el vulnerable tejido recién injertado.[1,21,22] El grupo USAISR reveló una reducción significativa de la mortalidad a los 28 días al comparar la hemofiltración venovenosa continua (HVVC) frente a los controles históricos, que en su mayoría no recibieron ninguna TRR (38% *vs.* 71%, $p = 0.011$).[23] El ensayo observacional multicéntrico más grande que incluyó ocho centros de quemados diferentes y 170 pacientes tratados en su mayoría con TRRC demostró la menor mortalidad intrahospitalaria comunicada hasta la fecha (50%), con una necesidad de TRR a largo plazo inferior a 10% entre los supervivientes.[22] Con base en los datos mencionados, la TRRC parece segura, eficaz y debería considerarse un tratamiento estándar en los pacientes quemados en estado crítico con LRA que son hemodinámicamente inestables.

Inicio de la terapia de remplazo renal continuo

Se sabe que las indicaciones tradicionales de la TRR se manifiestan de forma rápida y a veces inesperada para el médico novato en la atención de personas con quemaduras. El inicio temprano de la TRRC todavía es controvertido, ya que los estudios realizados en las UCI médicas y quirúrgicas han sido contradictorios en cuanto a su beneficio.[24-26] Aunque se remite a los lectores al capítulo 30 sobre el momento para iniciar la TRR, se debe tener en cuenta que tal vez sea inapropiado extrapolar estos hallazgos a la atención de los pacientes quemados con LRA. Un enfoque temprano y agresivo en el inicio de la HVVC pareció mejorar los resultados en comparación con los sujetos del control histórico que murieron antes de cumplir cualquier criterio tradicional.[23] En el reciente estudio observacional multicéntrico, la mitad de los pacientes inició la TRR con un estadio II de AKIN o menos. De hecho, 6% de ellos no cumplía ningún criterio de LRA.[22] La síntesis de los datos mencionados sugiere que la aplicación temprana y agresiva de la TRR puede ser beneficiosa en las personas quemadas con lesión renal aguda.

Dosificación de la terapia de remplazo renal continuo

Una dosis de 20 a 30 mL/kg/h se considera estándar en la población general de la UCI con LRA que requiere TRRC.[27,28] La hemofiltración de alto volumen (HFAV) como terapia para las manifestaciones renales y extrarrenales de la LRA en el choque séptico aún es controvertida en la población general de la UCI. Mientras que los pequeños estudios monocéntricos han difundido los beneficios potenciales de la modulación de la hemodinámica, las respuestas del sistema inmunológico a la sepsis, la eliminación de toxinas y otros mediadores inflamatorios que contribuyen a la falla orgánica en el choque séptico, los ensayos más amplios no han logrado demostrar su beneficio.[29-32]

La HFAV se ha mostrado prometedora en pacientes quemados de cuidados críticos con LRA (**resúmenes visuales 46-1 y 46-2**). Esto se debe quizá a las profundas alteraciones metabólicas observadas en esta población especial. La mayoría de los informes anteriores sobre el uso de TRRC en la población de quemados utilizó dosis de reposición más altas de lo normal (entre 30 y 120 mL/kg/h).[21,23] Un reciente ensayo controlado y aleatorizado multicéntrico examinó el impacto de la HFAV (70 mL/kg/h *vs*. dosis estándar) en pacientes quemados en estado crítico. Aunque se interrumpió debido a un lento reclutamiento de pacientes, en aquellos estudiados, la dependencia de los vasopresores a las 48 h disminuyó en el grupo de HFAV, mientras que no lo hizo en el control, lo que valida las observaciones anteriores. No se encontraron diferencias en los marcadores inflamatorios ni en la mortalidad.[12,21,23] Al considerar la HFAV, es importante tener en cuenta su impacto en la farmacocinética de los medicamentos y las anomalías electrolíticas. Además, puede suponer una labor intensa para el personal de enfermería y de apoyo, debido a la necesidad de cambios frecuentes de bolsas de líquidos de reposición. Es importante incorporar una dinámica de equipo que incluya a la farmacia, al personal de apoyo adicional y los protocolos de monitorización y reposición de fármacos y electrolitos.[12]

No se puede insistir lo suficiente en que el uso de la HFAV en la población de quemados es muy diferente a su uso controvertido en la población general de la UCI. La HFAV parece eficaz para acelerar la reversión del choque y de los desórdenes metabólicos graves en las personas quemadas. Se necesitan más ensayos clínicos para solidificar sus efectos en resultados como la mortalidad. En cualquier caso, la dosis de TRRC debe individualizarse en función de cada paciente y de sus circunstancias clínicas. Es posible que se necesiten dosis de TRRC superiores a las típicas de 20 a 30 mL/kg/h para los pacientes quemados con desórdenes metabólicos graves secundarios a la LRA. Considérese la posibilidad de utilizar HFAV con dosis de 70 mL/kg/h durante un máximo de 48 h en pacientes que sufran un choque por quemaduras o desórdenes metabólicos graves.

TERAPIAS EXTRACORPÓREAS: UNA PERSPECTIVA A FUTURO

La oxigenación por membrana extracorpórea (OMEC) permite tanto la oxigenación como la eliminación de dióxido de carbono a través del flujo sanguíneo por medio de una membrana y puede proporcionar apoyo pulmonar o cardiaco parcial o total. La experiencia con la OMEC en la población de quemados ha ido en aumento. Múltiples grupos han informado una tasa de supervivencia favorable entre los pacientes quemados en estado crítico con síndrome de dificultad respiratoria aguda (SDRA) grave tratados con OMEC.[33,34] Los pequeños filtros de polímero para el intercambio de gases, conocidos como pulmones de membrana, pueden acoplarse a las plataformas estándar de TRRC y, aunque no pueden proveer oxigenación, sí proporcionan una eliminación de dióxido de carbono superior a 50% con flujos sanguíneos de 250 mL/min. Este "soporte pulmonar parcial" puede ser ideal para aumentar las estrategias de protección pulmonar, permitiendo una reducción máxima de los volúmenes corrientes en pacientes quemados con lesiones inhalatorias graves y SDRA.[35] Se ha demostrado que la purificación de la sangre mejora los resultados en algunas formas de choque séptico.[36] Peng y cols. demostraron una disminución significativa de los niveles de endotoxinas en pacientes quemados mediante la purificación de la sangre. Se necesitan más estudios.[37] A medida que este campo crece, se amplían rápidamente las capacidades del equipo de cuidados críticos. Los pacientes con lesiones graves por quemaduras presentan algunas de las disfunciones multiorgánicas más graves que requieren terapias extracorpóreas múltiples; sin embargo, sobreviven hasta el alta y tienen vidas funcionales y satisfactorias. Conforme las tecnologías avancen, quizá algún día se cree una terapia de soporte multiorgánico (TSMO) que incorpore terapias extracorpóreas múltiples en un único circuito y sistema que pueda desplegarse incluso en zonas remotas o con recursos limitados.

Agradecimiento

Los autores desean agradecer al Dr. John Fletcher por su ayuda con el formato, la edición y la gestión de las referencias.

Referencias

1. Chung KK, Wolf SE, Cancio LC, et al. Resuscitation of severely burned military casualties: fluid begets more fluid. *J Trauma*. 2009;67(2):231-237.
2. Mustonen K, Vuola J. Acute renal failure in intensive care burn patients. *J Burn Care Res*. 2008;29(1):227-237.
3. Clemens MS, Stewart IJ, Sosnov JA, et al. Reciprocal risk of acute kidney injury and acute respiratory distress syndrome in critically ill burn patients. *Crit Care Med*. 2016;44(10):e915-e922.
4. Stewart IJ, Tilley MA, Cotant CL, et al. Association of AKI with adverse outcomes in burned military casualties. *Clin J Am Soc Nephrol*. 2011;7(2):199-206.
5. Brusselaers N, Monstrey S, Colpaert K, et al. Outcome of acute kidney injury in severe burns: a systematic review and meta-analysis. *Intensive Care Med*. 2010;36(6):915-925.
6. Chung KK, Stewart IJ, Gisler C, et al. The Acute Kidney Injury Network (AKIN) criteria applied in burns. *J Burn Care Res*. 2012;33(4):483-490.
7. Clark A, Neyra JA, Madni T, et al. Acute kidney injury after burn. *Burns*. 2017;43(5):898-908.
8. Coca SG, Bauling P, Schifftner T, et al. Contribution of acute kidney injury toward morbidity and mortality in burns: a contemporary analysis. *Am J Kidney Dis*. 2007;49(4):517-523.
9. Mosier MJ, Pham TN, Klein MB, et al. Early acute kidney injury predicts progressive renal dysfunction and higher mortality in severely burned adults. *J Burn Care Res*. 2010;31(1):83-92.
10. Kashani K, Al-Khafaji A, Ardiles T, et al. Discovery and validation of cell cycle arrest biomarkers in human acute kidney injury. *Crit Care*. 2013;17(1):R25.
11. Sen S, Godwin ZR, Palmieri T, et al. Whole blood neutrophil gelatinase–associated lipocalin predicts acute kidney injury in burn patients. *J Surg Res*. 2015;196(2):382-387.
12. Chung KK, Coates EC, Smith DJ, et al. High-volume hemofiltration in adult burn patients with septic shock and acute kidney injury: a multicenter randomized controlled trial. *Crit Care*. 2017;21(1):289.
13. Rowan MP, Cancio LC, Elster EA, et al. Burn wound healing and treatment: review and advancements. *Crit Care*. 2015;19(1):243.
14. Parrillo JE, Dellinger RP, eds. *Critical Care Medicine: Principles of Diagnosis and Management in the Adult*. 5th ed. Elsevier; 2019.
15. Ivy ME, Atweh NA, Palmer J, et al. Intra-abdominal hypertension and abdominal compartment syndrome in burn patients. *J Trauma*. 2000;49(3):387-391.
16. Navickis RJ, Greenhalgh DG, Wilkes MM. Albumin in burn shock resuscitation. *J Burn Care Res*. 2016;37(3):e268-e278.
17. Joint Trauma System. Published March 15, 2019. Retrieved April 19, 2019. https://jts.amedd .army.mil/assets/docs/cpgs/JTS_Clinical_Practice_Guidelines_(CPGs)/Burn_Care_11_ May_2016_ID12.pdf
18. O'Mara MS, Slater H, Goldfarb IW, et al. A prospective, randomized evaluation of intra-abdominal pressures with crystalloid and colloid resuscitation in burn patients. *J Trauma*. 2005;58(5):1011-1018.
19. Tanaka, H., Matsuda, T., Miyagantani, Y., et al. Reduction of resuscitation fluid volumes in severely burned patients using ascorbic acid administration: a randomized, prospective study. *Archives of Surgery*. 2000;135(3):326-331.
20. Buehner M, Pamplin J, Studer L, et al. Oxalate nephropathy after continuous infusion of high-dose vitamin C as an adjunct to burn resuscitation. *J Burn Care Res*. 2016;37(4):e374-e379.
21. Chung K, Juncos L, Wolf S, et al. Continuous renal replacement therapy improves survival in severely burned military casualties with acute kidney injury. *J Trauma*. 2008;64(suppl):S179-S187.
22. Chung KK, Coates EC, Hickerson WL, et al. Renal replacement therapy in severe burns: a multicenter observational study. *J Burn Care Res*. 2018;39(6):1017-1021.
23. Chung KK, Lundy JB, Matson JR, et al. Continuous venovenous hemofiltration in severely burned patients with acute kidney injury: a cohort study. *Crit Care*. 2009;13(3):R62.
24. Zarbock A, Kellum JA, Schmidt C, et al. Effect of early vs delayed initiation of renal replacement therapy on mortality in critically ill patients with acute kidney injury. *JAMA*. 2016;315(20):2190.
25. Gaudry S, Hajage D, Schortgen F, et al. Initiation strategies for renal replacement therapy in the intensive care unit. *N Engl J Med*. 2016;375(2):122-133.
26. Bhatt GC, Das RR. Early versus late initiation of renal replacement therapy in patients with acute kidney injury—a systematic review & meta-analysis of randomized controlled trials. *BMC Nephrol*. 2017;18(1):78.

27. Palevski PM, Zhang JH, O'Conner T, et al. Intensity of renal support in critically ill patients with acute kidney injury. *N Engl J Med*. 2008;359(1):7-20.

28. Bellomo R, Cass A, Cole L, et al. Intensity of renal-replacement therapy in critically ill patients. *N Engl J Med*. 2009;361(17):1627-1638.

29. Joannes-Boyau O, Honore PM, Perez P, et al. High-volume versus standard volume haemo-filtration for septic shock patients with acute kidney injury (IVOIRE study): a multicenter randomized controlled trial. *Intensive Care Med*. 2013;39:1535-1546.

30. Boussekey N, Chiche A, Faure K, et al. A pilot randomized study comparing high and low volume hemofiltration on vasopressor use in septic shock. *Intensive Care Med*. 2008;34(9):1646-1653.

31. Bellomo R, Lipcsey M, Calzavacca P, et al. Early acid-base and blood pressure effects of continuous renal replacement therapy intensity in patients with metabolic acidosis. *Intensive Care Med*. 2013;39:429-436.

32. Borthwick EM, Hill CJ, Rabindranath KS, et al. High-volume haemofiltration for sepsis in adults. *Cochrane Database Syst Rev*. 2017;1:1-39.

33. Ainsworth CR, Dellavolpe J, Chung KK, et al. Revisiting extracorporeal membrane oxygenation for ARDS in burns: a case series and review of the literature. *Burns*. 2018;44(6):1433-1438.

34. Chiu Y, Ma H, Liao W, et al. Extracorporeal membrane oxygenation as a lifesaving modality in patients with burn and severe acute respiratory distress syndrome: experience of Formosa Water Park dust explosion disaster in Taiwan. *Burns*. 2018;44(1):118-123.

35. Neff LP, Cannon JW, Stewart IJ, et al. Extracorporeal organ support following trauma: the dawn of a new era in combat casualty critical care. *J Trauma Acute Care Surg*. 2013;75(2 suppl 2):S121-S129.

36. Cruz DN, Antonelli M, Fumagalli R, et al. Early use of polymyxin B hemoperfusion in abdominal septic shock: the EUPHAS randomized controlled trial. *JAMA*. 2009;301:2445-2452.

37. Peng Y, Yuan Z, Li H. Removal of inflammatory cytokines and endotoxin by veno-venous continuous renal replacement therapy for burned patients with sepsis. *Burns*. 2005;31:623-628.

¿Cuál es el resultado de la hemofiltración de alto volumen (HFAV) en pacientes quemados adultos con choque séptico y LRA? © 2020 Wolters Kluwer

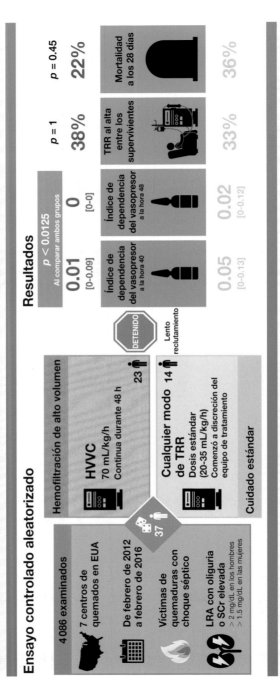

Ensayo controlado aleatorizado

Resultados

Chung KK, Coates EC, Smith DJ, et al. High-volume hemofiltration in adult burn patients with septic shock and acute kidney injury: a multicenter randomized controlled trial. *Crit Care*. 2017;21(1):289.

Conclusión: la HFAV fue eficaz para revertir el choque y mejorar la función de los órganos en pacientes quemados con choque séptico y LRA; esta opción parece segura. Todavía está por determinarse si la reversión de choque en estos pacientes puede mejorar la supervivencia.

RESUMEN VISUAL 46-1

¿La HVVC en dosis altas confiere algún beneficio en pacientes con LRA y quemaduras graves?

© 2020 · Wolters Kluwer

Estudio de cohorte retrospectivo

Centro de Quemados del Ejército de Estados Unidos, Texas

Grupo HVVC

Quema 40% del área total de la superficie corporal

LRA tratada con HVVC

De noviembre de 2005 a agosto de 2007

n = 29

Edad	27 ± 8
Área total de la superficie corporal	64 ± 18%
AKIN 3	70%
Lesión pulmonar aguda/SDRA	55%

Grupo de control

Quema 40% de la superficie corporal total

HVVC no disponible

De marzo de 2003 a noviembre de 2005

n = 28

Edad	38 ± 18
Área total de la superficie corporal	58 ± 18%
AKIN 3	71%
Lesión pulmonar aguda/SDRA	71%

Resultados

	Mortalidad a los 28 días $p = 0.011$	Mortalidad intrahospitalaria $p = 0.04$	Vasopresores a las 24 horas $p < 0.0001$	Vasopresores a las 48 horas $p < 0.001$	HDI recibida
Grupo HVVC	38%	62%	43%	24%	N/A
Grupo de control	71%	86%	100%	94%	7% (2/28)

Conclusión: la aplicación de la HVVC en pacientes adultos con quemaduras graves y LRA se asoció con una disminución de la mortalidad a los 28 días y hospitalaria en comparación con un grupo de control histórico, que en su mayoría no recibió ninguna forma de sustitución renal.

Chung KK, Lundy JB, Matson JR, et al. Continuous venovenous hemofiltration in severely burned patients with acute kidney injury: a cohort study. *Crit Care.* 2009;13(3):R62.

RESUMEN VISUAL 46-2

Lesión renal aguda asociada con traumatismo

Zane Perkins, Ryan W. Haines
y John R. Prowle

ESQUEMA

La lesión renal aguda (LRA) complica alrededor de uno de cada cinco casos de enfermedad crítica después de un traumatismo mayor, que suele afectar a pacientes más jóvenes con menos comorbilidad y representa una transición repentina de la salud a la enfermedad crítica. En consecuencia, la LRA en estos contextos puede tener causas específicas. Como es un marcador de la gravedad de la alteración fisiológica aguda causada por las lesiones, está fuertemente asociada con el riesgo de muerte. El cuidado de los pacientes con traumatismo con o en riesgo de LRA requiere una consideración con respecto a la causa y el mecanismo de la LRA en este entorno.

ANTECEDENTES

Los traumatismos son un problema de salud pública mundial. La Organización Mundial de la Salud (OMS) estima que los traumatismos causan 5.1 millones de muertes al año en todo el mundo y son responsables de más de 80 millones de años de vida ajustados por discapacidad (AVAD) perdidos.[1-3] Aunque la mayoría de las muertes por traumatismo se producen rápidamente después de la lesión, a causa de un desangramiento o de una lesión cerebral traumática, existe un grupo importante de muertes tardías potencialmente evitables, que se relacionan con una enfermedad crítica prolongada y falla multiorgánica.[4,5] En los pacientes en estado crítico que sobreviven a sus lesiones iniciales tras un traumatismo, la LRA es común. En este contexto, la LRA, que provoca una disminución repentina de la función renal, representa un conjunto heterogéneo de síndromes subyacentes.[6] Cada caso de LRA tiene una etiología, una patogenia y un tratamiento específicos, que pueden dar lugar a una disfunción renal que va desde un deterioro leve hasta la necesidad de terapia de remplazo renal (TRR). En general, los pacientes con traumatismo que desarrollan LRA sufren tasas de mortalidad más elevadas e ingresos hospitalarios más prolongados que los que no la presentan.[7,8] Además, sigue sin estar claro hasta qué punto se recupera la función renal después de la LRA, y los supervivientes pueden ser propensos a desarrollar enfermedad renal crónica (ERC) y morbilidad y mortalidad tardías, algo que puede tener especial importancia en una población más joven.[9] A medida que los avances en los sistemas y los cuidados de los traumatismos mejoran la supervivencia inmediata, el tratamiento de la insuficiencia orgánica, incluida la LRA, probablemente supondrá un reto cada vez mayor para los clínicos y una demanda creciente de recursos.

EPIDEMIOLOGÍA

El desarrollo y la estandarización del diagnóstico y la estadificación de la LRA[10] han permitido un estudio más riguroso de su epidemiología en las poblaciones con traumatismo, que se ha estudiado más a fondo en las poblaciones de pacientes lesionados ingresados en unidades de cuidados críticos. Dos revisiones sistemáticas recientes demuestran una incidencia conjunta de LRA asociada con traumatismo en pacientes críticos de aproximadamente 20 a 24%.[7,8] La mayoría (56 a 59%) de estos episodios de LRA son leves (estadio 1), mientras que 23 a 30% son moderados (estadio 2) y 14 al 18% son graves (estadio 3). En general, alrededor de 1 de cada 10 pacientes con traumatismo que desarrollan LRA requerirá TRR.[7,11]

La incidencia notificada de LRA en las poblaciones con traumatismos en general es más difícil de determinar. Los problemas incluyen una mayor variabilidad clínica (p. ej., diferencias en las exposiciones y en la distribución de los factores de riesgo en las poblaciones de estudio) y metodológica (diferencias en los criterios de diagnóstico y en la forma de estimar la creatinina sérica inicial) entre los estudios. Dos grandes estudios observacionales recientes de pacientes lesionados en Londres[11] y París[12] demostraron una incidencia global de LRA de 13%. La mayoría (> 95%) de los pacientes que desarrollaron LRA fueron ingresados en una unidad de cuidados críticos, y aproximadamente 58% de los episodios de LRA fueron leves (estadio 1), 23% moderados (estadio 2) y 19% graves (estadio 3). Además, un análisis reciente de casi un millón de casos de traumatismo en Estados Unidos demostró una incidencia de 0.68% de LRA grave (estadio 3).[13]

La mayoría de los casos (75 a 95%) de LRA asociada con traumatismo se desarrollan en los 5 días siguientes a la lesión, con una mediana de tiempo desde la lesión hasta que se cumplen los criterios de diagnóstico de LRA de 2 a 3 días.[7,11,12]

ETIOLOGÍA Y FACTORES DE RIESGO

Varios mecanismos fisiopatológicos pueden contribuir al desarrollo de la LRA en los pacientes con traumatismo. Debido a que, en la gran mayoría de los pacientes, la LRA se desarrolla en los primeros días posteriores al traumatismo, esto sugiere que se produce en general como una secuela directa de la lesión traumática y no como resultado de otras complicaciones.[7,11,12] Estas causas tempranas de LRA incluyen el choque hemorrágico, la rabdomiólisis, la lesión renal directa, una complicación de la transfusión masiva de sangre y la respuesta inflamatoria sistémica después de la liberación masiva de patrones moleculares asociados con el daño. Aunque son menos frecuentes, las causas tardías de LRA también son importantes, ya que muchos casos son potencialmente prevenibles. Las causas tardías de LRA incluyen la exposición a nefrotoxinas y complicaciones como la sepsis o el síndrome compartimental abdominal.

Varias medidas clínicas de estos mecanismos causales demuestran una fuerte asociación con el desarrollo de la LRA (**tabla 47-1**). Por ejemplo, los marcadores clínicos del choque que están fuertemente relacionados con la LRA incluyen la hipotensión prehospitalaria y al ingreso,[7,11,12,14-16] la taquicardia,[12] el lactato elevado al ingreso,[11,12,17] la coagulopatía,[14] la hipotermia,[17] la acidosis,[15] así como el volumen de líquido de reanimación administrado,[18] el volumen de productos sanguíneos transfundidos[7,11,12,17,19-21] y las necesidades de vasopresores.[12,18] Además, muchas variables clínicas asociadas con la LRA pueden ser marcadores de más de un mecanismo de LRA. Por ejemplo, la presencia de una lesión abdominal importante[7,21] puede indicar mayor riesgo de choque hipovolémico, lesión renal directa o síndrome compartimental abdominal, y el tratamiento con antibióticos puede indicar sepsis[7] o, con ciertos antibióticos, exposición a nefrotoxinas.[11] De forma similar, una puntuación de gravedad de la lesión (PGL) elevada[7,11,12,14,16,19] puede actuar como marcador del grado de lesión tisular o de un mayor riesgo de hemorragia y choque hipovolémico, así como de la exposición a una transfusión masiva. Se ha demostrado sistemáticamente que la transfusión de sangre es uno de los factores de riesgo más importantes para la LRA en el entorno traumático.[7,11,12,20] El riesgo aumenta con cada unidad de sangre transfundida en las primeras 24 h siguientes a la lesión (razón de probabilidades [OR, *Odds Ratio*] ajustada de 1.08),[11,17,20] y las transfusiones de todos los componentes (eritrocitos, plasma y plaquetas) se relacionan con un mayor riesgo de desarrollar LRA.[12,21] Aunque el volumen de la transfusión de sangre es un marcador

Factores etiológicos y patogenia de la lesión renal aguda después de un traumatismo grave

Hallazgo	Etiología	Fisiopatología	Inicio
Choque hipovolémico	Hemorragia Extravasación de agua del plasma	Bajo gasto cardiaco Hipoperfusión tisular Lesión por reperfusión secundaria después de la reanimación	Inmediato
Lesión renal directa	Traumatismo abdominopélvico	Puede ser directamente al riñón, al tracto urinario inferior o al suministro vascular a los riñones	Inmediato
Rabdomiólisis	Lesión por aplastamiento Dispositivos de embolización terapéutica u oclusión vascular para hemorragias	Hipovolemia Nefropatía hemopigmentaria Fosfato de calcio Ácido úrico	Temprano
Transfusión masiva	Hemorragia masiva y coagulopatía consuntiva	Nefropatía hemopigmentaria Inflamación sistémica Inmunosupresión	Temprano
Coagulopatía	Coagulopatía consuntiva	Inflamación sistémica Trombosis microvascular	Temprano
Hipertensión intraabdominal	Lesiones abdominales primarias que requieren cirugía mayor	Congestión, compresión e hipoperfusión venosa renal	Temprano
Inflamación sistémica	Lesión tisular directa y por reperfusión con liberación de *patrones moleculares asociados con el daño*	Vasoplejía e hipotensión sistémica Activación endotelial y lesión microvascular	Temprano-tardío
Nefrotoxinas	Necesidad de investigaciones y procedimientos urgentes de radiocontraste Medicamentos, incluyendo antibióticos y antiinflamatorios no esteroideos	Lesión nefrotóxica directa particular en combinación con el choque y la inflamación sistémica	Temprano-tardío
Sepsis secundaria	Inmunosupresión inducida por traumatismos y transfusiones	LRA asociada con sepsis	Tardío
Comorbilidades preexistentes	ERC, diabetes, enfermedad hepática crónica, insuficiencia cardiaca	Factores de riesgo de LRA preexistentes	En cualquier momento

ERC, enfermedad renal crónica; LRA, lesión renal aguda.

sustitutivo del choque hemorrágico, los estudios han informado que la estrecha asociación de la transfusión de sangre con la LRA sobre otras medidas de la gravedad de la lesión sugiere factores de riesgo adicionales específicos de la transfusión. Estos incluyen la exposición a los productos de la hemólisis, el hemo y el hierro libres de plasma[22,23] y la inmunosupresión relacionada con la transfusión.[24] En general, la LRA se vincula con la presencia de múltiples insultos causales potenciales, y a menudo no es posible diferenciar la contribución individual de cada factor.

Por último, se cree que la exposición al material de contraste yodado es una causa importante de LRA evitable y es algo a lo que la mayoría de los pacientes politraumatizados están expuestos al principio del ingreso. Sin embargo, solo hay pruebas débiles que apoyan una relación causal clínicamente significativa entre los agentes de contraste contemporáneos de baja osmolaridad o isoosmolaridad.[25,26] Los metaanálisis de grandes poblaciones hospitalarias mixtas no demuestran ninguna diferencia importante en las tasas de LRA, necesidad de TRR o supervivencia entre los pacientes que se sometieron a procedimientos con administración de contraste intravenoso (IV) y quienes no lo hicieron.[27,28] Un metaanálisis reciente en traumatismo demostró resultados similares, con un menor riesgo de LRA en los pacientes con traumatismo que recibieron contraste en comparación con los que no lo recibieron.[7] Ciertamente, no existen pruebas actuales que justifiquen la limitación del uso del contraste radiológico en los procedimientos diagnósticos y terapéuticos necesarios en los pacientes con traumatismo debido a la preocupación por la LRA asociada con el contraste.

Factores de riesgo iniciales para la lesión renal aguda

Aunque muchos pacientes con traumatismo son jóvenes con pocas comorbilidades, otros que están lesionados pueden tener factores de riesgo preexistentes que aumentan la susceptibilidad a la LRA por una variedad de insultos causales. En el contexto de un traumatismo mayor, la edad avanzada, la diabetes mellitus, la hipertensión crónica, la ERC, la obesidad y ser afroamericano se han descrito como factores de riesgo para el desarrollo de LRA.[7,13,29] Existen pruebas contradictorias sobre el efecto del sexo en la literatura sobre traumatismos, con informes sobre un mayor riesgo en las mujeres,[30] los hombres[7,16] o ningún efecto.[11,20] Es importante destacar que las variables de confusión, como el mecanismo de la lesión, se distribuyen de forma desigual entre los grupos de pacientes masculinos y femeninos.

FISIOPATOLOGÍA

Debido a que la LRA asociada con traumatismo es una afección compleja y heterogénea con múltiples factores etiológicos, en su desarrollo pueden intervenir varios mecanismos fisiopatológicos distintos (tabla 47-1). A grandes rasgos, pueden dividirse en alteraciones de la hemodinámica sistémica y glomerular que dan lugar a una disminución de la filtración o a una lesión renal isquémica y a la liberación local y sistémica de patrones moleculares relacionados con el daño, nefrotoxinas y mediadores inflamatorios que ocasionan una respuesta inflamatoria local a la lesión endotelial, la disfunción microcirculatoria y la lesión de las células tubulares. La interacción entre estos diferentes mecanismos es compleja y se produce a nivel de la microcirculación, en todo el órgano, en la unidad de nefronas y en la microcirculación. En la **figura 47-1** se ofrece una visión general de estos procesos; en cualquier paciente individual, los distintos mecanismos pueden aplicarse en diferentes grados y fases de la evolución de la LRA.[6] Es comprensible que, dada esta complejidad, la intervención en cualquier vía descendente determinada, de forma aislada, no afecte de forma significativa al curso general de la enfermedad.

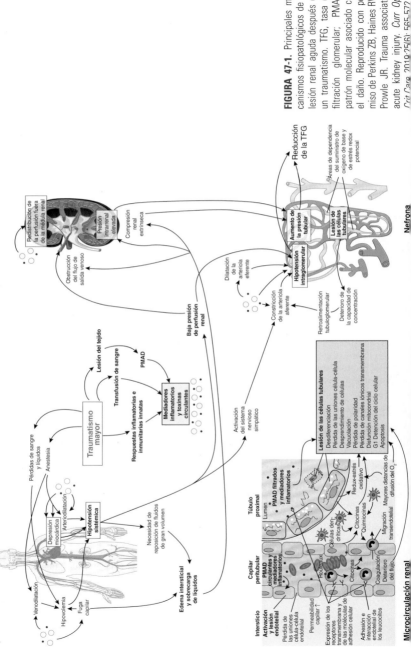

Macrocirculación

Pérdidas de sangre y líquidos

Anestesia

Depresión miocárdica

Arteriolitación

Hipotensión sistémica

Venodilatación

Hipovolemia

Fuga capilar

Necesidad de reposición de fluidos de gran volumen

Edema intersticial y sobrecarga de líquidos

Traumatismo mayor

Lesión del tejido — PMAD

Transfusión de sangre

Respuestas inflamatorias e inmunitarias innatas

Mediadores inflamatorios y toxinas circulantes

Activación del sistema nervioso simpático

Baja presión de perfusión renal

Riñón

Redistribución de la perfusión fuera de la médula renal

Presión intrarrenal elevada

Compresión renal extrínseca

Obstrucción del flujo de salida venoso

Dilatación de la arteriola eferente

Constricción de la arteriola aferente

Hipotensión intraglomerular

Aumento de la presión tubular

Lesión de las células tubulares

Reducción de la TFG

Retroalimentación tubuloglomerular

Deterioro de la capacidad de concentración

Áreas de dependencia del suministro de oxígeno de base y de estrés redox potencial

Nefrona

Microcirculación renal

Intersticio

Activación y lesión endotelial

Pérdida de las uniones célula-célula endotelial

Permeabilidad capilar ↑

Expresión de los receptores transmembrana y de las moléculas de adhesión celular

Adhesión e interacción endotelial de los leucocitos

Capilar peritubular

PMAD circulantes y mediadores inflamatorios

Rodadura

Citocinas

Coagulación

Deterioro del flujo

Túbulo proximal

Lumen

PMAD filtrados y mediadores inflamatorios

Células dendríticas

Citocinas

Quimiocinas

Redox-estrés oxidativo

Migración transendotelial

Mayores distancias de difusión del O_2

Lesión de las células tubulares

Desdiferenciación
Pérdida de las uniones célula-célula
Desprendimiento de células
Vacuolación
Pérdida de polaridad
Pérdida de canales iónicos transmembrana
Disfunción mitocondrial
G1 Detención del ciclo celular
Apoptosis

FIGURA 47-1. Principales mecanismos fisiopatológicos de la lesión renal aguda después de un traumatismo. TFG, tasa de filtración glomerular; PMAD, patrón molecular asociado con el daño. Reproducido con permiso de Perkins ZB, Haines RW, Prowle JR. Trauma associated acute kidney injury. *Curr Opin Crit Care* 2019;25(6):565-572.

532

TRATAMIENTO

Existen pocos estudios que aportan pruebas prospectivas sobre el tratamiento de la LRA relacionada con traumatismo. Pueden hacerse inferencias a partir de los estudios que examinan los escenarios de la LRA, incluida la LRA posoperatoria; sin embargo, la LRA asociada con traumatismo tiene aspectos únicos y con frecuencia implica a un grupo más heterogéneo de pacientes en estado crítico.[31] No obstante, existe una base de pruebas bien establecida en relación con el manejo inicial del politraumatismo mayor que ha evolucionado en los últimos 20 años. En el transcurso del viaje de un paciente con traumatismo, desde la gestión prehospitalaria hasta la cirugía inmediata para salvar su vida, se ha demostrado en forma sistemática que el tratamiento moderno del trauma, que incluye la hipotensión permisiva, el uso temprano de productos sanguíneos y la cirugía de control de daños, mejora la mortalidad prehospitalaria y hospitalaria.[32,33] Por lo tanto, estas medidas de gestión necesarias tienen prioridad sobre cualquier enfoque específico de la LRA, al menos al inicio. En los sistemas de traumatología desarrollados, se ha demostrado que la reanimación hipotensiva se relaciona con una mayor supervivencia, y un metaanálisis reciente informó que no había aumentado la incidencia de LRA al aplicar esta estrategia,[34] lo que sugiere que este enfoque es por lo general seguro para el riñón. Hay pocos datos que examinen los objetivos de presión arterial más allá de las 24 h de la lesión traumática; por lo tanto, los clínicos que atienden a los pacientes después de un traumatismo mayor se adhieren a los parámetros generales de perfusión recomendados, a menudo una presión arterial media (PAM) superior o igual a 65. Por lo general, los vasopresores se utilizan en esta fase de la enfermedad, y se espera que la investigación en curso ayude a orientar su elección tanto después de un traumatismo grave como en otros entornos de la unidad de cuidados intensivos (UCI).

Es importante destacar que, aunque las guías actuales sobre la LRA, como las del grupo Kidney Disease: Improving Global Outcomes proporcionan orientación sobre los mejores cuidados de apoyo para la prevención y el tratamiento de la LRA, sus elementos constitutivos son, por lo general, solo sugerencias con pruebas de baja calidad en apoyo.[35] Esto requiere que los clínicos adapten estas medidas de forma adecuada a los pacientes individuales y a los escenarios clínicos, lo que por lo regular ocurre después de las 24 h iniciales del manejo del trauma, con frecuencia cuando los pacientes son tratados en cuidados críticos.

El volumen y la elección de la terapia de fluidos son factores importantes en el manejo de los pacientes con traumatismo, tanto en la reanimación temprana como en las etapas posteriores del tratamiento. Los productos sanguíneos suelen ser la opción preferida de reanimación y se evitan los cristaloides.[36] Como se comentó, la necesidad de transfusiones de gran volumen se relaciona en forma sistemática con la LRA después de un traumatismo. Los objetivos de transfusión restrictivos frente a los liberales, cuando los pacientes están hemodinámicamente estables, han demostrado ser seguros en otras cohortes de enfermos críticos, como la cirugía cardiaca,[37] y tales estrategias podrían examinarse en el traumatismo; sin embargo, en general, el volumen de transfusión se rige por la gravedad de la hemorragia y el sangrado en curso más que por el nivel del objetivo de transfusión.

El tratamiento moderno de los traumatismos restringe el uso de la terapia con cristaloides en el entorno prehospitalario y de reanimación aguda debido al efecto adverso de la hemodilución sobre la coagulación, la hemorragia continua y la administración de oxígeno.[36] Observaciones recientes han demostrado un aumento de la mortalidad con un uso más liberal de cristaloides durante las primeras 24 a 48 h de ingreso en pacientes adultos[38] y pediátricos[39] con traumatismo. Además, cada vez existen más pruebas de que un uso más restrictivo de los líquidos a lo largo del curso temporal de la enfermedad crítica podría ser beneficioso,[40,41] ya que una administración de líquidos más liberal durante los primeros 7 días del ingreso en el traumatismo se asocia con una mayor duración de la ventilación mecánica y de la estancia en la UCI.[42] La adopción de un uso más restrictivo de los fluidos y el impacto sobre la morbilidad y la LRA se está probando en ensayos controlados aleatorizados (ECA) multicéntricos en pacientes con choque séptico. Si los estudios en curso confirman las relaciones observacionales, la aplicación de la restricción de líquidos a los pacientes con traumatismos necesitará una investigación adecuada. Por último, cuando se requiere líquido, el uso de soluciones cristaloides equilibradas en comparación con la solución salina normal, en especial cuando se requieren volúmenes grandes, se considera una opción más segura en los pacientes de cuidados críticos en general,[43,44] y es probable que esto se extienda a la población con traumatismos.

La rabdomiólisis es una etiología específica de la LRA que es frecuente en los pacientes con traumatismos. El tratamiento renal actual sigue los protocolos generales de rabdomiólisis (*véase* el capítulo 47). Es importante que la prevención o mitigación de la LRA asociada con la rabdomiólisis implique, en primer lugar, el reconocimiento y el tratamiento de la causa subyacente (como el alivio del síndrome compartimental), mientras que el mantenimiento de la diuresis para diluir la exposición nefrotóxica a la mioglobina debe considerarse solo como un complemento de la eliminación de la fuente, si es posible.

Terapia de remplazo renal

El momento óptimo de inicio de la TRR en la enfermedad crítica en general aún es controvertido, con una incertidumbre continua a pesar de los ECA recientes,[45,46] y existen pocas pruebas que guíen el manejo de la LRA asociada con traumatismo. No es poco frecuente que se requiera una TRR muy temprano para combatir el impacto metabólico de la transfusión masiva, potencialmente con tasas de depuración superiores a las del protocolo estándar para lograr la homeostasis electrolítica. Más adelante en el curso clínico, cuando la LRA es manifiesta, el momento óptimo de la TRR es incierto; esto se discute con más detalle en el capítulo 30.

CONCLUSIÓN

La LRA asociada con traumatismo es común, predecible y se relaciona con malos resultados para los pacientes. En general, es de naturaleza multifactorial, con riesgos específicos para la LRA inmediata, temprana o tardía que se producen en combinación. Estos factores de riesgo pueden interactuar de forma compleja. Debido a esta interacción de factores causales, el manejo del riesgo de LRA en el paciente con traumatismo debe centrarse tanto en el tratamiento óptimo de la fuente primaria de la lesión como en evitar las lesiones secundarias, en particular por medio de la minimización de la exposición a nefrotoxinas evitables y la prevención de complicaciones importantes como la sepsis.

Referencias

1. Lozano R, Naghavi M, Foreman K, et al. Global and regional mortality from 235 causes of death for 20 age groups in 1990 and 2010: a systematic analysis for the Global Burden of Disease Study 2010. *Lancet*. 2012;380(9859):2095-2128.
2. Murray CJ, Vos T, Lozano R, et al. Disability-adjusted life years (DALYs) for 291 diseases and injuries in 21 regions, 1990-2010: a systematic analysis for the Global Burden of Disease Study 2010. *Lancet*. 2012;380(9859):2197-2223.
3. Haagsma JA, Graetz N, Bolliger I, et al. The global burden of injury: incidence, mortality, disability-adjusted life years and time trends from the Global Burden of Disease study 2013. *Inj Prev*. 2016;22(1):3-18.
4. Sauaia A, Moore FA, Moore EE, et al. Epidemiology of trauma deaths: a reassessment. *J Trauma Acute Care Surg*. 1995;38(2):185-193.
5. Sobrino J, Shafi S, eds. *Timing and Causes of Death After Injuries*. Taylor & Francis; 2013.
6. Kellum JA, Prowle JR. Paradigms of acute kidney injury in the intensive care setting. *Nat Rev Nephrol*. 2018;14(4):217-230.
7. Søvik S, Isachsen MS, Nordhuus KM, et al. Acute kidney injury in trauma patients admitted to the ICU: a systematic review and meta-analysis. *Intensive Care Med*. 2019;45(4):407-419.
8. Haines RW, Fowler AJ, Kirwan CJ, et al. The incidence and associations of acute kidney injury in trauma patients admitted to critical care: a systematic review and meta-analysis. *J Trauma Acute Care Surg*. 2019;86(1):141-147.

9. Gallagher M, Cass A, Bellomo R, et al. Long-term survival and dialysis dependency following acute kidney injury in intensive care: extended follow-up of a randomized controlled trial. *PLoS Med.* 2014;11(2):e1001601.

10. Kellum JA, Lameire N. Diagnosis, evaluation, and management of acute kidney injury: a KDIGO summary (Part 1). *Crit Care.* 2013;17(1):204.

11. Perkins ZB, Captur G, Bird R, et al. Trauma induced acute kidney injury. *PLoS One.* 2019;14(1):e0211001.

12. Harrois A, Soyer B, Gauss T, et al. Prevalence and risk factors for acute kidney injury among trauma patients: a multicenter cohort study. *Crit Care.* 2018;22(1):344.

13. Farhat A, Grigorian A, Nguyen NT, et al. Obese trauma patients have increased need for dialysis. *Eur J Trauma Emerg Surg.* 2019:1-8.

14. Ferencz S-AE, Davidson AJ, Howard JT, et al. Coagulopathy and mortality in combat casualties: do the kidneys play a role? *Mil Med.* 2018;183(suppl_1):34-39.

15. Skinner DL, Hardcastle TC, Rodseth RN, et al. The incidence and outcomes of acute kidney injury amongst patients admitted to a level I trauma unit. *Injury.* 2014;45(1):259-264.

16. Harbrecht BG, Broughton-Miller K, Frisbie M, et al. Risk factors and outcome of acute kidney injury in elderly trauma patients. *Am J Surg.* 2019;218(3):480-483.

17. Bihorac A, Delano MJ, Schold JD, et al. Incidence, clinical predictors, genomics, and outcome of acute kidney injury among trauma patients. *Ann Surg.* 2010;252(1):158-165.

18. Yuan F, Hou FF, Wu Q, et al. Natural history and impact on outcomes of acute kidney injury in patients with road traffic injury. *Clin Nephrol.* 2009;71(6):669-679.

19. Eriksson M, Brattström O, Mårtensson J, et al. Acute kidney injury following severe trauma: risk factors and long-term outcome. *J Trauma Acute Care Surg.* 2015;79(3):407-412.

20. Haines RW, Lin S-P, Hewson R, et al. Acute kidney injury in trauma patients admitted to critical care: development and validation of a diagnostic prediction model. *Sci Rep.* 2018;8(1):3665.

21. Shashaty MGS, Meyer NJ, Localio AR, et al. African American race, obesity, and blood product transfusion are risk factors for acute kidney injury in critically ill trauma patients. *J Crit Care.* 2012;27(5):496-504.

22. Rother RP, Bell L, Hillmen P, et al. The clinical sequelae of intravascular hemolysis and extracellular plasma hemoglobin: a novel mechanism of human disease. *JAMA.* 2005;293(13):1653-1662.

23. Jones AR, Bush HM, Frazier SK. Injury severity, sex, and transfusion volume, but not transfusion ratio, predict inflammatory complications after traumatic injury. *Heart Lung.* 2017;46(2):114-119.

24. Torrance HD, Brohi K, Pearse RM, et al. Association between gene expression biomarkers of immunosuppression and blood transfusion in severely injured polytrauma patients. *Ann Surg.* 2015;261(4):751-759.

25. Wilhelm-Leen E, Montez-Rath ME, Chertow G. Estimating the risk of radiocontrast-associated nephropathy. *J Am Soc Nephrol.* 2017;28(2):653-659.

26. Mehran R, Dangas GD, Weisbord SD. Contrast-associated acute kidney injury. *N Engl J Med.* 2019;380(22):2146-2155.

27. Aycock RD, Westafer LM, Boxen JL, et al. Acute kidney injury after computed tomography: a meta-analysis. *Ann Emerg Med.* 2018;71(1):44-53.

28. McDonald JS, McDonald RJ, Comin J, et al. Frequency of acute kidney injury following intravenous contrast medium administration: a systematic review and meta-analysis. *Radiology.* 2013;267(1):119-128.

29. Fujinaga J, Kuriyama A, Shimada N. Incidence and risk factors of acute kidney injury in the Japanese trauma population: a prospective cohort study. *Injury.* 2017;48(10):2145-2149.

30. Bagshaw SM, George C, Gibney RTN, et al. A multi-center evaluation of early acute kidney injury in critically ill trauma patients. *Ren Fail.* 2008;30(6):581-589.

31. Lyons RA, Kendrick D, Towner EM, et al. Measuring the population burden of injuries—implications for global and national estimates: a multi-centre prospective UK longitudinal study. *PLoS Med.* 2011;8(12):e1001140.

32. Rehn M, Weaver A, Brohi K, et al. Effect of prehospital red blood cell transfusion on mortality and time of death in civilian trauma patients. *Shock.* 2019;51(3):284-288.

33. Glen J, Constanti M, Brohi K, et al. Assessment and initial management of major trauma: summary of NICE guidance. *BMJ.* 2016;353:i3051.

34. Owattanapanich N, Chittawatanarat K, Benyakorn T, et al. Risks and benefits of hypotensive resuscitation in patients with traumatic hemorrhagic shock: a meta-analysis. *Scand J Trauma Resusc Emerg Med.* 2018;26(1):107.

35. Pickkers P, Ostermann M, Joannidis M, et al. The intensive care medicine agenda on acute kidney injury. *Intensive Care Med.* 2017;43(9):1198-1209.

36. Harris T, Davenport R, Mak M, et al. The evolving science of trauma resuscitation. *Emerg Med Clin North Am.* 2018;36(1):85-106.

37. Mazer CD, Whitlock RP, Fergusson DA, et al. Restrictive or liberal red-cell transfusion for cardiac surgery. *N Engl J Med.* 2017;377(22):2133-2144.

38. Jones DG, Nantais J, Rezende-Neto JB, et al. Crystalloid resuscitation in trauma patients: deleterious effect of 5L or more in the first 24h. *BMC Surg.* 2018;18(1):93.

39. Coons BE, Tam S, Rubsam J, et al. High volume crystalloid resuscitation adversely affects pediatric trauma patients. *J Pediatr Surg.* 2018;53(11):2202-2208.

40. Hjortrup PB, Haase N, Bundgaard H, et al. Restricting volumes of resuscitation fluid in adults with septic shock after initial management: the CLASSIC randomised, parallel-group, multicentre feasibility trial. *Intensive Care Med.* 2016;42(11):1695-1705.

41. Silversides JA, Fitzgerald E, Manickavasagam US, et al. Deresuscitation of patients with iatrogenic fluid overload is associated with reduced mortality in critical illness. *Crit Care Med.* 2018;46(10):1600-1607.

42. Mezidi M, Ould-Chikh M, Deras P, et al. Influence of late fluid management on the outcomes of severe trauma patients: a retrospective analysis of 294 severely-injured patients. *Injury.* 2017;48(9):1964-1971.

43. Semler MW, Kellum JA. Balanced crystalloid solutions. *Am J Respir Crit Care Med.* 2019; 199(8):952-960.

44. Semler MW, Self WH, Rice TW. Balanced crystalloids versus saline in critically ill adults. *N Engl J Med.* 2018;378(20):1951.

45. Zarbock A, Kellum JA, Schmidt C, et al. Effect of early vs delayed initiation of renal replacement therapy on mortality in critically ill patients with acute kidney injury: the ELAIN randomized clinical trial. *JAMA.* 2016;315(20):2190-2199.

46. Gaudry S, Hajage D, Schortgen F, et al. Initiation strategies for renal-replacement therapy in the intensive care unit. *N Engl J Med.* 2016;375(2):122-133.

Emergencias neurológicas en la unidad de cuidados intensivos

Fernando D. Goldenberg, Christopher Kramer, Christos Lazaridis y Hussain Aboud

INTRODUCCIÓN

La lesión renal aguda (LRA) y la enfermedad renal crónica (ERC) tienen el potencial de afectar directa o indirectamente a la función de todo el neuroeje, desde el cerebro hasta los nervios periféricos. Además, los diversos tratamientos tanto de la LRA como de la ERC, incluidos la diálisis y el trasplante de riñón, tienen el potencial de inducir o empeorar independientemente las lesiones neurológicas.[1,2] Algunas de estas afecciones asociadas son emergencias y requieren un reconocimiento rápido y tratamiento oportuno para evitar potencialmente un daño neurológico permanente y la discapacidad resultante (*véase* la **tabla 48-1**).[3,4]

Por el contrario, la LRA es una de las patologías más frecuentes en los cuidados neurocríticos, con una incidencia de 5.3 a 15%. La coocurrencia común de las lesiones cerebral aguda y renal se asocia con consecuencias asombrosas, como una mayor tasa de otras complicaciones intrahospitalarias, conversión hemorrágica del evento vascular cerebral (EVC) isquémico, peor resultado neurológico y mayor mortalidad en relación con los pacientes que sufrieron una lesión cerebral aguda sin LRA. Aunque la sepsis es la causa más común de LRA en la unidad de cuidados neurointensivos, la ERC también es un destacado factor de riesgo independiente para el desarrollo de LRA.[2,4-7]

En este capítulo, se explorarán las formas más comunes en que la insuficiencia renal y su tratamiento pueden afectar de forma aguda y adversa al sistema nervioso.

ENCEFALOPATÍA URÉMICA

Por lo general, la encefalopatía se encuentra en pacientes con disfunción renal y puede ser precipitada por una variedad de causas, que incluyen la acumulación de toxinas en la insuficiencia renal, el desequilibrio de los neurotransmisores excitatorios e inhibitorios, la alteración significativa del metabolismo de ciertos compuestos endógenos, así como la disminución de las funciones de transporte y el aumento de la permeabilidad del sistema nervioso central que conduce a la disfunción neuronal. Además, los metabolitos de ciertos fármacos pueden aumentar en la uremia debido a la inhibición del transportador de aniones orgánicos (TAO) y, de forma importante, los niveles plasmáticos de opiáceos pueden aumentar debido a la disminución de la excreción.[8] Otras causas de encefalopatía en la insuficiencia renal pueden ser la deficiencia de tiamina, los desplazamientos osmolares en el marco de la diálisis, la isquemia cerebral relacionada con la hipotensión de la diálisis, el edema vasogénico cerebral (síndrome de encefalopatía posterior reversible o SEPR) secundario a la hipertensión, o las anomalías electrolíticas y acidobásicas.[9-12] La precipitación de la encefalopatía es más frecuente en los pacientes con LRA que con ERC debido a la rapidez de su aparición y a la relativa falta de tiempo para que los mecanismos compensatorios neurales amortigüen la agresión.

TABLA 48-1 Emergencias neurológicas asociadas con la enfermedad renal y la diálisis

Localización	Enfermedad	Síntomas	Mecanismo	Prevención/tratamiento
Compartimento intra-craneal, extraaxial	Hematoma subdural	Alteración del estado mental, déficits neu-rológicos focales, convulsiones	Coagulopatía por uso de anticoagulantes o efecto urémico	Considerar el tratamiento con desmopresina, el uso de diálisis continua, ralentizar o acortar la diálisis intermitente, consulta de neurología/neurocirugía
Afectación predomi-nantemente cortical cerebral (aunque el tejido subcortical también puede ser afectado)	Encefalopatía	Confusión, nivel de conciencia deprimido, agitación, mioclonía, asterixis	• Acumulación de metabolitos tóxicos endógenos, alteraciones hormonales, desequilibrios de los neurotransmisores • Trastornos electrolíticos (sodio, cal-cio, fósforo), trastornos acidobásicos • Deterioro de la eliminación de los medicamentos • Hipertensión grave	Diálisis, suplemento/eliminación de electrolitos, evitar medicamen-tos que sean excretados por los riñones, reducción cuidadosa y gradual de la presión arterial
Evento vascular cerebral isquémico		Déficits neurológicos focales	• Factores de riesgo vascular comórbidos • Estado hipercoagulable, incluida la homocisteína elevada • Ateroesclerosis acelerada • Émbolo paradójico de trombos aso-ciados con catéteres vasculares • Embolia séptica • Hipotensión durante la diálisis con estenosis cerebrovascular preexistente	Consulta de neurología, manejo agresivo de los factores de riesgo vascular, evaluación y tratamiento de las complicaciones asociadas con la línea, evitar la hipotensión durante la diálisis Considerar el uso de la trombólisis sistémica o la trombectomía me-cánica en el paciente adecuado

| Síndrome de desequilibrio de la diálisis (SDD) | Náusea/emesis, calambres, encefalopatía, convulsiones, coma | • Hipótesis de la urea inversa
• Hipótesis de los osmoles idiogénicos | • Identificar a los pacientes con alto riesgo de SDD (*véase* el texto) y emplear medidas para reducir el riesgo de SDD (*véase* la tabla 48-3)
• Considerar la consulta de neurología y la osmoterapia en los casos graves |
| Síndrome de encefalopatía posterior reversible | Dolor de cabeza, confusión/agitación, nivel de conciencia deprimido, náusea/emesis, déficits neurológicos focales, convulsiones | • Fluctuaciones de la presión arterial
• Hipertensión
• Inmunosupresión después del trasplante renal | Minimizar las fluctuaciones de la presión arterial, reducción cuidadosa de la presión arterial, mantener y considerar el cambio de la medicación inmunosupresora, consulta de neurología, considerar la necesidad de medicación antiepiléptica |

DDAVP, desmopressina.

Los síntomas y signos comunes a todos los pacientes con encefalopatía incluyen cambios en la atención y el nivel de alerta que van desde la agitación hasta la obnubilación, alteración de la cognición (incluyendo desorientación, perseveración, disminución del funcionamiento ejecutivo y deterioro de la memoria), alteraciones psicomotoras (p. ej., asterixis, mioclonía, paratonía), desregulación emocional y alteración del ritmo circadiano. La encefalopatía urémica, la encefalopatía hipertensiva/ SEPR y diversas alteraciones electrolíticas también pueden relacionarse con una disminución del umbral convulsivo. Este capítulo se centrará en la encefalopatía urémica, una de las formas más comunes de encefalopatía que se encuentran en el entorno agudo.[7,8]

La encefalopatía urémica no suele aparecer hasta que la tasa de filtración glomerular (TFG) desciende a menos de 15 mL/min, aunque un descenso más rápido puede causar síntomas o manifestaciones clínicas más graves con TFG iniciales más elevadas. Se cree que la precipitación de la encefalopatía urémica es el resultado de la acumulación de cientos de metabolitos tóxicos endógenos, además de las alteraciones hormonales y los desequilibrios de los neurotransmisores. La urea, los compuestos de guanidina, el mioinositol, el ácido úrico y otras moléculas son ejemplos de algunas de las moléculas tóxicas implicadas que se han encontrado en grandes cantidades en el suero, el líquido cefalorraquídeo (LCR) y el cerebro de los pacientes con encefalopatía urémica. La activación del receptor excitador del neurotransmisor N-metil-D-aspartato (NMDA) y la inhibición concomitante de los receptores del neurotransmisor inhibidor del ácido γ-aminobutírico tipo A (GABA$_A$) también se han encontrado en personas con encefalopatía urémica y pueden explicar la mayor frecuencia de convulsiones en ellas.[11,12] Además, la inhibición de la transcetolasa, una enzima dependiente de la tiamina de la vía de la pentosa que es importante para el mantenimiento de la mielina, es más común en los pacientes urémicos. Por último, las alteraciones hormonales, incluyendo el aumento de la resistencia a la insulina y la reducción significativa del aclaramiento de insulina cuando la TFG es inferior a 20 mL/min, el aumento de la hormona paratiroidea, el incremento de los niveles de prolactina y la disminución de la producción de la hormona luteinizante, también pueden contribuir a la encefalopatía urémica.[12,13]

Los síntomas psicomotores, incluidos el temblor, la mioclonía y la asterixis, son una característica muy común de la encefalopatía urémica, pero no son específicos de la enfermedad.[7-9] La asimetría en el examen motor, la desviación de la mirada u otros hallazgos neurológicos focales pueden encontrarse raramente, aunque a menudo fluctúan en gravedad y lado. Estos síntomas pueden mejorar con la diálisis, aunque el estudio obligatorio debe excluir otras causas de déficits neurológicos focales, incluido el EVC. El electroencefalograma (EEG) suele mostrar una ralentización de fondo, ráfagas de ondas theta y delta, y muchas veces ondas trifásicas, todas inespecíficas y que pueden no recuperarse inmediatamente después de la hemodiálisis. La resonancia magnética (RM) cerebral puede ser normal, pero puede mostrar un aumento de la señal T2 en los ganglios basales (*véase* la **figura 48-1**), aunque a veces también se observa una restricción de la difusión e hiperintensidades T2 en la corteza y la subcorteza. Muchos de estos hallazgos de imagen se resuelven tras la resolución de la LRA.[14]

Cuando es coherente con los objetivos de los cuidados, la eliminación de solutos es el tratamiento de la encefalopatía urémica y debería conducir a la normalización de los hallazgos clínicos, con la excepción de los pacientes con ERC que pueden tener sutiles déficits cognitivos residuales a largo plazo. Sin embargo, es común un desfase de 1 a 2 días desde el inicio de la diálisis hasta la mejora clínica. El hecho de que un paciente con sospecha de encefalopatía urémica no mejore varios días después de la diálisis debe hacer que se considere un mecanismo alternativo de encefalopatía.

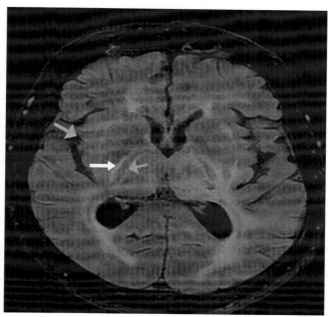

FIGURA 48-1. Resonancia magnética axial del cerebro, secuencia FLAIR que demuestra el "signo de la horquilla lentiforme", hiperintensidad T2 en la cápsula externa (*flecha gris*), la lámina medular externa (*flecha blanca*) y la lámina medular interna (*flecha azul*) que delimitan varios núcleos (putamen y globo pálido) dentro de los ganglios basales. RIAFL, recuperación de inversión atenuada por fluidos; RM, resonancia magnética.

SÍNDROME DE DESEQUILIBRIO DE LA DIÁLISIS

El síndrome de desequilibrio de la diálisis (SDD) por lo general se manifiesta como una encefalopatía aguda después (o durante) la hemodiálisis convencional, en la que se producen desplazamientos osmóticos repentinos y marcados.[15-17] Los síntomas del SDD van desde las náuseas y los calambres hasta la encefalopatía, las convulsiones, el coma, el edema cerebral, la hernia cerebral y, potencialmente, la muerte (**figura 48-2**). Los signos y síntomas asociados con el SDD presentan una relación temporal con el desarrollo del edema cerebral y con el procedimiento de diálisis.

Es más probable que los síntomas aparezcan hacia el final de la sesión de diálisis, ya que reflejan los cambios en la urea que se producen al principio del tratamiento. No existe un coeficiente de reducción de urea por debajo del cual el SDD sea menos probable, ya que reducciones tan bajas como 17% se han asociado con él.[15]

Los principales factores precipitantes del SDD se describen en la **tabla 48-2**.[15,18,19]

Aunque la fisiopatología del SDD es quizá multifactorial, la explicación fisiopatológica más popular es la *hipótesis de la urea inversa*. De acuerdo con esta hipótesis, la urea es incapaz de moverse con libertad entre los espacios extra e intracelulares del tejido neuronal debido a la presencia de uniones estrechas y otros componentes de la barrera hematoencefálica (BHE).

Cuando la urea se elimina rápido del agua del plasma durante la diálisis, sus moléculas tardan en salir de las células (incluidas las neuronas) y del LCR, lo que provoca un aumento temporal de la concentración de urea intracelular en relación con el plasma (la

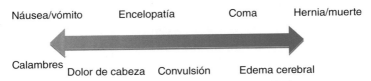

FIGURA 48-2. Espectro clínico del síndrome de desequilibrio de la diálisis (SDD).

urea del cerebro puede tardar hasta 12-24 h en equilibrarse con la de la sangre). Debido a que el movimiento de agua a través de las acuaporinas es unas 20 veces más rápido que el transporte de urea, el agua se desplazará a lo largo del gradiente de concentración generado por la diferencia de concentración de urea, pasando al cerebro y conduciendo al desarrollo de la inflamación cerebral y al eventual aumento de la presión intracraneal (PIC) (**figura 48-3**).[20-23] En un elegante estudio, Walters y cols. tomaron imágenes del cerebro de pacientes renales antes e inmediatamente después de la diálisis y de sujetos de control y demostraron los que padecían la enfermedad renal tenían un aumento del volumen cerebral tras la diálisis que alcanzaba una media de 32.8 mL (correspondiente al 3% del volumen cerebral). Los pacientes con la urea más alta antes de la diálisis y las mayores reducciones absolutas de urea típicamente desarrollaron más edema cerebral.[24]

Otra explicación fisiopatológica del SDD es la *hipótesis de los osmoles idiogénicos*. Los osmoles idiogénicos son partículas osmóticamente activas creadas por las células cerebrales en el contexto de la hipernatremia y la hiperglucemia (p. ej., taurina, glicina, inositol).[25] En 1973, Arieff y cols. propusieron que también se desarrollarían durante la hemodiálisis rápida en perros, lo que provocaría el desarrollo de edema cerebral,[26] aunque parece poco probable que la generación de osmoles idiogénicos desempeñe un papel importante en el desarrollo del SDD asociado con la ERC.[27]

Otro posible factor que contribuye a la formación de edema cerebral es la elevada concentración de bicarbonato en el dializador. El rápido aumento del pH sanguíneo durante la diálisis genera un desequilibrio. Como el bicarbonato está cargado, solo puede atravesar en forma lenta las membranas celulares ricas en lípidos, aunque en el plasma el bicarbonato reacciona con los iones de hidrógeno para formar agua y dióxido de carbono, que pueden atravesar con rapidez las membranas celulares. Una vez que el agua y el dióxido de carbono están dentro de las células cerebrales, generan iones de hidrógeno, creando una acidosis intracelular paradójica, lo que aumenta todavía más la osmolaridad intracelular y favorece la entrada de agua y el edema cerebral.[28,29]

TABLA 48-2	Factores de riesgo para desarrollar SDD

- Primer tratamiento de diálisis
- Niños
- Adultos mayores
- NUS elevado (p. ej., > 175 mg/dL o 60 mmol/L)
- Hipernatremia
- Hiperglucemia
- Acidosis metabólica
- Trastornos neurológicos preexistentes
- Edema cerebral preexistente o aumento de la permeabilidad de la BHE

BHE, barrera hematoencefálica; NUS, nitrógeno ureico en sangre; SDD, síndrome de desequilibrio de la diálisis.

Modificado de Mistry K. Dialysis disequilibrium syndrome prevention and management. *Int J Nephrol Renovasc Dis.* 2019;12:69-77 and Agarwal R. Dialysis disequilibrium syndrome. *UpToDate.* https://www.uptodate.com/contents/dialysis-disequilibrium-syndrome

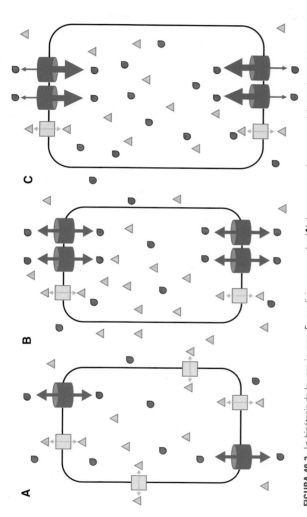

FIGURA 48-3. La hipótesis de la urea inversa. En condiciones normales (**A**), las concentraciones extracelulares e intracelulares de agua (*figura gris en lágrima*) y urea (*triángulos*) se mantienen en un estado de equilibrio a través de la membrana celular gracias a los transportadores de urea (*cuadrados*) y a los canales de acuaporina (*cilindros*). A medida que la urea se acumula en la insuficiencia renal (**B**), la célula se adapta disminuyendo el número de transportadores de urea y aumentando el número de canales de acuaporina. Como resultado de la diálisis, la urea se elimina rápidamente del espacio extracelular. Sin embargo, la regulación a la baja de los transportadores de urea ralentiza la difusión de la urea fuera del espacio intracelular y el agua, facilitada por los canales de acuaporina regulados al alza, se precipita al espacio intracelular relativamente hipertónico y da lugar a la inflamación celular (**C**).

Adaptado de Patel N, Dalal P, Panesar M. Dialysis disequilibrium syndrome: a narrative review. *Semin Dial*. 2008;21(5):493-498. doi:10.1111/j.1525-139X.2008.00474.x

T A B L A	
48-3	Métodos utilizados para reducir el riesgo de SDD durante la diálisis

- Utilizar la membrana del dializador con una superficie menor
- Utilizar flujos sanguíneos más lentos (50-200 mL/min) o TRRC
- Reducir el tiempo de la sesión de diálisis (2 h); incrementar la frecuencia de la diálisis, si es necesario
- Aumentar el material osmóticamente activo en el suero mediante el modelado de sodio y dar una infusión de manitol durante la segunda hora de diálisis
- Aumento de la concentración de sodio en el dializado (143-146 mEq/L)
- Reducir la concentración de bicarbonato en el dializado
- Mantener la estabilidad hemodinámica durante la diálisis
- Proporcionar la eliminación de solutos según sea necesario y utilizar el ultrafiltrado aislado para la eliminación de fluidos cuando sea factible
- Enfriamiento del dializado a 35 °C

SDD, síndrome de desequilibrio de la diálisis; TRRC, terapia de remplazo renal continuo.

El reconocimiento de los pacientes con alto riesgo de SDD es esencial, ya que las alteraciones en la prescripción de la diálisis pueden reducir su incidencia (*véase* la **tabla 48-3**).[18,19] El desarrollo de encefalopatía aguda durante la diálisis, en especial en los pacientes de alto riesgo, debe ir seguido de la interrupción inmediata de la diálisis. Después asegurar la permeabilidad de las vías respiratorias y la estabilidad cardiopulmonar, debe considerarse de forma emergente la administración de osmoterapia con solución salina hipertónica o manitol, en especial en los pacientes que muestren signos clínicos agudos de aumento de la PIC o de hernia cerebral, como estupor o coma, anomalías pupilares agudas y respuesta motora postural (ya sea postura motora flexora/decorticada o extensora/descerebrada). Deben obtenerse rápidamente imágenes cerebrales (en general la tomografía computarizada [TC] sin contraste es suficiente como primer paso) para evaluar la presencia de edema cerebral y descartar otras posibles lesiones neurológicas agudas. La monitorización invasiva de la PIC se requiere con poca frecuencia, pero podría considerarse además de las terapias más agresivas de reducción de la PIC en casos excepcionales sin contraindicaciones. La anotación de los ajustes de la diálisis y de las pruebas de laboratorio antes y después de la diálisis, además de la respuesta clínica a la terapia y la trayectoria clínica general, deberían guiar el siguiente tratamiento. Los pacientes con SDD grave pueden necesitar inicialmente terapia de remplazo renal continuo (TRRC) como parte de su terapia para minimizar aún más los cambios osmolares y proporcionar al mismo tiempo el aclaramiento y la ultrafiltración necesarios.[18,19,30-33] Consúltese la **figura 48-4** para ver un ejemplo de caso de SDD.

LA TERAPIA DE REMPLAZO RENAL EN EL CONTEXTO DE LA REDUCCIÓN DE LA DISTENSIBILIDAD CEREBRAL O EL AUMENTO DE LA PRESIÓN INTRACRANEAL

La bóveda craneal es un espacio fijo en cuyo interior residen normalmente el tejido cerebral, el LCR y la sangre. La suma de los volúmenes de estos tres componentes intracraneales no comprimibles es constante y se conoce como la hipótesis de Monro-Kellie. Un aumento de uno de los componentes debería provocar una disminución de uno o ambos de los dos restantes. Los mecanismos compensatorios permiten cierto desplazamiento del LCR o de la sangre fuera del espacio intracraneal, creando espacio para acomodar un mayor volumen de alguno de los otros componentes. Esos mecanismos son limitados y solo permiten acomodar adiciones de pequeño volumen. Por lo tanto, la adición de una lesión aguda significativa

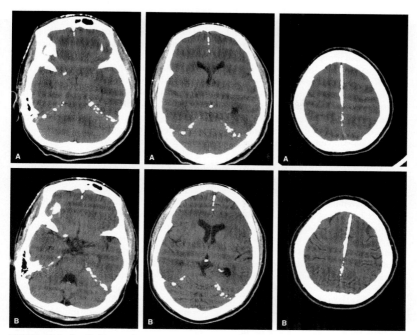

FIGURA 48-4. A y **B.** Tomografía computarizada (TC) axial sin contraste de la cabeza en un paciente con síndrome de desequilibrio de la diálisis (SDD). Un hombre de 56 años de edad con antecedentes de hipertensión (HTA), diabetes mellitus (DM) y enfermedad renal terminal (ERT) en diálisis se presenta con encefalopatía después de perder las tres últimas dosis de diálisis. Nitrógeno ureico en sangre (NUS) al ingreso: 212 mg/dL; Cr: 10.2 mg/dL; K^+: 6.6 mEq/L, Na^+: 138 mEq/L, HCO_3: 14 mEq/L. Se somete a diálisis y entra en coma agudo con las pupilas fijas y dilatadas. Se le intuba de urgencia para proteger las vías respiratorias; la TC craneal demuestra un edema cerebral difuso con obliteración de todo el surco cerebral y de las cisternas basilares, así como una hernia transtentorial bilateral uncal/abajo (**A**). Recibe osmoterapia agresiva con rápido retorno de la reactividad pupilar. Pruebas de laboratorio pertinentes después de la diálisis: NUS: 94 mg/dL; Na: 136 mEq/L; HCO_3: 20 mEq/L. La repetición de la TC de la cabeza realizada 20 h después de la primera demuestra la resolución completa del edema cerebral (**B**). En el transcurso de 2 días el paciente volvió a su función neurológica de base.

que ocupe espacio, ya sea un hematoma, un edema vasogénico o citotóxico, o un exceso de LCR por obstrucción del drenaje, tiene el potencial de aumentar la presión en el interior del cráneo rígido (PIC).[34] La relación entre el volumen de la lesión que ocupa espacio y el grado en que aumenta la PIC no es lineal y se convierte en logarítmica una vez agotados los mecanismos de compensación: inicialmente, el LCR y parte de la sangre pueden desviarse al exterior del cráneo para acomodar la presencia de una nueva lesión sin aumentar la PIC. Sin embargo, como el LCR y el volumen de sangre intracraneal solo comprenden aproximadamente 20% del contenido intracraneal total, llega un punto en el que los mecanismos compensatorios se desbordan a medida que la lesión sigue expandiéndose. Cuando esto ocurre, incluso pequeños aumentos del volumen de una lesión intracraneal darán lugar a un incremento relativamente grande de la PIC. Un pico repentino y sostenido de la PIC puede provocar potencialmente una isquemia cerebral global al oponerse a la presión que impulsa el flujo sanguíneo hacia el cerebro, la presión arterial media (PAM), reduciendo así la presión de perfusión cerebral (PPC), que es la presión sanguínea neta que perfunde el cerebro

(PPC = PAM − PIC).[35] Además, los gradientes de PIC generados por una masa que ocupa espacio pueden provocar hernias cerebrales alrededor de las aberturas rígidas y de las bandas fibrosas que lo dividen en sus distintos compartimentos, causando mayor compresión e isquemia local probable.

Al igual que todas las formas de TRR tienen el potencial de precipitar un edema cerebral, tal y como se comentó en la sección de SDD, también pueden causar o empeorar una PIC elevada. Es relativamente infrecuente que los pacientes con SDD presenten una PIC gravemente elevada debido a un edema cerebral difuso por grandes desplazamientos osmóticos; sin embargo, los pacientes con lesiones cerebrales agudas y distensibilidad cerebral comprometida que requieren diálisis suelen desarrollar hipertensión intracraneal durante la diálisis,[36-38] ya que solo un aumento relativamente pequeño del edema cerebral se traducirá en un gran pico de PIC.

Otros problemas relacionados con la diálisis también tienen el potencial de provocar una lesión cerebral secundaria en estos pacientes: las personas con lesiones cerebrales agudas suelen ser tratadas con objetivos de sodio sérico elevados como resultado de la osmoterapia, que pueden reducirse de forma aguda con la diálisis. Un descenso relativamente rápido del sodio sérico puede precipitar una crisis de PIC, comprometer la perfusión cerebral e inducir una hernia cerebral. Debido a que muchos pacientes que sufren hipertensión intracraneal han recibido soluciones salinas hipertónicas y ya tienen hipernatremia, debe hacerse especial hincapié en mantener esos niveles de sodio sérico durante y después de la TRR y evitar fluctuaciones significativas. El líquido de reposición premezclado estándar disponible en el mercado que se utiliza para la TRRC contiene una concentración de sodio de 140 mEq/ L, que suele ser inferior al sodio sérico en este grupo. Por lo tanto, se sugiere la infusión continua de solución salina hipertónica al 3% (concentración de Na^+ de 513 mEq/L) posterior al filtro para mantener o inducir la hipernatremia. Existe una fórmula que permite determinar la tasa de infusión de NaCl al 3% = (objetivo de Na^+ sérico − 140 mEq/L)/(513 mEq/L − 140 mEq/L) × aclaramiento deseado (L/h − flujo de líquido de reposición/dializado). Esta fórmula se aplica cuando se pretende inducir hipernatremia y no necesariamente cuando se necesita mantener el mismo grado de una hipernatremia ya establecida. Además, esta fórmula solo tiene en cuenta el caudal del líquido de reposición o de hemodiálisis y el de la solución salina hipertónica. También debe considerarse el efecto independiente de todos los demás líquidos intravenosos que contribuyen al aporte final de electrolitos y agua. Se recomienda que la concentración sérica de Na^+ en estas circunstancias se compruebe cada 4 o 6 h y se corrija en consecuencia.[39,40]

Por otro lado, la trombocitopenia y la inhibición de la agregación plaquetaria son complicaciones comunes de la LRA, la diálisis y la enfermedad renal, que pueden ser problemáticas en pacientes con hemorragia intracraneal. Aunque se ha descrito la disfunción plaquetaria en estos pacientes, no se han investigado exhaustivamente las funciones de cuantificación del defecto y las medidas correctoras en personas con hemorragia intracraneal. En quienes requieren una intervención quirúrgica intracraneal y presentan pruebas de disfunción plaquetaria, se puede intentar la corrección con desmopresina. El efecto de la desmopresina suele durar de 4 a 8 h y la taquifilaxia suele aparecer después de la segunda dosis.

Asimismo, los pacientes hospitalizados con lesiones cerebrales agudas presentan altas tasas de trombosis venosa profunda y tromboembolismo, que pueden empeorar por la necesidad de un acceso venoso central de gran calibre para la TRR. Como el drenaje venoso del cerebro se produce de manera predominante por las venas yugulares internas, cualquier impedimento de este drenaje puede provocar un aumento de la PIC a causa del consiguiente reflujo de sangre dentro del cráneo. Por esta razón, los catéteres yugulares internos, que se usan con frecuencia en otros entornos, suelen evitarse si se necesita un catéter de diálisis temporal.

Por último, una caída repentina de la PAM relacionada con la diálisis puede provocar disminución de la PPC y una posible isquemia cerebral, incluso si la PIC se encuentra en el rango normal. En aquellos pacientes en los que la autorregulación cerebral está preservada, los descensos de la PAM promueven la vasodilatación cerebral para mantener un flujo sanguíneo cerebral (FSC) normal. Esa vasodilatación conduce a un aumento del volumen sanguíneo intracraneal (uno de los tres componentes intracraneales) que puede promover o exacerbar la hipertensión intracraneal, comprometiendo aún más la PPC.

En un pequeño estudio retrospectivo en el que se comparó la hemodiálisis intermitente (HDI) con la TRRC en pacientes con lesión cerebral aguda, la PIC se elevó con ambas modalidades; sin embargo, el pico de PIC se alcanzó antes con la HDI en comparación con la TRRC (75 *vs.* 375 minutos después del inicio del tratamiento, respectivamente).[41] Sin embargo, en la mayoría de la literatura y en nuestra propia experiencia, el uso de la TRRC se relaciona con elevaciones menos frecuentes y menos graves de la PIC en pacientes con lesión cerebral aguda y monitorización de la PIC. Se sugiere el uso de la TRRC en quienes se sospecha una baja distensibilidad cerebral o PIC elevada. Las últimas guías para el manejo de la lesión cerebral traumática grave utilizan un umbral de 22 mm Hg de PIC para indicar el tratamiento de la hipertensión intracraneal.[42]

De forma adicional, debe utilizarse el dializador con la mayor concentración de sodio e iniciar o aumentar la administración de solución salina hipertónica si se desea mantener el nivel de sodio sérico por encima del baño de diálisis.

No existen guías claras sobre cuándo realizar la transición de la TRRC a la terapia de remplazo renal intermitente en pacientes con lesiones cerebrales agudas. En circunstancias ideales, esa transición puede intentarse mientras el monitor de la PIC sigue colocado y una vez que la hipertensión intracraneal se haya resuelto y la distensibilidad cerebral sea permisiva. La transición en esas condiciones permitirá al clínico observar el comportamiento clínico y de la PIC, así como la tolerancia del paciente a ese cambio, y también actuar inmediatamente si se detectan aumentos de la PIC. Se recomienda un enfoque cuidadoso y conservador siempre que sea posible.

Referencias

1. Ali T, Khan I, Simpson W, et al. Incidence and outcomes in acute kidney injury: a comprehensive population-based study. *J Am Soc Nephrol.* 2007;18:1292-1298.
2. Covic A, Schiller A, Mardare NG, et al. The impact of acute kidney injury on short-term survival in an eastern European population with stroke. *Nephrol Dial Transplant.* 2008;23:2228-2234.
3. Khatri M, Himmelfarb J, Adams D, Becker K, Longstreth WT, Tirschwell DL. Acute kidney injury is associated with increased hospital mortality after stroke. *J Stroke Cerebrovasc Dis.* 2014;23(1):25-30.
4. Tsagalis G, Akrivos T, Alevizaki M, et al. Long-term prognosis of acute kidney injury after first acute stroke. *Clin J Am Soc Nephrol.* 2009;4:616-622.
5. Bagshaw SM, George C, Bellomo R. Early acute kidney injury and sepsis: a multicentre evaluation. *Crit Care.* 2008;12:R47.
6. Büttner S, Stadler A, Mayer C, et al. Incidence, risk factors, and outcome of acute kidney injury in neurocritical care. *J Intensive Care Med.* 2020;35(4):338-346.
7. Mahoney CA, Arieff AI. Uremic encephalopathies: clinical, biochemical, and experimental features. *Am J Kidney Dis.* 1982;2(3):324-336.
8. Seifter JL, Samuels MA. Uremic encephalopathy and other brain disorders associated with renal failure. *Semin Neurol.* 2011;31:139-143.
9. Kunze K. Metabolic encephalopathies. *J Neurol.* 2002;249(9):1150-1159.
10. Hou SH, Bushinsky DA, Wish JB, Cohen JJ, Harrington JT. Hospital-acquired renal insufficiency: a prospective study. *Am J Med.* 1983;74(2):243-248.
11. Guisado R, Arieff AI, Massry SG, Lazarowitz V, Kerian A. Changes in the electroencephalogram in acute uremia. Effects of parathyroid hormone and brain electrolytes. *J Clin Invest.* 1975;55(4):738-745.
12. Vanholder R, De Smet R, Glorieux G, et al; European Uremic Toxin Work Group. Review on uremic toxins: classification, concentration, and interindividual variability. *Kidney Int.* 2003;63(5):1934-1943.

13. De Deyn PP, D'Hooge R, Van Bogaert PP, Marescau B. Endogenous guanidino compounds as uremic neurotoxins. *Kidney Int Suppl*. 2001;78:S77-S83.

14. Kim DM, Lee IH, Song CJ. Uremic encephalopathy: MR imaging findings and clinical correlation. *Am J Neuroradiol*. 2016;37:1604-1609.

15. Lopez-Almaraz E, Correa-Rotter R. Dialysis disequilibrium syndrome and other treatment complications of extreme uremia: a rare occurrence yet not vanished. *Hemodial Int*. 2008;12:301-306.

16. United States Renal Data System. *2018 USRDS Annual Data Report. Epidemiology of Kidney Disease in the United States*. National Institutes of Health, National Institute of Diabetes and Digestive and Kidney Diseases; 2018.

17. Dalia T, Tuffaha AM. Dialysis disequilibrium syndrome leading to sudden brain death in a chronic hemodialysis patient. *Hemodial Int*. 2018;22(3):E39-E44.

18. Mistry K. Dialysis disequilibrium syndrome prevention and management. *Int J Nephrol Renovasc Dis*. 2019;12:69-77.

19. Meyer TW, Hostetter TH. Approaches to uremia. *JASN*. 2014;25(10):2151-2158.

20. Schoolar JC, Barlow CF, Roth LJ. The penetration of carbon-14 urea into cerebrospinal fluid and various areas of the cat brain. *J Neuropathol Exp Neurol*. 1960;19:216-227.

21. Kleeman CR, Davson H, Levin E. Urea transport in the central nervous system. *Am J Physiol*. 1962;203:739-747.

22. Rosen SM, O'Connor K, Shaldon S. Haemodialysis disequilibrium. *Br Med J*. 1964;2(5410): 672-675.

23. Arieff AI, Kleeman CR. Studies on mechanisms of cerebral edema in diabetic comas. Effects of hyperglycemia and rapid lowering of plasma glucose in normal rabbits. *J Clin Invest*. 1973;52(3):571-583.

24. Walters RJL, Fox NC, Crum WR, Taube D, Thomas DJ. Haemodialysis and cerebral oedema. *Nephron*. 2001;87:143-147.

25. Lien YH, Shapiro JI, Chan L. Effects of hypernatremia on organic brain osmoles. *J Clin Invest*. 1990;85(5):1427-1435.

26. Arieff AI, Massry SG, Barrientos A, Kleeman CR. Brain water and electrolyte metabolism in uremia: effects of slow and rapid hemodialysis. *Kidney Int*. 1973;4(3):177-187.

27. Silver SM. Cerebral edema after rapid dialysis is not caused by an increase in brain organic osmolytes. *J Am Soc Nephrol*. 1995;6(6):1600-1606.

28. Tratchtman H, Futterweit S, Tonidandel W, Gullans SR. The role of organic osmolytes in the cerebral cell volume regulatory response to acute and chronic renal failure. *J Am Soc Nephrol*. 1993;3(12):1913-1919.

29. Posner JB, Plum F. Spinal-fluid pH and neurologic symptoms in systemic acidosis. *N Engl J Med*. 1967;277(12):605-613.

30. Davenport A. Practical guidance for dialyzing a hemodialysis patient following acute brain injury. *Hemodial Int*. 2008;12:307-312.

31. Davenport A. Renal replacement therapy for the patient with acute traumatic brain injury and severe acute kidney injury. *Contrib Nephrol*. 2007;156:333-339.

32. Port FK, Johnson WJ, Klass DW. Prevention of dialysis disequilibrium syndrome by use of high sodium concentration in the dialysate. *Kidney Int*. 1973;3(5):327-333.

33. Bagshaw SM, Peets AD, Hameed M, Boiteau PJ, Laupland KB, Doig CJ. Dialysis disequilibrium syndrome: brain death following hemodialysis for metabolic acidosis and acute renal failure— a case report. *BMC Nephrol*. 2004;5:9.

34. Macintyre I. A hotbed of medical innovation: George Kellie (1770-1829), his colleagues at Leith and the Monro-Kellie doctrine. *J Med Biogr*. 2014;22(2):93-100.

35. Rosner MJ, Rosner SD, Johnson AH. Cerebral perfusion pressure: management protocol and clinical results. *J Neurosurg*. 1995;83:949-962.

36. Kumar A, Cage A, Dhar R. Dialysis induced worsening of cerebral edema in intracranial hemorrhage: a case series and clinical perspective. *Neurocrit Care*. 2015;22(2):283-287.

37. Kennedy AC, Linton AL, Luke RG, Renfrew S, Dinwoodie A. The pathogenesis and prevention of cerebral dysfunction during dialysis. *Lancet*. 1964;1(733):790-793.

38. Davenport A. Changing the hemodialysis prescription for hemodialysis patients with subdural and intracranial hemorrhage. *Hemodial Int*. 2013;17:S22-S27.

39. Yessayan L, Frinak S, Szamosfalvi B. Continuous renal replacement therapy for the management of acid-base and electrolyte imbalances in acute kidney injury. *Adv Chronic Kidney Dis*. 2016;23(3):203-210

40. Fulop T, Zsom L, Rodriguez RD, Chabrier-Rosello JO, Hamrahian M, Koch CA. Therapeutic hypernatremia management during continuous renal replacement therapy with elevated intracranial pressures and respiratory failure. *Rev Endocr Metab Disord.* 2019;20:65-75.
41. Lund A, Damholt MB, Wiis J, Kelsen J, Strange DG, Møller K. Intracranial pressure during hemodialysis in patients with acute brain injury. *Acta Anaesthesiol Scan.* 2019;63:493-499.
42. Carney N, Totten AM, O'Reilly C, et al. Guidelines for the management of severe traumatic brain injury, fourth edition. *Neurosurgery.* 2017;80(1):6-15.

Rabdomiólisis

Maria Clarissa Tio y Gearoid M. McMahon

INTRODUCCIÓN

La rabdomiólisis es un síndrome que se debe a la necrosis del músculo esquelético y a la posterior liberación del contenido intracelular a la circulación. Los pacientes presentan alteración de los electrolitos, así como aumento de la creatina-cinasa (CK), la lactato-deshidrogenasa (LDH), la alanina-aminotransferasa (ALT), la aspartato-aminotransferasa (AST) y la mioglobina. La mioglobina es un transportador de oxígeno 17-kDa[1] que está implicado en la patogenia de la lesión renal aguda (LRA) asociada con la rabdomiólisis.[2-4] La rabdomiólisis fue reportada por primera vez en 1940 por Bywaters y Beall, que detallaron la evolución clínica de cuatro pacientes aplastados por edificios derrumbados durante la Segunda Guerra Mundial.[5] Estas cuatro víctimas, rescatadas en distintos momentos, presentaron un traumatismo importante en las extremidades, disminución de volumen, choque, náusea, vómito, fiebre, anomalías de la química sérica y extremidades inflamadas, con alteraciones de la sensibilidad, la temperatura y las pulsaciones. En particular, los cuatro desarrollaron oligoanuria, tres presentaron cambios en el electrocardiograma (como ensanchamiento del complejo QRS, ondas Q, cambios en la onda T y bloqueo de rama) y todos murieron con "retención de nitrógeno". Las autopsias mostraron cilindros pigmentados que obstruían los túbulos renales. Además, los autores señalaron la similitud entre esta patología y la de quienes habían recibido transfusiones de sangre incompatibles o habían tenido eclampsia. En la década de 1970, también se reconocieron causas no traumáticas de rabdomiólisis.[6,7]

FISIOPATOLOGÍA DE LA LESIÓN RENAL AGUDA EN LA RABDOMIÓLISIS

No hay certeza sobre el mecanismo por el que la rabdomiólisis conduce a la LRA; por ello, se han implicado varios procesos, como la vasoconstricción dentro del riñón y la lesión tubular isquémica, la formación de cilindros y la toxicidad tubular directa inducida por la mioglobina (**tabla 49-1**).[2,3,8,9] La vasoconstricción renal es universal en los pacientes con rabdomiólisis y resulta de una combinación de factores sistémicos y locales. La disminución de volumen como resultado del edema y del tercer espacio en los músculos necróticos conduce a la activación del sistema renina-angiotensina y del sistema nervioso simpático. La necrosis muscular libera toxinas y citocinas endógenas en la circulación, lo que contribuye a la vasoconstricción renal, mientras que, a nivel local, la mioglobina parece capturar el óxido nítrico, un vasodilatador endógeno.[8,10,11]

En las muestras de autopsia de los primeros pacientes identificados con rabdomiólisis se observaron cilindros pigmentados de color marrón. Estos cilindros acelulares son el resultado de la precipitación de la mioglobina con las proteínas de Tamm-Horsfall. Para que esto ocurra, es necesario que haya un aumento de la concentración de mioglobina en los túbulos renales (por lo general como resultado de la disminución de volumen con la consiguiente reducción del flujo sanguíneo renal y el aumento de la producción por parte de las células musculares esqueléticas dañadas) y un entorno urinario ácido que favorezca la precipitación.[3,4,9] Estos cilindros provocan una lesión renal por dos mecanismos: la obstrucción tubular que conduce a una reducción de la tasa de filtración glomerular (TFG) y la toxicidad tubular directa que contribuye al desarrollo de una necrosis tubular aguda.[8,12,13] No está claro si la mioglobina en sí es directamente nefrotóxica, pero algunos estudios han sugerido que puede haber cierta

Mecanismos potenciales de la lesión renal aguda inducida por la rabdomiólisis		
Vasoconstricción en el riñón y lesión tubular isquémica	**Formación de cilindros**	**Toxicidad tubular directa inducida por la mioglobina**
La necrosis muscular conduce a la creación de un tercer espacio a la liberación de endotoxinas y citocinas, y a la disminución de volumen	Resulta de la interacción de las proteínas Tamm-Horsfall con la mioglobina. La formación de cilindros es potenciada por la vasoconstricción renal y el pH tubular bajo.	El componente hemo de la mioglobina está implicado en la lesión tubular isquémica, el agotamiento del ATP, el estrés oxidativo y la peroxidación lipídica
La hipovolemia provoca la activación del RAAS, lo que conduce a la vasoconstricción renal	La formación de cilindros conduce a la obstrucción tubular, lo que aumenta la presión intraluminal y disminuye la filtración glomerular	La toxicidad tubular inducida por la mioglobina se exacerba por la hipovolemia y la aciduria
Acelera la formación de cilindros y empeora la toxicidad tubular inducida por la mioglobina		

ATP, trifosfato de adenosina; RAAS, sistema renina-angiotensina-aldosterona.

toxicidad tubular directa inducida por la mioglobina a través de la peroxidación lipídica, la inflamación y la lesión oxidativa.[8,14,15]

ETIOLOGÍAS DE LA RABDOMIÓLISIS

La **tabla 49-2** enumera las ocho categorías principales de lesiones que conducen a la rabdomiólisis.[2-4,9] El resultado de la rabdomiólisis depende en gran medida de la causa subyacente, por lo

Causas comunes de la rabdomiólisis		
Causas físicas	**Endocrinopatías y causas reumatológicas**	**Infecciones**
Síndrome de aplastamiento	Insuficiencia suprarrenal	Virus de la influenza A y B
Traumatismo	Hipotiroidismo	Virus Coxsackie
Ejercicio extenuante/prolongado	Hiperaldosteronismo	Virus de Epstein-Barr
Síndrome de abstinencia alcohólica	Cetoacidosis diabética	Virus del herpes
Uso excesivo de los músculos involuntarios: ataques y estado asmático	Hiperosmolaridad	Virus de la inmunodeficiencia humana
Agitación grave	Dermatomiositis	*Legionella*
Electrocución	Polimiositis	*Streptococcus pyogenes*
		Staphylococcus aureus
		Clostridium
		Salmonella
		Plasmodium Falciparum

(*continúa*)

TABLA 49-2   Causas comunes de la rabdomiólisis (*continuación*)

Isquemia muscular/ hipoxia

Oclusión de las extremidades por inmovilización prolongada
Lesión muscular relacionada con la presión en pacientes obesos o sin obesidad sometidos a cirugías prolongadas
Trombosis arterial o venosa
Oclusión vascular difusa (p. ej., células falciformes, vasculitis)
Síndrome compartimental
Exposición al monóxido de carbono
Exposición al cianuro

Defectos genéticos y trastornos del metabolismo

Trastornos de la glucólisis o de la glucogenólisis
Trastornos del metabolismo de los lípidos
Trastornos mitocondriales
Deficiencia de G6PD
Deficiencia de mioadenilato desaminasa
Enfermedad de McArdle

Cambios en la temperatura corporal

Hipotermia
Golpe de calor
Hipertermia maligna
Síndrome neuroléptico maligno (quetiapina, aripiprazol)

Fármacos y toxinas

Estatinas y fibratos, especialmente cuando se toman con inhibidores del citocromo P450 como la ciclosporina, la warfarina, la amiodarona, los antifúngicos azólicos y los bloqueadores de los canales del calcio
Propofol
Daptomicina
Alcohol (inmovilización, desnutrición, anomalías electrolíticas)
Metales pesados
Heroína
Cocaína
Anfetamina/metanfetamina
Sales de baño (mefedrona, metilendioxipirovalerona)
Toxinas orgánicas de abejas, avispas, avispones, hormigas, ciempiés, escorpiones, arañas reclusas pardas

Anomalías electrolíticas

Hipofosfatemia
Hipopotasemia
Hipocalcemia
Hiponatremia

G6PD, glucosa-6-fosfato deshidrogenasa.

que establecer la etiología en el momento de la presentación es clave para ayudar a determinar la necesidad de un manejo agresivo de los fluidos. Regularmente se identifican nuevas causas de rabdomiólisis con el desarrollo de drogas recreativas sintéticas y nuevas herramientas en el diagnóstico de enfermedades genéticas y metabólicas.

CARACTERÍSTICAS CLÍNICAS

Aunque la rabdomiólisis se caracteriza clásicamente por la tríada de dolor muscular, debilidad y orina oscura, menos de 50% de los casos presenta dolor muscular. Además, los hallazgos objetivos de la exploración física, como la sensibilidad e inflamación muscular, se observan en menos de 10% de los casos. Cuando se produce inflamación de los músculos, suele observarse tras la administración de líquidos.[16]

La rabdomiólisis se diagnostica por un aumento de la CK sérica, la mioglobina y otras enzimas musculares. Debido a su lenta eliminación y degradación, la CK es un marcador más fiable de la presencia y el alcance de la lesión muscular en comparación con la mioglobina.[2] No se ha establecido un valor de corte específico para la CK; sin embargo, un valor arbitrario utilizado en el diagnóstico de la rabdomiólisis es un nivel de CK 5 veces superior al límite de la normalidad.[4,16-18] Debe tenerse en cuenta que la CK es un mal predictor de la LRA en la rabdomiólisis. Los niveles superiores a 40 000 U/L se asocian con un mayor riesgo de LRA;[19] aunque puede observarse en niveles inferiores, suele darse en el contexto de otros trastornos sistémicos, como la sepsis o la cirugía reciente, y no se debe necesariamente de forma primaria a la lesión renal inducida por la mioglobina.

Los desórdenes metabólicos que se observan en la rabdomiólisis son consecuencia de la liberación del contenido intracelular del músculo necrótico y de su acumulación en el contexto de un aclaramiento reducido secundario a la insuficiencia renal. Entre ellos se encuentran la hiperpotasemia, la hiperfosfatemia, la hiperuricemia por liberación de nucleósidos, la hipermagnesemia, la LDH elevada y la acidosis metabólica con brecha aniónica alta (ácido láctico, fosfatos y otros aniones orgánicos).[2-4] Resulta interesante que el desarrollo de hipocalcemia en estos pacientes sea independiente de la función renal, sino más bien una consecuencia de la unión del calcio al músculo dañado. Esto tiene importantes implicaciones clínicas porque, a medida que la lesión se resuelve, el calcio se libera del músculo, lo que puede provocar hipercalcemia significativa e incluso calcificación metastásica. Esto empeora por un aumento de la producción de 1,25-dihidroxivitamina D.[20,21] Por lo tanto, debe evitarse una suplementación de calcio demasiado agresiva durante la fase de hipocalcemia.[2]

La prueba de tira reactiva de orina (PTRO) es una prueba de detección útil para la rabdomiólisis. Se informó que más de 80% de los casos son positivos en sangre en la PTRO.[7,22] El agente de la peroxidasa reacciona con el hemo, un compuesto contenido tanto en la hemoglobina como en la mioglobina, lo que puede provocar un falso positivo en la prueba para la presencia de sangre.[23] En un estudio retrospectivo de 1 796 pacientes con rabdomiólisis, 85% tuvo una PTRO positiva a la sangre, mientras que solo la mitad tuvo eritrocitos identificados en el análisis del sedimento de orina.[22] Por lo tanto, se trata de una excelente prueba de cribado para la rabdomiólisis, y una PTRO positiva en sangre en ausencia de eritrocitos debería impulsar una investigación más profunda. Desde el punto de vista del diagnóstico, la PTRO puede ser un predictor fiable de la ausencia de mioglobinuria.[23]

Aunque la mioglobina en la orina puede detectarse y cuantificarse, su utilidad clínica no está clara, especialmente en cuanto a su papel en la predicción de la LRA, por lo que no se recomienda la realización de pruebas rutinarias.[24] Los cilindros pigmentados se observan clásicamente en el sedimento de orina, sobre todo en pacientes con una LRA importante, pero no son específicos para el diagnóstico de rabdomiólisis. Pueden tener un papel en la predicción del pronóstico en pacientes con LRA.[25]

PRONÓSTICO

Los resultados de la rabdomiólisis varían mucho, desde ser benigna y asintomática hasta las anomalías electrolíticas que ponen en peligro la vida, como la LRA, incluidas la necesidad de terapia de remplazo renal (TRR) y la muerte. Entre los pacientes hospitalizados con rabdomiólisis, 13 a 50% desarrolla LRA, 4 a 13% requiere TRR y 1.7 a 46% muere durante la hospitalización.[4,9,17,19,26-28] Las tasas de mortalidad intrahospitalaria son significativamente mayores en aquellos con rabdomiólisis que desarrollan LRA en comparación con quienes permanecen sin LRA (22-62% *vs.* 7-18%).[19,28] Aunque una CK alta sugiere la presencia de rabdomiólisis, el grado de su elevación por sí solo es un débil predictor del desarrollo de LRA y de la necesidad de TRR[16,17,28] y puede depender también del contexto clínico. En un estudio sobre la rabdomiólisis inducida por el ejercicio entre 203 voluntarios sanos a los que se les pidió que realizaran 50 contracciones excéntricas máximas del músculo flexor del codo, la media de CK 4 días después del ejercicio fue de 6 400 U/L, y no se encontró deterioro renal incluso entre los participantes con niveles de CK superiores a 10 000 U/L.[29]

La puntuación de riesgo de rabdomiólisis es una puntuación de predicción de riesgo para el resultado compuesto de TRR y mortalidad intrahospitalaria (**tabla 49-3**). Las variables clínicas importantes que predicen estos resultados son la edad, el sexo femenino, la etiología de la rabdomiólisis, la creatina inicial, la CK inicial en las 72 h siguientes al ingreso y las concentraciones séricas de fosfato, calcio y bicarbonato. Con una puntuación de 5 como punto de corte, la puntuación McMahon tiene un valor predictivo negativo de 97% y un valor

TABLA 49-3 La puntuación de riesgo de rabdomiólisis

Variable	Puntuación
Edad, en años	
> 50 a < 70	1.5
> 70 a < 80	2.5
> 80	3
Sexo femenino	1
Creatinina inicial	
1.4-2.2 mg/dL (124-195 µmol/L)	1.5
> 2.2 mg/dL (> 195 µmol/L)	3
Calcio inicial < 7.5 mg/dL (< 1.88 mmol/L)	2
CPK inicial > 40 000 U/L	2
No antecedentes de convulsiones, síncope, ejercicio, estatinas o miositis	3
Fosfato inicial	
4.0-5.4 mg/dL (1.0-1.4 mmol/L)	1.5
> 5.4 mg/dL (> 1.4 mmol/L)	3
Bicarbonato inicial < 19 mEq/L (19 mmol/L)	2

Una puntuación de < 5 confiere 2.3% de riesgo de muerte o de requerimiento de TRR, mientras que una puntuación > 10 confiere 61.2% de riesgo de muerte o de TRR.
CPK, creatina-fosfocinasa; TRR, terapia de remplazo renal.
Fuente: McMahon GM, Zeng X, Waikar SS. A risk prediction score for kidney failure or mortality in rhabdomyolysis. *JAMA Intern Med.* 2013;173(19):1821-1828. doi:10.1001/jamainternmed.2013.9774

predictivo positivo de 29.6% para el resultado compuesto de TRR y muerte. Cada aumento de 1 punto en la puntuación se asocia con casi 1.5 veces el aumento de las probabilidades de desarrollar estos resultados.[19] Esta puntuación se validó en un estudio retrospectivo de pacientes con rabdomiólisis en el entorno de la unidad de cuidados intensivos (UCI) y se descubrió que una puntuación de 6 al ingreso era 83% sensible y 55% específica para la predicción de la necesidad de TRR.[28]

TRATAMIENTO

Tratamiento médico

Las piedras angulares del tratamiento médico incluyen el cese o la reversión de la causa de la rabdomiólisis para evitar una mayor lesión muscular esquelética, la prevención de la lesión renal y el tratamiento de las complicaciones metabólicas que ponen en peligro la vida. La reanimación con líquidos intravenosos agresiva es vital porque los pacientes con rabdomiólisis suelen estar significativamente agotados de volumen por el secuestro de agua en los músculos lesionados.[3] En la actualidad, no hay pruebas claras de qué líquido de reanimación es superior en la rabdomiólisis. Por lo general, se administra solución salina al 0.9% (solución salina normal o SN) con el fin de conseguir una diuresis superior a 200 mL/h, para prevenir la LRA al impedir la formación de cilindros.

Un pequeño ensayo controlado aleatorizado (ECA) de 28 pacientes con rabdomiólisis que ingirieron doxilamina comparó el uso de lactato de Ringer (LR) frente a SN para la reanimación y descubrió que el grupo de SN requería más suplementos de bicarbonato sódico para la acidosis y el aumento de diuréticos. Ningún participante requirió TRR.[30] Existen beneficios especulativos de la alcalinización urinaria en pacientes con rabdomiólisis. Los datos procedentes de modelos animales sugieren que los efectos nefrotóxicos de la mioglobina se potencian cuando la orina es ácida, lo que conduce a un aumento de la formación de cilindros,[14] a un mayor estrés oxidativo y a la peroxidación de los lípidos,[31] así como a la vasoconstricción inducida por la mioglobina.[32] Sin embargo, en humanos, un ECA de 98 pacientes con rabdomiólisis inducida por doxilamina, a los que se les administró SN o bicarbonato, no encontró una diferencia en la incidencia de LRA entre los dos grupos.[33] La alcalinización también tiene importantes consecuencias adversas potenciales, la más importante de las cuales es el empeoramiento de la hipocalcemia por el aumento de la fijación de proteínas.[9] También existe el riesgo de que aumente el depósito de fosfato cálcico en el riñón.[3,34,35] En conjunto, no se cree que la alcalinización deba usarse como tratamiento de primera línea para la rabdomiólisis grave, porque es probable que tenga poco efecto en los casos menos graves, en los que los efectos adversos potenciales son menores. También se ha estudiado el uso combinado de bicarbonato sódico y manitol en la rabdomiólisis porque el manitol es un conocido diurético osmótico con propiedades antioxidantes;[2,3] sin embargo, no se sabe si esta combinación previene la LRA.[36-40] Además, se sabe que el manitol es nefrotóxico a niveles elevados por vasoconstricción y toxicidad tubular.[3,41,42]

Una revisión de 2013 realizada por Sever y Vanholder[43] acerca del tratamiento de las víctimas de aplastamiento en catástrofes masivas recomendó la SN como el fluido de elección, debido a su eficacia en la expansión de volumen y su amplia disponibilidad. Si es posible, la administración de fluidos debe iniciar durante el periodo de extracción, con tasas de infusión recomendadas de 1 000 mL/h durante las primeras 2 h. Si el procedimiento de extracción dura más de 2 h, el volumen de fluidos debe reducirse al menos 50% a partir de entonces. Las tasas de infusión exactas pueden variar en función de la situación clínica y del grado de diuresis, pero una reanimación con líquidos total de 3 a 6 L/d es razonable si no se puede realizar una monitorización estrecha.[43,44] Aunque los autores desaconsejan el uso de LR y otros líquidos que contengan potasio en las lesiones por aplastamiento, debido al mayor riesgo de las víctimas de desarrollar hiperpotasemia mortal, no se ha demostrado que el LR sea una causa de aumento de los niveles de potasio en estos pacientes.[43,45]

Los diuréticos del asa también se han usado para aumentar el flujo urinario con el fin de evitar la precipitación de mioglobina; sin embargo, no hay pruebas claras de que reduzcan específicamente el riesgo de LRA.[3] Las indicaciones para su uso en la rabdomiólisis no difieren de su papel en el manejo de la sobrecarga de volumen en otras causas de LRA.[3]

TERAPIA DE REMPLAZO RENAL

El inicio de la TRR está indicada cuando se produce hiperpotasemia refractaria, acidemia metabólica o sobrecarga de volumen. La mayoría de los estudios sobre la TRR en la rabdomiólisis se centra en el aclaramiento de mioglobina.

La hemodiálisis convencional es ineficaz e ineficiente en la eliminación de la mioglobina debido a las siguientes razones: a) la mioglobina es una molécula cargada con una forma no esférica; b) tiene un gran peso molecular de 17 kDa y, por lo tanto, la convección es el método preferido para su eliminación, y c) se encuentra distribuida en dos compartimentos en los humanos: el compartimento intravascular y los tejidos musculares. En el pasado, las antiguas membranas de celulosa eran relativamente impermeables a la mioglobina, pero los dializadores de flujo alto modernos no presentan este problema.[46,47] El microrrecorte, una técnica que da lugar a una fibra hueca más ondulada, aumenta el aclaramiento de mioglobina entre 30 y 60% en los estudios *in vitro*.[48]

La terapia de remplazo renal continuo (TRRC) aborda las limitaciones de la hemodiálisis intermitente en cuanto a la eliminación de mioglobina. Un primer estudio de la TRRC demostró un aclaramiento de mioglobina de 4.6 mL/min, con una tasa de eliminación de mioglobina de 0.08 g/h de tratamiento.[49,50] Desde entonces, se han desarrollado y estudiado varios filtros. Naka y cols. utilizaron una novedosa membrana de súper alto-flujo (SAF) con un punto de corte molecular de 100 kDa para un paciente con una concentración inicial de mioglobina sérica de 100 000 µg/L, que dio como resultado un aclaramiento de mioglobina de hasta 30.5 a 39.2 mL/min (con tasas de líquido de reposición de hasta 3-4 L/h) y tasas de eliminación de mioglobina de 0.18 a 0.21 g/h de tratamiento. Un problema de los filtros de SAF es la pérdida de albúmina sérica (69 kDa), que hace necesaria la reposición de albúmina (100 g en 24 h para este paciente). La posible pérdida de fármacos unidos a proteínas y factores de coagulación también es una preocupación.[51] Premru y cols. usaron un hemofiltro de corte alto (corte de 45 kDa) para la hemodiafiltración de 6 a 12 h por tratamiento en una serie de casos de 6 pacientes con LRA por rabdomiólisis. Sus resultados mostraron un aclaramiento eficaz de mioglobina de 81 mL/min, con hasta 5 g de mioglobina eliminados en un día. Fue necesaria una reposición agresiva de albúmina, y los autores observaron un repunte significativo de la mioglobina sérica, tan alto como 244% del nivel de mioglobina posterior a la hemodiafiltración.[52]

En la actualidad, no hay ningún ECA establecido que compare los resultados inmediatos y a largo plazo entre el inicio temprano y tardío de la TRR en la rabdomiólisis. Los datos acerca de comparaciones directas entre las modalidades de TRR también han sido escasos. Un metaanálisis de ECA y cuasi ECA para la TRRC en la rabdomiólisis incluyó solo tres pequeños estudios de China, con un total de 101 participantes. En este informe, aunque la TRRC se asoció con una disminución relevante de la mioglobina sérica, con mejora de los parámetros metabólicos (creatinina, nitrógeno ureico en sangre y potasio), un menor tiempo en la fase oligúrica y reducción de la estancia hospitalaria, no se observaron diferencias en las tasas de mortalidad. Además, los autores señalaron la escasa calidad metodológica general de estos estudios y la inadecuada evaluación de importantes resultados clínicos.[53]

En general, con base en los datos actuales sobre el manejo de la rabdomiólisis y reconociendo la ausencia de buenos ensayos clínicos, las recomendaciones del autor se resumen en la **tabla 49-4**. En la **tabla 49-5** se resumen varios de los puntos clave del capítulo.

TABLA
49-4

Recomendaciones de los autores sobre el tratamiento de la rabdomiólisis

Guías sugeridas para el manejo de la rabdomiólisis

1. Evaluar la probabilidad de desarrollar LRA en función de la etiología de la rabdomiólisis y de las anomalías de laboratorio al ingreso
2. Si el paciente tiene un riesgo alto de LRA, administre líquidos intravenosos para conseguir una diuresis > 200 mL/h
3. La SN o el LR es el líquido de elección. El bicarbonato debe reservarse para los pacientes con acidemia
4. Si se utiliza bicarbonato, apunte a un pH en orina > 6.5 y vigile de cerca la hipocalcemia
5. Se pueden utilizar diuréticos para aumentar la cantidad de orina si la diuresis es inferior a la deseada a pesar de una reanimación de volumen adecuada
6. No existe un papel claro en la actualidad para la diálisis profiláctica para la prevención de la LRA asociada con rabdomiólisis, pero en caso de que la TRR sea necesario, los dializadores de flujo alto son más eficaces para reducir los niveles de mioglobina

LR, lactato de Ringer; LRA, lesión renal aguda; SN, solución salina normal; TRR, terapia de remplazo renal.

TABLA
49-5

Puntos clave de la rabdomiólisis

La rabdomiólisis se debe a la descomposición de los músculos esqueléticos estriados que da lugar a la liberación de componentes intracelulares, lo que provoca complicaciones, incluidas anomalías electrolíticas clínicamente importantes y la LRA secundaria a la mioglobinuria.

Las etiologías de la rabdomiólisis incluyen los traumatismo, los inducidos por el ejercicio, la isquemia/hipoxia, las lesiones eléctricas, los trastornos genéticos del metabolismo, las infecciones, las anomalías electrolíticas y los fármacos y toxinas.

La mioglobina causa la LRA por tres mecanismos: (1) la vasoconstricción renal exacerbada de la depleción de volumen, (2) la formación de un molde de hemo-pigmento resultante de la interacción de la mioglobina y las proteínas Tamm-Horsfall, y (3) la toxicidad directa del hemo a través del estrés oxidativo y la peroxidación lipídica.

La rabdomiólisis es un diagnóstico tanto clínico como bioquímico. Para su diagnóstico se usa un aumento del biomarcador creatinina cinasa, con un valor de corte por lo regular aceptado de > 5 veces el límite superior de la normalidad. Las anomalías bioquímicas típicas de la rabdomiólisis son la hiperpotasemia, la hiperfosfatemia, la hipocalcemia, la elevación de la creatinina y del nitrógeno ureico en sangre y una PTRO positiva en sangre.

La puntuación de riesgo de rabdomiólisis es una calculadora clínica que predice la necesidad de TRR y la mortalidad hospitalaria entre los pacientes hospitalizados con rabdomiólisis. Una puntuación de 5 o menos confiere un bajo riesgo de que el paciente necesite TRR o muera. Cada aumento de 1 punto en la puntuación se relaciona con un aumento de casi 1.5 veces en las probabilidades de desarrollar estos desenlaces.

(*continúa*)

Puntos clave de la rabdomiólisis (*continuación*)

La rabdomiólisis se trata medicamente hasta que surge la necesidad de una TRR, cuando el tratamiento médico consiste en la repleción agresiva de líquidos. Hoy ningún estudio ha demostrado una clara superioridad de una composición de fluidos sobre otra. El uso de manitol también ha sido controvertido.

En la actualidad, no existen grandes ensayos controlados aleatorizados que comparen las modalidades de TRR para la rabdomiólisis. La mioglobina solo puede eliminarse mediante hemofiltración debido a su carga, forma y tamaño. Los dializadores de flujo alto que se usan actualmente para la hemodiálisis intermitente son compatibles con la eliminación de mioglobina. Las modalidades de TRR continua tienen la ventaja de proporcionar una mejor eliminación de mioglobina. Se han estudiado las membranas de SAF y de corte alto y se ha demostrado que son más eficaces en la eliminación de mioglobina, aunque existe una contrapartida, debido a que estas membranas provocan una pérdida significativa de albúmina y, posiblemente, de otros fármacos unidos a proteínas y factores de coagulación.

LRA, lesión renal aguda; PTRO, prueba de tira reactiva de orina; SAF, super alto-flujo; TRR, terapia de remplazo renal.

Referencias

1. Zaia J, Annan RS, Biemann K. The correct molecular weight of myoglobin, a common calibrant for mass spectrometry. *Rapid Commun Mass Spectrom.* 1992;6(1):32-36. doi:10.1002/rcm.1290060108
2. Vanholder R, Sever MS, Erek E, Lameire N. Rhabdomyolysis. *J Am Soc Nephrol.* 2000;11(8):1553-1561.
3. Bosch X, Poch E, Grau JM. Rhabdomyolysis and acute kidney injury. *N Engl J Med.* 2009;361(1):62-72. doi:10.1056/NEJMra0801327
4. Zimmerman JL, Shen MC. Rhabdomyolysis. *Chest.* 2013;144(3):1058-1065. doi:10.1378/chest.12-2016
5. Bywaters EG, Beall D. Crush injuries with impairment of renal function. *Br Med J.* 1941;1(4185):427-432. doi:10.1136/bmj.1.4185.427
6. Grossman RA, Hamilton RW, Morse BM, Penn AS, Goldberg M. Nontraumatic rhabdomyolysis and acute renal failure. *N Engl J Med.* 1974;291(1):807-811. doi:10.1056/NEJM197410172911601
7. Koffler A, Friedler RM, Massry SG. Acute renal failure due to nontraumatic rhabdomyolysis. *Ann Intern Med.* 1976;85(1):23-28. doi:10.7326/0003-4819-85-1-23
8. Zager RA. Rhabdomyolysis and myohemoglobinuric acute renal failure. *Kidney Int.* 1996;49(2):314-326. doi:10.1038/ki.1996.48
9. Huerta-Alardín AL, Varon J, Marik PE. Bench-to-bedside review: rhabdomyolysis—an overview for clinicians. *Crit Care.* 2005;9:158-169. doi:10.1186/cc2978
10. Better OS. The crush syndrome revisited (1940–1990). *Nephron.* 1990;55(2):97-103. doi:10.1159/000185934
11. Vetterlein F, Hoffmann F, Pedina J, Neckel M, Schmidt G. Disturbances in renal microcirculation induced by myoglobin and hemorrhagic hypotension in anesthetized rat. *Am J Physiol.* 1995;268:F839-F846. doi:10.1152/ajprenal.1995.268.5.f839
12. Zager RA, Burkhart KM, Conrad DS, Gmur DJ. Iron, heme oxygenase, and glutathione: effects on myohemoglobinuric proximal tubular injury. *Kidney Int.* 1995;48:1624-1634. doi:10.1038/ki.1995.457
13. Zager RA. Myoglobin depletes renal adenine nucleotide pools in the presence and absence of shock. *Kidney Int.* 1991;39:111-119. doi:10.1038/ki.1991.14
14. Zager RA. Studies of mechanisms and protective maneuvers in myoglobinuric acute renal injury. *Lab Invest.* 1989;60:619-629.
15. Nara A, Yajima D, Nagasawa S, Abe H, Hoshioka Y, Iwase H. Evaluations of lipid peroxidation and inflammation in short-term glycerol-induced acute kidney injury in rats. *Clin Exp Pharmacol Physiol.* 2016;43:1080-1086. doi:10.1111/1440-1681.12633
16. Gabow PA, Kaehny WD, Kelleher SP. The spectrum of rhabdomyolysis. *Medicine (Baltimore).* 1982;61(3):141-152. doi:10.1097/00005792-198205000-00002

17. Melli G, Chaudhry V, Cornblath DR. Rhabdomyolysis: an evaluation of 475 hospitalized patients. *Medicine (Baltimore)*. 2005;84(6):377-385. doi:10.1097/01.md.0000188565.48918.41

18. Chavez LO, Leon M, Einav S, Varon J. Beyond muscle destruction: a systematic review of rhabdomyolysis for clinical practice. *Crit Care*. 2016;20(1):135. doi:10.1186/s13054-016-1314-5

19. McMahon GM, Zeng X, Waikar SS. A risk prediction score for kidney failure or mortality in rhabdomyolysis. *JAMA Intern Med*. 2013;173(19):1821-1828. doi:10.1001/jamainternmed.2013.9774

20. Akmal M, Goldstein DA, Telfer N, Wilkinson E, Massry SG. Resolution of muscle calcification in rhabdomyolysis and acute renal failure. *Ann Intern Med*. 1978;89(6):928-930. doi:10.7326/0003-4819-89-6-928

21. Akmal M, Bishop JE, Telfer N, Norman AW, Massry SG. Hypocalcemia and hypercalcemia in patients with rhabdomyolysis with and without acute renal failure. *J Clin Endocrinol Metab*. 1986;63(1):137-142. doi:10.1210/jcem-63-1-137

22. Alhadi SA, Ruegner R, Snowden B, Hendey GW. Urinalysis is an inadequate screen for rhabdomyolysis. *Am J Emerg Med*. 2014;32(3):260-262. doi:10.1016/j.ajem.2013.10.045

23. Schifman RB, Luevano DR. Value and use of urinalysis for myoglobinuria. *Arch Pathol Lab Med*. 2019;143(11):1378-1381. doi:10.5858/arpa.2018-0475-OA

24. Rodríguez-Capote K, Balion CM, Hill SA, Cleve R, Yang L, El Sharif A. Utility of urine myoglobin for the prediction of acute renal failure in patients with suspected rhabdomyolysis: a systematic review. *Clin Chem*. 2009;55(12):2190-2197. doi:10.1373/clinchem.2009.128546

25. Perazella MA, Coca SG, Hall IE, Iyanam U, Koraishy M, Parikh CR. Urine microscopy is associated with severity and worsening of acute kidney injury in hospitalized patients. *Clin J Am Soc Nephrol*. 2010;5(3):402-408. doi:10.2215/CJN.06960909

26. Delaney KA, Givens ML, Vohra RB. Use of RIFLE criteria to predict the severity and prognosis of acute kidney injury in emergency department patients with rhabdomyolysis. *J Emerg Med*. 2012;42(5):521-528. doi:10.1016/j.jemermed.2011.03.008

27. Sever MS, Erek E, Vanholder R, et al. The Marmara earthquake: epidemiological analysis of the victims with nephrological problems. *Kidney Int*. 2001;60(3):1114-1123. doi:10.1046/j.1523-1755.2001.0600031114.x

28. Simpson JP, Taylor A, Sudhan N, Menon DK, Lavinio A. Rhabdomyolysis and acute kidney injury: creatine kinase as a prognostic marker and validation of the McMahon Score in a 10-year cohort: a retrospective observational evaluation. *Eur J Anaesthesiol*. 2016;33(12):906-912. doi:10.1097/EJA.0000000000000490

29. Clarkson PM, Kearns AK, Rouzier P, Rubin R, Thompson PD. Serum creatine kinase levels and renal function measures in exertional muscle damage. *Med Sci Sports Exerc*. 2006;38(4):623-627. doi:10.1249/01.mss.0000210192.49210.fc

30. Cho YS, Lim H, Kim SH. Comparison of lactated Ringer's solution and 0.9% saline in the treatment of rhabdomyolysis induced by doxylamine intoxication. *Emerg Med J*. 2007;24(4):276-280. doi:10.1136/emj.2006.043265

31. Moore KP, Holt SG, Patel RP, et al. A causative role for redox cycling of myoglobin and its inhibition by alkalinization in the pathogenesis and treatment of rhabdomyolysis-induced renal failure. *J Biol Chem*. 1998;273(48):31731-31737. doi:10.1074/jbc.273.48.31731

32. Heyman SN, Greenbaum R, Shina A, Rosen S, Brezis M. Myoglobinuric acute renal failure in the rat: a role for acidosis? *Exp Nephrol*. 1997;5(3):210-216.

33. Kim E, Choi YH, Lim JY, Lee J, Lee DH. The effect of early urine alkalinization on occurrence rhabdomyolysis and hospital stay in high dose doxylamine ingestion. *Am J Emerg Med*. 2018;36(7):1170-1173. doi:10.1016/j.ajem.2017.11.058

34. Better OS, Abassi ZA. Early fluid resuscitation in patients with rhabdomyolysis. *Nat Rev Nephrol*. 2011;7(7):416-422. doi:10.1038/nrneph.2011.56

35. Holt SG, Moore KP. Pathogenesis and treatment of renal dysfunction in rhabdomyolysis. *Intensive Care Med*. 2001;27(5):803-811. doi:10.1007/s001340100878

36. Gunal AI, Celiker H, Dogukan A, et al. Early and vigorous fluid resuscitation prevents acute renal failure in the crush victims of catastrophic earthquakes. *J Am Soc Nephrol*. 2004;15(7):1862-1867. doi:10.1097/01.ASN.0000129336.09976.73

37. Altintepe L, Guney I, Tonbul Z, et al. Early and intensive fluid replacement prevents acute renal failure in the crush cases associated with spontaneous collapse of an apartment in Konya. *Ren Fail*. 2007;29(6):737-741. doi:10.1080/08860220701460095

38. Brown CV, Rhee P, Chan L, Evans K, Demetriades D, Velmahos GC. Preventing renal failure in patients with rhabdomyolysis: do bicarbonate and mannitol make a difference? *J Trauma*. 2004;56(6):1191-1196. doi:10.1097/01.ta.0000130761.78627.10

39. Homsi E, Leme Barreiro MFF, Orlando JMC, Higa EM. Prophylaxis of acute renal failure in patients with rhabdomyolysis. *Ren Fail*. 1997;19(2):283-288. doi:10.3109/08860229709026290

40. Scharman EJ, Troutman WG. Prevention of kidney injury following rhabdomyolysis: a systematic review. *Ann Pharmacother*. 2013;47(1):90-105. doi:10.1345/aph.1r215

41. Better OS, Rubinstein I, Winaver JM, Knochel JP. Mannitol therapy revisited (1940–1997). *Kidney Int*. 1997;52(4):886-894. doi:10.1038/ki.1997.409
42. Visweswaran P, Massin EK, DuBose TD. Mannitol-induced acute renal failure. *J Am Soc Nephrol*. 1997;8(6):1028-1033.
43. Sever MS, Vanholder R. Management of crush victims in mass disasters: highlights from recently published recommendations. *Clin J Am Soc Nephrol*. 2013;8(2):328-335. doi:10.2215/CJN.07340712
44. Sever MS, Vanholder R, Ashkenazi I, et al. Recommendations for the management of crush victims in mass disasters. *Nephrol Dial Transplant*. 2012;27:i1-i67. doi:10.1093/ndt/gfs156
45. Sever MS, Erek E, Vanholder R, et al. Serum potassium in the crush syndrome victims of the Marmara disaster. *Clin Nephrol*. 2003;59(5):326-333. doi:10.5414/CNP59326
46. Ronco C. Extracorporeal therapies in acute rhabdomyolysis and myoglobin clearance. *Crit Care*. 2005;9(2):141-142. doi:10.1186/cc3055
47. Cruz DN, Bagshaw SM. Does continuous renal replacement therapy have a role in the treatment of rhabdomyolysis complicated by acute kidney injury? *Semin Dial*. 2011;24(4):417-420. doi:10.1111/j.1525-139X.2011.00892.x
48. Leypoldt JK, Cheung AK, Chirananthavat T, et al. Hollow fiber shape alters solute clearances in high flux hemodialyzers. *ASAIO J*. 2003;49(1):81-87. doi:10.1097/00002480-200301000-00013
49. Sorrentino SA, Kielstein JT, Lukasz A, et al. High permeability dialysis membrane allows effective removal of myoglobin in acute kidney injury resulting from rhabdomyolysis. *Crit Care Med*. 2011;39(1):184-186. doi:10.1097/CCM.0b013e3181feb7f0
50. Bellomo R, Daskalakis M, Parkin G, Boyce N. Myoglobin clearance during acute continuous hemodiafiltration. *Intensive Care Med*. 1991;17(8):509.
51. Naka T, Jones D, Baldwin I, et al. Myoglobin clearance by super high-flux hemofiltration in a case of severe rhabdomyolysis: a case report. *Crit Care*. 2005;9(2):R90-R95. doi:10.1186/cc3034
52. Premru V, Kovač J, Buturović-Ponikvar J, Ponikvar R. High cut-off membrane hemodiafiltration in myoglobinuric acute renal failure: a case series. *Ther Apher Dial*. 2011;15(3):287-291. doi:10.1111/j.1744-9987.2011.00953.x
53. Zeng X, Zhang L, Wu T, Fu P. Continuous renal replacement therapy (CRRT) for rhabdomyolysis. *Cochrane Database Syst Rev*. 2014;(6):CD008566. doi:10.1002/14651858.CD008566.pub2

Emergencias de onconefrología

Krishna Sury y Mark A. Perazella

Los pacientes con cáncer suelen desarrollar una lesión renal aguda (LRA), que augura mayor morbilidad y mortalidad.[1-4] Existen diversos mecanismos por los que el cáncer o su tratamiento pueden provocar una lesión renal. La neoplasia puede inducir directamente una LRA por infiltración o compresión externa del riñón, o de manera indirecta por efectos paraneoplásicos y complicaciones metabólicas. Las terapias contra el cáncer pueden lesionar directamente el tejido renal o desencadenar una inflamación sistémica que provoque LRA. La gravedad de la lesión renal varía en función de la etiología. En este capítulo se analizan las etiologías de la LRA relacionada con el cáncer que conducen a una enfermedad crítica que requiere cuidados médicos intensivos.

CÁNCER Y LESIÓN RENAL

Infiltración renal del riñón

Uno de los mecanismos de la LRA relacionada con el cáncer es la infiltración directa de células cancerosas en el parénquima renal, un hallazgo relativamente común en los trastornos linfoproliferativos de células B. La LRA se observa hasta en 85% de los casos, la mayoría de las veces debido a la infiltración linfomatosa o leucémica del intersticio renal.[5,6] La infiltración solo puede diagnosticarse definitivamente mediante una biopsia renal, ya que los estudios de orina y las técnicas de imagen avanzadas tienen limitaciones inherentes en cuanto a la resolución espacial, dejando sin detectar pequeños focos de infiltración tisular. La nefromegalia masiva observada en las imágenes puede ser un indicio de infiltración maligna. La identificación precoz de la propagación del cáncer al riñón es fundamental; aunque la mayoría de los casos notificados de insuficiencia renal relacionada con infiltración solo han logrado una recuperación parcial después del tratamiento del cáncer,[6,7] existen algunos casos de recuperación renal completa tras un tratamiento rápido y exitoso de la neoplasia.[8]

Nefropatía obstructiva

Con ciertas neoplasias, puede producirse una LRA obstructiva debido a la afectación del sistema colector, los uréteres, la vejiga y la uretra. Algunos ejemplos son el cáncer de próstata que provoca una obstrucción de la salida de la vejiga, el cáncer de vejiga que obstruye los orificios ureterales y el cáncer de riñón, especialmente en los casos de carcinoma de células renales después de una nefrectomía, en los que la obstrucción ureteral unilateral puede provocar LRA fulminante en el riñón restante. Además, los linfomas voluminosos y los cánceres de órganos sólidos en el abdomen o la pelvis provocan una compresión extrínseca del tracto de salida urinario. La colocación de sondas de nefrostomía percutánea, catéteres ureterales o sondas vesicales suele restablecer parcial o totalmente la función renal. La hidronefrosis debe dar lugar a una intervención inmediata para aliviar la obstrucción, aunque la ausencia de hidronefrosis no descarta la obstrucción maligna en todos los casos, porque el cáncer puede envolver el sistema colector e impedir su dilatación.

Nefropatía por cilindros de cadena ligera de mieloma

El mieloma múltiple (MM) es una causa común de LRA y puede ser potencialmente mortal.[9] Se asocia con la lesión renal a través de varios mecanismos, entre los que se incluyen los efectos paraneoplásicos comunes que ocurren por la producción de inmunoglobulinas monoclonales y cadenas ligeras (CL), las alteraciones metabólicas (hipercalcemia, síndrome de lisis tumoral [SLT]) y la nefrotoxicidad inducida por fármacos.[10] La producción de paraproteínas puede inducir lesiones en los compartimentos vascular, glomerular y tubulointersticial del riñón.[10] Debido a que la nefropatía por cilindros de CL es la lesión renal más común, es el tema central de esta sección.

La nefropatía por cilindros de CL se produce por la agregación de CL y uromodulina, que se debe a un sitio de unión en las CL que interactúa con una fracción de carbohidrato en la uromodulina y conduce a la precipitación de cilindros insolubles dentro de los lúmenes tubulares.[11] La formación de cilindros estimula una reacción monocítica en el intersticio, que provoca una mayor lesión en el tubulointersticio.[10] Esto puede resultar en obstrucción tubular, rotura tubular con la consiguiente atrofia e inflamación tubulointersticial. En este contexto, se desarrolla una LRA. En ausencia de una terapia eficaz, pueden producirse una necesidad de diálisis y una enfermedad renal crónica (ERC). Por lo tanto, una terapia temprana y eficaz es crucial para salvar la función renal.

El tratamiento de la LRA por nefropatía por cilindros depende principalmente de la erradicación eficaz de la clona maligna. Varios fármacos (inhibidores del proteasoma, esteroides, ciclofosfamida, entre otros) son eficaces y pueden revertir o estabilizar la función renal.[9,10] La eliminación extracorpórea de las CL con plasmaféresis para tratar la nefropatía por cilindros está plagada de datos contradictorios, y la modalidad se considera de segunda línea. En vista de ello, en dos ensayos controlados aleatorizados se estudió la hemodiálisis de corte alto (HD-CA), que elimina las CL de forma más eficaz.[12,13] Los pacientes con LRA que requieren diálisis por nefropatía por cilindros fueron aleatorizados a la terapia estándar de mieloma sola o a la terapia estándar más HD-CA. Los ensayos EuLITE (**resumen visual 50-1**) y MYRE (**resumen visual 50-2**) no mostraron ningún beneficio para el criterio de valoración primario (ausencia de diálisis) ni para la mortalidad, a pesar de que hubo una señal de recuperación de la LRA a los 6 y 12 meses en el ensayo MYRE. Por lo tanto, la utilidad de esta modalidad sigue sin comprobarse.

COMPLICACIONES METABÓLICAS DEL CÁNCER Y LA LESIÓN RENAL

Hipercalcemia

La hipercalcemia es una complicación común del cáncer, que se produce hasta en 30% de todas las neoplasias.[1,14] Sus síntomas son inespecíficos y suelen pasar desapercibidos hasta que empeoran (*véase* el capítulo 22).[14,15]

La hipercalcemia relacionada con una neoplasia puede surgir debido a la invasión tumoral del hueso que provoca osteólisis y liberación de calcio, a la vitamina D activa generada por la malignidad (linfomas) que provoca un exceso de absorción intestinal de calcio, y a la proteína relacionada con la hormona paratiroidea (PTHrP) secretada por la neoplasia, que actúa aumentando la liberación de calcio del hueso y la absorción intestinal.[14]

La hipercalcemia ejerce efectos deletéreos en el riñón al reducir la tasa de filtración glomerular (TFG) por la vasoconstricción renal directa,[16,17] al tiempo que activa el receptor sensor de calcio en la rama ascendente gruesa del asa de Henle (inactiva el cotransportador Na-K-2Cl), lo que conduce a una natriuresis significativa y a LRA por disminución de volumen.[18] La hipercalcemia también perjudica la reabsorción de agua en la nefrona distal (perturba el efecto de la hormona antidiurética [ADH]), lo que contribuye a una mayor pérdida de líquidos y a la hipernatremia.[14] Estos efectos reducen la TFG y perjudican aún más la excreción urinaria de calcio, lo que agrava la hipercalcemia.

El pilar del tratamiento de la hipercalcemia aguda es la expansión agresiva de volumen con solución salina intravenosa, con el objetivo de restaurar un estado euvolémico y mejorar la TFG. Anteriormente se recomendaron los diuréticos del asa como complemento de la solución salina; sin embargo, ahora se reconoce que retrasan los esfuerzos de expansión de volumen y, por lo tanto, no deben utilizarse a menos que el paciente esté hipervolémico.[19] Si la solución salina no puede administrarse con seguridad debido a una LRA anúrica o a una hipervolemia significativa, puede ser necesaria la hemodiálisis con un baño de calcio bajo. Cuando la liberación de calcio en el hueso es la culpable, la terapia debe dirigirse a inhibir la resorción ósea osteoclástica (**tabla 50-1; figura 50-1**). La calcitonina, los bisfosfonatos y el denosumab (revisado en el capítulo 22) pueden emplearse para reducir la liberación de calcio del hueso. La LRA grave contraindica el tratamiento con zoledronato, mientras que el pamidronato puede utilizarse a una dosis menor (60 mg) con un tiempo de infusión más largo (4-6 h). El anticuerpo del ligando del antirreceptor activador del factor nuclear kappa-B (RANKL) denosumab es una alternativa excelente cuando hay LRA, ya que es muy eficaz y seguro en quienes tienen la función renal deteriorada. Cuando la hipercalcemia se debe a un exceso de vitamina D activa relacionada con una enfermedad, los corticoesteroides suelen ser eficaces.[14]

Síndrome de lisis tumoral (SLT)

El SLT es una constelación de desórdenes metabólicos específicos que surgen cuando las células tumorales mueren y el contenido intracelular se libera a la circulación sistémica. Entre los hallazgos característicos se encuentran la hiperpotasemia, la hiperfosfatemia, la hipocalcemia y la hiperuricemia, que van de leves a graves y ponen en peligro la vida. El SLT se subcategoriza como SLT de laboratorio (grados especificados de desviación de cada desorden metabólico, así como criterios que definen su inicio y duración) o SLT clínico (SLT de laboratorio junto con evidencia de disfunción orgánica).

La definición de SLT planteada inicialmente por Cairo y Bishop ha sido modificada a lo largo de los años, pero todas las versiones distinguen el SLT de laboratorio del clínico, destacando el hecho de que las alteraciones de laboratorio pueden producirse sin causar disfunción orgánica, como se resume en la **tabla 50-2**.[20-23] Esto es posible porque cuando se produce hiperpotasemia o hiperfosfatemia con una función renal normal, la excreción renal de potasio y fósforo restablece los niveles séricos al rango normal y minimiza el riesgo de hipocalcemia. Del mismo modo, el ácido úrico es excretado por los riñones; sin embargo, con una hiperuricemia grave, una disminución de volumen y un pH en orina inferior a 7.0, el ácido úrico se precipita dentro de los lúmenes tubulares, provocando así una LRA por nefropatía aguda por ácido úrico.

En el contexto de una LRA oligúrica o anúrica, los desórdenes electrolíticos como la hiperpotasemia y la hiperfosfatemia pueden ser difíciles de manejar, lo que conduce a arritmias cardiacas que ponen en peligro la vida y a convulsiones hipocalcémicas. La solución salina intravenosa se emplea para mantener un flujo de orina elevado y evitar el agotamiento del volumen. Ya no se recomienda la alcalinización urinaria debido al riesgo de precipitación

TABLA 50-1 Tratamiento de la hipercalcemia aguda

Terapia	Mecanismo de acción	Razones de uso	Limitaciones de uso
Calcitonina	Bloquea los túbulos renales para que no reabsorban el calcio. Interfiere con la actividad de los osteoclastos	De rápida aparición, actúa en pocas horas para reducir el calcio sérico	La taquifilaxia se produce en 2 días
Bisfosfonatos Pamidronato Zoledronato Ibandronato	Análogos estructurales del pirofosfato; incorporados al ATP de los osteoclastos que lo hacen no funcional. Altera el citoesqueleto del osteoclasto, por lo que no puede mantener el contacto con la superficie del hueso	Reducción sostenida de los niveles de calcio sérico	Inicio de acción lento, tarda entre 48 y 72 h en ver su efecto completo. El zoledronato es más eficaz que el pamidronato, pero está contraindicado en la LRA o en la ERC avanzada con una Cr sérica de 4.5 mg/dL o superior o un ClCr < 30 mL/min. El pamidronato puede utilizarse en la LRA, pero requiere una reducción de la dosis a 60 mg y un tiempo de infusión prolongado de 4 a 6 h
Denosumab	Anticuerpo contra el RANKL; el RANKL es segregado por los osteoblastos para unirse al receptor RANK de los osteoclastos e impulsar la degradación del hueso. El denosumab bloquea la unión del RANKL al RANK, inhibiendo la maduración, la activación y la función de los osteoclastos.	Reducción sostenida de los niveles de calcio sérico sin limitaciones de uso en pacientes con deterioro de la función renal	Los niveles de calcio sérico deben vigilarse estrechamente tras la administración de denosumab, ya que existe un riesgo de hipocalcemia. Pequeño riesgo de fracturas atípicas de fémur
Corticoesteroides	Las células malignas reclutan a los macrófagos para que expresen la 1-alfa-hidroxilasa para convertir el calcidiol en calcitriol (vitamina D activa). Los esteroides inhiben la 1-alfa-hidroxilasa y activan la 24-hidroxilasa, limitando así la formación de vitamina D activada y reduciendo la hipercalcemia	Hipercalcemia relacionada con una enfermedad caracterizada por una elevada producción de vitamina D	Hay que controlar los niveles de azúcar en sangre

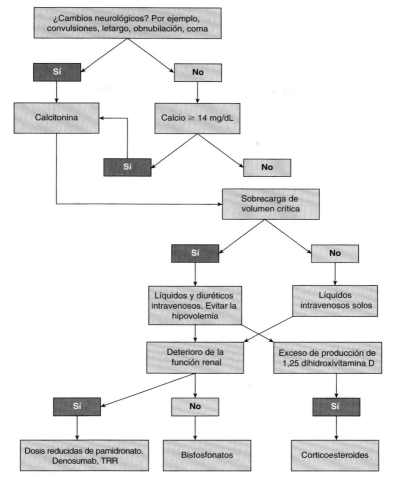

FIGURA 50-1. Algoritmo para el manejo de la hipercalcemia aguda. La evaluación y el tratamiento iniciales de los pacientes con hipercalcemia aguda se centran en el estado neurológico. En los casos en los que la función neurológica está preservada o se ha restablecido farmacológicamente, el manejo posterior se centra en la expansión de volumen con solución salina (limitada solo en los casos en los que el paciente tiene riesgo de sobrecarga de volumen crítica) y en la interrupción de la actividad osteoclástica. TRR, terapia de remplazo renal.

de cristales de fosfato cálcico y xantina dentro de los túbulos. El manejo de cada trastorno electrolítico específico está bien descrito,[24] y en algunos casos se requiere terapia de remplazo renal (TRR) (**figura 50-2**). El alopurinol se utiliza para prevenir la hiperuricemia, pero con frecuencia se requiere rasburicasa para corregir de manera rápida y eficaz la hiperuricemia con SLT.[24]

TABLA

50-2 Definición del síndrome de lisis tumoral

Síndrome de lisis tumoral de laboratorio (SLTL)[a]

Ácido úrico sérico ≥ 8 mg/dL (≥ 476 µmol/L) o un aumento de 25% respecto al valor inicial

Potasio sérico ≥ 6 meq/L (≥ 6 mmol/L) o un aumento de 25% respecto al valor inicial

Fósforo sérico ≥ 6.5 mg/dL (≥ 2.1 mmol/L) en los niños, ≥ 4.5 mg/dL (≥ 1.45 mmol/L) en los adultos, o un aumento de 25% respecto al valor inicial

Calcio sérico ≤ 7.0 mg/dL (≤ 1.75 mmol/L o una disminución de 25% respecto al valor inicial

Cambios propuestos

Howard y cols.[22]

1. Exigir que dos o más anomalías metabólicas estén presentes simultáneamente
2. Eliminar el aumento de 25% del criterio
3. Ampliar la definición de SLTC para incluir cualquier hipocalcemia sintomática

Wilson y Berns[23]

1. Eliminar el requisito de que el paciente se inicie en la quimioterapia, para incluir el SLT espontáneo
2. Cambiar el criterio del SLTC para el rango de creatinina a una definición establecida que incluya a los pacientes con enfermedad renal crónica, como un incremento absoluto de creatinina de 0.3 mg/dL o un aumento relativo de 50% por encima del valor inicial.

Síndrome de lisis tumoral clínico (SLTC)[b]

Creatinina ≥ 1.5 veces mayor que el LSN institucional si está por debajo del LSN definido por edad/sexo, para pacientes > 12 años

Arritmia cardiaca/muerte súbita no directa o probablemente atribuible a un agente terapéutico

Convulsión sin asociación directa o probable a un agente terapéutico

LSN, límite superior de la normalidad.

[a] La definición de Cairo-Bishop del SLTL requiere que se produzcan dos o más anomalías metabólicas en los 3 días anteriores o 7 días posteriores al inicio de la quimioterapia. El cambio requerido de 25% en la concentración sérica de metabolitos supone que el paciente ha recibido una hidratación adecuada y un agente hipouricémico.

[b] La definición de Cairo-Bishop del SLTC requiere una o más manifestaciones clínicas junto con los criterios del SLTL.

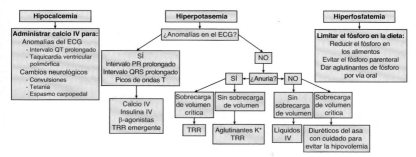

FIGURA 50-2. Algoritmo para el tratamiento de los desórdenes electrolíticos relacionados con el SLT. Cuando son graves, la hiperpotasemia y la hipocalcemia pueden causar arritmias cardiacas potencialmente mortales y deben ser tratadas de forma urgente. La hiperfosfatemia en sí misma no supone una amenaza aguda para la vida, pero puede provocar hipocalcemia. ECG, electrocardiograma; IV, intravenoso; SLT, síndrome de lisis tumoral; TRR, terapia de remplazo renal.

TRATAMIENTO DEL CÁNCER Y LESIÓN RENAL

La quimioterapia convencional es el tratamiento de primera línea para la mayoría de los cánceres; sin embargo, para muchas neoplasias malignas avanzadas o refractarias a la quimioterapia, la inmunoterapia ha demostrado su eficacia. A diferencia de la quimioterapia convencional, la inmunoterapia utiliza la especificidad del propio sistema inmunitario del paciente para lanzar un ataque dirigido contra las células malignas. Sin embargo, al igual que con la quimioterapia convencional, la inmunoterapia también provoca lesiones renales por efectos fuera del objetivo, que son principalmente acontecimientos adversos relacionados con el sistema inmunológico (AAri). Aunque las quimioterapias convencionales y otros agentes oncológicos dirigidos causan lesiones renales (**tabla 50-3**), el debate se limitará a los AAri potencialmente mortales asociados con los inhibidores del punto de control inmunitario (IPCI) y células T con receptores de antígenos quiméricos (CAR).

Inhibidores del punto de control inmunológico

El microambiente tumoral confiere resistencia a la quimioterapia, razón por la cual se desarrollaron nuevas inmunoterapias dirigidas a componentes específicos del microambiente, como los linfocitos infiltrantes de tumores (LIT), las células B y T que rodean y se infiltran en los tumores.[25,26] Las células presentadoras de antígeno (CPA) utilizan moléculas del complejo mayor de histocompatibilidad (CMH) para mostrar un antígeno a las células T, que se unen a la CPA a través de una interacción entre un receptor de superficie de las células T y el CMH. Una vez que la CPA y la célula T están conectadas, un ligando B7 de la superficie de la CPA interactúa con un receptor estimulador (CD28) o inhibidor (antígeno de linfocitos T citotóxicos 4, CTLA-4) de la superficie de la célula T, determinando la respuesta de la célula T contra ese antígeno. Si se activa el CD28, la célula T se activará contra ese antígeno, mientras que la unión del CTLA-4 suprimirá la activación de la célula T.[27,28] El CTLA-4 actúa en los ganglios linfáticos regionales, mientras que en los tejidos periféricos, la activación de las células T se inhibe por la unión del receptor de superficie de las células T de muerte programada 1 (PD1) al ligando de superficie de la CPA PD-L1.[28-30] Aunque la supresión de las células T a través de CTLA-4 y PD1 tiene como objetivo evitar que las células T ataquen el tejido sano, las células tumorales regulan al alza la expresión de CTLA-4, PD1 y PD-L1 para bloquear la activación de las células T y sofocar la respuesta inmunitaria antitumoral.[31,32]

Superar esta supresión de las células T mediada por el tumor es el objetivo de la inmunoterapia novedosa, como los IPCI. Estos fármacos son anticuerpos monoclonales que se unen a CTLA-4, PD1 o PD-L1 para impedir que los tumores supriman la actividad y la proliferación de los LIT. La prevención de la supresión aumenta la respuesta anticancerígena

TABLA
50-3

Nefrotoxicidad relacionada con los medicamentos contra el cáncer

Medicamentos	Síndrome renal	Histopatología renal	Medidas preventivas
Quimioterapia convencional			
Gemcitabina, mitomicina C, cisplatino (raro)	LRA, HTN (nueva o empeorada), hematuria, proteinuria	MAT	n. d.
Platinas (cisplatino, carboplatino, oxaliplatino)	LRA, tubulopatía proximal, síndrome de Fanconi, DIN, SADI, pérdida de Na^+ y Mg^{++}	LTA y NTA	Líquidos intravenosos, ajuste de dosis, magnesio intravenoso
Ifosfamida	LRA, tubulopatía proximal, síndrome de Fanconi, DIN, SADI	LTA y NTA, NIA	Líquidos intravenosos, ajuste de la dosis
Pemetrexed	LRA, tubulopatía proximal, síndrome de Fanconi, DIN	LTA y NTA, fibrosis intersticial	Líquidos intravenosos
Metotrexato	LRA	Nefropatía cristalina y LTA	Líquidos intravenosos, alcalinización urinaria
Antimetabolitos (azacitidina, capecitabina, clofarabina, fludarabina, 5-fluorouracilo, tioguanina, mercaptopurina)	LRA, síndrome de Fanconi, DIN	LTA	Líquidos intravenosos
Ciclofosfamida, vincristina	Hiponatremia (SADI), cistitis hemorrágica (ciclofosfamida)	Sin lesión histopatológica renal	Líquidos intravenosos, mesna para la cistitis hemorrágica con ciclofosfamida
Nitrosoureas	Enfermedad renal crónica	Nefritis intersticial crónica	Líquidos intravenosos

Fármacos dirigidos contra el cáncer

Fármacos anti-VEGF (bevacizumab, aflibercept)	HTN, LRA, proteinuria (a veces nefrótica)	MAT	n. d.
Inhibidores de la tirosina cinasa/multicinasa (sunitinib, sorafenib, pazopanib, imatinib)	HTN, LRA, proteinuria	MAT, GESF, NIA, LTA (imatinib)	n. d.
Inhibidores del EGFR (cetuximab, gefitinib, panitumumab, erlotinib)	Hipomagnesemia, trastornos electrolíticos	Sin lesión histopatológica renal	n. d.
Inhibidores de BRAF (vemurafenib, dabrafenib)	LRA, trastornos electrolíticos	LTA y NIA	n. d.
Inhibidores de la ALK (crizotinib)	LRA, trastornos electrolíticos, microquistes en el riñón	LTA y NIA	n. d.
Rituximab	LRA por síndrome de lisis tumoral	Nefropatía por ácido úrico	Líquidos intravenosos

Otros medicamentos contra el cáncer

Pamidronato	Síndrome nefrótico, LRA	GESF, LTA y NTA	Ajustar la dosis, aumentar el tiempo de infusión
Zoledronato	LRA, síndrome nefrótico raro	LTA y NTA	Ajustar la dosis (contraindicado con TFG < 30 mL/min)

ALK, linfocinasa anaplásica; BRAF; DIN, diabetes insípida nefrogénica; EGFR, receptor del factor de crecimiento epidérmico; GESF, glomeruloesclerosis segmentaria focal; GN, glomerulonefritis; HTN, hipertensión; LRA, lesión renal aguda; LTA, lesión tubular aguda; MAT, microangiopatía trombótica; n. d., no disponible; NIA, nefritis intersticial aguda; NTA, necrosis tubular aguda; SADI, síndrome de antidiuresis inapropiada; TFG, tasa de filtración glomerular; VEGF, factor de crecimiento endotelial vascular.

impulsada por los LIT, lo que frecuentemente provoca AAri que afectan a los riñones. En los primeros ensayos de fases I y II de los IPCI se estimó una incidencia de LRA de 2.2%;[33] sin embargo, a medida que el uso de los IPCI se hizo cada vez más común, se publicaron muchos informes de casos y series de casos, y un análisis reciente sugiere que la verdadera incidencia de la LRA puede ser tan alta como 29%.[34] Hacer el diagnóstico de la LRA inducida por IPCI es difícil porque la literatura disponible incluye informes que varían ampliamente con respecto al lapso esperado entre la exposición a IPCI y el inicio de la LRA, así como la presentación clínica esperada.[33-43] La patología renal descrita con más frecuencia es la nefritis intersticial aguda (NIA), mientras que la lesión tubular aguda (LTA) y otras lesiones renales son menos comunes.[38,41,43] Otras lesiones renales son la enfermedad con cambios mínimos, la nefropatía membranosa, la nefropatía por inmunoglobulina A (IgA), la glomeruloesclerosis segmentaria focal, la nefritis lúpica, la microangiopatía trombótica, la glomerulonefritis inmunocompleja y la glomerulonefritis pauciinmune.[33-43] El uso de inhibidores de la bomba de protones (IBP) o de antiinflamatorios no esteroides (AINE) en pacientes que toman IPCI parece aumentar el riesgo de NIA. Un mecanismo que se especula para la NIA asociada con los IPCI es la activación generalizada de las células T, que conduce a una menor tolerancia inmunitaria a estos medicamentos.[33,35,41,42]

El desarrollo de LRA después de la administración de IPCI suele conducir al cese de la misma, pero el manejo óptimo debe incluir una cuidadosa revisión de las listas de medicamentos y, lo más importante, una biopsia renal. Los corticoesteroides se emplean con frecuencia para la LRA, que se comprueba con la biopsia como NIA o se diagnostica clínicamente como NIA.[33,35,41-43] Se observa una remisión completa o parcial en hasta 85% de los pacientes cuando se lleva a cabo la retirada del fármaco y el tratamiento con corticoesteroides.[41,42] En los casos en los que la LRA inducida por IPCI provoque anuria prolongada o alteraciones electrolíticas que pongan en peligro la vida, como la hiperpotasemia, puede ser necesaria la hemodiálisis.

Células T receptoras de antígeno quimérico

La terapia de células T CAR utiliza las propias células T del paciente, que se extraen mediante aféresis, a las que se adhiere un receptor de células T modificado genéticamente. A continuación, la población de células T CAR se expande exógenamente con interleucina-2 (IL-2) y se infunde al paciente. El CAR está diseñado con especificidad para un antígeno tumoral; por lo tanto, tras la reinfusión, se une al antígeno objetivo, prolifera, secreta citocinas y lanza una respuesta citotóxica contra las células tumorales.[39,44] En muchos casos de neoplasia avanzada se consigue una respuesta antitumoral exitosa, que suele ir acompañada de acontecimientos adversos que afectan a muchos órganos, incluido el riñón.

El perfil de toxicidad de la terapia con células T CAR incluye el síndrome de liberación de citocinas (SLC) y la linfohistiocitosis hemofagocítica (LHH). Estos síndromes, causados por la liberación generalizada de citocinas y la activación inmunitaria, provocan la disfunción de múltiples órganos y auguran una morbilidad y mortalidad significativas si no se tratan rápidamente.[39,44] El SLC es el AAri más común tras la terapia con células T CAR y suele manifestarse a los pocos días de la infusión de células T. La gravedad está relacionada con la carga de la enfermedad y la magnitud de la expansión de las células T CAR. El SLC se caracteriza por fiebres altas, hipoxia e hipotensión por choque vasodilatador, con fuga capilar generalizada y reducción de la función cardiaca (lo que reduce la perfusión de los órganos), lo cual provoca a LRA e insuficiencia hepática.[45] La activación desenfrenada del sistema inmunitario puede conducir a la LHH, que se caracteriza por una ferritina elevada, un fibrinógeno bajo, citopenias y LRA, y puede ser mortal a menos que se controle la desregulación inmunitaria. Los niveles elevados de IL-6 son un objetivo terapéutico; el uso del anticuerpo anti-IL-6 tocilizumab ha revertido con éxito el SLC potencialmente mortal.[46] Estudios recientes con modelos murinos de SLC sugieren que el bloqueo farmacológico de la IL-1 también puede tener potencial terapéutico, pero esto aún no se ha evaluado en humanos.[47]

Además de estas toxicidades mediadas por citocinas, la terapia con células T CAR puede desencadenar una insuficiencia orgánica grave mediada por la autoinmunidad, conocida como *"toxicidad on-target, off-tumor"*, en la que un CAR se une a un antígeno tumoral que casualmente está presente en el tejido sano.[39,45,48]

CONCLUSIÓN

La LRA se observa con frecuencia en el entorno del cáncer, ya sea secundaria al tumor o a las terapias anticancerosas. En algunos casos, el daño renal puede ser grave y requerir un soporte vital avanzado, como la TRR. Identificar la etiología de la LRA relacionada con el cáncer es fundamental para determinar la terapia óptima.

Referencias

1. Lam AQ, Humphreys BD. Onco-nephrology: AKI in the cancer patient. *Clin J Am Soc Nephrol.* 2012;7:1692.
2. Libório AB, Abreu KLS, Silva JGB, et al. Predicting hospital mortality in critically ill cancer patients according to acute kidney injury severity. *Oncology.* 2011;80:160-166
3. Darmon M, Lebert C, Perez P, et al. Acute kidney injury in critically ill patients with haematological malignancies: results of a multicentre cohort study from the Groupe de Recherche en Réanimation Respiratoire en Onco-Hématologie. *Nephrol Dial Transplant.* 2015;30:2006-2013.
4. Rosner MH, Perazella MA. Acute kidney injury in patients with cancer. *N Engl J Med.* 2017;376:1770-1781.
5. Törnroth T, Heiro M, Marcussen N, et al. Lymphomas diagnosed by percutaneous kidney biopsy. *Am J Kidney Dis.* 2003;42:960-971.
6. Corlu L, Rioux-Leclercq N, Ganard M, et al. Renal dysfunction in patients with direct infiltration by B-cell lymphoma. *Kidney Int Rep.* 2019;4:688-697.
7. Chauvet S, Bridoux F, Ecotière L, et al. Kidney diseases associated with monoclonal immunoglobulin M–secreting B-cell lymphoproliferative disorders: a case series of 35 patients. *Am J Kidney Dis.* 2015;66:756-767.
8. da Silva WF Jr, de Farias Pinho LL, de Farias CLG, et al. Renal infiltration presenting as acute kidney injury in Hodgkin lymphoma—a case report and review of the literature. *Leuk Res Rep.* 2018;10:41-43.
9. Heher EC, Rennke HG, Laubach JP, et al. Kidney disease and multiple myeloma. *Clin J Am Soc Nephrol.* 2013;8:2007-2017.
10. Shah M, Perazella MA. AKI in multiple myeloma: paraproteins, metabolic disturbances, and drug toxicity. *J Onco-Nephrol.* 2017;1:188-197.
11. Huang ZQ, Sanders PW. Localization of a single binding site for immunoglobulin light chains on human Tamm-Horsfall glycoprotein. *J Clin Invest.* 1997;99:732-736.
12. Hutchison CA, Cockwell P, Moroz V, et al. High cutoff versus high-flux haemodialysis for myeloma cast nephropathy in patients receiving bortezomib-based chemotherapy (EuLITE): a phase 2 randomised controlled trial. *Lancet Haematol.* 2019;6:e217-e228.
13. Bridoux F, Carron P-L, Pegourie B, et al. Effect of high-cutoff hemodialysis vs conventional hemodialysis on hemodialysis independence among patients with myeloma cast nephropathy: a randomized clinical trial. *JAMA.* 2017;318:2099-2110.
14. Rosner MH, Dalkin AC. Onco-nephrology: the pathophysiology and treatment of malignancy-associated hypercalcemia. *Clin J Am Soc Nephrol.* 2012;7:1722-1729.
15. Turner JJO. Hypercalcaemia—presentation and management. *Clin Med.* 2017;17:270-273.
16. Levi M, Ellis MA, Berl T. Control of renal hemodynamics and glomerular filtration rate in chronic hypercalcemia. Role of prostaglandins, renin-angiotensin system, and calcium. *J Clin Invest.* 1983;71:1624-1632.
17. Castelli I, Steiner LA, Kaufmann MA, et al. Renovascular responses to high and low perfusate calcium steady-state experiments in the isolated perfused rat kidney with baseline vascular tone. *J Surg Res.* 1996;61:51-57.
18. Moor MB, Bonny O. Ways of calcium reabsorption in the kidney. *Am J Physiol Renal Physiol.* 2016;310:F1337-F1350.
19. LeGrand SB, Leskuski D, Zama I. Narrative review: furosemide for hypercalcemia: an unproven yet common practice furosemide for hypercalcemia. *Ann Intern Med.* 2008;149:259-263.
20. Cairo MS, Bishop M. Tumour lysis syndrome: new therapeutic strategies and classification. *Br J Haematol.* 2004;127:3-11.

21. Cairo MS, Coiffier B, Reiter A, et al. Recommendations for the evaluation of risk and prophylaxis of tumour lysis syndrome (TLS) in adults and children with malignant diseases: an expert TLS panel consensus. *Br J Haematol.* 2010;149:578-586.

22. Howard SC, Jones DP, Pui C-H. The tumor lysis syndrome. *N Engl J Med.* 2011;364:1844-1854.

23. Wilson FP, Berns JS. Tumor lysis syndrome: new challenges and recent advances. *Adv Chronic Kidney Dis.* 2014;21:18-26.

24. Sury K. Update on the prevention and treatment of tumor lysis syndrome. *J Onco-Nephrol.* 2019;3:19-30.

25. Klemm F, Joyce JA. Microenvironmental regulation of therapeutic response in cancer. *Trends Cell Biol.* 2015;25:198-213.

26. Yu Y, Cui J. Present and future of cancer immunotherapy: a tumor microenvironmental perspective. *Oncol Lett.* 2018;16:4105-4113.

27. Alegre M-L, Frauwirth KA, Thompson CB. T-cell regulation by CD28 and CTLA-4. *Nat Rev Immunol.* 2001;1:220.

28. Greenwald RJ, Latchman YE, Sharpe AH. Negative co-receptors on lymphocytes. *Curr Opin Immunol.* 2002;14:391-396.

29. Iwai Y, Hamanishi J, Chamoto K, et al. Cancer immunotherapies targeting the PD-1 signaling pathway. *J Biomed Sci.* 2017;24:26.

30. Parry RV, Chemnitz JM, Frauwirth KA, et al. CTLA-4 and PD-1 receptors inhibit T-cell activation by distinct mechanisms. *Mol Cell Biol.* 2005;25:9543-9553.

31. Gatalica Z, Snyder C, Maney T, et al. Programmed cell death 1 (PD-1) and its ligand (PD-L1) in common cancers and their correlation with molecular cancer type. *Cancer Epidemiol Biomarkers Prev.* 2014;23:2965-2970.

32. Perazella MA, Shirali AC. Immune checkpoint inhibitor nephrotoxicity: what do we know and what should we do? *Kidney Int.* 2020;97(1):62-74.

33. Cortazar FB, Marrone KA, Troxell ML, et al. Clinicopathological features of acute kidney injury associated with immune checkpoint inhibitors. *Kidney Int.* 2016;90:638-647.

34. Wanchoo R, Karam S, Uppal NN, et al. Adverse renal effects of immune checkpoint inhibitors: a narrative review. *Am J Nephrol.* 2017;45:160-169.

35. Shirali AC, Perazella MA, Gettinger S. Association of acute interstitial nephritis with programmed cell death 1 inhibitor therapy in lung cancer patients. *Am J Kidney Dis.* 2016;68:287-291.

36. Mamlouk O, Selamet U, Machado S, et al. Nephrotoxicity of immune checkpoint inhibitors beyond tubulointerstitial nephritis: single-center experience. *J Immunother Cancer.* 2019;7:2.

37. Izzedine H, Mateus C, Boutros C, et al. Renal effects of immune checkpoint inhibitors. *Nephrol Dial Transplant.* 2017;32:936-942.

38. Izzedine H, Lambotte O, Goujon J-M, et al. Renal toxicities associated with pembrolizumab. *Clin Kidney J.* 2018;12:81-88.

39. Perazella MA, Shirali AC. Nephrotoxicity of cancer immunotherapies: past, present and future. *J Am Soc Nephrol.* 2018;29(8):2039-2052.

40. Sury K, Perazella MA, Shirali AC. Cardiorenal complications of immune checkpoint inhibitors. *Nat Rev Nephrol.* 2018;14:571-588.

41. Perazella MA, Shirali AC. Immune checkpoint inhibitor nephrotoxicity. What do we know and what should we do? *Kidney Int.* 2020;97(1):62-74.

42. Cortazar FB, Kibbelaar ZA, Glezerman IG, et al. Clinical features and outcomes of immune checkpoint inhibitor-associated AKI: a multicenter study. *J Am Soc Nephrol.* 2020;31(2):435-446.

43. Cassol C, Satoskar A, Lozanski G, et al. Anti-PD-1 immunotherapy may induce interstitial nephritis with increased tubular epithelial expression of PD-L1. *Kidney Int Rep.* 2019;4(8):1152-1160.

44. Jhaveri KD, Rosner MH Chimeric antigen receptor T cell therapy and the kidney: what the nephrologist needs to know. *Clin J Am Soc Nephrol.* 2018;13:796-798.

45. Neelapu SS, Tummala S, Kebriaei P, et al. Chimeric antigen receptor T-cell therapy—assessment and management of toxicities. *Nat Rev Clin Oncol.* 2018;15:47-62.

46. Teachey DT, Rheingold SR, Maude SL, et al. Cytokine release syndrome after blinatumomab treatment related to abnormal macrophage activation and ameliorated with cytokine-directed therapy. *Blood.* 2013;121:5154-5157.

47. Giavridis T, van der Stegen SJC, Eyquem J, et al. CAR T cell-induced cytokine release syndrome is mediated by macrophages and abated by IL-1 blockade. *Nat Med.* 2018;24:731-738.

48. Zhang E, Xu H. A new insight in chimeric antigen receptor-engineered T cells for cancer immunotherapy. *J Hematol Oncol* 2017;10:1.

¿La hemodiálisis de corte alto conduce a mejores resultados en la nefropatía por cilindros de mieloma?

© 2020 Wolters Kluwer

Ensayo controlado aleatorizado

425 examinados

48 centros franceses

Se ha diagnosticado un mieloma múltiple de secreción

Nefropatía por cilindros de mieloma comprobada por biopsia

Indicación clínica de la hemodiálisis

Neutrófilos 1.0×10^9/L y plaquetas 70×10^9/L

Bortezomib + dexametasona

98

De julio de 2011 a junio de 2016

Consideración de OMEC

8 sesiones durante los primeros 10 días

5 horas
Qb 250 mL/min
Qb 500 mL/min

Dializador Theralite de 2.1-m² • 46

48

8 sesiones durante los primeros 10 días

5 horas
Qb 250 mL/min
Qb 500 mL/min

Dializador de flujo alto

Controlar

Resultados

$p = 0.42$ Entre grupos	$p = 0.15$ Entre grupos	$p = 0.6$ Entre grupos	$p < 0.001$
41%	65%	78%	68% [RIC 60-79%]
Independencia acumulada de la diálisis en 3 meses	Vivo sin hemodiálisis a los 12 meses	Respuesta hematológica global a los 6 meses	Mediana de recuento de cadenas ligeras libres de suero con la primera hemodiálisis
33%	45%	60%	31% [RIC 9-49%]

Conclusión: en los pacientes con nefropatía por cilindros recién diagnosticada, el tratamiento con hemodiálisis de corte alto frente a la convencional no supuso ninguna diferencia en las tasas de independencia de la hemodiálisis a los 3 meses.

Bridoux F, Carron PL, Pegourie B, et al. Effect of High-Cutoff Hemodialysis vs Conventional Hemodialysis on Hemodialysis Independence Among Patients With Myeloma Cast Nephropathy: A Randomized Clinical Trial. *JAMA.* 2017;318(21):2099-2110.

RESUMEN VISUAL 50-1

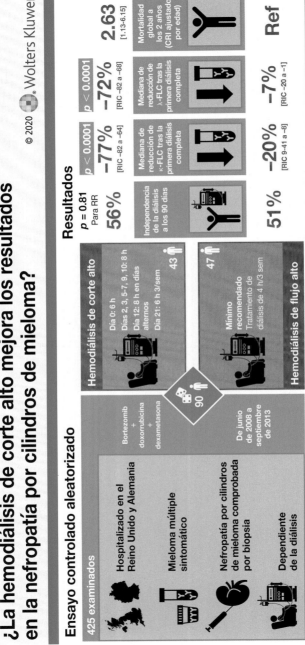

¿La hemodiálisis de corte alto mejora los resultados en la nefropatía por cilindros de mieloma?

© 2020 Wolters Kluwer

Ensayo controlado aleatorizado

425 examinados

Hospitalizado en el Reino Unido y Alemania

Mieloma múltiple sintomático

Nefropatía por cilindros de mieloma comprobada por biopsia

Dependiente de la diálisis

Bortezomib + doxorrubicina + dexametasona

De junio de 2008 a septiembre de 2013

Hemodiálisis de corte alto

Día 0: 6 h
Días 2, 3, 5-7, 9, 10: 8 h
Día 12: 8 h en días alternos
Día 21: 6 h 3/sem

43

Hemodiálisis de flujo alto

Mínimo recomendado
Tratamiento de diálisis de 4 h/3 sem

47

90

Resultados

	p = 0,81 Para RR	p < 0,0001	p < 0,0001	p < 0,0001	
	Independencia de la diálisis a los 90 días	Mediana de reducción de κ-FLC tras la primera diálisis completa	Mediana de reducción de λ-FLC tras la primera diálisis completa	Mortalidad global a los 2 años (CRI ajustado por edad)	
HD corte alto	56%	−77% [RIC −82 a 64]	−72% [RIC −82 a −68]	2.63 [1.13-6.15]	
HD flujo alto	51%	−20% [RIC 9-41 a −8]	−7% [RIC −20 a −1]	Ref	

Hutchison CA, Cockwell P, Moroz V, et al. High cutoff versus high-flux haemodialysis for myeloma cast nephropathy in patients receiving bortezomib-based chemotherapy (EuLITE); a phase 2 randomised controlled trial. *Lancet Haematol.* 2019;6(4):e217-e228.

Conclusión: la hemodiálisis de corte alto no mejoró los resultados clínicos de los pacientes con nefropatía por cilindros de mieloma que requerían hemodiálisis en relación con los que recibían hemodiálisis de flujo alto.

RESUMEN VISUAL 50-2

51

El cuidado de los pacientes después de una lesión renal aguda

Michael Heung

ANTECEDENTES

La lesión renal aguda (LRA) es una de las complicaciones más comunes en el ámbito sanitario, ya que afecta hasta 1 de cada 5 pacientes hospitalizados, y se asocia con un aumento significativo del riesgo de mortalidad hospitalaria.[1] Sin embargo, el impacto de la LRA se deja sentir mucho más allá de la fase de hospitalización. Los supervivientes de un episodio de LRA tienen un mayor riesgo de desarrollar enfermedad renal crónica (ERC) y enfermedad renal crónica terminal (ERCT),[2] LRA recurrente,[3] eventos cardiovasculares adversos importantes[4] y mortalidad a largo plazo[5] (**tabla 51-1**). Por lo tanto, un objetivo importante de los cuidados de seguimiento después de una LRA es reducir el riesgo de estas complicaciones.

SEGUIMIENTO DESPUÉS DE UNA LESIÓN RENAL AGUDA

Un requisito previo para el tratamiento adecuado de los supervivientes de una LRA es hacer hincapié en la importancia de los cuidados de seguimiento. Tanto los pacientes como los proveedores deben recibir formación adecuada sobre el riesgo de complicaciones tras un episodio de LRA. Las guías Kidney Disease Improving Global Outcomes (KDIGO) de 2012 recomiendan que las personas sean evaluadas 3 meses después de un episodio de LRA para ver si la ERC se resuelve o si se desarrolla o empeora.[6] Sin embargo, las tasas de seguimiento nefrológico después de la LRA parecen ser escasas, con menos de 10% de los sujetos remitidos en un estudio.[7] En otro estudio de Canadá, se encuestó a nefrólogos para determinar qué escenarios hipotéticos de pacientes con LRA deberían recibir atención nefrológica de seguimiento; entre los pacientes reales que cumplían estos criterios, solo 24% en general recibió dicho seguimiento (**resumen visual 51-1**).[8] En particular, en otro estudio observacional, la atención de seguimiento nefrológico ambulatoria temprana (en un plazo de 90 días) tras un episodio de LRA grave (que requiere diálisis) se relacionó con una reducción de la mortalidad (**resumen visual 51-2**).[9]

La Acute Disease Quality Initiative (ADQI) celebró una conferencia sobre la calidad de la atención en la LRA en 2018 y recomendó medir las tasas de seguimiento como una posible medida de calidad para la atención de la LRA.[10] Evidentemente, no todos los pacientes que se recuperan de un episodio de LRA requerirán atención especializada en nefrología, y el seguimiento también puede ser realizado por personas no nefrólogas, especialmente en los casos menos graves. Se anima a los sistemas sanitarios y a las consultas clínicas a que desarrollen mecanismos para supervisar y garantizar la atención de seguimiento después de una LRA. Recientemente, algunos centros han desarrollado clínicas específicas dedicadas a la atención posterior a la LRA,[11] y se están realizando estudios formales para evaluar el impacto clínico de dicho enfoque.

TABLA 51-1 Complicaciones a largo plazo después de una lesión renal aguda

Complicación	Notas
Resultados renales	
ERC/ERCT	• Puede conducir a una nueva o progresiva ERC • El riesgo aumenta progresivamente con la mayor gravedad (estadio) o la LRA, pero está presente incluso en las formas más leves de LRA
Proteinuria	• Fuerte factor de riesgo de ERC progresiva en el periodo posterior a la LRA
LRA recurrente	• Ocurre hasta en 30% de los pacientes con LRA • Asociada con peores resultados
Resultados cardiovasculares	
Presión arterial alta	• Los modelos animales sugieren una posible hipertensión sensible a la sal con una lesión renal continua asociada posterior a una LRA
Acontecimientos cardiovasculares (insuficiencia cardiaca, infarto de miocardio, evento vascular cerebral)	• La asociación más fuerte observada es entre la LRA y la insuficiencia cardiaca
Mortalidad a largo plazo	• La LRA se relaciona con mayor riesgo de mortalidad por todas las causas y cardiovascular • Los cuidados son principalmente de apoyo y se centran en los factores de riesgo modificables
Calidad de vida	• Las reducciones parecen estar relacionadas principalmente con las limitaciones en el funcionamiento físico, por lo que debe prestarse atención a las necesidades de rehabilitación

ERC, enfermedad renal crónica; ERCT, enfermedad renal crónica terminal; LRA, lesión renal aguda.

ASPECTOS GENERALES DE LA ATENCIÓN DE SEGUIMIENTO

Hay varios principios que pueden aplicarse ampliamente a las personas que sobreviven a un episodio de LRA (**tabla 51-2**). En primer lugar, se requiere la monitorización de la función renal, incluyendo tanto la evaluación de la tasa de filtración glomerular estimada (TFGe) como de la albuminuria. El momento exacto de esta evaluación dependerá de la gravedad de la lesión inicial y de la trayectoria de recuperación de la función renal. Sin embargo, incluso los pacientes con recuperación de la función renal inicial deben someterse a una evaluación de la función renal al menos 2 o 3 meses después del episodio agudo (como se comenta en la sección "Resultados renales" de este capítulo).[12]

En segundo lugar, tanto los pacientes como los proveedores deben ser educados acerca del episodio de LRA y las posibles complicaciones posteriores. Desafortunadamente, una proporción significativa de personas desconoce su diagnóstico de LRA tras una hospitalización: 80% en un estudio reciente.[13] Este conocimiento es fundamental para implicar a las personas en la modificación posterior de los factores de riesgo.

En tercer lugar, los proveedores deben realizar cuidadosamente la conciliación de la medicación, tanto para los medicamentos prescritos como para los de venta libre. Un aspecto

T A B L A 51-2	Principios de la atención posterior a una lesión renal aguda

Componente	Notas
Educación del paciente	• Muchos pacientes con LRA no son conscientes de este diagnóstico ni del riesgo de complicaciones posteriores • Evaluación de la calidad de vida • Educación sobre los "protocolos de días de enfermedad" para detener ciertos medicamentos, como los diuréticos y los IECA/BRA, durante una enfermedad aguda
Evaluación de la función renal	• Vigilar la recuperación del riñón frente a una ERC nueva o progresiva • Está indicada la medición de la creatinina sérica/TFGe y de la proteinuria
Conciliación de la medicación	• Importancia de evitar en lo posible la exposición a nefrotoxinas, como los AINE
Ajuste de la medicación	• En el caso de los fármacos con aclaramiento renal, puede ser necesaria una reducción de la dosis (en el marco de una ERC progresiva) o un aumento de la misma (en el marco de una recuperación renal)
Modificación de los factores de riesgo	• Control de la presión arterial • Evaluación del riesgo cardiovascular

AINE, antiinflamatorios no esteroides; BRA, bloqueador del receptor de la angiotensina; ERC, enfermedad renal crónica; IECA, inhibidor de la enzima convertidora de la angiotensina; LRA, lesión renal aguda; TFGe, tasa de filtración glomerular estimada.

es la educación en torno a la posible exposición a las nefrotoxinas, sobre todo en los pacientes con retraso en la recuperación de la función renal o con ERC persistente. Por ejemplo, los estudios han demostrado que el uso regular de antiinflamatorios no esteroides (AINE) es común incluso entre los supervivientes de una LRA.[14] Otro aspecto es asegurar la dosificación adecuada de los medicamentos con aclaramiento renal. La reducción de la dosis puede ser necesaria con la ERC de nueva aparición o su empeoramiento. Por el contrario, el aumento de la dosis de la medicación tras la hospitalización puede ser apropiado cuando se produce una mayor mejora de la función renal, con el fin de evitar la infradosificación.

RESULTADOS RENALES

Enfermedad renal crónica/enfermedad renal crónica terminal

En los últimos años, se ha reconocido cada vez más la relación bidireccional entre la LRA y la ERC.[15] El riesgo de complicaciones posteriores aumenta con la gravedad de la lesión inicial de la LRA,[16] aunque incluso los episodios relativamente leves se asocian con un aumento significativo del riesgo de ERC y ERCT posteriores.[2] Un estudio desarrolló una herramienta de riesgo para la predicción de la ERC avanzada tras un episodio de LRA,[17] lo que ofrece la oportunidad de adoptar un enfoque estratificado del riesgo en el seguimiento de la LRA. Esta herramienta incorpora datos fácilmente disponibles en el momento del alta hospitalaria (incluida la información demográfica, la gravedad del episodio de LRA [según la estadificación KDIGO] y el grado de albuminuria) y genera una estimación porcentual para el desarrollo de una TFGe inferior a 45 en el plazo de un año tras el alta. La herramienta está disponible de forma gratuita en línea en https://qxmd.com/calculate/calculator_451/advanced-ckd-after-aki-risk-index.

Además de un descenso manifiesto de la TFG, la LRA también se relaciona con el desarrollo posterior de ERC en forma de proteinuria de nueva aparición o empeoramiento.[18] Asimismo, la proteinuria posterior a la LRA parece ser un fuerte predictor de la subsiguiente progresión de la ERC. En el estudio Assessment, Serial Evaluation, and Subsequent Sequelae in Acute Kidney Injury (ASSESS-AKI), una mayor albuminuria posterior a la LRA se asoció con un riesgo significativamente alto de progresión de la enfermedad renal (cociente de riesgos [CRI] 1.53; intervalo de confianza [IC] 95%: 1.45-1.62).[12] Estos hallazgos subrayan la importancia de un control adecuado de la función de filtración renal y de la excreción de proteínas en la orina tras la LRA.

Aún existe un debate sobre si la relación entre la LRA y la ERC es causal o asociativa, como un simple desenmascaramiento de la ERC subclínica subyacente. Los modelos animales han demostrado una respuesta inflamatoria prolongada después de un episodio de LRA, que puede mediar el daño crónico,[19] lo que sugiere un mecanismo fisiopatológico para la transición a la ERC. Además, los estudios de intervención en animales han descubierto que el daño renal posterior a la LRA puede mitigarse por medios farmacológicos dirigidos a las vías inflamatorias.[20,21] En un estudio, la espironolactona pudo reducir los cambios de la ERC posterior a la LRA en ratas, postulados como secundarios a la reducción de las vías profibróticas e inflamatorias mediadas por el factor de crecimiento transformante beta (TGF-beta).[21] Otro estudio demostró de forma similar que una dosis de litio, que inhibe la glucógeno sintasa cinasa 3 beta, fue capaz de reducir la inflamación del tejido renal posterior a la LRA y promover la reparación.[20] En conjunto, estos estudios apoyan una conexión causal entre la LRA y la ERC y también proporcionan una base para futuros estudios mecanísticos y de intervención. Sin embargo, se han implicado múltiples vías diferentes en la patogenia de la LRA, y sigue sin estar claro qué vía puede predominar, o si la vía depende del tipo de lesión. Lamentablemente, en la actualidad no existen ensayos clínicos en humanos que respalden terapias específicas para reducir el riesgo de ERC tras una LRA.

En el caso de los pacientes que sí evolucionan hacia la ERC, deben adoptarse las prácticas estándar de tratamiento de esta enfermedad, que incluyen centrarse en la modificación de los factores de riesgo, como el control de la presión arterial. Un seguimiento y reconocimiento adecuados pueden ofrecer la oportunidad de una intervención temprana, que probablemente produzca el mayor beneficio.

Lesión renal aguda recurrente

Casi 30% de los pacientes que sobreviven a un episodio de LRA tendrá posteriormente una hospitalización recurrente con LRA, y no es de extrañar que la recurrencia se asocie con peores resultados.[3,22] Los factores de riesgo de recurrencia incluyen factores de riesgo de LRA bien establecidos, como la edad avanzada, la diabetes y una peor función renal de base. Además, los grupos de riesgo especialmente alto de sufrir una LRA recurrente son aquellos con comorbilidades subyacentes significativas, como la insuficiencia cardiaca, la cirrosis y los síndromes coronarios agudos. Por lo tanto, la atención de seguimiento de estas personas debe hacer hincapié en la comunicación entre especialidades y la coordinación de la atención, ya que la optimización del tratamiento de las afecciones subyacentes probablemente reduzca las posibilidades de recurrencia de la LRA. Un área particular de incertidumbre clínica es si debe utilizarse el bloqueo del sistema renina-angiotensina (RAS) y cuándo. En teoría, el bloqueo del RAS podría ser nefroprotector y beneficioso para la progresión de la ERC. Sin embargo, en el contexto agudo de la LRA, los bloqueadores de los receptores de la angiotensina (BRA) y los inhibidores de la enzima convertidora de la angiotensina (IECA) suelen mantenerse para optimizar la filtración glomerular. La reanudación (o el nuevo inicio) de estas terapias puede relacionarse con una reducción de la filtración, lo que puede confundir el cuadro clínico de la recuperación de la LRA, y existe la preocupación de que puedan contribuir a una LRA recurrente. Por ello, parece razonable esperar la estabilidad de la función renal antes de iniciar o reiniciar el bloqueo del RAS, y esto puede ocurrir en el periodo de seguimiento posterior a la hospitalización. Un estudio de cohorte retrospectivo sugirió que el nuevo inicio del bloqueo del RAS después de una LRA era relativamente seguro y no se asociaba con un mayor riesgo de LRA recurrente; los pacientes tratados con bloqueo del RAS experimentaron tasas similares de LRA recurrente en comparación con los que no estaban sometidos a bloqueo del RAS (razón de probabilidades [RP] ajustada de 0.71; IC 95%: 0.45-1.12).[23] Un estudio retrospectivo anterior sobre el bloqueo del RAS tras la LRA demostró un mayor riesgo de rehospitalización relacionada con el riñón (CRI ajustado: 1.28; IC 95%: 1.12-1.46), pero un menor riesgo de mortalidad general (CRI ajustado: 0.85; IC 95%: 0.81-0.89) en los sujetos tratados con bloqueo del RAS en comparación con los no tratados (**resumen visual 51-3**).[24] En conjunto, estos estudios sugieren un perfil de seguridad razonable para el bloqueo del RAS en el entorno posterior a la LRA y posibles beneficios a largo plazo. Sin embargo, se justifica una estrecha vigilancia y se necesitan estudios adicionales para identificar qué subgrupos pueden beneficiarse más o estar en mayor riesgo de complicaciones.

Una consideración es el empleo de "protocolos de días de enfermedad", mediante los cuales se educa a las personas para que detengan el uso de ciertos medicamentos durante los periodos de enfermedad aguda,[10] como los episodios febriles agudos o la enfermedad gastrointestinal asociada con el riesgo de disminución de volumen (p. ej., vómito o diarrea). En estas situaciones, se aconseja a los pacientes que suspendan temporalmente los diuréticos y los IECA/BRA, que pueden exacerbar un estado prerrenal y provocar una LRA recurrente. En el caso de las personas con diabetes, también se recomienda retener la metformina debido a los riesgos relacionados con la LRA.

RESULTADOS CARDIOVASCULARES

Hipertensión

Un estudio observacional cuidadosamente realizado descubrió que la LRA se asociaba de forma independiente con un mayor riesgo de tener con posterioridad una presión arterial elevada (> 140/90 mm Hg) en el seguimiento; este hallazgo persistía tanto si los pacientes tenían o no ERC.[25] La hipertensión puede, a su vez, ser un factor de riesgo para el desarrollo o la progresión de la ERC y, ciertamente, puede desempeñar un papel en la enfermedad cardiovascular. Por ello, un seguimiento estrecho del control de la presión arterial es un aspecto importante de los cuidados posteriores a la LRA.

En la actualidad, no hay datos suficientes para recomendar agentes específicos de primera línea para el tratamiento de la hipertensión después de una LRA. Sin embargo, los modelos animales de LRA han demostrado una predilección por la hipertensión sensible a la sal y el empeoramiento de la lesión renal.[19] Por lo tanto, el tratamiento con diuréticos puede ser una opción razonable. Además, como se comentó, el uso de IECA o BRA puede tener beneficios teóricos y parece ser una opción razonablemente segura.

Eventos cardiovasculares adversos mayores

Los estudios observacionales han encontrado una relación entre un episodio de LRA y un mayor riesgo posterior tanto de mortalidad cardiovascular como de desarrollo de complicaciones cardiacas. La asociación es más fuerte entre la LRA y el posterior desarrollo de insuficiencia cardiaca,[4] pero un metaanálisis también sugirió un aumento general del riesgo de infarto de miocardio y de evento vascular cerebral.[26] Los mecanismos de este riesgo mayor siguen siendo inciertos, pero parecen ser independientes de los factores de riesgo compartidos. Los factores propuestos incluyen el estado inflamatorio posterior a la LRA, la activación neurohormonal (incluyendo tanto el sistema simpático como el RAS) y la expansión de volumen.

En cuanto al manejo, no hay ensayos clínicos que hayan examinado en específico los enfoques terapéuticos para la reducción del riesgo cardiovascular en los supervivientes de la LRA. Sin embargo, reconocer que estos pacientes tienen un alto riesgo de sufrir eventos es un punto de partida, y una modificación agresiva de los factores de riesgo (p. ej., el control de la presión arterial) parece apropiada.

MORTALIDAD

La LRA se relaciona con una elevada mortalidad intrahospitalaria. Desafortunadamente, más allá de la hospitalización inicial, los supervivientes de la LRA tienen un riesgo significativamente mayor de mortalidad cardiovascular y por todas las causas a largo plazo en comparación con quienes no tienen LRA.[5,26] Los cuidados de esta población son principalmente de apoyo. El tratamiento debe centrarse en el control de los factores de riesgo modificables, como el aumento de la presión arterial, la glucemia y el colesterol, o la pérdida de peso cuando sea apropiado. En los pacientes con ERC persistente, puede ser apropiado el tratamiento con estatinas.

CALIDAD DE VIDA

Otro aspecto infravalorado de los cuidados posteriores a la LRA es la importancia de los resultados comunicados por los pacientes. Los primeros estudios descubrieron una reducción significativa y prolongada de la calidad de vida relacionada con la salud (CVRS) después de un episodio de LRA grave (que requiere diálisis).[27] Una revisión sistemática más reciente descubrió que los supervivientes de una LRA grave presentan una reducción importante de la CVRS en comparación con la población general, pero que es comparable a la de otros supervivientes de enfermedades críticas.[28] Las reducciones de la CVRS parecen estar relacionadas principalmente con las limitaciones de la función física. Por lo tanto, se debe examinar de forma activa la discapacidad física entre los supervivientes de LRA y considerar las necesidades de rehabilitación.

LESIÓN RENAL AGUDA QUE REQUIERE DIÁLISIS AMBULATORIA

Una población especialmente vulnerable es la de las personas con LRA que requiere diálisis (LRA-D) y que siguen siendo dependientes de la diálisis en el momento del alta. Aunque algunas de ellas padecerán ERT, una proporción significativa de sujetos con LRA-D, que oscila entre 20 y 60%, puede recuperar la función renal hasta el punto de ser independiente de la diálisis tras el alta hospitalaria.[29] Por ello, los clínicos deben optimizar el manejo de estas personas para promover la recuperación renal, un resultado crítico y muy centrado en el paciente.

Los principios generales para las personas con LRA-D son similares a los de la población general con LRA, tal y como se ha expuesto, incluida la educación sobre el curso natural de la LRA y la evitación de las lesiones nefrotóxicas. Sin embargo, los pacientes con LRA-D se enfrentan a una adaptación aún mayor tras la hospitalización debido a los nuevos requisitos de la diálisis. Estas personas suelen tener estancias hospitalarias más largas, que pueden haber incluido cuidados intensivos y, por lo tanto, pueden no estar tan preparadas para la transición al entorno ambulatorio. Es necesario prestarles atención y reforzarles, y existe la oportunidad, debido a que se les verá con frecuencia en el centro de diálisis. Un aspecto importante de los cuidados debe ser la evaluación periódica (p. ej., semanal) de la función renal residual para controlar la recuperación.

Las recomendaciones de tratamiento específicas para los pacientes ambulatorios con LRA-D se centran en la prescripción de la diálisis, con el objetivo de optimizar la estabilidad de la presión arterial. Un estudio retrospectivo monocéntrico observó que un mayor número de episodios de hipotensión intradialítica se asocia con menor probabilidad de recuperación renal hasta la independencia de la diálisis entre los sujetos con LRA que requieren diálisis ambulatoria.[30] Aunque se necesitan estudios adicionales para confirmar estos resultados, los hallazgos son ciertamente plausibles. La inestabilidad hemodinámica intradialítica se relaciona con una serie de resultados adversos, como los acontecimientos cardiovasculares y la mortalidad,[31] presumiblemente secundarios al deterioro de la perfusión de los órganos terminales, y esto podría traducirse sin duda en isquemia renal, lo que perjudicaría la recuperación del riñón en las personas con LRA. Por ello, es importante que quienes presentan LRA-D tengan un enfoque más individualizado de la prescripción de diálisis que contraste con los enfoques basados en el protocolo que suele emplearse para los pacientes con ERT en diálisis de mantenimiento.

En consonancia con este enfoque, las recientes recomendaciones de la ADQI hacen hincapié en tasas de ultrafiltración de diálisis más bajas e incluso en una hipervolemia leve permisiva a favor de la optimización de la estabilidad hemodinámica intradialítica.[10]

CONCLUSIONES

En los últimos años, se ha reconocido cada vez más el importante riesgo de morbilidad y mortalidad después de un episodio de LRA. Desafortunadamente, hay una escasez de recomendaciones específicas para su tratamiento, ya que sigue siendo un área relativamente poco estudiada. Aun así, centrándose en principios básicos como asegurar un seguimiento adecuado y la modificación de los factores de riesgo, existen amplias oportunidades para mejorar la supervivencia de esta población vulnerable.

Agradecimiento

No se recibió ninguna financiación para este trabajo.

Referencias

1. Susantitaphong P, Cruz DN, Cerda J, et al. World incidence of AKI: a meta-analysis. *Clin J Am Soc Nephrol*. 2013;8(9):1482-1493.
2. Heung M, Steffick DE, Zivin K, et al. Acute kidney injury recovery pattern and subsequent risk of CKD: an analysis of veterans health administration data. *Am J Kidney Dis*. 2016;67(5): 742-752.
3. Siew ED, Parr SK, Abdel-Kader K, et al. Predictors of recurrent AKI. *J Am Soc Nephrol*. 2016;27(4):1190-1200.
4. Go AS, Hsu CY, Yang J, et al. Acute kidney injury and risk of heart failure and atherosclerotic events. *Clin J Am Soc Nephrol*. 2018;13(6):833-841.
5. Lafrance JP, Miller DR. Acute kidney injury associates with increased long-term mortality. *J Am Soc Nephrol*. 2010;21(2):345-352.
6. Kidney Disease: Improving Global Outcomes (KDIGO) CKD Work Group. KDIGO 2012 clinical practice guidelines for the evaluation and management of chronic kidney disease. *Kidney Int.* 2013;3(suppl 1):1-150.
7. Siew ED, Peterson JF, Eden SK, et al. Outpatient nephrology referral rates after acute kidney injury. *J Am Soc Nephrol*. 2012;23(2):305-312.
8. Karsanji DJ, Pannu N, Manns BJ, et al. Disparity between nephrologists' opinions and contemporary practices for community follow-up after AKI hospitalization. *Clin J Am Soc Nephrol*. 2017;12(11):1753-1761.
9. Harel Z, Wald R, Bargman JM, et al. Nephrologist follow-up improves all-cause mortality of severe acute kidney injury survivors. *Kidney Int*. 2013;83(5):901-908.
10. Kashani K, Rosner MH, Haase M, et al. Quality improvement goals for acute kidney injury. *Clin J Am Soc Nephrol*. 2019;14(6):941-953.
11. Silver SA, Harel Z, Harvey A, et al. Improving care after acute kidney injury: a prospective time series study. *Nephron*. 2015;131(1):43-50.
12. Hsu C-Y, Chinchilli VM, Coca S, et al. Post-acute kidney injury proteinuria and subsequent kidney disease progression: the assessment, serial evaluation, and subsequent sequelae in acute kidney injury (ASSESS-AKI) study. *JAMA Int Med*. 2020;180(3):402-410.
13. Siew ED, Parr SK, Wild MG, et al. Kidney disease awareness and knowledge among survivors of acute kidney injury. *Am J Nephrol*. 2019;49(6):449-459.
14. Lipworth L, Abdel-Kader K, Morse J, et al. High prevalence of non-steroidal anti-inflammatory drug use among acute kidney injury survivors in the southern community cohort study. *BMC Nephrol*. 2016;17(1):189.
15. Chawla LS, Eggers PW, Star RA, et al. Acute kidney injury and chronic kidney disease as interconnected syndromes. *N Engl J Med*. 2014;371(1):58-66.
16. Coca SG, Singanamala S, Parikh CR. Chronic kidney disease after acute kidney injury: a systematic review and meta-analysis. *Kidney Int*. 2012;81(5):442-448.
17. James MT, Pannu N, Hemmelgarn BR, et al. Derivation and external validation of prediction models for advanced chronic kidney disease following acute kidney injury. *JAMA*. 2017;318(18):1787-1797.
18. Hsu CY, Hsu RK, Liu KD, et al. Impact of AKI on urinary protein excretion: analysis of two prospective cohorts. *J Am Soc Nephrol*. 2019;30(7):1271-1281.

19. Basile DP, Leonard EC, Tonade D, et al. Distinct effects on long-term function of injured and contralateral kidneys following unilateral renal ischemia-reperfusion. *Am J Physiol Renal Physiol*. 2012;302(5):F625-F635.

20. Bao H, Ge Y, Wang Z, et al. Delayed administration of a single dose of lithium promotes recovery from AKI. *J Am Soc Nephrol*. 2014;25(3):488-500.

21. Barrera-Chimal J, Perez-Villalva R, Rodriguez-Romo R, et al. Spironolactone prevents chronic kidney disease caused by ischemic acute kidney injury. *Kidney Int*. 2013;83(1):93-103.

22. Holmes J, Geen J, Williams JD, et al. Recurrent acute kidney injury: predictors and impact in a large population-based cohort. *Nephrol Dial Transplant*. 2020;35(8):1361-1369.

23. Hsu CY, Liu KD, Yang J, et al. Renin-angiotensin system blockade after acute kidney injury (AKI) and risk of recurrent AKI. *Clin J Am Soc Nephrol*. 2020;15(1):26-34.

24. Brar S, Ye F, James MT, et al. Association of angiotensin-converting enzyme inhibitor or angiotensin receptor blocker use with outcomes after acute kidney injury. *JAMA Intern Med*. 2018;178(12):1681-1690.

25. Hsu CY, Hsu RK, Yang J, et al. Elevated BP after AKI. *J Am Soc Nephrol*. 2016;27(3):914-923.

26. Odutayo A, Wong CX, Farkouh M, et al. AKI and long-term risk for cardiovascular events and mortality. *J Am Soc Nephrol*. 2017;28(1):377-387.

27. Johansen KL, Smith MW, Unruh ML, et al. Predictors of health utility among 60-day survivors of acute kidney injury in the Veterans Affairs/National Institutes of Health Acute Renal Failure Trial Network Study. *Clin J Am Soc Nephrol*. 2010;5(8):1366-1372.

28. Villeneuve PM, Clark EG, Sikora L, et al. Health-related quality-of-life among survivors of acute kidney injury in the intensive care unit: a systematic review. *Intensive Care Med*. 2016;42(2):137-146.

29. Heung M. Outpatient dialysis for acute kidney injury: progress and pitfalls. *Am J Kidney Dis*. 2019;74(4):523-528.

30. Pajewski R, Gipson P, Heung M. Predictors of post-hospitalization recovery of renal function among patients with acute kidney injury requiring dialysis. *Hemodial Int*. 2018; 22(1):66-73.

31. Stefannsson BV, Brunelli SM, Cabrera C, et al. Intradialytic hypotension and risk of cardiovascular disease. *Clin J Am Soc Nephrol*. 2014;9(12):2124-2132.

¿Qué piensan los nefrólogos sobre el seguimiento de la LRA grave? ¿Cómo se compara con la práctica?

© 2020 Wolters Kluwer

Opinión sobre el seguimiento

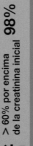

Correo electrónico enviado a los nefrólogos miembros de la Canadian Society of Nephrology

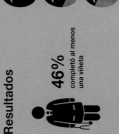

Encuesta en línea con 5 viñetas clínicas de LRA en estadio 3 KDIGO con preguntas sobre la probabilidad de recomendar el seguimiento

Encuesta de septiembre a diciembre de 2012

El seguimiento en la práctica

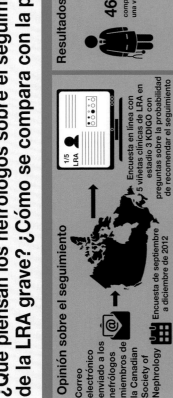

Residentes de Alberta ≥ 18 años hospitalizados con LRA en estadio 3 KDIGO

De mayo de 2005 a marzo de 2014

Exclusiones de la cohorte
- Muerte en un plazo de 90 días
- Dependencia de la diálisis
- ERT preexistente
- Readmisión en un plazo de 90 días

Resultados

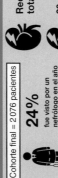

46% completó al menos una viñeta

Cohorte final = 2 076 pacientes

24% fue visto por un nefrólogo en el año posterior al alta

18% que recibió diálisis fue visto por un nefrólogo en el año posterior al alta

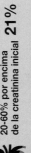

Recomendar el seguimiento

Recuperación total **57%**

20-60% por encima de la creatinina inicial **93%**

> 60% por encima de la creatinina inicial **98%**

Seguimiento real

Recuperación total **17%**

20-60% por encima de la creatinina inicial **21%**

> 60% por encima de la creatinina inicial **36%**

Karsanji DJ, Pannu N, Manns BJ, et al. Disparity between Nephrologists' Opinions and Contemporary Practices for Community Follow-Up after AKI Hospitalization. *Clin J Am Soc Nephrol.* 2017;12(11):1753-1761.

Conclusión: existe una disparidad sustancial entre las opiniones de los nefrólogos y los procesos reales de atención para la evaluación nefrológica de los pacientes después de la hospitalización con LRA grave.

RESUMEN VISUAL 51-1

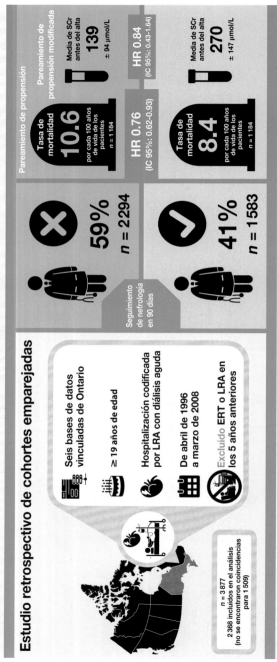

¿La mortalidad con y sin seguimiento nefrológico es diferente después de una LRA que requiere diálisis?

© 2020 Wolters Kluwer

Estudio retrospectivo de cohortes emparejadas

- Seis bases de datos vinculadas de Ontario
- ≥ 19 años de edad
- Hospitalización codificada por LRA con diálisis aguda
- De abril de 1996 a marzo de 2008
- Excluido ERT o LRA en los 5 años anteriores

n = 3 877
2 368 incluidos en el análisis
(no se encontraron coincidencias para 1 509)

Seguimiento de nefrología en 90 días

❌ 59%
n = 2294

✔ 41%
n = 1583

Pareamiento de propensión

Tasa de mortalidad
10.6
por cada 100 años de vida de los pacientes
n = 1 184

Tasa de mortalidad
8.4
por cada 100 años de vida de los pacientes
n = 1 184

HR 0.76
(IC 95%: 0.62–0.93)

Pareamiento de propensión modificada

Media de SCr antes del alta
139
± 94 µmol/L

HR 0.84
(IC 95%: 0.43–1.64)

Media de SCr antes del alta
270
± 147 µmol/L

Conclusión: utilizando el emparejamiento por propensión, una visita con un nefrólogo en los 90 días siguientes al alta después de una hospitalización con LRA que requería diálisis se asoció con un riesgo de muerte 24% menor a los 2 años. HR, *Hazard ratio*.

Harel Z, Wald R, Bargman JM, et al. Nephrologist follow-up improves all-cause mortality of severe acute kidney injury survivors. *Kidney Int.* 2013;83(5):901-8.

RESUMEN VISUAL 51-2

¿Influye el uso de IECA o BRA en los resultados después de la hospitalización en pacientes con LRA?

© 2020 Wolters Kluwer

Estudio de cohorte retrospectivo

Alberta Kidney
Disease Network

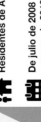 Residentes de Alberta

De julio de 2008 a marzo de 2013

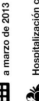 Hospitalización con LRA

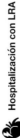 ≥ 18 años de edad

 Excluido previo o progresión a ERT

 Creatinina dentro de los 180 días del índice de hospitalización

Base de datos de la Red de Información Farmacéutica
Para obtener información sobre medicamentos con receta

Resultados

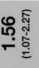 **0.85**
(0.81-0.89)

Mortalidad por todas las causas

1.28
(1.12-1.46)

Hospitalización por una causa renal

 1.25
(1.08-1.46)

Insuficiencia renal aguda

Coincidencia del puntaje de propensión: aHR para usuarios de IECA o BRA frente a no usuarios

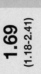 **1.69**
(1.18-2.41)

Insuficiencia cardiaca congestiva

 1.56
(1.07-2.27)

Hiperpotasemia

 0.92
(0.85-1.00)

ERT y duplicación de la SCr

Brar S, Ye F, James MT, et al. Association of Angiotensin-Converting Enzyme Inhibitor or Angiotensin Receptor Blocker Use With Outcomes After Acute Kidney Injury. *JAMA Intern Med.* 2018;178(12):1681-1690.

Conclusión: en un gran estudio de cohorte basado en la población, el uso nuevo o continuo de un IECA o un BRA después de una LRA tuvo menor riesgo de muerte pero mayor riesgo de hospitalización por una causa renal. aHR, *Hazard Risk* ajustado

RESUMEN VISUAL 51-3

Trasplante de órganos

52

Manejo perioperatorio de los receptores de trasplantes de riñón

Hunter Witt, Jaime Glorioso, Elizabeth A. King
y Jacqueline Garonzik Wang

INTRODUCCIÓN

El trasplante de riñón (TR) es el tratamiento de elección para los candidatos adecuados con enfermedad renal crónica terminal (ERCT). El TR no solo aumenta la supervivencia del paciente, sino que también mejora la calidad de vida y es más rentable en comparación con la diálisis.[1-7] A pesar de que actualmente hay más de 100 000 pacientes en espera de un TR, solo se realizan aproximadamente 20 000 al año,[8] lo que provoca escasez de órganos y una mortalidad inaceptable en la lista de espera.[9-11] Debido a que los aloinjertos renales representan un recurso escaso, es imperativo optimizar la selección de los pacientes y maximizar la longevidad de los aloinjertos mediante un cuidado perioperatorio meticuloso. En este capítulo se destacan los principales principios de los cuidados perioperatorios del receptor de un TR, incluida la evaluación preoperatoria acelerada en el momento de la oferta del órgano y el manejo posoperatorio.

EVALUACIÓN PREOPERATORIA DEL PACIENTE

Un TR exitoso comienza con la selección adecuada de los pacientes. Las personas con ERCT suelen tener otras comorbilidades médicas que deben ser evaluadas y optimizadas. Una historia clínica y una exploración física minuciosas son esenciales, al igual que un estudio médico exhaustivo y completo.[12,13] Aunque la evaluación preoperatoria completa queda fuera del ámbito de este capítulo, en general, los candidatos al TR deben ser evaluados para detectar enfermedades cardiopulmonares, cerebrovasculares y vasculares periféricas (EVP). Todos los pacientes deben someterse a un estudio cardiopulmonar estándar, que incluya un electrocardiograma, una radiografía de tórax y un ecocardiograma. Las personas con diabetes, mayores de 50 años de edad o con antecedentes personales o familiares de enfermedad cardiovascular deben someterse a una prueba de esfuerzo cardiaco. Debe realizarse una angiografía coronaria en los pacientes con cualquier evidencia o sugerencia de isquemia.[14-16] Además, debe aconsejarse a los candidatos que dejen de fumar. Las pruebas de laboratorio rutinarias incluyen un recuento sanguíneo completo con diferencial, un panel metabólico completo y serologías. Debe considerarse la realización de pruebas de imagen transversales en los adultos mayores o en aquellos con EVP, con el fin de evaluar la presencia de calcificaciones en la arteria ilíaca que podrían impedir el trasplante.[17] Los candidatos al trasplante también deberían someterse a un cribado de cáncer apropiado para su edad.[18,19]

A menudo, la evaluación previa al trasplante se realiza años antes de que el receptor reciba una oferta de órganos y se someta a la cirugía. Por lo tanto, es imperativo que cada centro de trasplantes cuente con un sistema organizado para la evaluación del paciente, una reevaluación rutinaria y un registro electrónico que haga que este estudio sea de fácil acceso cuando el receptor sea llamado para el TR. Debido al importante intervalo entre la evaluación y el trasplante, muchos aspectos del estudio pueden haber caducado o el estado clínico del paciente puede haber cambiado. Debido a ello, en el momento del ofrecimiento del órgano, el clínico debe realizar lo siguiente:

1. Historial y examen físico actualizados, centrados en los factores que afectan a los resultados del peritrasplante.
   a) Determinar la etiología de la ERCT, prestando especial atención a las enfermedades recurrentes que puedan requerir terapias perioperatorias adicionales (es decir, la glomeruloesclerosis focal y segmentaria [GEFS]).
   b) Infecciones recientes/actuales (puede ser una contraindicación para el trasplante).
   c) Dolor de pecho activo o falta de aire.
   d) Uso de anticoagulación y última dosis.
   e) Si está indicado, el tipo de diálisis y el acceso de diálisis, con documentación sobre el examen del acceso en funcionamiento.
   f) Evaluación de la EVP en las extremidades inferiores, incluida la confirmación de los pulsos femorales palpables para la afluencia del injerto (si hay alguna preocupación, debe solicitarse una tomografía computarizada actualizada).
   g) Historial de trasplantes o cirugías previas y localización de cicatrices anteriores.
   h) Cuantificación de la diuresis diaria (si la hay). Esta información será útil para determinar la función perioperatoria del aloinjerto.
2. Confirmar que el paciente tiene una muestra actualizada de antígeno leucocitario humano (HLA, *human leucocyte antigen*) para la prueba cruzada (asegurar que no hay eventos de sensibilización, como una transfusión de sangre, desde que se proporcionó la última muestra).
3. Evaluación estándar de laboratorio con atención específica a lo siguiente.
   a) Potasio (para asegurar que no se necesita diálisis antes del trasplante).
   b) Hematocrito (ya que muchos pacientes con ERCT son anémicos al inicio y pueden necesitar transfusiones antes, durante o después del trasplante).
   a) Pruebas de coagulación (especialmente en pacientes con anticoagulantes).
   b) Determinar grupo sanguíneo y compatibilidad cruzada con paquetes de reserva (tipificar y cruzar).
   c) Determinación de la histocompatibilidad.

El objetivo de esta evaluación debe ser determinar si el paciente está médicamente autorizado para el trasplante y si hay necesidad de una diálisis urgente previa al trasplante o de estudios adicionales. Por lo general, el órgano ya ha sido aceptado y obtenido; por lo tanto, el tiempo es esencial para minimizar el tiempo de isquemia fría en el aloinjerto.

DETALLES OPERATIVOS

La operación de TR permanece relativamente sin cambios desde su inicio. Primero se prepara el riñón en la mesa de operaciones. Se evalúa el órgano para detectar cualquier traumatismo, daño quirúrgico o anomalía. Se retira la grasa perinéfrica y se limpia la vasculatura del tejido circundante, teniendo cuidado de ligar los linfáticos. Hay que tener cuidado de preservar el tejido periureteral para mantener el suministro de sangre al uréter. La vasculatura del riñón se anastomosa a los vasos ilíacos externos del receptor, a los que se suele acceder por un abordaje retroperitoneal, lo que disminuye la probabilidad de que se produzca íleo o una lesión intestinal. Ocasionalmente, se requiere un abordaje transperitoneal. Dependiendo de los protocolos específicos del hospital, algunos receptores pueden recibir heparina intravenosa, furosemida y manitol antes del pinzamiento de los vasos y la reperfusión del órgano. El riñón se reperfunde y se realiza una ureterocistostomía, frecuentemente sobre una endoprótesis de doble J.

INMUNOSUPRESIÓN

Existen numerosas complejidades en las terapias de inmunosupresión basadas en los protocolos específicos del centro y del cirujano, la sensibilización del paciente y los ensayos clínicos en curso. Las siguientes son guías, basadas en terapias utilizadas con frecuencia, y no pretenden ser un recurso exhaustivo.

Inmunosupresión de inducción

La terapia de inducción es una terapia inmunosupresora intensa que se administra en el momento del trasplante para disminuir la probabilidad de rechazo. La timoglobulina (globulina antitimocítica de conejo) es una terapia de disminución de células T.[20] Está basada en el peso y la dosis total suele fundamentarse en la sensibilización del receptor y en los protocolos específicos del centro. Se coadministra con esteroides, que actúan como un agente de inducción adicional y mitigan la liberación de citocinas que se observa con la timoglobulina. Debe vigilarse un recuento sanguíneo completo diario de manera estrecha porque la pancitopenia suele ser un efecto secundario limitante. Otros agentes de inducción que a veces se emplean son el basiliximab, el alemtuzumab y el OKT3.

Inmunosupresión de mantenimiento en el periodo perioperatorio

La inmunosupresión de mantenimiento consiste en una terapia triple, que incluye un inhibidor de la calcineurina, un antimetabolito y una terapia con esteroides.[21-24] El tacrólimus es un inhibidor de la calcineurina que requiere un control de los niveles del fármaco, debido al perfil de efectos secundarios, las interacciones farmacológicas y la variabilidad de la farmacocinética.[24] La ciclosporina es un inhibidor de la calcineurina que a veces se utiliza como agente de segunda línea para los pacientes que no toleran los efectos secundarios del tacrólimus. El antimetabolito más comúnmente utilizado es una de las muchas formulaciones de micofenolato de mofetilo. La azatioprina se utiliza en ocasiones para las personas que no toleran el micofenolato de mofetilo, quienes ya están tomando el fármaco por otros motivos o las mujeres en edad fértil que están pensando en quedar embarazadas.[25] Además, la mayoría de los receptores reciben prednisona para la inmunosupresión de mantenimiento, y algunos centros optan por protocolos sin esteroides o de minimización de los mismos. Por último, algunos centros incluyen inhibidores de la diana de rapamicina en mamíferos (mTOR), sirólimus o everólimus, en sus regímenes de inmunosupresión de mantenimiento.

MANEJO POSOPERATORIO

El cuidado posoperatorio del receptor de un trasplante puede ser un reto porque los problemas relacionados con el paciente y el injerto suelen tener un manejo conflictivo. Estos sujetos son monitorizados en una unidad de cuidados intensivos o en una unidad de reducción de la dosis para garantizar la evaluación frecuente de sus molestias, sus constantes vitales y el estado de los fluidos. Es importante tener en cuenta que la combinación de la enfermedad crónica y la intensa inmunosupresión con frecuencia puede oscurecer el diagnóstico de las complicaciones posoperatorias. Los principios fundamentales de los cuidados posoperatorios se destacan en la sección siguiente.

Manejo de fluidos perioperatorios

La gestión del estado de volumen de un receptor de TR puede ser un reto en el periodo posoperatorio. Aunque a menudo están relativamente sobrecargados de volumen, los receptores de TR pueden tener una disminución de volumen intravascular por el estrés asociado con la cirugía y la reperfusión del aloinjerto. Por otra parte, el aloinjerto del trasplante rinde más si el paciente está adecuadamente reanimado intravascularmente; sin embargo, por lo general esto entra en conflicto con los principios de la administración de volumen en pacientes que están oligúricos o anúricos al inicio. La mayoría de los centros emplea la siguiente estrategia de administración de volumen en el periodo perioperatorio para garantizar una hidratación adecuada para la perfusión del injerto, al tiempo que se evitan las complicaciones pulmonares y cardiacas relacionadas con una sobrecarga de volumen significativa: se coloca al paciente un pequeño líquido portador (p. ej., 30 mL/h de solución salina mixta y mL por mL de reposición de la diuresis con solución salina normal o mixta).[26] Esto permite que la cantidad de líquido administrado sea proporcional a la función del injerto. A las 24 h, el fluido se reduce a una tasa horaria, basada en la producción de las 24 h anteriores. El objetivo principal del manejo perioperatorio de los fluidos es asegurar una perfusión adecuada del injerto, al tiempo que se minimizan los riesgos de los fluidos intravenosos, como la sobrecarga de volumen y las anomalías electrolíticas. Por último, el potasio sérico debe controlarse con frecuencia, incluso en un receptor de TR con función inmediata del injerto, ya que el aclaramiento de solutos suele ir por detrás de la producción de orina. Aunque se pueden emplear medidas temporales para la hiperpotasemia, el mejor y más adecuado tratamiento suele ser la hemodiálisis.[27] Por lo tanto, los pacientes en diálisis peritoneal que corren el riesgo de sufrir un retraso en la función del injerto deben ser advertidos de que pueden necesitar la colocación de un acceso temporal de hemodiálisis en el periodo posoperatorio.

Consideraciones hemodinámicas

El manejo de la presión arterial en el periodo perioperatorio también es complicado. Las personas con ERCT pueden presentar un amplio abanico de presiones sanguíneas preoperatorias, que van desde las gravemente hipertensas con múltiples medicamentos hasta personas con disfunción autonómica grave o hipotensión que requieren midodrina.[28] Además, la anestesia general, los narcóticos y la timoglobulina pueden potenciar la hipotensión, mientras que el dolor y la sobrecarga de volumen pueden impulsar la hipertensión. Se recomienda detener los antihipertensivos en el posoperatorio para determinar cómo responderá el paciente a la timoglobulina y a la anestesia general y reintroducir lentamente los agentes según sea necesario, aunque hay pocos datos que apoyen esta práctica. En el periodo perioperatorio, el proveedor querrá prevenir la hipertensión grave (presión arterial sistólica > 180 mm Hg), manteniendo al mismo tiempo la presión arterial para una adecuada perfusión del aloinjerto.[28]

Manejo de catéteres y drenajes

A los pacientes se les colocará una sonda vesical en el momento de la cirugía. Esto sirve para dos propósitos. En primer lugar, descomprime la vejiga para permitir que la ureterocistostomía cicatrice y, en segundo lugar, permite evaluar de cerca la producción de orina en el periodo perioperatorio. La duración de la sonda suele ser dictada por la integridad de la vejiga, que se evalúa intraoperatoriamente. Algunos cirujanos también realizan la anastomosis ureteral sobre una endoprótesis para evitar fugas o estenosis.[29] Esta se retira como procedimiento ambulatorio aproximadamente un mes después del trasplante. Los drenajes quirúrgicos permiten al cirujano evaluar si hay fugas urinarias, linfáticas o vasculares.

Función del injerto

Aunque la mayoría de los receptores tendrá una función del injerto inmediata, debido a la mayor utilización de riñones con un alto índice de perfil del donante de riñón (IPDR) y con una creatinina terminal elevada, así como otros muchos factores, algunos tendrán una función del injerto lenta o retardada.[30,31] La evaluación más cruda de la función del aloinjerto se basa en la diuresis y el aclaramiento de creatinina. En el caso de los riñones con función de aloinjerto inmediata, el receptor tendrá una gran diuresis y un rápido descenso de la creatinina. La falta de diuresis o una reducción significativa de la misma deben justificar la preocupación y la rápida evaluación del volumen del receptor y la ecografía renal.[32] En el caso de los receptores con una función del injerto lenta o retardada, una ecografía dúplex del trasplante confirma un flujo de entrada y salida vascular adecuado y la perfusión del aloinjerto. Los estudios adicionales, como la gammagrafía renal de medicina nuclear, pueden evaluar la integridad vascular y ayudar a valorar si hay una fuga de orina o una obstrucción ureteral.[31]

Dieta de los receptores y la deambulación

Los receptores suelen empezar una dieta líquida clara inmediatamente después de la cirugía y se les hará avanzar con base en el retorno de la función intestinal. Los pacientes reciben un bloqueador H2 o un inhibidor de la bomba de protones (IBP) para la profilaxis de las úlceras. Los pacientes con diabetes deben recibir una dieta con control de carbohidratos. Cabe destacar que todos los pacientes deben tener un control glucémico estricto porque los esteroides perioperatorios suelen complicar el control de la glucemia.[33] Debe animarse a los pacientes a deambular lo antes posible, y debe administrarse la profilaxis estándar de la trombosis venosa profunda (TVP), incluidos los dispositivos de compresión secuencial (DCS) y la heparina subcutánea, siempre que no haya contraindicaciones.

COMPLICACIONES POSTERIORES AL TRASPLANTE DE RIÑÓN

Complicaciones ureterales

La incidencia de complicaciones urológicas en el periodo posterior al transplante temprano oscila entre 3 y 14%.[34] La detección precoz es de vital importancia, ya que estas complicaciones pueden conducir a la pérdida temprana de un TR. Las fugas de orina suelen presentarse en los primeros 3 meses posteriores al trasplante. Los signos más comunes son el dolor y la inflamación en la zona del trasplante, el aumento de la creatinina, la oliguria y los signos de infección. Las complicaciones urológicas suelen tener su origen en errores técnicos o dificultades encontradas durante la obtención, la disección en banco o la implantación. La mayoría de las fugas se produce en la ureterocistostomía y se gestionan inicialmente con un drenaje percutáneo de la colección y un sondaje vesical hasta que la fuga se haya resuelto.[35] La nefrostomía percutánea y la colocación de un catéter nefroureteral son complementos adicionales. Si la fuga no se resuelve con la descompresión máxima, se requiere una exploración quirúrgica. El uréter también corre el riesgo de sufrir una estenosis, a menudo como consecuencia de un suministro de sangre inadecuado o de una lesión. Con frecuencia, esto puede tratarse con una endoprótesis y una ureteroplastia, pero en última instancia puede requerir una revisión quirúrgica.[36]

Rechazo

Un aumento inesperado de la creatinina debe hacer temer un rechazo, especialmente cuando se han excluido otras etiologías como la infección, la deshidratación o la lesión renal inducida por medicamentos.[37] Cuando esto ocurre, deben comprobarse los anticuerpos específicos del donante. La biopsia renal percutánea proporciona el diagnóstico definitivo. Se están explorando nuevos marcadores no invasivos, como el ácido desoxirribonucleico (ADN) libre de células del donante, para ayudar al diagnóstico del rechazo; sin embargo, ninguno es actualmente el estándar de atención.[38] Una vez que se sospecha o se diagnostica el rechazo, debe seguirse un tratamiento rápido basado en el tipo de rechazo.[39]

Trombosis de la arteria renal

Los receptores con un estado protrombótico conocido o con antecedentes de eventos tromboembólicos venosos tienen un mayor riesgo de trombosis de la arteria renal. Las arterias de múltiples donantes, la ateroesclerosis del donante y del receptor y los riñones pediátricos también aumentan este riesgo.[40] Aunque es una complicación poco frecuente (con una tasa de incidencia de 0.1 a 2%), suele producirse en las 72 h siguientes al trasplante y se presenta con una disminución repentina de la diuresis sin dolor sobre el aloinjerto.[41] La ecografía es el estudio de imagen de elección para hacer el diagnóstico. El rescate del aloinjerto con trombectomía rara vez tiene éxito.

Trombosis de la vena renal

Los factores de riesgo de la trombosis de la vena renal son el estado protrombótico, los vasos retorcidos, la anastomosis venosa estrecha, la hipotensión y el rechazo agudo.[42] Con frecuencia se produce poco después de la cirugía y se presenta con hematuria, disminución de la diuresis y dolor importante. La trombectomía de urgencia y la revisión de la anastomosis pueden dar lugar a la salvación del aloinjerto.[43]

Linfocele

Un linfocele es una colección que surge de los linfáticos a lo largo de los vasos ilíacos o del hilio renal del riñón del donante. Los linfoceles pequeños suelen ser asintomáticos. Sin embargo, pueden ser grandes, lo que provoca dolor, obstrucción ureteral o compresión vascular.[44] Limitar la disección de los vasos ilíacos y asegurarse de que se ligan los linfáticos puede minimizar el riesgo de formación de linfoceles. Si el linfocele provoca síntomas de compresión o está infectado, debe tratarse con un drenaje. Los linfoceles no infectados y persistentes pueden tratarse con un drenaje interno mediante marsupialización laparoscópica en la cavidad peritoneal.[45]

Complicaciones médicas

Los receptores de un TR corren el riesgo de sufrir una serie de complicaciones médicas posoperatorias, debido a su comorbilidad y la falla de los órganos en el momento del trasplante. Estas incluyen, entre otras, el infarto de miocardio, la embolia pulmonar, el evento vascular cerebral, la sobrecarga de volumen, la insuficiencia cardiaca congestiva y una variedad de infecciones nosocomiales y oportunistas.[46] Los receptores reciben profilaxis contra *Pneumocystis*, citomegalovirus y *Candida*. Los individuos que presentan una enfermedad glomerular corren el riesgo de que la enfermedad reaparezca después del TR. En el caso de los pacientes con GEFS primaria, debe vigilarse la relación entre las proteínas y la creatinina en la orina, y el aumento de la creatinina sérica debe impulsar la realización de una biopsia temprana.

RESUMEN

El TR se ha convertido en el tratamiento de elección para las personas con ERCT. Debido a la escasez de órganos es imprescindible una selección adecuada de los receptores y unos cuidados perioperatorios meticulosos para maximizar la longevidad del aloinjerto. Los avances en la técnica, la inmunosupresión y los cuidados posoperatorios conducen a una excelente supervivencia del aloinjerto y del paciente.

Referencias

1. Wolfe RA, Ashby VB, Milford EL, et al. Comparison of mortality in all patients on dialysis, patients on dialysis awaiting transplantation, and recipients of a first cadaveric transplant. *N Engl J Med.* 1999;341(23):1725-1730.
2. Abecassis M, Bartlett ST, Collins AJ, et al. Kidney transplantation as primary therapy for end-stage renal disease: a National Kidney Foundation/Kidney Disease Outcomes Quality Initiative (NKF/KDOQITM) conference. *Clin J Am Soc Nephrol.* 2008;3(2):471-480.
3. Fisher R, Gould D, Wainwright S, et al. Quality of life after renal transplantation. *J Clin Nurs.* 1998;7(6):553-563.

4. Ichikawa Y, Fujisawa M, Hirose E, et al. Quality of life in kidney transplant patients. *Transplant Proc.* 2000;32(7):1815-1816.

5. Jofre R, Lopez-Gomez JM, Moreno F, et al. Changes in quality of life after renal transplantation. *Am J Kidney Dis.* 1998;32(1):93-100.

6. Page TF, Woodward RS. Cost-effectiveness of Medicare's coverage of immunosuppression medications for kidney transplant recipients. *Exp Rev Pharmacoecon Outcomes Res.* 2009;9(5):435-444.

7. Perovic S, Jankovic S. Renal transplantation vs hemodialysis: cost-effectiveness analysis. *Vojnosanit Pregl.* 2009;66(8):639-644.

8. Matas AJ, Smith JM, Skeans MA, et al. OPTN/SRTR 2013 Annual Data Report: kidney. *Am J Transplant.* 2015;15(suppl 2):1-34.

9. Grams ME, Massie AB, Schold JD, et al. Trends in the inactive kidney transplant waitlist and implications for candidate survival. *Am J Transplant.* 2013;13(4):1012-1018.

10. Cassuto JR, Reese PP, Sonnad S, et al. Wait list death and survival benefit of kidney transplantation among nonrenal transplant recipients. *Am J Transplant.* 2010;10(11):2502-2511.

11. Schold J, Srinivas TR, Sehgal AR, et al. Half of kidney transplant candidates who are older than 60 years now placed on the waiting list will die before receiving a deceased-donor transplant. *Clin J Am Soc Nephrol.* 2009;4(7):1239-1245.

12. Chapman JR. The KDIGO clinical practice guidelines for the care of kidney transplant recipients. *Transplantation.* 2010;89(6):644-645.

13. Bunnapradist S, Danovitch GM. Evaluation of adult kidney transplant candidates. *Am J Kidney Dis.* 2007;50(5):890-898.

14. Katta N, Balla S, Velagapudi P, et al. Preoperative cardiac evaluation in kidney transplant patients: is coronary angiography superior? A focused review. *Adv Perit Dial.* 2016;32:32-38.

15. Fossati N, Meacci L, Amorese G, et al. Cardiac evaluation for simultaneous pancreas-kidney transplantation and incidence of cardiac perioperative complications: preliminary study. *Transplant Proc.* 2004;36(3):582-585.

16. Eagle KA, Berger PB, Calkins H, et al. ACC/AHA guideline update for perioperative cardiovascular evaluation for noncardiac surgery—executive summary. A report of the American College of Cardiology/American Heart Association Task Force on Practice Guidelines (Committee to Update the 1996 Guidelines on Perioperative Cardiovascular Evaluation for Noncardiac Surgery). *Anesth Analg.* 2002;94(5):1052-1064.

17. Sarsengaliyev T, Chuvakova E, Tsoy B, et al. Computed tomography in the preoperative and postoperative evaluation of kidney transplant patients. *Exp Clin Transplant.* 2015;13(suppl 3):88-90.

18. Lambert M. Cancer screening recommendations from the ACS: a summary of the 2017 guidelines. *Am Fam Physician.* 2018;97(3):208-210.

19. Acuna SA, Huang JW, Scott AL, et al. Cancer screening recommendations for solid organ transplant recipients: a systematic review of clinical practice guidelines. *Am J Transplant.* 2017;17(1):103-114.

20. Koyawala N, Silber JH, Rosenbaum PR, et al. Comparing outcomes between antibody induction therapies in kidney transplantation. *J Am Soc Nephrol.* 2017;28(7):2188-2200.

21. Menon MC, Murphy B. Maintenance immunosuppression in renal transplantation. *Curr Opin Pharmacol.* 2013;13(4):662-671.

22. Alberu J, Urrea EM. Immunosuppression for kidney transplant recipients: current strategies. *Rev Invest Clin.* 2005;57(2):213-224.

23. Matas AJ, Kandaswamy R, Humar A, et al. Long-term immunosuppression, without maintenance prednisone, after kidney transplantation. *Ann Surg.* 2004;240(3):510-516; discussion 516-517.

24. Gaston RS. Maintenance immunosuppression in the renal transplant recipient: an overview. *Am J Kidney Dis.* 2001;38(6 suppl 6):S25-S35.

25. Wagner M, Earley AK, Webster AC, et al. Mycophenolic acid versus azathioprine as primary immunosuppression for kidney transplant recipients. *Cochrane Database Syst Rev.* 2015(12):CD007746.

26. Efune GE, Zerillo J, Zhou G, et al. Intravenous fluid management practices in kidney transplant patients: a multicenter observational cohort pilot study. *Semin Cardiothorac Vasc Anesth.* 2020;24(3):256-264.

27. Schnuelle P, Johannes van der Woude F. Perioperative fluid management in renal transplantation: a narrative review of the literature. *Transpl Int.* 2006;19(12):947-959.

28. Cheung AK, Chang TI, Cushman WC, et al. Blood pressure in chronic kidney disease: conclusions from a Kidney Disease: Improving Global Outcomes (KDIGO) controversies conference. *Kidney Int.* 2019;95(5):1027-1036.

29. Wilson CH, Rix DA, Manas DM. Routine intraoperative ureteric stenting for kidney transplant recipients. *Cochrane Database Syst Rev.* 2013;17(6):CD004925.

30. Halloran PF, Hunsicker LG. Delayed graft function: state of the art, November 10-11, 2000. Summit meeting, Scottsdale, Arizona, USA. *Am J Transplant*. 2001;1(2):115-120.

31. Siedlecki A, Irish W, Brennan DC. Delayed graft function in the kidney transplant. *Am J Transplant*. 2011;11(11):2279-2296.

32. Humar A, Matas AJ. Surgical complications after kidney transplantation. *Semin Dial*. 2005;18(6):505-510.

33. Hricik, DE, Bartucci MR, Moir EJ, et al. Effects of steroid withdrawal on posttransplant diabetes mellitus in cyclosporine-treated renal transplant recipients. *Transplantation*. 1991;51(2):374-377.

34. Pisani F, Iaria G, D'Angelo M, et al. Urologic complications in kidney transplantation. *Transplant Proc*. 2005;37(6):2521-2522.

35. Friedersdorff F, Weinberger S, Biernath N, et al. The ureter in the kidney transplant setting: ureteroneocystostomy surgical options, double-J stent considerations and management of related complications. *Curr Urol Rep*. 2020;21(1):3.

36. Buttigieg J, Agius-Anastasi A, Sharma A, et al. Early urological complications after kidney transplantation: an overview. *World J Transplant*. 2018;8(5):142-149.

37. Hanssen O, Erpicum P, Lovinfosse P, et al. Non-invasive approaches in the diagnosis of acute rejection in kidney transplant recipients. Part I. In vivo imaging methods. *Clin Kidney J*. 2017;10(1):97-105.

38. Bloom RD, Bromberg JS, Poggio ED, et al. Cell-free DNA and active rejection in kidney allografts. *J Am Soc Nephrol*. 2017;28(7):2221-2232.

39. Matas AJ, Humar A, Payne WD, et al. Decreased acute rejection in kidney transplant recipients is associated with decreased chronic rejection. *Ann Surg*. 1999;230(4):493-498.

40. Ponticelli C, Moai M, Montagnino G. Renal allograft thrombosis. *Nephrol Dial Transplant*. 2009;24(5):1388-1393.

41. McCarthy JM, Yeung CK, Keown PA. Late renal-artery thrombosis after transplantation associated with intraoperative abdominopelvic compression. *N Engl J Med*. 1990;323(26):1845.

42. El Zorkany K, Bridson JM, Halawa A. Transplant renal vein thrombosis. *Exp Clin Transplant*. 2017;12(2):123-129.

43. Kim HS, Fine DM, Atta MG. Catheter-directed thrombectomy and thrombolysis for acute renal vein thrombosis. *J Vasc Interv Radiol*. 2006;17(5):815-822.

44. Lucewicz A, Wong G, Lam VW, et al. Management of primary symptomatic lymphocele after kidney transplantation: a systematic review. *Transplantation*. 2011;92(6):663-673.

45. Joosten M, D'ancona FC, Van der Meijden WA, et al. Predictors of symptomatic lymphocele after kidney transplantation. *Int Urol Nephrol*. 2019;51(12):2161-2167.

46. Silkensen JR. Long-term complications in renal transplantation. *J Am Soc Nephrol*. 2000; 11(3):582-588.

Lesión renal aguda en pacientes con trasplante de riñón

Kalyani Chandra y Ling-Xin Chen

EPIDEMIOLOGÍA

Los receptores de trasplantes de riñón (TR) tienen menores tasas de hospitalización en comparación con los pacientes dependientes de diálisis; sin embargo, presentan mayores tasas de lesión renal aguda (LRA) en comparación con la población general.[1,2] Se calcula que las tasas de incidencia de LRA y de LRA que requiere diálisis en la población de receptores de TR son hasta 20 y 45 veces superiores a las de la comunidad en general.[2] Los receptores de TR corren un mayor riesgo de sufrir LRA en comparación con la población general debido a su condición de riñón solitario con menor masa de nefronas, mayor incidencia de fragilidad, dependencia de la diálisis antes del trasplante, estado de inmunocompromiso, mayor carga de comorbilidad y exposición a inhibidores de la calcineurina (ICN).[3,4] La tasa de filtración glomerular estimada (TFGe) más baja se identificó como el factor de riesgo más importante para la LRA en un estudio nacional basado en registros sobre la LRA que incluyó a 27 232 receptores de TR; otros factores de riesgo son ser afroamericano, el estado diabético y el trasplante más reciente.[2] Este estudio descubrió que 11.3% de los receptores de trasplantes asegurados por Medicare desarrolló LRA entre los 6 meses y los 3 años posteriores al TR, de los cuales 14% (1.6% de toda la cohorte) tuvo una LRA que requirió diálisis y 12.1% perdió su injerto durante la hospitalización.[2] La LRA dio lugar a un cociente de riesgo instantáneo (CRI) de fracaso del trasplante de 2.74 (intervalo de confianza [IC] 95%: 2.56-2.92) cuando no se requirió diálisis y de 7.35 (IC 95%: 6.32-8.54) cuando se requirió este procedimiento (**resumen visual 53-1**).[2]

El ingreso en la unidad de cuidados intensivos (UCI) en la población de receptores de TR parece haber disminuido de 41.6% en la década de 1990 a 4 a 7% en años más recientes.[4-6] Las indicaciones más comunes para el ingreso en la UCI en un estudio monocéntrico francés que incluyó a 200 receptores de TR fueron la insuficiencia respiratoria aguda (27.5%) y el choque séptico (26.5%), seguidos de las complicaciones posoperatorias inmediatas (23%), el choque cardiogénico (9%), las complicaciones neurológicas (6%), la LRA (5%) y otras (3%).[5] Sin embargo, 57% de los receptores de TR tuvo una infección en el momento del ingreso en la UCI, lo que indica el alto grado en que las etiologías infecciosas son responsables de la morbilidad en el TR.[5] El origen de la infección fue pulmonar (50%), urinaria (22.8%) y peritoneal (24%). Esta cohorte tuvo una mortalidad hospitalaria total de 22.5%, y 30.1% tuvo una progresión de al menos un estadio de enfermedad renal crónica (ERC) a los 6 meses de la hospitalización.[5] Los efectos perjudiciales de un episodio de LRA para la población de TR se multiplican por el hecho de que una menor TFGe es un factor predictivo de la mortalidad cardiovascular, así como de la supervivencia del injerto y del paciente a largo plazo.[6]

ETIOLOGÍAS ESPECÍFICAS

Las etiologías específicas de la LRA en el TR se han resumido por tiempo después del trasplante en la **figura 53-1** y se comentan más adelante en este capítulo. En general, a medida que aumenta el tiempo tras el trasplante, deben considerarse principalmente las causas habituales de LRA en los riñones nativos. Las complicaciones posquirúrgicas inmediatas, como los problemas vasculares (trombosis arterial o venosa y disección), las complicaciones ureterales (fuga y obstrucción ureteral), los hematomas o seromas peritrasplante, las infecciones o dehiscencias de las heridas y otros problemas cardiovasculares, respiratorios y neurológicos posquirúrgicos se tratan con detalle en el capítulo 52.

Pielonefritis

La infección del tracto urinario (ITU), incluida la pielonefritis, es la infección bacteriana más común posterior al TR, con tasas de incidencia comunicadas que van desde 6 a 83% y que representan hasta 45 a 72% de todas las infecciones en los receptores de trasplantes de órganos sólidos.[7-9] Tener un segmento más corto del uréter sin una válvula ureteral nativa predispone a los receptores de TR a un reflujo vesicoureteral crónico de leve a moderado y permite la posibilidad de una rápida progresión de la cistitis simple a la pielonefritis.[10] Un estudio retrospectivo sobre la ITU en 867 receptores de TR seguidos hasta un año después del trasplante descubrió que 21% desarrolló una ITU en una media de 18 días después del trasplante y 15% tuvo un episodio de pielonefritis.[11] Los factores de riesgo de la pielonefritis se recogen de forma variable en la literatura, pero los más consistentes son el periodo posoperatorio temprano, el sexo femenino, la edad avanzada y la presencia de un catéter ureteral (que se retira en momentos variables en el postrasplante).[11-15] El mayor riesgo de pielonefritis en una población que suele ser asintomática en las primeras fases de la infección ha llevado a muchos profesionales a tratar la bacteriuria asintomática, pero un ensayo aleatorizado prospectivo multicéntrico demostró la ausencia de beneficios.[8] En 87 receptores de TR sin sondas ureterales o uretrales dentro de su primer año postrasplante que desarrollaron bacteriuria urinaria asintomática, no hubo diferencias entre los grupos tratados con antibióticos y los no tratados en la tasa de pielonefritis aguda del injerto, bacteriemia, cistitis, necesidad de ingreso o TFGe.[8] De hecho, el grupo tratado tenía más bacterias resistentes a la fosfomicina, productoras de betalactamasas de espectro extendido y resistentes a la amoxicilina-clavulanato.[8]

Los organismos gramnegativos son responsables de más de 70% de las ITU en receptores de TR, siendo *Escherichia coli* el aislado más común; los organismos tienen más probabilidades de ser resistentes al trimetoprim-sulfametoxal y al ciprofloxacino.[16] Así, la rápida administración de los antibióticos de amplio espectro es clave en el contexto agudo y puede

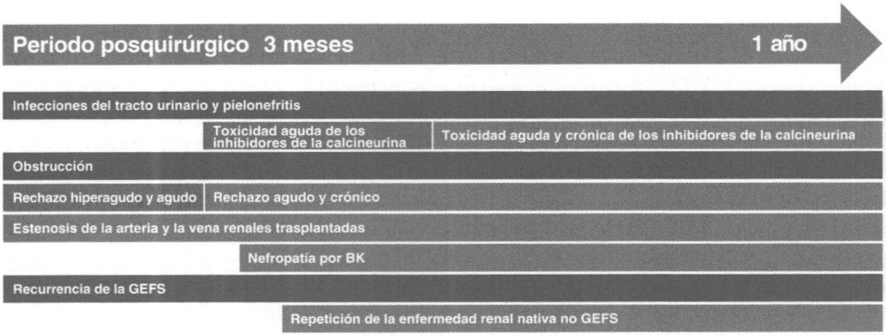

FIGURA 53-1. Etiologías de las causas más comunes de LRA en receptores de trasplantes de riñón por tiempo después del trasplante. LRA, lesión renal aguda; GEFS, glomeruloesclerosis focal y segmentaria.

ir acompañada de la disminución de la inmunosupresión si un especialista en trasplantes lo considera apropiado.[17] Una complicación rara pero potencialmente mortal de la pielonefritis aguda es la pielonefritis enfisematosa, caracterizada por la necrosis del parénquima renal con acumulación de gas.[18,19] El tratamiento suele ser conservador, aunque se utilizan intervenciones como la nefrostomía percutánea y el drenaje de abscesos; sin embargo, puede ser necesaria la nefrectomía de trasplante.[18,20] En los casos de ITU recurrente, se justifica una evaluación adicional para el reflujo vesicoureteral y la consideración de antibióticos profilácticos a largo plazo. La repercusión de la pielonefritis en los resultados del paciente y del injerto a corto y largo plazos se reporta de manera variable en la literatura y puede diferir en función del momento en que se produjo la infección en relación con el trasplante.[6,8,21]

Inhibidores de la calcineurina

Los ICN, la ciclosporina A y el tacrólimus, son el pilar de la terapia de inmunosupresión en los trasplantes de riñón y otros no renales, pero se sabe que causan lesiones renales a largo plazo y que contribuyen a la susceptibilidad del riñón a la LRA.[22] Los ICN provocan vasoconstricción arteriolar aferente, que disminuye el flujo sanguíneo renal y la filtración glomerular, lo que con el tiempo provoca un engrosamiento hialino arteriolar, isquemia tubulointersticial y, por último, fibrosis intersticial y atrofia tubular.[22-24] Los ICN también reducen la expresión del cotransportador Na^+:K^+:$2Cl^-$ en las células tubuloepiteliales, lo que provoca poliuria, nefrocalcinosis, pérdida de magnesio e hiperaldosteronismo hiperreninémico.[25] En conjunto, estos efectos predisponen a los receptores de TR a una LRA, incluso por episodios de deshidratación menores. Los ICN pueden causar por sí mismos una toxicidad aguda del aloinjerto, que se manifiesta como LRA, alteraciones electrolíticas (p. ej., hiperpotasemia, hipomagnesemia, acidosis tubular distal) y, raramente, microangiopatía trombótica. La toxicidad de los ICN suele ser reversible con la reducción de la dosis.

Los ICN son sustratos de las enzimas 3A4 y 3A5 del citocromo P450 y del transportador de la glicoproteína P, lo que causa interacciones con muchos fármacos, hierbas y componentes alimentarios, así como susceptibilidades a las alteraciones de la flora y la función intestinal.[26] Un estudio monocéntrico con 138 receptores de TR descubrió que aproximadamente 10% de los ingresos hospitalarios estaba relacionado con probables reacciones adversas a los medicamentos, de las cuales 46% de los casos eran evitables.[27] Las interacciones farmacológicas más comunes se identifican en la **tabla 53-1**. Es importante tener en cuenta estas interacciones cuando se inicie la administración de nuevos medicamentos en cualquier paciente que reciba ICN y seguir de cerca los niveles de fármacos de los ICN durante la hospitalización.

Obstrucción

La obstrucción ureteral se produce entre 2 y 10% de los receptores de TR, normalmente en los tres primeros meses del trasplante.[28] La isquemia ureteral representa hasta 90% de los casos y suele afectar al uréter distal, que está más alejado de la arteria renal.[28] Otras etiologías son el uréter largo (propenso a la isquemia y al acodamiento), la compresión externa (linfocele, hematoma, seroma, urinoma o absceso), los cálculos (cedidos por el donante o *de novo*), la vejiga neurógena, la obstrucción del catéter ureteral y la infección por el virus BK que provoca estenosis ureteral. Un aumento asintomático de la creatinina y la disminución de la diuresis deben impulsar la evaluación mediante ecografía, que tiene una sensibilidad superior a 90% para detectar la obstrucción urinaria.[29] Sin embargo, con frecuencia se observa hidronefrosis funcional de leve a moderada del aloinjerto debido a la falta de una válvula ureteral, por lo que puede ser necesaria una evaluación adicional mediante renograma para confirmar el diagnóstico.[30] La nefrostomía percutánea y la colocación de una sonda nefroureteral suelen ser útiles en el manejo de los casos de obstrucción, pero es necesario un tratamiento rápido de la causa subyacente de la obstrucción para preservar la función del aloinjerto.

TABLA 53-1	Fármacos, alimentos y hierbas más comunes que provocan interacción con los inhibidores de la calcineurina (ICN)

Agentes que aumentan los niveles de ICN	Agentes que disminuyen los niveles de ICN
Bloqueadores de los canales del calcio: diltiazem, verapamilo	Medicamentos antituberculosos: rifampicina, rifabutina, isoniazida
Antifúngicos: ketoconazol, fluconazol, itraconazol[a]	Anticonvulsivos: fenobarbital, carbamazepina, fenitoína
Inhibidores de la proteasa: ritonavir, indinavir	Antibióticos: nafcilina
Antibióticos macrobéticos[b]: eritromicina, claritromicina	Inhibidores no nucleósidos de la transcriptasa inversa: efavirenz, nevirapina
Amiodarona	Caspofungina
Buprenorfina-naloxona	Hierba de San Juan
Cimetidina	
Nefazodona	
Toronja	

[a]Los bloqueadores de los canales del calcio con dihidropiridina, como el amlodipino y el nifedipino, no causan alteraciones en los niveles de ICN.
[b]La azitromicina no provoca alteraciones del nivel de ICN.

Estenosis de la arteria renal trasplantada

La estenosis de la arteria renal trasplantada (EART) puede causar LRA, hipertensión, sobrecarga de volumen, edema pulmonar y periférico y falla del injerto; su incidencia oscila entre 1 y 23%.[31,32] Suele diagnosticarse en el primer año del trasplante y entre los factores de riesgo conocidos se encuentran la edad avanzada, la cardiopatía isquémica y los errores técnicos quirúrgicos.[31] La ecografía Doppler es la principal prueba diagnóstica de cribado, mientras que la resonancia magnética (RM) con contraste es más específica y suele usarse como prueba de confirmación antes de la intervención.[33] Las opciones de tratamiento incluyen el manejo médico, la intervención percutánea con angioplastia o colocación de un catéter, y la reconstrucción quirúrgica (ahora muy rara debido a las altas tasas de éxito de otros tratamientos). El manejo médico incluye medicamentos antihipertensivos junto con una estrecha vigilancia de los síntomas, la función renal y la obtención de imágenes en serie cuando esté indicado. Aunque no existen ensayos aleatorizados que comparen las opciones de tratamiento, un estudio retrospectivo monocéntrico descubrió una elevada tasa de recurrencia de la estenosis cuando se utilizó la angioplastia percutánea sin colocación de *stent*.[34] La estenosis de la vena renal trasplantada es mucho más rara que la EART, pero se presenta de forma similar y también puede detectarse mediante ecografía Doppler o RM con contraste.[35]

Rechazo

La incidencia del rechazo agudo ha disminuido significativamente en los últimos años. En la cohorte de receptores de TR de 2015 a 2016, la incidencia de rechazo del trasplante en el primer año fue de 9% frente a 50 a 60% a finales de la década de 1980.[36,37] Sin embargo, el rechazo agudo debe seguir considerándose una causa de LRA, especialmente en los individuos que presentan un mayor riesgo: aquellos con altos niveles de anticuerpos preformados o anticuerpos específicos del donante (AED), falta de adherencia a la medicación, episodios previos de rechazo o retraso en la función del injerto. Los episodios de rechazo varían desde el rechazo hiperagudo, que conduce a la pérdida inmediata del injerto a los pocos minutos de su implantación (raramente visto), hasta el rechazo agudo y crónico posterior.[38] El estándar de oro actual para el diagnóstico del rechazo es la biopsia del trasplante con la detección simultánea de AED, aunque los recientes avances en las pruebas de diagnóstico incluyen el uso de ensayos para la expresión de genes específicos del rechazo y la detección de ácido desoxirribonucleico (ADN) libre de células del donante.[39,40]

Aunque un debate exhaustivo sobre el diagnóstico y el tratamiento del rechazo está fuera del alcance de este libro, lo que sigue es un breve resumen. El rechazo puede clasificarse, según los criterios de Banff, en dos tipos: mediado por células y mediado por anticuerpos, aunque pueden producirse simultáneamente.[41] El rechazo mediado por células se caracteriza por la tubulitis, la inflamación intersticial y, en ocasiones, la arteritis, y puede tratarse con corticoesteroides o globulina antitimocítica en los casos más graves.[42] El rechazo agudo mediado por anticuerpos se caracteriza por la glomerulitis, la capilaritis peritubular y el depósito de complemento en el endotelio (tinción C4d positiva) en el marco de niveles elevados de AED circulantes. También puede haber necrosis tubular y arteritis inexplicable o microangiopatía trombótica. El rechazo crónico mediado por anticuerpos se caracteriza por la glomerulopatía del trasplante y suele ir acompañado de fibrosis intersticial y atrofia tubular.[41] El tratamiento del rechazo mediado por anticuerpos incluye estrategias de eliminación de anticuerpos como la plasmaféresis terapéutica, las inmunoglobulinas (Igs) intravenosas y las terapias de células B como el rituximab o el bortezomib, aunque ninguna de estas terapias tiene pruebas sólidas de eficacia.[42] Se ha observado que el rechazo agudo mediado por anticuerpos se asocia con un aumento de 4 veces en la pérdida del injerto en comparación con el rechazo mediado por células T o sin rechazo, y se sabe que los episodios de rechazo recurrentes perjudican la supervivencia del injerto a largo plazo.[43]

Nefropatía por el virus BK

El virus BK es un poliomavirus al que se estima que ha estado expuesto 75% de la población adulta y que no suele causar síntomas en individuos inmunocompetentes.[44] Sin embargo, en el entorno de la inmunosupresión, el virus BK (normalmente derivado de donantes) puede replicarse con rapidez y causar nefropatía, estenosis ureteral o cistitis hemorrágica.[44] La nefropatía por el virus BK suele presentarse como un declive indolente de la función renal; se produce en 1 a 10% de los receptores de TR, por lo general durante el primer año del trasplante, y parece correlacionarse con el grado de inmunosupresión.[45] La mayoría de los pacientes son asintomáticos al principio del curso de la enfermedad, por lo que los programas de trasplante suelen realizar pruebas empíricas para detectar los niveles del virus BK, pero algunas personas pueden presentar un rápido empeoramiento de los niveles de creatinina, piuria o hematuria.[44] En la biopsia, la nefropatía por BK se caracteriza por inclusiones virales intranucleares, lesión e inflamación tubular y tinción positiva para SV40 (100% de especificidad para poliomavirus).[45] La principal estrategia de tratamiento es la disminución de la inmunosupresión, empezando normalmente por el antimetabolito (micofenolato de mofetilo), seguido por la restricción de la dosis de ICN en caso de que no haya respuesta a la reducción del antimetabolito. La disminución de la inmunosupresión debe equilibrarse siempre con el riesgo de rechazo del individuo, que se ha notificado ocurre en conjunto con la nefropatía por BK, aunque no está claro si esto está relacionado con la reducción de la inmunosupresión o con los retos en el diagnóstico del rechazo cuando esta nefropatía está presente.[45] Otras opciones de tratamiento son la leflunomida, las Igs intravenosas, el cidofovir, la rapamicina y el ciprofloxacino, pero los datos de buena calidad sobre estas estrategias de tratamiento son limitados.[46] Se ha informado que la nefropatía por BK causa una tasa de pérdida de injertos de 46% y tiene una tasa de recurrencia de 15% en los trasplantes posteriores.[47,48] Aunque se estima que la viremia por BK afecta a 5% de los receptores de trasplantes de corazón, la progresión a nefropatía en los receptores de trasplantes de órganos sólidos no renales es rara.[49]

Recurrencia de la enfermedad renal nativa

La recurrencia de la enfermedad renal nativa representa menos de 2 a 4% de las pérdidas de injertos.[50,51] Las causas de glomerulonefritis primaria (por orden de riesgo de recurrencia) son la glomerulonefritis membranoproliferativa (GNMP) de tipo II (> 80%), la púrpura trombocitopénica trombótica/síndrome urémico hemolítico (PTT/SUH) (60%), la nefropatía IgA (20-60%), la glomeruloesclerosis focal y segmentaria (GEFS) (20-50%), la GNMP de tipo I (20-30%), la nefropatía membranosa (10-30%), la nefritis anti-membrana basal glomerular (anti-MBG) (~12%) y la nefritis lúpica (2-10%).[50,52-55] La glomerulonefritis *de novo* es poco frecuente, pero las entidades más comunes incluyen la enfermedad de cambios mínimos, la GNMP, la GEFS, la nefropatía membranosa y la nefropatía IgA.[55,56] Un aumento inexplicable de la creatinina, la proteinuria o la hematuria debe hacer sospechar la reaparición de la enfermedad nativa. La biopsia renal sigue siendo el estándar de oro para el diagnóstico. El tratamiento y la gestión son similares a los de la enfermedad renal nativa, pero se adaptan en función de la cronicidad. Cabe destacar que, a diferencia de la GEFS del riñón nativo, la plasmaféresis probablemente tenga un papel en el tratamiento de la GEFS recurrente en los receptores de TR.[57]

RECEPTORES DE TRASPLANTES NO RENALES

Aunque este capítulo se ha centrado en los receptores de TR, algunos puntos clave pueden ser también aplicables a los receptores de un trasplante de órgano sólido no renal. Se sabe que los receptores de trasplantes de órganos no renales tienen un mayor riesgo de sufrir insuficiencia renal crónica (16.5% de los receptores de trasplantes no renales entre 1990 y 2000), y que la LRA contribuye a ese riesgo.[58] Debido a que el tratamiento con ICN es la piedra angular de la inmunosupresión en los trasplantes de órganos no renales, los problemas relacionados con su uso también son comunes en estos casos. Los receptores de trasplantes de órganos sólidos no renales también corren un alto riesgo de infección debido a su estado de inmunosupresión, y la orina sigue siendo una fuente infecciosa común, aunque la pielonefritis no se produce con la misma frecuencia que en los receptores de trasplante renal.[59]

Referencias

1. Voiculescu A, Schmitz M, Hollenbeck M, et al. Management of arterial stenosis affecting kidney graft perfusion: a single-centre study in 53 patients. *Am J Transplant.* 2005;5:1731-1738.
2. Mehrotra A, Rose C, Pannu N, et al. Incidence and consequences of acute kidney injury in kidney transplant recipients. *Am J Kidney Dis.* 2012;59:558-565.
3. Meier-Kriesche HU, Baliga R, Kaplan B. Decreased renal function is a strong risk factor for cardiovascular death after renal transplantation. *Transplantation.* 2003;75:1291-1295.
4. Mouloudi E, Massa E, Georgiadou E, et al. Course and outcome of renal transplant recipients admitted to the intensive care unit: a 20-year study. *Transplant Proc.* 2012;44:2718-2720.
5. Guinault D, Del Bello A, Lavayssiere L, et al. Outcomes of kidney transplant recipients admitted to the intensive care unit: a retrospective study of 200 patients. *BMC Anesthesiol.* 2019;19:130.
6. Sadaghdar H, Chelluri L, Bowles SA, et al. Outcome of renal transplant recipients in the ICU. *Chest.* 1995;107:1402-1405.
7. Fiorante S, Fernandez-Ruiz M, Lopez-Medrano F, et al. Acute graft pyelonephritis in renal transplant recipients: incidence, risk factors and long-term outcome. *Nephrol Dial Transplant.* 2011;26:1065-1073.
8. Sabe N, Oriol I, Melilli E, et al. Antibiotic treatment versus no treatment for asymptomatic bacteriuria in kidney transplant recipients: a multicenter randomized trial. *Open Forum Infect Dis.* 2019;6. doi:10.1093/ofid/ofz243
9. Graversen ME, Dalgaard LS, Jensen-Fangel S, et al. Risk and outcome of pyelonephritis among renal transplant recipients. *BMC Infect Dis.* 2016;16:264.
10. Kayler L, Kang D, Molmenti E, et al. Kidney transplant ureteroneocystostomy techniques and complications: review of the literature. *Transplant Proc.* 2010;42:1413-1420.
11. Bodro M, Sanclemente G, Lipperheide I, et al. Impact of urinary tract infections on short-term kidney graft outcome. *Clin Microbiol Infect.* 2015;21:1104.E1-1104.E8.

12. Choi YS, Kim KS, Choi SW, et al. Ureteral complications in kidney transplantation: analysis and management of 853 consecutive laparoscopic living-donor nephrectomies in a single center. *Transplant Proc.* 2016;48:2684-2688.
13. Carvalho JA, Nunes P, Antunes H, et al. Surgical complications in kidney transplantation: an overview of a Portuguese reference center. *Transplant Proc.* 2019;51:1590-1596.
14. Zavos G, Pappas P, Karatzas T, et al. Urological complications: analysis and management of 1525 consecutive renal transplantations. *Transplant Proc.* 2008;40:1386-1390.
15. Kotagiri P, Chembolli D, Ryan J, et al. Urinary tract infections in the first year post-kidney transplantation: potential benefits of treating asymptomatic bacteriuria. *Transplant Proc.* 2017;49:2070-2075.
16. Säemann M, Hörl WH. Urinary tract infection in renal transplant recipients. *Eur J Clin Invest.* 2008;38:58-65.
17. Goldman JD, Julian K. Urinary tract infections in solid organ transplant recipients: guidelines from the American Society of Transplantation Infectious Diseases Community of Practice. *Clin Transplant.* 2019:e13507.
18. Al-Geizawi SM, Farney AC, Rogers J, et al. Renal allograft failure due to emphysematous pyelonephritis: successful non-operative management and proposed new classification scheme based on literature review. *Transpl Infect Dis.* 2010;12:543-550.
19. Takahashi K, Malinzak LE, Safwan M, et al. Emphysematous pyelonephritis in renal allograft related to antibody-mediated rejection: a case report and literature review. *Transpl Infect Dis.* 2019;21:e13026.
20. Falagas ME, Alexiou VG, Giannopoulou KP, et al. Risk factors for mortality in patients with emphysematous pyelonephritis: a meta-analysis. *J Urol.* 2007;178:880-885; quiz 1129.
21. Fellstrom B, Jardine AG, Soveri I, et al. Renal dysfunction as a risk factor for mortality and cardiovascular disease in renal transplantation: experience from the Assessment of Lescol in Renal Transplantation trial. *Transplantation.* 2005;79:1160-1163.
22. Naesens M, Kuypers DRJ, Sarwal M. Calcineurin inhibitor nephrotoxicity. *Clin J Am Soc Nephrol.* 2009;4:481.
23. Liptak P, Ivanyi B. Primer: histopathology of calcineurin-inhibitor toxicity in renal allografts. *Nat Clin Pract Nephrol.* 2006;2:398-404.
24. Nankivell BJ, P'Ng CH, O'Connell PJ, et al. Calcineurin inhibitor nephrotoxicity through the lens of longitudinal histology: comparison of cyclosporine and tacrolimus eras. *Transplantation.* 2016;100:1723-1731.
25. Naesens M, Steels P, Verberckmoes R, et al. Bartter's and Gitelman's syndromes: from gene to clinic. *Nephron Physiol.* 2004;96:65-78.
26. Vanhove T, Annaert P, Kuypers DRJ. Clinical determinants of calcineurin inhibitor disposition: a mechanistic review. *Drug Metab Rev.* 2016;48:88-112.
27. Bril F, Castro V, Centurion IG, et al. A systematic approach to assess the burden of drug interactions in adult kidney transplant patients. *Curr Drug Saf.* 2016;11:156-163.
28. Kumar S, Ameli-Renani S, Hakim A, et al. Ureteral obstruction following renal transplantation: causes, diagnosis and management. *Br J Radiol.* 2014;87:20140169.
29. Duty BD, Conlin MJ, Fuchs EF, et al. The current role of endourologic management of renal transplantation complications. *Adv Urol.* 2013;2013:246520.
30. Nankivell BJ, Cohn DA, Spicer ST, et al. Diagnosis of kidney transplant obstruction using Mag3 diuretic renography. *Clin Transplant.* 2001;15:11-18.
31. Ngo AT, Markar SR, De Lijster MS, et al. A systematic review of outcomes following percutaneous transluminal angioplasty and stenting in the treatment of transplant renal artery stenosis. *Cardiovasc Intervent Radiol.* 2015;38:1573-1588.
32. Hurst FP, Abbott KC, Neff RT, et al. Incidence, predictors and outcomes of transplant renal artery stenosis after kidney transplantation: analysis of USRDS. *Am J Nephrol.* 2009;30:459-467.
33. Fananapazir G, Bashir MR, Corwin MT, et al. Comparison of ferumoxytol-enhanced MRA with conventional angiography for assessment of severity of transplant renal artery stenosis. *J Magn Reson Imaging.* 2017;45:779-785.
34. Chen LX, De Mattos A, Bang H, et al. Angioplasty vs stent in the treatment of transplant renal artery stenosis. *Clin Transplant.* 2018;32:e13217.
35. Granata A, Clementi S, Londrino F, et al. Renal transplant vascular complications: the role of Doppler ultrasound. *J Ultrasound.* 2014;18:101-107.
36. Hart A, Smith JM, Skeans MA, et al. OPTN/SRTR 2017 Annual Data Report: kidney. *Am J Transplant.* 2019;19:19-123.
37. Cecka JM, Terasaki PI. Early rejection episodes. *Clin Transpl.* 1989:425-434.
38. Bhatti AB, Usman M. Chronic renal transplant rejection and possible anti-proliferative drug targets. *Cureus.* 2015;7:e376.

39. Bloom RD, Bromberg JS, Poggio ED, et al. Cell-free DNA and active rejection in kidney allografts. *J Am Soc Nephrol.* 2017;28:2221-2232.

40. Roedder S, Sigdel T, Salomonis N, et al. The kSORT assay to detect renal transplant patients at high risk for acute rejection: results of the multicenter AART study. *PLoS Med.* 2014;11:e1001759.

41. Haas M, Loupy A, Lefaucheur C, et al. The Banff 2017 Kidney Meeting Report: revised diagnostic criteria for chronic active T cell-mediated rejection, antibody-mediated rejection, and prospects for integrative endpoints for next-generation clinical trials. *Am J Transplant.* 2018;18:293-307.

42. Linares L, Garcia-Goez JF, Cervera C, et al. Early bacteremia after solid organ transplantation. *Transplant Proc.* 2009;41:2262-2264.

43. Orandi BJ, Chow EH, Hsu A, et al. Quantifying renal allograft loss following early antibody-mediated rejection. *Am J Transplant.* 2015;15:489-498.

44. Lamarche C, Orio J, Collette S, et al. BK polyomavirus and the transplanted kidney: immunopathology and therapeutic approaches. *Transplantation.* 2016;100:2276-2287.

45. Bohl DL, Brennan DC. BK virus nephropathy and kidney transplantation. *Clin J Am Soc Nephrol.* 2007;2:S36-S46.

46. Johnston O, Jaswal D, Gill JS, et al. Treatment of polyomavirus infection in kidney transplant recipients: a systematic review. *Transplantation.* 2010;89:1057-1070.

47. Vasudev B, Hariharan S, Hussain SA, et al. BK virus nephritis: risk factors, timing, and outcome in renal transplant recipients. *Kidney Int.* 2005;68:1834-1839.

48. Hirsch HH, Brennan DC, Drachenberg CB, et al. Polyomavirus-associated nephropathy in renal transplantation: interdisciplinary analyses and recommendations. *Transplantation.* 2005;79:1277-1286.

49. Viswesh V, Yost SE, Kaplan B. The prevalence and implications of BK virus replication in non-renal solid organ transplant recipients: a systematic review. *Transplant Rev.* 2015;29:175-180.

50. Blosser CD, Bloom RD. Recurrent glomerular disease after kidney transplantation. *Curr Opin Nephrol Hypertens.* 2017;26:501-508.

51. Fairhead T, Knoll G. Recurrent glomerular disease after kidney transplantation. *Curr Opin Nephrol Hypertens.* 2010;19:578-585.

52. Golgert WA, Appel GB, Hariharan S. Recurrent glomerulonephritis after renal transplantation: an unsolved problem. *Clin J Am Soc Nephrol.* 2008;3:800-807.

53. de Fijter JW. Recurrence of glomerulonephritis: an underestimated and unmet medical need. *Kidney Int.* 2017;92:294-296.

54. Lingaraj U, Patil SR, Aralapuram K, et al. Recurrence of membranoproliferative glomerulonephritis post transplant—is this mere recurrence of pattern or recurrence of disease? *Saudi J Kidney Dis Transpl.* 2019;30:719-722.

55. Ponticelli C, Moroni G, Glassock RJ. De novo glomerular diseases after renal transplantation. *Clin J Am Soc Nephrol.* 2014;9:1479-1487.

56. Sener A, Bella AJ, Nguan C, et al. Focal segmental glomerular sclerosis in renal transplant recipients: predicting early disease recurrence may prolong allograft function. *Clin Transplant.* 2009;23:96-100.

57. Kashgary A, Sontrop JM, Li L, et al. The role of plasma exchange in treating post-transplant focal segmental glomerulosclerosis: a systematic review and meta-analysis of 77 case-reports and case-series. *BMC Nephrol.* 2016;17:104.

58. Ojo AO, Held PJ, Port FK, et al. Chronic renal failure after transplantation of a nonrenal organ. *N Engl J Med.* 2003;349:931-940.

59. Vidal E, Torre-Cisneros J, Blanes M, et al. Bacterial urinary tract infection after solid organ transplantation in the RESITRA cohort. *Transpl Infect Dis.* 2012;14:595-603.

¿Qué se sabe sobre los episodios de LRA después de un trasplante de riñón?

© 2020 Wolters Kluwer

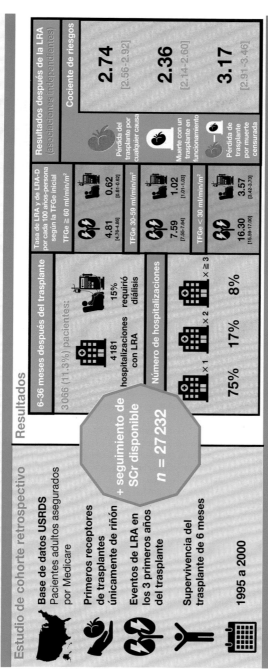

Estudio de cohorte retrospectivo

Base de datos USRDS
Pacientes adultos asegurados por Medicare

Primeros receptores de trasplantes únicamente de riñón

Eventos de LRA en los 3 primeros años del trasplante

Supervivencia del trasplante de 6 meses

1995 a 2000

+ seguimiento de SCr disponible

n = 27 232

Resultados

6-36 meses después del trasplante
3066 (11.3%) pacientes:

4181 hospitalizaciones con LRA

15% requirió diálisis

Número de hospitalizaciones

× 1: 75%
× 2: 17%
× ≧ 3: 8%

Tasa de LRA y de LRA-D por cada 100 años-persona según la TFGe inicial

TFGe ≧ 60 ml/min/m²
4.81 [4.76-4.86]
0.62 [0.61-0.62]

TFGe 30-59 ml/min/m²
7.59 [7.55-7.64]
1.02 [1.01-1.03]

TFGe < 30 ml/min/m²
16.30 [15.59-17.00]
3.57 [3.42-3.73]

Resultados después de la LRA
(asociaciones independientes)

Cociente de riesgos

Pérdida del trasplante por cualquier causa
2.74 [2.56-2.92]

Muerte con un trasplante en funcionamiento
2.36 [2.14-2.60]

Pérdida de trasplante por muerte censurada
3.17 [2.91-3.46]

Conclusión: este estudio de cohortes reveló que las tasas de LRA y de LRA que requiere diálisis (LRA-D) en una población postrasplante eran 20 y 45 veces superiores a las de los pacientes comunitarios no trasplantados.

Mehrotra A, Rose C, Pannu N, Gill J, Tonelli M, Gill JS. Incidence and consequences of acute kidney injury in kidney transplant recipients. *Am J Kidney Dis*. 2012;59(4):558-65.

RESUMEN VISUAL 53-1

Complicaciones infecciosas en pacientes con trasplante de riñón

Pratik B. Shah y Kathleen M. Mullane

INFECCIONES EN RECEPTORES DE TRASPLANTES DE RIÑÓN

Los receptores de trasplantes de riñón (RTR) están inmunodeprimidos y corren un mayor riesgo de sufrir infecciones convencionales y oportunistas, lo que contribuye a su morbilidad y mortalidad.[1] Múltiples factores previos y posteriores al trasplante y del procedimiento quirúrgico hacen que los RTR corran un mayor riesgo de infección.[2,3] Las infecciones del sitio quirúrgico posteriores al trasplante, las infecciones respiratorias, de catéteres (ya sean intravenosos [IV] o genitourinarios [GU]), intraabdominales (incluidos los abscesos renales y perinéfricos), la candidiasis en el sitio del injerto, así como la fiebre por medicamentos o el rechazo agudo de los órganos trasplantados también deben considerarse cuando un receptor de trasplante regresa con fiebre o fisiología séptica.[4] Debido a que la inmunosupresión es menos agresiva en los RTR en comparación con la necesaria en los receptores de trasplantes de células hematopoyéticas, así como en otros receptores de trasplantes de órganos sólidos, las infecciones fúngicas son menos frecuentes.[5]

La etiología de la infección en el RTR depende del tiempo transcurrido desde el trasplante (*véase* la **figura 54-1**). En el primer mes luego del trasplante, son más frecuentes las infecciones derivadas del donante y las nosocomiales. En los meses 1 a 6 después del trasplante, los RTR tienen riesgo de infecciones virales oportunistas (patógenos respiratorios adquiridos en la comunidad, gastrointestinales y reactivación de virus latentes), fúngicas (reactivación de micosis endémicas, *Pneumocystis* y *Candida* spp.) y parasitarias (reactivación de *Strongyloides* o *Toxoplasma*). Después de 6 meses tras el trasplante, los RTR aún tienen mayor riesgo de infección por patógenos adquiridos en la comunidad.[6,7] Dado que los RTR inmunocomprometidos pueden no manifestar las características clínicas y radiológicas clásicas de la infección, se justifica un alto grado de vigilancia y sospecha clínica. El uso de antimicrobianos profilácticos y la exposición al entorno hospitalario pueden aumentar el riesgo de múltiples organismos resistentes a los antibióticos, así como la infección por *Clostridium difficile*.

En el momento de la presentación, debe llevarse a cabo la identificación de la fuente mediante exámenes físicos seriados con especial atención a la presencia de infecciones relacionadas con el catéter venoso central, la adquisición de una infección respiratoria nosocomial o adquirida en la comunidad, posibles infecciones del sitio quirúrgico y la presencia de un catéter de Foley o *stents*. Debe realizarse un diagnóstico definitivo con microbiología, paneles multiplex o tecnologías de secuenciación de próxima generación, así como con cultivo de tejidos e histología, prestando atención a la obtención de tinciones especiales para organismos fúngicos, virales y acidorresistentes.[8] Las serologías no siempre son positivas ni son útiles para el diagnóstico de una infección aguda. Debe recordarse que la consideración de complicaciones no infecciosas, como el rechazo del aloinjerto, la toxicidad de los fármacos o las reacciones de hipersensibilidad a los mismos, y los acontecimientos isquémicos o trombóticos pueden imitar las características de la sepsis[3] (*véase* la **figura 54-2**).

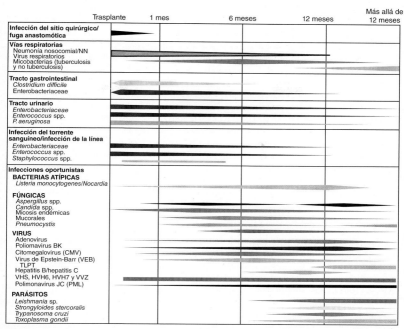

FIGURA 54-1. Cronología de las infecciones relacionadas con el trasplante de riñón. HVH6, herpesvirus humano 6; HVH7, herpesvirus humano 7; NN, neumonía nosocomial; TLPT, trastorno linfoproliferativo postrasplante; VHS, virus del herpes simple; VVZ, virus de la varicela-zóster. Adaptado de Fishman JA. Infection in organ transplantation. *Am J Transplant.* 2017;17(4):856-879. doi:10.1111/ajt.14208; Van Delden C, Stampf S, Hirsch HH, et al. Burden and timeline of infectious diseases in the first year after solid organ transplantation in the Swiss Transplant Cohort Study. *Clin Infect Dis.* 2020;ciz1113. doi:10.1093/cid/ciz1113.

Sepsis en pacientes con trasplante de riñón

Evaluación física
Obtener cultivos de sangre y orina; obtener cultivos de lugares sospechosos
Iniciar una terapia antimicrobiana, soporte de fluidos y presores, dosis de estrés de esteroides
Evaluación radiológica dirigida

Drenaje/desbridamiento intervencionista radiológico o quirúrgico según se indique
Evaluar las causas no infecciosas del rechazo de aloinjertos por sepsis, reacciones
de toxicidad/hipersensibilidad a los medicamentos, eventos isquémicos o trombóticos

Reducir la inmunosupresión tanto como sea posible
Desescalar o enfocar la terapia antimicrobiana según sea posible

FIGURA 54-2. Tratamiento de la sepsis en pacientes con trasplante de riñón.

Debido a que el retraso en la terapia antimicrobiana adecuada se asocia con un aumento de la mortalidad, el inicio oportuno de agentes antimicrobianos empíricos de amplio espectro es la piedra angular del tratamiento de la sepsis. Dada la frecuente exposición de los RTR a infecciones hospitalarias y sanitarias, los antecedentes de infecciones previas con organismos multirresistentes deben tenerse en cuenta en la elección de la terapia antimicrobiana empírica con desescalada una vez que vuelvan los datos de los cultivos y las pruebas de diagnóstico molecular. La reanimación con líquidos, teniendo en cuenta la función del injerto y los fluidos adecuados, así como el apoyo vasopresor, debe abordarse basándose en las guías internacionales actuales.[9] El control de la fuente con procedimientos de drenaje guiados por imagen o quirúrgicos, el desbridamiento quirúrgico de los tejidos infectados/necróticos y la eliminación de los objetos extraños infectados deben llevarse a cabo de manera oportuna. Debe considerarse la posibilidad de administrar una terapia de corticoesteroides a dosis de estrés en todos los RTC con riesgo de insuficiencia suprarrenal.[10] En el contexto de la sepsis, debe considerarse la reducción de la dosis de inmunosupresión o su retiro temporal para mejorar la respuesta inmunológica del huésped. Esto debe equilibrarse cuidadosamente con el riesgo de rechazo del aloinjerto. Si se continúa con los inmunosupresores, debe vigilarse el nivel del fármaco, dados los cambios farmacodinámicos y farmacocinéticos causados por la sepsis.

INFECCIÓN POR CITOMEGALOVIRUS

El citomegalovirus (CMV), un miembro de los herpesvirus, es la infección oportunista más común en el RTR. Entre los factores de riesgo se encuentran el donante seropositivo al CMV (especialmente con un receptor seropositivo al CMV), el uso de anticuerpos antilinfocíticos para la inducción (p. ej., timoglobulina), los episodios de rechazo, los donantes de mayor edad, los trasplantes compuestos y el deterioro de la función del injerto.[11,12] La infección por CMV puede desarrollarse como una infección primaria, una infección con una nueva cepa de CMV (derivada del donante) diferente de las cepas latentes presentes en el receptor, o la reactivación de un virus latente. La viremia por CMV se detecta mejor mediante pruebas de ácido nucleico (PAN); el ensayo de antigenemia por CMV pp65 es menos sensible y se utiliza con poca frecuencia. La viremia por PAN puede estar ausente en la colitis, la neumonitis y la retinitis; por lo tanto, la confirmación histopatológica puede ser necesaria en algunos casos de sospecha de enfermedad de órganos terminales por CMV. La profilaxis universal con valganciclovir (VGCV) o la terapia preventiva pueden instituirse para la prevención de la enfermedad por CMV en los RTR de riesgo intermedio y alto (*véase* la **tabla 54-1**).

De acuerdo con la Clinical Transplantation Consensus Statement and Recommendations de 2019, se recomienda el VGCV o el ganciclovir (GCV) intravenoso como tratamiento de primera línea en adultos para los episodios iniciales y recurrentes de la enfermedad por CMV.[13] EL VGCV se recomienda en pacientes con enfermedad por CMV de leve a moderada que puedan tolerar y cumplir la medicación oral. EL GCV intravenoso se recomienda en los casos de enfermedad grave y potencialmente mortal. EL GCV oral, el aciclovir o el valaciclovir no se recomiendan para el tratamiento de la enfermedad por CMV.

En el caso de la neumonía por CMV y, posiblemente, de enfermedad más grave, la adición de inmunoglobulina hiperinmune contra el CMV puede ser beneficiosa. Debe considerarse la reducción de la inmunosupresión de mantenimiento para facilitar la recuperación de la enfermedad por CMV. Debe alcanzarse un descenso de 1 $\log_{10}$ en la carga viral del CMV luego de 2 semanas de terapia antiviral con la dosis adecuada. Si después de 2 semanas la ADNemia o antigenemia del CMV aumenta más de 1 $\log_{10}$, se considera refractaria; si persiste o aumenta menos de 1 $\log_{10}$, se considera probablemente refractaria. Estos hallazgos justificarían las pruebas de resistencia genotípica para UL54 y UL97. Si se documenta o se espera una resistencia al GCV, habrá que considerar la terapia con foscarnet o cidofovir, que pueden causar nefrotoxicidad.

TABLA 54-1	Efectos clínicos del citomegalovirus
Infección por CMV	Evidencia de la replicación del CMV independientemente de los síntomas
Enfermedad por CMV	Evidencia de la replicación del CMV, así como los síntomas: • Síndrome del CMV: fiebre, malestar, leucopenia, neutropenia, linfocitosis atípica y trombocitopenia • Enfermedad invasiva de los tejidos: neumonitis, hepatitis, retinitis, enfermedad gastrointestinal, nefritis
Efectos indirectos	Mayor riesgo de otras infecciones oportunistas (fúngicas, otros herpesvirus), trastorno linfoproliferativo postrasplante (TLPT), diabetes mellitus postrasplante, estenosis de la arteria renal trasplantada y rechazo del aloinjerto renal, que provoca una menor supervivencia del injerto y del paciente

CMV, citomegalovirus.

Adaptado de Annane D, Renault A, Brun-Buisson C, et al. Hydrocortisone plus fludrocortisone for adults with septic shock. *N Engl J Med.* 2018;378(9):809-818. doi:10.1056/NEJMoa1705716; Brennan DC. Cytomegalovirus in renal transplantation. *J Am Soc Nephrol.* 2001;12(4):848-855.

VIREMIA/NEFROPATÍA POR BK

El virus BK, miembro de la familia de los poliomavirus, se adquiere normalmente en la infancia, pero es clínicamente silencioso en los pacientes inmunocompetentes. En los RTR inmunocomprometidos, puede producirse una reactivación del virus BK, que puede causar disfunción del injerto (nefropatía por BK o NBK) por inflamación tubulointersticial y posterior fibrosis renal.[14] En ocasiones se observa estenosis ureteral. Cuando se sospecha la presencia de NBK, la cuantificación del ácido desoxirribonucleico (ADN) del virus BK en la sangre y la orina debe realizarse mediante la reacción en cadena de la polimerasa (RCP). Puede ser necesaria una biopsia del riñón trasplantado para hacer un diagnóstico definitivo. El tratamiento de la viruria por BK, pero sin viremia, no suele ser necesario. La piedra angular del tratamiento de la viremia por BK (VBK)/NBK es la reducción de la inmunosupresión, que debe equilibrarse con cuidado con el riesgo de rechazo del injerto. Se ha probado la leflunomida con un éxito variable. Las fluoroquinolonas no tienen ningún papel en el tratamiento de la VBK/NBK.[15]

INFECCIÓN POR EL VIRUS DE EPSTEIN-BARR

El riesgo es mayor en los RTR seropositivos al virus de Epstein-Barr (VEB) que reciben un órgano de un donante seropositivo al VEB. La enfermedad por el VEB tiene un amplio espectro. Puede causar desde una enfermedad febril inespecífica hasta la afectación de órganos específicos (hepatitis, neumonitis y gastroenteritis). También está asociado con un trastorno linfoproliferativo postrasplante (TLPT).[16] El diagnóstico del TLPT requiere una confirmación histológica, y su tratamiento se basa en el subtipo y el tipo de trasplante e implica la reducción de la inmunosupresión, la inmunoterapia con el anticuerpo monoclonal CD20 rituximab, la quimioterapia y la radioterapia. El rituximab puede considerarse para la profilaxis del TLPT en pacientes que tienen una viremia significativa del VEB. No existe una terapia definitiva para prevenir el VEB y el TLPT. Se recomienda limitar la inmunosupresión agresiva en los receptores de bajo riesgo inmunológico y controlar la carga viral del VEB en plasma en los receptores de alto riesgo de VEB. Puede considerarse el tratamiento preventivo del TLPT en el momento de la reactivación viral con rituximab y la reducción de la inmunosupresión.

INFECCIÓN DEL TRACTO URINARIO

Epidemiología

La infección del tracto urinario (ITU) es la complicación infecciosa más común en el RTR. Representa 30% de todas las hospitalizaciones por sepsis en el RTR. Su incidencia es mayor en los primeros 6 meses después del trasplante de riñón (TR), aunque el riesgo persiste durante todo el tiempo posterior al TR.[17] Los factores de riesgo de ITU se analizan en la **tabla 54-2**.[18-22]

Microbiología

Las bacterias gramnegativas representan más de 70% de las ITU en los RTR. *Escherichia coli* es el organismo más común. Otros uropatógenos comunes son las especies *Enterococcus, Pseudomonas, Klebsiella, Enterobacter* y *Staphylococcus*.[23] Los cultivos de orina que muestran una flora mixta se deben probablemente a la contaminación.

Manifestaciones clínicas y tratamiento[24] (*véase* la tabla 54-3)
CANDIDURIA

La candiduria es poco común en el RTR, con una tasa de incidencia que oscila entre 4 y 10%. La *Candida glabrata* es el patógeno más común. La candiduria es asintomática en la mayoría de los RTR, y el tratamiento antifúngico no está indicado.[25] En el periodo inmediatamente posterior al trasplante, en los pacientes neutropénicos o en los que se someten a intervenciones urológicas puede estar asociada con un mayor riesgo de complicaciones; el tratamiento antifúngico se justifica en estos contextos.

 Factores de riesgo de infección del tracto urinario

Factores de riesgo generales	Factores de riesgo específicos del trasplante
Sexo femenino	Inducción con globulina antitimocítica
Edad avanzada	Presencia de un catéter ureteral en el periodo posterior al TR temprano
Diabetes	Episodios de rechazo agudo
Sonda urinaria permanente	Trasplante de donante fallecido (comparado con el de donante vivo)
Anomalías urológicas (vejiga neurógena, cálculos o quistes renales, reflujo vesicoureteral)	Duración de la diálisis

TR, trasplante de riñón.

T A B L A

54-3 Manifestaciones clínicas y tratamiento de la infección del tracto urinario

Clasificación	Manifestación clínica	Investigaciones de laboratorio	Tratamiento
Bacteriuria asintomática	No hay síntomas de infección urinaria o sistémica	> 10⁵ UFC/mL de uropatógenos	No está indicado ningún tratamiento
Cistitis aguda simple	Síntomas de ITU inferior (disuria, dolor suprapúbico, frecuencia o urgencia urinaria) en ausencia de síntomas sistémicos y dispositivo urológico permanente	> 10 leucocitos/mm^3 > 10^3 UFC/mL de uropatógenos	Cefalosporina oral de tercera generación o amoxicilina-clavulanato o ciprofloxacino o levofloxacino. La nitrofurantoína puede utilizarse si el ClCr > 40 Duración del tratamiento: 5-10 días
Pielonefritis aguda/ITU complicada	Síntomas de ITU superior (fiebre, escalofríos, malestar, dolor del ángulo costovertebral), leucocitosis o bacteriemia (sin otra causa aparente), dispositivo urológico permanente	> 10 leucocitos/mm^3 > 10^4 UFC/mL de uropatógenos	Piperacilina-tazobactam o cefepima o carbapenem. Una vez que se disponga de los resultados de la susceptibilidad al cultivo, utilice el antibiótico de espectro más estrecho disponible Duración del tratamiento: 14-21 días
ITU recurrente	≥ 3 ITU en el periodo anterior a 12 meses	Estudios de orina como los anteriores Considere la posibilidad de realizar más estudios urológicos (residuo posmiccional, ecografía/TC del riñón, cistouretrografía miccional, estudios urodinámicos) para identificar la etiología	Tratar el episodio individual como se hizo anteriormente. Prevención: medidas básicas de prevención de infecciones (mantener la hidratación, vaciado frecuente, en el caso de las mujeres limpiarse de adelante hacia atrás), hipurato de metenamina, profilaxis antibiótica

ClCr, aclaramiento de creatinina; ITU, infección del tracto urinario; TC, tomografía computarizada; UFC, unidades formadoras de colonias.

611

Referencias

1. Gotur DB, Masud FN, Ezeana CF, et al. Sepsis outcomes in solid organ transplant recipients. *Transpl Infect Dis.* 2019:e13214. doi:10.1111/tid.13214

2. Syu SH, Lin YW, Lin KH, Lee LM, Hsiao CH, Wen YC. Risk factors for complications and graft failure in kidney transplant patients with sepsis. *Bosn J Basic Med Sci.* 2019;19(3):304-311. doi:10.17305/bjbms.2018.3874

3. Schachtner T, Stein M, Reinke P. Sepsis after renal transplantation: clinical, immunological, and microbiological risk factors. *Transpl Infect Dis.* 2017;19(3). doi:10.1111/tid.12695

4. Haidar G, Green M, American Society of Transplantation Infectious Diseases Community of Practice. Intra-abdominal infections in solid organ transplant recipients: guidelines from the American Society of Transplantation Infectious Diseases Community of Practice. *Clin Transplant.* 2019;33(9):e13595. doi:10.1111/ctr.13595

5. Pappas PG, Alexander BD, Andes DR, et al. Invasive fungal infections among organ transplant recipients: results of the Transplant-Associated Infection Surveillance Network (TRANSNET). *Clin Infect Dis.* 2010;50(8):1101-1111. doi:10.1086/651262

6. Fishman JA. Infection in organ transplantation. *Am J Transplant.* 2017;17(4):856-879. doi:10.1111/ajt.14208

7. Van Delden C, Stampf S, Hirsch HH, et al. Burden and timeline of infectious diseases in the first year after solid organ transplantation in the Swiss Transplant Cohort Study. *Clin Infect Dis.* 2020;ciz1113. doi:10.1093/cid/ciz1113

8. Azoulay E, Pickkers P, Soares M, et al. Acute hypoxemic respiratory failure in immunocompromised patients: the Efraim multinational prospective cohort study. *Intensive Care Med.* 2017;43(12):1808-1819. doi:10.1007/s00134-017-4947-1

9. Rhodes A, Evans LE, Alhazzani W, et al. Surviving sepsis campaign: international guidelines for management of sepsis and septic shock: 2016. *Intensive Care Med.* 2017;43(3):304-377. doi:10.1007/s00134-017-4683-6

10. Annane D, Renault A, Brun-Buisson C, et al. Hydrocortisone plus fludrocortisone for adults with septic shock. *N Engl J Med.* 2018;378(9):809-818. doi:10.1056/NEJMoa1705716

11. Brennan DC. Cytomegalovirus in renal transplantation. *J Am Soc Nephrol.* 2001;12(1):848-855.

12. De Keyzer K, Van Laecke S, Peeters P, Vanholder R. Human cytomegalovirus and kidney transplantation: a clinician's update. *Am J Kidney Dis.* 2011;58(1):118-126.

13. Kotton CN, Kumar D, Caliendo AM, et al; The Transplantation Society International CMV Consensus Group. The Third International Consensus guidelines on the management of cytomegalovirus in solid-organ transplantation. *Transplantation.* 2018;102(6):900-931. doi:10.1097/TP.0000000000002191.

14. Bohl DL, Brennan DC. BK virus nephropathy and kidney transplantation. *Clin J Am Soc Nephrol.* 2007;2(suppl 1):S36-S46. doi:10.2215/CJN.00920207

15. Lee BT, Gabardi S, Grafals M, et al. Efficacy of levofloxacin in the treatment of BK viremia: a multicenter, double-blinded, randomized, placebo-controlled trial. *Clin J Am Soc Nephrol.* 2014;9(3):583-589. doi:10.2215/CJN.04230413

16. Karuthu S, Blumberg EA. Common infections in kidney transplant recipients. *Clin J Am Soc Nephrol.* 2012;7(12):2058-2070.

17. Razonable RR, Humar A. Cytomegalovirus in solid organ transplant recipients—guidelines of the American Society of Transplantation Infectious Diseases Community of Practice. *Clin Transplant.* 2019;33(9):e13512. doi:10.1111/ctr.13512

18. Le J, Durand CM, Agha I, Brennan DC. Epstein-Barr virus and renal transplantation. *Transplant Rev (Orlando).* 2017;31(1):55-60. doi:10.1016/j.trre.2016.12.001

19. Vidal E, Torre-Cisneros J, Blanes M, et al. Bacterial urinary tract infection after solid organ transplantation in the RESITRA cohort. *Transpl Infect Dis.* 2012;14(6):595-603.

20. Ariza-Heredia EJ, Beam EN, Lesnick TG, Kremers WK, Cosio FG, Razonable RR. Urinary tract infections in kidney transplant recipients: role of gender, urologic abnormalities, and antimicrobial prophylaxis. *Ann Transplant.* 2013;18:195-204.

21. Dantas SR, Kuboyama RH, Mazzali M, Moretti ML. Nosocomial infections in renal transplant patients: risk factors and treatment implications associated with urinary tract and surgical site infections. *J Hosp Infect.* 2006;63(2):117-123.

22. Lim JH, Cho JH, Lee JH, et al. Risk factors for recurrent urinary tract infection in kidney transplant recipients. *Transplant Proc.* 2013;45(4):1584-1589.

23. Saemann M, Horl WH. Urinary tract infection in renal transplant recipients. *Eur J Clin Invest.* 2008;38(suppl 2):58-65.

24. Goldman JD, Julian K. Urinary tract infections in solid organ transplant recipients: guidelines from the American Society of Transplantation Infectious Diseases Community of Practice. *Clin Transplant.* 2019:e13507.

25. Denis B, Chopin D, Piron P, et al. Candiduria in kidney transplant recipients: is antifungal therapy useful? *Mycoses.* 2018;61(5):298-304.

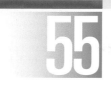

Cuidados para el donante de órganos con muerte cerebral

Aalok K. Kacha

INTRODUCCIÓN

El trasplante de órganos es el tratamiento de elección para los pacientes con enfermedades terminales. Sin embargo, el suministro de órganos adecuados limita la capacidad de proporcionar esta terapia. El número de personas que esperan un trasplante ha aumentado a un ritmo mucho mayor que el suministro de órganos; existen múltiples factores modificables que pueden aumentarlo, entre ellos se encuentran la ampliación de los criterios para incluir a donantes de edad avanzada, donantes con enfermedades infecciosas específicas o con riesgo de padecerlas, y estrategias *ex vivo* para preservar o mejorar la función.[1] Los modelos sociales establecidos en cada nación para el consentimiento de los donantes también influyen en el suministro de órganos.[2]

En 1968 se publicaron los criterios que definen el coma irreversible, lo que facilitó el uso de órganos de donantes con muerte cerebral para trasplantes.[3] Los criterios formales para la muerte cerebral han dado lugar a un proceso sólido. Tras la determinación de la muerte cerebral, no ha ocurrido recuperación neurológica, aunque pueden observarse movimientos motores complejos o falsos positivos en la activación del ventilador. Existe un marco legal y médico que apoya la equivalencia de la muerte cerebral y la muerte circulatoria.[4] La determinación de la muerte cerebral en el paciente comatoso con patología neurológica identificada e irreversible y con imágenes concordantes requiere la evaluación de la función hemisférica cerebral y del tronco cerebral en ausencia de hipotensión, hipotermia, efecto sedante, trastornos acidobásicos, electrolíticos o endocrinos potencialmente confusos.

Una vez determinada la muerte cerebral, no existe la obligación de proporcionar cuidados de apoyo continuos en Estados Unidos, excepto en el estado de Nueva Jersey.[5] A pesar de la disponibilidad de los criterios publicados por la American Academy of Neurology en relación con la muerte cerebral, existe una variación sustancial en las políticas de muerte cerebral de los hospitales en cuanto a los prerrequisitos clínicos para las pruebas, los tipos de profesionales sanitarios implicados, los requisitos de los exámenes clínicos y la metodología de las pruebas de apnea.[6] Además de la donación tras la determinación neurológica de la muerte (DDNM), la donación después de la determinación circulatoria de la muerte (DDCM) es otra vía para la donación de órganos con cuestiones éticas y políticas específicas. Un libro blanco conjunto de la American Thoracic Society, la Association of Organ Procurement Organizations y la United Network of Organ Sharing ofrece un debate más profundo sobre estas cuestiones.[7]

En Estados Unidos, el consentimiento para la donación de órganos usa un proceso de inclusión voluntaria, con tasas de donación comparables a las de los sistemas con un proceso de exclusión voluntaria.[8] Los pacientes pueden especificar su deseo de donar órganos mediante conversaciones con la familia, el registro de donantes, un aviso en la licencia de conducir, una tarjeta de donante, una conversación con su médico, una directiva anticipada o un documento de poder notarial. Con frecuencia, el consentimiento se obtiene de la familia.

No hay consenso sobre el momento de las discusiones sobre la donación de órganos y la determinación de la muerte, pero la información a la familia de la muerte del paciente ha sido convencionalmente independiente de las solicitudes de donación de órganos. La organización de obtención de órganos (OPO, *organ procurement organization*) debe ser notificada antes de la declaración de muerte cerebral, idealmente tan pronto como se identifique una circunstancia clínica con potencial para la donación de órganos. La normativa de los Centers for Medicare and Medicaid Services (CMS) exige que se notifique a la OPO en el plazo de 1 h a partir de los desencadenantes clínicos, como el diagnóstico de una lesión neurológica devastadora irrecuperable, la intención de discutir un cambio en los objetivos de los cuidados o la consideración de un examen de muerte cerebral.

Las tasas de conversión a la donación de órganos aumentan cuando las solicitudes de donación son realizadas por personal especialmente capacitado, de acuerdo con lo dispuesto por los CMS. La coordinación de las solicitudes de donación entre un miembro no médico del equipo asistencial y el representante de la OPO se asocia con un aumento de las tasas de conversión.[9]

En 2001, se entrevistó a los familiares, al personal de la OPO y a los profesionales sanitarios involucrados en las decisiones de donación de órganos en un estudio multicéntrico en 9 hospitales de traumatología. Entre los factores relacionados con la decisión de donar órganos se encontraron las familias que tenían creencias positivas respecto a la donación de órganos y las que tenían conocimientos previos o los deseos del paciente de donar. El origen étnico caucásico, la edad más joven, el sexo masculino y el traumatismo como causa de la muerte se asociaron con tasas más altas de consentimiento para la donación de órganos. Las variables sociodemográficas del profesional sanitario no se relacionaron con las tasas de consentimiento, pero su comodidad al responder a las preguntas de la familia se asoció con la donación, lo que indica la importancia de estar informado sobre este tema.[10]

FACTORES FAMILIARES Y CLÍNICOS

A los médicos y enfermeras suele preocuparles sobrecargar a una familia con una discusión sobre la donación de órganos en un momento estresante. Los familiares toman decisiones sobre la donación de órganos mientras experimentan dolor, trauma y choque. Estas decisiones tienen consecuencias de vida o muerte para los pacientes en lista de espera de trasplantes. Comprender la toma de decisiones sobre la donación de órganos es esencial para los clínicos.

El factor que más predice la autorización para donar es el conocimiento de la familia sobre los deseos del paciente donante potencial. Los familiares dicen querer más información acerca de la donación, la muerte cerebral, el estado del cuerpo tras la extracción de los órganos, los gastos médicos y los preparativos del funeral. Separar las conversaciones sobre la muerte cerebral y la donación de órganos ha sido una práctica convencional, pero es probable que algunos prefieran abordar el tema de la donación antes de la muerte. Las familias informan la necesidad de que su familiar sea tratado con cuidado y respeto, lo que incluye que los profesionales hablen con la persona como si estuviera consciente. La calidad de la comunicación entre el equipo de tratamiento, el personal de la OPO y la familia puede repercutir en el bienestar psicológico de los familiares tras la muerte del paciente, lo que pone de manifiesto la importancia de estas conversaciones en la unidad de cuidados intensivos (UCI).[11]

En una encuesta realizada a familiares que dieron su consentimiento para la donación de órganos, 50% de los encuestados informó que la sensación de que algo bueno salía de un acontecimiento trágico era un aspecto positivo de la donación.[12] Muchos participantes informaron aspectos negativos del proceso, que se correlacionaron con un mayor nivel de estrés postraumático. La mayoría de los entrevistados informó un efecto reconfortante del proceso de donación, que se correlacionó con menos síntomas de depresión. Debido a los posibles efectos positivos de la donación de órganos, es probable que los profesionales sanitarios proporcionen un beneficio a la familia al hablar de este tema.

La percepción de la donación de órganos por parte de los médicos y las enfermeras afecta la forma de comunicarse con los familiares. Francia tiene un sistema de consentimiento implícito y de exclusión voluntaria de la donación de órganos. La práctica habitual incluye la discusión de la donación de órganos con la familia. Se encuestó a los médicos y su percepción del proceso de donación de órganos se agrupó en cuatro categorías: motivador (45.3%), estresante (20.7%), neutral (30%) y otros (4%). Seis dominios estaban relacionados con estas percepciones: la cultura de la UCI en torno a la donación de órganos, la comprensión de la muerte cerebral, la experiencia en la interacción con los familiares de pacientes con muerte cerebral, la experiencia profesional con la donación de órganos, los sentimientos personales sobre la donación y las características sociodemográficas de los encuestados. En este estudio francés, los encuestados más jóvenes que los de mayor edad o los médicos más que el personal de enfermería tenían más probabilidades de encontrar motivadora la donación de órganos.[13] El personal clínico puede tener creencias que provoquen un conflicto entre los deberes profesionales y los sentimientos personales. Por lo tanto, estos seis ámbitos pueden representar oportunidades de educación para moderar los conflictos sobre la donación de órganos en el personal clínico.

MANEJO DE LOS CUIDADOS CRÍTICOS DE LOS DONANTES DE ÓRGANOS

Una gestión óptima del posible donante de órganos puede mejorar el suministro de órganos. Se trata de un área en la que se dispone de poca información derivada de la investigación. Ha habido múltiples obstáculos para realizar investigaciones sobre el manejo de los donantes de órganos fallecidos. La mayor parte de la investigación médica en EUA consiste en una investigación con sujetos humanos regulada por la junta de revisión institucional (JRI) que se rige por las normas del Department of Health and Human Services (HHS) o de la Food and Drug Administration (FDA). Un *sujeto humano* se define como un individuo vivo; por lo tanto, los donantes de órganos fallecidos no son sujetos humanos. El proceso para llevar a cabo la investigación con donantes de órganos ha sido objeto de confusión. El daño potencial que podría producir la investigación con donantes u órganos se aplica al receptor del trasplante; esto está regulado por una JRI y debe obtenerse el consentimiento apropiado, a menos que se dispense de éste.

La Uniform Anatomical Gift Act (UAGA) proporciona la base legal para la donación de todo o parte del cuerpo humano para terapia, investigación y educación. Las OPO pueden facilitar la investigación de los donantes incluyéndola como uso previsto en el formulario de autorización de donación. Se ha propuesto un marco que describe la supervisión de la investigación con donantes fallecidos.[14] En 2017, la US National Academy of Medicine publicó un informe detallado del Committee on Issues in Organ Donor Intervention Research cuyos objetivos eran facilitar la investigación de la intervención de los donantes de órganos. Las recomendaciones incluían el desarrollo de un registro de donantes a nivel nacional, la aclaración de la intención de donación de los donantes y la implementación de un sistema coordinado para que los pacientes en lista de espera den su consentimiento a la posibilidad de recibir un trasplante de un donante o un órgano involucrado en un estudio de investigación.[15]

Uno de los estudios disponibles es un estudio retrospectivo, pre-post, que demuestra una mayor recuperación de órganos de donantes potenciales tras el inicio de un equipo de apoyo a los donantes de órganos dirigido por intensivistas. La atención local a los donantes de órganos pasó de los coordinadores de la OPO a un equipo con intensivistas dedicados a trabajar con los coordinadores. El número de injertos de hígado y corazón fue similar antes y después de la puesta en marcha del nuevo equipo de gestión de donantes. La parte más considerable del aumento del suministro de órganos se debió a un mayor número de pulmones y riñones recuperados.[16]

La gestión activa en los donantes probablemente mejore la tasa de recuperación de órganos. Los donantes potenciales de órganos suelen recibir cuidados de apoyo antes de la muerte. El soporte continuo debe seguir los cuidados premortem mientras se compensan los cambios fisiológicos que acompañan a la muerte cerebral. En 2015, la Society of Critical Care Medicine, el American College of Chest Physicians y la Association of Organ Procurement Organizations publicaron una declaración de consenso sobre los cuidados del posible donante de órganos en la UCI.[9] Se diseñó un ensayo controlado aleatorizado (ECA) para evaluar los efectos de una lista de control basada en la evidencia y dirigida por objetivos para el mantenimiento del posible donante de órganos, en comparación con los cuidados estándar, que puede proporcionar más información sobre el manejo del donante.[17] Estudios previos han demostrado que el cumplimiento de los objetivos de gestión de los donantes se logra en una minoría de ellos, pero se asocia con un mayor rendimiento de los órganos y disminución de la función retardada del injerto (FRI) de los aloinjertos renales.[18-20]

CUIDADOS FISIOLÓGICOS DEL DONANTE DE ÓRGANOS

El aumento de la presión intracraneal (PIC) y la hernia cerebral que provoca la muerte del cerebro causan una respuesta hemodinámica bifásica. La respuesta fisiológica inicial a la isquemia del sistema nervioso central (SNC) da lugar a una tormenta autonómica con estimulación simpática que provoca hipertensión y bradicardia, conocida como *reflejo de Cushing*. Los niveles elevados de adrenalina, noradrenalina y dopamina causan vasoconstricción, aumento de la resistencia vascular sistémica y consumo adicional de oxígeno del miocardio. Puede producirse una lesión miocárdica y aturdimiento. En el riñón, esto puede provocar una lesión isquémica y un aumento de la expresión genética de las proteínas inflamatorias y de choque térmico.[21] Tras la pérdida de la función del tronco cerebral, el tono simpático, el gasto cardiaco y el tono vascular disminuyen. Esto suele ir acompañado de hipovolemia resultante de los cambios fisiológicos asociados con la muerte cerebral, como la diabetes insípida (DI) y una respuesta inflamatoria sistémica que conduce a una fuga capilar, así como de las terapias previas a la muerte para disminuir la PIC, como los agentes hiperosmolares y los diuréticos del asa.

Para optimizar la perfusión de los órganos terminales, tradicionalmente se utiliza la monitorización invasiva con un catéter venoso central o un catéter de la arteria pulmonar en los donantes con muerte cerebral. La evaluación moderna en la UCI de la capacidad de respuesta a los fluidos aprovecha la relación dinámica entre los cambios en la presión intratorácica durante la ventilación mecánica y los efectos resultantes en el llenado cardiaco. Esto puede medirse por la variación de la presión del pulso o la variación de la presión sistólica, como se explica con más detalle en el capítulo 1.[22] La valoración global de la adecuación del gasto cardiaco puede estimarse con la saturación venosa central de oxígeno o mixta, el lactato sérico y el déficit de base. La ecocardiografía para evaluar la valvulopatía y la función ventricular es rutinaria para valorar el corazón para el trasplante. La evaluación inmediatamente después de la muerte cerebral puede revelar anomalías globales y regionales de la lesión mediada por el catecol, por lo que es posible que se prefiera la ecocardiografía retardada tras el destete del soporte vasoactivo.

La terapia de fluidos debe integrar las aportaciones de las medidas de perfusión sistémica, los índices dinámicos de respuesta al volumen y las presiones de llenado cardiaco. La terapia inmediata tras la muerte cerebral para obtener un volumen circulante adecuado puede mejorar la perfusión de los órganos terminales y disminuir las necesidades de presores. Históricamente, se pensaba que los objetivos de gestión de fluidos para la función renal y la función pulmonar estaban reñidos. Pruebas más recientes sugieren que el manejo con objetivos de presión venosa central (PVC) más bajos (como < 6 en un estudio) no afecta a la función del injerto renal, al tiempo que mejora la obtención del corazón y los pulmones, en conjunto con el manejo moderno de otros pacientes en la UCI.[23-25]

La terapia vasoactiva está estrechamente vinculada con el tratamiento endocrino que consiste en una terapia de sustitución hormonal con vasopresina, esteroides y hormona tiroidea. La destrucción del eje hipotálamo-hipofisario se produce durante la hernia de tronco cerebral y suele dar lugar a niveles bajos de arginina vasopresina (AVP), hipotiroidismo e hipocortisolismo. La sustitución de la hormona tiroidea puede ser beneficiosa cuando la fracción de eyección del ventrículo izquierdo es inferior a 45% o en donantes hemodinámicamente inestables, aunque hay datos contradictorios en la literatura.[26] La hiperglucemia no controlada se maneja como en otros pacientes de la UCI, pero no se definen objetivos específicos de glucosa para el donante de órganos fallecido, por lo que normalmente se siguen los protocolos institucionales o de la OPO.

La hipotermia espontánea es común después de la muerte cerebral tras el cese de la función del tronco cerebral. El efecto de la temperatura sobre la función de los órganos se evaluó en un ECA que comparó el manejo de la temperatura dirigida a los donantes de órganos en muerte cerebral a 34 °C a 35 °C o a 36.5 °C a 37.5 °C. El resultado primario fue la FRI de los aloinjertos de riñón, definida como la necesidad de diálisis del receptor en la primera semana después del trasplante. Este estudio finalizó antes de tiempo debido a un hallazgo provisional de la eficacia de la intervención. La FRI se redujo con la hipotermia leve frente a la normotermia (28% vs. 39%), con un efecto significativo en los donantes de criterio ampliado (**resumen visual 55-1**).[27] Una temperatura más baja del donante puede estar asociada con peores resultados tras el trasplante de corazón, pero este hallazgo procede de un análisis retrospectivo de un ensayo anterior.[28]

Las dosis altas de metilprednisolona pueden mejorar la función del injerto hepático al atenuar la cascada inflamatoria que sigue a la muerte cerebral.[29] Los corticoides solo deben administrarse después de haber obtenido la sangre del donante para la tipificación de los tejidos porque pueden reducir la expresión de la superficie celular de los antígenos leucocitarios humanos.[9] Un metaanálisis sobre el tratamiento con corticoesteroides de los donantes, que incluyó 11 ECA y 14 estudios observacionales, examinó las pruebas de la administración de esteroides. Los autores señalaron que 10 de los ECA tuvieron resultados neutros, aunque los estudios observacionales mostraron un beneficio en cuanto a la fisiología del donante, el rendimiento de los órganos y los resultados de los receptores, por lo que concluyeron que se necesitan ensayos prospectivos a gran escala (**resumen visual 55-2**).[30] El tratamiento con esteroides de los donantes no logró disminuir la incidencia de diálisis en la primera semana después del trasplante en un ECA.[31]

Las deficiencias de AVP pueden estar presentes incluso en ausencia de DI.[32] Debe considerarse el tratamiento con AVP en caso de hipotensión refractaria después de la reanimación con volumen. La desmopresina se utiliza para el manejo de la DI, en presencia o ausencia de hipotensión, para controlar la diuresis y corregir la hipernatremia.[9,33] Ambos fármacos pueden utilizarse en combinación si es necesario. La dopamina es el fármaco vasoactivo tradicional de elección para el colapso circulatorio tras la muerte cerebral. La noradrenalina es el agente de primera línea para el choque vasodilatador en la práctica actual de la UCI y puede ser una alternativa a la dopamina. La dopamina (4 µg/kg/min) se ha estudiado como terapia hormonal en donantes de órganos hemodinámicamente estables definida como el uso de noradrenalina en dosis < 0.4 µg/kg/min) con una reducción de la necesidad de diálisis en la primera semana tras el trasplante, pero no de la supervivencia del injerto a los 3 años (**resumen visual 55-3**).[34,35]

El manejo actual en la UCI de los pacientes con síndrome de dificultad respiratoria aguda incluye un volumen corriente bajo, una presión positiva al final de la espiración (PEEP, *positive end-expiratory pressure*) más alta, la medición de la presión de conducción y el manejo restrictivo de los fluidos.[36] Un ECA multicéntrico de potenciales donantes de órganos comparó el manejo estándar (volumen corriente de 10-12 mL/kg del peso corporal previsto, PEEP de 3-5 cm H_2O) con la ventilación protectora de los pulmones (volumen corriente de 6-8 mL/kg del peso corporal previsto, PEEP de 8-10 cm H_2O), pruebas de apnea realizadas con presión positiva continua en la vía aérea y circuito cerrado para la aspiración de las vías respiratorias. Un mayor porcentaje de donantes potenciales en el grupo de protección pulmonar fueron elegibles para donar pulmones, mientras que los resultados de los injertos a los 6 meses fueron similares entre los dos grupos.[37]

OTROS FACTORES

El manejo de los cuidados críticos para lograr los objetivos de gestión de los donantes es una vía para ampliar el suministro de órganos. Otra oportunidad para aumentarlo es usar órganos que no se han utilizado anteriormente. La lesión renal aguda (LRA) del donante se asocia con tasas altas de descarte de órganos, pero los riñones trasplantados de donantes con LRA no se relacionan con el fracaso del injerto censurado por muerte, aunque hay una mayor incidencia de FRI.[38] El uso de riñones de donantes con LRA ha dado lugar a resultados clínicos favorables con 3 años de seguimiento.[39] El índice de riesgo del donante de riñón se compone de factores del donante y del trasplante o del receptor y permite evaluar el riesgo de pérdida del injerto. Se utiliza para ayudar a determinar si una oferta de órganos concreta es adecuada para un paciente específico.[40] Debido a la escasez de órganos disponibles en relación con el número de pacientes que esperan un trasplante, el uso de órganos procedentes de donantes de edad avanzada o con factores de riesgo de enfermedades infecciosas puede aumentar la oferta al usar órganos previamente descartados.[1,41] A medida que se amplía el grupo de donantes potenciales, el reconocimiento temprano de los mismos y la gestión de los cuidados críticos son importantes para permitir el uso de este suministro latente de órganos de donantes.

RESUMEN Y CONCLUSIONES

Existe una brecha cada vez mayor entre la oferta de órganos y la demanda de los pacientes en lista de espera para trasplantes. La DDNM es la principal fuente de donaciones de órganos para trasplantes. La muerte cerebral aún es un concepto difícil de entender para muchos familiares y trabajadores sanitarios. Una mejor educación sobre la muerte por criterios neurológicos y el proceso de donación de órganos puede ayudar a satisfacer las necesidades actuales. La gestión óptima de los cuidados críticos de los donantes fallecidos requiere más investigación para mejorar el suministro de órganos y los resultados de los receptores de trasplantes. El manejo del donante con muerte cerebral se basa en la aplicación de cuidados de apoyo guiados por la comprensión de la fisiología de la muerte cerebral.

Referencias

1. Tullius SG, Rabb H. Improving the supply and quality of deceased-donor organs for transplantation. *N Engl J Med.* 2018;378(20):1920-1929.
2. Improving the supply and quality of deceased-donor organs for transplantation. *N Engl J Med.* 2018;379(7):691-694.
3. A definition of irreversible coma. Report of the Ad Hoc Committee of the Harvard Medical School to examine the definition of brain death. *JAMA.* 1968;205(6):337-340.
4. Wijdicks EF, Varelas PN, Gronseth GS, et al. Evidence-based guideline update: determining brain death in adults: report of the Quality Standards Subcommittee of the American Academy of Neurology. *Neurology.* 2010;74(23):1911-1918.
5. Russell JA, Epstein LG, Greer DM, et al. Brain death, the determination of brain death, and member guidance for brain death accommodation requests: AAN position statement. *Neurology.* 2019. doi:10.1212/WNL.0000000000006750
6. Greer DM, Wang HH, Robinson JD, et al. Variability of brain death policies in the United States. *JAMA Neurol.* 2016;73(2):213-218.
7. Gries CJ, White DB, Truog RD, et al. An official American Thoracic Society/International Society for Heart and Lung Transplantation/Society of Critical Care Medicine/Association of Organ and Procurement Organizations/United Network of Organ Sharing Statement: ethical and policy considerations in organ donation after circulatory determination of death. *Am J Respir Crit Care Med.* 2013;188(1):103-109.
8. Glazier A, Mone T. Success of opt-in organ donation policy in the United States. *JAMA.* 2019;322(8):719-720.
9. Kotloff RM, Blosser S, Fulda GJ, et al. Management of the potential organ donor in the ICU: Society of Critical Care Medicine/American College of Chest Physicians/Association of Organ Procurement Organizations Consensus Statement. *Crit Care Med.* 2015;43(6):1291-1325.
10. Siminoff LA, Gordon N, Hewlett J, et al. Factors influencing families' consent for donation of solid organs for transplantation. *JAMA.* 2001;286(1):71-77.
11. Kentish-Barnes N, Siminoff LA, Walker W, et al. A narrative review of family members' experience of organ donation request after brain death in the critical care setting. *Intensive Care Med.* 2019;45(3):331-342.
12. Merchant SJ, Yoshida EM, Lee TK, et al. Exploring the psychological effects of deceased organ donation on the families of the organ donors. *Clin Transplant.* 2008;22(3):341-347.

13. Kentish-Barnes N, Duranteau J, Montlahuc C, et al. Clinicians' perception and experience of organ donation from brain-dead patients. *Crit Care Med.* 2017;45(9):1489-1499.
14. Glazier AK, Heffernan KG, Rodrigue JR. A framework for conducting deceased donor research in the United States. *Transplantation.* 2015;99(11):2252-2257.
15. Liverman CT, Domnitz S, Childress JF. *Opportunities for Organ Donor Intervention Research: Saving Lives by Improving the Quality and Quantity of Organs for Transplantation.* National Academies Press; 2017.
16. Singbartl K, Murugan R, Kaynar AM, et al. Intensivist-led management of brain-dead donors is associated with an increase in organ recovery for transplantation. *Am J Transplant.* 2011;11(7):1517-1521.
17. Westphal GA, Robinson CC, Biasi A, et al. DONORS (Donation Network to Optimise Organ Recovery Study): study protocol to evaluate the implementation of an evidence-based checklist for brain-dead potential organ donor management in intensive care units, a cluster randomised trial. *BMJ Open.* 2019;9(6):e028570.
18. Malinoski DJ, Patel MS, Ahmed O, et al. The impact of meeting donor management goals on the development of delayed graft function in kidney transplant recipients. *Am J Transplant.* 2013;13(4):993-1000.
19. Malinoski DJ, Patel MS, Daly MC, et al. The impact of meeting donor management goals on the number of organs transplanted per donor: results from the United Network for Organ Sharing Region 5 prospective donor management goals study. *Crit Care Med.* 2012;40(10):2773-2780.
20. Patel MS, Zatarain J, De La Cruz S, et al. The impact of meeting donor management goals on the number of organs transplanted per expanded criteria donor: a prospective study from the UNOS Region 5 Donor Management Goals Workgroup. *JAMA Surg.* 2014;149(9):969-975.
21. Westendorp WH, Leuvenink HG, Ploeg RJ. Brain death induced renal injury. *Curr Opin Organ Transplant.* 2011;16(2):151-156.
22. Michard F. Changes in arterial pressure during mechanical ventilation. *Anesthesiology.* 2005;103(2):419-428.
23. Minambres E, Rodrigo E, Ballesteros MA, et al. Impact of restrictive fluid balance focused to increase lung procurement on renal function after kidney transplantation. *Nephrol Dial Transplant.* 2010;25(7):2352-2356.
24. Abdelnour T, Rieke S. Relationship of hormonal resuscitation therapy and central venous pressure on increasing organs for transplant. *J Heart Lung Transplant.* 2009;28(5):480-485.
25. Marik PE. Iatrogenic salt water drowning and the hazards of a high central venous pressure. *Ann Intensive Care.* 2014;4:21.
26. Venkateswaran RV, Steeds RP, Quinn DW, et al. The haemodynamic effects of adjunctive hormone therapy in potential heart donors: a prospective randomized double-blind factorially designed controlled trial. *Eur Heart J.* 2009;30(14):1771-1780.
27. Niemann CU, Feiner J, Swain S, et al. Therapeutic hypothermia in deceased organ donors and kidney-graft function. *N Engl J Med.* 2015;373(5):405-414.
28. Schnuelle P, Benck U, Kramer BK, et al. Impact of donor core body temperature on graft survival after heart transplantation. *Transplantation.* 2018;102(11):1891-1900.
29. Kotsch K, Ulrich F, Reutzel-Selke A, et al. Methylprednisolone therapy in deceased donors reduces inflammation in the donor liver and improves outcome after liver transplantation: a prospective randomized controlled trial. *Ann Surg.* 2008;248(6):1042-1050.
30. Dupuis S, Amiel JA, Desgroseilliers M, et al. Corticosteroids in the management of brain-dead potential organ donors: a systematic review. *Br J Anaesth.* 2014;113(3):346-359.
31. Kainz A, Wilflingseder J, Mitterbauer C, et al. Steroid pretreatment of organ donors to prevent postischemic renal allograft failure: a randomized, controlled trial. *Ann Intern Med.* 2010;153(4):222-230.
32. Chen JM, Cullinane S, Spanier TB, et al. Vasopressin deficiency and pressor hypersensitivity in hemodynamically unstable organ donors. *Circulation.* 1999;100(19 suppl):II244-II246.
33. Pennefather SH, Bullock RE, Mantle D, et al. Use of low dose arginine vasopressin to support brain-dead organ donors. *Transplantation.* 1995;59(1):58-62.
34. Schnuelle P, Gottmann U, Hoeger S, et al. Effects of donor pretreatment with dopamine on graft function after kidney transplantation: a randomized controlled trial. *JAMA.* 2009;302(10):1067-1075.
35. Schnuelle P, Schmitt WH, Weiss C, et al. Effects of dopamine donor pretreatment on graft survival after kidney transplantation: a randomized trial. *Clin J Am Soc Nephrol.* 2017;12(3):493-501.
36. Thompson BT, Chambers RC, Liu KD. Acute respiratory distress syndrome. *N Engl J Med.* 2017;377(6):562-572.

37. Mascia L, Pasero D, Slutsky AS, et al. Effect of a lung protective strategy for organ donors on eligibility and availability of lungs for transplantation: a randomized controlled trial. *JAMA.* 2010;304(23):2620-2627.
38. Liu C, Hall IE, Mansour S, et al. Association of deceased donor acute kidney injury with recipient graft survival. *JAMA Netw Open.* 2020;3(1):e1918634.
39. Hall IE, Akalin E, Bromberg JS, et al. Deceased-donor acute kidney injury is not associated with kidney allograft failure. *Kidney Int.* 2019;95(1):199-209.
40. Rao PS, Schaubel DE, Guidinger MK, et al. A comprehensive risk quantification score for deceased donor kidneys: the kidney donor risk index. *Transplantation.* 2009;88(2):231-236.
41. Aubert O, Reese PP, Audry B, et al. Disparities in acceptance of deceased donor kidneys between the United States and France and estimated effects of increased US acceptance. *JAMA Intern Med.* 2019;179(10):1365-1374.

¿El control de la temperatura antes de la donación de riñón tras la muerte cerebral afecta los resultados del injerto?

© 2020 Wolters Kluwer

Métodos y cohorte

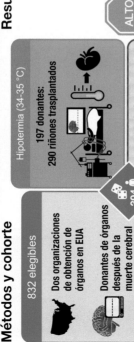

832 elegibles

Dos organizaciones de obtención de órganos en EUA

Donantes de órganos después de la muerte cerebral

Donantes adultos ≥ 18 años

20 de marzo de 2012 a 17 de octubre de 2013

394

Hipotermia (34-35 °C)

197 donantes; 290 riñones trasplantados

Normotermia (36.5-37.5 °C)

197 donantes; 290 riñones trasplantados

ALTO
Eficacia en el análisis intermedio previsto

Resultados

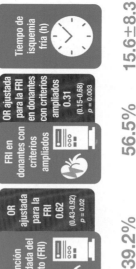

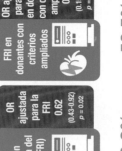

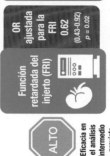

	p = 0.008	p = 0.008	p = 0.02
Función retardada del injerto (FRI)	28.2%	31.0%	13.9 ± 7.3
FRI en donantes con criterios ampliados			
Tiempo de isquemia fría (h)			

OR ajustada para la FRI
0.62
(0.43-0.92)
p = 0.02

OR ajustada para la FRI en donantes con criterios ampliados
0.31
(0.15-0.68)
p = 0.003

39.2%   56.5%   15.6 ± 8.3

Referencia: Niemann CU, Feiner J, Swain S, et al. Therapeutic Hypothermia in Deceased Organ Donors and Kidney-Graft Function. *N Engl J Med.* 2015; 373(5):405-14.

Conclusión: en los donantes con muerte cerebral asignados al azar a la hipotermia terapéutica antes del trasplante de riñón, se redujeron significativamente las tasas de función retardada del injerto.

RESUMEN VISUAL 55-1

¿Los corticoesteroides utilizados como tratamiento previo en los donantes de órganos tras la muerte cerebral afectan los resultados? © 2020 Wolters Kluwer

Revisión sistemática

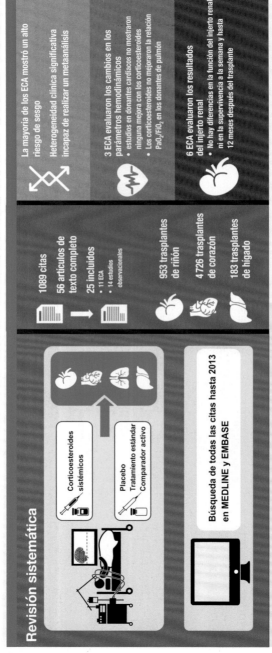

Corticoesteroides sistémicos

Placebo
Tratamiento estándar
Comparador activo

Búsqueda de todas las citas hasta 2013 en MEDLINE y EMBASE

1089 citas

56 artículos de texto completo

25 incluidos
- 11 ECA
- 14 estudios observacionales

953 trasplantes de riñón

4726 trasplantes de corazón

183 trasplantes de hígado

La mayoría de los ECA mostró un alto riesgo de sesgo

Heterogeneidad clínica significativa incapaz de realizar un metaanálisis

3 ECA evaluaron los cambios en los parámetros hemodinámicos
- estudios en donantes cardiacos no mostraron ninguna mejora con los corticoesteroides
- Los corticoesteroides no mejoraron la relación PaO_2/FiO_2 en los donantes de pulmón

6 ECA evaluaron los resultados del injerto renal
- No hay diferencias en la función del injerto renal ni en la supervivencia a la semana y hasta 12 meses después del trasplante

Conclusión: en una revisión sistemática, que incluyó 11 ECA y 14 estudios observacionales, las pruebas que apoyan el uso de corticoesteroides en el tratamiento de los donantes de órganos son contradictorias.

Referencia: Dupuis S, Amiel JA, Desgroseilliers M et al. Corticosteroids in the management of brain-dead potential organ donors: a systematic review. *Br J Anaesth.* 2014;113(3):346-59.

RESUMEN VISUAL 55-2

622

¿El tratamiento previo del donante con dopamina afecta los resultados del injerto después del trasplante de riñón?

© 2020 Wolters Kluwer

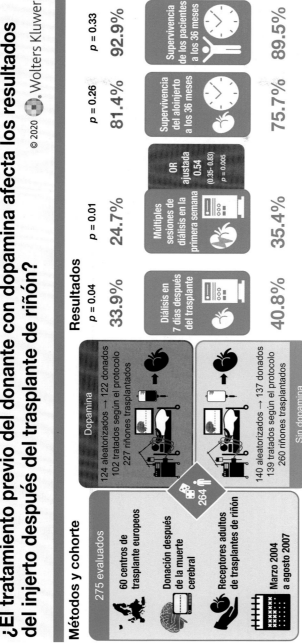

Métodos y cohorte

275 evaluados

- 60 centros de trasplante europeos
- Donación después de la muerte cerebral
- Receptores adultos de trasplantes de riñón
- Marzo 2004 a agosto 2007

264

Dopamina

124 aleatorizados → 122 donados
102 tratados según el protocolo
227 riñones trasplantados

Sin dopamina

140 aleatorizados → 137 donados
139 tratados según el protocolo
260 riñones trasplantados

Resultados

	Diálisis en 7 días después del trasplante	Múltiples sesiones de diálisis en la primera semana	OR ajustada 0.54 (0.35-0.83) p = 0.005	Supervivencia del aloinjerto a los 36 meses	Supervivencia de los pacientes a los 36 meses
	p = 0.04	p = 0.01		p = 0.26	p = 0.33
Dopamina	33.9%	24.7%		81.4%	92.9%
Sin dopamina	40.8%	35.4%		75.7%	89.5%

Conclusión: en un ECA de donantes con muerte cerebral pretratados con dosis bajas de dopamina, el receptor tuvo una menor necesidad de diálisis en la primera semana después del trasplante de riñón.

Referencia: Schnuelle P, Gottmann U, Hoeger S, et al. Effects of donor pretreatment with dopamine on graft function after kidney transplantation: a randomized controlled trial. *JAMA.* 2009; 302(10):1067-75

RESUMEN VISUAL 55-3

623

Ética/cuidados paliativos

Toma de decisiones compartida/ensayos de duración limitada de la terapia de remplazo renal

Alvin H. Moss

TRES CASOS PARA ILUSTRAR LA GAMA DE CUESTIONES ÉTICAS

¿Qué pacientes de edad avanzada con lesión renal aguda (LRA) en la unidad de cuidados intensivos (UCI) deben ser dializados? ¿Cómo debe tomarse la decisión? Los tres casos siguientes ilustran las cuestiones éticas en juego.

Caso n.º 1. Gran úlcera sacra, choque séptico y lesión renal aguda anúrica

Una mujer de 68 años de edad con diabetes, enfermedad arterial coronaria, estado de enfermedad de la arteria carótida después de endarterectomías carotídeas bilaterales, enfermedad arterial periférica posterior a amputación derecha por encima de la rodilla, obesidad mórbida con un peso de más de 181 kg y enfermedad renal crónica (ERC) en estadio 3 ingresa en la UCI con choque séptico por una enorme úlcera sacra por presión. Necesita dos vasopresores a dosis máximas para mantener una presión arterial media superior a 65 mm Hg y desarrolla LRA anúrica. Está aletargada y carece de capacidad de decisión. Ha redactado una directriz anticipada y un poder notarial médico. Su estado nutricional es deficiente. El cirujano plástico dice que necesitaría una colostomía de derivación si tuviera alguna posibilidad de curar la herida sacra, pero se niega a operarla, afirmando que no es una candidata quirúrgica. Sus comorbilidades hacen que la cirugía sea arriesgada, y su muy mala nutrición hace improbable la curación de las heridas quirúrgicas. ¿Debería iniciarse la paciente en diálisis? ¿Hay algo más que usted quiera saber antes?

Caso n.º 2. Diálisis y dependencia del ventilador en un paciente con enfermedad pulmonar obstructiva crónica en fase terminal

Una mujer de 75 años de edad con enfermedad pulmonar obstructiva crónica (EPOC) terminal dependiente de oxígeno y miocardiopatía isquémica con una fracción de eyección de 35% ingresa en la UCI con neumonía con insuficiencia respiratoria. Se le intuba y coloca ventilación mecánica, e inician vasopresores y antibióticos para el choque séptico. Al presentar anuria se inicia hemodiálisis varios días después del ingreso en la UCI. El día 11, la paciente sigue siendo dependiente del ventilador y de la diálisis, y el equipo de la UCI se dirige a su cónyuge para que dé su consentimiento para una traqueostomía. Él dice: "a mi esposa no le gustaría que la mantuvieran viva si dependiera de las máquinas, pero hemos llegado hasta aquí después de haber pasado ya por tanto... no queremos rendirnos".[1] ¿Debe la paciente someterse a una traqueostomía? ¿Debe continuar con la diálisis?

Caso n.º 3. Comorbilidades múltiples y mal estado funcional en un octogenario

Un hombre de 85 años de edad con ERC en estadio 4, diabetes, enfermedad coronaria, insuficiencia cardiaca, EPOC, demencia e insuficiencia respiratoria hipercápnica ingresa en la UCI con una neumonía complicada por choque y fibrilación auricular de nueva aparición con una rápida tasa de respuesta ventricular. Se le intuba y comienzan a administrar medicamentos para tratar la infección y la arritmia. Su esposa informa que usa un andador en casa y que es incapaz de cuidar de sí mismo. Su puntuación de Karnofsky Performance Status es de 40%. Ha sido hospitalizado cada 3 meses por sobrecarga de líquidos. Desarrolla LRA oligúrica superpuesta a su ERC, con una tasa de filtración glomerular estimada (TFGe) de 22 mL/min. No tiene instrucciones anticipadas. ¿Debe iniciarse una terapia de reemplazo renal (TRR)?

ENFOQUE DE LA TOMA DE DECISIONES ÉTICAS PARA EL TRATAMIENTO DE PACIENTES CON LESIÓN RENAL AGUDA EN LA UNIDAD DE CUIDADOS INTENSIVOS

En su libro *Clinical Ethics: A Practical Approach to Ethical Decisions in Clinical Medicine*, Jonsen y cols.[2] presentan un enfoque de cuatro temas para organizar el razonamiento ético para analizar lo que debe hacerse en casos concretos. Los cuatro temas se presentan en la **tabla 56-1**. Los autores señalan que la indicación médica es el primer tema que debe considerarse en el análisis ético de un caso y que una intervención está médicamente señalada cuando el estado médico del paciente puede mejorar con su uso. Para preservar su integridad profesional, los médicos no deben ofrecer un tratamiento que no esté médicamente indicado aunque el paciente lo desee. Por las razones que se exponen en el caso n.º 3, un tratamiento no está indicado si los daños probables superan los beneficios.

Cuando se delibera sobre si se debe ofrecer la diálisis, a veces, como en el caso n.º 1, el segundo tema, las preferencias del paciente, se convierte en determinante de lo que se debe hacer en un caso concreto. Aunque la mujer del caso n.º 1 carecía de capacidad de decisión, había expresado que, si careciera de ella y estuviera muriendo, no querría intervenciones para prolongar la vida. Antes de perder la capacidad de decisión, ya había rechazado la intubación, la ventilación mecánica y la reanimación cardiopulmonar. Todos los médicos implicados en su atención coincidieron en que estaba en fase terminal por las complicaciones de su úlcera de presión sacra y en que su testamento vital estaba en vigor. Con el consentimiento de su cónyuge, que era el representante del poder médico de la paciente, se instituyó un plan de cuidados paliativos, no se ofreció la diálisis y la paciente falleció ese mismo día. Las justificaciones éticas para retener o retirar la diálisis se presentan en la **tabla 56-2**. El caso n.º 1 satisfizo la segunda justificación de la tabla.

TABLA 56-1	Enfoque del análisis ético de casos

Indicaciones médicas: cuando los beneficios superan a los daños
Preferencias del paciente
Calidad de vida
Factores contextuales: sociales, financieros, legales, espirituales, de salud pública

Adaptado de Jonsen AR, Siegler M, Winslade WJ. *Clinical Ethics: A Practical Approach to Ethical Decisions in Clinical Medicine.* 8.ª ed. McGraw-Hill; 2015.

	Pacientes para los que es éticamente apropiado retener o retirar la diálisis

Pacientes con capacidad de decisión que, estando plenamente informados y tomando decisiones voluntarias, rechazan la diálisis o solicitan su interrupción

Pacientes que ya no poseen capacidad y que han indicado previamente el rechazo a la diálisis en una directiva anticipada oral o escrita

Pacientes sin capacidad cuyo representante sanitario rechaza la diálisis o pide que se suspenda

Pacientes con deterioro neurológico profundo e irreversible

Reproducido con permiso de la Renal Physicians Association. *Shared Decision-Making in the Appropriate Initiation of and Withdrawal From Dialysis.* 2.ª ed. Renal Physicians Association; 2010.

El caso n.º 2 es representativo de la cascada de efectos y del momento clínico que se produce en los pacientes de edad avanzada con LRA en la UCI y de cómo la decisión sobre la diálisis suele estar ligada a las determinaciones sobre el uso de otros medios de soporte vital (**figura 56-1**). En un estudio de adultos mayores en estado crítico con LRA, Bagshaw y cols. descubrieron que quienes estaban dializados también tenían más probabilidades de recibir ventilación mecánica y apoyo vasopresor que quienes no lo estaban.[3] Los principales factores desencadenantes del inicio de la TRR fueron la oligoanuria, la sobrecarga de líquidos y la acidemia (**resumen visual 56-1**). Kruser y cols. señalaron que los cuidados en la UCI dictados por una cascada de efectos pueden llevar a una rápida acumulación de intervenciones sin tomar en cuenta ni discutir con el paciente y su familia las preferencias del paciente en función

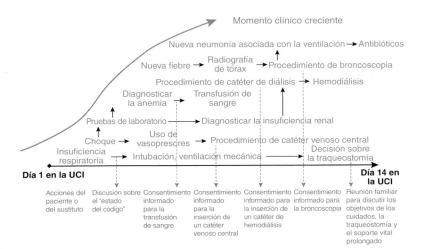

FIGURA 56-1. Momento clínico y cascada de efectos que se producen en los pacientes de edad avanzada con lesión renal aguda en la unidad de cuidados intensivos (UCI). Reimpreso con permiso de Kruser JM, Cox CE, Schwarze ML. Clinical momentum in the intensive care unit. A latent contributor to unwanted care. *Ann Am Thorac Soc.* 2017;14(3):426-431.

de los resultados probables.[1] Debido a la enfermedad que limita la vida del caso n.º 2, la EPOC, además de la enfermedad renal y su resultado incierto, sus médicos habrían sido prudentes al iniciar el tratamiento como un ensayo de duración limitada (EDL). Con base en la explicación del cónyuge sobre los valores de la paciente, no parece que ésta hubiera deseado una ventilación mecánica a largo plazo, que es para lo que la traqueostomía la estaría preparando al no poder ser destetada de la asistencia respiratoria. La diálisis estaría contribuyendo a mantenerla viva en un escenario clínico en el que no quería estar. La toma de decisiones compartida (el modelo preferido y reconocido para la toma de decisiones médicas porque aborda la necesidad ética de informar plenamente a los pacientes sobre los riesgos y los beneficios de los tratamientos, así como la necesidad de garantizar que los valores y las preferencias de los pacientes desempeñen un papel destacado) al inicio del ingreso en la UCI y unos pocos días después habría ayudado al esposo a procesar que el curso del tratamiento iba en una dirección no deseada.[4,5]

El caso n.º 3 es uno en el que las indicaciones médicas deben ser cuidadosamente examinadas. La "biomedicalización del envejecimiento" ha llevado a la rutinización de las intervenciones clínicas para los pacientes de edad avanzada,[6] pero este paciente es uno al que se le puede pronosticar un mal resultado con base en las pruebas, incluso si se inicia la diálisis. Con sus múltiples comorbilidades y su mal estado funcional, se puede predecir que tendrá una mortalidad a los 90 días de aproximadamente 50% y que potencialmente pasará gran parte, si no la mayor parte, de su tiempo restante en el hospital.[3,7] Con su ERC en estadio 4 subyacente, es probable que sea dependiente de la diálisis durante el resto de su vida.[8] Los nefrólogos deben resistirse al imperativo tecnológico ("si se puede hacer diálisis, hay que hacerla") porque la diálisis puede no beneficiar a todos los pacientes.

PRUEBAS DE LOS RESULTADOS DE LOS PACIENTES DE EDAD AVANZADA CON LESIÓN RENAL AGUDA QUE INICIAN LA DIÁLISIS EN EL HOSPITAL

Se sabe que los adultos mayores que inician la diálisis por LRA en la UCI tienen un pronóstico bastante malo. En un estudio de pacientes en los que se estimó 50% de probabilidades de morir en 6 meses y que tenían una edad media de 61 años, una mediana de dos comorbilidades, dependencia en al menos una actividad de la vida diaria y un diagnóstico de insuficiencia respiratoria aguda o falla del sistema multiorgánico con sepsis, la mediana de supervivencia tras el inicio de la diálisis por LRA fue de 32 días con una supervivencia a los 6 meses de 27%.[9] En un estudio de beneficiarios de Medicare de 67 años o más que iniciaron la diálisis en el hospital tras una estancia hospitalaria de 2 semanas o más que incluía un procedimiento intensivo como la ventilación mecánica, la inserción de una sonda de alimentación o la reanimación cardiopulmonar, la mediana de supervivencia fue de 0.7 años.[7] Los pacientes de edad avanzada con LRA superpuesta a la ERC tienen 41 veces más probabilidades de desarrollar enfermedad renal crónica terminal (ERCT).[8] En dos estudios, dos tercios o más de los adultos mayores con LRA superpuesta a la ERC desarrolló dependencia de la diálisis.[10,11] En un estudio de los datos de la Health and Retirement Survey de los pacientes de 65.5 años o más que iniciaron la diálisis por LRA o ERCT entre el 3 de abril de 1998 y el 21 de diciembre de 2014, después de un ajuste multivariante, los factores asociados de manera significativa con una mayor mortalidad a un año fueron la dependencia en la actividad de la vida diaria, la edad de 85 años o más, el inicio de la diálisis en el hospital y tener cuatro o más comorbilidades. La supervivencia a los 6 meses fue de 55.8% y al año de 45.5% (**resumen visual 56-2**).[12] El caso n.º 3 presenta los cuatro factores de riesgo principales.

Con base en la evidencia y en las consideraciones éticas al evaluar al adulto mayor en estado crítico con LRA en la UCI para determinar si debe ofrecerse la diálisis, los clínicos pueden encontrar útil una serie de preguntas que tengan en cuenta los valores, los objetivos y las preferencias del paciente, así como su estado premórbido (**recuadro 56-1**).

Recuadro 56-1   Preguntas para evaluar al paciente de edad avanzada en estado crítico con LRA en la UCI para diálisis

- ¿Cuál es la función renal previa al ingreso a UCI del paciente?
- ¿Cuál es la edad del paciente?
- ¿Qué son las comorbilidades y cuál es su gravedad?
- ¿Cuál es el estado funcional del paciente? ¿Vive en una residencia de ancianos?
- ¿Cuál es el estado nutricional del paciente?
- ¿El paciente es capaz de tomar decisiones?
- ¿Existen directivas anticipadas? ¿Quién es el responsable legal de las decisiones?
- ¿El paciente especificó los tratamientos que quería/no quería?
- ¿Qué es lo más importante para el paciente: la calidad frente a la cantidad de vida?
- ¿El paciente tiene un mayor riesgo de sufrir complicaciones relacionadas con la diálisis?
- ¿El paciente cooperará con el proceso de diálisis y será seguro?
- ¿Es apropiado un ensayo de duración limitada de la diálisis?
- ¿Cuál es la probabilidad de padecer ERCT?
- ¿El paciente es candidato a la diálisis a largo plazo?

ERCT, enfermedad renal crónica terminal; LRA, lesión renal aguda; UCI, unidad de cuidados intensivos.

ENSAYOS DE DURACIÓN LIMITADA PARA AYUDAR EN LA TOMA DE DECISIONES SOBRE LA DIÁLISIS

La toma de decisiones en materia de diálisis para el adulto mayor en estado crítico con LRA es compleja. Los clínicos deben tener en cuenta no solo la evolución natural de la LRA en el contexto del pronóstico global (influido por las comorbilidades y el estado funcional premórbido), sino también los valores y objetivos de los pacientes y si la diálisis ofrece una expectativa realista de alcanzar sus objetivos. Las situaciones suelen estar marcadas por la incertidumbre pronóstica y las incógnitas clínicas. Es en este escenario donde un EDL de diálisis puede ser muy útil. La guía de práctica clínica *Shared Decision-Making in the Appropriate Initiation of and Withdrawal from Dialysis* recomendó un EDL para los casos en hay un pronóstico incierto o en los que existe un conflicto y no se puede llegar a un consenso sobre el inicio de la diálisis.[4]

Un EDL requiere el conocimiento de su estructura y proceso para ayudar a la toma de decisiones, una gran capacidad de comunicación, una estimación del pronóstico específica para el paciente con el reconocimiento de que es solo una consideración, la obtención de los valores del paciente, una documentación clara y, con frecuencia, la integración adecuada de la consulta de cuidados paliativos (**figura 56-2**). Un EDL de la TRR se define como un ensayo dirigido por objetivos con resultados predeterminados que se evalúan a intervalos planificados. Estos ensayos permiten al paciente y a su familia evaluar lo que supone la diálisis, a la vez que proporcionan al nefrólogo tiempo para valorar la respuesta clínica y el posible beneficio de continuar con la diálisis. Scherer y cols. han propuesto cuatro pasos para un EDL: preparación, comunicación, inicio y realización del ensayo, y conclusión.[13]

En la etapa de preparación, el equipo tratante y los consultores llegan a un acuerdo sobre el pronóstico, los tratamientos que probablemente se beneficiarían y los hitos del ensayo. En la etapa de comunicación, los clínicos usan el enfoque de "preguntar-decir-preguntar" para compartir el pronóstico estimado, obtener los valores de los pacientes y sugerir el inicio de la diálisis como EDL acordando los objetivos a alcanzar.

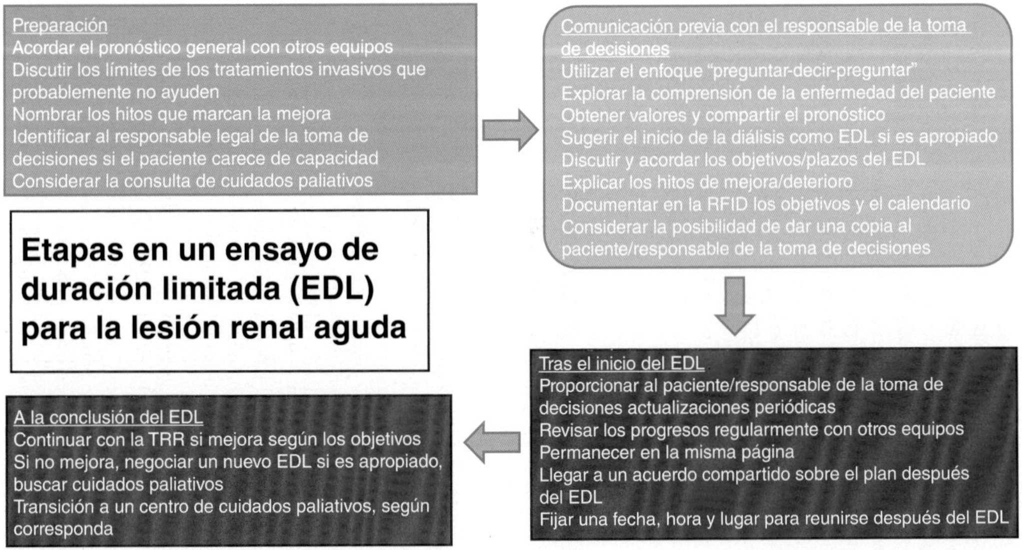

FIGURA 56-2. Un enfoque para la realización de un ensayo de duración limitada en la unidad de cuidados intensivos (UCI). EDL, ensayo de duración limitada; RFID, reunión familiar interdisciplinaria; TRR, terapia de remplazo renal. Reimpreso con permiso de Scherer JS, Holley JL. The role of time-limited trials in dialysis decision making in critically ill patients. *Clin J Am Soc Nephrol.* 2016;11(2):344-353.

En el paso de inicio y realización del EDL, los equipos tratante y consultor revisan el progreso de los pacientes con regularidad y llegan a un acuerdo sobre el mejor curso al finalizar el ensayo, proporcionan actualizaciones al paciente/representante legal y fijan una fecha, hora y lugar para reunirse después del EDL. En el paso de conclusión, el equipo tratante y los consultores se reúnen con el paciente/representante legal y llegan a un acuerdo sobre si se cumplieron los hitos del EDL. Si el paciente mejoró de acuerdo con los objetivos, los clínicos prosiguen con la TRR según sea necesario para la LRA. Si el estado del paciente mejora pero solo ligeramente, los clínicos pueden negociar un nuevo EDL. Si el paciente no mejora o se deteriora, entonces, según lo acordado durante el paso de comunicación, los clínicos instituyen los cuidados paliativos y el traslado a un centro de cuidados paliativos, conforme sea apropiado. Es importante señalar que un EDL puede tener éxito, tanto si el paciente se recupera como si no, con una comunicación y colaboración claras entre el equipo de la UCI tratante y los consultores y con el paciente/representante legal.

Si el conflicto persiste a pesar del uso de un EDL, la guía sobre la toma de decisiones en materia de diálisis[4] recomienda un enfoque sistemático de debido proceso para la resolución de conflictos si hay desacuerdo sobre la decisión que debe tomarse con respecto a la diálisis (**figura 56-3**). Al hablar con los pacientes/representantes legales, el nefrólogo u otro médico tratante, como un intensivista, debe intentar comprender sus puntos de vista, proporcionar datos que apoyen su recomendación y corregir los malentendidos. En el proceso de toma de decisiones compartida, se han reconocido las siguientes fuentes potenciales de conflicto: a) mala comunicación o malentendidos sobre el pronóstico; b) cuestiones intrapersonales o interpersonales, o c) valores especiales. Si la diálisis está indicada de forma urgente, debe proporcionarse mientras se busca la resolución del conflicto, siempre que el paciente o su representante legal lo soliciten.

RESUMEN Y CONCLUSIONES

Teniendo en cuenta el mal pronóstico de muchos adultos mayores en estado crítico con LRA, es especialmente importante mantener una conversación sobre la toma de decisiones compartida antes de iniciar la diálisis para determinar sus objetivos de tratamiento. Tanto la guía de práctica clínica sobre la toma de decisiones en diálisis[4] como la Choosing Wisely Campaign de la American Society of Nephrology[14] hacen esta recomendación. Como parte de la toma de decisiones compartida, en función del estado médico general del paciente, los adultos mayores y sus familiares/representantes legales deben ser informados de la posibilidad muy real, con el inicio de la diálisis, de una hospitalización prolongada, el uso de uno o más procedimientos intensivos además de la diálisis, y una esperanza de vida limitada con una mala calidad de vida. El principio ético de respeto a la autonomía del paciente, base de la autodeterminación del mismo, exige que los tratamientos que reciban estas personas se ajusten a sus preferencias como resultado de una toma de decisiones informada.

En conclusión, para lograr buenos resultados en los pacientes, los nefrólogos deben analizar su estado general, incluidas las comorbilidades y el estado funcional, antes de ofrecer la diálisis a los adultos mayores con LRA. Para aquellos en los que el beneficio de la diálisis para la LRA es incierto o que no son candidatos a la diálisis a largo plazo pero el paciente/representante legal la solicita, los nefrólogos deben considerar firmemente la posibilidad de iniciar el procedimiento como EDL. Los nefrólogos pueden decir "no" a la oferta de diálisis cuando se prevea que los daños superan sustancialmente los beneficios del procedimiento. Esto es para preservar su integridad profesional y honrar su juramento hipocrático. Cuando se puede predecir que la diálisis tiene poco o ningún beneficio, pero el paciente/familia la solicita, los nefrólogos deberían considerar la consulta de ética/cuidados paliativos/de apoyo para obtener ayuda en la comunicación y la resolución de conflictos.[15] Afortunadamente, existe un proceso para la toma de decisiones éticas con respecto a la oferta de diálisis en la UCI que se ha descrito en este capítulo y que puede permitir a los nefrólogos y a los intensivistas manejar

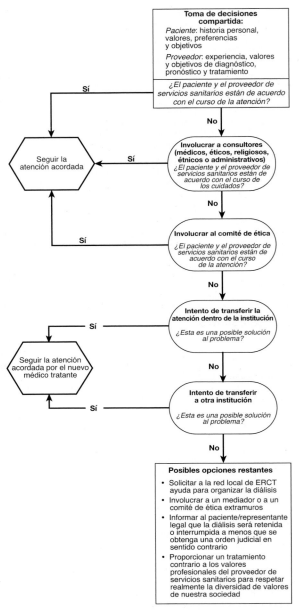

FIGURA 56-3. Enfoque sistemático para resolver el conflicto entre el paciente y el equipo de atención renal. ERCT, enfermedad renal crónica terminal. Reproducido con permiso de la Renal Physicians Association. *Shared Decision-Making in the Appropriate Initiation of and Withdrawal from Dialysis.* 2.ª ed. Renal Physicians Association; 2010.

las situaciones en las que existe un desacuerdo sobre el curso de acción ético adecuado en la atención al paciente.

Referencias

1. Kruser JM, Cox CE, Schwarze ML. Clinical momentum in the intensive care unit: a latent contributor to unwanted care. *Ann Am Thorac Soc.* 2017;14(3):426-431.
2. Jonsen AR, Siegler M, Winslade WJ. *Clinical Ethics: A Practical Approach to Ethical Decisions in Clinical Medicine.* 8th ed. McGraw-Hill; 2015.
3. Bagshaw SM, Adhikari NKJ, Burns KEA, et al. Selection and receipt of kidney replacement in critically ill older patients with AKI. *Clin J Am Soc Nephrol.* 2019;14(4):496-505.
4. Renal Physicians Association. *Shared Decision-Making in the Appropriate Initiation of and Withdrawal from Dialysis.* 2nd ed. Renal Physicians Association; 2010.
5. Barry MJ, Edgman-Levitan S. Shared decision making—pinnacle of patient-centered care. *N Engl J Med.* 2012;366(9):780-781.
6. Kaufman SR, Shim JK, Russ AJ. Revisiting the biomedicalization of aging: clinical trends and ethical challenges. *Gerontologist.* 2004;44(6):731-738.
7. Wong SP, Kreuter W, O'Hare AM. Healthcare intensity at initiation of chronic dialysis among older adults. *J Am Soc Nephrol.* 2014;25(1):143-149.
8. Ishani A, Xue JL, Himmelfarb J, et al. Acute kidney injury increases risk of ESRD among elderly. *J Am Soc Nephrol.* 2009;20(1):223-228.
9. Hamel MB, Phillips RS, Davis RB, et al. Outcomes and cost-effectiveness of initiating dialysis and continuing aggressive care in seriously ill hospitalized adults. SUPPORT Investigators. Study to Understand Prognoses and Preferences for Outcomes and Risks of Treatments. *Ann Intern Med.* 1997;127(3):195-202.
10. Palevsky PM, Zhang JH, O'Connor TZ, et al. Intensity of renal support in critically ill patients with acute kidney injury. VA/NIH Acute Renal Failure Trial Network. *N Engl J Med.* 2008;359(1):7-20.
11. Thakar CV, Quate-Operacz M, Leonard AC, et al. Outcomes of hemodialysis patients in a long-term care hospital setting: a single-center study. *Am J Kidney Dis.* 2010;55(2):300-306.
12. Wachterman MW, O'Hare AM, Rahman OK, et al. One-year mortality after dialysis initiation among older adults. *JAMA Intern Med.* 2019;179(7):987-990.
13. Scherer JS, Holley JL. The role of time-limited trials in dialysis decision making in critically ill patients. *Clin J Am Soc Nephrol.* 2016;11(2):344-353.
14. Williams AW, Dwyer AC, Eddy AA, et al. Critical and honest conversations: the evidence behind the "Choosing Wisely" campaign recommendations by the American Society of Nephrology. *Clin J Am Soc Nephrol.* 2012;7(10):1664-1672.
15. Chong K, Silver SA, Long J, et al. Infrequent provision of palliative care to patients with dialysis-requiring AKI. *Clin J Am Soc Nephrol.* 2017;12(11):1744-1752.

¿Qué probabilidad hay de que se ofrezca a los adultos mayores con LRA grave una terapia de remplazo renal (TRR)? ¿Cuáles son los resultados?

© 2020 Wolters Kluwer

Estudio de cohorte prospectivo   Resultados

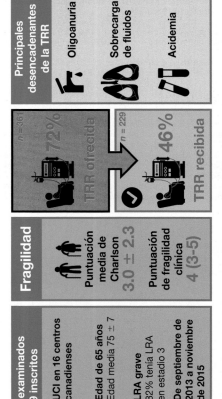

2904 examinados
499 inscritos

UCI en 16 centros canadienses

Edad de 65 años
Edad media 75 ± 7

LRA grave
82% tenía LRA en estadio 3

De septiembre de 2013 a noviembre de 2015

Fragilidad

Puntuación media de Charlson
3.0 ± 2.3

Puntuación de fragilidad clínica
4 (3-5)

n = 361
72%
TRR ofrecida

n = 229
46%
TRR recibida

Principales desencadenantes de la TRR

Oligoanuria

Sobrecarga de fluidos

Acidemia

Mortalidad a los 90 días

50%
con TRR

51%
sin TRR

CRI ajustado 0.78 [0.56-1.06]

Conclusión: en este estudio de cohortes multicéntrico, los clínicos estaban generalmente dispuestos a ofrecer TRR a la mayoría de los pacientes de edad avanzada en estado crítico con LRA grave.

Bagshaw SM, Adhikari NKJ, Burns KEA, et al. Selection and Receipt of Kidney Replacement in Critically Ill Older Patients with AKI. *Clin J Am Soc Nephrol.* 2019;14(4): 496-505.

RESUMEN VISUAL 56-1

¿Cuál es la mortalidad a un año en los adultos mayores tras el inicio de la diálisis?

© 2020 Wolters Kluwer

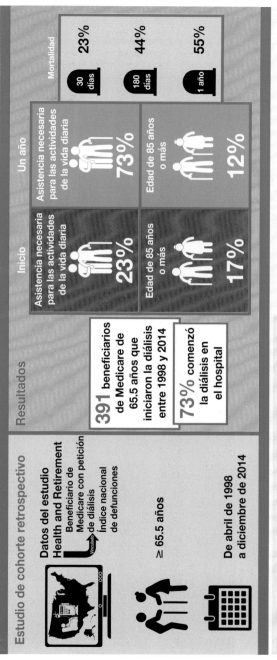

Estudio de cohorte retrospectivo

Datos del estudio
Health and Retirement
Beneficiario de
Medicare con petición
de diálisis
→ Vinculado a → Índice nacional
de defunciones

≥ 65.5 años

De abril de 1998
a diciembre de 2014

Resultados

391 beneficiarios de Medicare de 65.5 años que iniciaron la diálisis entre 1998 y 2014

73% comenzó la diálisis en el hospital

Inicio

Asistencia necesaria para las actividades de la vida diaria
23%

Edad de 85 años o más
17%

Un año

Asistencia necesaria para las actividades de la vida diaria
73%

Edad de 85 años o más
12%

Mortalidad

30 días — 23%

180 días — 44%

1 año — 55%

Conclusión: usando datos representativos a nivel nacional de EUA, la mortalidad a un año de los pacientes mayores de 65.5 años tras el inicio de la diálisis fue de 54.5%, casi el doble de la registrada para los adultos mayores en el registro USRDS.

Wachterman MW, O'Hare AM, Rahman OK, et al. One-Year Mortality After Dialysis Initiation Among Older Adults. *JAMA Intern Med.* 2019;179(7):987-990.

RESUMEN VISUAL 56-2

637

ÍNDICE ALFABÉTICO DE MATERIAS

Nota: Los números de página seguidos de *r, f* y *t* indican el material de los recuadros, las figuras y las tablas, respectivamente.

A

ABC. *Véase* Área bajo la curva

Acceso vascular, para el tratamiento renal sustitutivo, 331-335
  catéteres tunelizados frente a catéteres no tunelizados, 333
  minimizar las complicaciones asociadas con el uso de catéter, 333-334
    infecciones, 333-334
    mecánicas, 333
  paquete de inserción de catéteres, 333, 334*t*
  posición óptima de la punta del catéter, 332, 332*t*
  ubicación óptima del catéter, 331-332, 337-339
    complicaciones, 332
    función, 331-332

Acetazolamida, 135

Ácido láctico, 6

Acidosis láctica (AL), 276
  consideraciones, 279

Acidosis metabólica, 276-278, 279

Acidosis metabólica con brecha aniónica frente a acidosis metabólica sin brecha aniónica, 278

Aclaramiento de creatinina (ClCr), 160, 161, 161*t*

Acute Disease Quality Initiative (ADQI), 475, 575

Acute Kidney Injury Network (AKIN), 47, 416, 475, 520

Administración, 152
  medicamentos vasoactivos, lesión por extravasación de, 152

ADQI. *Véase* Acute Disease Quality Initiative

Agentes nefrotóxicos, 90

Agentes novedosos, 19

Agentes parenterales
  heparinas, 159-162
    HBPM, 160-162, 161*f*
    HNF, 159-160
  inhibidores directos de la trombina, 162-163
    argatrobán, 163
    bivalirudina, 162, 162*f*
    hirudina, lepirudina y desirudina, 162

Aguda/crónica, 259

Ajustes iniciales del ventilador, 25-26
  FiO$_2$, 26
  frecuencia respiratoria, 26
  presión positiva al final de la espiración, 26
  volumen corriente, 25-26

AKIN. *Véase* Acute Kidney Injury Network

AL. *Véase* Acidosis láctica

ALBIOS. *Véase* Albumin Italian Outcome Sepsis

Albúmina, 105-108, 109-110*t*

Albumin Italian Outcome Sepsis (ALBIOS), 107

Alcalosis metabólica, 276, 279-280

Alcohólicos, 267

American-European Consensus Conference in 1994, 36

Análisis de impacto, 67

Anticoagulación, 465
  y TRR, 375-380

Anticoagulación regional con citrato (ARC), 377-380, 378*f*, 379*t*, 384-386

Anticoagulantes orales directos
  dabigatrán-inhibidor directo de la trombina, 164
  inhibidores directos del factor Xa, 164-165

Anticoagulantes orales
  warfarina, 163-164
    dosificación y uso, 163
    farmacología, 163
    seguridad y reversión, 163-164